U0008364

瘟疫與文明

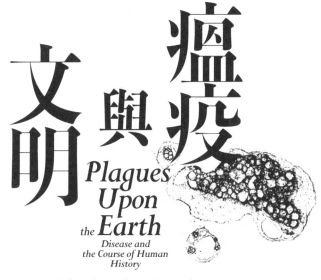

Plagues Upon the Earth
Disease and the Course of Human History

人類疾病大歷史

凱爾·哈珀
Kyle Harper

林俊宏——譯　賴美津——審訂

獻給 Sylvie、August、Blaise、Max，
以及 Michelle

新世界的安全，得靠揭露

舊世界的危險與疾憂；

理智的人方能看透

事物的真正價值，知曉該捨或留。

醫者直言人必有疾，

倘得無恙已是萬幸。

世上至苦豈非擔憂

永無健康之日，而難解哀愁？

——鄧約翰（John Donne），
《世界解剖學》（*An Anatomy of the World*, 1611）

目次

繁體中文版序

　　我在2017年準備開始寫《瘟疫與文明》的時候，其實剛寫完一本講羅馬帝國傳染病的書，很驚訝地發現流行病似乎在人類歷史扮演了極其重要的角色。我身為研究古羅馬的歷史學者，本來覺得疫病這個因素實在難以名狀，很容易被忽視，或至少是淡化。我們人類瞭解的是那些人類造成的因素：政治與戰爭、階級衝突與社會改革等等。但這些看不見的微生物似乎就這樣一次又一次發揮潛力，把我們人類的計畫攪得天翻地覆。

　　我之所以最後決定提筆寫下《瘟疫與文明》，一方面是身為歷史學者，希望能夠瞭解過去，但另一方面也是深深覺得，一場全球疫病的可能性是個再現實不過的問題。對於全球疫病流行的威脅，當代文明彷彿視而不見。當然，人類在傳染病管控上的技術進步成效卓著，可說是人類最偉大的成就之一。只花了過去短短幾個世代，人類就已經從一個對早逝司空見慣的世界當中解放。一個世紀前，大多數人、大多數時候的死因都是傳染病。當時生命短暫，又如此無常。而且就算撐了過去、活了下來，生活通常也極為悲慘。然而多虧了現代科學——以及疫苗接種、公共衛生、潔淨的水源、抗生素，甚至是殺蟲劑——人類的平均壽命已經延長了幾十年。現在大多數人是死於慢性或退化性疾病，再也不是因為感染。這是人類的勝利，也是現代生活的基礎。

　　然而，認為人類能夠徹底擊退傳染病的威脅，這是一種傲慢狂妄。面對傳染病，我們只能控制、無法掃除，只能減少、無法消滅。

原因很簡單：人也是大自然的一部分，而大自然就是如此多變複雜。大自然受到演化的推動，受到對各種稀缺資源（特別是免費的能量）的競爭所推動。寄生體是自然界不可分割的一部分，而人類作為一個物種的成功——就個體的數量以及所掌握的能量而言——讓人類成為對寄生體極具吸引力的目標。人類這個物種的成功，在所有寄生體看來都成了一股巨大的誘因，要好好學習（也就是演化出相關能力）如何善用人類。

這就是我所說「進步的矛盾」。人類史上的每一次進步，都讓整個疾病環境有所改變，也刺激演化出新的病原體。這樣的模式深深根植於我們的過去。人類的疾病庫與其他任何動物都不同，原因就在於人類的歷史也與其他任何動物都不同。而過去的種種疫病，也就反映著這樣的模式，提醒我們，無論人類擁有的技術力量再強大，無論在何時何地，仍然是大自然的一分子。

已經有一整個世代的時間，各種領域的專家都警告著全球疫情大流行絕不只是一種可能，而是一種必然，唯一的問題就只是何時發生。雖然人類在二十世紀面對諸多微生物對手佔了上風，但新的敵人仍在不斷出現。其中最不幸的例子當然就是會造成愛滋病的HIV；在愛滋病成為人類新疾病的大約一世紀以來，已經給全球造成了巨大的破壞。但例子絕不僅此而已，還有許多其他案例其實千鈞一髮，人類只是僥倖脫險，像是2003年爆發的SARS疫情，原本很容易就可能席捲全球，造成嚴重的破壞。

後見之明總是目光如炬，事後回顧也總讓人覺得情勢無比清晰。但我以一個在新冠疫情之前就曾警告可能爆發全球疫病的身分，我可以說，當時民眾其實覺得何必擔心什麼瘟疫來襲。畢竟，也可能有隕石撞地球，或是巨型火山爆發、造成世界末日。像這些如此遙遠的災禍，何必杞人憂天？但事實上，全球疫情的威脅從未如此遙遠。瘟疫的歷史提醒我們，在整個文明的進程中，新微生物天敵的到來其實是個恆定的變項。（我會說氣候變遷大致上也是如此；如果瞭解人類的歷史，就能瞭解這些破壞穩定的威脅對人類眼前的未來構成了再現實不過的危險。）

　　而在我把這本書寫到一半的時候，新冠疫情就這樣降臨。雖然我並不需要改變全書的結構或論點，但這確實影響了溝通的風格和語氣。當然，我立刻拋下了手中其他的一切，加速完成了這部著作，因為就在突然之間，一部我原本還得設法證明其重要性的歷史著作，變成能夠為一切危機做出及時的解釋。就某種意義而言，這場疫情也讓這本書的寫作變得更為容易，因為現在所有人都對病毒有了一些基本認識，也對流行病的性質與動態有了基本瞭解。

　　帶著再多一點點的後見之明回顧過往，經歷一場全球流行疫情，我印象最深的是一個社會的反應有多麼不可預測，又多麼影響深遠。全球疫情之所以如此有挑戰性，一方面在於它如此危險，會給人類造成如此慘重的代價，但另一方面也在於會給任何社會帶來極其嚴重的政治問題。整個社會的不同族群會受到不同的影響（例如老人與年輕人，小企業主與大企業主等等），而且過程又有諸多的不確定性（這種疾病是否會變得更加致命？等等疑問），至於各種惡意不實資訊造成的毒害更不在話下。我認為這些議題：各方風險不均、相關資訊不完整，都是古往今來全球疫情史上共有的現象。本書未能對這些議題給予應有的關注，但顯然，這議題對於社會如何應對流行病有極大的影響。

　　我也認為，這些議題塑造了人類今日的處境。整體來說，科學界對新冠疫情的反應令人激賞，迅速研發出多種安全有效的疫苗，叫人印象深刻。而在未來幾年，人類也會因為在檢測與治療方面的重大進展而得益。但整體上，社會對新冠疫情的反應就比較難以評價。我很擔心，無論就各個社會或全球而言，都還沒有學會如何面對這種會對不同群體有不同影響的重大全球威脅。可悲的是，相較於新冠疫情之前，人類現在面對未來的全球疫情，有可能其實是變得更為脆弱。而我身為歷史學家，可以斷言未來必然有新一波全球疫情，唯一的問題就只是何時發生。

　　感謝時報文化出版，將我的這本著作譯本帶給各位，也感謝各位在臺灣與海外的正體中文讀者。各位對我的著作有興趣，我深感榮幸，也希望這本書能略有貢獻，讓我們都更瞭解全球化社會所面臨的威脅挑戰。

　　　　　　　　　　　　　　　　　　凱爾・哈珀
　　　　　　　　　　　　　　　　　　聖塔菲，新墨西哥州
　　　　　　　　　　　　　　　　　　2023年七月

把人類文明重置於
環境變遷的歷史糾結裡

劉士永｜美國匹茲堡大學亞洲研究中心教授
上海交通大學特聘教授

　　時報出版的《瘟疫與文明：人類疾病大歷史》譯著，原書是2021年美國奧克拉荷馬大學古典學與文學系教授凱爾‧哈珀所著，由普林斯頓大學出版社發行之 *Plagues Upon the Earth: Disease and the Course of Human History*。哈珀過去出版過不少探討歷史變遷影響早期人類的文化發展的著作，但多半僅關注古代文明的分析。這本《瘟疫與文明》則貫穿數千年的疾病變異與現代人類生活的經驗，其敘事風格顯然要比過去更為宏大也複雜許多，對作者而言無疑也是一番新的挑戰。嚴格來說，過去並非沒有學者做過類似本書主旨的研究；如阿爾弗雷德‧克羅斯比（Alfred Crosby）在上世紀70年代出版的《哥倫布大交換——1492年以後的生物影響和文化衝擊》，就主張史學書寫應突顯長期被忽視的生物和生態，不該只聚焦於個人或族群的歷史。而威廉‧麥克尼爾（William McNeill）的《瘟疫與人》則以編年史的手法，探討歷史上傳染病如何肆虐歐洲、亞洲、非洲等文明發源地並形塑不同文明特色的過程。晚近賈德‧戴蒙（Jared Diamond）的《槍炮、病菌與鋼鐵：人類社會的命運》更透過生物地理學、演化生物學、語言學、文化人類學等視野，分析生態及環境因素對於各地民族發展速度與文明落差的影響。比起前人，本書的特色在於把生態學、演化論，甚至是DNA變異的最新概念，統整於數千年來的歷史論述與文獻分析之中，藉此呈現出文明發展與疾病變異間相互形塑的辯證關係。

哈珀從回溯人類文明的起源入手，運用當前已知的古代DNA證據，以演化樹的方式聯繫上微生物何時出現跳躍式的變異，以及這些變異後的微生物又何時達到瘟疫規模。他追蹤了人類歷史上許多重大瘟疫的演化，如梅毒、瘧疾、傷寒、黑死病、天花、黃熱病、霍亂與流感等；根據歷史文獻與科學證據探究人類行為造成微生物變異的可能源頭、發生時間，甚至事後的防疫舉措及後遺症。從新石器時代人類第一口炙熟的獸肉，到當代因人群接觸而快速演化的新冠病毒，本書論證範圍涵蓋了人類群體中許多新興疾病的源起與定型，將疾病變異為瘟疫的原因與歷史上之奴隸制度、社會狀態、農耕形式、人口增加及遷徙等複雜且多變的關係聯繫起來，並警告只要特定的社會與生態因素依然存在，某些疾病的變異與擴大為瘟疫形成之威脅仍將與我們長相左右。借用《老子‧五十八章》的說法：「禍兮福之所倚，福兮禍之所伏」，恰好可作為本書主旨中瘟疫與文明辯證關係的腳註。

哈珀寫作本書最令人驚豔的手法，便是從疾病與生物演化的視角，把人類文明重置於環境變遷的歷史糾結裡，證明人類與疾病，尤其是寄生蟲病，都是生態與生物圈的要素，從未真正站在對立的兩端，而是處於相互依賴卻又拮抗的微妙狀態。與過去僅從醫學或人本史觀的敘事不同，哈珀基於生物演化與基因學的證據，指出疾病的歷史就是「人類移動與權力、貧窮與富庶，進步與其不可預知的結果間之糾纏」。這類疾病或生態文明史的研究，長期以來糾結於內外史的調和，甚至還經常出現內、外史各說各話的情況。但哈珀在書中的敘事與辯證都能緊扣主題，並適時地提出歷史實證與科學專業的支持證據。無怪乎本書出版不久即聲名大噪，當年入選為年度非小說類作品新書推薦（A *New Statesman* Essential Non-Fiction Book of 2021），次年再獲美國出版商協會（Association of American Publishers）的科學、醫學和技術史專業學術卓越獎（PROSE Award），以及由學院暨研究圖書館員協會（Association of College and Research Librarians）頒發之年度（2022）優選傑出學術標章（A Choice Outstanding Academic Title of the Year）。不過也正因為原書內容不只是傳統的歷史敘述，還有大量的科學知識，在翻譯上就顯然要比一般歷史著作困難許多。對照原書內容，時報出版之中譯《瘟疫與文明》不僅忠於原文，更在科學詞彙與概念的翻譯上令人信服。無庸置疑地，《瘟疫與文明》是一本註釋與參考資料豐富且觀點新穎的鉅著，而中譯本的問世除讓大眾讀者可以趁熱展讀外，專業研究者還能品味內外史交互徵引的餘韻。

書寫大歷史：
一本跨領域的全球疾病史著作

皮國立｜中央大學歷史研究所副教授兼所長

　　很謝謝時報出版社邀請我先睹為快，一覽書稿，並為該書撰寫推薦序。對我這位長期研究醫療史與疾病史的工作者來說，能夠先讀到這本書是非常開心的，因為這本書內容之豐富、視野之寬廣，在臺灣的科普書出版市場上是少見的好書。作者凱爾・哈珀是哈佛大學的歷史學博士，現任奧克拉荷馬大學古典學與文學系教授，專長是疾病史、社會經濟史和環境史。2019年他已出版疾病史相關的著作《羅馬的命運：氣候、疾病和帝國的終結》（*The Fate of Rome: Climate, Disease, and the End of an Empire*），被翻譯成十二種以上的語言出版，廣受學界矚目。後來他再接再厲，於2021年出版讀者手上這本書，一方面作為前著之延伸，試著用大歷史的視角來書寫疾病史；另一方面則是他對寫作當下爆發COVID-19全球疫情的省思。可以看出本書既有現實關懷，論證也具備紮實的學術基礎，故受到學界重視，被納入「普林斯頓西方世界經濟史」（The Princeton Economic History of the Western World）系列叢書之一，並榮獲2022年「美國出版商協會科學、醫學和技術史專業學術卓越獎」（PROSE Award）之殊榮，是一本含金量極高的著作。

　　作者提出反思，自威廉・麥克尼爾（William McNeill）於1976

年出版《瘟疫與人》（*Plagues and Peoples*）後，曾帶給疾病史書寫很大的影響，可惜之後少有歷史學者跟進，無以為繼。同樣的，臺灣的醫療史研究，有其淵源與傳統，已算是歷史學界較有成果的新領域，但針對傳染病史的研究，確實較為薄弱，[1]本書可以說適時補充了這樣的空白，為臺灣的一般讀者和學界兩端，帶來新的饗宴。本書看似歷史著作，但其實也是科普著作，如果只把它定義成一本單純的歷史作品，未免太過狹隘。傳統的疾病史寫作，都是以重要科學家或單一疾病為主體或章節，來進行書寫，但那通常只是歐洲社會的狹隘角度，反觀這本書更著重用人類關鍵的歷史轉變因素來作為整本書的架構，將地理與古今時間尺度拉大，運用多角度的研究，揭露過去疾病史書寫所無法呈現的風景。例如本書從考古證據、原始社會、農業的出現、地理大發現、能源革命、現代國家的誕生、交通的便利，以及現代環境變遷可能帶來的影響等層面加以剖析，開發全新、宏觀的疾病史敘事。舉例來說，農業發展為糞便和病媒的結合營造了良好的空間，讓腸胃型傳染病大肆傳播，作者打趣的比喻，羅馬帝國也擋不住腹瀉，史上最強大的文明，居然處理不了「拉肚子」。而近代世界開始使用化石燃料後，輪船與鐵路加速了致命疾病的傳播。在過去兩個世紀內，隨著人口爆炸性成長，全球商業大幅擴張，新的疾病也不斷出現，例如十九世紀的霍亂大流行和1918–1919年的全球大流感，皆因人類科技進步而竄起肆虐。

　　書中最引人注目的論點之一，在於針對人們已熟知的「哥倫布大交換」，提出與前人不完全一致的見解。在1960年代晚期與1970年代，研究哥倫布前美洲的學者開始強調「舊世界疾病的傳播」是歐洲擴張的重要因素，包括赫赫有名的克羅斯比（Alfred W. Crosby Jr.，1931–2018）與威廉·麥克尼爾等歷史學家，都提出物種交換使得美洲新大陸「沒有免疫力」的原住民遭受重大衝擊，導致西方殖民者可以如探囊取物般地取得巨大勝利。1997年，賈德·戴蒙（Jared Mason Diamond）的《槍炮、病菌與鋼鐵》（*Guns, Germs and Steel:*

The Fates of Human Societies）更延續歐洲的免疫優勢說，擴大既有說法的影響力。反觀凱爾·哈珀則提出質疑，認為歐亞非三洲的歷史中充滿著征伐與蹂躪的篇章，但並未見到傳染病「必然」如影隨形；而且幾乎在同一時間，歐洲人來到非洲海岸，但非洲人口數量卻並未因傳染病而大減。所以本書作者認為，各個半球之間的微生物分布並不均衡，不能只用一種標準來衡量美洲新大陸的命運。生態上的差異形塑了接觸所造成的生物與社會影響，甚至海拔高度也會影響傳染病的流行，同樣在美洲新大陸，傳染病也並非遍地開花，還是有細緻的因素值得探索。此外，作者還提出原住民對歐洲微生物「缺乏免疫力」的舊說，更是令人起疑，合理化歐洲人暴力、掠奪的歷史。因為，基因演化在免疫系統內所發揮的功能，還是個謎團，不是一代人免疫，後代子孫就皆能免疫，「我們不該以為歐洲人的基因就是有如神功附體，對上舊世界的疾病能夠刀槍不入。」簡短的幾句話，點破了過去我們閱讀同類著作可能帶有的錯誤與刻板印象，讀者可以細細體會他的推論。

那麼，作者透過什麼樣的方式鋪陳、創新他的理論呢？簡單地歸納，就是透過生物學的技術和跨學科的方法來分析習以為常的舊疾病史論述，例如他認為，分析微生物與疾病，不能只靠歷史文獻，而應該學習費爾南·布勞岱爾（Fernand Braudel，1902－1985）的著名主張：環境會帶出一種漸進、有時難以察覺的歷史，默默形塑人類的社會結構，進而影響個人與事件的歷史。凱爾·哈珀更進一步提供多元思考，也是多數歷史學者會忽略的生物學證據，亦即黑猩猩的社會並不會隨著時間而積累各種文化推動的改變。十萬年前的黑猩猩，生活的方式與今日的黑猩猩大體上並無不同，會生的病，也和後代子孫沒有太大的不同。但人類則恰恰相反，即使在一萬年前，如今的大多數病原體也仍未出現，現代人所面臨的新興傳染病和變種的舊傳染病，實超越我們祖先所能夠承受的。這樣說來，人類目前致命的疾病庫其實是人類歷史演進的產物，這本書有意思的地方正在於探索這些歷史產物（傳染病）是透過什麼因素而形成的。正如作者所言：「把靈長類動物的研究交給生物學家，狩獵採集者的研究交給人類學家，只有對文明的研究才是交給歷史學家，但如果是想瞭解傳染病對於人類的過往有何影響，這樣的區分只會讓人誤入歧途。」只用傳統的研究方法，當然不會有新發現，在傳統歷史專業中，常依照不同的地理與時代來劃分過去，但從大歷史的視野來看，這樣的分析過於狹隘，人類疾病的歷史其實是一個跨區域、跨時代互相影響的全球性故事。因此本書雖然被定位成疾病史，但在書內卻可以看到科技史、生物史、環境史、經濟史的內涵與視角，都可以被疾病史所容納涵養，共同成就一種新的書寫方式。

而本書創新之處，還在於大量使用流行病學、生物學和公共衛生學的分析法，這是由於探索疾病史有其先天困難，不能單靠有限的歷史文獻，還要運用新的定義和方法。本書就運用了以基因體為基礎的「譜系學」（phylogenetics，又譯「親緣關係學」）和「古基因體學」（paleogenomics），後者也被作者稱為「時光旅行」，亦即將書面證據與基因體分析資料整合後，再對歷史上傳染病爆發的原因進行解謎，從而得到對傳染病更深之理解。書內花了一些篇幅，對某些生物學名詞加以解釋，若不這麼做，其實很難讓讀者領略到知識跨領域的重要性，如此的研究方法，打開了過往歷史學少見的寬廣視野。

鑑往知來，是歷史學的重要功用。古人說「以史為鑒，可以知興替」，疾病史告訴我們的，不只是朝代滅亡的舊歷史，而是人類文明危機與挑戰的大歷史。在人類文明不斷進步的同時，地球的環境也不斷被改變甚至破壞，不知不覺替微生物營造新的契機，可以說微生物就是人類歷史的產物。例如暖化可能會讓病媒物種的活動範圍擴大，以傳播瘧疾、登革熱、屈公病、黃熱病、茲卡熱等疾病的蚊類為例，它們能夠去到更高的緯度、更高的海拔，而影響更多人類的健康。此外，人口成長也帶來傳染病的連鎖反應，作者就指出過去一個多世紀以來，人們對肉的需求不斷升高，那些家禽、家畜的群聚，和人類在城市群聚一樣具有威脅性，正催化微生物的演化，新的傳染病將隨時準備誕生。作者提出了深刻的提醒：微生物終究會適應人類創造的新環境，無論過去、現在或未來，都會持續成為威脅人類文明的不穩定因子。

健忘是人類不證自明的症頭，而歷史學著作正好讓我們記起那些重要的過往。直到一百多年前，傳染病都還是全球人類死亡的主因，到了二十世紀中期後，有一度人類已認為可以克服多數的傳染病，只剩下流感這個「人類最後的瘟疫」[2]；而慢性病、癌症則將成為人類未來的頭號敵人。正當人們那樣預期時，近二十幾年的傳染病史，SARS、H1N1、COVID-19等跨國傳染病相繼問世，自然界告訴我們，傳染病仍有能力讓人類的正常生活一夕傾覆，打亂所有你以為理所當然的正常世界，讓你不得不去搶口罩、搶疫苗、搶快篩。這些看似瘋狂的日常生活，不過才剛結束而已，很多人就已經輕忽健忘了。我們需要一本更全面、細緻的疾病史來闡述全球傳染病的前世今生，也讓我們提早預備或想像，新興傳染病再度來襲時，人類該怎麼辦？本書睿智地指出，人類的全套生活方式與日常技術，很多是取決於對傳染病的控制而得來的經驗，提醒著我們，不要忘記歷史上傳染病曾經帶來的衝擊與教訓，歷史總在人類最輕忽的時刻，重啟反撲。

附註

1. 近年的研究可參考皮國立，〈新史學之再維新——中國醫療史研究的回顧與展望（2011-2018）〉，收入蔣竹山主編，《當代歷史學新趨勢》（臺北：聯經出版事業公司，2019），頁439-462。最近的則可參考劉士永，〈臺灣地區醫療衛生史研究的回顧與展望〉，收入耿立群主編，《深耕茁壯——臺灣漢學四十回顧與展望：慶祝漢學研究中心成立40周年》（臺北：國家圖書館，2021），頁395-426。
2. 皮國立，《全球大流感在近代中國的真相：一段抗疫歷史與中西醫學的奮鬥》（臺北：時報出版社，2022），頁339-340。

引言

微生物與宏觀歷史

　　活在現代世界的一大幸福，就是死於傳染病的風險小之又小。雖然現代文明還是有些小煩惱，但這樣就能讓各種微生物俯首稱臣，實在再划算不過。我們雖不情願，但還算能夠接受總有一天難逃癌症、慢性病或退化性疾病的魔掌。我們這些現代人會死於年老、死於營養過剩、死於細胞功能障礙……但不會是死於鼠疫或各種痘病毒。但當然，總有哪天還是會再出現新的疫病，冒冒失失地擾亂我們現在平靜的日常生活。

　　我們或許不太容易記得（即使是在一場全球疫情的陰影下），現在居住的這個世界本來就是以戰勝傳染病為前提。假設你剛好如此幸運，住在某個已開發國家，日常的早晨會是以下這樣。一早起來，先走過冰冷（但方便消毒）的瓷磚地板，將大約100公克的糞便，釋放到以重力運作的沖水裝置當中。幾公升的水就這樣帶著大約九兆個細菌，一去不回頭，等著被處理乾淨。接著，一種薄薄的、有兩層的樹木紙漿產品已經讓你的手與排泄物之間盡量無須接觸；但為了保險，你還是決定再洗洗手，用的是有溫和抗菌成分的肥皂。淋浴的時候，你也會用溫和的消毒劑灑遍全身；洗完澡後還會使用有鋁化合物的膠狀物質，消滅腋下的惡臭細菌。[1]

　　你走進廚房，打開一個降溫的箱子，感覺到一股攝氏4度的涼氣湧出；剛好冷到足以減緩箱裡面的蔬果與動物遺體腐壞。接著（或許是個週末早晨）你抓起幾片電宰豬隻的肉片，本來是緊緊包在一層不透水的塑膠膜裡，避免細菌與氧氣的接觸。接著，你發揮一項數一數二久遠的技術：點起火來（又或者就是轉個旋鈕，讓它為你服務），把肉加熱到大概攝氏65度，讓上面的微生物死個透。你喝下一杯水的時候，因為早在水龍頭的上游就加入少量的氯，你也就無須擔憂感染什麼嚴重的腸道疾病。如果你給自己倒了一杯牛奶，也大可放心，因為就算當初有任何微生物想偷渡進來，也都會被細菌論之父路易·巴斯德（Louis Pasteur）研發的流程消滅。

　　肚子滿意安逸之後，你離開了現在還屬於銀行的房子；但銀行願意給你三十年房貸，賭的就是你能活得夠久、有還錢的能力。你關上門，緊緊把各種囓齒動物、蚊子與其他病原體帶原者擋在屋外。接著，或許你會把孩子（平均是兩個多一點）趕上車，帶他們去上學；他們要在學校待上超過十年的時間來累積知識，為的就是要應付那個他們認為一定會來的未來。幸好，現在就算讓你的寶貝與其他幾百個人待在一起也沒什麼好擔心的，因為他們人人的免疫系統都經過疫苗人工強化，能夠抵擋一系列我們幾乎已經遺忘的疾病。你願意承受季節性的感冒和喉嚨痛，顯得一派優雅，知道這就是在擁擠星球上生存的代價。

　　人類的全套生活方式，都得取決於對傳染病的控制。但說到智人能擊敗微生物敵人，其實是個讓人想不到根本沒多久之前的事。在人類史上大部分時間，都是病原體與寄生體佔了上風。到了二十世紀，傳染病都還是人類的主要死因。人類發展至今，大約過了一萬個世代。但除了最近這三、四個世代之外，過去人類的生命並不長，平均只有三十歲左右。但光看平均數字並不準，因為在一個傳染病為王的世界裡，生命除了短暫，更充滿不確定性。傳染病的來臨既可能如同涓涓細流，也可能是突如其來的滔天大浪。於是，一旦控制了傳染病，就讓人類的平均壽命驟增一倍以上，也改變了我們對痛苦與可預測性的最基本預期。[2]

人類對傳染病佔上風，不但只是最近的事，而且至少在兩方面還算不上完整。第一，這件事在地理上的分布並不均衡。在全球大多數地區，傳染病仍然是身邊日常的威脅。能夠免於恐懼疫病，其實是一項特權，而不是全球共享的權利——對於這項有隱情的事實，本書將追溯其歷史。第二，人類對傳染病的控制其實十分脆弱，雖然有許多聰明的工具能減輕危害風險，但離完美還有一段距離。與此同時，隨著人類數量增加、對自然生態系統造成壓力，新的威脅不但持續演化，還更加快了速度。對於寄生體（parasite，又譯「寄生蟲」、「寄生物」、「寄生生物」）來說，現在比起以前任何時候，都更值得好好來佔人類便宜。人類現在並沒有也不可能永遠都處於戰勝細菌的狀態之中。能夠從傳染病得到解放，需要付出的代價就是必須永遠保持警惕，但這樣的解放必然偶爾會遭到中斷，不可能長治久安。

新冠肺炎疫情大流行，就讓我們痛苦地回想起了這種脆弱。瞭解傳染病史，有助於理解為何這樣的疫情爆發實在難以避免——也知道即使在這次疫情過後，也肯定會有其他疫情接二連三發生。這也能讓我們瞭解，傳染病會繼續以各種可見與不可見的方式，深深影響我們的生活。疾病的危險形塑了我們的日常生活、日常環境，以及各種關於生死而過去未曾言說的假設。此外，這也滲透到人類與地球、與彼此的關係當中。疾病的歷史，也是移民與權力的歷史，貧窮與繁榮的歷史，進步與其意外影響的歷史。簡而言之，人類作為一個物種的歷史，與寄生體之間有著怪奇而密切的聯繫，在我們踏出每一步的時候，這些寄生體都總是悄悄潛伏在側。

歷史的輪廓

本書研究的是人類史上的傳染病。所謂傳染病，指的是有入侵者（病原體、寄生體，或者更通俗的說法是微生物〔germ〕）引起健康受損異常的狀態（第1章會更詳細探討這些術語）。傳染病的嚴重程度不一，可能只是令人不悅，也可能構成生命威脅。病原體分為五大生物分類（或稱分類群〔taxon〕）：真菌、蠕蟲、原蟲、細菌、病毒。真菌（fungi）在我們身邊無所不在，但通常只有對免疫功能低下的人才會構成嚴重威脅。蠕蟲（helminth）指的是長條狀的寄生蟲（worm），有些正是人類最古老的寄生體。原蟲（protozoa，又譯「原生生物」）則是單細胞微生物，會導致瘧疾等險惡疾病。細菌（bacteria）也是單細胞生物，但與原蟲不同，並沒有細胞核。許多人類最嚴重的疾病都是由細菌造成，包括鼠疫、結核病、霍亂、斑疹傷寒（typhus）與傷寒。病毒（virus）則是只剩下最基本成分的傳染原，靠著把遺傳密碼插入宿主細胞當中來複製自己。病毒會引起天花、麻疹、黃熱病、流感、小兒麻痺（polio，又譯「脊髓灰質炎」）、愛滋病、普通感冒，以及新冠肺炎等疾病。[3]

從最簡單的細菌到最大的藍鯨，地球上所有生物都會被寄生體利用。在自然界中，是生態與演化決定了各種寄生（parasitism）的規則，也就是哪些生物會有怎樣的寄生體。讓我們以人類現存最近的親戚黑猩猩為例。黑猩猩身上會有現在這些寄生體，是因為牠們住在赤道的森林裡，吃著當地的各種植物、昆蟲和小型猴類，有牠們特有的社交習性與行為特徵。黑猩猩的寄生體會隨著時間而改變，反映出黑猩猩族群的自然起伏，也反映著微生物不斷出現與滅絕的循環。黑猩猩也有自己的一段自然史，講的是這個物種幾百萬年來演化、存在的過程。然而，黑猩猩的歷史和我們一般說到人類的「歷史」還是不一樣，牠們的社會並不會隨著時間而積累各種文化推動的改變。十萬年前的黑猩猩，生活的方式與今日的黑猩猩大體上並無不同，用著一樣簡單的工具，吃著一樣的森林菜單。十萬年前黑猩猩會生的病，也和現在這些後代子孫沒有太大不同。[4]

相較之下，人類之所以面對現在的種種疾病，則是有三個因素互相影響的結果，除了生態和演化，還要再加上「歷史」。人類現在遍布全球，轉變成定居式的生活形態，發展農業、讓城市興起、發展跨陸地與跨海洋的交流網路，再加上現代經濟起飛、人口成長，都改變了人類身上各種微生物的生態與演化。現代的人類生活方式，光是對一世紀前的人來說都難以想像，十萬年前就更不用說了。但也因為這樣的歷史發展，現代人類的疾病庫（disease pool）也是祖先所難以想像的。在大約二十到三十萬年前，智人在非洲剛開始演化，而今天會影響人類的病原體絕大多數還不存在。就算只是在一萬年前，如今的大多數病原體也仍然尚未出現。當時並沒有結核病、沒有麻疹、沒有天花、沒有鼠疫、沒有霍亂，也沒有愛滋病等等疾病。這樣說來，人類目前致命的疾病庫其實是人類歷史的產物。人這種猿類，學會如何用火、馴化動植物，征服了距離、製造了機器，也發揮了化石能源的力量。人類的生活與其他猿類都不同，但也是因為這樣，我們身上的寄生體與動物界的任何親戚都不一樣。

這本書的目的，就是要談談人類究竟是如何得到現在這個獨特的疾病庫，也談談這對人類物種的意義。在這段歷史當中，人類也是自然的一部分，而不是超脫於自然。雖然生態與演化的法則仍然影響著人類，但人類的歷史又會以各種無比強大的方式影響生態與演化。從這種觀點看來，林林總總的致病微生物都是歷史的登場角色，實在值得花點心思認識其中最具影響力的成員。但無論對個人或人群而言，疾病的出現、發生與後果，也仍然不脫更廣泛的社會與環境因素。因此，本書的中心主題再簡單不過：是人類的歷史，塑造了疾病的生態與病原體的演化；而疾病的生態與病原體的演化又反過來形塑了人類歷史的發展。人類的微生物，正是人類歷史的產物；而人類與傳染病的鬥爭，也在人類歷史上留下決定性的印痕。

想瞭解人類物種的進步為何創造出獨特的人類疾病庫，就必須從「人類微生物的觀點」來看世界。在寄生體看來，人類就是個宿主。寄生體並不是想傷害人類，只是想把自己的基因傳下去罷了。而根據很簡單的道理，人類作為宿主，實在是個太誘人的目標。人類靠著各種技術創新，十分善於取得環境中的能量，將之轉化為人體的細胞。例如光看單純的數量就好，其他的大猿（great ape），全球加起來不過幾十萬隻，但人類在全球可有將近八十億。搶匪想搶銀行，是因為那裡錢最多，而寄生體想利用人體，也是因為這能帶來超高的報酬。[5]

當然，人類疾病會發展成現在的生態，並不只是因為人類的數量高到誇張，而是與人類生活方式的方方面面都有關：人類如何運用自然、如何群聚，又如何彼此連結。本書的架構，就是根據讓一切大為改觀的四次能源革命。第一次能源革命是掌握用火。人類的演化可說完全是仰賴這種原始的技術，而且這件事的歷史可以追溯到比智人崛起還要更早許多。是靠著用火，才讓我們的祖先得以離開非洲，從赤道到北極都有了人類定居的身影。人類一項了不起的能力，就是幾乎在地球上的任何生態區位都能存活。但像這樣無入而不自得，也讓人類祖先比一般動物接觸到更多元多樣的病原體，並且讓不同的人類社會承受不同的疾病所帶來的負擔。傳染病深受自然地理（physical geography）的影響。舉例來說，從以前到現在（及未來），熱帶地區一向有著最沉重的疾病負擔（disease burden）。不同人類族群承受著不平等的疾病負擔，正是人類這個物種真正獨有的特徵，而且這是地理因素所致。然而在歷史上，隨著時間發展，生態、權力與疾病三方角力的情形不斷變化，也就讓疾病負擔不均的程度、性質和後果不斷改觀。[6]

第二次能源革命則是農業畜牧養殖的發明。從大約一萬年前開始，在全球各個不同地區，人類社群學會了如何控制生殖技術，讓自己偏好的動植物物種繁衍下來。隨著畜牧養殖普及，人類數量暴增，也讓寄生體的演化猛踩油門。畜牧養殖也讓人類與其他動物之間培養出一種全新而密切的生態關係。過去常有人說，各種家禽家畜正是許多人類新疾病的來源，而本書的其中一項目標就是要修訂這種說法。

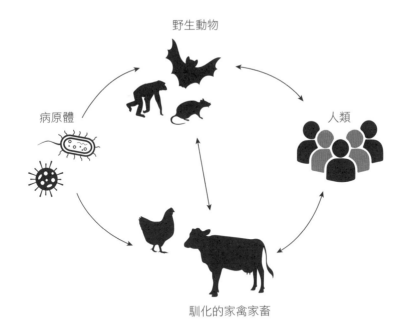

野生動物

病原體

人類

馴化的家禽家畜

圖0.1 疾病的網路：病原體在不同物種之間傳播。不同病原體的宿
主專一性（host specificity）高低有別，有可能適應新的宿主。

這種說法倒也不是錯，但還不夠完整。自然界本來就常常見到小型寄
生體的跨物種傳播。而根據我們現在所知，大多數人類疾病其實是
起源於野生動物（例如蝙蝠和囓齒動物），至於我們馴化的家禽家畜
（牛、豬、羊、馬、駱駝等等），則多半是病原體演化的橋梁，而不
是最終的自然宿主（reservoir）。畜牧養殖其實是在整個更廣大的動
物生命與動物疾病網路當中，改變了人類所站的位置（見圖0.1）。

　　農業也讓人類的狩獵採集者祖先不再四處遷移，而有了永久的
居所。相對地，人類生活形態走向定居之後，周遭形成特殊的汙物
環境，成了微生物愉快繁衍的生態區位。畜牧養殖起步後的千年之
間，腹瀉和痢疾成了人類健康的兩大嚴重問題。但所謂的群聚疾病
（crowd disease）多半並非隨著農業立刻發生，這些疾病是由呼吸道
病原體所引起，需要有大量、密集的人口，才能讓它們永久傳播。是

等到後來，有了青銅和鐵的冶煉技術，馴化了驢和馬，也興起了真正的城市與大帝國，才讓愈來愈多呼吸道病原體（如麻疹與天花病毒）真正成了人類的永久疾病。到了青銅器時代與鐵器時代，各個文明之間的連結也變得更加緊密。有了長程的連絡網路，也就讓疾病得以傳播橫跨歐亞非三大洲。像結核病和瘧疾這樣大規模的殺手在舊世界（Old World，又譯「舊大陸」）蔓延，而人類的進步，無意之間建起了遍及全球的野鼠傳播網，催生出古代疾病當中最奇特也最具爆炸性的一種：腺鼠疫（bubonic plague）。

　　勉強可以說是第三次的能源革命，在於人類開始定期橫跨大西洋兩岸。哥倫布（Christopher Columbus）的探索，讓東西半球在經過數千年近乎完全分離之後，又重新連結了起來。美洲當時多元的民族，就在哥倫布帶入歐洲微生物與歐洲殖民統治之後慘遭蹂躪。同樣值得關注的是，由於赤道微生物在海洋上向西傳播，南北半球熱帶地區也逐漸統一。結果就是美洲出現了一套新的疾病地理樣貌，與舊世界的健康落差（gradient of health，指健康不平等的狀況）十分類似。與美洲新世界的接觸，也讓歐洲、非洲和亞洲徹底改觀。大西洋沿岸的各個歐洲社會，本來就擁有全球在自然上最健康的環境，此時更成了全世界最重要經濟網路的中心，而不再處於邊緣地帶。十七世紀的「普遍危機」（general crisis）是一個全球史的關鍵時刻（第9章會談到這場危機的生物學層面），而這些歐洲社會也成功撐過了這場危機。這些社會之所以能夠實現現代的成長突破、得到良好的健康，並不是因為舊疾病黯然退場，而是因為這些社會（以及更強大的國家）雖然面對了比過往更為艱鉅、愈來愈全球化的生物挑戰，卻得以成功適應。

　　第四次能源革命，則是開始使用化石燃料。千秋萬世以來的太陽光，以煤炭（以及後來的石油和天然氣）的形式凝結在地底，為工業革命提供了能源。啟蒙運動與現代的實證科學推動了經濟成長，也讓人類把傳染病控制得更好。在科學、技術、教育、人口擴張、國家權力之間，開始出現良性循環，創造出現代的成長條件。然而，現代成長也對健康造成極端的負面影響，讓各個社會內部與彼此之間出現健康不平等（health disparities）的狀況。輪船與鐵路加速了致命疾病的傳播，在過去兩個世紀內，隨著人口爆炸性成長，新的疾病也不斷出現。與此同時，人類對傳染病的科學知識日益豐富，國家控制這些人類健康威脅的能力也大大提升。現代性並不是一條走向「人類戰勝自然」的單行道，而是一種無法倒轉的棘輪；面對愈來愈多的寄生體，人類雖然有顯著的優勢，但這種優勢並不穩定。

因此，人類有如此獨特的疾病庫，是因為人類這個物種大獲成功，於是才隨之而來的副產品。反過來說，人類歷史的軌跡也深受傳染病發展的影響。其他動物族群的動態雖然也會被寄生體左右，但講到過去疾病負擔給人類歷史所留下的痕跡，實在遠非其他動物族群能及。本書希望呈現這個雙向的故事。人類的微生物，就是人類歷史的產物。地方性疾病（endemic disease，在某地人類族群當中永久存在的疾病）與流行性疾病（epidemic disease，盛行率會突然飆升、造成大量死亡的疾病）的模式，都在人類歷史留下了印記。[7]

傳染病以各式各樣的方法形塑了人類歷史的發展。最基本的一種就是影響人類的人口狀況，也就是某個人類族群的出生、婚姻與死亡。在二十世紀之前，傳染病一直是最多人的死因，所以如果要談社會如何延續，傳染病模式與社會結構之間的關係肯定是重中之重。死亡的模式決定人類族群的生育模式、婚姻制度以及教育投資。再者，從科技創新的誘因到國家興亡的過程，這一切又都會受到族群動態（population dynamics，又譯「人口動態」）的影響。除此之外，在各個社會之間的權力角力當中，疾病所扮演的角色也無所不在。疾病的歷史，與戰爭、移民、帝國主義和奴隸制度的歷史緊密交織。本書希望能為這些模式帶來一些歷史感，讓人看到傳染病各種長期與短期的影響常常會以令人意想不到的方式互相疊加。[8]

人類歷史的一個主要模式，正是我們所稱「進步的矛盾」

（paradox of progress）。很多時候，雖然科技進步，卻對人類健康有負面的效果。但就生態學看來，這一點也不矛盾。人類這個物種愈興旺，對人類的寄生體來說愈有利，能夠達成與你我也相同的生物目標：取得能夠代謝的化學能，完成複製遺傳資訊的工作。這些負面效果來得有快有慢：有時候是緩慢陰險潛伏在暗處，有時候來得狂暴而雷霆萬鈞。面對這些挑戰，人類就是得設法吸收、應對、適應。各個人類社會一直都在設法理解並控制自己所面對的疾病環境。我們也應該體認到，現代的生物醫學科學與公共衛生，其實是人類長期追求健康所衍生出來的重大成果。

　　想要完整看到這段歷史，就需要把尺度拉大，包括地理與時間兩者的尺度缺一不可。而要寫這種歷史，也必然需要有所取捨。本書討論的時間跨越數百萬年，也涵蓋整個地球，所以實在無法提供足夠的細節。只能希望在犧牲這幾分細膩的情況下，能讓讀者更清楚看到大局的模式，瞭解這些模式如何形塑了各個人類社會的體驗。我過去的研究主要聚焦在羅馬帝國的歷史，羅馬帝國曾遭到一系列致命流行病的襲擊，有一次可能是天花病毒的祖先所引起，還有一次的禍首肯定是腺鼠疫。這些研究讓我發現有一些龐大而重要的問題，如果我們只是不斷去追究細節，而不把眼光放遠，對這些問題就只會視而不見。像是到底為什麼羅馬帝國會惹來一次又一次的重大流行疫情？又為什麼會是那些疾病？以及為什麼是在當時產生？[9]

　　要是還用傳統的研究方法，就無法回答這些問題。在歷史專業上，是依照不同的地理與時代來劃分過去，但疾病的歷史就不是這麼一回事。人類疾病的歷史是一個全球性的故事，而本書也希望從頭到尾都以一種全球性的觀點來談人類的健康。舉例來說，光是要選擇該談哪些傳染病，就可能落入類似的問題。有些時候，少數微生物的成就實在太過輝煌（像是天花和鼠疫），讓我們在談疾病史的時候深深受到誘惑。雖然這些微生物的魅力十分明顯，但從這樣的觀點出發卻有所偏頗，等於是只從歐洲社會的角度，回顧北方人類族群史上的幾個戲劇性章節，也就成了一種緯度偏見。這樣寫出的論述，不但忽略了人類物種一大塊最草根的現實掙扎（由各種寄生蟲、會咬人的蟲、髒水、人類與動物的排泄物所形塑），也扭曲了各種流行性疾病在歷史上的定位，而讓人更難清楚瞭解這些流行病。[10]

從全球的觀點出發，也有助於理清疾病與全球化之間的關係。目前似乎很多事情都能套上「全球化」（globalization）這個詞，讓人想到的意象就是：當代的企業資本主義在一個沒有邊界的世界運作。但全球化談的不但更廣，也更有其背景故事。在疾病史上，全球化是一大重要主題，因為交通運輸技術與人類的遷徙，一再與傳染病的演變及傳播交錯在一起。從全球疾病生態的觀點來看，所謂全球化的歷史至少經過六個不同的階段：[11]

- 史前的全球化：始於大約五千年前，由於馴化了馬匹，並發明輪子用於交通運輸，讓人類有更多的遠距離聯繫，也就讓傳染病傳播更為迅速。
- 鐵器時代的全球化：始於大約三千年前，開始興起幅員遼闊的帝國，也開始有了跨洲的貿易規模，讓歐、亞、非三洲的人類社會開始規律接觸。
- 舊世界巔峰時期的全球化：時間在大約一千年前，跨大西洋與跨太平洋航運尚未興起，在歐、亞、非三洲之間，有活躍的陸路交易網路與印度洋商業航線將各洲連結。
- 哥倫布大交換（Columbian Exchange）：時間在五百多年前，長程航運重新連結東西半球，這也是地球真正全球化的開始。
- 化石能源交通運輸：在十九世紀，輪船、火車與汽車讓人類開始不再需要依賴雙腳、馬匹與風力，於是增加了貿易、移民與都市化。
- 噴射式飛機的時代：在過去這三個世代，有了迅捷的空中交通運輸，讓「距離」已經幾乎不再是流行疾病傳播的阻礙。

　　另一點需要在一開始就澄清的，則是本書談的是「傳染病」的歷史，而不是「健康」的歷史。人類的健康分成許多面向，有太多生物、社會與文化因素環環相扣。確實，特別是在二十世紀前，傳染病曾經是人類健康的主要決定因素，一直都是人類的主要死因。但是營養、性別、社會地位、年齡與其他環境因素都會影響健康與疾病（包括傳染病）的模式，不但過去如此，今日亦然。我們也必須瞭解，目前還沒有什麼理想而全然透明的方法能夠衡量人類的健康程度，而要談過去的情況，受限又會更大。在全書當中，我會試著從各種不同的指標切入，協助我們瞭解各種健康的感受與疾病的負擔，這些指標包括有骨骼紀錄、估計的粗死亡率（crude death rate，這是一項標準指標，指的是某年每千人有多少人死亡）、平均預期壽命等等。當然，這些指標都不完美，無法真正衡量那些我們想理解卻常常難以捉摸的複雜現象。但對於原本虛無飄渺的健康與疾病變化模式，靠著這些指標還是能夠略見端倪，讓人稍微理出一點頭緒。[12]

　　本書的最後幾章，探討經濟學家安格斯・迪頓（Angus Deaton）令人印象深刻的所謂「（財富）大逃亡」（Great Escape）。在這個過程當中，現代社會的繁榮程度大增，人類平均壽命也增加一倍以上。大逃亡成功的關鍵，正在於傳染病的控制。經濟能夠成長、傳染病的負擔能夠大幅減少，兩者之間不但緊密相連，也有著相同的兩大原因：科學知識進步，國家有能力保護民眾健康。這項成就簡直宛如奇蹟。然而，與其一味對人類的進步自吹自擂，不如從生態觀點來看歷史，藉此能增加一點深度。成長往往也會帶來嚴峻的負面代價，特別有些社會對新疾病造成的衝擊準備不足。來到這個輪船與鐵路的時代，全球各地的疾病庫愈來愈同質化，但矛盾的是卻在財富與健康方面造成了巨大的落差；現在雖然已經縮小，但並未消除。[13]

　　人類對於傳染病的控制，可以看成是人類最近統治地球後的一項創新實驗。然而，人類的這種統治地位，有可能比我們願意相信的還要脆弱許多。二十世紀中葉曾有一度，看著人類的進步，彷彿傳染病即將成為明日黃花。人類有了抗生素、疫苗與殺蟲劑壯膽，信心大增，展開攻勢。就連曾經可說是人類最大敵人的天花病毒，都在一場全球健康遠征運動之後從地球表面抹除。但人類的攻勢從此也停滯不前，成長帶來的負面效果則是持續發揮影響。新的傳染病不斷湧現，而舊的敵人也開始對抗生素產生抗藥性。氣候變遷更讓生態平衡遭到破壞。在過去，人類祖先面對疾病的威脅，基本上是面對著他們完全不瞭解的敵人。雖然我們現在永遠不會再回到那樣的過去，但也並不保證目前我們對各種微生物的控制就能永久。寄生體會適應我們所創造的新環境，而人類未能預見的生物性顛覆，無論過去、現在或未來，都會繼續是人類文明不穩定的一大重要原因。

新與舊的證據

　　講到關於傳染病的大歷史，威廉‧麥克尼爾（William McNeill）1976年的著作《瘟疫與人》（*Plagues and Peoples*）是一部里程碑等級的著作，帶來諸多啟發，但之後很少有歷史學者跟進。這有著一項明顯的原因。歷史學家在專業上，對於證據，特別是書面證據，例如醫學文獻、政府統計數字、編年史大事紀等等，總有一種依戀。但過去離得愈遠，留存至今的紀錄就愈單薄，用起來也愈困難，特別是很難判斷究竟有哪些疾病才真正算是重要。想要做出回溯診斷（retrospective diagnosis，根據關於感染與病徵的歷史紀錄，找出背後真正的疾病）的時候，總會感覺挑戰無所不在，叫人喪氣灰心。舉例來說，雖然黑死病的臨床表徵已經頗為明確（黑死病即腺鼠疫，診斷症狀就是能從受感染的淋巴結擠出硬的膿球），但直到不久之前，歷史學家對於黑死病的生物病原仍然爭論不休。從這樣的爭論，就知道研究過往疾病的生物學時會面臨怎樣的嚴峻挑戰。[14]

　　本書參考了醫學、環境與經濟史方面的豐富著作，這些著作有助於瞭解傳染病在人類過往所扮演的角色。然而本書也有創新之處，一部分在於參考另一種新的知識來源：基因體（genome）。所謂基因體，是指編寫在生物體DNA裡的指令（或者某些病毒是編寫在RNA裡）。編寫這些遺傳密碼所用的分子「字母」，其實就是由核酸（nucleic acid）形成的長鏈結構；遺傳密碼由親代傳給子代（可能是有性遺傳，像是寄生蟲和某些原蟲，也可能是無性遺傳，像是細菌與病毒）。基因體序列的長度非常長。一個人類基因體就有三十億個單位（稱為「鹼基對」〔base pair〕）；一隻病毒的基因體可能有幾萬或幾十萬個鹼基對，一隻細菌基因體則可能有幾百萬個鹼基對。所謂基因體定序（genome sequencing）的技術，則是用機器來取得DNA分子片段，「讀取」遺傳密碼，以化學方式解譯這些遺傳物質長鏈上的字母順序。在過去大約十年間，出現了高通量定序（high-throughput sequencing）技術，可以同時處理數百萬個DNA片段，於是讓基因體定序的速度提高、成本下降，也累積了數量驚人的各種基因資料。[15]

　　基因體代代相傳，但偶爾會有隨機突變，而讓遺傳密碼稍有不同。這些差異成了追蹤生物祖先的一種方式。某些商業尋根公司的服務，就是分析你的DNA，讓你知道自己的祖先族群有哪些歷史真相；同樣地，如果針對那些會感染我們的微生物，分析這些微生物的基因體，也能得到關於其過往的重要線索。於是，目前已經堆積如山的基因資料，就像是一個可能龐大無比的演化史料檔案庫。第1章還會再進一步談談這種新證據可能的影響與意義，但這裡可以先提一下高通量定序已經帶來的兩項重大變革。第一，以基因體為基礎的「譜系學」（phylogenetics，又譯「親緣關係學」）發展潛力大增；譜系學也就是研究演化的親緣關係樹。第二，成為「古基因體學」（paleogenomics）領域發展的基礎；古基因體學是要分析從考古樣本所取得的古代DNA片段。這些術語太拗口，且讓我們簡單稱為「系譜樹思維」（譜系學）和「時光旅行」（古基因體學）。「系譜樹思維」能讓我們瞭解微生物的演化史：年齡多大、從何而來、有哪些親戚等等。至於「時光旅行」，則是在可行的時候，讓我們瞭解在過去的某個時間點，是哪些病原體讓我們的祖先患上疾病。[16]

　　這種新證據很叫人興奮，但也一如往常，出現大量新資訊就會帶來大量的不確定性；常常到頭來，我們印象最深刻的體悟，就是自己無知的程度。而且我這麼說，可不是在知識上故做客氣，在學術上兩面押寶。這些研究方法初來乍到，而且發展迅速，意即每個月都會出現重要的新證據與見解，讓疾病的編年史與地理學再次改寫。不論是古基因體學，或是以基因體為基礎的譜系學，都還在發展當中。現在的定見，可能過了不久就會被推翻。但這是好事。修昔底德（Thucydides）撰寫他著名的戰爭史，是希望成為「永世巨著」（possession for all time），但我們的目標沒那麼遠大，只要能知道這些新證據怎樣讓我們更瞭解人類歷史與病原體演化的關係，便已足夠。

　　這本書希望能做到生物學家威爾森（E. O. Wilson）所說的「大融通」（consilience），將不同領域的知識結合起來，得出統合的解釋。雖然這是一部歷史著作，但會大量參考生物學與經濟學著作。雖然試著讓社會科學與自然科學交織，但出發點絕對以人為本。瞭解傳染病的歷史，就能讓我們瞭解自己真正的身分。我們是靈長類，而且是一種聰明而貪婪的靈長類。一如所有其他生物，我們也帶著各種寄生體，而這些寄生體會因為我們帶它們去了不同的環境，而演化成不同的樣貌。這樣的歷史會提醒我們，人類這個物種的健康，到頭來還是與其他物種密不可分。我開始這項寫作計畫的時候，本來希望的就是用一部新的傳染病史，提醒所有人注意我們仍然共同面臨的危險。但當然，在全球捲入新冠疫情之後，情境已然大不相同，無須多言，大家就知道傳染病仍有能力讓人類的生活一夕傾覆。我們都知道自己正在經歷某種歷史大事，甚至有時彷彿活在過去歷史當中。瞭解疾病的故事，除了能讓我們瞭解自己如何走到現在的位置，也或許能讓我們瞭解未來該走向何方。[17]

第一部分

火

1

微生物世界的哺乳類

最強大的生物

1877年，有位同事寄給達爾文（Charles Darwin）一份學術期刊，上面有幾張非比尋常的照片，由德國科學家羅伯特・科赫（Robert Koch）所拍攝，正是史上第一批公開在世人眼前的微生物照片。達爾文的同事意識到這些照片的重要性，知道這些是「最小，但可能也是最強大的生物」。達爾文也意識到了這點：「我記得很清楚，我在二、三十年前告訴自己，要是能證明任何傳染病的起源，會是科學上最偉大的勝利；而我現在十分高興見證了這場勝利。」[1]

1882年，就在達爾文去世幾週後，科赫發表了他的重大發現：引起結核病的細菌。長期以來，雖然有人提出可能存在著極其微小、如同粒子般的生命形式，並且會引發人類的疾病，然而這種理論在學界一向只是邊緣而非主流。但在十九世紀，潮流慢慢轉變。出現了一批相關的科學家，有些較為知名，像是科赫與巴斯德，也有一些比較少有人知，像是阿古斯提諾・巴西（Agostino Bassi）與卡西米爾・達維恩（Casimir Davaine）。他們建立起一套堅實的學說，我們事後稱之為「細菌論」（germ theory，又譯「細菌理論」、「細菌致病論」)。隨著證據不斷累積,過去曾經以為疾病是由汙染物或所謂瘴氣所引起的觀點也轟然瓦解。科赫發現結核桿菌(*Mycobacterium tuberculosis*)的那一刻,特別令人感到酸楚,赤裸裸見到這項違背直覺的事實:如此微小的生命形式,卻能造成如此龐大的人類苦難。一直到達爾文過世前不久,大家才逐漸瞭解傳染病的起因是微小的傳染原,而且這些傳染原都各有動機。但想瞭解這些致病病原體,還是得靠達爾文的演化論,這是對所有生命的一套偉大統合理論。[2]

在達爾文一生中,顯微鏡效能日益強大,讓人的想法為之革新,而使細菌論得以出現。我們這個世代也正經歷著同樣激烈的巨變:有了新的定序技術,能夠觀察微生物的基因體,就有助於我們瞭解微生物有多麼普遍且多樣。微生物出現在地球上的時間(從地球有生命開始)要比人類長得多,而且很可能,即使人類滅絕,微生物也會依舊生存下去。這整件事就是一則比人類歷史更為宏大、更為古老的史詩,講述著宿主與寄生體之間的搏鬥,而人類的故事只像是一則微不足道的小插曲;看清這一點,我們除了為之興奮激動,也可能感到自慚形穢。[3]

地球就是一個微生物的世界。至於人類,只是剛好活在其中。

基本術語的定義

人類把疾病視為一種醫學現象,也很自然地,覺得微生物就是種讓人生病的玩意。但從大自然的觀點來看,人類是宿主,而非病患;至於微生物,也就是寄生體罷了。微生物會得到怎樣的獎勵或懲罰,就要看它們把基因傳給後代的成功程度。為此,人類的寄生體演化出許多截然不同的策略和能力,有的會下毒,有的會偽裝;有些好鬥而有攻擊性,也有些是低調而狡猾。但不論如何,都是自然選汰(natural selection)下的產物。生物學家西奧多・杜布贊斯基(Theodosius Dobzhansky)有句名言:「如果不從演化的觀點來看,就只會覺得生物學全無道理。」到頭來，推動傳染病史的邏輯，就是冷酷無情的達爾文選汰（Darwinian selection）。[4]

達爾文的理論提供了一個思考框架，能用來回答過往與現在人類疾病模式的問題。為什麼某些疾病，以及許多人類最古老的疾病，只會發生在熱帶地區？為什麼有那麼多種疾病會讓人類腹瀉？為什麼天花和麻疹總是隨著大規模的帝國一同出現？為什麼就算是同樣的病毒，在偏遠島嶼上的小型社會就是不會形成流行？為什麼腺鼠疫如此致命？為什麼流感病毒常常比我們的疫苗更勝一籌？為什麼愛滋病毒這麼陰險狡猾？不從演化論的觀點，這些問題就找不到合理的解答。

微生物本身沒有什麼意圖，也談不上什麼意識。我們有時候為了表達方便，會把微生物擬人化，說它們想「試著」做些什麼，像是躲避人類的免疫系統，或是想要適應新的環境。這大致上並沒什麼問題，但前提是別忘了演化其實是個盲目、有其自然規律的過程，就是會獎勵那些「能夠最有效將基因傳給後代」的個體。乍看之下，會覺得有些病原體似乎經過精心設計，就是要佔人類便宜、擊敗人類身體的防禦系統，但其實它們不過就是過去這種演化比賽的贏家。而且就像股票基金組合一樣，過去績效並不能保證未來成功。

開始的第一步，讓我們先來認識這些人類的敵人。演化為我們提供了分類學（taxonomy，將生物做生物學上的分類）的邏輯。在過去這個世代，分類學的工具有了大幅度的改變，特別是在微生物方面。過去還無法廣泛取得基因體資料的時候，想要拼湊出微生物的系譜樹，只能靠著觀察微生物的特徵。既然都已經是「微」生物，本來就很難直接觀察，過去也就為此設計出了一整套的標準與化學檢驗，用來協助分類。其中最為人所知的可能是革蘭氏染色法（gram-staining），以染料滲入某些細菌的細胞壁，讓外觀變成藍紫色。革蘭氏染色法可以反映出一些細菌生理學的基本知識（細胞壁中是否帶有某種糖──人類的免疫系統也會很想知道這點）。但革蘭氏染色法如果跟基因體定序相比，實在速度太慢，功效也太有限，就像拿個算盤來和超級電腦相比一般。[5]

基因體定序的技術，讓微生物分類學起了翻天覆地的改變，並點出一項事實：世界生物的多樣性主要在於微生物。目前我們可以更清楚瞭解各種致病微生物在整體生命之樹裡的位置，也能從一個更大且無形的世界背景來加以觀察。大多數居住在地球上的微生物，其實對人類根本毫不在意，也有一些甚至是對人類有益，在生態系統與人體中發揮著關鍵的功能。微生物無所不在，可能是在我們的周遭、身體外表，甚至是身體內部。人體與外界之間，其實有著比想像中更多的孔洞，物質要滲進人體也比想像的更容易，但地球上只有一小部分微生物有可能或有能力對人造成傷害。體認到這種多樣性，有助於我們將某些問題問得更精準，像是「什麼是病原體？」、「什麼是寄生體？」[6]

病原體的英文「pathogen」其實是將兩個希臘文字根結合在一起，分別代表的是「導致存在」與「疾病」。簡單說來，病原體就是引起疾病的生物。有了這個詞，要描述自然界的某些現象就方便得多。把「病原體」分成一類，就像是把「會飛的生物」分成一類，包括鳥類、蜜蜂、蝙蝠、蝴蝶，還有極少數的一兩種魚類。像這樣的分類，看的是生物所表現的行為，而不是基因上是否相關。但相較於「會飛的生物」的定義重點在自身，「病原體」定義的重點則在於會以某種特定方式影響其他生物。除此之外，「會飛的生物」幾乎是在哪裡都能飛，但許多病原體所奉行的都是徹徹底底的機會主義，必須所有條件都到位，才會引發疾病。所以對病原體更準確的定義，應該是某種「有能力」在另一種生物體內引發疾病的生物。[7]

至於寄生體的英文「parasite」，則是源自一個古希臘字，指的是到別人餐桌蹭飯的人。寄生體這種生物是以別人為代價來讓自己活下去，會從宿主身上取得能量，並至少造成一定程度的傷害。英語一般通俗講到parasite一詞，常常講的是像蠕蟲這種大型寄生體，但其實細菌和原蟲也符合教科書對parasite的定義，只是一般英語的用法並未跟上。那病毒呢？如果要說病毒也屬於parasite，在英文字源上其實是個矛盾，因為病毒並不會有蹭飯這種「吃」的動作（也就是說不會有代謝作用）。然而，雖然病毒做的事比較像是劫機犯而不是小偷，但除此之外，病毒大致上還是符合我們對寄生體的定義。有時候，英文會以「microparasite」（微寄生體；小型寄生體）一詞來指稱微生物形態的寄生體，而與蠕蟲這種大型寄生體做出區分。總之，這些詞的英文用法並不一致，有部分原因在於背後的概念本來就很模糊。在本書中，以下講到「病原體」（pathogen），講的會是任何可能致病的生物；至於講到「寄生體」（parasite），則代表的是會剝削利用宿主、可能屬於大型或小型的生物。[8]

「病原體」這個詞談的是醫學，但「寄生體」這個詞談的則是生態，換句話說，它描述的是在整個環境的能量流動當中，該生物究竟是處在怎樣的位置。在自然界中，生物要不是自己生產食物，就是得從其他生物取得食物。「自營生物」（autotroph）就是生產者，包括像是植物和某些細菌，能夠使用來自太陽的能量或化學化合物，製造自己需要的食物。我們其他生物則屬於「異營生物」（heterotroph），是從生產者那裡取得能量，又或是先等其他消費者從生產者那裡取得能量，再從這些消費者那邊取得。就功能而言，寄生就像是去掠食；至於宿主，就像是被獵的獵物。正如威爾森所說，「如果簡單定義寄生體，就是個不會一次吃掉整個獵物單位的掠食者。」簡單來說，寄生這種策略，就是從另一種生物取得生命的要素。寄生體其實像我們一樣，是一種異營生物，只是想要尋找能量與材料，完成複製重現基因的工作。從這種角度，就能以寄生體的觀點，更清楚看到我們自己。人類這個目標，就是結合了提煉後的能量、生命基本要素以及製造蛋白質的機制：對寄生體來說簡直是魅力無法擋。[9]

「寄生」這種策略，在地球上出現生命之後的三十五億年間，早已透過各種演化途徑出現無數次。也正是因為寄生策略歷經多次演化，人類的寄生體變得種類繁多而紛雜。整體來說，人類的寄生體更像生態學所謂的同功群（guild），意思是雖然這群物種並不相關，但共享某種生態資源或領土。人類寄生體同功群的成員眾多，但真的要說裡面有多少會致病，還遠遠無法達成共識。一項常有人引用的標準目錄，列出的人類病原體有1,415種。至於最近的一項系統性調查，則找出了1,611種。但怪的是，兩項列表之間只有大約60%重疊，所以列出的病原體其實來到了2,107種。然而，如果根據全球傳染病與流行病學線上資料庫（Global Infectious Diseases and Epidemiology Online Network, GIDEON。這是提供給臨床醫師的傳染病標準資料庫），光是能夠感染人類的細菌，就足足有1,988種，而且其中還有超過一千種不在前兩份列表之中，這意味著如果要講能夠感染人類的生物總數，不但至少超過三千種，而且還肯定有所低估。[10]

　　到底為什麼，講到有多少生物會讓人生病，說法會差這麼多？原因很簡單，在上面統計出的這些物種當中，多半實在算不上什麼重要的人類病原體。這些生物雖然「能夠」讓人生病，但多半讓人生病的情況少之又少，只是偶爾、臨時造成人類感染。但隨著人口愈來愈多，基因體定序也變得愈來愈普遍，就算只是罕見、臨時的感染，現在也同樣會被發現、分類、列入統計。讓我們以分枝桿菌屬為例。有一項研究把分枝桿菌屬的64個菌種歸類為人類病原體；另一項研究則只列了28個菌種。但如果你再問某位關心人類幸福的全球公衛專家，他可能會說醫學上只有5種分枝桿菌算得上重要（會導致結核病、麻瘋病、布如里氏潰瘍〔Buruli ulcer〕），雖然其他菌種也能感染人類、引發疾病，嚴格來說是人類病原體沒錯，但相對來說，把這些菌種算是人類病原體，實在意義不大。[11]

　　我們真正想知道的是，世界上有多少主要已知人類病原體物種。當然，這句話裡面每個詞都很麻煩，就連怎樣算是一「種」都有爭議，至於怎樣的病原體算是「人類」病原體就更不用說了。而且，又要滿足怎樣的標準，才能算是「主要」的人類病原體？有些病原體每年只會感染幾個人，但像結核菌每年則會增加大約一千萬個新的病例，在兩者之間還有很大的模糊地帶。究竟每年要感染多少人，才算主要？雖然這種判斷十分困難，也沒有一套真正的道理，但訂出標準就有助於我們做出區分，判斷有哪些生物確實會對人類造成負擔，又有哪些生物雖然「有可能」造成感染，但只是偶然。如果我們用個簡單粗略的標準：必須是已知曾在一年內造成超過五萬人死亡，又或者估計曾在一年內造成超過五百萬病例的物種，那麼大約會有236個物種，可以稱為「人類的主要病原體」（見附錄）。[12]

　　至於怎樣才算是「人類的」病原體，這件事的定義也比乍看之下來得更模糊也更有趣。有些微生物專精於佔人類便宜，不遺餘力發展對付人類的策略，靠著在人類宿主之間不斷循環傳染，實現它們的演化生存。但也有些沒那麼專情於人類，而會找上各式各樣的宿主。這種廣寄生（generalist）的策略很正常，畢竟對寄生體來說，有得挑通常都是件好事。如果某種疾病病原體的主要自然宿主並非人類，而是其他動物，通常稱為「人畜共通傳染病」（zoonosis，字源就是「動物的疾病」）。一般來說，這種寄生體一旦傳到人身上，對它來說就是死路一條，不論是微生物本身或後代，人類宿主就是它們最後殞命的地方。但還是有些人畜共通的疾病（如伊波拉病毒），能夠由人傳人引發疫情流行。更複雜的是，有些病原體雖然本質上屬於人類病原體，卻仍然能夠繼續在動物族群引發感染。麻瘋病就是很好的例子；引發麻瘋病的細菌已經適應人類，但仍然有其他非人類的自然宿主，例如紅松鼠、犰狳與非人類靈長類動物。於是，廣寄生與單寄生（specialist）的寄生體形成光譜的兩端，中間則有各種漸層。後面會介紹在傳染病史上的一大主題：有些病原體會縮小宿主的範圍，專門只鎖定人類，而且這種病原體的數量多到不可思議。[13]

　　人類病原體分為五個分類群，或說演化組：病毒、細菌、原蟲、蠕蟲、真菌（參見圖1.1）。雖然真菌學絕對值得尊重，不過真菌在本書後面會佔到的篇幅十分有限。確實，真菌有許多菌種（超過四百種）有能力感染人類，但常常只是造成一些小困擾（例如香港腳），

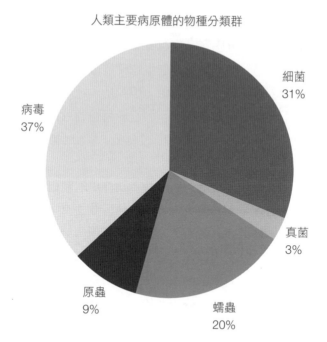

人類主要病原體的物種分類群

細菌
31%

病毒
37%

真菌
3%

蠕蟲
20%

原蟲
9%

圖1.1 主要已知人類病原體的物種分類群。完整清單請見附錄。

或者要等到其他感染損害免疫系統，才會造成繼發性的疾病。雖然有些真菌具有抗藥性或高致病性，有可能是個潛在威脅，但在人類過去歷史上，並不曾產生重大影響（只有曾經造成植物病害〔plant disease〕這樣的間接影響，參見第11章）。普恩蛋白粒子（prion，又譯「普利昂」、「普利子」等，中國曾譯為朊病毒）也是一種值得談的傳染原。普恩蛋白是一種帶有傳染性的微小顆粒，會引發神經系統疾病（如庫魯病〔kuru〕或新型庫賈氏病〔Creutzfeldt-Jakob disease〕）。普恩蛋白是折疊錯誤的蛋白質，而且會讓其他蛋白質犯下同樣的折疊錯誤，這樣的蛋白粒子不斷累積，將會迅速發展成嚴重而且常常是致命的疾病。然而，由普恩蛋白感染引發的疾病極為罕見，而且至少就我們所知，在歷史上的意義小到可以忽視。所以，以下我們就不會再談真菌和普恩蛋白。但相較之下，病毒、細菌、原蟲和蠕蟲都曾在過去扮演了極重要的角色，接下來我們會一一來談這四類病原體的生物基本特性。[14]

　　先談病毒。病毒是靠著簡化到不能再簡化的方法，利用與剝削宿主。病毒其實就是幾串惡意的遺傳密碼，外面再包上一層有機盔甲（參見圖1.2）。彼得‧梅達華（Peter Medawar）與珍‧梅達華（Jean Medawar）夫妻曾提出著名的病毒定義：就只是「一條壞消息，包在蛋白質裡」。病毒沒有新陳代謝的能力，所以並不會偷取人類的能量或營養，也不會自行製造任何東西。病毒闖進我們的細胞裡，運用人體細胞的機制進行自我複製。正因如此，人類甚至對於「病毒算不算是活著」這種基本問題都還沒有達成共識。病毒確實具備生命的某些特性，就是幾種會自我複製的核酸，透過達爾文選汰而不斷演化。但病毒在複製的時候，只會用到自己最精簡的部分。[15]

　　從歷史而言，幾個讓人類吃到最大苦頭的敵人（天花、麻疹、黃熱病）都屬於病毒。病毒給人類帶來了一些最古老的折磨（疱疹）以及最新的苦難（愛滋病、新冠肺炎），也是一些最駭人的敵人（伊波

圖1.2
病毒就是微小的傳染原，會將自己插入宿主細胞，並利用宿主的細胞機制進行複製。

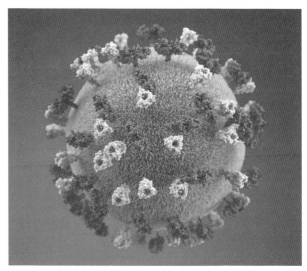

CDC/Allison M. Maiuri, MPH, CHES: Public Health Image Library #21074

拉病毒）與最被低估的對手（輪狀病毒）。病毒極為多元多樣，足以見得在演化上的巨大成功。病毒也是整個生物圈中為數最多的實體，所有生物界都脫離不了病毒的糾纏。會感染細菌的病毒，稱為噬菌體（bacteriophage，簡稱phage），而病毒與細菌之間這種分子層級的鬥爭，就這樣在我們身邊所有地方不斷上演。攻擊高等生物的病毒數量已經比較少，但依然是個天文數字。而講到會攻擊哺乳動物的病毒，物種數量只能估計約有四萬多種。最後講到會對人類健康造成重大負擔的八十七種病毒，其實在完整的病毒多樣性當中，只能說是小之又小的一部分。[16]

病毒的構造，簡單到讓人會看得入迷。像是麻疹病毒，是目前已知傳染性數一數二高的病原體，但麻疹病毒其實只能編碼八種蛋白質。保護病毒基因體的蛋白質外殼（稱為衣殼〔capsid〕），常常只由一兩種蛋白質組成，呈現優雅的重複對稱。這樣的結構能夠保護病毒基因體，附著到宿主細胞上的受體，讓基因體穿過細胞膜、進入細胞質（細胞內滿滿的黏液），並在適當的時候分解，釋放出病毒核酸。接著，病毒基因體會把自己插進細胞的複製過程，挾持宿主自己本來用以合成蛋白質與核酸的機制，用來產生新的病毒零件。這些零件接著就會重新組合、逃跑，並且重複這個過程。[17]

病毒就像那些會兩手空空上派對的人一樣，打定主意就是吃宿主的。但相較之下，細菌做的事就比較讓人想不通（參見圖1.3）。細菌是單細胞生物，肯定算是「活的」。和（大多數）病毒相比，細菌的體型可說十分巨大，而且具有複雜的、像是蓋上一層床罩一樣的細胞壁。在細菌內部，DNA並不是存在於某個細胞核裡，而是在細胞質裡自由漂浮，就像是有一股編織交纏的線，漂在一個充了水的氣球裡。平均來說，一個細菌基因體能夠編碼出幾千種蛋白質。與病毒不同的是，既然細菌會合成蛋白質，也就需要有一定的能量與營養。在地球上所有你想像得到的生態區位，都能看到細菌的存在。大多數的細菌是自由生活（free-living），存活於環境之中。只有部分採取寄

圖1.3

細菌是沒有細胞核的單細胞生物，也只有一小部分細菌會寄生人體。

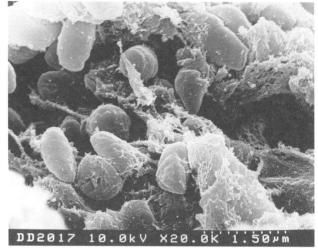

DD2017 10.0kV X20.0K 1.50μm

National Institute of Allergy and Infectious Diseases (NIAID); NIH; Rocky Mountain Laboratories: Public Health Image Library #18159

生，而且會讓人類致病的又更少；只不過，往往又是這些細菌特別受到關注。在人類的主要病原體當中，大約有七十三種是細菌——但地球上的細菌種類可能有高達一兆種！如果要說「細菌多半都是病原體」，就像是說「人類通常都是連環殺手」一樣有道理。[18]

就在這個當下，如果你是個體型中等的人，在你全身內外活著的細菌總數可能足足有 3.8×10^{13} 個（數量會有波動是因為腸道循環的影響，畢竟糞便裡可是住了滿滿的微生物）。構成你身體的細胞數量，與你身上的細菌細胞數量其實相去不遠。各種細菌會殖民到你的皮膚、嘴巴、鼻黏膜、腋下、腸道，以及下體部位。這些細菌夥伴統稱為人類微生物組（human microbiome），是人類健康所不可或缺，不但人體的消化系統很需要這些細菌，就連人體的整體免疫也少不了這些夥伴，因為對這些細菌來說，為了自己好，可不允許其他細菌來攪局。健康的時候，我們和我們的微生物組彷彿一片和諧，但這種和平十分脆弱，有些盟友只要接到一點點化學訊號，就有可能翻臉為敵，而其中有許多一旦入侵到錯誤的人體組織，就會變得非常危險。

等到人類終於決定必須劃清界線，不再提供能量與營養，這些細菌更會變得毫不客氣，想把人體吃乾抹淨。夥伴與寄生的區別，實在只有一線之隔。[19]

有些人類史上最可怕的疾病，背後就是細菌搞的鬼，像是霍亂、白喉、傷寒、斑疹傷寒、猩紅熱、麻瘋病、熱帶莓疹，以及梅毒。不管用哪種標準，要說到人類史上最嚴重的兩種疾病，答案都會是腺鼠疫與結核病，而兩者都是由細菌所引起。但這兩大殺手之間的差異，正突顯了細菌的多樣性。腺鼠疫是由鼠疫（耶氏）桿菌（*Yersinia pestis*）所引起，這種強大的細菌演化出了各種致命的特性，成為一種左右逢源的病原體，但實際上它仍然算是齧齒動物的寄生體，無法持續人傳人。在鼠疫桿菌的演化過程上，人類其實無關緊要（但這裡講的是人類作為宿主；人類如何影響齧齒動物的生態，就又是另一回事了）。但相較之下，後面就會提到，結核桿菌可就是煞費苦心要好好佔人類便宜，演化出各種一流能力來操縱與利用它們的自然棲地：人體。應該可以說，結核病是人類史上最嚴重的疾病。[20]

由於人類的歷史如此與眾不同，引來的致病細菌與病毒數量也就超乎尋常。這些生物的演化簡直是超光速，抓緊人類人口擴張的機會，做出敏捷的反應。相較之下，原蟲與蠕蟲的演化就慢得多，畢竟它們是比較複雜的生物。現在與人類為敵的原蟲與蠕蟲，早在演化上的深時（deep time）就已經存在。就數量而言，人類要面對的原蟲與蠕蟲數量，與黑猩猩會遇到的數量相差無幾，只不過就算是在這幾個分類群裡，人類面對的病原體數量似乎還是更多，也就代表疾病負擔同樣格外沉重。[21]

原蟲是單細胞生物（參見圖1.4），與細菌的不同之處，在於原蟲有一個細胞核來容納其遺傳物質。在生命之樹裡，原蟲比細菌更接近像是一般動物這樣的複雜生物。大多數原蟲都是自由生活、生性和平的生物，但也有少數演化出了寄生的生活形態。有時候，自由生活與寄生之間的界線也並不那麼清楚。例如導致痢疾的阿米巴原蟲，是

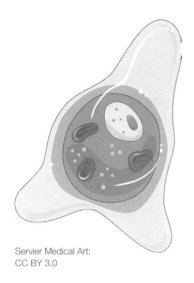

圖1.4
原蟲（例如本圖為瘧原蟲
〔*plasmodium*〕）是具有
細胞核的單細胞生物。原
蟲這種寄生體通常有很複
雜的生命循環。

Servier Medical Art:
CC BY 3.0

一種會形成囊腫的腸道寄生體，通常都是以一種無症狀的帶原狀態存在；但只要遇上適當環境，就可能變成惡性病原體。在原蟲當中，只有21種原蟲是人類的主要病原體，但它們給人類帶來的苦難卻高得不成比例。

最要命的原蟲感染，是通過昆蟲叮咬而傳播。像是熱帶地區的各種利什曼原蟲症（leishmaniasis），就是由原蟲作為病媒所引起。或如昏睡病（sleeping sickness），是在非洲一種由采采蠅傳播的致命疾病。原蟲也會引發瘧疾。所謂瘧疾其實是好幾種密切相關的疾病，對人類歷史的影響幾乎沒有其他疾病能出其右。這些生物的生命循環十分複雜，這讓原蟲與病毒或細菌都大不相同。會引起瘧疾的寄生體，從蚊子到人體的這段過程會歷經許多生命階段。會在人類身上導致瘧疾的原蟲，與猿類身上的寄生體關係密切，但後面就會提到，是在相對十分晚近的時候才發生跨物種傳播而感染人類。這些原蟲，就是在人類的歷史演進當中適應了人類的靈長類病原體。[22]

最後談的是蠕蟲。有許多蠕蟲都可能感染人類，蠕蟲的英文「helminth」其實是希臘文的「長條蟲類」；可說包羅萬象，像蛔蟲、條蟲與吸蟲都在此類（參見圖1.5）。蠕蟲是無脊椎動物，屬於肉眼可見的大型寄生體。會感染人類的蠕蟲，雖然生命循環仍有某些階段在人體外部，但終究還是需要利用人類來完成它們的生命歷程。蠕蟲的基因體較大，每個世代的時間也相對較長，所以演化速度比起小型寄生體慢得多。目前並沒有什麼新興傳染病是由蠕蟲所引起，所有會感染人類的蠕蟲都可說是古代生物。與這些蠕蟲血緣最近的親戚，住在與人類血緣最近的親戚體內（黑猩猩與大猩猩）。會感染人類的蠕蟲，早在我們還屬於靈長類時就已與我們相伴；人類從樹上爬下來，不再過著採集生活，而後走向農業，開始與土地緊緊綁在一起，在這樣的演變下，感染問題愈演愈烈。生活在富裕國家的人，很容易低估寄生蟲對人類健康的負擔。在世界衛生組織（World Health Organization, WHO）的「被忽視疾病」清單中，蠕蟲所佔的比例不容小看，當下就有超過十億人患有相關病症，除了讓人衰弱，還可能必須承受汙名。[23]

　　整體而言，會感染人類的寄生體，其實與感染其他哺乳動物的寄生體屬於同一個分類群。但以下各章將會提到，人類面臨的敵人，無論數量、專精度或狡詐度都非同凡響。換言之，人類不但面臨許多微

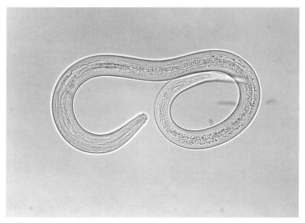

圖1.5
蠕蟲（例如圖中的鉤蟲）屬於動物，通常肉眼可見，有些正是人類最古老的寄生蟲。

生物，許多微生物的演化還正是為了佔人類便宜而來，而且其中會造成嚴重疾病的數量實在多到讓人頭皮發麻。本書會試著提出解釋，讓讀者瞭解人類之所以落入這種困境，正是因為人類這個物種的成功來得突然。宿主與寄生體之間，本來就有著持續不斷、永無寧日的演化競賽，而人類歷史蠻橫又意外地插進了這個過程。

幸好，人類在演化上繼承了某些古老而又巧妙的生物機制，能幫我們擊退那些放肆的微生物敵人。

演化、致病力、免疫

達爾文構思自然選汰理論的時候，是從地質時間的尺度來想像「演化」這件事：就像是冰川會切出山谷、滴水能夠穿石，時間也會慢慢將某個物種塑造成另一種樣子。像這樣的傳統智慧被信奉超過一個世紀。但到了二十世紀晚期，我們對演化的理解開始改變，而且有很大一部分，還得歸功於持續觀察了達爾文在「小獵犬號」（Beagle）航程中所觀察的加拉巴哥雀（Galápagos finch，又稱「達爾文雀」）。事實證明，演化的速度可比達爾文想像的快多了。加拉巴哥雀的演化速度，快到用人類的時間尺度就能夠觀察得到。像是1983年，當年雨量充沛，有一種種子細小的藤蔓肆虐著戴弗妮島（Daphne Island）的植物群。這時候，鳥喙最小、最尖的鳥類突然大佔上風，於是牠們的基因迅速傳開。對表徵（trait）的選汰，只要幾年或幾十年就可以完成，而不需要花到千秋萬世。達爾文雀是常例而非特例，代表的正是生物學者約翰・湯普森（John Thompson）所稱「演化不懈」（relentless evolution）的典範。[24]

對於像達爾文雀這樣大型而又複雜的物種來說，演化就是持續不懈，而對微生物來說更是如此。由於每個世代都是演化的機會（也就是基因突變，或是變異得以傳播的機會），微生物玩這套遊戲的速度簡直快到令人眼花撩亂。在各種會佔人類便宜的寄生體當中，演化這件事通常是由病毒帶頭，它們總是躍躍欲試。在任何生物當中，病毒有著最快的複製循環、最高的突變機率，也就代表大自然是一直不斷嘗試新的基因組合。只要有一個宿主細胞感染小兒麻痺病毒，八小時內就會產生一萬個新的病毒粒子。每種病毒會複製出錯的機率不一，但有些小型病毒的出錯機率超高，每一千個鹼基對（編寫遺傳密碼所用的「字母」）就可能出現一個錯誤。大多數生物的基因體都有校對機制，就像是請了一位優秀的文字編輯，能夠避免錯誤發生。但許多病毒並沒有這種機制，突變率因而大幅飆升。這種看似瘋狂的方式，背後還是有一套演化的道理。表面上的粗心大意其實是深謀遠慮，因為只要改頭換面，就有助於讓病毒逃脫免疫識別（immune recognition）。但也有不少病毒玩得太過火，馬虎到要命的程度，於是有些抗病毒療法對付它們的方式就是給細胞注入一種化學物質，讓突變率再快上那麼一點。這麼輕輕一推，病毒複製過程就開始吐出分子亂碼。[25]

　　既然錯誤率這麼高，病毒的每一個拷貝，都可能是一個新基因變體，又或者比較有可能的是每十個或每一千個拷貝，就會出現一個突變。以鼻病毒（rhinovirus）為例，這是引發一般傷風感冒的重要病原體，一個鼻病毒基因體有大約七千兩百個鹼基對。每次複製基因體的時候，出錯率大概是每幾千到一萬個鹼基對就會出現一個突變，也就是說，大部分的病毒拷貝都是突變體。你每次感染，體內就會有幾十億個鼻病毒。被流鼻水的小孩傳染感冒時的病毒，與你幾天後咳嗽傳染給同事的病毒，很有可能在基因上已經有了那麼一點不同。這群密切相關但又稍有不同的變體，稱為突變雲（mutant cloud）或準種（quasispecies）。就算是同一次的感染，過程中就會冒出五花八門的病毒多樣性，把分類搞得七葷八素，想解釋清楚都有點困難。[26]

　　難怪病毒學家文森・拉肯尼耶羅（Vincent Racaniello）會說病毒是「簡單的達爾文機器」。在感染過程中，單一病毒種的每個變體都會與其他所有變體競爭，都想把自己的基因傳給後代。大多數突變要不是沒效果，就是反而大失敗。但在極少數情況下，病毒基因體變了那麼一小點，就改變了蛋白質的形狀，於是就只有**那個**突變體的後代突然更能有效與人體細胞的受體結合，或者是能夠滑進宿主的細胞核，又或者是把某些病毒的工作做得更好。接著，那個突變體的後代就比自己的兄弟姊妹更具優勢，並且也會狠狠把優勢發揮到極限，將自己的基因傳向未來的宿主。病毒的適者生存，就是這樣一個又快又猛的過程。[27]

至於細菌，也像病毒一樣能夠透過隨機突變而演化，只不過細菌複製基因體的方式就沒那麼馬虎。細菌的突變速度比人類更快，主要是因為細菌每個世代的時間更短，幾小時就能完成，不像人類得花上好幾年。而且細菌還有其他演化上的小把戲。細菌常常會偷偷靠在一起，把彼此的基因整個換來換去，這個過程稱為細菌的接合作用（bacterial conjugation）。雖然常有人認為這就是「微生物在上床」，但細菌接合並不是在做有性繁殖，而是交換基因，直接影響接受者。有時候，細菌會從其他細菌那裡取得承載遺傳資訊的「質體」（plasmid）；也有時候，是病毒將一批基因從 A 細菌帶到 B 細菌。這些機制統稱為「基因平行轉移」（horizontal gene transfer），能夠免於基因突變的隨機性。如果說突變就像是給猴子一台打字機，偶爾會意外打出一個佳句，那麼基因平行轉移就像是先有本世界名著，讓你直接剪下貼上。基因平行轉移在傳染病史上極為重要，因為事實證明，生物之間最常交換的基因，就是那些會影響致病力的基因。這就像是有一座「致病基因」的公共圖書館，能讓寄生體過上更好的生活。[28]

本書借用了「演化不懈」這個語詞，強調演化是件普遍、持續而又快速的事。微生物的演化也充滿各種風險，有許多艱鉅的挑戰、麻煩的權衡。我們永遠不該忘記，不論人類的病原體看起來有多卑鄙狡猾，它們都**無意**讓人生病。想更瞭解病原體的立場，就必須將心比心，知道所有小型寄生體都面臨兩大基本挑戰：要在宿主的免疫系統裡活下來，還得在宿主之間傳播。為了成功（也就是將基因傳給後代），寄生體一方面必須設法傳到下個宿主身上，另一方面還得設法撐過目前宿主肯定會發動的大屠殺。

在寄生體的眼中，你就是一整組的能量、元素與細胞機制，但這些生物寶藏可是被守得十分嚴密緊實。人體的免疫系統，就是一套精心設計的自然防禦系統，控制誰能進入，誰又能留下。雖然人類這個物種的歷史特殊，於是讓人類的微生物敵人在近期迅速演化，但人類用來抵抗微生物入侵的基本生物免疫系統，卻仍然是久遠的基因傳承，由各種脊椎動物同享。無論是海洋裡的魚、天上的鳥、陸上的四足走獸，都有著共同的機制。人類免疫系統的架構古老到難以想像，但如今依然極為靈活有效。[29]

免疫系統是一套分為三層的防禦網路，分別是物理屏障、先天反應，以及後天適應機制。我們講到免疫反應時所用的一些譬喻，像是說免疫反應「啟動」、「開始」、「開啟」之類，其實是嚴重小看了免疫系統。實際上，免疫系統是二十四小時不停，時時刻刻控制著我們與微生物世界的關係。雖然只有在真的有人搶銀行的時候，警報、警笛和槍聲才會響起，但純鋼打造的金庫、監控錄影機與武裝保全人員可是全天候持續提供保護。免疫系統保護人體重要資源的努力，也是二十四小時永不停歇，而且在這個世界上四處遊蕩的寄生體，數量可比四處遊蕩的銀行搶匪多得多了。

人體的第一道防線有各種屏障把身體與外界隔開。人體表面有皮膚和黏膜，可以避免無菌組織受到汙染。雖然死去的角質化細胞會形成一個堅硬的皮膚外層，確實是重要的免疫機制，但黏膜其實更為重要。在人體與外界之間，黏膜的表面積達到400平方公尺，充滿各種抗體與酶，能夠分解常見的微生物成分，所以只要外界細胞接觸到這個人體邊界，就像是被全效抗菌清潔劑洗個乾淨。人體與外部環境之間這薄薄的一層，總是有化學戰不斷上演。[30]

要是病原體突破人體的第一層防禦，就得面對先天免疫系統的攻擊。先天免疫系統是蛋白質與細胞的集合，是人體應對微生物入侵的快速反應部隊。人體先天免疫系統的基本原理，甚至與無脊椎動物（invertebrate，例如昆蟲）也殊無二致。隨著時間慢慢過去，那些能夠迅速有效辨別入侵者的生物，就取得了重大的生物優勢。許多病原體的元素從古早一路傳承，它們的祖先，以及祖先的祖先，也都是用著同樣的元素完成微生物必要的任務，像是打造細胞壁或蛋白質外殼（protein coat）。所以只要根據細胞表面的脂肪或碳水化合物，人類先天免疫系統就能迅速判斷是否屬於人體血液或組織。就某種意義而言，先天免疫系統是人類宿主與寄生體之間對戰數億年所留下的演化記憶。[31]

先天免疫系統的主要優點就在於速度。在一場瞬息萬變的競賽當中，速度就是一切。感染與免疫之間誰能勝出，往往就取決於數量與時間。病原體必須尋求小處的戰術優勢，抓住各種機會，靠著漏洞、佯攻或偽裝，在免疫系統反應之前完成繁殖動作。相對地，先天免疫系統採取的策略是在於圍捕，而非殲滅。先天免疫系統以蛋白質與細胞布下防衛，將威脅控制在一定程度內，並同時調動後天免疫系統（adaptive immune system，又稱適應性／專一性免疫系統），這種武器雖然發動速度較慢，但效果更為尖端。先天免疫既是一種反擊系統，也是一種警報系統，發出化學警報之後，就能召喚後天免疫系統重砲出擊。

後天免疫系統已有近五億年的歷史，既是脊椎動物成功的關鍵，也是演化史上數一數二偉大的發明。面對深不可測的微生物多樣性，脊椎動物提出的解答就是後天免疫系統。就生物學而言，絕不可能讓幾十億個細胞隨時準備好要應對每一種可能的病原體，所以脊椎動物才演化出這種巧妙的解決方案。就本質而言，後天免疫系統是要針對特定的入侵者，打造出對症下藥的蛋白質與細胞。透過模組化設計的原則，後天免疫系統能量身打造幾乎無限種類的蛋白質與細胞受體，也就得以應付微生物世界的多樣性與演化速度。[32]

後天免疫系統產生的蛋白質，稱為抗體。抗體就是量身打造的分子，專門附著到特定病原體的特定分子上。負責製造、分泌抗體的，是人體中的B細胞（B cell；會稱為B細胞，是因為這種細胞在骨髓〔bone marrow〕當中成熟）。後天免疫系統也會運用模組化原則，打造具備高度專一性的T細胞（T cell；會稱為T細胞，是因為這種細胞在胸腺〔thymus〕當中成熟）。所有的病毒，以及部分的細菌與原蟲，生命中大部分時間都在人體細胞的**內部**度過。但對免疫系統來說，隔著細胞壁，並不知道細胞裡面出了什麼事，所以人體細胞必須設法在受到入侵後發出警報；入侵的病原體蛋白降解之後，細胞就會把這些蛋白片段帶到細胞表面，放在與T細胞結合的受體上。T細胞收到警報，就會摧毀遭到入侵的細胞。[33]

　　後天免疫系統具有破壞性，甚至對我們自己也可能是種危險。因此，身體對於後天免疫系統其實有著精妙的制衡機制。B細胞和T細胞都需要經過刺激與驗證這兩個步驟，類似一種雙重金鑰系統。後天免疫系統比先天免疫系統需要更長的暖機時間，然而只要先天免疫系統撐得夠久，等到後天免疫系統能夠對感染做出反應，就很有機會能將病原徹底清除。感染症狀消去，後續就會慢慢降級。但後天免疫系統有一種能夠「記住」感染的優秀能力，會將對病原體有效的B細胞與T細胞保留下來。要是入侵者捲土重來，這種免疫記憶就能讓後天免疫系統更快發揮作用。疫苗之所以能夠發揮作用，也是因為人體有這樣的免疫記憶（immunological memory）：就像是給電玩玩家提供作弊密碼，讓人體取得獲勝的密碼方程式。免疫系統會記好這些密碼，隨時準備就緒，一旦再次發現入侵者造成感染，就能迅速出擊——除非病原體已經讓自己的外表變得有所不同。

　　雖然人體的免疫系統架構非常古老，但人類基因體卻會不斷演化，應對致病微生物的威脅。控制著免疫系統的，是如同交響樂般豐富多樣的各種基因；只要某些基因改變能讓人類宿主在生物學上更具優勢，這些基因就更有可能傳給後代。事實上，就算到了最近，傳染病也一直是推動自然選汰的強大推力。一群遺傳學家認為「病原體所造成的選擇壓力，一直是人類演化過程特別重要的因素。」對於這種發現，我們雖然興奮，但也該戒慎恐懼。後面章節就會提到，有時候雖然找不到什麼強而有力的證據，但在疾病史上曾經出現大規模的免疫能力改變，遍及整個族群人口。很多時候，我們並不瞭解某些基因變體究竟是發揮了怎樣的功效，而保護人體不受特定疾病的侵襲。但隨著基因資料的不斷累積，古代DNA也讓我們得以一瞥近代演化史的種種片段，我們的相關知識正在快速擴充延伸。雖然我們早已得知或推測出幾項例子，瞭解病原體或許曾如何推動人類族群的演化（像是某些紅血球的表徵有助於抵抗瘧疾），但列表持續在新增。舉例來說，與家族性地中海熱（familial Mediterranean fever，一種自體發炎疾病）相關的幾種基因變體，似乎就是因為能夠對鼠疫有一定的保護作用而崛起。近期也有幾項其他研究，追蹤著結核病對人類基因體造成的殘酷影響。很有可能在不久之後，就會出現一系列的發現，讓我們從曾經無法想像的細節中抽絲剝繭，追蹤致命疾病在人類基因體留下的印記。[34]

在病原體眼中，人體的免疫系統只是整體環境的其中一個特徵罷了。病原體經過演化適應，就算在最惡劣的環境也能生存繁衍。能有效破壞或躲開宿主免疫機制的寄生體，就更有可能把自己的基因傳下去。但不論任何寄生體，都還是會面臨接下來第二項同樣基本的難題：該怎麼做，才能在第一號宿主產生免疫力或死亡之前，轉移到第二號宿主身上？

要在宿主之間轉移可沒那麼簡單，過去成功的康莊大道就只有那麼幾條。傳染病要影響人類，可分為五大途徑：皮膚接觸、性交、昆蟲叮咬，以及透過腸胃道與呼吸道進入人體。會使用前兩大途徑的寄生體並不多。在第一項的例子當中，有些蠕蟲屬於土壤傳播，會透過裸露在外的皮膚進入人體。至於第二項透過性交傳播的疾病當中，梅毒與愛滋病一直是人類健康的最大負擔。但這兩類的寄生體數量少得令人意想不到，可見得要演化出運用這兩類途徑的機制並不簡單。平均來說，性交不是很頻繁出現的事，所以微生物還得在前一個宿主體內活得夠久，才有機會抵達下一個宿主身上，其實並不簡單。[35]

蟲媒傳染病（vector-borne disease）是由節肢動物（有外骨骼的動物）傳播，像是蜱、蚤、蝨、蟎、蚋，以及特別是蚊子。後面就會看到，包括腺鼠疫、黃熱病、斑疹傷寒和瘧疾在內，一些史上最慘烈的疾病正是在病原體演化適應過後，採用了這種傳播途徑。這種途徑要成功，蟲媒上的病原體必須能夠應付至少兩套免疫系統，可不是什麼簡單的事。然而一旦成功，就能得到絕佳的報酬：一路直達新宿主溫暖、脆弱的組織與血液當中。後面會提到，在最重要的病媒當中，蚊子絕對是其中一員；蚊子的生態學也就成為人類疾病生態學的首要知識。[36]

人類大多數的病原體，其實是從腸胃道或呼吸道進入人體，看準的就是我們再怎樣也需要食物與氧氣，同樣免不了呼氣與排遺。從口腔到肛門，整個腸胃道都是人體與潛在入侵者之間激烈交戰的場所。同樣地，從鼻腔到肺部深處，整個呼吸道也會有各式各樣的細菌與病毒來來去去。這兩個暴露在外界之中的領域，都有大面積的黏膜形成邊界，阻擋不請自來的入侵者，但還是擋不住一些最頑強的敵人。

寄生體為了應付人體的防衛措施，用上了許多極為狡猾的方法，常常會對人類造成致命的傷害。致病力（virulence）這個詞，就是在描述病原體對宿主造成的傷害。病原體想把自己的基因傳下去，得付出諸多努力，而「傷害宿主」只是其中的一個副作用罷了。為了生存，病原體有太多得做的事：潛入、附著、躲藏、顛覆、劫持、重組、逃跑、偷竊，不一而足。病原體會傷害人類的那些表徵，其實原本的目的通常只是想逃避、混淆或誤導免疫系統。對人體真正的傷害，則常常是免疫反應本身所造成。

講到「致病力」這個詞，就像前面講過的「病原體」一詞，雖然概念很方便，但卻很難把確實的意義講得清楚。在病原體與宿主的關係之間，「致病力」一詞等於是完全由宿主角度出發，對於病原體所演化出的各種機制與策略，就這麼大筆一揮，全部算是「危害」這一類。然而，這個詞也確實談到了關於病原體（或許特別是人類病原體）的一些本質與重點。在大自然中，的確有許多動物疾病足以致死（像是伊波拉病毒讓黑猩猩族群數量大減，牛瘟〔rinderpest〕病毒也是冷酷橫掃牛群）。然而，人類會遇上的急性致命疾病似乎多得不正常。為了瞭解事情為何如此，就必須能夠欣賞各種寄生體面臨的複雜權衡妥協。[37]

由於寄生體必須依賴宿主為生，所以完全出於自私的原因，寄生體如果能盡量不對宿主造成傷害，對自己也會有好處。我們可以把寄生體的生活方式想像成一個不斷挪用公款的計畫（「把錢騙到手」就等於是「基因成功」）。所以最好的策略或許就是忍著點，別讓客戶真的破產，才能躲過敵人的搜查。從自私的角度來看，「最好」的策略不見得永遠是那些短期內造成最大傷害的辦法。這就是病原體會遇上的兩難，但也正是傳染病演化史的重要基礎。

過去幾十年間，我們對於「致病力」如何演化的想法，起了翻天覆地的改變。在二十世紀晚期之前，大家都還普遍認為各種傳染病就是會不斷演化，致病力愈來愈低，甚至歸零。當時認定，像是那些較古老的疾病，是因為經過不斷演化，與宿主達到穩定的平衡，開始不會對宿主造成傷害。至於那些比較新的疾病，不過就是還剛開始、還沒抓到平衡罷了。但這種想法很有問題，也低估了寄生體面對的複雜考量。寄生體如果能有效破壞免疫系統、在宿主體內大肆繁殖，在演化上就能得到獎勵，而且這與致病力息息相關。以下會談一些重要歷史案例，看看一些更新、更狡猾的微生物株如何淘汰了比較溫和的競爭對手，天花病毒似乎正是如此。[38]

我們唯一說得準的，就是寄生體從生物層面就有想把基因傳下去的衝動。一般來說，這也代表寄生體想要做三件事：（1）能夠非常輕易在宿主之間傳播；（2）能夠在宿主體內造成長期感染；同時（3）盡量不要傷害宿主。所以，所謂「完美的病原體」就是傳染力極高、會造成長期慢性感染，而且又對宿主健康幾乎沒有傷害。人類單純疱疹病毒1型（human alphaherpesvirus 1）就很接近這種類型，也是大多數人嘴巴長水泡（脣疱疹）的罪魁禍首。然而，這幾項目標之間顯然關係緊張。一般來說，不論想要傳播或是持續感染，都很難不對宿主造成傷害。就機制上，想讓病原體在咳嗽飛沫裡大量聚集，或是在血液裡的濃度高到能讓叮咬的昆蟲吸取，又或者是累積在生殖器的黏膜當中，都得破壞人體免疫反應，也就可能造成傷害。[39]

　　前面提到不該對宿主造成太大傷害的限制，只有在病原體的演化必須依賴此自然宿主物種的時候才適用。考量到演化條件的欠缺，就能解釋為什麼人畜共通傳染病常常對人類極為致命：因為我們不是真正的自然宿主。病原體一旦適應了其他脊椎動物物種（特別是哺乳類動物），代表演化出的機制已經能夠應付與人類極相似的免疫系統，因此有時候致病的效率會極為驚人。舉例來說，蝙蝠是狂犬病病毒的自然宿主。而在發展出抗病毒療法之前，人類一旦感染狂犬病，必死無疑。但事實上，狂犬病病毒並無法人傳人。所以**如果**狂犬病病毒必須依賴人類宿主（事實不然），狂犬病病毒就等於是用了一套你想得到最爛的演化策略：致病力極高，但傳播力為零。[40]

　　就演化而言，寄生體通常都有很強的動機要尋找各種增加傳播力的策略或技巧。大自然發現的某些策略可真是聰明得要命。許多病原體都有潛伏期的機制，像是間日瘧（vivax malaria）能以一種相對靜默的形式躲在肝臟裡，調整繁殖複製的節奏，提升傳播的機會。就連相對來說傷害較小的疱疹病毒，也會有潛伏期；躲在人體當中，等到宿主壓力大，使免疫系統衰弱，就會爆發成脣疱疹。也有些寄生體的生命循環很複雜，會在無害的幼蟲階段傳播感染，一直要等到進入宿主體內、到達它們首選的器官部位，才會成長為致病的病原體。也有小型寄生蟲很懂這一套，會等到夜幕降臨，才從你身體深處跑出來、游到四肢的血液，知道這時候最容易有蚊子叮你。[41]

　　就算會傷害宿主，只要有助於寄生體在宿主之間傳播，都能夠提升寄生體的演化優勢。病原體如果有能力形成耐寒的孢子，或是能在環境中存活（就算像天花病毒這樣只能存活一小段時間），致病力就可能會比那些必須完全依賴直接傳染的病原體來得更高。最重要的一點在於，蟲媒寄生體其實享有諸多演化上的優勢，包括能夠借助外力接觸到無菌的組織或血液，以及就算受害者已經臥床命不久矣，寄生體仍然能夠繼續傳播。光是看到有那麼多駭人的疾病都是透過蟲媒傳播，就讓人心中有譜。[42]

幸好，看起來病原體很難演化出成功的策略來拖長感染時間：人體的免疫系統在搜尋入侵者這方面就是一流。大多數感染是屬於時間短、速度快的急性感染，而非時間長、速度慢的慢性感染。但還是有些生物解開了這項難題，對人體造成慢性感染。像是造成結核病、梅毒和麻瘋病的細菌，及造成C型肝炎的病毒，還有人體免疫缺乏病毒（HIV），對於應付人體免疫反應都已經駕輕就熟。這些病原體對人類極為有效，但幸好並不多見。

演化是一個永不停歇的過程，而且就算我們不斷改變病原體所需要適應的環境，這些看不見的敵人也會不斷敲敲打打，搞出新的策略來傳遞基因。想像一下，如果你用病原體的眼睛來看這個世界：人類崛起，就像是有一種溫暖、營養豐富、防守嚴密的宿主環境慢慢擴散到整個地球，既充滿危險，卻又充滿誘惑。

演化史解碼

1976年，也就是威廉·麥克尼爾出版《瘟疫與人》的同一年，比利時微生物學家華特·菲爾斯（Walter Fiers）做了一件了不起的事。他將一種小病毒的基因體進行定序。這在科學上是個重要里程碑，是史上首次有生物的完整基因體完成定序。但接下來有幾十年的時間，想要取得核酸鏈、用化學方式讀取那些序列「字母」，是一件艱難而又昂貴的苦差事。人類足足花了將近二十年，才終於完成一種細菌基因體的完整定序。人類基因體計畫（Human Genome Project）耗時十三年，砸下大約十億美元，靠著大規模的全球合作，才畫出人類的基因體圖譜。但過去大約十年間，靠著高通量基因定序技術的演進，我們得以同時解碼幾百萬條DNA鏈，從此情況大不相同。[43]

這件事對歷史研究的影響十分深遠。生物學本來就像是歷史學科，而基因體是它的歷史檔案。史蒂芬‧古爾德（Stephen Jay Gould）就說：「演化生物學正是歷史的初級科學。」我們在引言提過，有兩種各有不同、相輔相成的方式，能讓基因體成為演化史的歷史文獻紀錄：「系譜樹思維」（譜系學）、「時光旅行」（古基因體學）。系譜樹思維研究的是演化關係，將各種生物群在歷史上的親緣關係以樹狀圖呈現，隨著時間往未來移動，就會像樹枝一樣分叉出去，而時間往過去移動，則會向著樹幹聚合起來。系譜樹思維能透露出許多歷史資訊，而且可不只是關於微生物的歷史。舉例來說，從靈長類動物的系譜樹看來，智人與黑猩猩的關係最近，與大猩猩的關係就遠了些，而與猴子的關係還更遠。當然，人類和黑猩猩最後一次有共同的祖先已經是六百萬到九百萬年前的事了，而像這樣龐大的時間尺度，也反映出哺乳類動物演化的腳步。由於微生物的演化極為迅速，它們在系譜樹上呈現相關的時間尺度也就短得多。[44]

高通量定序產出愈來愈多資料，基於基因體的譜系學領域也隨之發展蓬勃。事實上，譜系學的運算方式與工具都還在不斷改進，但即使如此，已經能夠靠著巨量的資料數據，知道該將各種微生物放在生命之樹的哪個位置，也就能得到全新的歷史觀點，知道人類的病原體是出現於何時、何地、何種動物的病原體。靠著一種稱為「分子鐘」（molecular clock）的分析技術，譜系學就能讓我們知道病原體是在何時出現。分子鐘所做的，是估計基因差異累積所需的時間。讓我們打個粗略的比方：假設你每天會手抄莎士比亞的《哈姆雷特》一次（這稱為世代時間〔generation time〕），而每天你會不小心抄錯一個字母（稱為替換率〔substitution rate〕），在後續的抄本中也不會更正：

「To be or got to be.」過了十天，最新的抄本和原始版本就會有十處不同。如果你手上有個很久之後的《哈姆雷特》抄本，算一算發現與原始版本有一百處不同，就能把不同的數量看作是對時間的估計：這個抄本應該比原始版本晚了一百天。[45]

這種比方當然是把分子鐘分析講得太過簡化了。不同的物種，就會有不同的世代時間（複製一份基因需要的時間）與替換率（每個「字母」或核苷酸改變的頻率）。變化的頻率、族群的規模也都可能隨著時間改變。種種錯誤可能逐漸飽和，也有可能被自然選汰所淘汰。而且需要強調，對於兩個取樣組別在多久之前有共同的祖先，分子鐘分析得到的結果只是一種**估計**。歷史學家總覺得要求日期精確是天經地義，但系譜樹思維再怎樣也只能是個粗略的估計。如果你在高中考歷史的時候，說亞歷山大大帝有95%的可能性，在西元前一千年擔任馬其頓的國王，你大概會被當掉。但如果能夠證明麻疹病毒有95%的可能性，是在西元前一千年出現，這個答案就極具意義，能夠縮小一種主要人類病原體演化的脈絡背景。我們必須瞭解，只要出現新的證據，或使用不同的模型，分子鐘的估計結果就會改變。通常來說，這是一種粗略的估計，但仍然「有助於確定病原體何時出現、何時變得多樣化」。[46]

有些時候，我們原本無法得知某些生物出現的地點，但靠著系譜樹思維便能一探究竟。一旦能將某種微生物的演化樹搭配實際的空間位置，就能得到線索，一窺相關疾病的地理分布。以一個重要例子做說明：歐洲人自十五世紀後期開始橫越大西洋，美洲與歐洲定期交流，開啟了稱為「哥倫布大交換」的大規模生物連鎖反應。我們知道，像馬和豬等等生物是由舊世界引進美洲。但由於病原體並無法用肉眼觀察到，所以如果想知道哥倫布大交換時微生物的交流情況，譜系學就很能派上用場，能夠回答始於舊世界的瘧疾、黃熱病與其他重要疾病的問題。[47]

最後，系譜樹思維也能讓我們更瞭解那些作為人類微生物祖先宿主的動物。對於各種致病微生物，靠著譜系學就能知道它們在更大的生命之樹當中處在哪個位置。本書會不斷提到，人類與動物疾病之間的關係千絲萬縷，比我們過去以為的還要複雜。舉例來說，在麥克尼爾寫作《瘟疫與人》的時候，已經知道人與牛的結核病兩者密切相關，所以一種合理的推斷，就是牛讓人感染了結核病。但事實證明，牛結核病是從人類的結核病演化而來；也就是說，其實是人感染了牛，而不是牛感染人。像這樣跨物種的連結，是研究疾病生態學時不可或缺的一部分，而系譜樹思維正在迅速揭開這些過去隱藏的歷史。近來人類社會爆出各種健康危機（如新冠病毒與伊波拉疫情），也讓大家對動物疾病的興趣日益增加，開始展開廣泛的追查，想瞭解哪些微生物會導致其他物種的疾病。目前我們已經得到許多新的知識，而在不久的將來，應該還會有各種耐人尋味、意想不到的發現。[48]

　　如果說系譜樹思維是把基因體當作一種生物歷史檔案，那麼古基因體學（也就是基因的時光旅行）對歷史學者來說也同樣是革命性的研究方法。古基因體學有時候也稱為考古遺傳學（archaeogenetics），研究的是古代生物分子。如果你想做自己的基因體定序，只要拿拭子取一點唾液，寄給實驗室就行。對於已經過世的死者可無法這麼做，但在遺骸裡通常還是能找到一點殘存的DNA，像是顱底的岩骨常常能找到古代人類的DNA，而牙髓腔則常常能找到病原體的DNA。要是在人過世的時候，血液裡還有足夠的微生物游動著，就有可能在骨骼裡找到微生物的基因殘存。古基因體學就是要設法取得這些考古分子，加以研究。

　　對於考古病原體DNA的定序，到1990年代已經出現許多別出心裁的做法，但總有各種技術難關，特別是汙染的問題。雖然學界常常能得到漂亮的研究結果，但這些結果卻無法複製。直到後來，實驗室規範得到改進、有了新的方法能夠探測目標DNA的片段，最重要的是高通量定序開始得出豐富的資料數據，終於讓古基因體學領域一飛沖天。2010年，五位古代人類的基因體結果正式發表。隔年，一套完整的古代病原體基因體也首次公開。接下來幾年間，如果用大衛・瑞赫（David Reich，一位以古代DNA研究人類族群歷史的權威）的話來說：「古代DNA的全基因體分析開始以超光速前進。」相關資料湧入的速度，比過去任何時候都快。[49]

研究過往的時候，時光旅行是一種威力驚人的工具。有人說古代DNA就像是一本「演化相簿」：能夠**直接**看到祖先的容貌，而不是從後代子孫來做推斷。（就像是直接拍掉在爺爺奶奶舊相片上的灰塵，而不是請來八個堂兄弟姊妹排成一排，從他們的長相推論爺爺奶奶長什麼樣。）古代DNA能夠讓人直接找出過去疾病的病原，有時候能澄清回溯診斷當中的懷疑。像是關於黑死病的病因，曾經長期以來爭論不休，但等到在鼠疫墓地找出了古代DNA證據，直指鼠疫耶氏桿菌就是罪魁禍首，案情就從此真相大白。在其他重大疾病案例中，古代DNA也找出了一些原本未被懷疑的病原體；像是目前就有基因證據指出，在歐洲人到來、新世界人民滅絕的時候，某種副傷寒（paratyphoid fever）的菌株可能也參了一腳。[50]

古基因體學如今仍然處於發展早期。不論是技術規範，或甚至是倫理標準，都仍在制定當中，處處都有著嚴重的局限與盲點。例如目前一個明顯的不足之處，在於缺少RNA病毒的資料，而RNA病毒常常是重要的人類病原體。而且，雖然目前古代人類DNA研究已經擴展到包括了全球大部分地區，但講到古代病原體研究，歐洲研究所佔的比例仍然遠遠高過其他地區。另一個揮之不去的問題，在於古代生物分子留存到現在的的可能性實在太低。致力於將自然科學引入歷史研究的歷史學者麥可・麥科米克（Michael McCormick）點出了這項難題，在從古代受害者骨骼提取腺鼠疫桿菌時表示：「我們必須知道，在生物死亡的瞬間，DNA分子就會開始降解，就算是當今一流的古DNA（aDNA）實驗室，處理著在有利於DNA保存的溫帶氣候所取得的DNA樣本，也只能在一小部分樣本成功提取出真實的人類DNA；出於某些目前還不清楚的原因，真正的古病原體DNA又更難重現。在染病的人體血液中，由於環境充滿著被汙染的DNA，所以不論是相對豐富的人類DNA，或是相對較少的細菌DNA，真正能夠良好保存下來的機率都很低。要靠著一千五百年前的牙髓裡保留下來的一點血跡，就檢測到過世當時染有鼠疫，幾乎可說是種奇蹟。」總而言之，分子證據其實也像是傳統的書面證據，總是零零散散，分布的時間與空間也不均。一項永遠存在的問題，在於我們總希望自己手中握有的證據就能代表真相，但其實是「確定偏誤」（ascertainment bias）。就像是歷史學者提出論述的時候，引用的總是那些自己最熟悉的書面史料。所以在我們握有科學紀錄，想要對微生物的過往提出論述的時候，也必須帶著批判性的眼光再想一想。[51]

談到這裡，如果要說我們從系譜樹思維與時光旅行能得出什麼重要概念，那就是許多人類病原體其實比我們想像的更年輕，它們的演化歷史也比我們想像的更有起伏。演化不懈，意味著在人類改變生活方式的時候，人類的各種小型寄生蟲也會隨之適應，以抓住新的契機。人類的疾病庫，並不只是單純反映出人類物種的歷史。在很大的程度上，反映的更是人類**近代**的歷史。但演化的美妙之處，在於無論再遙遠的過往，至今仍然存續，制約著現在，也形塑著現在。演化影響著目前存在的事物，而目前存在的事物又是過去基因成功所留下的產物。

一根小樹枝

加拉巴哥群島地貌貧瘠崎嶇，處處可見爬行動物，而達爾文相信這個地方讓他更接近了生命的起源。「這似乎把我們更帶向那偉大的事實，奧祕中的奧祕：在地球上首次出現了新的生命。」然而，真要說地球上首次出現的生命，可不是達爾文收集分類的那些可見生物。哺乳動物的先祖只有三億歲。至於脊椎動物，大致上才剛過五億歲。相較之下，地球存在了四十五億年之久，而細菌已經出現了大約三十五億年。幾乎是在細菌剛出現的時候，就已經開始會受到病毒的感染，而且細菌也對病毒演化出了複雜的防禦機制。在這場宿主與寄生體的演化大賽當中，智人其實只參與了最後的萬分之一。[52]

　　達爾文演化論的偉大之處，在於點出不論人類與病原體相隔多遠，其實都還是有著連繫。讓我再次引用古爾德的話，人類其實就是生命之樹上的「一根小樹枝」。生命就是一場無所不在的競爭，而人類與傳染病的爭鬥只是這場競爭的延伸。人類的寄生體初次與人類交手，就已經握有經過幾十億年演化傳承的成果；人類則是帶著脊椎動物標準配發的免疫系統，踏入這場比賽。人類的疾病庫實在千奇百怪，某種程度上來說絕不自然，不該等閒以待。人類所面臨的寄生體，無論在數量、針對性與狡猾的手段，都讓人不能小看。這些寄生體是因為人類而存在，或者說得更具體，是因為人類獨特的歷史而存在。這段歷史可以追溯到幾百萬年前的非洲大草原：一項發明迸出了光明，整段生態轉型的故事也就此展開。[53]

2

靈長類動物的普羅米修斯

　　塔伊（Taï）熱帶雨林位於西非象牙海岸，過去曾是一片廣大潮濕且橫跨赤道南北的雨林，但現在只剩下一小塊面積依然蓊蓊鬱鬱。塔伊熱帶雨林生機蓬勃，有大象、侏儒河馬、花豹、西部黑猩猩（以及大約十種猴類，包括紅疣猴，這是黑猩猩最喜歡的零食）。如今西部黑猩猩以此為主要棲地之一，總數可能只剩兩萬五千到五萬隻（參見圖2.1）。珍古德（Jane Goodall）讓世人注意到的則是東部黑猩猩，住在莽原（savanna）林地當中，而西部黑猩猩則是住在叢林裡，以懂得使用工具而聞名，用來獵食和敲碎堅果。西部黑猩猩屬於瀕危物種，受到的威脅包括棲地喪失、人類盜獵，以及森林裡大型貓科動物覬覦徘徊。但在牠們最大的敵人之中，有一些是微生物。[1]

　　1999年五月，泰伊雨林有隻黑猩猩忽然開始咳嗽，接著打噴嚏、呼吸困難、食慾不振、嚴重嗜睡。症狀在族群裡蔓延，很快就演變成一場全面的流行病。科學家從1980年代就開始觀察其中一群黑猩猩，此時發現牠們的罹病率達到100%，無一倖免。更糟的是，這種病的死亡率高達19%，也就是這群黑猩猩有將近五分之一因為這種疾病而喪命。對於本來就已經面臨生存壓力的一個族群來說，無疑一大打擊。[2]

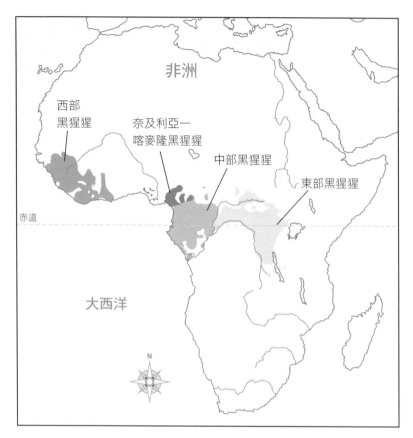

圖2.1 黑猩猩族群分布圖

　　事後找到了造成這場疫情的病原體。塔伊雨林裡的黑猩猩其實受到雙重感染，其一是常見的人類病毒，其二則是一種伺機性病菌。第一個凶手是呼吸道融合病毒（respiratory syncytial virus, RSV），是一種很常見的人類病原體，就算用上現代的監控能力，也很難估計它在全球的盛行率。每年幼童感染這種病毒的新病例可能高達三千萬例，也是嬰兒急性下呼吸道感染的主要病因。人類大多數都曾感染RSV，也成功活了下來。喪命的黑猩猩身上還帶有一種常見的人類細菌：肺炎鏈球菌（*Streptococcus pneumoniae*）。肺炎鏈球菌就愛投機取巧、見縫插針，平常躲在上呼吸道，彷彿是個乖巧和平的居民；有數十億人都是無症狀的帶原者。然而一旦免疫系統變弱，肺炎鏈球菌就會抓緊機會，造成嚴重的肺炎。1999年在塔伊雨林裡發生的致命疫情，正是由RSV與肺炎鏈球菌共同造成。[3]

矛盾的是，我們之所以知道這場微生物在森林裡造成的悲劇，有可能正是悲劇肇始的原因：因為人類密切觀察著這群黑猩猩。這群黑猩猩是死在人類的病原體手下。雖然這些感染也可能是潛伏在森林中的盜獵者所導致，但另一種可能，則是跟隨著這群黑猩猩的研究團隊，無意間將這群黑猩猩暴露在人類的微生物之中，這可說是個生物學版本的觀察者效應（observer effect）。從此之後，科學團隊如果要再從事這種實地研究，需要遵守更嚴格的規範，包括一種隔離檢疫的措施。但無論如何，人類病原體仍然繼續威脅著這些人類最近的親戚，令牠們的永續生存蒙上陰影。[4]

在塔伊雨林這波疫情令黑猩猩大批喪命的病原體，一般時候在人體免疫系統看來一點問題也沒有。RSV就是個很普遍的小麻煩，而肺炎鏈球菌也是移生在人體身上常見的細菌，但對於那些黑猩猩來說，這些看似無害的微生物卻證明足以致命。由於人類與黑猩猩有一段共同的悠久演化歷史，免疫結構十分相似。所以一旦有哪些病原體學會如何應付人體的免疫系統，就有可能把同一套分子把戲拿去應用在另一個物種上，這樣一來，對人類會有問題的微生物，也就可能對黑猩猩造成危害，而反過來說也是一樣的道理。而且，跨物種傳播無法預測。微生物在探索新宿主的時候，並不需要考慮傳播力與致病力之間的演化取捨。換句話說，如果某種微生物的天然宿主是黑猩猩，那麼這種微生物迄今得到的演化成功，與人類並無關係。微生物本就自私，天然宿主的生存關乎其利益，然而一旦傳播到其他物種，就不會再有這種出於自私的約束。

事實上，當時傳播到黑猩猩身上的微生物致病力實在太強，幾乎立刻就導致了這些微生物在生物學上失敗收場。如果從微生物的角度，甚至可以說在塔伊雨林裡的疫情是這些病毒細菌在當地的絕種事件。這次的跨物種傳播是一次又快又猛的演化實驗。那些在黑猩猩族群裡做了嘗試的病毒如今已經消失，它們的基因沒能複製到後世，它們的譜系也就此結束，就像是某個家族血統沒了後代。當然，這場失敗也不是什麼令人意外的事。演化上，永遠都上演著這種實驗與絕種的戲碼。地球上有幾十億種病毒，會永遠存在黑猩猩體內的只是極少數。目前在黑猩猩體內可以發現大約二十八種病毒，而且許多其實是人類病毒，只是暫時感染黑猩猩族群。只有極少數病毒是以黑猩猩為天然宿主，而且整體來說，這些病毒屬於相對良性。[5]

　　如果從黑猩猩的觀點來看，人類體內的寄生體數量才是多到讓人傻眼而不安。會感染人類的病毒高達數百種，而其中又有八十七種會對人類健康造成重大負擔。更奇怪的是，對於大多數這些病毒來說，人類是它們主要、甚至唯一的自然宿主。這些病毒有許多屬於急性、致病力高，而且是專門針對人類而來。簡單來說，雖然人類的黑猩猩表親住在叢林中，早餐會生吃其他猴子，從來不洗澡，還習慣吃自己的屎，但牠們身上的病毒多樣性遠遠不及人類。在各種靈長類動物中，真正比較奇怪的是人類，而不是我們住在森林裡的表親。[6]

　　黑猩猩有其生物演化的歷程。數量有起有落，但沒有失控的趨勢。如今的黑猩猩，生活方式與過去的黑猩猩大致一樣，因此得病與死亡的方式也和牠們祖先極為相像。至於人類，雖然也有生物演化的歷程，但又搭配了各種快速、累積而成、由文化推動的改變。這些改變主要是由於科技技術，而各種科技技術又是人類大腦的產物。一直是「創新」這種普羅米修斯的精神，促使人類技術進步，也成了人類歷史的推進動力。但我們不能誤以為人類就與自然兩不相關：人類雖然有自己的文化，但仍然是自然的一部分。人類擁有科技，但我們拿科技來提取能源、使人口增加，以及改造環境，為了造福自己。人類擁有獨特的生態歷史，但這不代表我們能自外於各種寄生體的生態與演化規律。因此，我們應該先去瞭解生物學家眼中其他物種（包括咱們的大猿近親）的寄生體生態與演化模式，再追溯至前人類時期，探究我們的獨特性的起源。

寄生現象的原則

　　生態學研究的是生物與環境之間的關係，所謂環境除了有實體環境，也包括了其他生物。生態學的核心，就是能量如何在生態系統中移動。簡單來說，也就是各種生物會吃些什麼，又會被什麼吃。要研究其他物種，不可能不問這些基本的問題，而如果以為人類會有什麼不同，也實在是太自負驕傲。人類的歷史就是另一個靈長類生態學的分支，只不過發展得有點失控。

　　寄生體生態學（parasite ecology）研究的是宿主、寄生體與其環境。雖然所有生態系統都充滿寄生現象，但就是有些生物遇上的問題比其他生物嚴重，於是相關學者想找出其中究竟有何規律。為什麼蜜蜂的已知寄生體有七十多種？為什麼某些魚類的寄生體更有高達數百種？又為什麼似乎某些動物的寄生體數量就是少得多？[7]

　　生態學家判斷寄生體負擔的時候，常用的標準是「寄生體物種豐富度」（parasite species richness）：也就是針對特定宿主，簡單計算曾經觀察到的寄生體物種數量。這種標準顯然並不完美。我們以為的寄生體物種豐富度，會與觀察時的強度息息相關：對某種宿主生物研究得愈仔細，就愈可能觀察到更多寄生體。只不過，這樣的失真問題還在可控範圍，也還有克服的方式。寄生體物種豐富度更根本的問題，在於「豐富度」並無法看出那些感染宿主的微生物究竟盛行率多高、致病力多強。對生物來說，或許寧可感染許多很弱或很少發病的寄生體，也不會想感染一兩種真正糟糕的微生物。然而，我們幾乎不可能找出什麼一致的做法，能夠測量寄生體在野生動物族群的盛行率與致病力。所以，寄生體物種豐富度通常成了一種可行的折衷辦法，用以評估寄生體的生態。[8]

　　寄生體的生態會遵循一些大致上的原則。廣義來說，宿主物種如果有任何特性會使得寄生體更容易將基因傳至後代，寄生現象就可能更高。在實務上，宿主的（1）生理／行為、（2）族群結構、（3）地理因素，都會強烈影響所承受的寄生現象。對所有寄生體來說，傳播都是一項極其複雜的挑戰，所以只要宿主有某種特性會讓寄生體更容易或更難傳播到下一個宿主，就會大大影響寄生的程度。

　　（1）宿主的生理與行為特性，會影響寄生現象的高低。體型的影響可想而知：宿主體型較大，就有更多能量與營養可供寄生體運用，也像是提供了更大的棲地可供寄生體入侵。一般而言，動物體型愈大，就有愈多寄生體。巡遊（ranging）行為的影響也很大。宿主每天的活動範圍愈大，就會接觸到愈多病原體。而棲地的多樣性愈高，同樣意味著會有愈多寄生體。性混交也是個影響因素，接觸就會增加傳播的機率，而且在自然界也已經發現性傳播疾病（sexually transmitted disease, STD）與混交之間的預測關係。簡單來說，如果生物有某些身體或行為上的特性，會讓該生物成為更有吸引力的宿主，寄生的程度就有可能更高。[9]

　　（2）族群結構也會深深影響寄生的模式。會讓寄生現象風險升高的一項明顯因素（或許也是最重要的因素），就是宿主族群裡的個體數量眾多、生活密集。原因很簡單：寄生體必須在宿主間傳播，如果有更多宿主個體、生活接觸得更緊密，寄生體也就更容易抵達下一個受害者。出於類似的原因，愈大型的族群，可能出現致病力愈高的病原體。宿主之間的接觸密切且頻繁，就會讓傳播機率上升，進而降低寄生體滅絕的機率。然而，重點不只是單純的個體數量而已。寄生體生態學的一項重要發現，在於群體的聯絡網路結構影響頗大。舉例來說，有些靈長類會分成一些比較小型而模組化的群體，牠們遇上的寄生體負擔就比預期來得低，這顯示族群如果分成小群體，就會中斷病原體的傳播。因此，如果要討論寄生體的演化環境，不只要考慮宿主群體的個體絕對數量，還要考慮宿主之間互動的模式。[10]

群體規模的影響，在極端情況下最為明顯。舉例來說，雖然靈長類動物群體有的只有十幾隻，有的有幾十隻，但差異並不大，許多其他因素的影響都可能比群體規模更高。除了人類以外，靈長類動物的群體最多只會有幾百名成員。相較之下，鳥類與蝙蝠群的個體數量可能成千上萬，而某些囓齒動物群的個體數量也不遑多讓。一旦來到這些更大的等級，群體規模的影響就會急劇升高。基因體定序讓我們更瞭解寄生體在野生動物族群裡如何循環，於是我們明顯發現，鳥類、蝙蝠和囓齒動物是許多病原體的重要自然宿主，特別是病毒。就某種意義看來，人類不但承繼了靈長類動物的密切社交能力（父母撫養期長，有複雜的食物分享、社交梳理〔social grooming〕行為），而且人類的群體規模還遠遠大於任何其他哺乳動物。[11]

（3）正如房地產，位置就是一切。宿主所在的位置，重要性並不在行為與群體規模之下。基本上，靈長類動物住在赤道附近，承受的寄生體負擔就更高。人類社會也同樣反映出這種模式。我們必須瞭解為什麼住在赤道附近是一種微生物危機。全球生物多樣性最重要的一項模式，稱為「緯度物種落差」（latitudinal species gradient）：根據觀察，在赤道附近的生物多樣性更高。形成這種模式的主因在於能源：太陽能愈豐富，生命也就愈豐富。而且由於冰期每隔一段時間就會再次出現，間歇性地抹除高緯度地區幾乎所有生命，因此在赤道附近能找到的生物多樣性也更為古老。熱帶地區的寄生體如此多元多樣，其實只是反映著所有生命種類共同的普遍模式。[12]

與赤道愈近，不同物種的分布就有愈多重疊，代表寄生體有更多機會跨宿主物種而傳播。溫帶地區冬季嚴寒，能夠抑制寄生體的傳播，但熱帶地區並沒有這樣的冬季。緯度的影響對蟲媒傳播的疾病特別明顯，在沒有堅霜冰雪、較為溫暖的氣候當中，叮咬動物的昆蟲種類也更為豐富，而且由於全年溫暖，寄生體傳播的循環也得以不被打斷。所以熱帶地區可說是大好大壞，太陽給熱帶地區帶來更豐沛的初級能源、產生更多食物，但也讓熱帶地區的空中飛著更多帶有致命寄生體的吸血蟲。

　　總之，這些寄生體生態學的基本原理，有助於解釋為何大致來說靈長類動物（特別是像黑猩猩這樣的大猿）是很具吸引力的宿主。黑猩猩體型大，社交程度高，活動範圍比其他靈長類動物廣，而且還住在赤道附近。難怪在這些與我們最親近的親戚身上，辨識出的寄生體比其他任何靈長類動物都多（確實，因為黑猩猩與人類親屬關係接近，所以人類對黑猩猩的觀察研究也更為認真，但即使把這點也列入考量，仍然不會影響黑猩猩身上寄生體更多的事實）。但真正讓人意想不到的，是把黑猩猩的微生物庫拿來與人類細菌庫相比之後，看到在規模與組成方面的異同。在全球哺乳動物寄生體資料庫（Global Mammal Parasite Database）當中，人類學家查爾斯・納恩（Charles Nunn）負責維護的是靈長類寄生體的資料庫。在大多數靈長類動物身上，大概都只會發現十幾種寄生體。但在黑猩猩身上，到某個時間點已經發現了大約八十九種不同的寄生體。但我們應該要立刻補充說明，這些寄生體有許多只會偶爾或很少感染黑猩猩，而且其中有太多（特別是病毒和細菌）根本就是人類微生物，只是暫時感染了黑猩猩族群。[13]

　　如果我們列出影響黑猩猩與人類的前四大寄生體分類群——蠕蟲、原蟲、細菌、病毒——加以比較，就會看到明顯的差異（參見表2.1）。但我們也得立刻強調，這裡不能說真的是在蘋果比蘋果，因為這裡所列的人類寄生體數量只包括主要的病原體，如果真要列出所有觀察到曾感染人類的病原體，差異會更為顯著（特別是感染人類的「病毒」這一項數量會增加）。此外，在黑猩猩的寄生體當中，如果排除主要針對人類的病原體（包括大多數的細菌以及許多的病毒），整個差異還會更為顯著。簡單來說，雖然這只是個簡略的思想實驗，但已經可以明顯看出，相對於人類，黑猩猩微生物庫裡有很大一部分是蠕蟲和原蟲，而細菌和病毒相較之下沒那麼重要。[14]

　　相較於其他動物的寄生體，也可以發現在人類的病原體當中，宿

表2.1 黑猩猩與人類的寄生體分類群

	寄生體分類群			
	蠕蟲 （％）	原蟲 （％）	細菌 （％）	病毒 （％）
黑猩猩	29	30	8	33
人類（主要）	21	9	32	38

主範圍（host range）有限的病原體數量多到非同尋常。換句話說，專門衝著人類來的病原體數量多到詭異。大多數會感染靈長類動物的病毒，並不會針對特定的宿主物種，往往是走極端的廣寄生路線，能夠適應並感染各式各樣的不同宿主。像這樣的病原體，就像是手法常常在變的演化賭徒，樣樣通，但也樣樣鬆。然而，在會感染靈長類動物的蠕蟲當中，許多都針對特定宿主有了很好的演化適應。這些蠕蟲和宿主物種經過長時間的共同演化，結果是每種靈長類動物都會帶有自己的某一種或某些種蠕蟲。再談到原蟲，則是有的走廣寄生路線，有的走單寄生路線。蟲媒傳播的原蟲往往具備宿主專一性（host specific）；需要在宿主之間直接接觸才能傳播的原蟲，則有能力感染更多元的物種。畢竟原蟲如果得透過森林地上的糞便來傳播，對於下個目標可不能太挑剔。[15]

整體而言，人類寄生體與非人類靈長類動物寄生體之間如此不同，值得注意。當然，人類太愛研究自己，我們實在很難排除這項因素的影響。人類就是這個世界上得到最多觀察、檢視與分析的動物，程度超出其他動物不知凡幾。所以，如果只是單純把各種原始數據拿來與人類比較，都只能說是不精確的大致印象。然而，納恩與合著者桑妮雅·奧爾特澤（Sonia Altizer）的總結就提到：「就算是那些在傳染病方面受到格外充分研究的靈長類動物……據稱其寄生體多樣性也遠遠不及當代人類寄生體的多樣性。此外，在野生靈長類動物身上發現的寄生體當中，最多的是蠕蟲與原蟲，通常屬於慢性感染，與蟲媒傳播或糞口傳播有關，但現代人類病原體則多半是細菌、病毒與真菌，許多引發的是急性感染，常常與接觸傳染有關。」[16]

然而，雖然以人類標準看來，咱們的靈長類親戚碰上的病原體數量並不多，我們也不該低估其重要性。從靈長類動物的族群統計，明顯可以看到傳染病的影響痕跡。在野生黑猩猩族群當中，傳染病正是導致死亡的主因。在一項關於黑猩猩死亡情形的研究中，整理了三個族群的資料，發現「傳染病」至少佔所有死亡數的36%，而第二名的「未知疾病」則佔18%。（排名第三的是「暴力」，佔15%；「掠食」8%；「意外」3%。）當然，現實中的死亡模式十分不穩定。就像人類的人口統計也會看到，傳染病的致死率極不穩定，有上有下。每當新疾病出現，就可能一夕風雲變色，席捲而來。舉例來說，黑猩猩就曾因為伊波拉病毒掀起災難性的流行，數量大幅減少。對於我們的這些大猿親戚來說，傳染病是族群動態當中一股強大而又無法預測的力量。[17]

如果把人類拿來與其他動物（特別是靈長類動物）做生態比較，在「大規模族群動態」這個領域特別能看到重點。除了人類以外，就算是最成功的靈長類物種，在全球大概也只有幾十萬隻，大多數物種的數量更遠少於此，頂多只有幾千或幾萬隻。究竟為什麼，黑猩猩的隻數不在數百萬之譜？為什麼沒有其他靈長類動物能夠跨洋越海、遍布幾大洲？為什麼這個世界上沒有到處都是大猩猩或長臂猿？[18]

簡單的回答是：在自然界，所有動物族群的規模都受到調節。族群規模的變化速度，會由一些與個體密度相關的機制（density-dependent mechanism）來控制，依生態系統當中的能源流動而定。如果動物的族群變大，個體能取得的能源（也就是食物）就會減少。又或者，會有其他生物（掠食者與寄生體）更有能力從成功的物種身上取得能源。能夠取得能源，就會促進生育繁殖；食物短缺，就會抑制生育能力、提升死亡率。換言之，有更多的食物，就有更多後代、更多個體生存下來，於是族群成長。與此同時，遭寄生與掠食的程度提

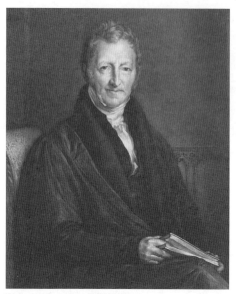

圖2.2
馬爾薩斯（1766-1834）是英國
的一位牧師暨社會思想家，他關
於人口的論點預示著人口調控的
生態理論。約翰‧林內爾（John
Linnell）美柔汀銅版畫作，1834
年。

升，則會推升死亡率。如果出現愈多寄生體或掠食者，死亡率就會增加。只要這些機制都還是隨著個體的密度而運作，作用力隨著動物族群本身規模的變化而增減，族群規模就會受到調節。[19]

　　食物的可得性，正是調節族群規模最基本也最有力的一種密度相關機制。英國神職人員暨人口理論家馬爾薩斯（Thomas Robert Malthus，1766-1834年；參見圖2.2）所描述的人口模型，其核心思想正是這種概念。他的里程碑著作《人口論》（*Essay on the Principle of Population*）發表於1798年，正是以生態學理論來談如何調節人口數量。正如達爾文所想，這套理論也同樣適用於動物族群。主要的不同，在於大多數動物族群所適應的生態區位相對狹隘。像是靈長類動物，特別適應牠們在原生棲地能取得的食物。以黑猩猩為例，其消化系統完美適應森林環境，森林裡各式各樣的水果、樹葉、蟲子和小猴子都是牠們的美食。雖然這個環境充滿競爭、條件惡劣，但黑猩猩經過演化，十分善於在這裡取得能源。但也因此黑猩猩等於只能住在這個環境，而棲地的食物多寡會對牠們形成嚴重的限制。[20]

　　掠食與寄生也會透過密度相關機制而運作。物種族群增加，就會成為更具吸引力的獵物，而掠食者又常常是調節動物族群的一項決定性因素。寄生體的道理也相同，會看上那些更大、更密集的族群，發動行動，約束動物族群的數量。動物族群如果呈現長期成長，流行病所造成的死亡率波動就像是要為成長踩煞車。我們很容易就能想像，在過去肯定也曾出現靈長類動物死亡數字急劇上升的狀況，就像是最近由伊波拉病毒與其他非人類病原體所造成的情形。以人類在動物界裡的許多親戚來說，其族群動態特徵大概就是「短期波動、長期穩定」。短期看來的波動，有可能是族群數量長期平衡的保證。[21]

　　就算是像黑猩猩如此聰明的物種，還是有些無法打破的自然限制。黑猩猩完全只能依靠在熱帶雨林中取得的食物，也就注定必須忍受在其原生棲地的諸多寄生體與野蠻的掠食者。在環境條件（像是氣候）出現根本改變的時候，黑猩猩族群規模可能出現波動，或者達到新的平衡，但從來不會出現突破性的成長。一切就是如此自然，沒什麼事情讓人意外。但相對地，黑猩猩奇怪的人族表親卻發明了一項技術，得以鬆綁部分限制，開始了一場在族群成長與寄生體演化方面無與倫比的實驗，到今天還沒有結束。

已知用火

　　在南美洲乾燥的內陸地區，有位歐洲傳教士曾經記下巴拉圭查科區（Chaco）原住民講述的一個古老神話。很久很久以前，人類還不懂用火。某天，有個飢餓的獵人在沼澤地裡吃著螺，忽然看到有隻鳥也抓了幾隻螺，還把螺類堆成一堆。從那堆螺裡，升起了一根細細的煙柱。出於好奇，那位獵人上前去瞧瞧，結果發現那隻鳥居然是在烤螺。他吃了一個，一嚐到味道，就發誓以後再也不吃沒煮過的食物了。他把火給偷走，他的部落又收集許多木頭，讓火不要熄滅。在那之後，他們所有的食物都會煮過再吃。那隻鳥很生氣，放出狂風暴雨，夾雜著駭人的閃電，但一切都是徒勞，牠從此只能吃沒煮過的食物了。所以現在每次有狂風暴雨，都是在提醒我們那隻鳥的憤怒，但在那之後，只有人類獨享用火的好處。[22]

無數社會都有神話談著「火」的起源。在古希臘，號稱是普羅米修斯從宙斯那裡把火偷走，並教導人類如何用火。在這樣的神話裡，常常說火是神聖的，或說火是來自天上。也常有神話提到，是鳥類教會了人類如何取火或生火。人類開始用火，確實標示著一個重大轉變，讓人類脫離原始，成了更完整的人。人類學家詹姆斯‧弗雷澤（James Frazer）就說：「雖然有諸多奇幻元素造成扭曲，但講到關於火的起源，各家神話當中極可能仍有大量的真實元素，為我們提供線索，讓我們得以摸索通過人類過往的黑暗，那些在歷史興起前的無數時代。」[23]

包括我們的靈長類親戚在內，其他動物也懂得使用一些技術——像是用棍子把螞蟻從洞裡趕出來。然而相較於火的威力，這些工具實在是大大不及。對火的控制，可說是人族物種所獨創的能源技術，是史上第一次能源革命。實際上，所有後來的重要科技技術，都是因為已知用火才得以發展。農業需要用火來清理林地、抵禦野生動物；等到人類學會用火來鑄造像是犁之類的金屬工具，農業與畜牧的生產力更為提升。工業需要化石燃料，而這些化石燃料將太陽能凝聚在煤和石油當中，為機器提供能源。能夠控制用火可說是所有技術之母，人類從這裡開始發展出作為生態工程師的獨特能力。

太陽系的行星當中，唯有地球擁有「火」這種東西。人類居住的這個世界有一項了不起的特點：太陽能由植物捕獲、轉化為生物質之後，還能透過「燃燒」而釋放出來。這得感謝光合作用。植物製造出的有機化合物能夠燃燒，而且植物還讓大氣裡存在燃燒所需的氧氣。唯有人類這個物種運用了火的改造潛力，用火來釋放能量。環境歷史學家阿爾弗雷德‧克羅斯比（Alfred Crosby）曾說：「我們的祖先學會製造石刀石斧的時候,只是讓他們弱小的牙齒和指甲得以延伸。但相較之下,他們學會控制用火的時候,就真的做到了一些前所未有的事。」[24]

在許多古代神話的想像中,人類是在歷史的進程中學會了用火(而不是在歷史之前),但這些神話都錯了。懂得用火這件事,事實上要比人類這個物種來得更古老。人類從來沒有經歷過不會用火的時代──事實上,現代人類的演化深深受到用火這件事所形塑。是先有了火,才讓人類得以演化。沒有火,就沒有我們。[25]

人類和黑猩猩共同的祖先,外形接近黑猩猩,住在森林裡,喜歡吃水果,喜歡掛在樹上,並以指關節來行走。我們幾乎可以肯定牠們有社會群體,雖然以現代人類的標準來說很小,但照動物界的標準已經很大。大約四百萬年前,南方古猿(southern ape)在非洲演化,牠們是整個人屬(Homo)的祖先。南方古猿能直立行走,腦容量約有450立方公分,比黑猩猩(350-400立方公分)略大一些。直立雙足行走是一項關鍵的演化適應特徵,但這些南方古猿的外型顯然還是猿類:體型小的攀樹動物,有著一張大嘴與有力的下巴。靈長類動物學家理查・藍翰(Richard Wrangham)就說:「要是牠們現在還活在非洲某個偏遠地區,我們會覺得牠們很有趣。但牠們的腦容量仍然類似猿類,所以我們會在國家公園裡觀察牠們,把牠們養在動物園裡,而不會想賦予牠們什麼法律權利或邀牠們一起吃晚餐。」[26]

直立人(Homo erectus)出現在大約兩百萬年前,這是一個演化上的分水嶺。直立人能夠長途奔跑,懂得製造許多工具,也會合作狩獵,已經與我們愈來愈像。直立人懂得用火,絕非巧合。想知道直立人究竟是在什麼時候能夠控制用火,現在還沒有找到太多可靠的考古紀錄,整個學習過程可能是斷斷續續、慢慢累積而成。目前發現最早可信的用火證據,是位於肯亞一個一百五十萬年前的直立人遺址。再到大約一百萬年前,用火的證據開始變得更為明確,分布也更廣。很有可能,未來考古還會繼續發現控制用火的證據,把時間不斷推向直立人最早出現的時刻。[27]

　　事實上，最能證明開始用火的證據並非直接證據，而是存在於直立人的骨骼之中，能讓我們判斷這些早期人屬物種的飲食與生活方式有了重大改變。直立人的牙齒不多，下巴也不強，而且外型比較像是智人的小嘴，而不像猿類的血盆大口。直立人的咬合力並不出色，而相較於黑猩猩的消化器官，直立人的胃與結腸也較小。直立人身材高大、直立、腦容量大（870–950立方公分），身體特色比較適合跑步，而不再是爬樹。總之，根據這些劇烈的演化改變，可以看出直立人已經適應了另一種徹底不同的飲食：學會烹飪，開始熟食。[28]

　　熟食讓直立人得以更有效從植物和肉類取得能量，也擴大了直立人的食物範圍。加熱能讓蛋白質變性、讓澱粉糊化，還能讓食物變軟（除非你煮過頭）。熟食也等於是把消化的工作部分外包給火，讓食物轉化為能源的效率更高。這種革命性的用火方式，推動了人類祖先的生物演化。因為人的嘴小、牙齒小、下巴小，就連消化系統也小，不用火實在不行。控制用火是一種文化上的技術，是一代一代之間的學習傳承，而不是人類可以靠著直覺或用某個身體部位就做到的事。然而，用火實在太過普遍，深植於文化當中，而讓人類的生物特性也開始對此產生依賴。[29]

　　能夠控制用火，改變了人類的消化與飲食，並引發連鎖反應。直立人的大腦開始演化，增加到黑猩猩的三倍多。熟食能夠提供額外的能量，正是讓大腦演化變大的重要因素。大腦就是一個能匯（energy sink），足足佔了智人基礎代謝的20%。幸好，直立人的消化系統較小，消耗的能量也隨之減低。由於消化需要消耗大量能量，所以靠著把這種辛苦的工作部分外包給火來處理，直立人就能減少在這方面的消耗，而把省下來的能量用於額外的腦力。正是靠著烹飪熟食，讓我們這種特別有腦的物種得以崛起。如果說人類是靠著認知能力才得以為人，可以說我們就是一種由火而生的生物。[30]

　　有人說，火是人類的一種「物種壟斷」（species monopoly），是一張生態上的王牌。人類祖先學會如何讓火焰持續不滅之後，自然界裡的權力平衡也開始傾斜。這種新的優勢，密切體現在直立人的一種行為當中：這個物種敢睡在地上。各種大猿其實都睡在樹上。大型的雄性大猩猩有時候夠勇敢，會在森林裡的地上打個盹，但通常咱們的靈長類親戚還是寧可與黑暗中的掠食者保持一定距離。對於黑猩猩來說，要在森林樹冠上鋪出一張舒適的床並不是難事。但我們的直立人祖先不再留在樹上，而是學會靠著火光的保護，度過漫漫長夜。雖然在大型動物的面前，我們仍然會感到一陣恐懼，但對於人類的族群動態來說，在有了火之後，掠食者不值得再擔心。人在營火周圍，會感受到一股溫暖、安全，以及神祕的平和，那正是因為有將近兩百萬年的時間，火焰為人類提供著演化上的優勢。[31]

　　人類壟斷了用火之後，也讓肉類的重要性更為突顯。人類的祖先並不是在某個瞬間突然就從採集轉為狩獵。畢竟，黑猩猩確實會狩獵、會吃肉。但這只是牠們飲食的一小部分，主要的飲食仍然是水果與蟲子。曾有人觀察到，有黑猩猩殺了一隻猴子之後，很快地吞掉了大腦和腸子等等柔軟的內部臟器，但扔掉了骨頭、皮毛與肌肉，因為這些部分有太多堅韌的結締組織，難咀嚼又難消化。黑猩猩的身體與真正的食肉動物並不同，如果是像犬科那樣真正的食肉動物，胃部會是極強的酸性環境，專門用來慢慢分解肉類。至於靈長類動物的胃則是酸度普通，要讓植物迅速通過。從這個角度來看，人類再次顯得頗為奇怪。人類的消化器官事實上還不如猿類，體積更小，消化過程速度更快，胃酸也沒那麼酸。但因為人類演化出來的胃口與新陳代謝需求，讓人類對肉類就是有一股渴望。[32]

　　隨著我們的祖先愈來愈依賴狩獵，社會組織的模式也隨之轉變。守夜代表著彼此的親密信任，獵捕巨型獵物讓肉類的分享更普遍，加上性別分工變得更為明顯，都使得人族社會的連結日趨緊密。在人類的祖先當中，很有可能就是從直立人開始了醫療照護，會照顧病人並協助讓病患康復。有些人類學家認為直立人已經擁有基本的語言，只不過，相較於智人，早期的人屬物種並未留下什麼關於象徵想像的痕跡，所以我們到現在還是無法真正瞭解直立人的認知與社會發展，或許這些只會是永遠的謎團。這些祖先究竟是什麼樣子？看起來像人類嗎？如果有一位直立人出現在你家門口，你會帶他去看獸醫還是家醫？很可能會是後者。[33]

我們無法得知直立人是否懼怕死亡，也不知道他們看著星空的時候會想些什麼，但我們知道這群祖先很快就做了一件我們也十分熟悉的事：到處亂跑。直立人的團體從非洲出發，到了亞洲和歐洲。其他靈長類動物也懂得把自己的棲地擴大，或是遷到新的領土，但直立人這個物種則是跨越了洲際。能源革命推動人口成長，很快產生了遷徙的需求。大腦、工具與用火，賦與人類的祖先力量，能夠在三個大陸自由運用各種新的食物來源。直立人擁有類似人類的能力，能夠適應陌生的生態區位。在超過一百萬年前，咱們的祖先就已經開始在地球上用火開出一條康莊大道。直立人得以在舊世界擴張，也預告了智人在地理上不受各種疆域的限制。這種能夠適應各種地理環境的能力，是人類真正獨到的一項特點。我們未來也會發現，這對疾病生態學來說有重要的意義。[34]

我們無法詳細得知直立人當時的疾病環境，只能合理推測，這群還類似猿類的人類祖先需要面對的微生物，與當時熱帶靈長類動物（特別是黑猩猩）需要面對的微生物大致相同。黑猩猩與人類的最後一位共同祖先，應該還是免不了蠕蟲的糾纏、原蟲的環繞，有些是來自在空中嗡嗡作響的吸血昆蟲，也有些是直接躲在森林的地面上。在茂密的熱帶環境，猴類與猿類住在叢林裡，常常有危險的病毒互相交流，這些潛藏的劇毒病原體有時候讓我們猿類祖先的族群大受打擊。這些猿類祖先的族群數量之所以會控制在一定程度，原因除了有相對特殊的飲食、夜間有各種可怕的掠食者出沒，也包括了這些熱帶的寄生體。

人屬的興起則是一件新鮮事。有了大容量的大腦、更好的工具，

以及得以控制用火，讓人類在生態上的食物選擇不太受限，對掠食者
也幾乎無須擔心。然而這些進步對於人類的寄生體來說，也提供了新
的機會。人與人之間的社會連繫增強，寄生體也就更容易傳播。人口
成長，肯定更容易接觸到病原生物。體型愈大，代表入侵者有更大的
空間得以發揮。棲地變廣、生態多樣性更高，也都增加了新傳染病的
風險。總之，根據我們對早期人族祖先生活方式的理解，當時的病原
量（當然只是推測）已經與人類狩獵採集者的病原量相去無幾。人類
勇敢的祖先所踏上的道路，將會讓我們在人類族群、科技技術與微生
物演化之間建立起一種獨特的動態關係。

新區位，新微生物

　　人屬的擴張，讓我們祖先的疾病環境有了什麼改變？我們沒辦法
讓時間倒回百萬年前，直接觀察那些已經滅絕的人類表親處於怎樣的
健康環境。但靠著系譜樹思維，能解釋為什麼人族會形成如此獨特的
疾病庫，有時候彷彿還能隱約看到驚心動魄的過往種種。舉例來說，
人類是兩種疱疹病毒的宿主。各種靈長類動物似乎都只有一種疱疹
病毒，只有人類像受了詛咒，居然帶有兩種。第一種（HSV-1）的出
現可以上溯到人類祖先與黑猩猩分流的時候；這種病毒主要造成口
腔裡的病變。至於有如增開獎項的第二種（HSV-2，生殖器疱疹的成
因），則是在大約一百六十萬年前，由目前已經絕種的一種人屬祖先
那裡傳來。當時他們是先被黑猩猩傳染，再傳給人族後代，最後傳到
我們身上。[35]

　　在血吸蟲病（schistosomiasis）的例子裡，系譜樹思維與考古學
也讓我們得以拼湊事實，瞭解人屬祖先勇闖新邊界的作為，如何讓一
種致命的人類寄生體得以演化。東非一直是尋找遠古化石的寶地，有
許多人類演化史上「遺失的環節」最後都是在這裡補上。像是在肯亞
的圖爾卡納湖（Lake Turkana）東岸，更新世的人類祖先發現眼前一

片鬱鬱蔥蔥,河流縱橫交錯,四處生機勃勃。近年來,考古學家在古畢佛拉(Koobi Fora)山脊附近的同名地點,也發現了密集的大量石器與動物骨骸。大約一百九十五萬年前,這些過去的痕跡都被一場快速的沖積恰巧掩埋。如今已有超過兩千六百件文物、大約一千件動物骨骼化石得以出土。這些發現將我們帶回早期直立人的世界,讓我們瞭解原來這些遠古的祖先已經學會捕魚。[36]

在古畢佛拉發現的大量骨骸,顯然可看出人族狩獵的跡象。骨骸有著明顯屠宰的痕跡,而工具則是以附近的玄武岩製造而成。遺骸裡面的生物種類繁多,從野豬到鱷魚種種動物的祖先都有,唯一有可能獵殺這麼多生物的,只有人類。至於在切割獵物的地板上所留下的痕跡,也突顯這些早期人屬物種的狩獵技能高超而靈活。然而,整個遺址最令人驚訝的一點,在於鯰魚與龜類的骨骸為數眾多。鯰魚肉質肥美,常常困在淺水,十分容易捕獲。龜類則是有一層硬殼包裹的豐富肉類,只要有工具能剝殼就可大享口福。從古畢佛拉取得的幾百項樣本看來,直立人已經將尋找食物的眼光移向水域,並發現一場盛宴就在眼前。

在人族擴張的過程中,水生資源不可或缺,而直立人更是在身體與技術上都做好了準備,懂得如何捕魚、獵龜、抓螺,以及其他種種從河流與湖泊取得食物的方法。在人種誌上的比較,也強調人類狩獵採集者常常依賴這些資源。巴拉圭查科區的用火神話也曾提到,一名氣急敗壞的獵人乾脆去水裡抓螺類來充飢。事實上,在涼季或乾季邁入尾聲的時候,動物不那麼肥美,而田野與森林也還未見豐碩,往往水生資源就成了最後的救命良方。而且,魚類營養豐富,富含大腦發育所需的微量營養素。直立人之所以能演化出更大的大腦,有部分原因正在於這些隱藏在水下的豐饒資源。[37]

直立人的生活方式,讓人類與海岸的關係變得更為緊密。生態多樣性增加,也就意味著會接觸到新的疾病環境。人類對水生資源的依賴日深,不難想見為何人類會和導致血吸蟲病的致命水生寄生體扯上

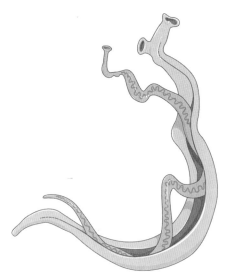

圖2.3
血吸蟲，雌、雄
成蟲結伴合抱。

關係。人類與這種會造成異常沉重負擔的蠕蟲寄生體之間，有著一種發人深省的關係，時間可以追溯到幾萬、甚至幾十萬年前。當時人類的祖先到了岸邊，雖然是為了捕魚，卻也帶走了各種寄生蟲。

　　血吸蟲病是人類數一數二重要的疾病。要是你對這種病不熟，可以說是幸運。在今天，全世界約有二到四億人感染血吸蟲病，很少有疾病會在這麼長的時間裡，造成這麼嚴重的損失。血吸蟲病也稱為住血裂體蛭病（bilharzia）、紅水熱或蝸牛熱，是由住血吸蟲屬（Schistosoma，意為「裂體」；參見圖2.3）的血吸蟲（blood fluke，又稱「扁蟲」〔flatworm〕）所引起。在拿破崙攻打埃及期間，這種疾病突然引起了歐洲人的注意。造成血吸蟲病的寄生蟲是在1851年被發現。當時德國醫師西奧多・比爾哈茲（Theodore Bilharz）被派往開羅的卡斯爾艾尼醫院（Kasr-el-'Ain Hospital），在抵達後的十八個月裡，就完成了大約四百次的驗屍。他發現這些遺體上滿是寄生蟲。他表示：「如果要研究蠕蟲，特別是那些專門攻擊人的，我覺得埃及是最適合做這種研究的國家。」在他的顯微鏡下，他發現一種寄生蟲有著「扁平的身體，扭曲的尾巴」。以一種濃濃的東方主義色彩，他想像自己的發現就像是「長篇傳奇故事的幾頁，精采程度不下於《一千零一夜》的最佳篇章。」[38]

比爾哈茲接下來還會發現更讓他興奮的事。他一開始看到的是雄蟲，但他很快就發現「在這種寄生蟲的樣本裡，尾巴有一條溝，溝裡還有一條灰色的線。你可以想像，當我發現有一條吸蟲從溝裡探了出來，我有多麼驚訝。」這些躲在寄生蟲裡的寄生蟲，其實就是血吸蟲的雌蟲，住在雄蟲體內，讓卵受精。血吸蟲會在終宿主（definitive host）體內進行有性繁殖。（相較於中間宿主〔intermediate host〕，具有複雜生命循環的寄生體是在終宿主的體內達到成年或成熟階段。）對於自己所發現的這種寄生蟲，比爾哈茲並未真正解開其複雜生命循環，只是在顯微鏡下找到了這種可怕疾病的寄生體。[39]

血吸蟲是一種會運用複雜策略的寄生體。在成蟲之後，多半時間都待在人類膀胱或腸道周圍的靜脈，並採取雌雄合抱（in copula）的形式，雌蟲就待在雄蟲體內。雌血吸蟲十分多產，每天能產下數百個卵。血吸蟲對這樣的生活條件十分滿意。經過演化，它們能夠完全躲過人體免疫系統的偵察，方法之一是「穿」上一層人體的分子，作為偽裝。血吸蟲的成蟲能在人類宿主體內活上十幾年，但它們的卵卻得想辦法盡快向外傳播。這些卵長有像刀片一樣的刺毛，能夠切開血管，讓它們鑽進膀胱或腸道，再透過帶血的尿液或糞便從人體中排出。在一些血吸蟲病為地方性疾病的地區，還會把血吸蟲引起的血尿看作一種成長儀式，就像是女性經歷初經一樣。[40]

被排出體外之後，血吸蟲卵還必須再流到淡水當中，才能孵化出幼蟲，游動去尋找螺類，作為暫時的家。所有血吸蟲物種的生命循環都完全依賴於兩個宿主：一個終宿主（例如人類），以及一個中間宿主（永遠是某種 Bulinus 屬的淡水螺類，參見圖2.4）。不同種的血吸蟲，就會適應不同的螺類，而這些螺類在地球上的分布，就是血吸蟲病地理分布的主要因素。在螺類體內，血吸蟲會進行無性繁殖，產生

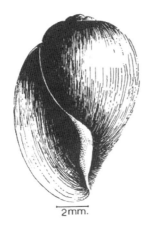

圖2.4
Bulinus 屬的螺類常
見於淡水棲地，是
血吸蟲的中間宿主。

2mm.

Koedoe 10 (1967): Figure 1. CC BY 4.0

第二種幼蟲的形式。只要有一隻受感染的螺類，就能產出數萬隻血吸
蟲的幼蟲。這些幼蟲有一條分叉的尾巴，讓它們能夠在水裡游泳。接
著只要有哺乳動物剛好進到水裡，或是在喝水、泡涼、覓食，血吸蟲
幼蟲就會附上去，直接穿透終宿主的皮膚，進入血液。接著，它們會
通過宿主的肺與肝，終於達到目的地：膀胱或腸道周圍的靜脈。接著
血吸蟲就會在這裡待上好幾年，生活、交配，重新開始循環。[41]

　　目前已知的血吸蟲共有二十二種，都必須透過螺類為媒介，再以
哺乳動物作為終宿主，完成多階段的生活週期。其中，有三種血吸蟲
屬於人類的主要寄生體，還有另外五種也有感染人類的能力。日本血
吸蟲（*S. japonicum*）是血吸蟲的亞洲物種，把廣寄生路線發揮到了
極致，是所有血吸蟲當中最多才多藝的一種，除了能感染人類，還有
許多其他哺乳動物也難逃其魔掌。曼氏血吸蟲（*S. mansoni*）與埃及
血吸蟲（*S. haematobium*）則是非洲物種，雖然偶爾也會感染其他宿
主，但多半還是專門針對人類。曼氏與埃及血吸蟲這兩種非洲物種，
給人類帶來了如今最大的疾病負擔。曼氏血吸蟲是在十六世紀隨著奴
隸買賣傳至南美，在新世界的熱帶地區適應了那裡的螺類宿主。時至
今日，依然是南美的地方性疾病。[42]

血吸蟲病是一種長期感染的寄生蟲病，臨床病程（clinical course）分為許多階段。其中最直接的危險，就是在蟲卵大軍想逃出人體的時候，會鑽破血管造成傷害。大多數種類的血吸蟲居住在腸道周圍的靜脈，從而導致出血性腹瀉。至於非洲特有的埃及血吸蟲，則是會感染膀胱周圍的靜脈，並透過血尿排出，因此也被稱為「紅水熱」。遭到血吸蟲感染，會導致貧血與營養不良，引起發炎免疫反應之後，還有可能導致進一步的併發症。這種寄生蟲會妨礙宿主的認知與身體發育，如果長期感染，還會對腎臟、腸道、肺臟與肝臟造成嚴重損害，進而致命。簡單來說，這些自由游動的寄生蟲有著分叉尾巴，會偽裝自己，以便躲在我們的血管裡面進行沒完沒了的性行為，產出大量的蟲卵，蟲卵末端有著如刺刀般的刺毛，造成的疾病就跟你能想像的一樣恐怖。[43]

在基因體定序技術出現之前，要講到血吸蟲病的早期歷史，總是只能簡單談談曾在埃及木乃伊發現血吸蟲病的跡象，以及中國早期醫書一些零星提及的記載（在醫學史上，一旦看到這種組合，大概就等於承認我們根本一無所知）。我們能夠判斷血吸蟲病肯定非常古老，但對於這種病的真實歷史簡直毫無頭緒。血吸蟲的來由，在過去彷彿籠罩在一片陰影之中，但現在有了分子上的證據，就能讓整段歷史攤在眼前。解開各個血吸蟲物種之間的關係，就能畫出整個血吸蟲屬的親緣譜系，測量不同分支之間的基因距離，並得知分支出去的順序。使用分子鐘分析技術，就能大略估算這些寄生生物演化歷史當中各個階段的日期。雖然這些日期只是估算，但已經讓我們理解演化歷史的能力大有長進。[44]

大約在六千萬到七千萬年前，血吸蟲一開始出現在亞洲，寄生在哺乳動物身上。它們最早感染的對象可能是囓齒動物，因為囓齒動物的血吸蟲就位於整個樹狀結構裡面最早的分支。大約到了兩千萬年前，血吸蟲感染的宿主有了改變，開始能夠感染有蹄類哺乳動物。日本血吸蟲這種亞洲物種有超過四十種已知宿主，與這個早期分支最為相關。所以就血吸蟲而言，廣寄生的形式比如今所知單寄生的形式更為古老。大約一千兩百萬年前，有蹄類動物傳播開來，血吸蟲可能隨著牠們從亞洲來到非洲。在非洲，血吸蟲感染了許多不同的囓齒動物、有蹄動物，也感染了一些非人類靈長類動物。很有可能，早在黑猩猩和人類形成不同分支的數百萬年前，血吸蟲病的祖先就已經折磨著我們遙遠的靈長類動物祖先。一如其他哺乳動物，我們如猿般的祖先只要前往湖泊或河流喝水，就會暴露在遭到血吸蟲感染的危險之中。然而從血吸蟲的系譜樹中，其實看不出來這種寄生蟲與我們的靈長類祖先有什麼特殊關係。[45]

在過去幾十萬年間，非洲的血吸蟲開始散播，因應各種演化契機而迅速多樣化。我們極有理由相信，人族在過程中扮演了重要角色。人類是非洲血吸蟲分支的主要宿主，幾種感染有蹄類動物的血吸蟲都是來自於更為古老、單寄生於人類的血吸蟲分支。因此，血吸蟲病也是一種人畜共通疾病，先從野生宿主來到人類身上進而適應，接著再從人類傳向其他動物。不論當時的人類究竟是早期的智人或是其他人族的祖先，總之對於寄生蟲來說，有一種體型大的猿類，會跑到湖泊和河流裡捕魚、獵龜、抓螺，實在是個難以抗拒的演化良機。[46]

演化讓這些寄生體以深刻而又親密的方式，適應了它們的人類宿主。舉例來說，血吸蟲的晝夜節律（circadian rhythm，又稱「生理時鐘」）會因應宿主的習慣而做出回應。血吸蟲的幼蟲懂得要依據終宿主的不同日常行程，選擇在一天當中的不同時間脫離螺類中間宿主，進入水中。例如適應人類的血吸蟲，就演化出在中午脫離中間宿主的模式，這種模式並非血吸蟲的典型，但這個時候剛好最有可能碰上外出覓食的人類。這些奇特的適應作用，是達爾文選汰所帶來的意外產物。道理很簡單：寄生蟲如果具備有效的表徵，就更有可能把基因傳給後代。在人族開始更積極開發水生資源之後，這些多才多藝而體型較大的生物開始居住在非洲莽原的河流湖泊沿岸；有些寄生蟲適應這種情形，學會如何從這些生物身上竊取能量，於是得到豐碩的報酬。[47]

　　所以，這段關於血吸蟲的史前史，其實是充滿各種偶然，也跨越了許多時間尺度。先是有一道閃電燃起了熊熊火焰，接著是有些聰明的猿類學會了控制用火。牠們的大腦開始變大，也學會了捕魚，能從水產食物取得營養。而在牠們游泳的水域充滿了寄生蟲，早在超過一千萬年前就被帶到東非。在這些寄生蟲當中，有些能夠穿過這些人類祖先的皮膚。慢慢地，經過隨機突變，這些寄生蟲成了更陰險的小偷，在以魚類、螺類和龜類為食的人族動物體內，竊取血液循環所運送的能量與營養。就算到了今天，仍然有數以億計的人族後代無法擺脫血吸蟲病。

　　這種古老的感染是由蠕蟲引起，其實並不令人意外。熱帶靈長類動物多半都帶有各種蠕蟲寄生蟲。然而早從史前時代開始，正是因為人屬能適應多樣的生態，而且族群個體數眾多，在這種條件之下，才演化出這種致病力高、單寄生人類的寄生蟲。血吸蟲病這個令人哀傷的故事並非特例，有許多人類的主要疾病，都是在遙遠的演化當中適應了人類的祖先。甚至早在我們演化為智人之前，人類就已經是個很奇特的宿主物種。至於血吸蟲後來的歷史，也是受到人類社會發展歷程的影響。時間過了許久之後，灌溉農業興起，正中這些水生寄生蟲的下懷。在尼羅河流域和肥沃月彎，廣闊的氾濫平原變成了農田，也成了地方性血吸蟲感染的肆虐區。亞洲的稻田農業，簡直是給游動的寄生蟲送上一份無上的大禮。人類幾乎每一次的進步，都讓血吸蟲得到了更高的利益。

　　隨著人口成長與生態轉型，血吸蟲病的發生率在二十世紀前一路提升。到最後才靠著痛下決心的除蟲運動（例如毛澤東於 1950 年代在中國發起消滅血吸蟲）與醫療措施，讓這股上升的潮流停止並開始倒退。但在出現這些逆轉之前，想對付這種無情的寄生蟲，唯一的辦法就是瞄準它在演化上的弱點：必須依賴特定的螺類。由於血吸蟲需要有 *Bulinus* 屬的螺類作為中間宿主，因此血吸蟲分布的地方就是有人居住又靠近這些螺類的地方。只要追蹤是否存在那些正確的螺類，就能找出血吸蟲病的分布界限。[48]

　　從這樣的地理分布，就能看出演化的偶然如何在整個人類歷史不斷迴盪。血吸蟲病為何只在A社會肆虐，卻在B社會絕跡，原因只要看螺類剛好爬著爬著住到了哪裡。之所以在低緯度地區與全亞洲危害特別嚴重，完全只是出於純粹的外源性地理因素。血吸蟲病是一種典型地理分布不均的疾病，其分布完全出於偶然，端看螺類怎麼分布在全世界的淡水環境。

　　從太多層面來說，血吸蟲的肆虐都是出於偶然僥倖。

能源、生態、歷史

　　人屬的出現，代表人類開始成為一種不同於地球上任何其他生物的宿主。就許多方面而言，人族祖先開始控制用火、演化出容量更大的大腦，讓他們對自然擁有了前所未有的優勢，能夠取得更廣泛的食物來源，面對掠食者也不再落於下風。但面對那些看不到的敵人，我們所發展出來的認知能力與早期技術全無用武之地，而人族祖先的新生活方式，也正合寄生體的心意。

　　就生態學的角度來看，人類在取得能源這方面十分成功，而這也拉出了人類獨特歷史的主線。人類透過新陳代謝與燃燒消耗能量。人類社會正是透過不斷累積，在組織與技術上慢慢適應調整，學會捕獲、轉換與交換能量，才讓我們與其他大猿有所不同。按照歷史學者伊安・摩里士（Ian Morris）的說法，這種逐漸發展的能力可以稱為「社會發展」（social development），能根據能量消耗加以簡單衡量（圖2.5）。一頭成年雄性黑猩猩，每天會消耗大約2,100大卡的熱量。最早的人類，每人每天消耗大約4,000大卡。早期農業社會的農民，每人每天消耗大約8,000大卡。來到前工業時代晚期，農民每人每天消耗大約30,000大卡。時至今日，美國人平均每人每天消耗230,000大卡，其中大約有2,000–3,000大卡是所吃下的食物。如果用另一個

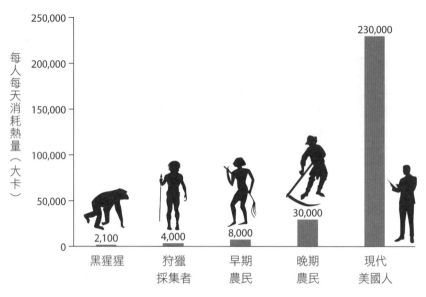

圖2.5 人類透過新陳代謝與燃燒消耗能量；
隨著技術創新，能量消耗也不斷增加。

角度來看人類的能源消耗，在如今的已開發國家中，每個人消耗的能量都接近一群瞪羚。[49]

　　由於社會發展，人類的歷史格外跌宕起伏、與眾不同，但與此同時，寄生體生態學與演化論的原則並未因此停止運作。人類逐漸擴張到地球上的所有生態區位，透過砍伐與焚燒而改變了地面景觀，開始定居而變得安土重遷，馴化了一些人類所偏好的動物，還學會如何越過大陸和海洋，以及建起了巨大的都市，也等於是改變了人類現有及未來病原體的生態前景。就生態而言，人類是一種全球性的靈長類動物，傳播的方式如同雜草，生活的方式如同野鼠，消耗資源的方式如同蝗災。隨著時間慢慢過去，人類的病原量也追上了人類的腳步。

3

沒有吸血蟲的地方

在失去恩典之前

　　在人類這個物種發展的漫漫長路上，從狩獵採集轉型為農業的這段時間，名聲常常相當惡劣。有人說這是「人類史上最嚴重的錯誤」，或者說這是「史上最大的騙局」，認為農業造成社會嚴重的不平等，還降低了人類飲食的品質，更令我們暴露在新的傳染病下，而使健康大大受損。這種評價不能說全無道理。畢竟轉型為農業之後，確實讓社會階級更嚴格分明，也產生了毒性極強的新微生物。但要說農業就像是讓人失去了上帝的恩典，有可能會模糊了先前的真相。人類歷史上有95%的時間都過著狩獵採集的生活，是直接從野外取得食物，而不是透過種植或放牧。如果要討論疾病史，可不能將這段漫漫歲月輕巧地一筆帶過。[1]

　　早在更新世，傳染病就開始形塑人類的歷史。（簡單解釋一下這裡的地質年代術語：更新世指的是從大約兩百六十萬年前到一萬一千七百年前，地球在這段期間曾反覆進入冰期。至於更新世晚期，指的是這段時間的最後十三萬年。更新世結束後，則是比較溫暖的全新世。約莫是邁入全新世前後，農業與畜牧才開始發展，因此可以說

地球上所有人類在更新世都是過著狩獵採集的生活。）我們接下來會
看見，想重建過去狩獵採集者祖先會面臨的疾病負擔絕非易事，但我
們靠著系譜樹思維就會發現，原來有某些主要疾病，早在我們馴化動
植物之前就已經適應了我們。我們不能太過短視，只對那些直接傳染
的急性疾病有警惕。不論是像蠕蟲這樣的大型寄生體、能夠引起慢性
感染的病原體，又或是需要依賴動物宿主的病原體，在當初都影響著
人類祖先的健康。最重要的是，早在早期人類社會，蟲媒傳染病就已
經造成沉重的負擔。[2]

　　要說人類轉型為農業就彷彿是失去了純真，其實是沒有考慮到傳
染病在史前時代扮演的角色，還低估了更新世對於後續的健康和社
會發展有著多麼長遠的影響。在更新世，智人遍布六大洲，從赤道熱
帶雨林到北極的苔原，所有能夠居住的生態區位都看得到人的蹤影。
所有狩獵採集社會都得解決兩個基本的生態問題：如何獲得足夠的能
量，以及如何應付寄生體的威脅。然而只要是在不同的環境，這兩項
基本挑戰之間的平衡就會大不相同。這裡有一項基本事實：病原體經
過演化，得以在規模小、四散各地、不斷遷徙的人群之中傳播，但像
這樣的病原體，在地球上並非平均分布，而有地域之別。想探究原
因，就得從微生物的角度來思考。想從A狩獵採集者直接跳到B狩獵
採集者身上絕不是什麼容易的事，但如果有隻吸血蟲的便車可搭，可
就太方便了。對於人類這種唯一遍布全球的靈長類動物來說，「會叮
人的蟲有怎樣的地理分布」深深影響了人類的歷史。[3]

智人的崛起

　　直立人已經很像人類，擁有高度智能、兩足行走，而且高度社
會化，適應力也高到足以遍布三大洲。與此同時，演化的腳步在整
個更新世並未停歇，根據化石證據，在非洲與歐亞大陸各地都可見
到直立人的各種後裔。除了智人之外，這些分支當中最為人所知的

應該是尼安德塔人，存在時間從大約四十萬年前到大約三萬五千年前，生活在近東與歐洲。人屬其他代表（例如最近發現的丹尼索瓦人〔Denisovan〕）的居住範圍則是在亞洲，一路分布到東亞沿岸。古代人族的族群人數從來都不是很多，但人屬的各個後裔還是成功適應了地球上的諸多生活環境。[4]

智人是在大約二、三十萬年前，在非洲開始演化。雖然至今仍然無法得知這究竟是個漸進或突然的發展，但總之智人的大腦變得更大了。如今全球的七十八億人口，祖先都是一小群活在非洲大草原上、腦容量比較大的人類。然而，從早期的人屬動物一路發展成現代人類，過程絕不是什麼筆直的康莊大道。從更新世中期到晚期，整個舊世界分布著許多不同但相關的人族分支，而目前除了智人之外已經全部滅絕。但事實上，現代人類不僅曾經與這些其他人種有過重疊，更曾經與他們混交。在某些人類族群的基因裡，如今還能看到這樣混交的證據，例如帶有少量尼安德塔人或丹尼索瓦人的DNA。另外一項無庸置疑的事實，就是早期人類也曾與那些現在已經滅絕的親戚們互相交流微生物。舉例來說，人類乳突病毒16型（HPV-16）不容小覷，而這種病毒似乎就是在其他人族祖先離開非洲之後，又感染了我們的祖先而來。如今這種致癌病毒在人群中如此多樣，是人類祖先在更新世勇闖天涯所致。[5]

智人也有可能加速了其他人屬分支的滅亡。像是在智人抵達歐洲之後，原本長期在歐陸延續的尼安德塔傳統相對突然地來到尾聲。大約三萬五千年前，智人已經成了全球唯一僅存的人族動物。整個人族家族就像是一條辮狀河川（braided river），各條溪流互相重合、匯入、乾涸，直到只剩一條河道依然潺潺：我們智人。[6]

對於人類這棵系譜樹來說，最古老的幾支位於非洲，那裡的人類族群擁有最高的基因多樣性（genetic diversity）。至於其他人類，都是從某個離開非洲的分支繼續衍生而出，也就是分支的分支。目前說到人類遷徙的時間、性質與路線，還沒有得到真正的解答。但有愈來愈多的跡象顯示，這件事可能比我們過去以為的時間更長，而且嘗試錯誤的次數也比我們過去以為的更多。人類有可能在大約二十萬年前已經來到黎凡特（Levant）地區，時間點與智人的起源十分接近。至少在八萬五千年前，人類就曾抵達阿拉伯半島。南亞的人類化石，時間可以追溯到七萬年前。然而這些擴張似乎都只是試探性質，而且最後以失敗告終。到目前為止，還沒有什麼能推翻過去的論述，也就是人類是在大約五萬年前，從非洲走向世界。狩獵採集者的遊群（band）從那時開始探索著從歐洲到澳洲的每個地點，在整個舊世界留下了久遠的足跡。[7]

最早的人類（例如直立人）完全過著狩獵採集的生活，使用石器搭配用火，從各種環境中提取能量。早期人類在非洲的熱帶莽原（savanna）繁衍生息。到了更新世晚期，一片草原如同走廊，從非洲一路開展到中亞，而英文也就稱之為 savannalıstan。熟悉的環境在人類的眼前展開，簡直就像是橫跨全美的 66 號公路，邀請人類向外拓展。但人類也迅速適應掌握了許許多多不同的契機。先是跟著直立人的腳步，學會如何運用水生資源，接著移民來到印度洋沿岸，順著沿海低地，穿越整片如同公路般的紅樹林。其他人類遊群則是向北擴張，在歐洲北部與亞洲獵捕大型獵物。時間來到兩萬年前，首批人類跨越白令陸橋（Beringia），開始定居北美，在這片遼闊的土地上再次開始開發海洋與陸地環境資源。[8]

更新世的科技技術發展雖然緩慢，但意義重大。當時，最主要的科技技術仍然是用火與石器，而最重要的進展或許在於拋射技術，像是弓箭就發明於大約十萬年前。擁有射箭技術，讓人類得以在地球上進一步擴張，或許也讓智人擁有了勝過其他人族物種的決定性優勢。另一項有幫助的發展，就是馴化了狗，成為我們忠實的狩獵夥伴。積極進取的人類也在交通運輸技術方面有所進展，特別重要的就是開始駕船。目前不斷有更多證據浮現，證明人類很早就開始航海。從更新世開始，人類祖先已經不再視水為畏途，移動的距離也不再受到泳距所限。此外，來到更新世的薄暮時分，許多在非洲與東亞的人類族群已經學會製作陶器。總之，雖然科技技術在更新世只是略有發展，但足以推動人類在全球向外擴張，讓人口數量繼續成長。[9]

人類在更新世最了不起的成就，就是成功走向全球。絕佳的適應力讓人類的發展順利且多元多樣。之所以能有如此的多樣性，是因為早期人類社會分散在全球各處，各自適應了天差地別的環境生態區位。同時，所有人類狩獵採集社會的重要結構大致相似，都以「需要從野生食物取得能量」作為基礎。狩獵採集社會規模都不大，階級相對（但也不完全）平等，並且屬於口語文化（oral culture）。就現代標準看來，人口密度很低。至於基本科技技術，就是石器、動物製品與用火。當時幾乎不會累積什麼財富，而且就定義來說，每人平均所得幾乎僅能餬口。雖然狩獵採集生活方式多元多樣，但就是從以上這些共同主題衍生出的變化。

正因為更新世的科技技術發展及社會組織有這些基本的相似性，所以在討論人類的不平等究竟從何而來的時候，常常會直接略過更新世而不談。例如賈德・戴蒙（Jared Diamond）認為，關於為何某些社會如此科技強大、豐饒富有，是個「歷史的基本問題」。他的《槍炮、病菌與鋼鐵》提出一套深具影響力的地理理論，解釋人類不平等的起源。在他看來，各個現代文明的發展如何，端看遠古祖先選擇地理位置是否幸運。有些狩獵採集社會運氣好，挑到的地方物產豐富，動植物適合馴化利用。畢竟在生物學上，適合馴化的植物並沒那麼多，適合馴化的動物甚至更少，那些幸運的狩獵採集者得到這些資源，就成了第一批的農民，而他們的後代也得到旁人難以超越的領先優勢。[10]

戴蒙把全新世的開始稱為「起跑線」，認為在這個時候，更新世的所有狩獵採集者都處於同樣的技術發展程度，是在這之後的發展，才讓不平等愈演愈烈。而伊安・摩里士談到長期人類社會發展史，是少數幾位會質疑這種說法是否為真的歷史學者。他的結論與戴蒙相同,認為人類社會的不平等,大約就是在農業興起的時候開始。在更新世晚期,「每個遊群會隨著植物的成熟、動物的來去,徘徊在大片地區之間採集與狩獵。每個遊群肯定都對自己的活動範圍瞭若指掌,每塊石頭、每棵樹木都有故事;每個遊群也各有自己的藝術與傳統、工具與武器、神靈與惡魔。」但最終,「這些人類的小小遊群,從不列顛一路散落到西伯利亞……更多的是相同,而非相異。」[11]

我們能夠同意,地理因素確實影響了農業的興起,而轉型到農耕畜牧確實也非常重要。然而對於整個人屬唯一倖存的分支,我們也不該低估更新世所留下的重要影響。各個人類社會最早產生的重要差異,有可能並不在於他們生活的方式,而是死去的原因。

在更新世的死因

1818年,英國海軍艦長約翰‧羅斯(John Ross)尋找西北航道的時候,意外與格陵蘭島的伊努特人(Inughuit)有了接觸。對於這群住在北極的居民來說,想都沒想過會有這種事情發生。他們一直相信自己是「全宇宙唯一的居民,世界其他地方都只是整片的冰。」伊努特人是他們給自己的稱呼,意為「偉大而美麗的人類」,至於歐美則常把他們稱為「極地愛斯基摩人」(polar Eskimo)。伊努特人住在格陵蘭島最北,位於北緯75到79度之間。就算按照他們自己的標準,這也夠北了。他們就是全球最北端的人類社會。「他們生活的區域全年冰雪,冰川圍繞,因此無法離開當地,與世界其他地區也沒有定期交流。」從過去到現在,伊努特人都是地球上數一數二孤立的族群。[12]

伊努特人居住的環境為北極苔原,永遠不會看到樹這種東西。有四個月的夏天,太陽從不落下。也有四個月的冬天,黑夜無盡無邊。一、二月的平均溫度為攝氏零下30度。伊努特人適應了這種嚴寒的世界,直到不久前,他們冬天多半都還是待在半地下的石屋裡,以粗糙的石燈照明，燃料還是苔蘚和鯨脂。他們的聚落規模小，遷移方便，分布零零星星。至於他們的社會，則是以核心家庭為單位的鬆散組織。伊努特人並沒有首領，治理靠的是眾人達成共識。美國探險家羅伯特・培里（Robert Peary）從1890年代開始造訪伊努特人，並對他們絕妙的生存方式充滿佩服：「就某些方面的耐力而言，可能沒有其他已知種族能夠勝過他們，而在聰明才智方面，也可以看到他們徹底運用這片土地為數不多的可能性，讓自己得以存活並感到舒適。在我看來，他們比其他任何原住民種族都更為領先。」[13]

雖然伊努特人對北極環境已經有著極強的適應力，但始終是活在赤裸裸的生死一線。在與外界有定期接觸之前，他們以狩獵為生，飲食幾乎完全由肉類組成。最能有效狩獵的季節肯定是春秋兩季，而所獵得的肉類必須儲存起來。每年總有兩季難免飢餓，而黑暗又漫長的冬天必然成了最危險的時節。在食物真正匱乏的時候，伊努特人只能訴諸絕望的手段。「將三、四歲以下的男孩女孩勒死，免得因為母親（或奶媽）泌乳不足，又或者父親去世，而讓他們陷入慢慢餓死的情境。」[14]

羅斯艦長在1818年與伊努特人第一次接觸的時候，被這些人的活力與健康深深震撼。「他們似乎沒有任何疾病，我們也無法得知他們有任何死因是這片土地或其他任何地方所特有。我們看不到任何畸形的人，也沒打聽到有任何這樣的消息。」整體來說，在羅斯看來：「他們似乎過得快樂又知足。」培里在1890年代的探索，成了伊努特人的第一次人口普查。在1892年，人口總數為243人。培里相信，在自己到訪前，這裡的人口應該一直是維持穩定。「在這片土地上，自然在人口與糧食生產能力之間達到了平衡，就這麼世世代代維持下來。」但光是培里在世的這個時代，伊努特人的出生率就常常高於死亡率，而人口數也會上下波動。歐洲捕鯨者與探險家帶來了傷寒、流感和結核病，分別在1880、1895、1901、1909、1920造成嚴重傷亡，有時候短短一年就會讓伊努特人的人口減少10%到15%。雖然如此，在早期接觸後的數十年間，伊努特人還是得以恢復，達到人口的淨成長。[15]

伊努特人是狩獵採集社會得以倖存至現代的一個例子。在一萬年前，地球上所有人類都過著狩獵採集的生活。到五百年前，這樣的人只剩下1%。再到如今，只剩下這1%的一小部分，還在過著沒有農業的生活。自從人類出現以來，絕大多數時間過的都是狩獵採集的生活，但對於這一大段歷史，我們卻很難寫出什麼定見。原因十分明顯：文字是到整段歷史的相當晚期才發明。我們常常把超過五千年前的事情稱為「史前」，認為這是人類學家的事，而不是歷史學家研究的範疇。然而，雖然是等到文明興起才好心留下各種文獻的痕跡，但人類的歷史絕不是等到這個時候才開始。特別是我們長期以來認為，該把靈長類動物的研究交給生物學家，狩獵採集者的研究交給人類學家，只有對文明的研究才是交給歷史學家，但如果是想暸解傳染病對於人類的過往有何影響，這樣的區分只會讓人誤入歧途。[16]

所以，如果就是沒有任何書面文獻，我們該怎樣才能一探更新世的生與死？一般常見的做法，靠的是考古學與人種誌的觀察，但兩者都有其局限。大多數的傳染病並不會在受害者的骨骼留下痕跡，而且由於DNA會降解，我們到如今仍然無法透過古基因體學來暸解最早人類的疾病環境。另一種比較看好的做法，是對現代的狩獵採集社會進行人種誌觀察，但這種做法也充滿諸多危險。這些社會就算只是稍微與現代工業和農業社會有接觸，也有可能會取得新的技術（如金屬製的狩獵工具），又或是新的微生物（如結核病）。像是從西方探險家登陸格陵蘭島北部海岸的那一刻起，伊努特人就暴露在各種病原體當中，而這些病原體可是經過幾千年農業發展與都市化所演化出的產物。除此之外，目前剩餘的狩獵採集社群往往位於某些邊緣或極端的生態環境，這些地方土地堅硬，不易犁田耕作，才沒有發展出農業。如今僅存的狩獵採集社會，絕非更新世留存下來的時光膠囊。[17]

雖然有這麼多的前提要注意，但人類學家已經指出，對於現代仍然存活的狩獵採集社會，如果能研究他們的生態動態，必能獲益良多。其中，光是生態環境多樣性這一點，就已經極為重要。讓我們以兩個生活條件與伊努特人天差地別的狩獵採集社會為例（圖3.1）。先談談位於喀拉哈里（Kalahari）中部的桑人（San）。喀拉哈里沙漠位於非洲南部，是一片大陸性氣候的高地莽原，氣溫在極熱與極寒之間交替。短暫的雨季會帶來大約400毫米的降雨，但全年其他季節都十分乾燥，地景一片枯焦。在這種條件下，靈長類動物當中唯有人類得以在此生存，原因很簡單：他們懂得如何從深埋地下的植物根莖取得水分。桑人就這樣忍受著地球上數一數二炎熱的夏季，用棍子挖出潮濕的植物根莖來生存。[18]

桑人身材矮小，說的是一種搭嘴語（click language），無論在文化或基因上，都與附近大多數的班圖人（Bantu）不同。桑人餬口的方式之一是狩獵，狩獵的對象是大約五十種不同的動物，例如包括巨羚、扭角條紋羚、長角羚羊與小岩羚在內的各種羚羊。此外，桑人的飲食還包括十種主要、數十種次要的植物。他們擁有的技術很簡單，有長矛、弓箭，以及捕獵用的陷阱。桑人的聚落規模小，地點會四處流動，每個聚落約有十個家庭。在喀拉哈里沙漠，就算是人口最密集的地區，人口密度也非常低：大約每平方公里0.055人，相當於整個曼哈頓島只住了十八個人。桑人的社會也像伊努特人一樣，相對簡單而且平等。他們與伊努特人不同的地方，在於認為太陽是種邪惡的力量，會使生命枯萎，當然也讓肉類難以長期保存。所以每次狩獵成功之後，桑人就會立刻來場宴會飽餐一頓。[19]

桑人適應了乾旱的莽原，得以在這種環境存活下來，但也像伊努特人一樣，即便是一切順利的好年，也總有幾個難熬的時節。像是到了九月與十月的乾季末尾，就格外叫人苦惱。「樹和草都枯萎；喀拉哈里一片褐色與荒蕪。」容錯率很低。桑人就這樣活在一個令人望而生畏的環境裡，維持著彷彿隨時會傾覆的平衡。然而，在他們周邊那些肥沃豐饒的地景當中，其實潛藏著種種致命的疾病，而喀拉哈里沙

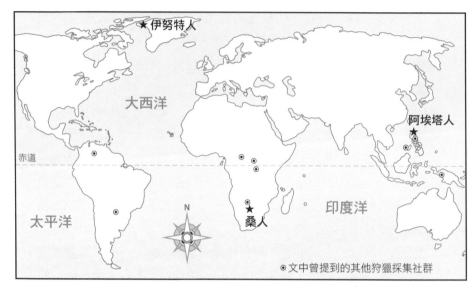

圖3.1　文中討論的狩獵採集族群分布圖，據稱的預期壽命資料請見表3.1。

漠雖然有著種種令人望而生畏的特性，卻也為桑人提供了保護。舉例來說，在這樣一片乾旱的土地上，蚊子無法生存，也就不會出現像瘧疾這樣的疾病。雖然據稱以前也曾有過天花、水痘、小兒麻痺等等疫情，但在密切觀察的期間，從未有疫情出現。在二十世紀，桑人的出生時平均餘命為39.78歲，對於工業時代前的族群來說極為長壽。在這些條件下，桑人人口的年平均成長率大約1-2%。就像伊努特人一樣，雖然身處的生態環境無比嚴峻，卻仍然得以實現人口成長。**20**

　　還有另一個現代密切觀察的狩獵採集社會：在菲律賓的阿埃塔人（Agta）。阿埃塔人同樣身材矮小，生活在呂宋島某個與世隔絕的半島上。當地屬於熱帶氣候，馬德雷山脈（Sierra Madre）形成一道天然屏障，將阿埃塔人與呂宋島的人口中心隔開。然而阿埃塔人已經和其他農業社會互動有數百年之久，雖然地處偏遠，但並非完全孤立。在1960年代之前，阿埃塔人的謀生方式仍然以傳統的狩獵採集為主，但與伊努特人或桑人的不同之處，在於阿埃塔人簡直是被食物包圍。當地森林有著豐富的可食植物與野味,有鹿、野豬,還有猴子。沿海的紅樹林濕地與珊瑚礁同樣孕育著豐富的水生資源。阿埃塔人擅長用火將獵物趕出森林,男性就在旁邊埋伏突襲,而女性則在下方的海灘伺機以待。「在1950年代,阿埃塔人一次出獵就能獵到高達二十頭豬或鹿。」緊鄰海洋的熱帶森林溫暖而潮濕,為這群狩獵採集者提供了豐沛的能量。[21]

然而,阿埃塔人是史上觀察到最不健康的人類社會之一。這個社會的粗死亡率(一種常見的標準,以每年每千人的死亡人數來代表一地人口的死亡率)為42.7,不論以哪種比較標準來看,都高得驚人。在阿埃塔人完全過著狩獵採集生活的階段,出生時平均餘命為24.3歲。各種病痛疫症持續不斷。為什麼他們會遭受這樣的痛苦?[22]

答案就在於傳染病環境。在所有已知原因的死亡個案當中,傳染病就佔了50%,而且研究阿埃塔人的西方人類學家懷疑,幾乎所有那些「死因未知」的個案都是死於傳染病,所以實際上阿埃塔人可能有86%都是染上傳染病而亡。阿埃塔人普遍感染著各種寄生體。瘧疾是地方性疾病,腸胃道和呼吸道感染隨處可見,結核病與麻疹等現代疾病也已經來襲。簡單來說,只要是人類社會有可能遭受的傳染病,阿埃塔人幾乎一個都沒躲過。[23]

但說到狩獵採集社會,我們對於任何人提出的預期壽命數字都該持保留態度。畢竟這些社會並沒有政府能收集各項重要資訊,而每次講到年齡幾乎都只是大致猜測。舉例來說,喀拉哈里沙漠中部的桑人最多只會數到三,伊努特人只會數到五,所以想得知人們的真正年齡難上加難,嬰兒的死亡率也被低估。此外,外界對這些社會的觀察期多半不長,通常是以年或十年為單位。因此我們比較容易取得的是特定時點的樣貌,很難得到真正長期的資料。但不論如何,光是發現各個狩獵採集社會的預期壽命有這麼大的差距,已經相當驚人。而且全球有許多不同的觀察,結果都支持這項發現(參見表3.1)。[24]

不同狩獵採集社會的預期壽命範圍相當廣。如果某個人類社會的

表3.1 狩獵採集者的預期壽命

社會	e_0	資料來源
Efe（埃非人）	16	Migliano Vinicius, and Lahr 2007
Mbuti（木布提人）	16	Migliano, Vinicius, and Lahr 2007
Aeta（阿埃塔人）	17	Migliano, Vinicius, and Lahr 2007
Aka（阿卡人）	17	Migliano, Vinicius, and Lahr 2007
Ju/'hoansi（朱胡阿希人）	17	Harpending and Wandsnider 1982; Kelly 2013
Casiguran Agta（卡西古蘭阿埃塔人）	21	Headland 1988; Kelly 2013
Batak（巴塔克人）	24	Migliano, Vinicius, and Lahr 2007；另參見 Eder 1987 和 Kelly 2013
San Ildefonso Agta（聖伊德方索阿埃塔人）	24	Early and Headland 1998
Asmat（阿斯馬特人）	25	Van Arsdale 1978; Kelly 2013
Hiwi（希威人）	27	Hill, Hurtado, and Walker 2007; Kelly 2013
Dobe Ju/'hoansi（多貝朱胡阿希人）	30	Lee 1979; Howell 1979; Kelly 2013
Hadza（哈扎人）	33	Blurton Jones 2016
Ache（亞契人）	37	Hill and Hurtado 1996
Kade (San Kalahari)（卡德〔桑喀拉哈里〕人）	40	Tanaka 1980; Kelly 2013

出生時平均餘命不到二十歲，很有可能就在滅絕的底限邊緣。預期壽命最短的群體，通常是住在雨林的狩獵採集者。這些群體通常天生矮小，適應熱帶森林的生活。他們面對高死亡率的因應措施，就是讓整個生命歷史加速前進：女性早婚，而且生育間隔也較短。但如果是住在其他環境的狩獵採集社會，像是在東非的哈扎人（Hadza）或在南美的亞契人（Ache），平均預期壽命就長得多，可以達到三十多歲。但由於現在能得到的樣本偏向熱帶和亞熱帶族群，所以還可能低估了

過去狩獵採集社會的族群多樣性。[25]

　　很多人都覺得狩獵採集生活方式非常健康。當然，這種生活方式需要大量運動，也會得到高纖、高蛋白的多樣化飲食。也因為不斷移動，所以接觸到人類與動物排泄物的程度有限。而且，雖然不同狩獵採集社會的人口密度差異很大，但都還是遠低於後來的農業社會，也就代表所謂的群聚疾病（直接傳播的呼吸道感染，可能導致急症）並非長期的威脅。相較於農業社會，狩獵採集社會確實多半營養較好，傳染病負擔也較低。但這樣的比較標準其實很奇怪，至少是還有所不足。舉例來說，如果是和我們最近的猿類親戚相比較，人類狩獵採集者病得可嚴重了。一項整合研究發現，在黑猩猩當中，傳染病佔了所有死亡數的54%；但在人類狩獵採集者當中，傳染病卻佔了高達死亡數的72%。[26]

　　想瞭解現代狩獵採集者受到傳染病的影響究竟多高，實在是一項難上加難的挑戰。以菲律賓阿埃塔人的情況為例，有超過70%屬於死因不明，但這「通常反映的是當地人回答死者就是生病死了。」在研究阿埃塔人的人類學家看來，傳染病其實佔了所有死亡人數的85%。更麻煩的是，「營養不良」和「傳染病影響」兩者會互相加成、難分難解。像是寄生的蠕蟲會剝奪人體的營養，讓病人容易飢餓，或是被其他病原體共同感染。雖然很難說得精確，但整體來說，傳染病導致大多數死亡的印象應該無庸置疑。[27]

　　總之，現代各個狩獵採集者社會的傳染病負擔雖然沉重，但差異也大。我們真的能從今天的狀況推估更新世時的情形嗎？而且如果把所有暴露於現代疾病的影響都移除，情況又會有多麼不同？這些都是很困難的問題，永遠無法有肯定或完整的答案，但靠著系譜樹思維能讓我們看到，人類許多傳染病的起源其實是在農業興起之前，而且也可以想見，那些最古老的病原體有一些共同的生物學特性，讓它們得以在小型、四處移動的社會中生存。此外，出於一些與傳播方式息息相關的原因，這些疾病也是地球上分布最不均衡的疾病。那些惡名昭彰、在轉型至農業後數千年間演化出來的傳染病，常常看起來並不受到地理環境的限制，原因就在於那些致病的病毒與細菌是直接在人與人之間傳播。但講到更古老時代的傳染病，就有許多都得靠著蟲媒來傳播，於是也就受到蟲媒分布的影響限制。[28]

更新世的病原體

是哪些傳染病，困擾著人類在更新世的祖先？如果換個思考角度，也就是當時有哪些寄生體擁有適合生存的演化特徵，能夠適應智人群體規模小、四處分散，還會不斷遷徙的環境？基本上，當時的寄生體必須做到以下幾點：（1）長期感染；（2）依賴非人類動物作為自然宿主；（3）找到有效的方式，能夠在低密度人群的宿主之間傳播；或者（4）綜合以上各項策略。

在會引起長期感染的病原體當中，蠕蟲一馬當先。這並不奇怪，畢竟蠕蟲可說是人類最古老，為時也最久的寄生體。許多蠕蟲是專門針對人類，與我們共同演化了幾百萬年，從人類作為熱帶靈長類動物的時代一路傳承下來。在人類開始往全世界出發的時候，這些蠕蟲肯定是緊緊相隨。以鞭蟲為例，鞭蟲病是一種古老的人類疾病，從鞭蟲的系譜樹就能證明它是與智人一起離開了非洲。同樣地，美洲鉤蟲（*Necator americanus*）是最重要的鉤蟲物種，它也是更新世時期人類向外傳播的遺跡。相比之下，其他重要的蠕蟲（例如蛔蟲）則可能是後來才發展演化，是到了全新世馴化動物時才出現的產物。[29]

除了血吸蟲病，會感染人類的大多數蠕蟲靠的是最簡單的傳播途徑：地面。鞭蟲和鉤蟲住在人類的腸道裡，靠人類排出它們的受精卵；受精卵接著在土壤裡孵化、度過幼蟲階段。在人類的記憶中，就算是在美國南部或南歐等地，土壤傳播的蠕蟲也一直對人類健康造成嚴重的負擔。現在才靠著經濟發展、除蟲運動和更堅實的鞋款，基本上無須再擔心這種威脅。腸道寄生蟲會搶著吸收受害者的蛋白質和鐵質，使受害者罹患疾病、營養不良，體質變差也就更容易受到其他感染。腸道裡的蠕蟲就是以這樣安靜而無情的方式，從一開始就利用著人類。[30]

有某些病毒和細菌也會導致持續感染，又或者會有潛伏期以延長感染。前面已經提過像是單純疱疹病毒和乳突病毒等例子，而其他疱疹病毒也可能非常古老，像是巨細胞病毒（cytomegalovirus）雖然在人群中十分普遍，但通常並不會致病。至於會造成水痘與帶狀疱疹的水痘帶狀疱疹病毒（varicella-zoster virus, VZV），雖然特性上似乎適合在更新世的人群中傳播，但根據分子鐘分析，應該是近代的產物。同樣地，一些會導致長期感染的細菌似乎也是後來才出現。結核病似乎是全新世的產物，而引發梅毒與熱帶莓疹等疾病的病原體也是如此。引發傷寒的細菌可能出現於更新世晚期；這種微生物能夠在膽囊潛伏感染，所以就算人口族群規模小也能夠存活下去。整體而言，真正演化出慢性感染能力的病毒與細菌相對並不多，其中又只有少數會導致嚴重疾病，而且這樣的病原體似乎也是到最近才出現。[31]

更新世的狩獵採集者也會遇上各種人畜共通疾病，這些疾病的致病微生物並不需要人類宿主來演化生存。在這樣的跨物種感染當中，有些只是零星病例，傳到人類宿主就等於進了死巷，例如狂犬病病毒感染就屬於這種例子。但也有些開始能夠人傳人，於是引發短暫的流行。像是最近的伊波拉疫情，傳播模式就值得注意。目前認為伊波拉病毒的真正自然宿主是果蝠，而伊波拉病毒之所以會接觸人群，是因為人類為了食肉而獵殺屠宰黑猩猩。伊波拉病毒能夠人傳人，就算用上強力的公衛手段，這種病毒還是能讓一種嚴重的疾病形成流行，民心惶惶不安，接著疫情消退，繼續潛伏在野生動物宿主體內。更新世的狩獵者有各種機會接觸到動物病原體，雖然像這樣的事件難以留下可追溯的痕跡，但很有可能，像這樣的短暫疫情一直都是人類過往的一部分。[32]

到頭來，更新世的疾病負擔有一大部分都歸因於一類特殊的病原

表3.2 主要的蟲媒傳播疾病

蟲媒	適應人類的疾病	人畜共通疾病
跳蚤		鼠疫
蜱蟲		萊姆病 洛磯山斑點熱 克里米亞－剛果熱
蝨子	斑疹傷寒 回歸熱	睡眠病 屈公病毒
蚊子	瘧疾 登革熱 淋巴絲蟲病 裂谷熱 西尼羅病毒	黃熱病
其他吸血動物	河盲症	查加斯氏症 利什曼原蟲症

體。這類病原體棋出險招，解決了必須在宿主之間傳播的演化挑戰，這招就是透過蟲媒傳播（參見表3.2）。蟲媒傳播是個高風險、高報酬的策略。剛開始的挑戰非常艱鉅。微生物必須學會抵抗不只一個，而是兩個對自己充滿敵意的免疫系統，並且演化出所有必要的分子工具。一般來說，微生物必須具備某種化學成分組合，才能從蟲媒的A部位轉移到B部位，例如從內臟轉移到針狀的口器。病原體必須完全依賴蟲媒，也就必須接受這項運輸工具的一切特性與限制。蟲媒的畫夜節律、季節偏好、環境限制，現在也變成像是病原體自己的特性。但一旦成功，就能得到豐美的成果。病原體成了蟲媒所運送的隱藏酬載，能夠無比精準地瞄準目標。更棒的是，病原體還可望蟲媒協助突破保護宿主的強大外部屏障，一舉抵達脆弱的血液或組織之中。難怪全球某些最狡猾的疾病，都是以吸血蟲作為媒介。[33]

在所有不知不覺成為微生物病原體媒介的昆蟲當中，蚊子的影

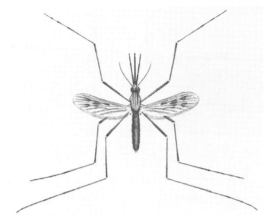

圖3.2
蚊子，包括圖中的瘧蚊屬
（*Anopheles*），正是全世界
最致命的動物。

CDC/Dr. Darsie: Public Health Image Library #17325

響力遠遠勝過所有其他對手。蚊子就是個有翅膀的吸血鬼（參見圖3.2）。英國作家暨醫師哈維洛克‧艾利斯（Havelock Ellis）就表示：「如果想看到自然的一切聚於一點，集她所有可愛、技巧、致命、性感於一身，哪有比蚊子更優雅完美的象徵？」蚊子從恐龍時代演化而來，而且從當時就已經發展蓬勃。這種了不起的生物，目前在地球有超過3,500種。「蚊子在幼蟲階段，會在水裡覓食優游。成蟲後，既能待在水上，也能待在陸上。她能靠著星光的輔助飛過夜空。她除了能看、能聞，還能感受到遠方的熱度。雖然沒有我們這種大腦，卻能用皮膚思考，應對周遭的萬般變化，改變方向、逃離危險。」[34]

蚊子剛好想出了一個妙不可言的演化點子：在最需要的時候去偷點血來用，為繁殖點燃加速引擎。公蚊子過的是相對無聊的昆蟲生活，吃的主要是花蜜和腐爛的蔬菜水果汁液；在自然界爭搶著糖分的芸芸眾生中，公蚊子只能說是另一個競爭者。只有母蚊會吸血，而且吸血只是為了滋養卵子。首先，母蚊與公蚊交配，並將精子儲存起來。接下來到了關鍵，脊椎動物的血液能夠在此刻發揮最大的影響力，讓基因得以成功延續，而母蚊會不惜一切代價偷血育兒。[35]

這場搶血案件本身就是個了不起的壯舉。母蚊會追蹤二氧化碳的凝結尾，鎖定目標著陸，開始探測。一旦找到目標，母蚊就會運用形如水管、靈活如通水管工具的口器，直穿皮膚。她會反覆戳下十幾或幾十次，直到成功取得血液。口器有唾液潤滑，其中的化學物質能麻醉受害者的皮膚，並抑制凝血。在驚心動魄的一兩分鐘內，她會將血液吸入腸道，重量達到本身體重的數倍，以仍然能飛行為最後底限。她偷走的，是一種充滿能量和游離金屬的貴重液體。這時的她身形臃腫，逃跑過程搖搖晃晃，得要不顧一切尋找最近的垂直面降落，恢復體力，等她的身體消化這頓大餐，只留下珍貴的卵所需的一切。[36]

蚊子進食的過程，每個步驟機制極為精準，不但經過演化微調，也得一直承受自然選汰的評判眼光。蚊子分成四階段的生命循環也是如此。蚊子的卵會漂在水面上，每批有數百個。雖然這些卵只要幾天就會孵化，但在那之前，對獵食者來說就像是一頓全無招架之力的美味大餐，所以蚊子對於產卵地點的水文環境極為挑剔。有些蚊子物種能忍受水裡有些鹽分，也有些無法忍受。有些蚊子適合流動的水；也有些需要的是一汪靜水的池塘。有些蚊子會把卵產在樹洞裡；也有些經過自然選汰，會運用人類創造的積水環境，像是廢棄的橡膠輪胎。有時候，光是動物蹄印裡留下的一小池雨水，對蚊子來說就是幼蟲短暫而安全的庇護港灣，全球最致命的蚊子就是這樣給人類帶來災難。蚊子的壽命通常極短，不過幾週的時間，就能重複整個生命循環。[37]

我們很容易低估蟲媒傳播疾病的威力，特別是在全球某些地方，只會覺得夏夜裡的吸血節肢動物很煩人，卻不會覺得這是種生存威脅。對於這些惱人的動物，我們把它們擋在門窗外，把整片地景灑上有毒的殺蟲劑，還排乾了它們得以繁殖的水池、水窪與沼澤。我們所知的現代生活，其實背後有一整套巨大、長達數個世紀的病媒控制計畫，然而頂多只能說是得到了不完整的勝利。人類歷史深受蟲媒傳播疾病影響，在社會上留下深深的印記。特別是在熱帶與亞熱帶，少了冬霜凜冽，蟲媒得以全年繁殖，於是從過去到現在，蟲媒傳播疾病一直是個生死攸關的因素。此外，雖然蚊子多半並不挑食（對各種哺乳動物來者不拒,就像進了吃到飽餐廳),但也有少數蚊子經過演化,對人類的血液情有獨鍾;說得更準確一點,就是經過自然選汰之後,這些蚊子天生就會偵測追蹤人類氣味的化學特徵。但不巧的是,正是這種偏好,讓少數幾種蚊子成了熱帶地區的病媒,而且效率驚人。[38]

在古時候的狩獵採集時代,當時人類社會規模還很小,零星散落在地景之中,總是四處移動,但蟲媒傳播疾病就已經造成嚴重程度不成比例的影響。在所有早期疾病當中,瘧疾的重要性超越群倫,就累積的影響而言,這就是「人類最致命的傳染病」。如果我們從真正的全球角度來思考,講到遠古時代,沒有任何其他疾病曾對人類物種有這麼大的影響。瘧疾就是「熱症之母」、「疾病之王」。瘧疾相當陰險狡詐,二十世紀一位對抗瘧疾的鬥士就說:「那是一種寬容而懂得如何延續自我的寄生主義,對於臣服在其腳下的族群,它所做的不是摧毀,而是奴役。對於這樣一個積習不改的敵人,受害者往往接受事實,每年以年輕的子民作為獻祭,為年長者換得某種不受攻擊的自由。」瘧疾的威力毀天滅地,但其惡意的展現方式卻顯得頗為挑剔、特別,甚至有些怪裡怪氣。[39]

瘧疾的英文「malaria」來自義大利文,意為「惡氣」。瘧疾一詞其實代表了一群不同的疾病,但都是由瘧原蟲屬(*Plasmodium*)的原蟲寄生體所引起,擁有類似而複雜的生命循環,構成所謂瘧疾的特徵:劇烈而規律的發熱與發寒(因此,如果歷史文獻記載有間歇性發熱的症狀,通常就會判斷為瘧疾)。美國在二戰期間曾經向士兵發送抗瘧疾漫畫(正是由大名鼎鼎的蘇斯博士〔Dr. Seuss〕所繪),其中提到這種疾病「給人的感覺,就像是結合了森林大火、一月的暴雪,還有一塊舊廚房抹布。」所有形式的瘧疾,都依賴瘧蚊屬(*Anopheles*)的蚊媒。然而,所有會感染人類的瘧原蟲屬物種,其實都是各自獨立演化而成。最近才演化出來的主要人類瘧疾物種:惡性瘧原蟲(*Plasmodium falciparum*),同時也是致死率最高的一種。相較之下,間日瘧原蟲(*Plasmodium vivax*)既是最廣泛也是最古老的人類瘧疾寄生體，無疑是人類狩獵採集生活過往留下的遺緒。[40]

　　遠在我們發現造成瘧疾的微寄生體，並瞭解瘧疾需要依賴蚊媒傳播的好幾世紀之前，人類就已經隱約瞭解瘧疾與環境有關。在最早的希臘、印度與中國醫療文獻中，就曾提到有些間歇性發熱似乎與生態條件有關。《阿闥婆吠陀》（*Atharva Veda*）是最古老的梵文經典之一，將瘧疾依間歇性發熱的週期來分類，分為每日瘧（quotidian，每二十四小時）、間日瘧（tertian，每四十八小時），或三日瘧（quartan，每七十二小時；又稱四日熱，因為是在第四天復發）。印度的醫師觀察到，熱症的流行會隨著降雨而來去，季節性波動很大。他們也敏銳地發現，有些地方彷彿比其他地方更受詛咒，會毫無來由就落入發熱疫情之中。[41]

　　正是由於瘧原蟲的生命循環複雜，又必須依賴瘧蚊屬的蟲媒，讓它一方面成為極其成功的傳染病，一方面又對環境條件極其敏感（參見圖3.3）。瘧原蟲分成有性和無性生殖階段。蚊子吸血時，攝入的是分成雌雄的配子體，而有性生殖階段則是在蚊子體內展開。雌雄的配子體會在蚊子的腸道結合成一個帶有尾巴的種子工廠，並鑽進蚊子的胃壁。在這裡，每個小小的瘧疾囊體（cyst）都孕育著幾千個活種子；一旦囊體破裂，種子就會進入蚊子的唾液腺，等著被注入下一位人類受害者體內。這個有性生殖階段可能為期兩到三週，而瘧蚊屬的蚊子生命只有幾週，所以時間十分有限，時機必須抓得近乎完美。[42]

　　進入人體血液之後，這些活著的種子還沒準備好開始工作，會先前往肝臟，開始一段準備期。關鍵的一點在於，間日瘧原蟲會花上好幾週的時間，才會在肝臟裡逐漸成熟，而且還能進入休眠期，「睡」上幾週，甚至幾年。對於間日瘧原蟲的傳播來說，這段漫長的肝臟階段是它演化出來的關鍵適應手段。如果是在溫帶氣候，蚊子在冬季無力動彈，瘧原蟲就能休眠度過整個冬季，等到隔年春天，蚊子再次嗡嗡作響，瘧疾又會重新爆發、出現在血液中。過去狩獵採集社會分布零星、少有接觸，間日瘧原蟲想要持續傳播，這種能在幾個月或幾年

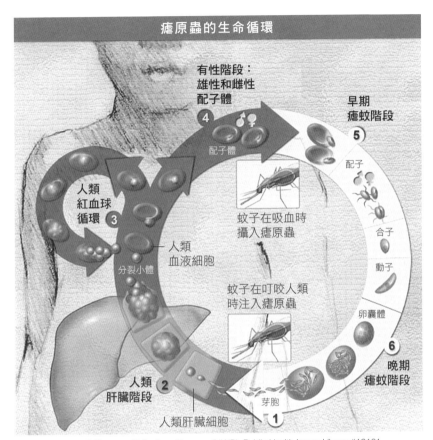

瘧原蟲的生命循環

有性階段：
雄性和雌性
配子體
④

配子體

人類
紅血球
循環 ③

人類
血液細胞

分裂小體

蚊子在吸血時
攝入瘧原蟲

早期
瘧蚊階段
⑤

配子

合子

動子

卵囊體

晚期
瘧蚊階段
⑥

蚊子在叮咬人類
時注入瘧原蟲

人類
肝臟階段 ②

人類肝臟細胞

芽胞
①

National Institute of Allergy and Infectious Diseases (NIAID): Public Health Image Library #18161

圖 3.3 瘧疾的瘧原蟲生命循環

後復發的能力就不可或缺。間日瘧原蟲並沒有動物的自然宿主，因此必須在人類之間維持連續的感染鏈；靠著潛伏在肝臟中的能力，就讓間日瘧原蟲在遠古不致滅絕。[43]

　　到了肝臟裡，瘧原蟲經過變態（metamorphosis），成為專門偷竊紅血球營養的小偷。世界上有超過兩百種瘧原蟲，會感染各式各樣的脊椎動物，但共同的特點在於針對紅血球下手。脊椎動物是靠著紅血球，將氧氣與血紅素（一種富含鐵的蛋白質分子）結合，將氧氣輸送到身體各處組織。瘧原蟲從肝臟中爆發之後，只有一個目的：找到紅血球，停上表面，接著潛入。進到紅血球就像是進到一個無人看管的寶庫，滿是大自然最珍貴的營養。瘧原蟲接著開始不分晝夜迅速繁殖，整個循環固定是一兩天的時間，直到紅血球爆裂，釋出的瘧原蟲又會繼續尋找更多紅血球。瘧疾的顯著症狀，正是因為有幾億個紅血球如同隨著一曲令人毛骨悚然的華爾茲翩然起舞，在完成循環的時候同步爆裂。[44]

瘧疾只能通過瘧蚊屬的物種傳播，而且還只限於其中的某些種。瘧蚊屬的物種，在全世界有將近五百種，其中大約一百種有能力成為人類瘧疾蟲媒，其中又有大約四十種是真正的瘧疾重要蟲媒。「這看起來很不可思議。世界上最具毀滅性的疾病，竟然完全得要依賴某一屬中的少數幾種，而且還僅限於某一性別的飛蟲。」瘧原蟲本身對環境的要求、蚊媒的叮咬習性與繁殖棲地，以及各種精密的時間要求，構成了瘧疾在生態上的複雜性。結果是瘧疾的樣貌千變萬化，與自然界中的任何其他疾病都大不相同。「關於瘧疾的一切都會受到當地條件影響，也就讓瘧疾變成一千個流行病學上的難題。這就像西洋棋，雖然只有幾個棋子，卻能變化出無限多種的棋局。」[45]

各種不同的瘧疾遍布全球，範圍也彼此重疊。其中，惡性瘧區（falciparum zone）屬於最嚴重的瘧疾類型，範圍橫跨赤道南北。混合瘧區（mixed zone）位於熱帶與亞熱帶，同時會出現間日瘧原蟲與惡性瘧原蟲。從亞熱帶邊緣到溫帶地區，則是有間日瘧潛伏在合適的環境當中。至於瘧疾在各地如何分布，則是看特定瘧蚊分布的地域範圍來決定。舉例來說，在已經得知瘧疾透過蚊媒傳播之後過了許久，歐洲專家還是一直有個問題想不通：為什麼有些地方明明瘧蚊盛行，但就是沒有瘧疾？事實證明，原因在於個別物種的分布。在歐洲北部，瘧疾的主要蟲媒是喜歡鹹水的黑小瘧蚊（Anopheles atroparvus），分布在沿海地區與沼澤濕地；往內陸幾公里之後，變成其他物種盛行，瘧疾肆虐的情況也隨之減輕。而在東南亞，隨著地形變化，潮汐平原逐漸變成高地山谷與上升的山脈，瘧蚊的物種隨之改變，瘧疾的模式也跟著有所不同。[46]

我們如今將瘧疾視為一種熱帶疾病，而且有些人類社會不幸尚未脫離此一魔咒，現在還持續受到瘧疾的摧殘。確實，惡性瘧（falciparum malaria）一直是屬於熱帶與亞熱帶地區的疾病。就算是間日瘧，盛行於比較溫暖潮濕的氣候，其威力也不容小覷。但如果想要瞭解瘧疾真正的歷史，就必須體認到瘧疾盛行的地理範圍曾經比現在大得多。在過去幾個世紀裡，間日瘧在歐洲節節敗退。土地排水改善，讓瘧疾的範圍不斷縮小。加上奎寧（從金雞納樹皮提取的瘧疾藥物）用藥普及，也使瘧疾浪潮受到抑制。接著到二十世紀初，經過刻意的滅蚊行動，讓瘧疾從歐洲絕跡。但就溫暖的全新世整體而言，有一段漫長的時間，瘧疾讓全球籠罩在陰影之中。蘇聯瘧疾學家李森科（A. J. Lysenko）曾提出著名的全球瘧疾地圖，就可看出瘧疾一度的影響力（圖3.4）。[47]

由於有惡性瘧這個大魔王表親的存在，吸走大部分的注意力與幾乎所有的生醫研究資金（一項統計為97%），常常讓間日瘧顯得不太起眼。當然這也不是全無道理，畢竟正如我們將看到的，惡性瘧原蟲確實是種獨一無二的惡魔寄生體。但如果這樣就以為間日瘧是種比較親切溫和的瘧疾，肯定是對人類一大強敵的誤判。間日瘧絕不是什麼「良性且鮮少致命的疾病」，而是「可能導致嚴重病況與死亡的疾病」，會對社會造成沉重的打擊，讓家庭痛失孩童，使移民夢想破滅。就算不到致命，間日瘧也會讓人體力衰弱，而使其他微生物趁虛而入、殺人奪命。就算活過間日瘧的摧殘，生長與發育也會受到影響，包括認知發展受限。簡單說來，一旦落入間日瘧的魔掌，整個社會上下都無法倖免。[48]

人類與瘧疾關係的漫長對立，在我們的基因上斑斑可見。人類基因體帶有的先天性血液疾病多到不尋常，是因為這些疾病反而對抵抗瘧原蟲有一定的優勢。其中最特殊的就是鐮刀型貧血特質（sickle-

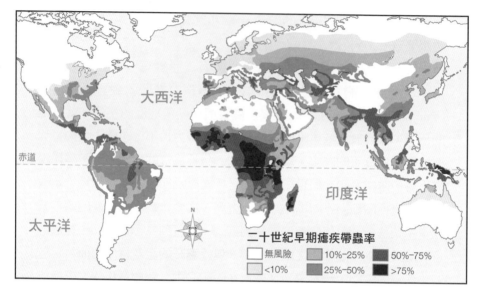

圖3.4 依Lysenko and Semashko 1968資料所繪製的二十世紀初瘧疾分布

cell trait），正是為了應對惡性瘧而成的演化成果。而且例子絕不只有
這一個。葡萄糖六磷酸鹽去氫酶缺乏症（又稱蠶豆症）是一種遺傳疾
病，會造成慢性貧血，但也能帶出對瘧疾的抵抗保護作用。β型地中
海型貧血是幾種血液疾病的總稱，會導致身體產生的血紅素過少，但
也就能抑制紅血球內寄生體的增殖。血紅素E症也是一種遺傳疾病，
患者會產生畸型的血紅素分子，在東南亞相當常見。在一般條件下，
這些症狀都對人體有害。但它們的共通點，就是讓人類宿主得以對抗
想入侵紅血球的瘧原蟲。事實上，早在1940年代，生物學家霍爾丹
（J. B. S. Haldane）就曾主張瘧疾在人類演化的過程中也推了一把，而
他的假設已經通過了時間的考驗。[49]

此外，Duffy陰性血型也是人類對瘧疾的遺傳反應，在瘧疾史上
極為重要，也有助於解開瘧原蟲的演化史。間日瘧原蟲入侵紅血球的
方式，得先找到紅血球某種特定的表面蛋白附著。但Duffy陰性血型
的人沒有這種蛋白，瘧原蟲就抓不住紅血球，無法入侵。這種遺傳表

徵非常有利，而且不像前面提過的血液疾病，並不需要付出什麼隱藏代價。[50]

　　缺乏這種關鍵受體蛋白的血型，就稱為Duffy陰性。這種遺傳表徵是自然選汰的產物。在過去某個時候，某個孩子出生，帶有一個阻止Duffy蛋白合成的基因。於是，雖然間日瘧原蟲的化學受體試著抓抓扒扒，但就是進不了這個孩子的紅血球。在這個孩子所屬的遊群到處覓食時，水池和水窪裡有蚊子埋伏等待。其他孩子被叮了之後就病倒，開始發熱與發寒的嚴重循環，被瘧疾奪走血液中的養分。就算最後倖存，也會因貧血而發育不良。許多人是一年又一年重複感染著，永遠受到瘧疾的摧殘。然而，沒有Duffy受體的孩子就能免於瘧疾，長得又壯又健康，生養眾多，而且後代也有著這種幸運的基因。[51]

　　Duffy陰性血型的全球分布，正是人類演化史的產物。然而，似乎是一直到了更新世晚期，這項自然選汰才開始作用。在西非和中非大部分地區，幾乎所有人都屬於Duffy陰性。但相較之下，歐洲、亞洲和美洲原住民的後代則是Duffy陽性，有這種受體，容易感染間日瘧。人類基因體上之所以會有如此鮮明的地理對比，是因為Duffy陰性雖然是在非洲這個人類最早的家園崛起，但就時間點而言，許多人類祖先群體已經從非洲遷徙出走，在全球各地建立了新的族群。如果要說到最近由自然選汰（達爾文主義發揮作用）帶來的正面例子，Duffy陰性血型正是最明顯的其中一項。[52]

　　如今，間日瘧在非洲相對罕見（雖然也絕未絕跡），但看到非洲大陸大部分地區幾乎都屬於Duffy陰性血型，可見瘧疾曾在非洲歷史上有深遠的意義。然而長久以來，間日瘧原蟲已知最近的表親是感染南亞靈長類動物的瘧原蟲；過去曾以為，間日瘧原蟲肯定是從某種以亞洲猴類為宿主的瘧原蟲演化而來。但到了近幾年，在中非的大猿發現了另一種過去未知，而且與間日瘧原蟲關係更密切的瘧原蟲種類。這項發現符合我們在人類基因體上看到的證據，顯示非洲正是間日瘧原蟲的演化搖籃（而且這也是一個很好的例子，說明如果擴大採樣動物的病原體，就有可能推翻過去從系譜樹得到的推論）。[53]

根據分子鐘分析的估計，間日瘧原蟲的起源應該在七萬到二十五萬年前。在人類於更新世晚期從非洲四散離開的時候，血液裡就帶著瘧疾。到了整個南亞和熱帶太平洋，對瘧原蟲來說這裡氣候宜人，也有合適的瘧蚊蟲媒，於是瘧疾很快就成為舊世界針對人類最普遍的蟲媒傳播疾病。遺憾的是，把瘧疾帶出非洲的這批移民走得太早，沒能等到Duffy陰性基因帶來的好處，這種基因後來傳遍非洲，在大約四萬兩千年前達到穩定。雖然間日瘧原蟲在原產地已無立足之地，但只要其他地方的氣候夠溫暖，幾乎都會看到瘧原蟲在人類血液中發展蓬勃。但在幸運的命運轉折下，瘧原蟲並未跨越白令陸橋。雖然新世界有大批瘧蚊屬的蚊子，但美洲一直不見瘧疾的蹤影，直到後來哥倫布抵達，才出口橫跨大西洋而來。[54]

間日瘧一開始是狩獵採集者的疾病。既然是以會飛來飛去叮人的蟲子為媒介，也就代表瘧原蟲不用等到農業興起，已經很懂得如何佔人類便宜。此外，間日瘧原蟲能潛伏於肝臟，並在休眠多年後復發，讓它得以在低密度的族群間維持循環。但就其本質而言，瘧疾就是會因地理環境而有不同，特別會盯上暖濕氣候的居民，帶來苦痛。然而，雖然瘧疾是靠著演化策略成了最有效的人類病原體之一，但同樣的演化策略也成了瘧疾的一大生態限制。

瘧疾是一種特別重要的傳染病，早在更新世便已適應人類，但這樣的疾病絕不僅有瘧疾而已。還有幾項蟲媒傳播的災禍，早在人類狩獵採集的過往就已開始造成感染。

瘧疾以外

在1877年的中國廈門，有一種稱為象皮病（elephantiasis）的疾病，萬巴德（Patrick Manson）醫師針對這種病，開始計算著患者血液中的微小寄生體。萬巴德出生於蘇格蘭北部，離中國遠到不能再

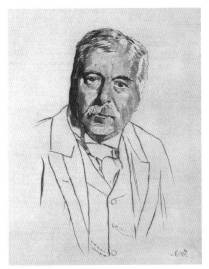

圖3.5
萬巴德爵士。特恩布爾
（A. W. Turnbull）所製
作的蝕刻畫。

遠。他在亞伯丁大學（Aberdeen）獲得醫學學位後，一心追求冒險，於是職涯有大半都在中國海關服務。第一次鴉片戰爭（1839-42年）之後，廈門成為開放的通商口岸。萬巴德在二十七歲時搬到這個位於中國東南沿海的轉口港，並說這裡「骯髒至極」。萬巴德也在當地浸信會傳教醫院臨床看診，因而能夠自由自在研究各種熱帶疾病。他的外型看起來有皇家氣息，宛如一位「英國狩獵鄉紳」（圖3.5），天生注定要成為「熱帶醫學之父」。[55]

　　但那都是後來的事，在三十三歲的萬巴德開始算著寄生蟲的時候，還沒人想到會有這樣的發展。象皮病的正式名稱是淋巴絲蟲病（lymphatic filariasis，也就是「由活在人體淋巴系統的絲狀蠕蟲引起的疾病」），其實早在萬巴德開始研究之前好幾年，就已經發現了這種疾病。萬巴德以顯微鏡做出兩項有趣的觀察。第一，同一位患者的血液有可能有時候充滿淋巴絲蟲，有時候看起來又彷彿沒有任何感染。第二，患者血液中實在有太多淋巴絲蟲，很難想像它們會在人體內成熟到成蟲階段，光是物理空間就不可能足夠。在淋巴絲蟲的生命循環裡，這些胚胎得到「養育」的某個階段想必不在人體內。萬巴德靈機一動。「由於這種胚胎寄生體活在血液中，所以它發育並走向自由的第一步很可能是靠著某種會吸取血液的動物。這樣一來，這種特權就只有極少數動物得以擁有：吸血者。」[56]

我們是到事後回想，才覺得「微生物可以透過蟲媒傳播」這件事的道理實在太明顯。當時，科赫才剛在1882年宣布他發現了結核菌，而得知「蟲媒傳播」這種管道，也讓這套新生的細菌論再跨出一大步。萬巴德心裡浮現了醫學史上最偉大的預感，他打算要檢驗自己的假設。當時，他的中國園丁患有淋巴絲蟲病。萬巴德毫不猶豫，請他擔任實驗的受試者。他請園丁進到一間小屋過夜，並把門窗大開，等到許多蚊子叮了園丁，再把門窗關上。蚊子吸飽血，飛到以為安全的牆上，準備消化這頓大餐，而另一個僕人就守在牆邊，把這些吸得圓滾滾的蚊子抓起來，關到玻璃罐裡。萬巴德在接下來的幾天解剖這些蚊子。他的預感得到證實：蚊子體內不但滿是活力滿滿的微絲蟲，還讓他觀察到絲蟲如何成熟轉為幼蟲形式。萬巴德一時之間還沒能把所有線索都連在一起（有一段時間，他以為蚊子把絲蟲帶到水裡，人在喝水之後感染絲蟲病），但總之實驗證實了蚊子確實是一種主要人類疾病的傳播媒介。[57]

在過去這個世代，人類對抗淋巴絲蟲病確實取得了重大的成功，但如今的病例還有超過四千萬例。這是除了瘧疾之外最普遍的蟲媒傳播疾病。但目前看來，應該可以說西方對淋巴絲蟲病幾乎是視而不見，時至今日還沒有任何一本專書討論這種病的歷史。淋巴絲蟲病的病原是一種長壽而懶洋洋的蠕蟲，這種病會讓受害者外表慘不忍睹，但流行範圍僅限熱帶地區；相較於在已開發國家引起爆炸性瘧疾而廣受關注的瘧原蟲，可說完全相反。我們之所以認為淋巴絲蟲病是一種受到忽視的熱帶疾病，是因為它明明具有世界級的重要性，但在生醫上受到的關注卻明顯有落差，而且就連研究歷史與全球社會的學生，也同樣對淋巴絲蟲病興趣缺缺。很有可能，淋巴絲蟲病就是史上最被忽視的疾病。[58]

淋巴絲蟲病是由一種線蟲所引起，這是一種蒼白、如細絲一般的蠕蟲。能讓人類感染淋巴絲蟲病的線蟲實際上有三種，但其中單單班氏絲蟲（*Wuchereria bancrofti*）一種，就佔了超過所有人類病例的90%。能傳播絲蟲的蚊子異常繁多，足足有五個屬（瘧蚊屬、斑蚊屬〔*Aedes*〕、家蚊屬〔*Culex*〕、孟松蚊屬〔*Mansonia*〕、黃蚊屬〔*Ochlerotatus*〕）。絲蟲的分布除了會受到蚊子出沒地區的影響，還會受到氣候對蚊子繁殖循環的限制（低於攝氏21度就難以繁殖）。蚊子會攝入微絲蟲，也就是包著一層殼的絲蟲胚胎。絲蟲需要在蚊子體內待上十到十二天，才會脫殼長成幼蟲。幼蟲大量出現在蚊子的唾液中，等待被注入溫暖的人類血液裡。接著，這種線蟲就展開了自然界最異乎尋常的寄生之旅。[59]

引起淋巴絲蟲病的絲蟲住在人體的淋巴系統裡，淋巴系統流動緩慢，負責處理人體的廢物。雖然淋巴系統有大量人體免疫細胞巡邏，但厚臉皮的絲蟲可不會因此卻步。幼蟲通過淋巴管而抵達淋巴結，通常位於人的下半身，並在這裡以一年時間逐漸成蟲，活在淋巴管裡的時間可能長達十年。絲蟲成蟲身長約5到10公分，雌蟲在交配後會產下數千條微絲蟲，釋放到人體血液中。萬巴德注意到一件奇怪的事：有時候患者的血液裡滿是蟲跡，但其他時候卻乾乾淨淨。事實上，微絲蟲有自己的一套每日行程。白天會游向靜脈深層，晚上才會進入周邊血管。這是高明的一招，因為許多蚊子通常是黃昏才出動，微絲蟲在這時候跑到皮膚附近，就更可能讓大口暢飲的蚊子給吸走。[60]

淋巴絲蟲病最明顯的症狀，就是讓人四肢腫脹，如同象腿一般，不忍卒睹。另外也常常令男性患者的陰囊明顯增大，簡直就像是雙腿之間掛著一個藥球。這種能在人體裡住上十年的寄生蟲，會對人類健康造成許許多多的併發症。染上絲蟲病多半並不致死，但就像身體裡住了個搶匪，讓人衰弱、毀容、失能。這種疾病令人感到恥辱，因此在心理上會造成傷害。但這種病對生理而言也很危險，特別是在絲蟲死亡的時候，失去了偽裝，人體免疫系統就會發現這個入侵者並全面宣戰，造成過度發炎，這本身就對人體有害。此外，蟲屍引起的繼發性細菌感染也可能造成威脅。[61]

淋巴絲蟲病的症狀散見於各種古代醫學文獻，特別是在亞洲。（至於在古希臘羅馬醫學中，象皮病指的是麻瘋病，而絲蟲病顯然並不存在。）但等到歐洲人開始橫渡印度洋和太平洋，淋巴絲蟲病的歷史文獻也變得豐富起來。托梅・皮里斯（Tomé Pires）是一名葡萄牙製藥商，在歐洲擴張初期，他曾在1512到1515年被派往南亞。當時，淋巴絲蟲病在印度西南部極為盛行，令他大感吃驚。「在馬拉巴爾（Malabar），不管是奈爾（Nayar）或婆羅門（Brahman）與他們的妻子，許多人（事實上是大約總人口的四分之一或五分之一，包括最低種姓在內）的腿都非常大，腫脹十分嚴重；他們還會因此身亡，叫人不忍卒睹。他們說這是因為他們要渡水，因為整個國家四處都是沼澤。」幾世紀以來，商人、士兵和醫護人員對這種疾病的證詞幾乎從未間斷。[62]

從書面證據，我們對淋巴絲蟲病的瞭解就只能到此為止，但如果從絲蟲的基因體，就能掌握整個絲蟲演化歷史的線索。絲蟲的系譜樹有助於我們為絲蟲的傳記定出時間與地點。淋巴絲蟲病是在大約五萬多年前出現在東南亞，隨著人類遊群逐漸散布橫越太平洋，淋巴絲蟲病也隨之傳播，並且擴及整個南亞。到某個時候，這種疾病抵達了非洲，並在奴隸貿易的時代又被帶到新世界。[63]

所以，可以說淋巴絲蟲病是狩獵採集時代源遠流長的另一項遺緒。這是確確實實的人類疾病，因為它的演化方式必須依賴人類的流浪方式。絲蟲的出現，與智人抵達東南亞的時間幾乎完全吻合。蟲媒感染的絲蟲疾也像間日瘧一樣，能夠形成慢性感染，所以就算只是在狩獵採集者的遊群之中，也能存續下去。簡單來說，淋巴絲蟲病是另一種起源於更新世的熱帶疾病。

我們接下來簡單介紹另外三種蟲媒傳播疾病，各自代表不同演化

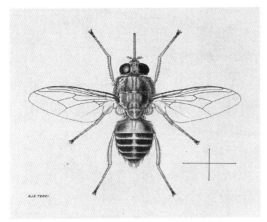

圖3.6
采采蠅（*Glossina*
或 tsetse fly），昏
睡病的蟲媒

方式。瘧疾和淋巴絲蟲病都屬於人類疾病，人類是這些寄生體的唯一宿主，但還有許多蟲媒傳播的疾病選擇廣寄生路線，能夠感染多種動物。非洲昏睡病（African sleeping sickness，昏睡病又稱「睡眠病」）就是一個大家所熟悉的例子。這種疾病是由布氏錐蟲（*Trypanosoma brucei*）這種原蟲所引起。這是一種細長的單細胞寄生蟲，有一條尾巴能讓它在血液裡游泳。采采蠅是它的蟲媒（參見圖3.6）。布氏錐蟲其實包括許多十分相近的物種，其中兩種是人類的主要病原體。第一種是布氏羅德西亞錐蟲（*T. brucei rhodesiense*），可以說是布氏錐蟲的「莽原形式」，盛行於非洲南部與東部，會造成急性的昏睡病。布氏羅德西亞錐蟲能選擇的宿主眾多，有著許許多多的動物自然宿主。第二種則是布式甘比亞錐蟲（*Trypanosoma brucei gambiense*），可以說是布氏錐蟲的「河流形式」，盛行於非洲中部與西部，會造成進展緩慢的慢性感染。布式甘比亞錐蟲以人類為主要自然宿主，但即使如此，也仍然有能力感染其他各種動物宿主。[64]

　　從演化的角度來看，針對人類的河流形式昏睡病（甘比亞錐蟲）比較年輕，而範圍較廣的莽原形式昏睡病（羅德西亞錐蟲）比較年長。甘比亞錐蟲有可能是人類在更新世開始擴張之後，開始變得專門寄生人類。由於甘比亞錐蟲能造成長期感染，所以就算是在早期人口密度較低的古代人類族群當中，也一樣能夠存續下來。昏睡病是一種惡性疾病，之所以如此命名，是因為這種病會感染神經組織，對神經系統造成嚴重的併發症。常有人認為，昏睡病是第一批離開非洲的移民所留下的典型古老人類疾病。確實，布氏錐蟲必須依賴蟲媒，所以分布範圍也僅限於撒哈拉以南非洲的采采蠅帶（tsetse fly belt，參見圖3.7）。[65]

昏睡病對人類歷史最大的影響，或許正在於它如何影響動物的健康。影響動物的昏睡病，祖魯語稱為「那加拿病」（Nagana，這是祖魯語的英語音譯）。那加拿病對於馴化的物種極為致命，於是讓非洲大型野生動物的多樣性得以保存。巨大的采采蠅帶橫跨整個非洲大陸，讓人類很難用家禽家畜取代原生物種的多樣性。非洲各個人類社會找出了一系列巧妙的措施來應對那加拿病的問題，包括清除灌木叢，以及採行季節性移牧，避開采采蠅出沒的地區。然而，這種「與野生動物生態系統及相關疾病達成生態平衡」的做法本來就很不容易維持，遇上現代帝國主義更是無力抵抗；歐洲列強蠻橫實施各種發展計畫，結果就是無論對人類或動物來說，昏睡病的負擔都變得更加沉重。那加拿病讓歐洲帝國主義者困惑不已；一位英國官員就哀嘆，這是「大自然〔對非洲〕施加的最大詛咒」。現代經濟歷史學者長期深入研究采采蠅對非洲發展的影響，認為非洲人口密度之所以這麼低，甚至成了非洲歷史上的一大主題，主因之一正在於這種蟲媒與疾病的組合。[66]

目前為止所提過的疾病，都屬於舊世界的災禍。一批英勇的人類在更新世晚期前往美洲，但許多人類病原體留在非洲，並未帶走。一般來說，講到新世界的疾病環境較為健康，會認為是因為家禽家畜相對較少。但美洲本身其實有一套更為古老而獨特的疾病史。在更新世最致命的熱帶疾病，像是瘧疾、血吸蟲病、淋巴絲蟲病與昏睡病，過去並未能來到新世界（至少是並未站穩腳步）。但絕不能說美洲就完

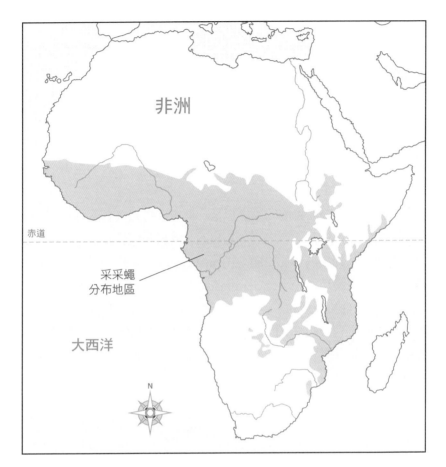

圖3.7 采采蠅分布圖

全沒有自己獨特的疾病問題，例如在人類到達美洲熱帶地區的時候，就有查加斯氏症（Chagas disease）等著他們。

查加斯氏症和昏睡病一樣，是由錐蟲屬的一種原蟲所引起，但兩種病的病原體關係其實很遠。查加斯氏症的寄生體有許多不同的脊椎動物宿主，特別是會築巢的哺乳動物；查加斯氏症的蟲媒是有「接吻蟲」（kissing bug）之稱的錐蝽，會叮咬那些築巢哺乳動物。錐蝽之所以會被稱為接吻蟲，是因為它喜歡在夜間偷偷爬近，叮咬受害者嘴部附近。就算是通常沉靜自若的達爾文本人，也曾提過在航向美洲的旅程中碰上一隻接吻蟲，讓他相當不開心。「晚上我遭到一次攻擊，它完全有資格被稱為Benchuca，也就是在潘帕斯（Pampas）的那種大黑蟲。感覺到一隻柔軟、沒有翅膀、大約一英寸長的昆蟲爬過身體，實在再噁心不過。它們在開始吸血之前很瘦，但吸了之後就變得又圓又腫，滿滿一肚子血。」達爾文似乎很幸運，沒有染上查加斯氏症。時至今日，查加斯氏症仍然是人類健康的一大疾患，在美洲的感染人數高達一千萬人。[67]

最後，利什曼原蟲屬的原蟲也是一種古老的蟲媒寄生蟲，有些在人類一到達新世界就迅速出現。有超過二十種利什曼原蟲能夠感染人類、引起一系列疾病，從皮膚型（cutaneous leishmaniasis）造成的皮膚潰瘍，到內臟型（visceral leishmaniasis）造成的危險急性感染（稱為黑熱病〔kalaazar或black fever〕）等等。人類並非利什曼原蟲的主要自然宿主，利什曼原蟲的宿主包括了各種的嚙齒動物、犬科動物、蝙蝠與其他哺乳動物。利什曼原蟲的蟲媒包括兩類不同的沙蠅，分屬舊世界與新世界。沙蠅是小型的吸血昆蟲，適應炎熱的氣候，能夠承受半乾旱條件。利什曼原蟲病到現在仍然是熱帶和亞熱帶地區的重要疾病，並且因為有許多動物自然宿主，就算早期人類已經離開非洲，各自來到東西半球的熱帶與亞熱帶地區，也躲不過這種疾病。[68]

疾病與更新世的人口統計

時至更新世末期，地球上的人口大約有一千萬。相較之下，地球上的黑猩猩隻數或許曾在某個時間點來到一百萬或兩百萬，但總之肯定遠遠不到一千萬。究竟為什麼，人類能在族群數目取得這樣的成功？追根究柢，答案相對簡單：靠的就是普羅米修斯這樣的智慧。靠著懂得控制用火，加上大容量的大腦發揮功能，讓人類無論到怎樣的生態區位，都能取得能量。所有的猿類當中，唯有人類能夠遍及全球；就算早在更新世，人類也已經遍及六大洲。人類之所以能夠這樣分布四方，正是靠著人類的智慧，加上能夠適應各種生態，讓能量源源不絕。有這樣的能量支持，讓人類數量爆發驚人的成長。[69]

但與此同時，我們也不能光看到人口統計上的成功就遭到蒙蔽，忘了去問為什麼當時的人口是一千萬人，不是更多，也不是更少。問了人類如何成為如此多產的靈長類動物，只能算是把問題問了一半。事實上，如果問為什麼全球到了西元前一萬年**只有**一千萬人，可能會是個更難回答的問題。

就我們在現代所觀察的狩獵採集社會而言，即使在地球上最惡劣的一些環境，人口年成長率也有1–2%。不論是伊努特人、喀拉哈里中部的桑人，或是阿埃塔人，出生人數都大於死亡人數。而且，溫帶地區後來都以農業社會為主，如果我們能更瞭解當時在這些地區的狩獵採集社群，理論上出生大於死亡的情況會更顯著。像這樣的成長率，長遠來看肯定並未永續，或者說並未持續很長的時間，否則以這樣的成長速度，人類應該早在更新世結束之前就已經從地球上滿了出來。就算假設在西元前75,000年全球只有一萬人，如果以1%的成長率持續發展，到了西元前10,000年，全球人口應該要高達8^{284}人。雖然乍看之下，狩獵採集社會似乎與自然和諧相處、達成平衡，但他們的人口成長率其實已經會讓人口成長完全失控。

傳統上，歷史人口統計學家會聲稱人類社會長期的人口成長幾乎為零，就這樣把這個問題掩飾過去。雖然這樣的數學手段能解決一時帳面的問題，但還是無法解釋，為什麼觀察狩獵採集社會所得到的短期成長率，結果就是不同於現實長期的成長率接近為零。在研究狩獵採集社會人口統計的學者當中，有人提出洞見，認為問題在於只靠著觀察狩獵採集族群歷史極短的時間（得看人類學者得到多少資金、提出怎樣的研究議題），實在低估了狩獵採集族群人口統計背後的種種動態。[70]

從一開始，人類便總是在繁榮與蕭條之間不斷循環。早在更新世，智人一旦移居到新環境，就會因為當地食物豐富、人口密度極低，因而推升生育率、降低死亡率。等到人口達到新環境的承載能力，生育率就會因應放緩。此外，在各種條件不斷變化的時候，死亡率會隨之起伏，控制人口的波動。[71]

正如馬爾薩斯所意識到的，人口數會受到食物供給的限制。人口成長，糧食供應的壓力就會降低每人能夠得到的能量供給。一個例子就是在人類擴張之後，巨型動物隨之滅絕。人口成長，推升對能量的需求，於是開始一場大屠殺。像這樣的壓力，有可能造成人口大批餓死。但更常見的情況，則是糧食短缺引發像是暴力等等繼發機制，進而使死亡人數增加。匱乏是衝突之母。飢餓和貧困的後遺症，就是社會紛亂與戰爭。在狩獵採集社會中，在大環境需要爭奪有限食物來源的情況下，就會引發領土衝突。[72]

然而，人口規模除了受食物因素影響，也深受疾病左右。疾病常常與食物匱乏狼狽為奸，讓人變得衰弱或喪命：飢餓與傳染病兩者相輔相成。疾病也深受人口密度影響，人口成長就有助於疾病在宿主間傳播。如果到了個體之間有更多接觸的地方，微生物傳播起來就更容易。如果人類更容易接觸到人畜共通的病原體，也可能讓新的疾病出現得更頻繁；更大的人口規模，會讓致病力更強的病原體得以延續。所以，雖然人口可能在短時間之內增加，但傳染病興起就可能讓人口成長停滯或逆轉。[73]

人類遊群勇闖全球，分布到世界各地，每個遊群的人口數受到以上這些力量所控制。有更多的食物，就能養活更多的人，因此新的能量前景就會推動人口擴張。人類開始把各個處女地都給填滿。但接著，能量供給與寄生體會開始約束人口擴張。隨著人口數量增加，糧食供給的壓力就會讓成長減緩，甚至逆轉。此外，人口的增加也可能曾受到一波又一波流行病的阻撓；雖然影響或許不及未來才會現身的重大打擊，仍然對狩獵採集社會的人口族群動態產生重大影響。人類學家尼可拉斯‧布洛頓－瓊斯（Nicholas Blurton-Jones）曾研究哈扎人的人口統計，他呼籲應注意狩獵採集社會人口統計的矛盾之處，並指出：「或許，對於狩獵者世界中的流行病，我們的看法一直都錯了。」[74]

更新世的人口擴張並不是持續穩定增加到一千萬。根據我們對現代狩獵採集者的觀察比較，有充分理由相信古代人口的發展是形同鋸齒，先是瘋狂成長，接著突然崩潰，然後再次開始成長。更新世的人口之所以沒有成長到數十億之譜，是因為當時並沒有科技得以取得足夠的能量來養活這麼多人，特別是還面臨氣候波動，以及寄生體會在人口大幅成長之前先拿我們來大快朵頤。人類可說是靠著一雙手，在地球上扒出一條路來；每次又接管某個未開發的生態系統，就讓能夠取得的能量猛升，並推動人口大幅成長。但接著，匱乏與疾病又會捲土重來，無情地讓我們的祖先人口大減。只是短期觀察現代狩獵採集社會，讓我們有一種以為一切穩定的錯誤印象。但實際上，人類在更新世曾有的經歷，或許已經預示未來的生態將充滿動盪。

更新世的多樣性

人類在更新世開始分布四方，也啟動了各地傳染病不同的歷史。事實很明顯，在狩獵採集時代為害最烈的疾病，其地理分布並不平均。在全新世的開始，人類各個群體就面臨著不同的壓力、不同的契機。下一章就會看到，人類的聰明才智很能應對能源短缺的挑戰，卻難以應付傳染病的問題。換句話說，隨著農業興起，人類社會雖然開始有能力擴大糧食生產，但對於我們看不見的敵人，大致上仍然束手無策。而且，人類轉向農業，就召喚來了一群全新的人類病原體，比起祖先遇過的都更具爆炸性，在地域上的限制也小得多。[75]

第二部分

農場

4

糞便與死亡

哪些疾病才算重要?

　　1788年,一位名叫威廉·布萊克(William Black)的倫敦醫師出版了一本炮火猛烈的著作,抨擊當時的醫療機構。書名取得洋洋灑灑,頗能搭配他的雄心壯志:《各年齡層人類死亡率的比較論述;兼論造成人類痛心疾首或惱怒煩憂的疾病與傷亡》。在歷史上,很可能是布萊克首開先例,認真想研究瞭解地球上每個人會怎樣過世。雖然現在他早被世人遺忘,就連在醫學史的著作裡也頂多是個腳註,但他所提出的批評,無論在現在或是十八世紀晚期同樣鏗鏘有力:我們對不同疾病的關注,常常與疾病實際的重要性不成正比。[1]

　　布萊克會這麼說,是根據他對《倫敦死亡數字週報》(London Bills of Mortality)的研究,這是關於人類死因最古老的系列資料之一。他的研究結果證實了他行醫時的觀察。發燒如此普通,腹瀉如此常見,病例俯拾皆是,叫人提不起什麼深究的興致,但也正是這兩種症狀,給人類造成最大的痛苦負擔。而且這些痛苦落在年幼病患身上的程度高到不成比例。華特·哈里斯(Walter Harris)醫師比布萊克早了幾個世代,曾出版一本關於嬰兒急症的著作,而哈里斯很清楚,光是要讓讀者相信這個主題值得研究，就絕不簡單。「對於兒童，特別是生病的嬰兒，沒辦法有什麼明確的診斷程序，只能觀察他們的呻吟代表了什麼疾病，瞭解他們的各種抗拒傳達出哪些訊息；因此，許多最優秀的醫生常告訴我，在他們不想看診的病人當中，新生兒排名第一；幾乎得不到什麼資訊，能用來解開那些疾病的謎題。」[2]

我也要承認，自己在多年前曾經問了某位有醫學背景的歷史學家，羅馬帝國遇到最大的殺手為何，而他的回答讓我大吃一驚：腹瀉。史上最強大的文明，居然處理不了拉肚子的問題，講起來簡直像是個笑話。當然，畢竟我們並沒有當時的死亡數字報告，所以這種說法只能說是個合理的猜測，但只要一注意到這點，腹瀉造成的重擔就會變得顯而易見。以著名的斯多葛派皇帝馬可‧奧理略（Marcus Aurelius）為例，他和皇后芙斯汀娜（Faustina）生了十四個孩子，其中只有兩個確定活過了他們父母的歲數。是因為剛好還有一些這位皇帝的信件流傳下來，我們才偶然瞥見竟是發燒和腹瀉擊倒了他們眾多子女。這個案例雖然極端，但也絕非完全脫離常軌。[3]

布萊克可說是跑在時代的前端，懷抱崇高的理想（雖然方法粗略），希望能夠算出全世界死因的統計數字，而這種理想要到二十世紀後期才得以實現。1990年代早期，世界銀行委託進行一項審查評估，希望瞭解對全球公衛進行投資時的優先順序。於是學者開始整合全球各地不同病因罹病率和死亡率的估算，這項專案後來稱為「全球疾病負擔」（Global Burden of Disease）研究。在1990年，發展中地區的第二大疾病負擔就是腹瀉（僅僅稍微落後於下呼吸道感染）。呼吸道感染與腹瀉疾病是兒童的前兩大死因，程度遠遠超出其他死因一截。就算是現在，後續進展已經過了三十年，每十起兒童死亡案例仍然就有一起是死於腹瀉。某些微生物比較懂得如何煽動恐懼、躍上新聞頭條。與此同時，腹瀉感染則是安安靜靜，就帶走一條又一條人命。布萊克的基本洞見，至今仍然一如既往地真切。[4]

對於腸胃感染，我們總是態度輕忽，只說這是「肚子不舒服」，但就算到了如今的富裕社會，仍然逃不了這樣的苦難。對於世界上大部分地區以及過去大部分的歷史來說，腹瀉可不只是一時的不舒服而已。確實，自然界到處都是看準動物腸道進攻的寄生體，但會隨著飲食入侵人體的病原體數量實在多到不尋常。為什麼人類的腸胃道就是會惹來這麼多麻煩？答案就在於人類取得食物的歷史：從狩獵採集轉變到農業，以及這項轉變背後所代表的生活方式、環境與演化改變。

農業在全新世興起，其實就是一場能源革命：人類不再只是從環境中取得食物，而是學會了製造食物。此外，農業興起也成了地球歷史的一個關鍵時刻。人類其實是個特別狡詐的生態系統工程師，會為了自己狹隘的利益，無情地損害生物的多樣性。早在更新世，特別是晚期人類開始日益活躍之後，人類對自然的影響就已經再明顯不過。然而，動植物的馴化仍然成為一大轉捩點，人類開始進一步影響更多生物的演化歷史，大大小小都難以逃脫。人類透過馴化，推動少數自己偏好的動植物繼續演化，過程中創造了新的環境。這在無意之間引發連鎖反應，波及許多其他生物，其中就包括微生物，特別是那些活在人類腸道中的小傢伙。[5]

本章要談的是個不雅的話題，歷史學家詹姆士・韋伯（James Webb）也說這是人類「最古老的生態問題」：透過糞便傳播的疾病。在討論傳染病的歷史巨著中，常常都缺了這麼一章。傳統會說農業興起使疾病的流行出現重大轉折，原本少病的狩獵採集者在發明農業之後，立刻開始從家禽家畜那裡感染各種新的疾病，付出慘重代價。而我們前面已經強調，這種論述其實低估了更新世的影響，許多古老的人類疾病都是從更新世流傳而來。這章要做的，就是給這整套故事再添加一點脈絡，別急著直接從「農業發明」跳到「都市興起」與隨之而來的「群聚疾病」。從農業到都市之間還有一段插曲，講的是人類如何尋找食物，以及在人類馴化動植物之後，開始能夠在定點取得能量，卻帶來了怎樣的副產品。[6]

早在城市出現之前，人類就有像是村莊、小鎮之類的定居地點，會長久居於該地,並在附近飼養馴化的家禽家畜。這種新的生活方式創造出新的生態,在自然界中獨一無二,也造成一種根本問題:生活環境被糞便圍繞。糞口傳播的新疾病抓緊了這些演化的契機。幾乎在所有人類建立定居點的地方,腸道病原體都能活得快樂自在,所以它們造成的疾病多半看不出明顯的地理分布區別,無論緯度高低都可能致病致死。這些疾病也比更新世所流傳下來的病原體更具爆炸性,原本以為只是肚子咕嚕作響的問題,引發的是驚天動地的流行病。我們會在下一章談城市與人類呼吸道疾病,但這裡要先來談談排泄物,為它爭取一個在人類健康故事中應有的地位。

新石器時代的演化

更新世氣候寒冷且不穩定,氣候波動劇烈。由於地球公轉軌道稍有不同,加上地軸週期性的擺動,而地球又繞著地軸自轉,就讓抵達地球的太陽能在數量與分布上有所不同。這些複雜而又重疊的週期,讓地球像蹺蹺板一樣在冰期與冰融期之間擺盪,大大影響了狩獵採集者在陸上的生活。人類族群適應著環境的刺激,分散至全球,時進時退,並在各種野生動植物與真菌之中覓食。

末次冰盛期(Last Glacial Maximum)氣候嚴寒,約在西元前24,500年達到巔峰,接著有一萬年的時間,氣候逐漸和緩,人口也隨之膨脹。從大約西元前14,000年開始,夏季融冰開始加速。人口迅速成長,但隨後出現新仙女木期(Younger Dryas),局勢逆轉。從西元前10,800年左右開始,有超過千年的時間,地球氣候重新陷入冰期。溫帶有大片地區陷入冰霜,確實不宜人居。但在其他地區,則顯然可見到人類社會展現韌性、迎向挑戰。在新仙女木期,近東地區的晚期納圖芬文化(Natufian)發展相當蓬勃。納圖芬人住在黎凡特地區的草地與有樹草原邊緣,有著永久或半永久的定居點。他們會在夏季獵捕經過的大群瞪羚,也會在幼發拉底河上游河谷種植野草。遇上氣候變化的時候，他們會試著控制糧食生產及存糧度日。納圖芬人差一步就要達成能源上的突破，邁向成熟的農業社會，而當時這種程度的人類絕不只有他們這一群。[7]

大約在西元前9600年，開始了全新世這個大解凍時期。全新世的氣候溫暖穩定，正是我們所熟悉的家園環境。人口開始擴張，而能源開採的力度也開始加強。有些社會肯定撞上了馬爾薩斯預測的那堵牆；人口不斷成長，直到遇上食物匱乏。至於其他社會，則是做了經濟歷史學家艾絲特・博瑟拉普（Ester Boserup）所謂的「強化」（intensification）：做出創新與適應。正是在這種人口成長、資源壓力、人類創意的交互作用下，農業就此誕生。[8]

如果說人類是靠著「用火」這種技術才得以為人，並殖民全球，那麼「農業」這種技術則是啟動了人類物種最近5%的歷史，並讓我們走上加速社會發展的道路。考古學家戈登・柴爾德（V. Gordon Childe）有個著名說法，將農業的起源稱為「新石器（時代的）革命」（Neolithic Revolution）。時至今日，雖然我們又有了許多研究發現，但「新石器革命」已經成了一個堅不可摧的歷史概念。事實上，農業的興起並非單一事件，而是有至少十幾次的獨立事件，所以英文的寫法還該加個s代表複數（參見圖4.1）。就算要說這是一場革命，時間其實是分階段跨越幾千年之久，說起來更像是一場演化，而非革命。但無論如何，馴化動植物肯定是一項能源突破。[9]

所謂農業，就是運用易消化植物（digestible plants）的光合作用將太陽能轉化為人類。從以前到現在，世界大多數人口都是靠著像小麥、稻米和玉米這樣的穀物而得以溫飽，可能會讓我們以為人類就是種聰明的靈長類，想出了如何從幾種會長出巨大種子的植物當中取得太陽能。在全新世早期，農業剛開始傳播，全球人口約有一千萬人──這對一種靈長類來說已經極為成功，但相較於未來的發展則是小巫見大巫。全球如今的人口將近八十億，幾乎全都靠農民來養活。[10]

馴化是一種複雜的基因操作過程，讓野生物種逐漸落入人類的控

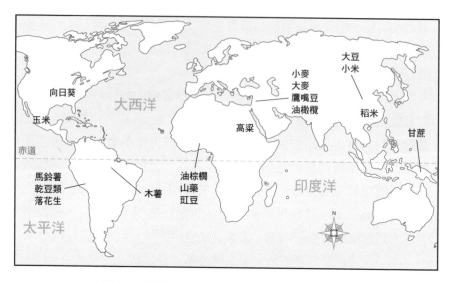

圖4.1 馴化植物的起源（來源請參見：Denham et al. 2020, Kantar et al. 2017 與本文）

制。馴化並不是在某個時刻靈機一動突然想通的結果，而是逐漸的過程、無意中的發現，是過去採集覓食的延伸，而不是為了斷開採集生活所用的手段。人類祖先雖然不懂什麼遺傳機制，但就是選擇了具備種子更大、不易落粒、同步成熟等表徵的植物，以及性情更溫順的動物。食物的儲存與加工（有時甚至包括定居的生活形態）其實出現的時間比農業還早。早在人類馴化各種穀物之前，採集與食用野生穀物的做法就已經流傳了幾千年。各種作物捕獲能量的形式不同，就人類而言，種子很容易消化，但樹葉、樹皮、莖稈之類就難以吸收，所以如果能轉變整片地景，讓眼前都是人類容易代謝的植物，對我們來說絕對是好事一樁。事實證明，禾本科植物最能有效將陽光轉化為人類可食用的形式。此外，由於馴養的動物常常能夠消化一些人類無法消化的植物副產品，所以畜牧業也就與農業同時發展了起來（至少在舊世界是如此）。[11]

　　植物馴化的第一個中心在近東，可能在幼發拉底河谷的上游（參見表4.1）。小麥在西元前9000年被馴化，黑麥和大麥也在不久後跟進。而在南美洲，人類一一馴化了豆類（西元前8000年）、南瓜（西元前8000年）、藜麥（西元前6000年）、玉米（西元前7000年）和馬鈴薯（西元前6000年）。在中國，至少西元前6000年前就已經馴化了水稻，且時間還可能更早。在南亞，水稻還再次被馴化（西元前6000年）。在非洲，高粱很早就被馴化（有可能早在西元前8000年），珍珠粟也是當地馴化的作物（西元前2500年）。[12]

　　動物的馴化也是一種基因工程，讓選定的物種從此受到人類控制（參見表4.2）。狗在更新世被馴化，成為人類狩獵生活的夥伴。全新世開始以農業畜牧方式為生，也同時進行已經熟悉的全套家禽家畜的馴化。先是綿羊與山羊，接著是牛和豬。「成功馴化的首要條件，就是減少對人類的恐懼，才能在通常會引起強烈壓力反應的情況下（像是被關在狹小空間、人類太靠近、群體太擁擠），依然能夠繁殖。」動物族群被馴化之後，再依據農夫、牧人的理想偏好，選擇形塑出其他表徵，例如體型。在全球生物地理學上有個命運的捉弄：舊世界其實擁有更多可能被馴化、具有經濟價值的動物物種。在美洲，只有兩種鳥類（火雞和一種鴨）、天竺鼠、羊駝和駱馬最後被馴化。[13]

　　如果說所謂「文明」指的就是有專業化、國家、城市、軍隊與資訊技術（像是文字）的複雜社會，那麼就必須先有動植物的馴化、擴大糧食生產，後續才有可能見到文明的興起。像柴爾德這樣的學者相信，要有文明進展，就必須有農業；沒有農業，就沒有城市、沒有莎士比亞、沒有牛頓，以此類推。但今天的學者或許比較同意歷史學者唐納德・沃斯特（Donald Worster）的觀點：「不該把農業視為巨大的飛躍，而是我們這個物種落入一場災難。」[14]

　　為什麼農業的名聲會弄得這麼難聽？狩獵採集者在這片土地上過得輕輕鬆鬆，隨著季節移動，飲食多樣化，還富含蛋白質與纖維。他們的遊群相對平等，沒有私人財產，也沒什麼關於性的煩憂。就算承認這種想像場景或許過於浪漫，與農業社會仍然形成鮮明對比。農

表4.1 主要植物馴化的時間與地點

農作物	距今年代	地區	耕地公頃數 （單位為百萬，2012）	參考文獻
小麥	10,000	肥沃月彎	217	Tanno and Willcox 2006; Brown et al. 2009
玉米	7,000	墨西哥	177	Piperno and Flannery 2001; Cruz-Cárdenas et al. 2019
稻米	9,000	中國	163	Choi et al. 2017; Li et al. 2006
大豆	7,500	中國	107	Li et al. 2013; Sedivy et al. 2017
大麥	8,500	肥沃月彎	49	Morrell and Clegg 2007
高粱	10,000	非洲（蘇丹）	38	Morris et al. 2013
棉花	5,000	南亞、近東、美洲	34	Brite and Marston 2013; Renny-Byfield et al. 2016
小米	10,000	中國	31	Lu et al. 2009
乾豆類	8,000	秘魯	29	Piperno and Dillehay 2008
甘蔗	7,500	熱帶東南亞	26	Grivet et al. 2004; Denham 2013
向日葵	6,000	北美東部	25	Smith 2014
落花生	9,000	秘魯	25	Dillehay et al. 2007
木薯	10,000	南美	20	Rival and McKey 2008; Lombardo et al. 2020
馬鈴薯	9,000	安地斯山脈	19	Spooner et al. 2005
油棕櫚	5,000	非洲	16	Kiple 2007
鷹嘴豆	11,000	黎凡特	12	Kerem et al. 2007
椰子	3,000	南亞、東南亞	12	Gunn et al. 2011
豇豆	4,000	非洲	11	Xiong et al. 2016; Kouam et al. 2012; D'Andrea et al. 2007
油橄欖	6,000	黎凡特	10	Besnard et al. 2013

（資料來源：改編自Kantar et al. 2017）

表4.2 主要動物馴化的時間與地點

物種	距今年代	地區
狗	15,000	歐亞大陸
綿羊	11,000	西南亞
山羊	10,500	西南亞
乳牛	10,300	西南亞
豬	10,300	西南亞
貓	9,500	西南亞
瘤牛	8,000	南亞
豬	8,000	東亞／東南亞
駱馬	6,000	南美
馬	5,500	中亞
驢	5,500	北非
羊駝	5,000	南美
水牛	4,500	南亞
雙峰駱駝	4,500	中亞
雞	4,000	東亞／東南亞
單峰駱駝	3,000	西南亞
鴨	1,000	東亞／東南亞

資料來源：After MacHugh, Larson, and Orlando 2017
說明：有標示者為新世界的物種。

民就是將自私的意志強加於自然的地景。他們的居住地點比較固定，就這樣被綁在賴以為生的那塊土地。他們的勞動注定重複而繁重，而唯一的回報是一成不變的碳水化合物菜單。為了掌控財產的繼承，農村裡充斥著不平等、組織暴力，以及嚴格的性別規則，環境也隨之惡化。農業就從人類這個物種最野蠻、最好競爭的品性中興起，又反過頭來讓這些品性變本加厲。這樣看來，就算能有莎士比亞似乎也不見得划算。[15]

　　大家已有共識，農業對人類健康而言就是一場徹底的災難；為了得到更多熱量，代價是營養種類減少、工作變得更辛苦，還引來更多微生物。最能證明人類健康在新石器時代早期衰退的證據，就是骨骼紀錄。農活重複性高、勞力費神，斑斑刻畫在農民的骨骼中。從牙齒也能發現當時食物種類減少、營養降低，更依賴碳水化合物。人類以農業為生之後，骨頭開始變短，這無疑顯示著健康狀況惡化。成人身高是個複雜的表徵，會受到遺傳與環境因素的影響，其中包括營養與傳染病負擔。農業生活取得蛋白質的機會降低，疾病環境也更加惡劣，相較於狩獵採集生活，就讓人普遍矮了幾公分。但很遺憾，只有少數傳染病（例如結核病）會在骨骼紀錄留下能夠判斷的蛛絲馬跡。大多數急性疾病則是很快就讓病患喪命，在骨骼上絲毫不見蹤影。過著農業生活的人，無論是因為營養匱乏、必須抵抗各種感染，又或是兩者兼而有之（這似乎最有可能），骨骼廣泛顯示他們就是不如自己所取代的狩獵採集者來得健康。[16]

　　想要瞭解傳染病古遠的歷史，就得細說從頭，看看農業如何徹底改變了人類微生物的環境。傳統論述認為，新石器革命讓傳染病變得更嚴重，也更頻繁，背後有兩大因素：人口密度、動物的馴化。首先，農業使人口密度增加，也就讓麻疹、天花和百日咳等群聚疾病隨之增加。第二，家畜成了新疾病的來源。《自然》（*Nature*）刊出的一篇研究曾說：「在動物病原體演化為人類病原體的過程，一萬一千年前的農業興起，發揮了多重的影響力。一方面是提供人類群體疾病演化與存續所需的大量人口，另一方面也產生大量家禽家畜，在這樣的情況下，相較於狩獵採集者與野生動物的接觸，農民與家禽家畜的接觸更為密切頻繁。」[17]

　　對於這套在還沒有基因體研究的時代所寫出的故事，目前有了系譜樹思維和基因時光旅行，就能加以重寫修改。靠著基因體學所得到的洞見，我們不但更瞭解了病原體演化的編年順序，也更瞭解當時的生態環境。重要的一點在於，農業興起並未立刻引發群聚疾病──或者說至少在早期農業社會，這些群聚疾病還沒那麼輕易成為永久的地方性疾病。許多群聚疾病的病原體屬於呼吸道病毒，但它們是在後來有了冶金技術與複雜的社會之後，才得以出現。光靠新石器時代早期的村莊小鎮，規模並不足以維持傳播鏈。從農業發明之後，還得再過上幾千年，才會出現大規模文明，這之間的落差並無法一筆抹消。也就是說，過去的歷史和生物學都搞錯了。

另一個需要重新檢視的說法，則是馴化的動物是新人類疾病的主要來源這一論點。人類與動物疾病的病原體之間，常常有著密切的生物學關係。麥克尼爾寫作《瘟疫與人》的時候，當時最先進的科學認為是動物病原體「躍過」或「跨越了物種屏障」，成為人類病原體。這個理論也可見於阿爾弗雷德・克羅斯比的《生態帝國主義》（*Ecological Imperialism*）（「痘病毒在人和牛之間來回擺盪，產生了天花與牛痘……人類馴化動物，讓牠們來到人類懷抱——有時候還真的會由人母為失去母親的動物哺乳——於是製造出狩獵採集者祖先很少或未曾知曉的疾病」）。而在戴蒙的《槍炮、病菌與鋼鐵》裡，所謂的病菌指的也是從馴化動物演化出的衍生產物。[18]

要說農場就是人類新病原體的來源，是把問題過度簡化。雖然人類與動物的健康交織緊密，但就大多數的新人類疾病而言，都不是以農場動物作為最終的自然宿主。事實上，無論從過去到現在，新傳染病的主要演化來源一直都是野生動物：鳥類、蝙蝠、囓齒動物與靈長類動物等等。當然，我們也不能直接判定馴化物種與整件事無關，因為牠們常常成了野生動物疾病與人類感染之間的演化橋梁，即便不是最終來源，也是個中間來源。要解開這個生態謎團還有一項因素：是我們以不自然的方式，把馴化的動物都聚集在一起，讓牠們規模龐大、數量密集、鮮少遷移。簡單來說，馴化這件事的重要性，並不是只有我們「讓動物來到人類懷抱」、感染到牠們的微生物，而是我們根本就把整個人類—動物生態系統全部重新洗牌。

所以，如果說人類的群聚疾病是在農業發展幾千年之後才出現，而且農場動物又不是新疾病的唯一禍首，真的能說人類健康受到新石器革命的重大危害嗎？答案仍然是肯定的。但想知道原因，就得把目光轉向一些鮮為人知而被冷落的病原體，不能只看那些赫赫有名的微生物寵兒。那些引發天花、麻疹、鼠疫之類的病原體，在疾病史早有長篇累牘的討論，但與此同時，如果說到志賀桿菌屬、曲狀桿菌屬、輪狀病毒、阿米巴痢疾與細菌性痢疾、傷寒和副傷寒，聽起來就像是那些大學生物考過就忘的內容。在關於人類疾病的歷史經典中，討論這些殺手的篇幅通常連一段都不到，更別說要有專章了。但它們在這幾千年來，一直靜靜地不斷奪走人類的生命。

從一開始，要發展農業，就需要一種新的生活環境，拉丁文稱為「domus」，意思是家庭，這也是英文「domestication」（馴化）的字根。domus的重點就是要永遠住在一地，採用定居式的生活形態，這就為微生物寄生體創造出一種新的環境。就像談到整體的新石器革命一樣，我們或許也該把domus的興起看作是個演化的過程，早從更新世就已經開始。當時，已經有些狩獵採集遊群採用了半永久定居的形式，像是住在一些有豐富水生資源的地方。這些人已經面臨到一些定居生活的生態挑戰。這樣說來，農業的興起其實就是個轉捩點，人類從此走上不歸路，將人類族群吞沒到定居的生活模式當中。在人類不再無止境追捕獵物，也有了固定的住址時，我們就馴化了自己。[19]

人類開始大批群體生活在定居的環境之後，最基本的生態問題是排泄物的處理。「我們的採集者祖先有充分的理由該害怕他們的排泄物，所以他們會大老遠跑到樹林和灌木叢裡，與居住的洞穴或營地拉開安全距離，才會做排泄這檔事。他們很清楚，排泄物有可能對生活環境大有影響。等到附近的樹林和灌木叢滿是排泄物，他們就會移居前往其他地點。」從人類剛開始實驗定居生活，一直到工業革命時期的大城市──可悲的是，目前全世界許多地方仍然面對這項問題──該如何擺脫糞便造成的苦惱，仍然是人類健康的首要問題。而且如果要說到新石器時代早期動物在疾病史上扮演的新角色，問題絕不在於人類開始屠宰農畜、為農畜哺乳，又或者與農畜呼吸著同樣的空氣，而是突然出現了成堆熱騰騰的動物糞便，包圍著這群農夫。[20]

糞口傳播是疾病傳播最繁忙的途徑。消化道是人類與外界接觸最脆弱的前線，大約和呼吸道相差無幾，下一個則是外生殖器。人體必須攝取養分與能量，再排出廢物，而對寄生體來說這就是生活必需品，所以會抓緊每一步來佔便宜。要如何從A宿主的排泄物抵達B宿主的口中，已經發展出屢試不爽的金科玉律。[21]

在已開發國家，衛生基礎設施與文化規範拉開了人與排泄物之間的距離。家用廁所是一個隱私的門戶，通往龐大的地下管道系統，靜靜收集處理所有人的穢物。「每天好幾次，我們會跨坐（或站）在全世界最大也最昂貴的環境基礎設施上——這指的就是由下水道與汙水處理廠構成的巨大地下系統，是已開發國家的必備特色。」在未開發社會，糞口傳播疾病仍然造成巨大危害，疾病負擔最大的總是孩子：兒童的免疫系統還在發育，而且所有爸媽都能作證，兒童的衛生習慣實在不太可靠。[22]

關於糞口傳播，衛生工程師列出了英文都由「F」開頭的五大途徑：液體（fluids）、食物（food）、地面（floors）、手指（fingers）、蒼蠅（flies）（圖4.2）。由於我們很難以人力避免排泄物滲入淡水水源，也就讓「糞便汙染了飲用水」成了或許最嚴重的傳染途徑。食物、地板與手指也很容易接觸到糞便，特別是在沒有自來水的情況下。如果要說在傳染病史上有個過去不為人知的反派，那就是向來並不起眼的家蠅（*Musca domestica*）。

我們需要花點時間來談談這種生物，因為它的演化實在與人類的馴化密切相關。家蠅似乎天生就是要幫忙把微生物從糞便帶到口腔裡的。家蠅的天然繁殖環境就是糞便，而家蠅的食物首選恰恰是人類的食物。家蠅既愛吐又愛拉，而且免疫系統極其強大，能夠抵抗各種病原體。家蠅的生育能力驚人，而且在人類的家裡住得開心、生得愉快。家蠅可說是共生（commensal）物種的典範（「共生」一詞的拉

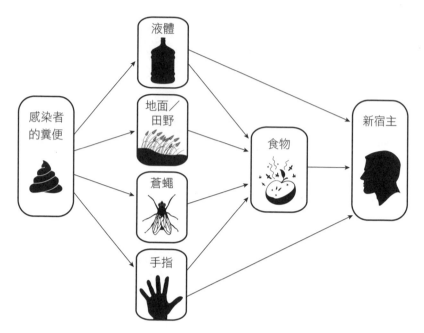

圖4.2 關於糞口傳播，衛生工程師列出了英文都由「F」開頭的五大途徑：液體（fluids）、食物（food）、地面（floors）、手指（fingers）、蒼蠅（flies）。

丁文字根意為「同坐一桌」），像是老鼠、大鼠、麻雀和臭蟲都屬於共生物種。它們經過演化，很適合在人類定居地的各種裂縫和陰暗處生存。新石器革命對這群討人厭的昆蟲來說簡直是一份大禮，而它們可不懂什麼回禮的禮數。

除了家蠅，這齣劇的主角多數由細菌擔綱。確實，農業似乎給人類帶來了新的寄生蠕蟲，畢竟農夫總要踏過充滿飢渴蠕蟲的田地。另外也有一些重要的病毒與原蟲，同樣會透過糞口傳播。但不論如何，轉型到農業生活，發展最為鼎盛的就是細菌。細菌在整個環境無所不在，而且對於能量與營養的獲取可說是花招百出。許多細菌經過適應，學會如何運用動物的固體排泄物來生存。在人類創造了獨特的domus生態系統，並在地球上到處肆虐、複製這套生態系統的時候，就讓人類與一群逐糞便而居的微生物建立起更親密的關係。糞口傳播的病原體不同於更新世那些需要蟲媒傳播的疾病，在地理上受到的限制不那麼高。這些病原體簡直和人類同樣四海為家，只要有人類安居排便的地方，就能看到這些病原體繁殖茁壯。

繼用火之後，農業是人類社會發展出最重要的技術。新石器革命這段故事所講的，就是智人如何出於自私自利而馴化動植物、操縱整個地景。但人類沒想到，自己創造出的這個新世界充滿著看不到的敵人，滿懷沸騰的惡意，也準備要適應這個馴化的環境。腹瀉一直是人類史上沉重的負擔，而這也是人類改變了地景所引發的一種達爾文式的反應。

房屋、家蠅、微生物

阿布胡雷拉（Abu Hureyra）這個史前村莊位於一塊台地，俯瞰著幼發拉底河的河彎，位置約在今日敘利亞北部。全新世初期，一群狩獵採集者在這裡建造了一個聚落，常年居住。當地河谷土地肥沃，提供大量食用植物，也有各種野生獵物，足以為生。集約的種植推動了野生穀物的馴化，讓阿布胡雷拉成為全球最早的農地之一。度過一段平靜的時期，阿布胡雷拉進入第二階段，開始急劇擴張，除了有原本發展出的農業，現在也開始加入畜牧，飼養山羊與綿羊。在鼎盛時期，阿布胡雷拉住了大約五千人，成為新石器時代早期已知最大的定居聚落。從各種實際意義看來，阿布胡雷拉都是一個新石器時代的村鎮。[23]

阿布胡雷拉看來並沒有外牆，每戶人家有自己的房子，幾百間建築塞在村子裡，外型方方正正，裡面分成幾間相連的房間。房屋的結構用的是木梁與現場製作的泥磚，牆壁與地板則塗上灰泥和油漆。就算已經時隔幾千年，一切成了廢墟，這些房屋的內部仍然讓考古學家感受到一股家的舒適與用心維護。但只要出了門，就是另一番景象。

據挖掘者表示：「屋裡的地板通常很乾淨……但到了屋外空間，滿地都是動物骨骸、木炭和升火的灰燼、燒焦的植物殘塊，以及其他殘骸碎片。顯然，大部分食物烹調工作都是在戶外進行，而大量的家庭垃圾也就在那裡堆積。腐爛的有機物，加上人類的排泄物，這交織而成的氣味肯定十分嗆鼻。這種內部清潔、外部骯髒的對比極為鮮明；無論在西南亞或是直到最近的歐洲，都是人類定居聚落長久以來的特色。」[24]

像阿布胡雷拉這樣的定居聚落，形成一種全新的生態系統。詹姆斯・斯科特（James Scott）就表示，domus的興起見證了「前所未有的大集合，有綿羊、山羊、牛、豬、狗、貓、雞、鴨，還有鵝。」雖然這種集合是人類刻意為之，但有了這麼多溫暖的身體、成堆的食物，有些動物難以抗拒這樣的誘惑，於是不請自來。像是各種大小老鼠、鴿子與麻雀等等共生動物，實在太適合躲進這個人工棲地裡的各種角落與縫隙。牠們本來就能在這樣的環境活得開心自在，於是人類的繁榮興盛對牠們來說簡直是演化的美夢成真。[25]

新石器時代的村莊也是人類與動物排泄物有歷史意義的重要聚集地。我們幾乎不用說，也知道新石器時代的房屋既沒有自來水，也沒有汙水處理系統。或許當時的人也像是狩獵採集者一樣，懂得走遠一點去處理這些躲不了的問題，但從證據看來他們沒這麼做，而且農場動物就住在村莊外面，人可管不了這些動物的正常身體功能。沒過多久，農業社會就學會了如何將糞便作為肥料。馴化動物的糞便也能在乾燥後成為燃料的重要來源，提供光與熱。新石器時代的定居聚落確實與過往大不相同。野生群居動物總是不斷遷徙，每隔一段時間就和自己的排泄物拉開距離。但人類逐漸走向定居，也成了唯一會被自己的糞便永遠包圍的大型社交哺乳動物，有點像是一群囓齒動物，不過規模大得多。光這樣好像還不夠，人類還會找來一大群同樣定居著的大型馴化哺乳動物，把自己圍在中間。新石器時代的村莊，成了全自然界最大的跨物種糞便集中地。[26]

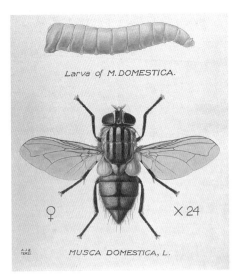

A.J.E. Terzi 繪 Wellcome Collection (CC BY 4.0)

圖4.3
家蠅：終極的共生動物

這樣一來，糞便當然會傳到人類的嘴裡。田野與地面很容易就會遭到汙染，而讓糞便顆粒從人體的某個洞跑到另一竅。當時的社會還沒有自來水或衛生紙，而且個人衛生標準很有可能讓現代人大為傻眼，手指成了主要的疾病傳播管道。液體（也就是水）可能是當時最重要的汙染源。排泄物會滲入地下水，再透過淺井返回地面。或者，排泄物也可能排進溪流或水池，而村民又從這些地方取水飲用。就算到了今天，講到健康，潔淨的水仍然是最重要，常常也是最容易出問題的資源。

五大途徑當中的第五個是蒼蠅。家蠅是我們講到新石器時代所低估的一塊（圖4.3）。家蠅、人體上的蝨子、啃穀物的象鼻蟲，可說是最重要的幾種共生昆蟲。顧名思義，家蠅這種昆蟲不知怎的，經過演化之後，簡直像是天生就要住在人類家庭內外四周。就考古角度而言，家蠅這種共生物種的殘骸難以保存，所以受到的關注不如大小老鼠。但顯然家蠅適應了新石器時代早期的人類家庭，隨著農業一同傳播，只要是人類建立永久聚落的地方，都能看到它們繁衍生息。因為家蠅就是以人類的食物為食，可說是徹底展現了「同坐一桌」的字面意義。也是因為這樣，如果想要瞭解人類塑造生態環境造成什麼意外影響，從家蠅的歷史和生物學就可見一斑。[27]

蠅科（Muscidae）有超過五千種蒼蠅，幾千萬年來在全球各地開心地叮咬著動物，翻找覓食。了不起的是，家蠅是這個古老科別最成功的代表，是我們讓家蠅成了地球上的超級巨星。家蠅的演化起源至今不明，雖然如今遍布全球，但一開始可能起源於埃及。家蠅的祖先可能是以有蹄類哺乳動物的糞便為食，這讓家蠅提早適應人類村莊食物和糞便如此集中的獨特狀況。即使是就蒼蠅而言，家蠅的免疫基因組合也是獨樹一格，能讓它不受環境中的種種細菌影響。農業興起，就像是為這些愛吃糞的蒼蠅提供永無止境的宴席。[28]

家蠅的習性結合其生理機制，就成了細菌傳播的邪惡工具。幾乎任何腐爛的有機物都能成為家蠅繁殖的環境，但首選仍然是糞便。只要有幾乎任何腐爛的介質，形成溫暖潮濕的環境，母蠅就能用觸角聞到這種合適的繁殖地點，前往產卵。母蠅一次可以產下150個卵，一生產卵高達六次。理想狀況下，她會在白天找到糞便，將卵埋在其中。蟲卵經過八小時以上，最多兩天的孵化時間，就會孵出幼蟲。幼蟲會往發酵的糞便裡鑽得更深並且進食，迅速成長，經過三次蛻皮而化蛹。蛹慢慢擠到表面，準備化為成蟲，展開雙翼另外去尋找食物，在這整個過程中糞便就是家蠅幼蟲的食物兼庇護所。[29]

蒼蠅之所以對人類危險，不只是因為它們會搶我們的食物，也是因為它們的餐桌禮儀實在差到誇張。成年家蠅眼力極強，但嗅覺普普，為了彌補這點，行為上就表現得極為「不安且好奇」，而且本能上就喜歡聚在一起，所以只要有一隻家蠅找到食物，就會看到一群家蠅大批降落。蒼蠅的味覺器官位於它們毛茸茸的腳上，能夠偵測到糖分，觸發伸出口器。雖然蒼蠅喜歡人類的食物，但它們的口器無法做出「嚼」的動作，只能舔食與吸取液體。雖然如此，蒼蠅還有另一項能力，就是將唾液分泌到固體食物上，讓食物液化。於是，蒼蠅會一路吃到吐，再反芻這些從口器中吐出的液體，與唾液混合，重新吸入腸道。這種頻繁的「嘔吐」是蒼蠅消化過程的一部分，而且蒼蠅的排泄有著驚人的規律：五分鐘就排泄一次。[30]

家蠅無論是在它的體外，或是消化器官中，都能攜帶大量細菌。「大家都知道，無論是那毛茸茸的身體、有粘毛與皺摺足底的跗節、翅膀，又或是有凹槽的口器，都是微生物偷渡客的絕佳藏身處。」病原體也能在家蠅體內繁殖，然後從嘔吐物或糞便中逃逸。只要有一隻蒼蠅，就能攜帶幾百萬個細菌。「家蠅屬和瘧蚊屬，都應該被認定是數一數二致命的動物屬。」蒼蠅還遍及全球，無論在生命循環的哪個階段，都有能力度過寒冬。只不過在溫帶地區，蒼蠅的數量會隨季節波動，天氣冷，數量就少。至於在熱帶與亞熱帶，家蠅則是一年四季都相當活躍。[31]

早在現代科學興起之前，我們就已經察覺到蒼蠅應該與人類疾病有關。古希臘所崇拜的宙斯，其中一種形象就是對抗蒼蠅的保護者。羅馬博物學者老普林尼（Pliny the Elder）也提過一種宗教傳統，會召喚眾神來抵抗成群蒼蠅帶來的疫病。俄羅斯還有一句與蒼蠅相關的諺語：「四月蒼蠅飛舞，七月孩子斃命。」十七世紀的知名英國醫師湯瑪斯・席登漢（Thomas Sydenham）也曾說：「要是夏天出現大量昆蟲，特別是家蠅，接下來的秋天就不健康了。」時至十八世紀，醫學權威總會提到蒼蠅與痢疾爆發之間的關聯。德國醫師克里斯提・包里尼（Christian Paullini）就曾懷疑：「說到附近有痢疾肆虐的時候，幾乎就是在說有蒼蠅降落在感染者的排泄物或遺體，再把有傳染性的液體帶走，輕易地轉移到另一個人身上。」[32]

到了現代，防治家蠅成了衛生運動的一大重點。大家把家蠅冠上了「傷寒蠅」這個新稱呼。一波又一波的公衛運動，在民眾心裡灌輸著恐懼感。童子軍發起全國性的運動，要民眾安裝紗窗，對付帶著各種疾病的蒼蠅。而汽車興起、馬車淘汰，也成了蒼蠅防治未曾預料的一大助力。至於在中國1950年代所發起的「除四害」運動，也把蒼

蠅與老鼠、蚊子、麻雀列為要消除的四大目標。在已開發國家，隨著
環境衛生、汙水處理與個人衛生不斷進步，蒼蠅終於不再是健康大
患，至少大部分人無須再擔心蒼蠅帶來致命的疾病。[33]

　　然而，從農業興起到上個世紀對家蠅大舉討伐，在這幾千年間，
各種病原體虎視眈眈，希望設法從糞便來到人類的嘴裡，而家蠅就是
個不受歡迎的馬夫。人類改變環境的才能如此高超，而無論是家蠅這
種帶著翅膀的惡魔，又或是它所運送的諸多微生物，其實都是人類這
種才能形成的化身，只是我們還未給予應有的正視。

讓人腸道騷動的罪魁禍首

　　儘管直到不久之前，腹瀉與痢疾還一直是人類的前幾大死因，
但你可能沒想到，特別是在抗生素與補液療法之前的時代，對於這
樣常見的苦難，其實很難找到清楚的臨床描述。正因為嚴重的腸胃
疾病太過普遍，這一切似乎就籠罩在一片痛苦的沉默當中。但也有例
外，例如班傑明・拉許（Benjamin Rush）就著有一本《對夏令吐瀉
病病因與療法的調查》（*Inquiry into the Cause and Cure of the Cholera
Infantum*）。拉許除了是《獨立宣言》的簽署者、美國啟蒙運動的明
燈，還是一個自尊自豪的費城人。此外，拉許也是美國醫療體系的第
一位泰斗。這部在1794年出版的著作，除了借鑑大西洋彼岸的最新
洞見，也加入他自己的臨床經驗。當時的社會，對於嬰兒與兒童腹瀉
的問題還幾乎無能為力，而這部著作就生動記錄了一位執業醫師如何
在這種情況下努力提供治療。[34]

　　傳統上，原本英文是以「cholera」（霍亂）通稱各種腹瀉疾病
（至於在十九世紀興起的致命新疾病，原本另外命名為「亞洲霍亂」
〔Asiatic cholera〕，但最後只要講「霍亂」，指的就是亞洲霍亂）。拉
許知道夏令吐瀉病總在每年的夏季來到。在費城，大家會直接把這
種疾病稱為「兒童的嘔吐和清腸」。在美國南方，例如溫暖的查爾斯

頓（Charleston），夏令吐瀉病的致命影響則可能早從四、五月就開始發作。至於到了北方，則能預料會晚一兩個月才開始。拉許也觀察到，這種季節起伏的強度會受天氣影響：炎熱的年分，就會是要命的年分。而且夏令吐瀉病對出生不滿兩歲的幼兒特別危險。[35]

夏令吐瀉病一旦發病，先是嘔吐、腹瀉和發燒，接著出現痢疾的明顯症狀：「腸胃排出的物質一般呈現黃色或綠色，但大便有時黏稠帶血。」病人感受到強烈的痛苦。「來到這個發病階段的孩童，似乎遭受極大的痛苦。他們縮起雙腳，而且無法維持在同一種姿勢。脈搏既快又弱……這種疾病影響頭部甚巨，有的孩童不只出現譫妄，甚至還會出現狂躁，開始前後甩頭，有時刮抓或咬傷父母或護理師。」在倫敦的威廉·布萊克也提出類似的觀察：「嬰兒會淒慘地尖叫，無法安撫；他們會縮成一團，兩腿縮到腹部，焦躁不安，有時會便祕；但多半是伴有腹瀉、大便呈現綠色、嘔吐、脹氣放屁等症狀。」[36]

隨著病程發展，患者的生命也逐漸流失。「染上這種疾病之後，人體會失去知覺，曾見過有蒼蠅降落在病患睜開的眼睛上，卻沒有刺激眼瞼動作趕走蒼蠅。」雖然有些患者幾天內就過世，但更多的是這樣叫人精疲力盡的折磨得拖上好幾週。「在此病症延續很長時間的時候，死亡一步一步逼近，還伴隨著許多令人心碎的症狀。包括身體消瘦，甚至骨頭穿出皮膚，皮膚有暗紫色斑點，打嗝，抽搐，明顯的希波克拉底氏外貌〔hippocratic countenance，臉部凹陷消瘦〕，口瘡，最後致命。」[37]

在細菌論興起之前，醫師與醫學作者看著病人並不會想到有特定的致病因子。現代社會認為發燒或腹瀉只是症狀，而前現代的社會則認為發燒或腹瀉就是疾病本身。就算在今天，要是無法在實驗室裡進行昂貴的檢測，也很難確定腹瀉真正的病因。所以，如果想確定究竟是哪些特定的病原體曾在過去歷史上導致腹瀉，只有兩種方式。其一，找出某些在目前腹瀉仍然是主要死因的當代社會，收集對比資料。其二，透過基因體分析（系譜樹思維、時光旅行），我們得以一窺這些病原體的演化背景。

各種病原體的重要性究竟孰高孰低，是要到了過去十年，有了全球監測的能力與先進的基因體學，才能加以有效評估。在2013年完成的「全球腸道多中心研究」（Global Enteric Multicenter Study），是史上關於全球各地腹瀉負擔最大規模的研究，涵蓋眾多可能導致腹瀉的微生物，包括病毒（特別是輪狀病毒、腺病毒和諾羅病毒）、細菌（例如志賀桿菌屬、曲狀桿菌屬與艾氏菌屬的細菌）、原蟲（痢疾阿米巴）。在這份名單中，包含了各種廣寄生或單寄生於人體的病原體，有些影響相對溫和，但也有些極為嚴重，大多數則是介於兩者之間。舉例來說，輪狀病毒向來無所不在，所以即使在已開發國家，幾乎所有孩童仍然曾經在出生幾年內感染（直到最近廣泛施打一款有效的疫苗〔審訂按：輪狀病毒疫苗〕，情況才有改變）。只要孩童營養良好、容易取得輸液治療，就能讓死亡病例相對罕見。但在貧窮國家，輪狀病毒仍是腹瀉造成死亡的主因。[38]

對這些病原體來說，人體的消化道與排泄物成了它們的生態環境。地球上處處都有微生物，特別是細菌，靠著高等生物辛勤的成果為生，互相爭奪著排泄物與遺體所殘留的大批可用能量。人體的消化效率低落，吃下食物之後真正能吸收的化學能不到一半，也就讓排泄物這種副產品成了一種生物寶藏，富含能量。保存在人體血液與組織中的能量，會得到免疫系統的強大保護，但人體排泄物當中的能量不再得到黏膜的保護，幾乎就是讓外界予取予求。許多細菌適應了這種環境，大多數實際上與人體形成共生關係，是健康人體腸道正常菌群的一部分。這些細菌與人類和平共處，但彼此之間又會為了搶奪稀有資源而相互搏鬥。對於這個生態系統裡的生物來說，會讓人類生病的病原體其實並非常態，而是例外。[39]

然而，糞口傳播的病原體在自然界中並不少見。可不是只有人類會拉肚子，有些會引發腹瀉的病原體也會找上其他動物。輪狀病毒就

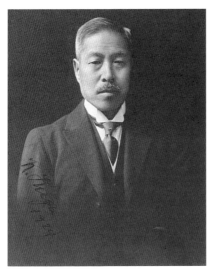

圖4.4
志賀潔（1871-1957），
於1897年發現志賀桿菌。

是一個很好的例子。輪狀病毒屬有九種不同的病毒，其中A型輪狀病毒是最常感染人類的一種，但同時也會感染許多鳥類與哺乳動物。輪狀病毒具有遺傳多樣性。人類常常會從各種動物自然宿主感染到新的病毒株，這種事應該已經有幾千年以上的歷史，甚至早在轉型到農業之前。輪狀病毒採用了廣寄生的策略，而且做得十分成功。在擁擠而又骯髒的人類聚落興起之後，這簡直是為這些人畜共通病原體提供一個難以抗拒的環境，讓輪狀病毒一擁而上，也讓輪狀病毒感染成了幾乎人人都難以避免的經驗。[40]

　　至於其他引起腹瀉的重要微生物，則是專攻人類。志賀桿菌屬的細菌就是其中的典型。這些病原體是由日本科學家志賀潔（圖4.4）在1890年代發現，後來也以他命名。志賀桿菌屬的細菌會引起志賀桿菌病，又稱細菌性痢疾。「痢疾」其實是腸道發炎疾病的總稱。雖然任何腹瀉都可能讓患者營養不良或感受到生理壓力，但細菌性痢疾又是另一回事，危險性不下於任何重大傳染病。感染細菌性痢疾，就像是得要面臨一場嚴峻的審判，至少等於和死神擦身而過。[41]

要說有哪些疾病才算危險，志賀桿菌病絕對榜上有名。在二十世紀末，全球每年感染志賀桿菌的人數高達一億六千五百萬，並帶走超過百萬人的生命。在許多致命性腹瀉的背後，可能都是細菌性痢疾搞的鬼。世界各地的醫學傳統都曾記錄到這種疾病的特徵：排出血液與黏液。在工業時代前的社會裡，嬰兒死亡率常常高於30%，也就是說有三分之一的新生兒活不到一歲。細菌性痢疾很有可能在其中擔任要角，掀起這片愁雲慘霧。嬰兒斷奶之後，開始自己喝水、吃固體食物，除了不再得到母親抗體的保護，還會暴露在新病原體當中，於是感染的風險大增。在某些環境，幾乎所有成年人都在兒童時期就曾感染這種細菌，並在康復後得以免疫。但這種病的感染不分年齡，即使已成年，一旦感染的病況也可能相當嚴重。[42]

傳統上，眾人熟知的志賀桿菌分為四種。但事實上，無論是「志賀桿菌屬」這個名稱，或是這個屬的概念，現在保留下來都只是為了稱呼方便。（細菌基因體學揭露了極複雜的演化關係，可憐的人類大腦現在還在努力試著跟上。）但重點在於，志賀桿菌屬的細菌，其實就屬於大家都熟悉的大腸桿菌菌株〔審訂按：應為大腸桿菌菌株的堂兄弟〕。就算在已開發國家，大腸桿菌仍然是造成「食物中毒」的知名罪犯：只要新聞又提到必須把冰箱裡的某種食物下架，大概都是大腸桿菌惹的禍。大腸桿菌有諸多面向，被稱為「多功能細菌物種的典範」。大腸桿菌有可能是在幾千萬年前，隨著哺乳動物的興起而出現，最原始的家園就是哺乳動物或爬行動物腸道裡的黏液層。在嬰兒出生後不久，大腸桿菌就會進住，它們在健康的腸道完全無害。大多數的大腸桿菌菌株並不會特別致病，但這四種屬於大腸桿菌變種的志賀桿菌演化出一些分子工具，讓它們的生存方式變得比較粗暴。[43]

這四種志賀桿菌屬的細菌雖然也是大腸桿菌，卻會要人的命，它們放棄了擁擠而競爭激烈的黏液層，轉向位於黏液層下方的細胞，從那裡吸取能量與營養。腸道裡的上皮層排列著有專門作用的哨細胞（sentinel cell），會吞噬入侵者、向免疫系統提出警告。但志賀桿菌就是希望被發現，再被所謂「巨噬細胞」的先天免疫細胞給「吃掉」。志賀桿菌是一種細胞內的寄生體，利用的是巨噬細胞的內部。一旦進入巨噬細胞內部，志賀桿菌就會接管這個區位，讓細胞成為喪屍，而志賀桿菌則瘋狂繁殖。[44]

痢疾病患排出的糞便會帶血與膿塊，充滿大量具傳染性的細菌，尋找著下一個宿主。志賀桿菌的傳染力極強。一般的腸道微生物（如大多數大腸桿菌）數量可能需要來到一萬個，才能成功感染新宿主，但志賀桿菌只需要有十個，就能讓下一位受害者落入不幸。這種超強傳染力正是志賀桿菌的演化商標，也是它成為凶殘病原體的先天條件。志賀桿菌很容易在水中傳播。目前經過反覆證實，家蠅也是重要的傳播機制。水和蒼蠅的因素讓細菌性痢疾出現季節性的流行模式，但我們目前對這些模式的瞭解還不夠透澈。另外，如果出現高溫或是極端旱澇，細菌性痢疾的疫情往往更加嚴重。[45]

在過去的社會中，痢疾既是地方性疾病，也會形成流行性疾病。一旦成為地方性疾病，就會融入當地環境，並在每年可預測的時節出現與消失。而在條件允許，特別是衛生情形惡化的時候，病例就會突然飆升，達到流行病規模。痢疾一直與戰爭如影隨形。有「軍事醫學之父」之稱的約翰・普林格爵士（Sir John Pringle，1707–82）是痢疾研究的翹楚，曾仔細觀察痢疾的傳播模式。「痢疾的蔓延，是先從一個病患傳給同一個帳篷的同伴；或許再從這個帳篷傳到下一個帳篷。骯髒的稻草會變得極具傳染力。但最大的感染源是廁所，在最早生病的人將帶有痢疾的排泄物排到廁所之後〔，就讓廁所成了感染源〕。」就算是在這位經驗豐富的醫學老兵看來，痢疾也令人退避三舍：「到最後，每當腸胃開始叫人難堪，惡氣就如同死屍，難以忍受。」[46]

從演化的觀點來看，這幾種志賀桿菌實在相當年輕，是從大腸桿菌反覆且獨立演化而來。這樣的演化都是最近的事，其中一種的演化不過就是幾百年前。關於志賀桿菌演化的一大重點，在於這些菌株經過適應，特別擅長感染人類。有兩個基因上的改變至關緊要。第一，所有志賀桿菌屬的細菌都發展出了一套能夠入侵人體細胞的致病機制。第二，志賀桿菌的基因體放棄了大批基因；一旦這些桿菌成為專門寄生於人類的寄生體，就用不到這些基因了。大多數細菌就像多功能的瑞士小刀，擁有各式各樣的基因，好讓它們在遇上不同宿主的時候，能夠把握各種挑戰與契機。然而，這些功能需要極高的維護與操作成本，所以隨著志賀桿菌逐漸適應人類，就會放棄那些已經不再需要的基因功能。於是志賀桿菌的功能變得愈來愈精簡，專門針對人類腸道內的細胞環境。有一群遺傳學家，準確地把這種基因減少的模式稱為「細菌基因體的新石器革命」。[47]

新石器革命讓人類與動物的糞便有了前所未見的混合。志賀桿菌屬的細菌可說是這種演化反應的典範，但例子絕不只有志賀桿菌，許多其他微生物也同樣走上了這條糞口傳播途徑。包括輪狀病毒、內阿米巴屬、隱胞子蟲屬、梨形鞭毛蟲屬、曲狀桿菌屬與其他腸道病原體，都利用了這個新的排泄物生態系統來傳播它們的基因。隨著農業興起，人類成了絕佳的糞口傳播宿主，人類腹瀉的問題也變得格外嚴重。但大自然總是帶給我們意想不到的情節轉折，在各種從腸道入侵的疾病當中，最致命的並非腹瀉疾病，而是一種從腸道開始、由內而外感染身體其他部位的熱病：傷寒。[48]

傷寒：嚴重的腸道發燒

1833 年一月六日，一名二十四歲的工人來到巴黎的慈善醫院（Hospital La Pitié）就診。他六週前才剛到巴黎找工作，精力充沛，健壯結實，臉色紅潤，留著一頭紅髮。但這時的他腹痛如絞，渾身發冷，食慾不振。過了一天，病況並未好轉，時不時就會陷入神智不清。在接下來幾天，醫生為他多次放血，但他的臉色依然發紅。醫生又開給他催吐劑，讓他連膽汁都吐了出來。然而耳鳴的症狀不減，夜晚也難以成眠。[49]

　　將近兩週後，他的皮膚出現斑點，主要為紅色膿疱。病況日益嚴重，愈來愈常出現譫妄現象，面容也更加凹陷，震顫、咳嗽與疼痛幾乎永無止境。他的脈搏逐漸微弱，顯然大限將至。「臉頰發紅，極度凹陷；瞳孔放大；目光尚未渙散，但相去不遠；能夠自由、相對輕鬆地移動其手臂；四肢無任何僵硬現象；聽力與理解力改善，會試圖回答，但話語難以理解。」入院四週後，這個年輕人的痛苦終於畫下句點。[50]

　　兩天後，皮耶・路易（Pierre Charles Alexandre Louis）解剖了遺體。路易是十九世紀的優秀「病理解剖學家」之一，在他看來，從病患的遺體就能一探疾病的本質。（他同時也引領實證醫學的發展〔相信臨床資料而不是傳統教條〕，並且是反對放血療法的大將。）路易將這位病患的內臟解剖開來，認真檢視。這段時間以來的掙扎，讓這位男子的身體顯然飽受摧殘，但遭到真正無情蹂躪的只有一個器官：小腸。小腸是人類吸收食物養分的器官，因此在人體內的無菌組織與外在的惡意世界之間，這可以說是最脆弱的邊界。免疫系統會在此密集巡邏，特別是有幾十個淋巴組織的區域，稱為派亞氏淋巴叢（Peyer's patch）。但在這位死者的腸道，這些淋巴叢呈現潰爛，無疑飽受病害。顯然，這裡出了一些可怕的事。[51]

　　這不是路易第一次看到這種情景。小腸淋巴組織潰爛，是傷寒的特殊症狀（參見圖4.5）。傷寒的英文「typhoid」，意為「如typhus一般」，可能讓人誤會和斑疹傷寒（typhus）有什麼關係，但這裡的「typhus」其實是希臘文，意為「煙霧般」，指的是患者那種精神模糊的狀態。斑疹傷寒和傷寒其實是兩種非常不同的疾病。斑疹傷寒是由蝨子傳播的蟲媒傳播疾病，是從大約西元1500年後才為人所知。至於傷寒就古老得多，是由腸道沙門氏菌所引起，透過糞口傳播侵入腸道。然而在現代早期社會，斑疹傷寒與傷寒是造成持續性發燒（不同於瘧疾造成的「間歇性發燒」）最重要的兩種原因，所以有長達數個世紀，歐洲醫學總把這兩種疾病混為一談。斑疹傷寒與傷寒的外部症

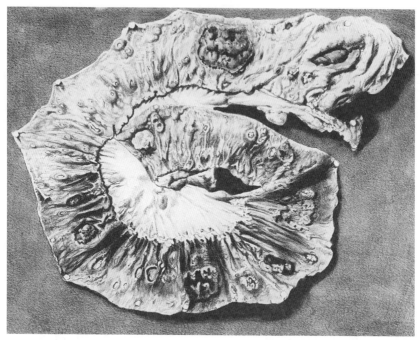

圖4.5 潰爛的小腸，由巴德本人拍攝。傷寒會損害腸道中的淋巴組織。

狀看來也相當類似。路易在解剖過後，仔細將「小腸潰爛」斷定為傷寒的症狀，成了在1830與1840年代判斷這兩種疾病的關鍵。[52]

　　路易是一位很能啟迪人心的導師，他的一位忠實門徒就是英國醫師威廉・巴德（William Budd）。巴德天生注定要解開傷寒的流行病學謎團。他的父親是醫師，而巴德的九個兄弟當中也有六個從醫。他追隨父親的腳步，在德文郡鄉間行醫，但他後來前往巴黎，擔任解剖學家路易的學徒，在接受指導的四年期間，擴大了他的視野，也親身感受到了傷寒腸道病理學的重要性。因為當時他自己也染上了傷寒，差點丟了性命。[53]

　　巴德身處於十九世紀中葉的英格蘭，每年傷寒會帶走大約一萬五千人，甚至更多的性命，「相當於一個大城的人口，每年都會被單單一種……而且是完全可預防的疫情掃進墳墓中。」但重點不只有傷亡人數，還有這種疾病造成的無比折磨。巴德寫道：「沒在自家體驗過這種熱疾的人，不可能預見這樣的體驗。無盡的沉悶與痛苦，讓人整夜無眠，病期漫漫，焦慮無限延伸。人心長期懸在希望與恐懼之間，大量病例最後只能看著希望消逝，迎來最糟的恐懼。所帶出沮喪的總和，是其他任何急性疾病史上少見。」巴德決心要解開這種病的謎團：「自從意外受到這種熱疾的影響，我長期以來已然認定，想直搗這場災難的源頭，必然只能抱著一股灼熱的想望，投注心靈最大的力量，找出能夠預防這種災難的方法。」[54]

在巴德的年代，一般認為傷寒屬於瘴氣病（miasmatic disease），也就是由各種汙物所散發出的致命瘴氣所導致。依這種看法，傷寒是環境的問題，而不是有某種致病實體因為人和人之間的直接接觸而傳播。在巴德看來，不能把「接觸傳染」與「環境因果」這兩件事一刀分開。傷寒確實需要接觸傳染，骯髒的環境則是傳播的媒介。

巴德所在的位置遠離權力與人口中心，但這其實對他有利。如果是在像倫敦這樣的大都市，就很難理清疾病的千絲萬縷，找出真正的原因。但在鄉間，更容易看清疾病傳播的模式。巴德行醫的地點位於德文郡的北托頓（North Tawton），這是個有一千兩百人的村莊。他認識這裡的每位居民，而且他是方圓數公里內唯一的醫師。命運的安排，讓他成為流行病學的先驅。[55]

德文郡鄉間的衛生條件很差，沒有汙水處理系統。夠有錢、能把汙水加個蓋的家庭，巴德一隻手就數得出來。「絕大部分的住戶，就讓那些可憎的東西不斷累積在住處四周，沒有任何隔離的處置。每間小屋，或是每三、四間小屋，會有共用的廁所，不過簡單在地上挖個坑，就成了他們的化糞池。」更糟的是，幾乎家家戶戶都會養豬，「牠的功能之一就是為小小的耕地提供肥料，種出來的馬鈴薯既給人吃，也餵豬。所以常常可以看到，就在小屋的門邊，不但有個露天的廁所，還有個糞堆。」[56]

巴德的觀察很有說服力：只要是英國鄉間聚落，當時永遠都有糞堆伴隨左右，但多半時候並不會出現傷寒疫情。可見環境本身並不會生出疾病來。「廁所、豬圈和糞堆年復一年散發惡臭，但對大眾的健康並沒有任何特別的影響。」但在同樣這些環境，「一旦引進了造成熱病的微生物，就會大大促進熱病的傳播。」1839年七月，微生物就這樣來了。[57]

在疫情爆發之後，巴德治療了幾百名病患，並詳細記錄其傳播模式。結論鐵證如山：傷寒就是種傳染性疾病。巴德推斷，傳播媒介應該就是糞便。他在巴黎學到的教訓，讓他有了這種體悟，意識到傷寒其實就是一種熱病，並以小腸的感染為其「特徵」。巴德知道，由於腸道充滿褶皺，讓它成為人體最重要的一種表面。他開始認為傷寒就是腸道出了疹子。他的結論是：「造成疾病傳播的主要元素，就在患病腸道的特定分泌物當中。」[58]

巴德於1880年去世，也正是首次將傷寒桿菌從樣本中分離出來的那一年。傷寒是由一種腸道沙門氏菌所引起，沙門氏菌和大腸桿菌一樣，對於已開發國家的大眾來說，主要的印象是會造成食物中毒。沙門氏菌和大腸桿菌還有其他相似之處。兩者在自然界都極為常見，就生存在動物的內臟當中，都會汙染人類的食物和飲用水，造成的多半是非致命性的腹瀉。但兩者也都產生了更要命的分支，並且專門感染人類。[59]

沙門氏菌種類繁多，就連講清楚這種成功的細菌如何多元多樣，也不是一件簡單的事。沙門氏菌有超過2,600種的血清型，區別只在於細胞表面分子有著細微差異。大多數的沙門氏菌屬於「非傷寒性」沙門氏菌，也就是並不會引起傷寒。這類的沙門氏菌造成食物中毒時，是入侵人體小腸內壁，並在體內立刻引發騷動。短短一天內，發炎免疫反應就會出動大量免疫細胞，希望擊退入侵者，但腸道也會大受刺激。沙門氏菌感染常常為時短暫，偶爾屬於爆發性的感染，進而導致腹瀉，在幾天之內，這些微生物就會被從體內排除。由於沙門氏菌實在太過普遍，而且威力驚人，所以就算在衛生條件良好的地方，相對而言感染仍然屢見不鮮。[60]

在沙門氏菌的這2,600種血清型中，至少有5個菌株較為嚴重。這些菌株就是引起傷寒的病原體，專門針對人類而來。這五種沙門氏菌的致命分支，很沒有想像力地被稱為傷寒沙門氏菌、仙台沙門氏菌，以及副傷寒A、B、C型。嚴格地說，只有傷寒沙門氏菌會引起傷寒，其他則是引起副傷寒，但這些都是性質相近的侵襲性腸熱病，所以幾乎無需加以區分。[61]

傷寒沙門氏菌行事隱密，會盡量不在第一時間引起發炎反應，而會穿過專門守衛腸道這層保障的免疫細胞，直接溜進人體的免疫系統。在長期受到感染的情況下，腸道的派亞氏淋巴叢與淋巴組織產生潰爛，而傷寒沙門氏菌則會入侵到更深處，悄悄擴散到淋巴結、肝臟、脾臟、骨髓與膽囊。這種擴散式的感染，讓傷寒傷害的是人體全身，格外危險。幸好，很少病原體有這種能力，能夠透過糞口傳播入侵腸道，進而形成全身感染。感染傷寒的患者需要長期抗戰，為期數週。在有抗生素之前，染病的死亡率可能高達10%左右。就算倖存，也需要經歷極長的恢復期，並且在這個期間仍然有傳染力。[62]

傷寒患者的糞便滿是具有傳染性的細菌。傷寒的一項過人之處在於即使病患康復，其糞便仍然帶有大量細菌，時間長達數月。這種細菌演化出了佔居膽囊的能力，並且能夠再透過膽汁進入腸道。有一小部分的病患在康復後成了「健康帶原者」（healthy carrier），會有多年時間，糞便都帶有傷寒桿菌。二十世紀早期紐約的「傷寒瑪麗」（Typhoid Mary）就是一個著名個案。傷寒的慢性帶原者每公克的糞便可能帶有 10^6–10^{10} 個傷寒桿菌，也就是每天可能排出高達三百億個病原體，都希望趕快來到下一位受害者的口中。傷寒桿菌經過演化適應，能夠進入這樣的帶原狀態（carriage state），有助於將自己的基因再傳下去；它有能力製造生物膜來保護自己，應該在傳播過程也有所幫助。[63]

我們在整個歷史上已經看過諸多此類案例，原本是廣寄生的腸道寄生體，能夠感染許多不同的動物，但演化後就成了專門針對人類的病原體，導致侵襲性的疾病。原本屬於輕度（low-grade）感染的腸道寄生體，在自然界不斷進行不同菌株之間的混交，從一種動物跨越到另一種動物，交換各種致病的元素，也不斷嘗試新的策略。其中有許多會立刻被達爾文選擇淘汰，也有一些可能得到暫時的成功。我們目前所知的基因多樣性，很有可能只是反映一時的狀態，無法代表從過去到現在曾經出現過的種種樣貌。然而，有些病原體所做的侵襲性實驗大獲成功，並延續至今。[64]

傷寒沙門氏菌是所有主要傷寒菌株之中分布最廣，或許也是最古老的。分子鐘分析顯示，傷寒沙門氏菌的演化時間應該是在更新世晚期，或是全新世早期。雖然這個範圍仍然很寬，但隨著後續研究還有可能再縮小。如果傷寒是在更新世後期出現，將會成為一個非常耐人尋味的例子，讓我們看到早在成熟的農業使人類走向定居之前，就已經出現了糞口傳播的病原體；或許傷寒沙門氏菌的帶原狀態也扮演重要角色，有助於讓傷寒在低密度的人口族群中繼續傳播。如果傷寒沙門氏菌是新石器時代早期的產物，則是理所當然。當時人類的生活環境人口密集，充滿各種汙物，在這種邪惡的病原體看來簡直是天賜良機。[65]

系譜樹思維與基因時光旅行也有助於瞭解副傷寒C型菌株的演化史。在新石器時代早期，人類感染的是與副傷寒C型相關的廣寄生菌株。與這種人類菌株最接近的，是一種常見於豬隻的廣寄生版本。是到了大約豬隻被馴化的時候，才出現了單寄生於人類的副傷寒C型，地點很有可能在歐洲。也就是說，這是一種由農畜跨到農民的微生物，而當時農民的生活狀態，應該與巴德所在的德文郡鄉間相去不遠：四周就是他們所養的豬，以及躲也躲不掉的人類與豬隻排泄物。副傷寒C型的菌株在今天相對罕見，但在前現代時期有可能普遍得多，像是在中世紀歐洲的考古樣本就能見到它的蹤跡。更神祕的是，在墨西哥的一個重要萬人塚也發現了這個菌株，而這裡正是在新舊世界接觸之後，受流行病感染身亡者的安息之地。這項發現顯示，副傷寒與哥倫布抵達後新世界人民的死亡情形脫不了干係。[66]

由於傷寒的症狀模糊不清、變化多端，很難在書面文獻追溯其歷史。但有充分的理由相信，從農業興起到現代衛生設施勝出之間，腸道沙門氏菌曾是人類的一大禍害。十九世紀的重要醫學史學家奧古斯特・赫希（August Hirsch）說得好：「雖然多少不夠明確，但仍有諸多跡象顯示，這種疾病在過去也曾普遍流行；若結合目前經驗，應可證明現有結論，也就是在具備明顯普遍性疾病特徵的急性感染當中，傷寒佔有主要地位。」[67]

在傷寒成為地方性疾病的地方，會導致嬰兒與孩童的死亡。不幸的是，感染傷寒所獲得的免疫力不但微弱，而且短暫，所以康復後還是可能二次感染。對於從鄉間來到城市的人而言，傷寒常常十分致命，就像是前面提過那位二十四歲的工人，才到巴黎六週，就進了慈善醫院。也正如巴德的觀察，傷寒在鄉間雖然致命，但只會零星出現。從這個鎮感染下一個鎮，這個村感染下一個村，接著就可能忽然消失，直到多年後才重新形成疫情流行。這樣的感染模式，有可能與傷寒本身的歷史同樣古老。[68]

到了十九世紀晚期，有些社會開始控制傳染病，傷寒也在這些地方逐漸絕跡。汙水下水道有可能是最重要的早期因素。流動的水源、洗手的習慣，再加上有紗窗與汙物管理來防治家蠅，都加速了傷寒的消亡。飲用水的過濾與加氯消毒，更為傷寒桿菌在已開發國家敲響喪鐘。但如果放眼全球，傷寒的滅絕仍遙遙無期。雖然巴德在一個半世紀前就曾正確指出傷寒是一種「完全可以預防的疫病」，但時至今日，每年仍有兩千五百萬人感染傷寒，奪走二十萬人的性命。巴德這位鄉村醫師仁心仁術、觀察敏銳，投入諸多心力來找出傷寒的病因，我們可以用他的話來給這種疾病做個結語：「事實上，人類這個大家庭的所有成員都被一千個祕密的連結給連在一起，但大多數人連作夢都很少夢到這些連結的存在。然而,那些從來沒有用善心或愛心與貧窮鄰居建立聯繫的人,可能等到某天為時已晚,才突然發現彼此之間有著某種聯繫,可能帶著他們一起步入同一個墓地。」[69]

大起大落

全新世早期的數千年,可說是地球生物史上極為精彩的時期,隨著人類社會的擴張,對病原體及動植物的演化產生了前所未有的劇烈影響。這場革命在各種生物的基因體中留下清楚的痕跡,這些生物除了人類,還包括各種農作物與農畜、人類寄生體,甚至是蒼蠅和囓齒動物等不速之客。令人興奮的是,這個過往階段的探索還大有可為,特別是現在有了基因體學,就能夠作為傳統考古研究的補充,使結果更為豐富。

長期以來,人類學家與考古學家一直在爭論人口壓力對於刺激農業轉型的作用,而整體而言,應該可說是由於人口成長、造成資源壓力,才推動了糧食生產的集約化。如果以這種觀點來看,飢餓就成了創新的動力。有許多充分的理由,認為農業是人類應對人口成長與能源限制問題的解方,其中一種說法是:農業的突破,促進了人口轉型。考古學家尚-皮耶・博凱-阿佩爾(Jean-Pierre Bocquet-Appel)就主張,應該把這些改變視為新石器時代的人口轉型。農民能夠得到更多熱量,並轉化為人口的成長。生育率上升。女性能夠生育更多孩子。生育年齡下降,而且最重要的是生育的間隔縮短。農業社會的女性無須遷徙,所以過去必須帶著新生兒四處搬家的能量就能節省下來,轉化為生育率的提升。比起到處搬家,如果都住在同一個地方,要同時照顧許多孩子實在方便多了。嬰兒的斷奶時間也提前,讓生育的速度加快。[70]

想瞭解新石器時代的人口轉型,得要研究人類的骨骼殘骸。根據考古學家研究的人類遺骨看來,在馴化動植物之後的幾個世紀間,這些遺骨變得「年輕」了：埋葬的對象有更高比例為五到十九歲的兒童及青少年。有人認為，這種分布的改變，反映的是因為生育率和死亡率都向上提升，整個人口開始走向年輕。整體人口也向上成長。以淨值而言，農業社會的人口成長速度可能比狩獵採集社會快上二十五倍。話雖如此，從長遠看來，生育率和死亡率最後又回到平衡，以幾個世紀或幾千年來計算，平均成長率勉勉強強比零高出那麼一點，維持在0.1–0.2%左右。[71]

　　這種長期平均值，讓我們一時看不到那些短期的波動。無論在全新世或更新世，人口其實都經歷著不穩定的大起大落週期，最後累積的結果趨近於零。考古學者近年提出一個巧妙的主意，認為可以用某項紀錄來推斷新石器時代革命後的人口成長與萎縮：考古發現中的整體放射性碳定年分布。基本上，也就是粗略推估每個年代有多少有機物質曾在人類手中有所改動。不出預料，這樣一來就看到人口模式呈現劇烈振盪：不是飆漲，就是暴跌。雖然我們並不知道究竟為什麼會出現這樣的模式，但傳染病顯然涉嫌重大。[72]

　　新石器革命一項最大的影響，或許就是讓傳染病負擔的波動幅度變大。前面已經強調，狩獵採集社會必然偶爾會出現短暫的流行疫情，但規模肯定不大。隨著農業的普及，人口數量增加，也住得更為密集，為傳染病的出現與傳播都創造了更多機會。雖然是下一章要討論的新型呼吸道疾病提高了流行病死亡人數的潛在爆炸性，但追溯某些糞口傳播疾病（如痢疾和傷寒）的演化史，會發現這些疾病也可能曾經驟然引發大規模的死亡。

　　透過研究古代DNA，讓我們對新石器時代早期的許多領域有了許多更深的認識，而其中一項就在於人類遺傳史的研究。從遺傳基因看來，農業人口大獲成功，清楚顯示出新石器時代的人口脈動。一項經典的爭論就在於農業的傳播到底屬於「人口傳播」（demic diffusion）或是「文化傳播」（cultural diffusion）——換言之，到底是農業人口取代了狩獵採集人口，還是原本的狩獵採集者採用了農業技術？鐘擺就這樣在兩端來回擺盪，而事實顯然是兩者都有一部分。然而，隨著古代DNA的證據日益清楚，「人口傳播」的論點得到強力支持。從全新世早期到中期，農業社會具備更佳的能源技術，用以繁衍生息，也就讓人口出現大規模的流動與擴張。在人口歷史上最明確的發現之一，就是過去並非永恆一致，而會反覆出現劇變。人類擴張的標誌，就是不斷的遷徙、混合與取代。[73]

以歐洲為例。在歐洲，狩獵採集者的基因體有很大部分（但並非全部）是被第一波農業人口所取代，這群農民先抵達安納托力亞（Anatolia），接著向西北擴散。根據古代DNA，我們還能清楚看到在幾千年後又有第二波農業人口襲向歐洲，是來自黑海北部的印歐語系人口。在這樣代代傳承之下，農業人口的技術**與**基因都得以向外傳播。在東亞、非洲，或許還要再加上其他地方，也都發生了這樣的故事。我們目前還真正無解的問題之一，就是在這些早期的人口取代當中，傳染病的角色究竟有多重要？會不會在第一波農業人口抵達的時候，腸道與糞便裡就帶著某些微生物，導致與他們接觸的狩獵採集社會加速衰微？時間總有一天會告訴我們答案。[74]

傳染病的歷史很少是清楚簡潔的時代排序，這點值得我們再次提醒自己。新石器革命本身的發展在全球各地花樣紛呈，在數千年間逐漸擴展到各個新的環境。有些在狩獵採集時代就已經出現的古老疾病（從間日瘧到土壤傳播的蠕蟲），在新石器革命期間更為惡化。一些典型的腸胃病，早在農業興起之前便已存在。人畜共通的疾病，同樣早就在折磨過去的狩獵採集祖先。到了新石器時代早期，雖然大城市尚未興起，但呼吸道病毒可能已經出現，並導致爆發性的流行疫情，只是當時人口密度仍然太低，因此尚未演化為人類的單寄生病原體。然而，新石器時代早期是人類歷史的轉捩點：人類物種發展出定居的domus生活形態，再也不能回頭，也就創造出一個新的生態系統，讓糞口傳播疾病得以演化並發展蓬勃。由於還要在許久之後才會發明文字，所以這種轉型未能留下任何文獻痕跡。但現在有了系譜樹思維與基因時光旅行，我們終於可以讓過往的這段史頁取得應有的地位。

　　要說農業是人類史上「最嚴重的錯誤」，我們的腸道可能會第一個跳出來大表贊成。人類有了農業這項新的技術，能夠讓整個環境改頭換面，但也引發嚴重的負面影響。在新石器時代早期，這種「進步的矛盾」已經在第一波農業人口的腸胃裡上演。接下來，第二波的技術進展是由各種金屬與更複雜的社會組織形式所帶動，情節的場景從人類的腸胃走向了肺臟。

5

會打噴嚏的人猿

麻疹的例子

1846年，有個正在咳嗽的木匠來到了法羅群島（Faroe Islands）的托爾斯港（Tórshavn）。法羅群島屬於火山島嶼，位於遙遠的北大西洋（參見圖5.1）。在當時，這些島嶼可說是全球最健康的地方，由於氣候寒冷，而且相對孤立於人口稠密的大陸，居民的平均預期壽命將近四十五歲。這位木匠在法羅群島土生土長，剛去了一趟丹麥哥本哈根，在那裡感染了一種病毒，這停留在他胸腔的病毒跟著他回到法羅群島。他得的是麻疹。[1]

從1781年以來，法羅群島就再也沒見過麻疹病毒。這次麻疹病毒的再現充滿了戲劇性。短短五個月，群島的七千八百名居民就有大約六千人被感染，一百多人死亡。但也因為疫情發展太過狂暴，接下來再也找不到新的受害者，等於是麻疹病毒自己毀掉了自己的傳播鏈，於是再次從法羅群島絕跡。[2]

法羅群島的麻疹疫情之所以特別值得關注，是因為這些小島屬於丹麥的海外自治領地，丹麥政府派出一位名叫佩特‧帕努姆（Peter Panum）的年輕醫生，大老遠來到現場調查。帕努姆觀察敏銳，提出

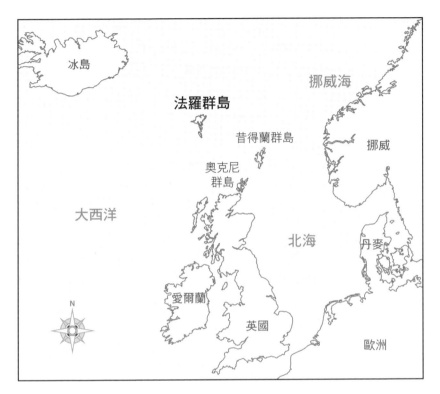

圖5.1 顯示法羅群島位置的北大西洋地圖

的報告鮮活生動（很像巴德的傷寒研究），成為流行病學史上的重要里程碑（流行病學研究的就是傳染性疾病的族群動態）。帕努姆挨家挨戶、從這個村到下個村追蹤疫情，終於證明麻疹是透過接觸傳染。他還觀察到了後天免疫（acquired immunity）的現象，指出這次的麻疹並未侵襲島上年紀最大的那批居民。法羅群島上一次的麻疹疫情已經是六十多年前的事，當時曾經感染的人，這次都得以倖免。[3]

麻疹病毒的傳染力在所有人類病原體當中數一數二。這種病毒能透過空氣傳播或飛沫傳播，病患咳嗽或打噴嚏時會從肺部排出病毒，在空中懸浮長達數小時，等著被新宿主吸入。麻疹從呼吸道入侵人體，感染之後，病毒會抑制人體最初的免疫反應。接著患者會發燒兩到三天，並出現咳嗽、流鼻水的症狀。從髮際線開始，患者會出現輕微凸起的紅色疹子，接著向下、向外蔓延到全身，過程大約為時八天。從開始發燒到出疹的前三到四天，也就是大約一週左右，患者會釋放出大量病毒，危及身邊未曾感染麻疹的人。但等到患者康復，徹底排除病毒之後，就能擁有強大的免疫記憶，避免未來再度感染。因此，麻疹疫苗的效力卓著，大部分民眾只需接種一劑就能終身免疫。[4]

讓我們先放下醫學觀點，改由生態觀點來看麻疹病毒。麻疹病毒的入侵策略經過仔細微調，需要雷射一般的精準度才能成功。要感染麻疹，需要兩種病毒蛋白與一種特定人體免疫細胞受體之間緊密配合。麻疹病毒專門針對人類細胞，並無法持續感染其他哺乳動物。整個病程進展極快，不過就是幾週的時間，所以可傳染期並不長。而且只要病患康復，身體就會記得麻疹病毒的樣子，下次見到格殺勿論。麻疹病毒就像在玩燙手馬鈴薯（hot potato）這個遊戲的加強版，只要接到馬鈴薯，就可以退出遊戲不用再玩。[5]

麻疹病毒是自然界的怪胎。照理來說，它應該要很快就慘敗消失才對。麻疹病毒在法羅群島沒頭沒腦地瞎鬧五個月，接著迅速滅絕，要是它感染的不是人類，而是任何其他哺乳動物，這就該是麻疹病毒的末日。或者，如果麻疹病毒出現在人類歷史上的時間比現在早得多，應該也已經在地球上滅絕。麻疹病毒有個人口門檻值，大約是二十五萬人。要是某個人類聚落的可感染人數不到這個門檻值，就會像一陣野火迅速燒光所有樹木，接著無以為繼只能熄滅。麻疹之所以能夠存續，是因為人類的存在──或者說得更確切一點，是因為人類所建立的社會組織，形成一個龐大而互相連結的人類肺部網路，讓麻疹這樣的病毒得以不斷傳播並存續。麻疹就是終極的群聚疾病。[6]

麻疹病毒是一個特別明顯的例子，能讓我們看到在全新世後期，微生物的演化與人類社會的發展以全新方式相互交織。急性呼吸道疾病是人類疾病庫的一項獨特特徵，大致上也可以說是社會發展所帶出的副產品。推動社會發展的動力則包括各種冶金技術，驢、馬和駱駝的馴化，以及城市的興起。我們也會看到，有些其他病原體同樣搭上了人口持續成長的順風車。像是惡性瘧（一種蟲媒傳播疾病，但傳播力道極強，簡直可說是由蚊子傳播的群聚疾病），可以說是冶金術帶來的副產品。至於像結核病、麻瘋病等慢性呼吸道感染，同樣也徹底運用了這個時期的優勢；要不是當時人類的社會生活動態如此，這些疾病絕不可能如此成功。

早在一個世代以前，威廉・麥克尼爾就曾指出這個時期的主要特色為「文明疾病庫的匯聚」。根據他的看法，農業的興起創造出許多獨立的傳染病中心，個別存在於各個文明的爐灶當中；等到全新世晚期，原本離散各地的疾病庫開始接觸，帶出爆炸性的影響。這種故事版本確實抓到一個重點，也就是貿易與運輸如何擴大了健康危機的規模。但說到底，這裡對於病原體如何演化的觀點還是太過狹隘，太過偏重少數馴化動物帶來的少數微生物如何交流傳播。所以我們將會試著採取更全面的觀點，來看看這個時期的人口變化到底如何影響了病原體的出現、立足與傳播。[7]

在本章討論的這段時期，歷史有了徹底的改變，大約是從西元前3000年到西元500年間，包含一般所謂的銅器、青銅器與鐵器時代。然而，雖然這些斷代能夠適用於歐亞大陸的大部分地區，卻無法套用到美洲。美洲雖然也發展出了複雜的社會組織，但當時還沒有冶金術。至於在撒哈拉以南非洲，這些斷代只能說是部分適用，因為這個地區跳過了青銅器時代，直接一頭栽進鐵器時代。雖然本章必然會把焦點放在舊世界，但目標之一會是要強調這個時期歐、亞、非之間的聯繫，並點出這對於人類健康未來的長期重要性。驢、馬和駱駝拉近了人們在陸上的距離，而航海技術的進步以及對季風的掌握，則縮短了人們在海上的距離。於是各個人類族群開始互相連結，那樣的連結在更遙遠的過去未曾出現。

傳染病史的這一章要求我們思考「規模」的問題：各種時空因素之間細微巧妙的連結，會如何影響疾病的傳播？對於病原體的演化、立足與傳播，又會造成怎樣更大的影響？從自然界的觀點，像麻疹這樣的病毒之所以有趣，在於它屬於急性，採取了強力侵略的策略（時間尺度短，又完全需要依賴人類宿主），但這種策略想要行得通，得要仰仗人類社會成功創造出規模夠大、夠密集、連結夠緊密的族群才行。各種在農業生產、暴力與交通運輸上的新技術，讓人類社會得以在這一時期達到新的規模。接下來要討論的這些疾病，正可看出演化如何回應人類追求聚集薈萃的浩大計畫。

擴大規模：物質背景

時間來到西元前4000或3500年，農業已經發展了幾千年。第一批人類在近東馴化植物，已經是超過五千年前的事。農業開始從核心地區向外發散。然而，無論是麻疹、天花、腮腺炎、白喉、百日咳，或是許多致病力較低的呼吸道感染，這些典型的群聚疾病都還沒成為人類疾病庫的固定成員。靠著系譜樹思維與時光旅行，我們會看到這些人類病原體的職涯尚未真正開始。原因很簡單：新石器時代早期還算不上有「群聚」這回事。除了極少數例外，第一批農業人口的居住環境只能算是村莊。至於大城市的生活、大城市的死亡，都還是未來的事。[8]

新石器時代早期社會的規模還受到當時技術的限制。農業能帶來的剩餘（surplus）有限，當權者榨取與運用剩餘的能力也不足。但到了西元前四千年代的後期，技術進步讓人類社會組織產生巨大變化。最重要的一項在於冶金術的發展。鍛工學會運用新的材料，也能夠控制更高的溫度。冶銅的技術已經存在數個世紀，但加入錫來冶煉青銅是一大突破，在西元前四千年代結束時傳播開來。青銅的硬度超過先前可得的所有材質，能製造出更耐用的工具、更殘忍的武器。歐亞大陸的大部分地區，都在大約西元前3300年邁入了青銅器時代。[9]

在新石器時代之後，由於馴化了驢、馬和駱駝等等可用於交通運輸的動物，進一步推動了人口擴張。最早被馴化的動物是驢，在非洲被馴化之後穩定推廣到整個舊世界，重要性不容小覷。驢是寶貴的農場勞力，能作為馱獸，極具耐力，方便將農產品運往市場，於是刺激了專業化與都市化的發展。時間來到西元前四千年代期間，接著是馬被馴化。然而這項重要事件究竟發生在哪裡，至今仍有爭議，最有可能的地點是位於黑海與裏海北方的東歐大草原（Pontic-Caspian steppe）。根據現有的DNA與考古證據，馬的馴化時間約在西元前3500年。馬的馴化除了為人類帶來馬奶、馬肉和拉貨的馬力，還有更大的意義：從此陸上交通不再受到人類雙腳行走的限制。馬匹不但將交通運輸的速度提高一倍以上，也讓可移動的距離與可運載的貨物量翻了好幾倍。馬匹讓人類的移動更快、更頻繁，也就改變了微生物的傳播能力。在流行病學上，馬的馴化是第一等的大事，而緊追在後的就是駱駝的馴化。雙峰駱駝的馴化時間在西元前2500年，單峰駱駝則至少在西元前1000年已被馴化。駱駝可耐惡劣環境，於是從此開闢出許多新的長程路線，能夠跨越乾旱的中亞，以及東非與中非的乾旱地區。[10]

　　許多其他重要創新很快隨之出現，最值得一提的就是輪子與文字。交通運輸的速度加快，運貨能力也有所提升，推動了貿易的發展。文字則是讓人得以遠距交流溝通，於是擴大人類連結網路的規模。原本各地只有手中特定的金屬資源，生產受限，但現在靠著這些創新環環相扣、相輔相成，對大家都有好處。此外，社會分化（social differentiation）也創造出對貴族奢侈品的需求，於是對商人來說，貴重商品的長途貿易變得有利可圖。

　　然而，這些技術創新最重要的副產品，其實是更大的城市與更複雜的社會組織，例如國家與帝國。金屬、用於交通運輸的動物、文字、使用輪子的交通運輸，擴大了人類社會的組織能力。在社會組織能力擴大之後，一項重要的副產品就是大規模灌溉；在埃及、近東、印度次大陸與中國等地的河流社會，都可見到這種技術遍地開花。農

業進步帶來更多剩餘物質，進而推動都市化與社會分化。至於文字，
從一開始就與稅務及貿易密切相關：無論國家或商人，都需要有書面
文字來記事、記帳、簽訂合約。戰爭的範圍與強度也隨之成長。簡而
言之，來到這個時期，已經能夠以前所未見的規模，進行人類行為的
協調與控制。

　　如果想要評估人類社會複雜性的成長，可以參考兩項替代指標：
都市人口、帝國領土規模。這兩項指標雖然粗略，但還是很能呈現
社會的規模。讓我們以千年為單位，看看每個千年當中最大的城市。
在西元前3000年左右的青銅器時代早期，全球最大的城市是烏魯克
（Uruk，人口可能在一個世紀前便已達到巔峰）。烏魯克位於美索不
達米亞，是蘇美文明的主要中心，也是青銅器時代最早的國家之一，
人口估計約有四萬。當時人口能夠過萬的城市屈指可數，全部位於肥
沃月彎，也因此很有可能已經形成單一的疾病環境。[11]

　　時間過了一千年，來到青銅器時代中期，基本上並沒有什麼改
變。雖然有幾座城市的居民達到四萬多人，但依然都位於肥沃月彎。
一直要到西元前1000年左右的青銅器時代晚期，最大型城市的人口
才開始顯著成長。當時，埃及也已經是都市化的一大重心。首都底比
斯的人口來到十二萬，巴比倫（位於今天的伊拉克）緊追在後。再到
下一個千年，鑄鐵技術開始普及，最大型城市的人口開始出現數量級
的成長。時至西元前一世紀，羅馬成為全球第一個擁有百萬居民的城
市。南亞和東亞也發展出重要的人口中心，例如中國的長安。直到唐
代（西元618-907年），亞洲才出現能夠與羅馬帝國鼎盛時期媲美的
城市；歐洲則是得等到1800年的倫敦，才又達到這樣的規模。[12]

　　還有另一個指標，也能用來衡量人類不斷擴張的社會組織能力：
當時最大帝國的領土範圍。讓我們以百年為單位，從青銅器時代早期
一路看到現在，瞭解每個年代最大與前三大帝國的估計領土面積（參
見圖5.2）。同樣地，我們看到在青銅器時代幾乎從零開始有了實質成
長，到鐵器時代則是大幅躍升。鼎盛時期的鐵器時代帝國形成新的高

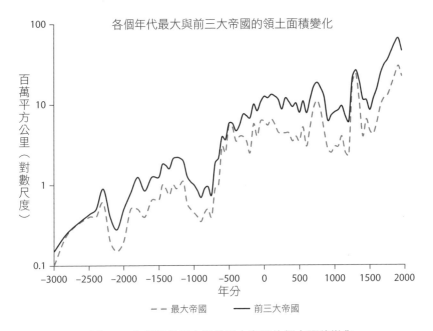

圖5.2 各個年代最大與前三大帝國的領土面積變化
（參見Taagepera 1978a, 1978b, and 1979）

原期，持續了大約千年。蒙古帝國把規模再次衝高，接手的則是近代的幾個海上帝國，只要人類還受限在地球這個行星，應該很難超越這些海上帝國的規模。[13]

　　要真正全面瞭解這個時期，拼圖不能少了非洲這一塊。約翰·艾利夫（John Iliffe）曾言，撒哈拉以南非洲是處在一個「部分孤立的獨特位置」。廣袤的撒哈拉沙漠從來不是完全無法橫越的障礙，但確實令人望而生畏，這讓非洲的歷史發展有著自己的節奏。然而，非洲絕不是真正的孤絕偏遠，而且在這段時期，與其他地區的距離還不斷拉近。非洲究竟是獨立發展出煉鐵技術，又或是由外界引進，對此目前仍有爭議，但無論答案是哪一個，並不會影響非洲進入鐵器時代的命運。在這片大陸，有大片地區直接跳過了青銅器時代。而且有許多地區在鐵器時代之前並沒有農業，於是「讓非洲人創造了自己獨特的文明。」此外，這也讓非洲及其疾病環境與舊世界其他地區有了更緊密的連結。像這樣的連結，有可能造就了天花，肯定帶出了惡性瘧。無論是砍伐森林改為農場，又或是農業支持更密集的人口，都助長了惡性瘧的發展。這種疾病很快就蔓延越過非洲邊界，成為整個舊世界熱帶地區最嚴重的疾患。[14]

城市、國家與帝國創造出新的環境，促成人類疾病的出現、立足與傳播。交通運輸技術讓歐亞兩洲最遠的彼方有了更緊密的連結，也讓非洲愈來愈融入舊世界的體系。到了鐵器時代，絲路成為地中海與中國各個大河流域之間長久的通道。人類掌握了季風的吹拂，讓印度洋變得熙來攘往，充滿活力。駱駝被馴化，商隊路線讓非洲內陸向世界開放。這種全球化的脈動，讓微生物在各大洲之間的傳播毫不費力，為全球微生物的統一寫下決定性的篇章。[15]

急性呼吸道疾病：蝙蝠、老鼠、我們

人體需要氧氣。糞口傳播疾病看準了人必然需要吃喝，而呼吸道疾病則看準了人必然需要呼吸。呼吸道與外界的接觸面積極大，對寄生體來說實在是個深具吸引力的目標。肺臟是用肺泡進行氣體交換，光是肺泡的表面積就相當於一個網球場的大小。但想佔呼吸道便宜可不簡單，這整個區域都有免疫系統重兵保護。呼吸道病原體需要透過氣溶膠、飛沫或環境媒介（fomite，也就是受汙染的表面）來傳播，因此除非潛在宿主形成群聚，否則大多數呼吸道病原體的後代實在不容易從前一位受害者的肺部來到下一位受害者體內。此外，大多數呼吸道病原體所引起的是急性疾病，與宿主免疫系統之間的戰鬥快速而激烈，但這樣一來，能夠傳播的時間非常短。[16]

簡單來說，這些病原體得不斷從一個肺跳到下一個肺，這種日子可不簡單。自然界裡的呼吸道感染其實沒那麼常見，但如果我們從普通現代人的經驗，可能並不這麼認為。人類可是費盡心思與努力，才消滅或控制了那些真正危險的呼吸道感染,但即使如此,現代人的童年還是得忍受不斷流鼻水、打噴嚏,就算成年也免不了老是咳嗽和感冒。但我們不應該被這種經驗誤導,以為這是生物學上的常態。這其實是人類過著「文明」的生活才製造出的異常。所有已知的主要人類呼吸道病原體,其實都不是起源於其他靈長類動物(麻瘋病可能是例外,但這件事遠未得到證實,我們目前還在試著解開這種慢性感染的演化史)。相較之下,猴類與猿類卻很容易受到人類呼吸道微生物的攻擊。人類的疾病對這些靈長類親戚來說是非常嚴重的威脅。人類就是會打噴嚏的人猿。[17]

系譜樹思維和時光旅行正在逐漸揭露人類呼吸道病原體的演化史,而目前整體看來,這些微生物的演化時間應該比以前認為的更晚。農業並未立刻帶來各種群聚疾病。一方面,新石器時代早期還很少形成真正的群聚。再者,也不是在馴化各種農場動物之後,人類就會突然一下接觸到動物的所有微生物,而是像創造出一個長久存在且不斷擴大的介面,讓演化不懈的動物病原體得以不停在各個宿主之間移動。這些認知除了會重寫人類疾病的年表,還鼓勵我們重新想像「演化」與「社會發展歷程」之間的相互作用,瞭解這一切究竟是如何帶出我們所熟悉的各種呼吸道疾病。

病原體的跨物種傳播是自然界的普遍現象,一開始就影響著人類與其他所有動物。每當掠食者吃下獵物,就會接觸到獵物的血液與各種身體部位,其中充滿許多陌生而可能十分危險的微生物。人類處理與屠宰獵物的過程也是如此。病原體常常進行這種轉換宿主的實驗,但多半都是未成功先成仁。大多數病原體並無法應付人類的免疫系統,而且就算撐得下來,也無法傳播到新的人類宿主身上。然而,一旦有微生物成功在人體內繁衍,並且能傳播給新宿主,就有可能會一下變得**太**成功,太快讓人類宿主無法動彈或丟掉小命,於是來不及建立在人類之間的感染鏈。特別是有些社會群體的人口密度低,規模也不夠大,新的急性疾病就有可能迅速落得無以為繼,像是法羅群島的麻疹疫情。

農業普及使人口成長，也增加了人類這個物種對世界上所有潛在病原體的整體暴露。早在全新世早期，入侵人體的病原體數量肯定就已經增加，只是當時人口數量還太少，不足以讓最凶猛的疾病永久傳播。從考古紀錄也明顯可見，到了全新世晚期，人類的土地利用（以及可能的人口成長）急速發展，讓人類更容易接觸到新的微生物。特別是從西元前四千年代開始，在歐亞大陸的大部分地區，人類發展出了新型態的社會組織與連結方式。到了這個時候，一方面城市的數量與規模有提升，二方面也有更強大的連結，將城市連結成龐大的人口關聯族群（metapopulation），於是讓各種新疾病嘗試感染人類宿主時比較不用擔心會迅速滅絕。總而言之，麻疹和天花等病原體的演化比過去以為的來得**晚**，但傳播速度比過去以為的來得**快**。[18]

我們可以進一步談談麻疹病毒的演化史，以說明人類究竟是怎樣惹來這許許多多的急性呼吸道疾病。麻疹病毒屬於麻疹病毒屬（*Morbillivirus*），與麻疹病毒關係最近的是牛瘟（Rinderpest）病毒。牛瘟是一種對牛極為致命的疾病。牛瘟病毒曾經造成緊急的全球問題，它緊隨在天花之後成了第二種被人類刻意滅絕的病原體。再者，跟麻疹病毒和牛瘟病毒最接近的另一種病毒，則是小反芻獸疫病毒（peste des petits ruminants virus，又稱「PPR病毒」），感染的是山羊和綿羊，也對農場動物有高度的傳染性與危險性。因此乍看之下，會覺得麻疹病毒似乎符合傳統的說法：人類馴化了動物，接著從動物那裡感染了可怕的新疾病。但真相其實比這有意思多了。[19]

讓我們深入看看這整個麻疹病毒屬的歷史。過去幾年間，基因體分析為這些病毒的演化樹提供了更豐富的細節。經過對蝙蝠與囓齒動物進行病原體篩查，我們發現了大量過去未知的麻疹病毒「親戚」。整個麻疹病毒屬的祖先，似乎是一群會感染各種囓齒動物和蝙蝠的古代病毒。這些病毒是到幾千年前才有部分從非洲某地擴散到全球。這些病毒原本是野生囓齒動物的病原體，但因為有人類的介入，才得以如此有效且迅速地傳播。家鼠（*Rattus rattus*，又譯黑鼠、玄鼠、屋頂鼠）屬於共生物種，搭上人類文明的順風車，發展得風生水起，很早就跟著船隻、馬車與馬鞍袋一起旅行。下一章就會提到，家鼠正是黑死病這場大戲的主角。但除此之外，家鼠還會傳播其他疾病，例如麻疹。[20]

當然，如果再找出更多動物微生物，瞭解它們位於演化樹上的哪個位置，整個故事還是可能再次改變。但光是憑著目前掌握到的更多資訊，已經足以讓我們推想當時的情節。原本感染蝙蝠和囓齒動物的麻疹病毒屬跨越了物種障礙，開始感染馴化的動物，最後開始感染牛隻。牛隻成了演化的橋梁，讓麻疹病毒的祖先慢慢適應人類。而且就某種意義而言，還是因為人類馴化了牛隻，自己親手搭起了這座橋梁。很有可能，野生的牛科動物原先根本不會成為麻疹病毒屬的天然宿主，因此可以說，無論牛瘟或麻疹，都是人類社會發展才意外帶出的副作用。如果進一步深究演化上的意義，不管牛瘟病毒或麻疹病毒，祖先都屬於小型群居哺乳動物的微生物。所以追根究柢，是一些來自於囓齒動物與蝙蝠的微生物，適應了一種學會住在所謂「城市」這種巨大群落的靈長類動物，才演化出了麻疹病毒。

都市化的興起，是麻疹變成人類專屬疾病的先決條件。根據麻疹病毒的最新分子鐘分析，大概是在西元前600年左右（前後幾個世紀），從同樣的祖先分別演化出麻疹病毒與牛瘟病毒。雖然經歷這樣的演化過程，但並不一定代表病原體立刻換了宿主且不能回頭。過去曾有許多次查有實證的疫情，顯示人類與牛隻同時染上重病，代表這種病原體是在逐漸適應，有一段時間同時能夠感染農民與他們所養的牲畜。最終，麻疹病毒演化成一種人類專屬的病原體，而時間點就在鐵器時代的早期。這點極具意義，因為正是在這一刻，人類聚落的規模首次超越了維持病原體持續傳播所需的人口門檻。這種驚人的一致性告訴我們，不論是麻疹的祖先，或是其他虎視眈眈的病原體，其實早就在敲著人類的門。然而是直到人類建立起一個擁有夠多肺臟的生

態系統，麻疹才成了永久的人類病原體，並接著成為人類健康的一大
負擔。[21]

值得注意的另外一點，在於談到麻疹病毒演化的時候，會發現許
多病原體原本感染的是蝙蝠與囓齒動物。這些小型哺乳動物本來就會
有大量的演化實驗，但隨著全新世晚期出現許多更複雜的社會結構，
這些實驗也就不可免地以人類作為演化的終點。一方面，蝙蝠與囓
齒動物本來就是許多疾病的自然宿主，這點並不令人意外。世上有
1,200多種蝙蝠，約佔所有哺乳動物物種的20%。囓齒動物則有將近
2,300種，約佔所有哺乳動物物種的40%。所以說到地球上的哺乳動
物，其實有五分之三都是蝙蝠或囓齒動物。而且就個體數量而言，相
較於靈長類動物或有蹄類動物這些大體型的親戚，蝙蝠和囓齒動物的
數量更是遠遠高出一大截。蝙蝠和囓齒動物之所以成為重要的疾病自
然宿主，出發點就在於絕對數量。[22]

然而，蝙蝠與囓齒動物在生態上的重要性，絕不只是數字這麼
簡單。讓我們看看蝙蝠的基本生物特性。蝙蝠屬於翼手目，是一種
很神奇的生物。這種夜行性哺乳動物不但會飛，飛起來還跟鳥類一
樣靈活。而且蝙蝠相當長壽，多半能活到二、三十年以上。蝙蝠也是
群居的動物，某些蝙蝠群的密度可能達到每平方公尺三千隻（參見圖
5.3）。此外，有些蝙蝠群的棲地可能聚集高達一百萬隻蝙蝠，而且要
是洞穴的條件佳，還可能同時有許多不同種類的蝙蝠前來棲息。某些
種類的蝙蝠也會因為其流動性與遷徙習性，而讓不同的族群最後連結
在一起。鳥類族群就算成員數量再多，密度還是輸蝙蝠一截。此外，
蝙蝠也擁有哺乳動物的免疫系統，與人類較為相似，因此蝙蝠病原體
能夠感染人類的風險也較高。[23]

囓齒動物也像蝙蝠一樣，是許多人類疾病最初的來源。囓齒動物
屬於高度社會化的哺乳動物，但群落的個體數量規模遠遠不及蝙蝠。
囓齒動物壽命短，但繁殖力超高，所以族群隻數常常大起大落。囓齒
動物和人類的生態關係其實近到讓人不舒服。畢竟囓齒動物適應力

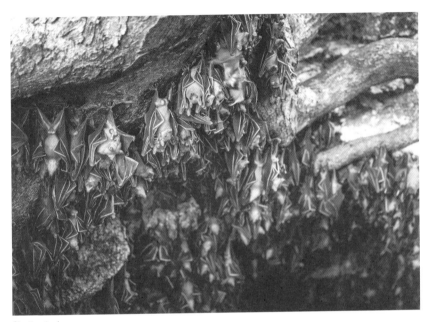

Shutterstock

圖5.3 菲律賓蒙特福德（Montford）蝙蝠洞。
某些蝙蝠生活的群落規模十分龐大。

強，許多物種都學會了如何好好享受這個人類改變的環境。囓齒動物對農業為害甚巨。很多時候，囓齒動物已經演化成為人類生活環境的一部分，特別是像小家鼠、家鼠和褐鼠等物種。因為牠們住的地方有地上、有地下，有的挖洞、有的造窩，所以會接觸到土壤裡或糞便中的病原體。人類由於與這些共生的囓齒動物同處一個親近的空間，就難免接觸到這些囓齒動物的糞便，以及潛伏其中的微生物。其他的囓齒動物病原體會運用跳蚤、壁蝨或蟎蟲作為媒介。不難想像，許多寄生體都以囓齒動物為宿主，包括病毒、細菌、原蟲與蠕蟲。[24]

　　似乎許多人類疾病的起源都會牽扯到蝙蝠與囓齒動物。腮腺炎（mumps，又譯「流行性腮腺炎」）、後面會談到的天花，都和麻疹一樣屬於嚴重的病毒性呼吸道疾病。腮腺炎至少已經有兩千四百年之久，因為希臘醫學之父希波克拉底就曾在西元前400年左右親眼目睹腮腺炎爆發流行。一如麻疹與天花，腮腺炎疫情可能致命，也會造成社會的動盪不安。在人類疾病庫中，有許多相對溫和的病毒性呼吸道疾病。像是副流感病毒、呼吸道融合病毒、冠狀病毒（原本已有四種存在於人類族群，現在SARS-CoV-2很有可能成為第五種）、鼻病毒、腺病毒，都會導致中度呼吸道疾病。或許還有無數其他這樣的病毒曾經來來去去，不斷更換宿主，甚至得到短暫成功，只是一下就無以為繼。這是一場無止境的達爾文競爭，各種病原體努力試圖接管人類的細胞機制，那些史上最惡名昭彰的病毒正是最成功的勝利者。[25]

在人類呼吸道病原體之中，病毒的數量比細菌要多。但要說到真正的群聚疾病，細菌感染佔有重要的地位，特別是白喉和百日咳。一般說到白喉，會說是帶有「壞死腐爛」或「惡性」特徵的喉嚨痛，十分危險，而且會造成爆炸性的流行疫情。白喉像腮腺炎一樣，在古典醫學便已廣為人知；像是在《希波克拉底醫書集成》（Hippocratic Corpus），就已經明確描述了喉嚨形成灰白色膜的特徵。引起百日咳的百日咳桿菌（*Bordetella pertussis*）也同樣重要。百日咳一開始就像是普通感冒，但會逐漸發展到陣發期（paroxysmal phase），患者劇烈乾咳，接著出現猛力的深吸氣，希望恢復呼吸。百日咳原本沒有明確的書面紀錄，直到十五世紀後期，波斯爆發一系列疫情，才終於訴諸文字。但靠著基因體分析，我們開始得以揭開百日咳的演化史。一開始是個廣寄生的病原體祖先，在機緣巧合之下，衍生出各種致病菌株。在史上至少有兩次，這種病原體的後代演化出適應性，讓它們變得對人體格外有效。這種細菌過去幾千年的演化史，可說是高潮起伏。[26]

到了全新世晚期，人類族群當中開始有呼吸道病原體出現並成功立足，而在更早之前，走向定居的生活模式已引來各種腸胃道感染。腸胃道病原體並沒有因為出現了新的微生物就逐漸消失或遭到取代，而是繼續進一步適應人類的社會。事實上，古典時代（classical antiquity）的大城市甚至讓汙物管理的問題規模進一步放大。然而，也是這些大城市率先協調各方做出回應，開始興建下水道、輸水道，以及訂定基本的衛生法規。為了強調人類的持續擴張又引發其他演化反應，接下來要談的是在大規模文明興起期間，有兩種最重大的人類疾病開始蓬勃發展：結核病、惡性瘧。

結核病：終極的人類疾病

結核病不同於目前討論過的各種急性感染，是一種以耐心為特徵的呼吸道疾病。這種病的過人之處，在於能夠調節人體免疫反應、引發慢性感染。無論過去或現在，結核病都給人類健康造成了驚人的負擔。在中國、印度與希臘的經典醫學文獻當中，結核病都佔有大量的篇幅；結核病在古希臘稱為 *phthisis*，意為「浪費」或「消耗」。在整個古典時代與中世紀，結核病一片繁榮興旺。到了現代歐洲，則有白瘟疫（white plague）之稱。工業化更為之火上加油：一份1848年的醫學文獻將結核病稱為「毀滅一切的天使，帶走死者總數的四分之一。」如今，全球可能有二十億潛在的感染者，也就是可能有超過四分之一的人口都是帶原者。每年的新病例人數仍然超過千萬，因而喪生的人數高達一百五十萬。整體而言，結核病很有可能是人類遇過最致命的敵人。[27]

結核病的臨床病程分為幾個階段。如果是初期結核病（primary tuberculosis，又譯「原發性結核病」），感染會在初次接觸後一到兩年內發展為活動性（active）結核病。結核病主要屬於肺部疾病，主要症狀是強烈且常常帶血的咳嗽。許多結核病病例只會出現潛伏感染（latent infection），也就是只有少量病菌存在，而不會形成活動性結核病。有時候，潛伏患者會在初次感染幾年、甚至幾十年後再次活化，變得具有傳染性，而這時與最初感染的地點與時間都可能早已大不相同。[28]

感染結核病期間，結核菌可能隨著血液傳至各種器官。例如，結核病可能導致頸部淋巴結核（scrofula，又譯「瘰癧」，頸部淋巴結堅硬腫脹，影響外觀），傳統上曾認為可透過國王的撫摸來治癒，因此又稱為「王者之疾」（king's evil）。然而，肺部才是結核病的主要攻擊目標，而且結核病唯一的傳播管道，就是必須由患者咳出飛沫，再由另一位受害者吸入。雖然只需要有一到三個結核菌，就能讓人感染結核病，但這些病菌必須深入肺部，才能找到它們要找的免疫細胞。結核菌細胞壁表面的分子結構，理論上會讓免疫系統立刻知道它是入侵者，但結核菌外面還有一個脂質層，就像套了一件風衣，成了廉價的偽裝。這件風衣經過演化，能夠感染原本是人類先天免疫系統主力的巨噬細胞，這裡是結核病真正的棲地。[29]

結核病就算處於活動性的狀態，也常常是慢條斯理地折磨著受害者。這種病被稱為「消耗病」（wasting disease）絕對有其道理。在十九世紀，結核病開始籠罩在一片黑暗浪漫主義當中，狄更斯（Charles Dickens）就曾在《少爺返鄉》（*Nicholas Nickleby*）描寫這種可怕的病程。「有一種可怕的疾病，可以說是完全讓受害者做好了對死亡的準備……一種可怕的疾病，靈魂與肉體間的掙扎如此緩慢、平靜而莊嚴，而結果又如此確定，一天一天、一餐一餐，生命就這樣消耗凋零……一種疾病，生與死如此奇特地糾結在一起，死亡染上生命的色彩與光輝，生命則染上死亡的駭人與憔悴──一種疾病，藥物無法根治，財富無法抵抗，貧窮也無法倖免──它有時大步向前，有時緩步拖沓，但無論是快或慢，結局永遠無須懷疑。」[30]

前面已經提過，基因體資料已經推翻了部分過去對結核病演化的說法，顯示其實是人類的結核病早於牛結核病（但牛結核病的病原體仍然可能使人類生病）。但這還只是開端，後續將會帶出病原體基因體學史上最瘋狂的一個篇章。導致人類結核病的細菌，屬於結核桿菌複合群。這個複合群包括五個主要適應人類（human-adapted）的譜系、兩個也有能力感染人類的譜系（稱為非洲型結核菌〔*M. Africanum*〕），以及至少九個主要適應動物（animal-adapted）的譜系

（感染的對象無所不包，從牛隻、黑猩猩到海豹、海豚等等海洋哺乳動物）。此外，最近還又發現了一個過去未知的第八個人類譜系（後面會看到這個譜系十分有趣）。過去肯定曾經存在某些其他人類與動物的譜系，而現在也可能還有其他譜系有待發現。[31]

這些結核桿菌複合群有著密切的親戚關係，它們的演化樹所揭露的第一個驚喜，在於其實人類菌株才是老大，是迄今所有動物菌株的祖先。也就是說，其實是智人直接或間接地將結核病帶給了許許多多的野生動物和家禽家畜。甚至有人假設，由於牛的馴化主要分成兩次，分別是歐洲牛（taurine）與印度牛（zebu），因此人類將結核病傳給牛隻的次數可能不只一次，而是兩次。因此，雖然我們目前尚未找出結核病傳播鏈中所有環節，但結核桿菌在全球動物當中分布如此廣泛，很有可能反映的是人類的生態多樣性，以及人類遍布全球的影響力。所以，如果說結核病是終極的**人類**疾病，一項令人不安的意義在於我們一直在不知不覺中推動著這種疾病，讓它傳播到全球，並且走向演化的多樣化。[32]

結核病基因體研究的第二項重大發現（但也令人困惑），則是這種病原體其實十分年輕。我們曾經以為結核病是在超過七萬年前就適應了人類，還跟著人類一起走出非洲。由於結核病的病程長，感染又有潛伏期，這種理論完全合理。此外，看到古代人類骨骼遺骸上的病理損傷時，我們常常認為這是結核病所致，許多已發表的研究也聲稱找到了結核病感染的生物分子證據，時間可以追溯到全新世早期。所以，我們常常認定結核病是真正來自古代的人類疾患。[33]

基因體研究現在卻提出鐵證，證明事實不然。所有結核桿菌的採樣都顯示，它們在不到六千年前（而且很有可能根本不到四千年前）有著共同的祖先。目前有愈來愈多考古 DNA 證據支持這種預測，正在慢慢校正各種時間順序的評估。有一位去世於十七世紀的瑞典主教，遺體已經木乃伊化，我們最近從他鈣化的肺結核組織取得了結核桿菌的 DNA。以此校正分子鐘分析之後的估計認為，所有結核桿菌

複合群的譜系，大約在3,258年前曾有一個共同的祖先（時間範圍落
在2,190年前到4,501年前不等）。當然也有可能，未來如果出現更多
證據，整套理論還會再次改觀，而且早期人類（和動物）族群骨骼留
下的結核病證據，仍然是個有待解開的問題。但就事實而論，我們所
知的結核病就是全新世晚期的產物，是一種在文明背景下出現、相對
年輕的病原體。到頭來，這並不是人類最古老的疾患之一。[34]

　　就算結核病的傳播並不是因為在更新世隨著移民離開非洲，我們
仍然有充分的理由相信非洲是人類結核病的發源地。發現現有結核病
都來自人類譜系，讓「結核病起源於非洲」的理論更為鞏固，也有助
於確定東非是結核病病原體最有可能的出現地點。東非的農牧業在全
新世晚期發展蓬勃，而這些在生活與人口上的變化，很有可能正是這
種呼吸道疾病出現的背景，值得進一步深究。當然，鐵器時代所帶出
的人類社交網路，也讓結核病在適應人類宿主後的幾個世紀內得以迅
速傳播。[35]

　　全球結核病的基因多樣性讓我們得以追溯重建原本已經佚失的
歷史輪廓。大約兩千多年前，人類的整個貿易網路已經橫跨印度
洋，東非也成為網路的一部分。金屬、奴隸、象牙、香料、香貨
（aromatics）、鹽與玻璃都在非洲與歐亞大陸之間運輸流通。而在商
人、移民、士兵與奴隸的肺部深處，結核菌也悄悄往來於各地之間。
其中一種譜系（稱為譜系3〔Lineage 3〕）迅速在南亞立足。另一種譜
系（譜系2〔Lineage 2〕）則是向東傳播，至今在東亞依然盛行。這種
譜系後來隨著中國北方的漢人向各地傳播。結核桿菌的譜系4，演化
時間則在不到兩千年前，大約是羅馬帝國時期。這種譜系在羅馬時代
後期傳播至歐亞大陸，再隨著歐洲擴張，來到非洲、印度洋與新世
界。這種致命性的歐洲譜系的成功，讓我們清楚看到，人口族群愈龐
大、愈密集、連結愈緊密，會有利於選擇出具有高度攻擊性的遺傳菌
株。[36]

　　結核病的全球旅行也有一些令人意外的情節轉折，特別是在新世

界的傳播。如今結核病在美洲的優勢菌株，其祖先是由歐洲人在哥倫布時代後的接觸所引入。但美洲的許多骨骼證據顯示，早在哥倫布時代前，結核病就已經十分廣泛。如果結核病是在更新世人類遷徙到美洲之後才演化出來，而且如今美洲的優勢菌株反映的是哥倫布時代後的接觸，那為什麼有那麼多1492年前的美洲人類骨骼都顯示有結核病造成的損傷？時光旅行提出了一個意外的解答。有研究從秘魯的木乃伊中取得三個古老的結核病基因體，時間可追溯到一千年前，證明早在與歐洲接觸、遭到殖民之前，美洲就已經存在結核病。但與這些秘魯菌株比較接近的，其實是通常會在海豹等海洋哺乳動物中發現的菌株。從這點看來，美洲人當初是因為獵捕、屠宰海豹而染上結核病。至於海豹一開始怎麼染上結核病，至今還沒有解答；雖然講到把結核病傳播給動物這件事，人類看來似乎會是一大關鍵，但顯然現在整個故事還缺少某些重要情節——應該還有某些中介的動物或環境自然宿主，才讓結核桿菌得以傳播。話雖如此，總之早在歐洲殖民之前，新世界人類族群就已經存在至少一種結核病的菌株。後來則是歐洲人帶來另一種致病力更高的菌株，取代了原本的譜系。在太平洋地區，可能也出現了同樣的情形。[37]

　　與此同時在舊世界，都市化的發展成了結核病未曾預見的福音。結核病與其他許多急性呼吸道感染的不同之處，也是它最大的阻礙，在於結核病的傳播其實並不容易，需要人與人之間夠緊密、夠擁擠，才能確保飛沫能夠抵達肺部深處的目的地。從古到今，人類城市的規模與密度不斷提升，不知不覺幫結核桿菌解決了最困難的問題。結核病的負擔，常常就落在身體還不夠強壯的兒童身上。馬爾薩斯在工業時代就觀察到：「在大城鎮，甚至只是中等規模的城鎮，似乎肯定有些什麼，特別不利於生命的早期；而且從死亡主要降臨在社會的哪些部分看來，這應該更多是起因於空氣的封閉與汙濁，而這樣的空氣應該並不利於兒童嬌嫩的肺。」[38]

　　結核病在遙遠的過往究竟造成了怎樣的負擔，如今難以窺見全貌。從醫學文獻與骨骼紀錄，我們知道結核病相當普遍。但正因為太過普遍，無論在時間或空間上都難以追查，也就難以判定它真正的影響力。雖然城鎮的人口稠密與骯髒環境對結核病格外有利，但結核病並沒有特別的地理偏好。結核病也不像是那些登上史冊的重大疫情，會突然掀起一波又一波猛烈的死亡浪潮，而是靜靜將人類握在它邪惡的手裡，從不鬆開。結核病演化成了一種完美的病原體，一個做事有條有理的騙子，就住在原本該拯救我們的細胞裡。結核病留下的真正歷史痕跡，就是緩慢、痛苦、難以言說的失去，不斷重複累積，數量多到令人麻痺。

惡性瘧

「就這樣，惡氣是跟著你吃的麵包進入你的身體，又或者是因為你走在沙塵與陽光讓人窒息的路上，張了嘴說話，於是你覺得膝蓋就在身下一陣無力，或是癱坐在鞍上，任由騾子低著頭慢慢前進……空蕩蕩的街上，房屋的灰泥被太陽曬到脫落斑駁，惡氣攫住居民，將他們釘在自家門前，罩著棕色斗篷，發著燒，瑟瑟顫抖。」[39]

喬凡尼・韋爾加（Giovanni Verga）的這篇十九世紀短篇小說描述瘧疾如何籠罩著西西里，揮之不去。它彷彿無所不在，懸在空氣裡，毒害人類的生命。瘧疾一直是瘴氣病的典型範例，怎麼看都覺得是整個地景呼出的氣息所引起。《關於空氣、水與地域的研究》（*On Airs, Waters, and Places*）屬於最早的一批希臘醫學文獻，其中就提到了這種疾病，指出沼澤與死水會帶來持續發燒。住在附近的人「脾臟腫大阻塞，腹部發硬、消瘦、發熱；肩膀、鎖骨與臉部消瘦；肌肉消失，被脾臟吸收，因此身形顯得細長。」瘧疾似乎就是土地受到了詛咒。[40]

「瘧疾」（malaria）一詞可能指許多不同疾病，都是由瘧原蟲屬的原蟲寄生體所引起，也都是由蚊子作為蟲媒而傳播。前面已經提過的間日瘧，一旦流行就會形成嚴重的公衛問題。但惡性瘧更是一個怪物。惡性瘧原蟲是 *Laverania* 這個亞屬的七個成員之一，而這個亞屬的七個成員都能感染大猿。惡性瘧原蟲是在非洲出現，這點毫無疑問，但如果說到惡性瘧原蟲的演化年齡，則一直存在爭議，估計的數字從幾千到幾百萬年不等。與惡性瘧原蟲最接近的親戚，是大猩猩的寄生蟲「*P. praefalciparum*」。目前有證據顯示，惡性瘧原蟲是在更新世晚期（大約四萬到六萬年前），開始與能夠感染大猩猩的祖先分離。有幾萬年的時間，這種寄生蟲可能都還保留了感染大猩猩的能力。如果是這樣，當時它就還沒變成目前這樣專攻人類的病原體。[41]

如果這種想法為真，那麼早在人類仍是狩獵採集者的更新世，惡性瘧原蟲就已經讓人類染上瘧疾。事實上，這種寄生蟲有一些遺傳適應（genetic adaptation），或許有利於在人口密度低的族群中存活。惡性瘧原蟲所引起的慢性感染能夠持續數年。還有一種了不起的能力，能夠改變自己向外蛋白質的形狀，讓人體難以辨識及驅除。而且，對瘧疾的抵抗力是出了名的難培養，不像麻疹那樣得過一次就迅速免疫，而是像植物厚厚的癒傷組織（callous），得要經過多年與惡性瘧原蟲持續戰鬥，慢慢累積。此外，惡性瘧原蟲有一個特點令它難以被人體驅除，致病強度也特別高。它會在紅血球內部產生一種蛋白質，使受感染的紅血球頑強附著在人體器官的小血管上，這會損害各種器官，包括大腦（腦型瘧），也讓人體無法將受損的紅血球送到脾臟進行病原體的驅除。惡性瘧原蟲就這樣進入人體，一旦巴上了就再也趕不走。[42]

因此，惡性瘧原蟲很有可能早在狩獵採集時代就已適應人類，而大約在五千年前通過一次族群瓶頸（population bottleneck）。換言之，惡性瘧原蟲原本一直處在滅絕邊緣，直到人類不幸創造出了條件，讓它得以擴張，並且從此致力於唯獨感染人類。但有人懷疑，惡性瘧致病強度這麼高，要是人口規模不足以維持傳播，怎麼可能不滅絕？確實有證據顯示，在人類密度過低的地方，惡性瘧原蟲會出現區域性滅絕（locally extinct）。隨著研究繼續、得到更多基因證據協助判斷，或許也有可能發現惡性瘧原蟲完全是到了全新世才成為單寄生人類的寄生蟲。但無論事實為何，惡性瘧原蟲成為人類重大病原體之一的故事，肯定都與這一時期的社會發展息息相關。[43]

惡性瘧的擴張，是非洲人類生態轉型引發連鎖反應的最終結果。農業在非洲漸漸普及，改變了蚊子的演化環境。瘧疾在非洲的主要蟲媒包括：*Anopheles coluzzi*、*Anopheles funestus*、*Anopheles arabiensis*，以及最重要的甘比亞瘧蚊（*Anopheles gambiae sensu stricto*）。甘比亞瘧蚊有種奇怪的特性，喜歡在臨時的小水窪裡繁殖，產卵地點既不會選擇森林，也不會選擇大型或流動的水體，而就是喜歡像是在森林邊緣的小水坑。甘比亞瘧蚊特愛人類的血液，即使有其他血液來源，還是要找上人類。於是甘比亞瘧蚊如惡魔般糾纏著人類，也讓這種血體液傳播（blood-borne）的寄生蟲傳播猛烈。在這種地方性疾病流行最嚴重的地區，一個人平均每年會被受感染的蚊子叮上一百七十次。對於非洲如何創造出這種獨特的瘧疾生態，這些蟲媒扮演的角色重要性難以言喻。[44]

植物和動物的馴化是在非洲各自獨立出現，而且時間上比過去以為要早得多。但還是有幾千年的時間，農業在非洲的傳播非常緩慢。環境條件嚴苛，加上疾病生態令人生畏，都使人口成長受限。等到煉鐵技術出現，才得以推動農業的大規模擴張。農民拿著鐵器砍倒森林，雖然讓人口數量增加，但也給以人類為食的蚊子創造了生態區位。惡性瘧原蟲就這樣跟著人口成長與非洲生態轉變而慢慢擴張。

惡性瘧之所以如此危險，是因為它會對紅血球發動無差別攻擊。如果像是致病強度較低的間日瘧原蟲，偏好年輕的紅血球，大約只會感染患者2%的紅血球。相較之下，惡性瘧原蟲沒那麼挑剔，於是患者的紅血球會有高達80%遭到感染。惡性瘧的感染者有20–30%的死亡率，就算存活，長期的發育也會受到影響。在惡性瘧流行的地區，童年就是一場生存競賽，要應付著永無止境的一波又一波感染。能夠成年，也就是在歷經千辛萬苦之後獲得了免疫抵抗力。但想要維持這種優勢，還得在成年後幾乎不斷繼續接觸這種疾病；可悲的是，成年女性在懷孕期間免疫反應減弱，非常容易陷入重病。[45]

住在瘧疾肆虐地區，會付出極高的代價，而且瘧疾還會推動人類基因體的自然選汰。有些人類基因變體雖然原本會造成不利，但面對惡性瘧卻能成為優勢，最著名的例子是鐮形血球貧血症（sickle-cell disease）。與這種病相關的基因，剛好負責血紅素這種攜氧分子的部分編碼。人的每個基因都有兩個拷貝，如果其中一個基因拷貝有著鐮刀型貧血特質，就能防止染瘧死亡。但如果兩個基因拷貝都有這種特質，紅血球又會變形得太過嚴重，造成鐮形血球貧血症，導致各種併發症，包括慢性貧血。在非洲熱帶地區，有超過四分之一人口都帶有一個鐮形血球的基因（參見圖5.4）。原本這種對人有害的基因變體應該會慢慢減少，但就是因為對瘧疾形成保護優勢，這種鐮刀型貧血特質得以繼續存在。[46]

瘧疾負擔在非洲愈演愈烈，與非洲大陸最重要的一次人口流動「班圖族擴張」（Bantu expansion）有關。大約從西元前1000年開始，說著奈及利亞－剛果語的班圖族開始從現代奈及利亞－喀麥隆周圍的核心地區開始擴張。班圖族屬於農業人口，擴張後整個中非都有他們的身影，一路到了非洲的大湖地區（Great Lakes region）與西海岸。班圖族把他們改變地景的壞習慣帶到各地，也當然帶來了新的傳染病。當時，就算班圖族對於惡性瘧原蟲只有部分的遺傳抗性（genetic resistance），但相較於缺乏保護又暴露在病原體下的狩獵採集族群來說，這仍然成為明顯的優勢。值得一提的是，看起來這種鐮刀型貧血特質原本就在農業人口的祖先當中提供一定保護，而一路上，這種特質在狩獵採集族群中的出現頻率不斷增加，顯示農業的傳播擴大了瘧疾的影響。[47]

惡性瘧躲在移民、商人與奴隸身上，無可避免地從非洲向外蔓延，在整個舊世界的熱帶與亞熱帶地區成為地方性疾病。惡性瘧的地

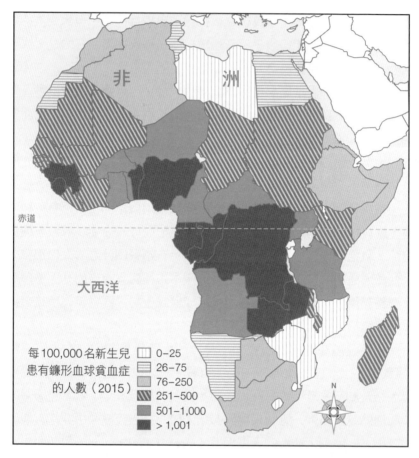

圖5.4 非洲鐮刀型貧血特質分布與瘧疾負擔分布地圖

理分布也像間日瘧一樣，瘧原蟲本身的生物特性以及是否有蚊媒能夠
配合都會對其有所影響。惡性瘧原蟲只能在攝氏18度到35度之間於
蚊子體內發育，而且無法退回潛伏期度過冬季，因此其分布受到季節
性寒冷的限制。所以在整個舊世界，惡性瘧只在熱帶地區成為地方性
流行病，以及少數伸進亞熱帶地區。在美洲，雖然有效的蚊媒眾多，
但在大西洋奴隸貿易時代將瘧疾帶來之前（見第8章），當地並未受
到瘧疾染指。[48]

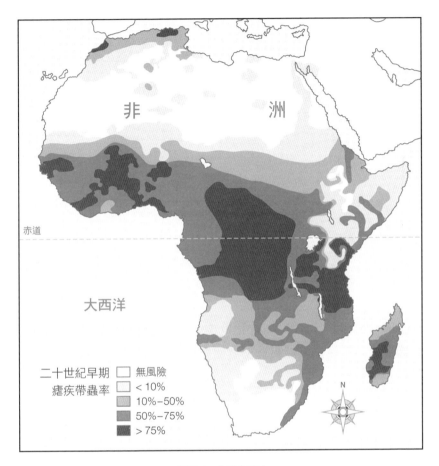

圖5.4（續上頁）

　　至於惡性瘧是在何時來到歐亞大陸各地，目前仍是一個謎。就算是目前最詳盡的理論，背後的證據也還太過薄弱。回到二十世紀初，當時許多人認為是瘧疾的出現，讓古希臘羅馬不再陽光燦爛。目前還不知道，在西元前五世紀希波克拉底的時代，惡性瘧是否已經來到地中海。但未來只要靠著對惡性瘧原蟲本身的考古DNA，或是仔細研究人類的基因體，應該就能解開這個謎團。地中海人口族群現有的許多遺傳適應特性，是因為能夠賦予對瘧疾的抵抗力，而被選擇留下

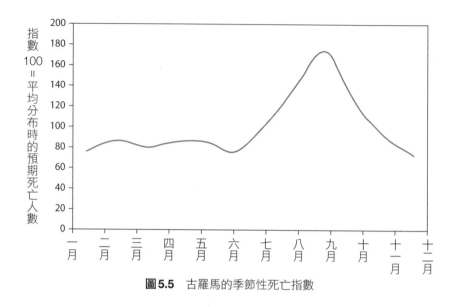

指數 100 ＝ 平均分布時的預期死亡人數

圖5.5 古羅馬的季節性死亡指數

（特別像是導致β型地中海型貧血的突變）。待我們更進一步瞭解古代人類的DNA，應該就能更清楚掌握這些人類基因體上的近期適應是發生在哪些時期。**49**

羅馬帝國時期，惡性瘧顯然已肆虐環地中海。像是羅馬的蓋倫（Galen）醫師，就曾觀察到一種惡性的間歇性發熱，肯定是惡性瘧。蓋倫認為瘧疾在首都羅馬格外流行。「它每天就在我們眼前，特別是在羅馬。就像某些地方特別有某些典型疾病，這個城市也特別盛產這種邪惡。」從古羅馬的季節性死亡模式（根據在地下墓穴倖存的幾千塊墓碑），也能證實蓋倫的這種說法（參見圖5.5）。在義大利，瘧疾主要是在秋天令人喪命，而古羅馬每年的死亡浪潮，很有可能正是瘧疾造成嚴重傷亡的鮮明特徵。**50**

一如南歐大部分區域，義大利半島也處於混合瘧區，無論惡性瘧或間日瘧都可能成為地方性流行病。事實上，義大利正可作為惡性瘧邊界的社會個案研究。在中世紀與現代，惡性瘧的範圍是薩丁尼亞島（Sardinia）、西西里島與義大利南部，最北來到羅馬城，以及托斯

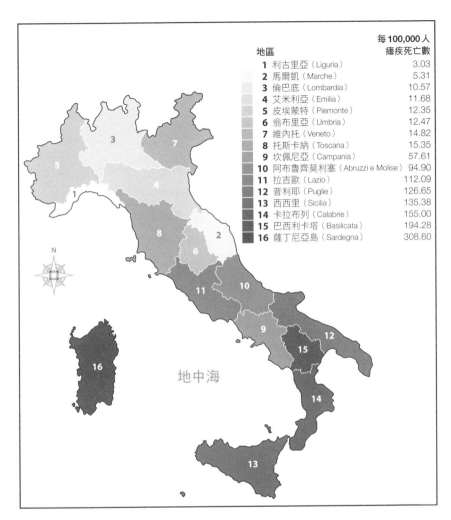

圖5.6 義大利各區的瘧疾負擔。每十萬人的死亡數。
根據十九世紀末的官方死亡人數資料。

卡尼的馬雷瑪（Maremma）（參見圖5.6）。沿海與低地地區的特定蚊媒眾多，承受了惡性熱病的沉重負擔。義大利北部與南部的命運截然不同，有很大程度也是由於瘧疾的分布。雖然這些地方有著類似的環境、文化與制度，但疾病負擔卻大不相同。在惡性瘧流行的地方，對人口條件造成的壓力就比較大。像是在惡性瘧造成最大負擔的義大利南部，女性結婚的年齡非常早。我們在第10章會看到，地方性瘧疾與長期人力資本的形成之間也有密切的關聯。簡單來說，義大利剛好跨越著最重要的地理疾病落差（disease gradient），能讓我們窺見這種病原體對歷史的長遠影響。[51]

惡性瘧也傳向歐亞大陸的熱帶地區。在印度和東南亞，惡性瘧成了人類健康的一大負擔。在中國，惡性瘧的地理分布就像是在歐洲的模式，呈現出明顯的南北落差。一位歷史學家曾說：「在北方漢人看來，整個中國南方都有病」，而瘧疾正是主因。漢族南移來到南嶺，一路移居至廣東與廣西的北部山區，但到了嶺南地區，卻一直因為疾病環境的因素而止步不前。「對瘧疾的恐懼，讓他們即使面對廣東北部日益增加的人口壓力，也無法移居至嶺南他處。」漢族權力的生態邊界，成了中國歷朝歷史的根本動力，部分原因就在於瘧原蟲的地理分布。[52]

惡性瘧既是地方性疾病，也是流行性疾病——既能在立足之後於當地族群永久存在，也能夠引發大規模的爆發。舉例來說，如果短期氣候改變造成瘧蚊數量波動，就可能引發瘧疾流行。包括蓋倫在內的古代醫師已注意到這樣的模式。「一旦全年潮濕或炎熱，必然發生極大規模的疫情。」在現代早期，瘧疾疫情在羅馬不斷起起伏伏，每五到八年就有一次大爆發，造成嚴重奪命的疫情。[53]

瘧疾疫情有可能十分嚴峻，特別是在地方流行區邊緣的地區。1958年在衣索比亞爆發的疫情，留下了相當完整的紀錄。當時前一年出現饑荒，而且在一般的乾季降下了大量的雨水。於是疫情爆發，「蔓延到一般很少受瘧疾影響的高海拔地區，大量易感人群（susceptible population）不支倒地。」這帶來了毀滅性的後果。一名現場觀察員表示：「每間房子都能找到三、四名患者提出各種主觀症狀，例如發冷、劇烈頭痛、盜汗、背部與四肢疼痛。至於客觀症狀則有黃疸、貧血、消瘦、高燒。經過四、五次復發，許多患者無法承受頭痛與身體的疼痛，開始神智不清的譫妄，陷入昏迷，最後死亡……就算是最簡陋的診所，路途也太過遙遠，代表他們完全沒有獲救的可能，只能像是被熏殺的整窩蜜蜂一樣死去。」最後，衣索比亞有超過三百萬人被感染，保守估計超過十五萬人喪生。[54]

隨著惡性瘧傳向整個舊世界，全球傳染病的一種地理基本分布模式也漸漸成形。早在更新世，蟲媒傳播疾病就已經讓人類健康出現緯度上的疾病落差。但來到全新世之後，人類對生態的影響漸漸增大，對人類健康造成最大負擔的種種熱帶疾病也隨之而來。基本上，整個熱帶地區成了瘧疾的疫區。就算能夠適應瘧疾，在其恐怖力量下生存，這仍然是一大負擔。但後面就會提到，諷刺的是，瘧疾這種致命的力量，之後也成了這些社會對抗帝國主義的緩衝屏障。

羅馬：一項鐵器時代的個案研究

卡繆（Albert Camus，1913-60）的小說《瘟疫》（*The Plague*）其實是一則心理研究，談的是如何生活度過疫情。對於流行病這種看似隨機的狂暴，卡繆有著深刻的理解。故事中，法屬阿爾及利亞的奧蘭市（Oran）鼠疫疫情逐漸升溫，但市民卻活在對這個事實的否定之中，原因就在於鼠疫太沒有人性，令市民心裡難以接受。「疫病從來就不是為了迎合人類的需求；我們只能告訴自己，疫病只是心裡的陰霾，一個會過去的惡夢。」[55]

但不論是對於其中的受害者，或是事後想要加以理解的歷史學者，流行病都不會過去得如此輕巧。流行病的英文「epidemic」源自希臘文詞根，意為「降臨在人身上」，這是一樁事件、一次爆發，會讓許多人罹病、許多人死亡。美國疾病管制與預防中心（Centers for Disease Control and Prevention, CDC）對流行病的解釋是「某種疾病病例數量的上升（常常是突然的），超過了一般對該人口族群於該地區的預期。」無論是流行病的原因或後果，常常都是一個社會最複雜的體驗。因為流行病同時牽涉著人為與自然因素、生態與演化的力量，所以有時候看起來完全像是出於隨機，沒有理由地栽進了歷史的洪流。隨著人類社會的規模與複雜性都有所成長，流行病也呈現出新的規模。[56]

流行病為什麼會發生？傳染病的傳播動力學能夠告訴我們答案。如果病原體能夠迅速透過一群易感宿主族群而傳播，就會形成流行病。這樣的情況，一種原因可能在於社會：人口因飢餓而變得虛弱、容易感染，又或是出現戰爭，破壞了正常的生活秩序。至於其他原因，則是可能由於貿易或遷徙，而讓病原體接觸到易感人群；又或者是演化出現某種新的微生物，或是舊微生物的外觀改變，讓宿主的免疫系統認不出來。在夠大的人口族群中，如果是人類能發展出抵抗力的傳染病（如麻疹），疫情就會呈現上下波動振盪：迅速感染兒童，但接著就得等到出生的新易感宿主人數夠多，才會讓疫情再次升溫。另外，氣候也可能是觸發流行病的因素，例如對於囓齒動物之類的自然宿主，或是蚊子之類的蟲媒，氣候都可能影響其族群動態。[57]

流行病畢竟會牽扯到無法預測的非人類因素，因此研究歷史或人類社會的學者常常會說流行病像是「惡夢」，或者至少認為這是一種不屬於人類歷史的外在力量。但這樣其實是小看了人類對傳染病生態與演化的影響。如果想瞭解流行病與人類歷史脈絡的關係，不妨就教於十四世紀的阿拉伯歷史學者伊本・赫勒敦（Ibn Khaldūn）。伊本・赫勒敦雖然是歷史學家，但對現在所稱的經濟學、地理學、人類學與政治學，其掌握程度都令人驚嘆。他自己就是黑死病的倖存者，對流行病絕不陌生。在他看來，人類歷史的基本模式在於文明的興衰循環。雖然他並沒有像是現代對疾病生物學的理解，卻已經感覺到流行病並不是神或自然的隨機行為，而是一種需要加以理性解釋的現象，並且與擴張及衰退的循環密不可分。[58]

伊本・赫勒敦的流行病理論之所以擲地有聲，是因為他點出了疫病不只是社會失敗時的結果，同時也可能是社會成功時的產物。換言之，雖然貧窮、饑荒與暴力可能導致疫情爆發，但成長、擴張與活力同樣可能讓疫情爆炸。在他看來，流行病的發生，可能是因為「像是到了某個王朝的後期，擁有深厚而豐富的文明。〔這樣的文明〕是王朝前期展現善政、仁愛、安全與薄賦的結果。」文明充滿活力、治理良善，必然有助於推動成長，但矛盾的是，人口成長就會引發致命的流行病，造成社會解體（social disintegration）。這種觀點實屬真知灼見。在馬爾薩斯看來，流行病的根本原因在於食物匱乏，進而引發其他類型的危機，但伊本‧赫勒敦卻認為還有另一個原因：某些條件雖然能讓社會繁榮，但同時也會增加對病原體的暴露。[59]

伊本‧赫勒敦以為自己描述的是普遍的歷史模式，但實際上，這個社會動態模型所呈現的只是鐵器時代農業帝國的特徵。人類掌握冶鐵技術之後，幾個世紀間在技術上只有漸進式的改善，而沒有突破性的發展。但相對地，這個時期最重要的創新，是人類社會組織能力有所提升。各個帝國成功的基礎，與其說是靠技術優勢，不如說是靠著有效的軍事動員、意識形態、政治策略以及財政制度。而這些帝國之所以在面對流行病時如此脆弱，是因為這些帝國以農業為基礎而形成的本質與局限。[60]

如果要研究鐵器時代的農業帝國，以及這種帝國與傳染病的關係，可以用羅馬帝國作為例子。考古學家發明「鐵器時代」這個年代術語，是為了描述史前社會，所以我們並不常說羅馬帝國屬於「鐵器時代」。但要說鐵器時代只存在於史前，不但太過武斷，也會造成誤解。羅馬人所建立的帝國，確實是以鐵器時代的技術為基礎，也受到這些技術的限制。雖然羅馬帝國確實是我本人最熟悉的案例，但會以羅馬作為個案研究的理由絕不僅如此。古羅馬是大家最熟悉的古代文明，雖然還有許多未知之處，但已經提供了一個寶貴的機會，能讓我們一窺鐵器時代的人口族群如何成長與消亡。另一個巧合之處，在於羅馬人的命運與一種爆炸性的新病原體交織在一起，而這種病原體很有可能就是天花病毒的祖先。

在長達數個世紀期間，羅馬一直處於希臘文明的邊緣，但接著意外崛起，接掌了整個地中海世界。羅馬抓住了幸運的契機：希臘化時代到了晚期，各個王國之間暴力相向、群雄割據，正是新競爭者完美的出頭機會。相較於其對手，羅馬的技術其實並不特別突出，能夠成功的關鍵在於有能力大規模徵兵與動員軍力，得歸功於羅馬社會有狂熱軍國主義文化的根源，而愛國主義、軍事榮譽與公民犧牲的意識形態也發揮了極致的效力。[61]

最後，羅馬人克制了擴張的衝動，讓政權從四處征服轉為穩定的帝國統治體系。但到了奧古斯都皇帝在位的年代（西元前27年到西元17年），羅馬的權力已經來到其溝通與協調技術能力的上限。他宣布進入和平時代，不再對羅馬公民進行大規模軍事動員。奧古斯都與繼任者屬於準憲政性質的獨裁者，已經帶有共和主義的色彩；由皇帝掌控元老院，元老院掌控職業軍隊，皇帝還與帝國各地的公民精英結成聯盟。奧古斯都所立下的政權，持續了幾個世紀。[62]

羅馬帝國的疆界，從蘇格蘭邊緣延伸到撒哈拉沙漠，從大西洋沿岸來到敘利亞東部的山丘。羅馬人雖然沒有機動運輸，也沒有電信技術，但還是掌控了這片廣闊的疆域。從西元一世紀到二世紀中葉，帝國的人口不斷擴張。到了二世紀中葉，這個帝國鼎盛時期，數字可能已來到七千五百萬，約佔當時全球人口四分之一。古老的城市已經突破過去的界限。至於羅馬城本身，得益於身為帝國的中心節點，其規模在在證明羅馬的組織能力：能有這樣的人口，靠的是北非與埃及的糧食供應。整個帝國除了羅馬城，還有幾個真正的超大型城市，如亞歷山卓（Alexandria）、安提阿（Antioch）、以弗所（Ephesus）、迦太基（Carthage）。另外還有數百個中型城市、數千個小型城鎮。羅馬帝國是都市化史無前例的試驗之作，但仍然必須強調，帝國絕大多數人仍然住在鄉間，過著小村莊或獨立農舍的生活。[63]

在羅馬治世（Pax Romana）期間，貿易發展蓬勃，處處都可見到各地方與區域之間的貿易跡象，品項從奢侈品到大宗基本消費物資無所不包。此外,長途貿易同樣風風火火,紅海連接了羅馬帝國與印度洋世界,讓羅馬人接觸到東非、印度,以及間接接觸到中國。羅馬開始大量進口絲綢與香料,出口玻璃、紅珊瑚、葡萄酒與硬幣。貨物的流通比過往任何時候都更為規律頻繁。在西元160年代,一群冒險犯難的羅馬商人被中國官員逮住,成了羅馬與中國之間第一次留下紀錄的接觸。[64]

然而,和平並沒有帶來生理上的幸福。羅馬的進步,對羅馬人的健康毫無幫助。在羅馬帝國時期的埃及,出生時平均餘命可能只有二十出頭。面對傳染病,羅馬社會束手無策。羅馬人不良的健康狀況在骨骼留下了痕跡。羅馬文明向上提升,但人民的身高平均卻變矮了幾公分。身高是一種複雜的生物現象,是基因、營養與壓力等因素交織的結果。就羅馬的情況來說,最能解釋羅馬人為何身材矮小的理由,就是傳染病造成的負擔。這點看來很不合常理:羅馬人雖然有錢,但也有病。[65]

羅馬的疾病環境之所以如此危險,其實與羅馬的經濟蓬勃有著同樣的原因:都是因為城鎮與貿易。人口稠密的都市環境十分致命,而帝國四通八達,也讓微生物的傳播更為容易。痢疾與腸熱病(enteric fever,由人類排泄物引起的疾病)在當時似乎很普遍。腸道寄生蟲無所不在,結核病極度猖獗。地中海重要地帶多半都落在瘧疾的掌握之中。在南歐與地中海地區,除了有間日瘧,更凶殘的惡性瘧也成了揮之不去的地方性疾病。[66]

羅馬帝國的人口成長週期,在二世紀中葉達到頂點。馬庫斯·奧理略(Marcus Aurelius)在位期間(161–180)是一個微妙的轉捩點。帝國當時面對多項不同挑戰。一方面是外部挑戰,像是鄰國逐漸壯大,特別是日耳曼人與波斯人成為強敵。二方面也有生態上的挑戰;原本羅馬帝國處於有利統治的氣候穩定狀態,連科學文獻都有「羅馬最佳氣候期」(Roman Climate Optimum)之稱,但這種狀態因為全球性的氣候變遷,在二世紀後半葉畫下句點。這些改變相當複雜，本身不見得會造成嚴重的破壞。但不巧的是，同時也出現了狂暴的生物衝擊，嚴重影響了羅馬帝國政權的穩定。[67]

要談羅馬帝國的人口結構，就不能不談流行病所造成的死亡人數。古代文獻常常提到有疾病爆發，只是我們並無法判斷究竟是哪些疾病，無論瘧疾、傷寒或痢疾都有可能。但值得注意的是，從證據上看來，有長達數個世紀的期間從未出現嚴重的跨區域疫情。是等到西元160年代中期，馬庫斯・奧理略在位期間，羅馬才遇上一場稱得上「大流行」（pandemic）的疫情，也留下了豐富的紀錄。「pandemic」這個詞雖然一般認定是「全球」大流行，但語義上其實不一定那麼精準，只是指流行病疫情已經來到跨區域規模，而且多半是蔓延到不只一洲。此外，雖然有著古遠的希臘字源，但一開始「pandemic」一詞的語義更為廣泛，並不是單純用來描述疫情。（第11章會提到，要到十九世紀，能夠觀察全球規模的疫情，才以這個詞來指稱「全球大流行」。）這場發生於馬庫斯・奧理略在位期間的安東尼瘟疫（Antonine Plague），是人類疾病史的重要里程碑：在所有真正的跨洲際疫情爆發當中，是從這一次開始才有了詳細的證詞能夠追尋。[68]

威廉・麥克尼爾說到鐵器時代後期的特色是「文明疾病庫的匯聚」時，正是以安東尼瘟疫作為主要例證。這場造成慘重傷亡的事件，顯然是因為出現了某種不熟悉的病原體所引起。羅馬人自己相信是太陽神阿波羅降下了這場疫病。起因在於羅馬軍隊攻打美索不達米亞的途中，褻瀆了祂的一座神殿，於是祂讓戰役中歸來的羅馬軍團散播這種疾病。短短幾年，破壞就傳到了帝國的每個角落。這場疫情的致命程度、速度與規模都令人震驚，一位觀察家便寫道，這場疫病「如同可憎的野獸，不是只針對少數人，而是甚至在各個城市全城撒野，將一切摧毀殆盡。」[69]

將書面證據與基因體分析資料整合之後，我們對這場生物學事件開始得到更深的理解。前面提過蓋倫這位天才而著作豐富的醫師，他與安東尼瘟疫正屬於同一個時代。對於這場他簡單稱為「重大」或

「為時最久」的瘟疫，他留下了自己的觀察紀錄。現在只要想研究判斷安東尼瘟疫的病原體，他的觀察都會是重要的參考。在他筆下，這種疾病的特徵包括：發燒，皮膚長出一種黑色膿疱的疹子，最後結痂並留下疤痕，氣管深處出現潰瘍，並且有黑便或血便症狀。蓋倫也認為，這種病的「危機」或轉捩點出現在大約第九天，原本覆蓋整個身體的黑色膿疱，這時會乾燥、如鱗片般脫落，有時候這在危機許多天後才會發生。[70]

　　蓋倫對於安東尼瘟疫的筆記還是太零散，難以真正做出準確的診斷。但大多數學者認為，最有可能的罪魁禍首是天花病毒（*Variola major*）。如今所知的天花，是一種具高度傳染性的呼吸道疾病，透過飛沫或是皮膚傷口脫落的病毒粒子傳播。天花的潛伏期很長，足足有七到十九天，患者可能在毫無症狀的情況下，就將病毒傳播到遠方。病程一開始的症狀是發燒與不適，接著很快就在臉部與身體出現皮疹，在四肢比軀幹更為密集。皮疹的病程很長，約達兩週時間，會從皮膚上突起形成膿疱。這些膿疱痘疹最後會結痂脫落，留下疤痕。至於病程的其他形式，包括早期和晚期的出血型，幾乎總是致命。[71]

　　雖然蓋倫對安東尼瘟疫的描述十分類似天花，但仍有些懷疑難以抹去。舉例來說，天花感染絕不會被誤認的特徵，就在於令人不忍卒睹、幾近毀容的疤痕，但為什麼在蓋倫的描述中卻看不到對此更清楚的記載？此外，目前的天花病毒只會專門攻擊人類，但為什麼根據當時文獻的紀錄，這場疫情同時攻擊了人類**以及**牲畜？這些問題都令人百思不解。最好的解決辦法，就是找出安東尼瘟疫受害者的骨骼，從中取得古代病原體的DNA，就能像是人贓俱獲一樣，抓到無可抵賴的證據。天花是一種大型病毒，其DNA基因體能夠保存在考古樣本中，所以理論上確實有發現的希望，但很遺憾，如今尚未發現任何安東尼瘟疫留下的古基因體蹤跡。[72]

　　雖然如此，就算單從天花病毒的基因體著手，仍然有助於瞭解其演化背景。首先，我們顯然可以發現，所有現代天花病毒株有一個共同的祖先，而且時間僅僅在四個世紀前。換言之，致病力極高的現代天花病毒，並不是什麼極古老的物種。後面幾章就會提到，這點相當符合我們在文獻當中看到的證據：有一種新的、更致命的天花病毒，從十六世紀左右開始在全球傳播。第二，我們剛剛才從一些中世紀早期歐洲北部的骨骼中，發現了一些古代天花病毒的DNA。沒想到的是，這些DNA是屬於某種現在已經滅絕的天花譜系。這最重要的意義在於，早在現代天花演化出致病力更高的版本之前，就有一種古代版本的天花病毒在世界上流行，時間早了至少一千年。

對於像這種已經滅絕的病原體譜系，我們甚至沒有什麼好的名稱來稱呼。發現這個譜系的團隊，也就合理地稱它為「古代天花」。但這不只是命名的問題。雖然這種病原體非常類似現代天花，讓我們很確定兩者在生物學上應該很相像，但光是這樣還不足以真正掌握這種疾病。我們不知道它的致病力有多高，只知道它有某些基因與所有人類天花共同的祖先相同，這個祖先仍然會引起人畜共通的疾病。因此，古代天花應該仍有能力感染其他許多動物宿主。對中世紀天花基因體的研究，也讓分子鐘分析得以更為完整。據估計，這些病毒株與現代天花在大約一千七百年前有著共同的祖先。所以，天花作為某種形式的人類疾病，歷史至少有這麼古老。[73]

這種新的天花病毒編年史揭示了一種可能性：安東尼瘟疫其實是某種古老形式的天花所引發的疫情。如果從天花病毒更廣泛的系譜樹來看，還能得到關於其起源的其他線索。天花病毒屬於正痘病毒屬（*Orthopoxvirus*），其中已知與人類天花最接近的親戚是駱駝痘病毒（*Camelpox virus*）與沙鼠痘病毒（*Taterapox virus*）。這兩種病毒的唯一宿主是一種叫做裸蹠沙鼠（naked sole gerbil）的囓齒動物，生活在非洲莽原的旱林中。根據目前的演化樹看來（但如果再發現新物種，也可能再改變），應該可以把天花的演化背景定位在非洲（或許是東非）。這個地區不但在羅馬帝國時代充滿活力，也十分接近印度洋、紅海與波斯灣這些繁忙的貿易路線。還有一項可能很重要的線索：有文字紀錄指出，在羅馬帝國爆發疫情前大約十年，阿拉伯半島曾有大規模疫情肆虐。這一切都符合一種假設：天花的某個祖先在第一個千年的早期出現於東非，再隨著貿易路線與軍事活動，傳至波斯灣、羅馬帝國，甚至更遠。[74]

如果確實在這個時期曾出現某種天花，這就能符合某些古代晚期與中世紀的文獻紀錄，提到曾經爆發十分類似於天花的疫情。但目前仍有許多資料有待研究，包括來自中國的證據。像是與蓋倫幾乎同時代的華佗（約140–208年），以及晚了幾個世紀的陶弘景（456–536年），都曾提到一些後世認為應該是天花的疾病。但在中世紀晚期的資料裡，卻也常常提到一種類似天花，但致病強度並不特別高的疾病。因此，天花究竟是如何出現，後續又如何演化，至今仍是個謎。雖然我們已經對天花有了更多瞭解，但對於這種重要人類疾病最古遠的歷史，我們還是能看到自己的所知多麼不足。[75]

安東尼瘟疫顯然造成許多人喪生，但可以想見，我們很難真正計算出古代某次瘟疫究竟對人口造成多大的影響。我大膽提出的數字，是這場瘟疫帶走了七到八百萬條靈魂，但也有人提出其他估計數字，高低落差非常巨大。不論如何，安東尼瘟疫應該都是人類史上截至當時死亡人數最高的事件。人口族群規模愈來愈大、複雜性愈來愈高，傳染病疫情造成的死亡衝擊也會隨之放大。對當時的羅馬人來說，這更是一次未曾預見的生物衝擊。這並不是馬爾薩斯提到的那種對人口過剩的反應：在這次大流行爆發之前，實際工資其實一直處於漲勢。因此，真正在生態上製造出這次疫情的原因，是羅馬帝國的成功，而不是羅馬帝國的失敗。或者如果是伊本‧赫勒敦，應該會說這是羅馬帝國「深厚而豐富的文明」以及與全球建立連結網路所造成的結果。[76]

羅馬帝國並沒有在瘟疫之後立刻瓦解，但這場瘟疫真正的影響幽微而深遠。人口與經濟成長的循環從此停止。軍隊的招募與經費籌措變得更加困難。統治階級內部的緊張關係逐漸明顯。羅馬對敵人的優勢大幅縮減。想要瞭解歷史改變的動態，就不得不從新疾病演化所造成的強大衝擊切入。矛盾的是，這些疾病的出現與傳播，正是因為人類社會有所進步所致。羅馬帝國受到一種新的疾病衝擊，這種疾病經過適應，能夠深入人類的呼吸道，又正好出現在人類積極全球化的時期。羅馬帝國還是以其威嚴震懾住了這個微生物敵人，得以存活。但下一章將會看到，囓齒動物帶來了另一種疾病：腺鼠疫。這也讓歷史上最具韌性的一個農業帝國面臨了它無法克服的挑戰。

歷史，從來就不是為了迎合人類的需求

從羅馬帝國人民的健康，我們看出傳染病與社會發展之間的糾葛。這也能提醒我們，過去每個時期的「健康」狀態，絕不只是取決於是否有傳染病的存在，而是同時受到各種生物與社會因素的相互作用。我們現在知道，羅馬帝國各地的子民對疾病有極為不同的體驗。住在小城鎮或大城市，會遇到不同的病原體。在羅馬廣闊的疆域當中，不同的緯度或海拔、性別或法律地位、飲食或勞動節奏，在在影響著所有大人小孩、男男女女的生物狀況。從羅馬帝國格外豐富的骨骼紀錄當中，已經能明顯看到此般複雜性，但我們常常還是只能從一些蛛絲馬跡，推想著當時的生活體驗如何像萬花筒般精彩多變。病原體演化的大歷史告訴我們的，往往不是明確的事實，而是相關的可能——但無論如何，都讓我們得以走進人類過往的這個重要篇章，對於當時形塑的疾病環境有更豐富的認識。[77]

本書的初衷，是希望提出全新、宏觀的疾病史，讓人從更深入的觀點，瞭解那些襲擊羅馬帝國的流行病。這場追求更大背景脈絡的探索，令我更加相信，只要能以各種不同時間尺度來理解人類的歷史，就能看得更加深刻。要是不從更廣的角度，瞭解人類如何改變整個生態，以及生態演化如何反應，就無法真正瞭解羅馬帝國的經驗。但這樣的大歷史，並不代表我們從此不再在意小處細節與純屬人類的作

為，反而能夠更加深我們對這些方面的興趣。這也能讓我們以更豐富全面的觀點，一方面瞭解人類能夠發揮多高的影響力，一方面也知道在自然力量的面前，人類多麼渺小受限。正如法國歷史大家費爾南‧布勞岱爾（Fernand Braudel）的著名主張，環境會帶出一種漸進、有時難以察覺的歷史，默默形塑人類的社會結構，進而影響個人與事件的歷史。萬物各有其位，而羅馬面對疾病的經歷，則令我們深刻瞭解時局（conjuncture）的重要性：自然歷史與人類歷史的交會如此特殊又難以預期，甚至有時候，碰撞得如此猛烈。[78]

6

舊世界的盡頭

所謂的中世紀

　　所謂「中世紀」的概念，特別是中世紀研究者會跳出來說的那一套，其實沒什麼道理。就只是像佩脫拉克（1304–74）這樣的文藝復興時期人物給自己臉上貼金，想像出一個長達千年的黑暗低谷，再說古典時代與自己成了兩個光明的高峰。一旦從全球的角度來看，就會覺得這樣的分期理論實在難以理解。就算只談歐洲，傑出的中世紀研究者羅伯特・摩爾（Robert Moore）也說這樣的分期「實際上並無效用，很多時候還造成困擾。」世界歷史上，許多文化都常常會緬懷過往，將古典時代理想化。然而一旦融合了懷舊與狂妄，就可能扭曲我們對於長期歷史節奏的感知。[1]

　　至少對舊世界來說，比較理想的做法應該是把橫渡大西洋之前的千年看作鐵器時代的延伸。畢竟，這時最大的城市與帝國仍然與過去屬於同樣的等級（至少在蒙古崛起之前是如此），消費習慣也大致穩定。基本的技術組合仍持續沿用，只是有了像水磨、馬鐙和板犁這樣的漸進式改進。在亞洲，特別是東亞，農業創新使人口大幅成長。火藥、航海指南針與印刷術都是此時在中國發明，只不過要等到大西洋發現的時代，才真正釋放了這些技術革命性的潛力。[2]

在人類歷史上的這一千年，特徵在於人口的加速成長出現長期波動，曾有兩次遭到毀滅性的生態危機阻撓。分別在六世紀和十四世紀，一種疾病震撼了許多大陸上的社會：鼠疫。第一次鼠疫大流行始於查士丁尼鼠疫（Plague of Justinian，約西元541-44年），一直持續到八世紀中葉。接著是大約六個世紀的緩解期，鼠疫在這段時間蟄伏平靜，人類成長興旺。直到黑死病（西元1346-53年）揭開第二次鼠疫大流行：在西歐持續超過三個世紀，但在其他地方甚至更久。（第三次鼠疫大流行在十九世紀爆發，將在第11章討論。）

諷刺的是，隨著我們對鼠疫大流行與其微生物媒介有了更多瞭解，每次鼠疫大流行的地理與時間界限卻變得更為模糊。鼠疫是由鼠疫耶氏桿菌（*Yersinia pestis*）所引起，英文的「plague」（瘟疫／鼠疫）既可以指一般的嚴重「疫病」（pestilence），也可以特別指由鼠疫桿菌引起的鼠疫。鼠疫最顯著的臨床症狀就是被感染的淋巴結凸起，形成高爾夫球大小的堅硬膿腫。這些膿腫稱為炎性淋巴腺腫（bubo），因此這種疾病也常稱為腺鼠疫（bubonic plague）。鼠疫的致病強度遠超過其他疾病。雖然就傷亡人數而言，結核病與瘧疾或許是以無情而穩定的步調奪走更多性命，但鼠疫是人類史上最具爆發性的流行病。不過幾年時間，鼠疫抹殺了整個大陸的一半人口，沒有任何其他疫病能與之匹敵。

鼠疫桿菌很可能是我們認識最深的古代病原體，我們對其演化歷史的理解遠超過其他病原體。也是在研究鼠疫桿菌的時候，最能充分感受到基因體時光旅行分析的影響。近年來，一些重大的疑惑終於塵埃落定，畫布上的空白也終於補上了色彩。同時還出現了一些誘人的線索，提醒著我們這種微生物仍有許多故事有待探究，該瞭解它在我們的過往曾扮演怎樣的角色。我們可以肯定的是：鼠疫的故事，是一場由動物及其外寄生體（ectoparasite）上演的情節。人類所打造的生態系統，讓各種動物微生物得以快速、跨洲際大規模傳播。人類只是在不經意之間，被捲入了一場爆發的囓齒動物疫情。鼠疫並不是人類疾病，大多數時候，人體其實是鼠疫桿菌的演化墓地——這點對於無數受害者來說，或許可以是個小小的安慰。[3]

中世紀疾病史並不等於鼠疫史，而要談本章的內容時，也不能忘記先前談過鐵器時代的疾病如何出現與傳播。然而在這長達千年的人類進步當中，前後兩端確實就是在鼠疫的決定性影響下出現人口大幅波動，值得也需要我們好好來談一談。要談鼠疫，就必須瞭解鼠疫桿菌的生物學與生態學，這有助於我們瞭解人類如何助長了這場自然災難。而要追蹤人類與鼠疫這段糾葛的地理及時間輪廓，也必須將第一次和第二次鼠疫大流行合而觀之，因為有長達數個世紀，這種動物疾病的陰影總是揮之不去，持續形塑著人類歷史的各個階段。鼠疫造成社會發展史上最極端的人口衝擊，不但帶來了各種不同的結果，也深具決定性的影響力。

鼠疫桿菌的生物學與生態學

伊本‧赫勒敦才十七歲的時候，黑死病襲擊了他的家鄉突尼西亞，帶走他的雙親，無邊的死亡徹底顛覆了他的世界。他提出的總結是：「東西方文明都遭遇毀滅性的瘟疫，國家被摧毀，人口大量消失。瘟疫吞噬了文明的許多美好，將一切抹除殆盡。每當王朝呈現老態、來到末年，瘟疫就會突然降臨，削弱其權力、限縮其影響，令其威勢失色，步向毀滅與消亡。人口減少，文明隨之衰微。城市與建築遭到廢棄，道路與路標不留痕跡，聚落與大宅空空蕩蕩，王朝與部落虛弱無力。人的世界（inhabited world）整個就此改觀。」[4]

大約在 1346–53 年，黑死病襲擊了近東與歐洲。因為這件事在歷史記憶佔了太重要的地位，很容易讓人只看到這個片段就以為這是故事的全貌。大家都很熟悉這段黑死病歷史的簡化版：從一段塵封往事開始，講的是蒙古人把得了黑死病的屍體扔進卡法（Kaffa）城中，接著就是鼠疫桿菌渡過黑海與地中海，到達義大利，終於肆虐整個歐洲大陸，最後得到一個好記的數字：殺死了當時三分之一的人口。各種混亂與恐怖隨之而來。但最後，這種大規模的死亡反而成了清新的淨化，因為倖存的農民變得富有，終於擺脫封建主義的枷鎖，開始走向自由、走向現代，成就我們。[5]

分子證據大量出現之後，就能清楚看出這則故事多麼偏狹。在古基因體學這個領域初始，鼠疫桿菌就已經存在，也是這個領域最前端的研究。現在如果不把自然科學與人文學科做結合，已經很難想像要怎麼談鼠疫的歷史。靠著時光旅行、系譜樹思維，再加上對全球歷史更全面的理解，讓我們瞭解這背後有一個龐大的故事，而黑死病不過是其中一個篇章。[6]

鼠疫有兩項生物特性，令它格外致命又格外有效率。第一，鼠疫是一種人畜共通疾病，會自然感染野生穴居齧齒動物，像是土撥鼠、沙鼠、跳鼠與田鼠。鼠疫也可能擴散影響到其他哺乳動物族群，包括生活在人類周遭的共生齧齒動物。至於對人類的影響，只是不巧造成的附帶損傷。大多數主要的人類疾病是先有動物宿主，再**適應**了人類，之後需要在人類宿主之間持續人傳人，才能生存。但鼠疫不同，它一直就是專屬於齧齒動物的疾病。所以人類這個宿主並不會影響鼠疫的演化，也就讓鼠疫桿菌完全沒有任何動機減低對人類的致病力。就這種意義而言，鼠疫有點像狂犬病，是一種並不會人傳人，但會致人於死的動物疾病。如果只從人類的角度來看，鼠疫就像是根本不在意人類的死活。[7]

第二，鼠疫是一種透過病媒傳播的疾病。就像是其他經過適應、能透過吸血蟲作為運輸工具而在宿主間傳播的疾病，鼠疫的傳播效率極為凶猛。鼠疫桿菌演化出的工具能夠劫持外寄生體（特別是鼠蚤〔rodent flea〕）作為運輸工具。也如許多病媒傳播的疾病一般，鼠疫桿菌經過良好的適應，能夠在其臨時昆蟲宿主體內生存，再設法進入接下來的哺乳動物宿主。鼠疫桿菌對於跳蚤這個病媒的適應十分驚人，其中最值得一提的一點在於：鼠疫桿菌會在跳蚤的消化道裡製造生物膜，部分或完全阻擋跳蚤消化血液。這樣一來，餓壞了的跳蚤就會瘋狂四處吸血，而且每次叮咬都會放出細菌。鼠疫桿菌就這樣控制了跳蚤，讓它成為極具效率的傳播病媒。[8]

大多數由病媒傳播的疾病，其地理分布會受到病媒分布範圍的限制。舉例來說，瘧疾的分布範圍，就僅限於有瘧蚊的地方。相較之下，只要有哺乳動物溫暖的皮毛，跳蚤就能繁榮興旺。鼠蚤需要囓齒動物的皮毛，而囓齒動物可是到處都活得下去。這也就讓鼠疫成了罕見的案例：雖然是病媒傳播疾病，卻有潛力能夠傳遍全世界。同屬這種尊榮俱樂部的，還有斑疹傷寒和蝨傳回歸熱（louse-borne relapsing fever），但這兩者都是由真正的人類病原體所引起，病原體已經完全適應了人類宿主。相較之下，鼠疫這種由鼠疫桿菌引起的可怕疾病，面對只是意外成為宿主的人類，完全沒有任何演化上需要的擔憂。

鼠疫桿菌感染人體、引發疾病後，不同的感染途徑會造成不同的臨床病程。如果是先攻擊淋巴結的腺鼠疫，第一步通常是被感染的跳蚤叮咬，使鼠疫桿菌進入真皮、繁殖，並使局部組織變黑。遍布我們全身的淋巴系統（人體的廢物處理網路）會將鼠疫桿菌帶到最近的淋巴結。全身各處都有淋巴結，充滿免疫細胞。因為鼠疫桿菌通常會被帶到距離跳蚤叮咬部位最近的淋巴結，所以腫脹出現的位置通常在鼠蹊部、頸部或腋下。患者會在幾天內開始出現明顯症狀：發燒、發冷顫抖、不適、譫妄。整個病程十分迅速，極度痛苦且致命。鼠疫桿菌打倒人體的免疫防禦系統之後，敗血症便隨之而來。如果沒有抗生素治療，鼠疫的致死率超過66%。[9]

有時候，跳蚤叮咬會引發原發性敗血性鼠疫（primary septicemic plague）。這種時候，鼠疫桿菌是直接進入血液。免疫系統根本沒有時間做出任何抵抗，敗血症會以驚人的速度發展。患者有可能甚至還沒有呈現任何症狀，就在短短一天內死亡。此外，如果鼠疫桿菌從淋巴系統進入肺部，繁殖後就會引發所謂的繼發性肺鼠疫（secondary pneumonic plague，之所以稱為繼發性，是因為透過淋巴管感染）。在這種呼吸症候群中，患者會出現咳嗽症狀，常常帶有充滿細菌的血痰。在以上這些感染途徑，都是以跳蚤為病媒，從囓齒動物傳播到人類。但除此之外，鼠疫桿菌也可以透過從肺部排出的氣溶膠（飛沫微粒），直接人傳人。若是吸入的鼠疫桿菌入侵肺部，則可能引發原發性肺鼠疫，病程短暫，通常致命。若是透過上呼吸道進入淋巴系統，則可能引發黑死病。[10]

　　根據現有的人類記載，第一次鼠疫大流行始於西元541年，從埃及北部的一個濱海小鎮進入了羅馬帝國。但在這之前，鼠疫桿菌又是從哪來的？關於鼠疫，過去有許多問題無法找出解答，而這也是其中之一，但現在有了基因體學的協助，就能夠至少找出部分的解答。我們就連在十年前都還只能懷疑，史上這幾次瘟疫大流行的罪魁禍首，到底是不是鼠疫桿菌？畢竟疫情當時來得太快，傳得又太廣，讓人質疑一種鼠媒傳播的囓齒動物微生物是否真能做到這種程度。但到如今，我們不但能解決這些疑惑，甚至還能一探這種病原體在任何文字紀錄前的背景故事。[11]

　　系譜樹思維與時光旅行都提供了豐富的資訊。如今在亞洲、非洲與美國部分地區，鼠疫已經成為囓齒動物群落的地方性動物疾病（也就是永久存在於動物族群中）。有了這些不同族群的鼠疫桿菌，就能研究其基因體位於鼠疫桿菌演化樹上的哪個位置。關於美國的鼠疫，結果一如預期，顯然是來自於1890年代的第三次鼠疫大流行，當時鼠疫由中國向全球傳播，在各地播下種子：這是鼠疫演化樹上非常年輕的分支。相較之下，整棵演化樹上最古老的一支屬於歐亞大陸中部，沿著歐亞草原發展。歐亞草原是一片無樹草原，從匈牙利平原一路延伸到蒙古東部，而鼠疫的古老分支就沿著草原與毗鄰的高地，從裏海以西的高加索山脈，一路來到中國、吉爾吉斯和哈薩克交界的天山山脈。這些地區，正是鼠疫演化的家園。[12]

　　從考古樣本取得鼠疫桿菌DNA之後，學界正持續進行其基因定序，讓我們對鼠疫的瞭解更為豐富。目前我們已經知道，鼠疫桿菌這個物種並不非常古老。與它最接近的親戚，是一種稱為假性結核耶氏菌（*Y. pseudotuberculosis*）的細菌，這種微生物沒認真把自己當成寄生體：就像許多細菌一樣，就算沒有哺乳動物作為宿主，也能在外部環境生存。這兩個物種分開的時間，不過是大約六千年前，當時鼠疫桿菌發展出一系列的遺傳適應，傳播力大幅提升，非常適合在野生囓齒動物族群中傳播。[13]

歐亞草原住著許多不同種類的囓齒動物，大沙鼠（great gerbil）就是其中之一，非常適應中亞的乾旱氣候。另外還有五、六種土撥鼠，就是些肥肥胖胖還會冬眠的地松鼠（ground squirrel）。土撥鼠生活在地下洞穴裡，靠著身上肥厚的脂肪與毛皮度過冬眠。有些草原囓齒動物對鼠疫有一定的遺傳抗性，代表牠們是鼠疫桿菌的天然宿主。雖然如此，這只是表面上的平靜。因為鼠疫桿菌必須能夠在宿主血液中維持高濃度，才能確保一定能傳到跳蚤身上，因此鼠疫桿菌有許多致病因子（virulence factor），總在試著逃避與操縱宿主的免疫系統。正因如此，經證實鼠疫桿菌對許多種哺乳動物都十分危險。[14]

鼠疫桿菌會以所謂森林循環（sylvatic cycle）的方式，在各個自然宿主之間來去。囓齒動物族群的數量，自然每年會有所波動。降雨影響草的生長，進而影響囓齒動物的食物多寡；掠食者的數量起起落落；外寄生體的數量也是上上下下。因此，鼠疫的循環自然也不穩定。有些時候，鼠疫桿菌會從原本的自然宿主溢出，感染其他囓齒動物與哺乳動物，形成動物流行病疫情（epizootic）。經證實，有數百種動物都可能感染鼠疫桿菌，但大多數並不具備繼續傳播的能力，因此疫情爆發之後多半很快就會畫下句點。[15]

事實上，就算作為囓齒動物的寄生體，鼠疫桿菌也是最近才出現。而古代DNA研究帶來的一大意外，就是人類與這種微生物的相處時間其實比先前所知都要久得多。在歐洲發現帶有鼠疫的人類遺骨，時間可以追溯到五千年前，也就是新石器時代與青銅器時代的轉型期，這代表鼠疫有可能（甚至是極有可能）影響了這些人類早期的興衰循環與人口流動。考古DNA讓我們得以一窺鼠疫桿菌演化到特定時點的樣貌。舉例來說，有些讓鼠疫桿菌只要跳蚤一叮就能有效傳播的基因，其實在目前發現最古老的鼠疫DNA當中並不存在。像是「ymt」這種基因，讓鼠疫桿菌能在跳蚤的前腸製造生物膜，但這個基因是在青銅器時代才獲得，時間不會晚於西元前2000年左右。也就是說，是在將近四千年前，鼠疫桿菌才「具備了所有重要的遺傳特徵，能夠透過跳蚤在囓齒動物、人類與其他哺乳動物之間傳播。」[16]

新的認識帶來了新的難題。要是鼠疫桿菌的基因裡早就擁有如此致命的工具，明明早在查士丁尼鼠疫前的好幾個世紀都已有詳細的歷史文獻，為什麼從來沒記載過鼠疫爆發的痕跡？難道有些爆炸性的疫情被我們忽略了嗎？文獻並未指向那個方向，但古代DNA的研究可能會修正我們的想法。事實擺在眼前，古典希臘羅馬時期的歷史紀錄通常資訊翔實（波斯、印度與中國文明則更不在話下），如果曾經發生像是查士丁尼鼠疫或黑死病這樣規模的疫情，很難相信會如此無聲無息。這些知名的疫情都在文獻紀錄留下了深深的印記：雖然潛伏幾個世紀不為人知，然而一旦爆發，就來得又快又猛，在許多各自獨立的文獻紀錄都留下證據。此外，查士丁尼鼠疫與黑死病都成為明顯的起點，在這之後的漫長期間，鼠疫反覆爆發。[17]

所以，為什麼腺鼠疫會在西元541年出現，並引發了或許是當時人類史上傷亡最慘重的事件？以我們先前所知，還無法完整回答這個問題，但等到找出幾項關鍵因素，或許就能找出真相。而其中一項關鍵因素，肯定存在於某種囓齒動物的歷史之中：家鼠（圖6.1）。

家鼠是一種遍布全球的囓齒動物，就活在某種遍布全球的猿類庇蔭之下。家鼠和人類一樣喜歡旅行，會有「船鼠」（ship rat）這個別稱並不意外。家鼠與人類的另一個共同點，就是喜歡吃禾本科植物的種子。人類的穀物生產，讓這些有害小動物彷彿享有無盡的豐饒。家鼠擁有強大的攀爬能力，不太害羞，所以非常願意住在人類房屋的裡

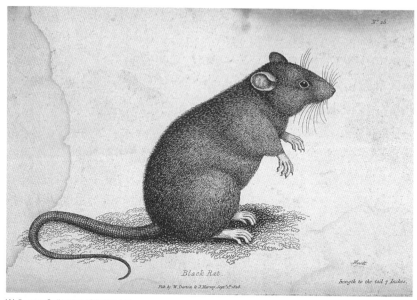

圖6.1 家鼠是一種重要的共生動物,在史上歷次鼠疫爆發扮演要角。
豪威特(W. S. Howitt)所製作的蝕刻版畫。

裡外外──甚至是頭頂上。所以,會叫做「家鼠」或「屋頂鼠」也很
有道理。人類聚落是鼠窩的完美環境。家鼠繁殖能力極強,主要只有
食物供給能夠限制其族群規模。人類就是一種會移動、遍布全球、會
吃植物、會築巢、群居的靈長類動物,而家鼠在行為與生理上的特
質,讓牠們完全適合佔人類便宜,運用人類所創造出來的生態區位。
家鼠跟著人類,也成了地球上分布最廣泛的哺乳動物之一。[18]

家鼠並不是從一開始就遍布全球。之所以如此,有其歷史背景,
並且是近期才得到成功。要追溯家鼠的歷史,可以從遺傳學和動物考
古學兩方面下手(雖然遺傳上仍有許多有待研究,而且在考古挖掘過
程中,並不一定會好好保存或復原鼠類的骨骼)。家鼠起源於南亞,
在大約五千年前,就至少有一個譜系已經適應了在印度河流域的共生
生活。家鼠接著再從印度擴散,傳到近東、非洲與歐洲。貿易、都市

化、農業與糧食儲存，都助長了這種囓齒動物的傳播。值得一提的是，在鐵器時代之前，歐亞大陸西部與北非大部分地區顯然沒有家鼠的存在。像是在英國，家鼠要到羅馬擴張時期才出現，而這絕不只是巧合而已。麥可・麥科米克就表示：「家鼠在歐洲的擴散，現在看起來愈來愈像是羅馬人向外征服時不可分割的一部分。」[19]

要不是和這種共生的囓齒動物有了交會，鼠疫桿菌有可能到現在仍然是一種相對不為人知的穴居囓齒動物寄生體，只有野生動物生物學家聽過它的名字。從這種觀點看來，幾次的鼠疫大流行，其實是人類改造了生物圈所致。就像是人類的聚落創造出新的汙物環境，人類的城市讓許多人類肺臟都聚在一起，人類的文明也打造出一套新的囓齒動物生態體系。家鼠之所以能得到全球性的成功，正是人類這個物種接管了地球，才直接造成這樣的結果。現在只要是有人的地方，幾乎就會有家鼠的存在。出於純粹的偶然，鼠疫桿菌的演化適應不但讓它擅長在囓齒動物體內複製基因，也讓它成為人類最嚴重的生物危機。人際網路一旦將鼠疫桿菌帶進我們無意間創造的人鼠共生群落，就等於備齊各種條件，準備迎來一場前所未有的醫療災難。[20]

第一次鼠疫大流行

關於在地中海東部發生的查士丁尼鼠疫（約541-44年），我們有兩位目擊者提出的詳細紀錄：一位是名叫約翰（John）的敘利亞神職人員，另一位則是名叫普羅科匹厄斯（Procopius）的羅馬帝國官員。約翰是基督教牧師，覺得身邊的事件已經是末世的跡象。普羅科匹厄斯則是希臘史學家，希望師法修昔底德，筆下處處可見學養；他同時也是一位滿腹不平的公僕，準備好對皇帝口誅筆伐。兩人截然不同的世界觀，不但影響他們對鼠疫的理解，也讓我們一窺當時豐富燦爛的文化。我們當然可以也應該懷疑這些資料的正確性，也要質疑他們描述事件時的真正動機。然而，這兩位目擊者雖然觀點與動機天差地遠,也沒有任何交流,卻對一件撼動世界的大事提出了相當一致的紀錄。[21]

根據兩位查士丁尼鼠疫目擊者留下的記載,當時的疫情肯定是鼠疫,別無其他可能。患者的鼠蹊部、腋下、頸部與腿部,都有明顯的淋巴結腫脹特徵。約翰寫到,有許多動物同樣遭到感染,包括「甚至是老鼠,都有腫起的瘤,倒在地上死去。」有些患者則是在手上出現了明確的「黑色水泡」,而且「無論是誰出現這種症狀,肯定在一兩個小時就會來到終局。」患者若是吐血,同樣代表著死期將至。另外也有一些跡象,看起來應該是原發性敗血性鼠疫以可怕的速度發展,細菌直接在血液中不斷繁殖。「他們本來還看著對方在講話,卻突然開始腳步凌亂,倒地不起,地點有可能在街上、在家裡、在船上、在教堂裡,或是任何地方。也有可能某個人本來坐著在工作,手裡還拿著工具,卻突然倒向一邊,靈魂就這樣逃離。」[22]

鼠疫究竟是怎麼從中亞本土來到地中海南岸?普羅科匹厄斯提到這種疾病首先出現在埃及的佩魯希姆(Pelusium)。這條路線很能引發聯想:這個城鎮位於地中海沿岸,就在蘇伊士灣(Gulf of Suez)的對面,處於羅馬帝國與紅海貿易路線的樞紐位置。我們目前還不知道鼠疫究竟是如何、在何時來到紅海地區,有可能早就來到非洲,只是現在才向北進入羅馬世界,也有可能它透過海上貿易路線迅速移動,直接跨越紅海與印度洋的阻隔。至於陸上的交通,則因為羅馬人當時正與波斯交戰,而使絲路的情況難以掌握。如果說得籠統一點,鼠疫桿菌就是夾帶在與東方的貿易之中,從海的彼岸而來。[23]

一旦鼠疫桿菌被帶到生活在人類周遭的齧齒動物群落,就有可能爆發鼠疫(參見圖6.2)。首先,鼠疫會迅速且安靜地在當地的家鼠族群蔓延,等到家鼠數量急劇下降,絕望的跳蚤迫於無奈,只能開始吸起人血。這時鼠疫桿菌就開始在人群傳播。疫情爆發期間,「人傳人」的傳染方式有多大的影響,至今仍然難以判斷。患有肺鼠疫的人有可能咳出受感染的飛沫,在大爆發期間,這可能成為另一個嚴重的

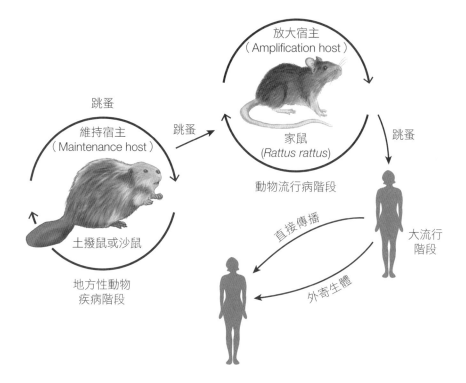

圖6.2 鼠疫循環。鼠疫相關的生態十分複雜，牽涉到像是
土撥鼠這樣的自然宿主、家鼠這樣的放大宿主、跳
蚤這樣的病媒，以及偶然遭到牽連的人類受害者。

傳播管道：文獻也證明了這一點。此外，像是跳蚤與蝨子這樣的人類
外寄生體也有可能助長了鼠疫的傳播，只不過，鼠疫桿菌在人類血液
中應該無法達到足夠的濃度，因此這種傳播方式的效率並不高。總而
言之，鼠疫傳播的主要推手應該就是家鼠與牠們身上的跳蚤，就算談
的是人群之中的傳播，也不例外。[24]

　　鼠疫桿菌來到羅馬帝國，發現這裡的社會都市化程度高、連結緊
密，而且到處都有老鼠。鼠疫開始橫掃羅馬帝國的東部省分，這裡正
是西元六世紀全球人口最稠密也最繁榮的地區。鼠疫從海路與陸路雙
管齊下。普羅科匹厄斯精準掌握重點：「這種疾病總是從海岸開始蔓

延,再逐漸進入內陸。」機運使然,在鼠疫蔓延這些地區的時候,約翰也正在穿越東部省分。他提到在「整個巴勒斯坦」,無論農村或城市都沒了生命。敘利亞、美索不達米亞與小亞細亞也慘遭疫情攻擊,「我們看到農村一片荒涼,只傳出呻吟,地上到處倒著遺體,無人收屍安葬。」[25]

鼠疫每到一個城鎮,便會「急切地開始襲擊躺在街頭的貧窮階級」。窮人本就飢弱,或許在生理上更容易遭到疾病感染,而都市貧民的生活環境汙穢,更容易與老鼠近距離接觸。但說到底,鼠疫是種一視同仁的疾病,而在普羅科匹厄斯看來,這也是這場疫情最真實的特徵。「人的不同,在其住所、生活慣習、性格儀態、專業技能等諸多面向,但在這場疫病面前,也唯有在這場疫病面前,一切都不會有任何影響。」[26]

對第一次鼠疫大流行最鮮明的記述,是以羅馬帝國繁華的首都君士坦丁堡作為故事的中心。當時君士坦丁堡居民的糧食供應,是靠著帝國每年精心安排,從亞歷山卓運送而來。但伴隨著食物而來的,是老鼠、老鼠身上的跳蚤,以及跳蚤體內的細菌。西元542年春天,鼠疫攻向君士坦丁堡。一開始,治安還能繼續維持。遺體運送出城,官員詳細清點。但全城很快就陷入恐慌,市場休市關閉。「整座城市停擺,如同已經死去,食物供給也因而停止。」「每個人出門都會掛上標籤,寫上自己的姓名,掛在脖子或手臂上」,免得自己在外面突然死去。「混亂開始無所不在,主宰了一切。」遺體數量繼續增加。起初,皇帝下令在城牆外挖坑埋葬。但坑很快就滿了。於是遺體開始被用油布拖行,堆上貨船,運過海峽,丟進巨大的軍事守望塔裡,「亂七八糟堆成一堆」。[27]

約翰主教用著最聳人聽聞的詞彙描述了這一幕。死者的遺體層層疊疊,就像「一堆乾草」。為了要騰出更多空間,遺體被推倒,「用腳踩踏,像是踏著腐爛的葡萄……屍體經過踩踏便向下沉,浸沒到下方的膿液之中。」這令約翰想起〈啟示錄〉的畫面:「盛滿全能上帝之烈怒的榨酒池」，而這幅畫面如同預示著即將到來的最後審判。[28]

　　鼠疫讓君士坦丁堡大受打擊。但當時帝國大部分人口其實並不住在大城市裡，這場鼠疫之所以真正對人口造成影響，關鍵在於它長驅直入了鄉間村鎮。在埃及、巴勒斯坦、敘利亞、小亞細亞與巴爾幹地區，原本聚落稠密的地景遭受重擊。在「整個巴勒斯坦」，城鎮與鄉村都難逃疫情。在小亞細亞，倖存者還得努力收成。時至西元543年，鼠疫來到地中海西部，發現的是一些零零落落、飽受戰爭蹂躪的社會，有些才剛被查士丁尼重新征服。雖然我們手中的資料確實提到當時死亡相當普遍，但證據並不如我們希望的充足。一份大事紀提到，西班牙大部分地區都遭到鼠疫入侵。在義大利，也有一份大事紀提到鼠疫的第一次造訪。在高盧留下的資料較為完整，主要歸功於圖爾的格雷戈里（Gregory of Tours）這位歷史學家。這場鼠疫蔓延得既遠且廣，但也不是無遠弗屆。最後，第一次鼠疫大流行來到西方的盡頭，靈魂的收割從中亞的高地開始，到大西洋沿岸終於結束。[29]

　　這些文獻上的敘述，都完全一致地描述著鼠疫是前所未有的死亡事件。但這樣的證詞，可信度究竟有多高？畢竟每位證人閱歷有限，而且在歷史書寫的背後也各有動機。約翰所寫的歷史，是想呼告罪人悔改。普羅科匹厄斯所寫的歷史，則對帝國統治者抱持真正的仇恨。有人提過，普羅科匹厄斯的編年史卷帙浩繁，但對這場鼠疫卻是兩頁帶過。當然，後來見證了黑死病疫情的拜占庭帝國時期作家也是如此，但沒有任何人會懷疑黑死病的嚴重性。事實上，這些見證了查士丁尼鼠疫的人，筆下的敘述極為一致。雖然他們的語言、宗教、位置、文類與氣質大不相同，但正如彼得·薩利斯（Peter Sarris）所言，他們「同聲一氣，談到這場瘟疫無論對城市或農村社群，都造成重大且突然的影響。」讓這些見證更可信的因素在於，文獻紀錄過去很少提到有疫情大流行而造成死亡，但此時突然大量出現；能像這樣從帝國的一端到另一端，猛然且同時出現相關證言，只有可能是真的發生了非比尋常的疫情大流行。[30]

　　想判斷這場災難規模大小的時候，最大的未知一直在於鼠疫究竟是否真的穿透歐洲，直至地中海西部，特別是這些地方的鄉村地區。由於文獻證據始終不足，要提出論點時只能更為謹慎。甚至不過幾年前，我想針對第一次鼠疫大流行寫出一個章節的時候，這看起來都還是最大的未解難題。但在那之後，古基因體學領域一日千里，不斷填補我們的知識空缺，也證實了這場生物災難真正侵襲的範圍。

　　有團隊在2019年發表研究報告，從西歐的幾個新採樣地點發現了鼠疫的DNA。該團隊當時從二十二個墓地取得遺骨。其中，至少有三個墓地的遺骨並**不**應該驗到鼠疫桿菌的DNA，因為這些墓地的埋葬時間約在西元四、五世紀，也就是在文獻記載的第一次鼠疫大流行之前。確實，在這些早期的墓地並未驗得鼠疫桿菌的基因體。然而，有其他八個墓地取得的三十具遺骨，裡面驗到了鼠疫桿菌的DNA。這項發現極為重大，值得特別說明。像這樣的採樣，重點並不是要用來顯示鼠疫的盛行程度，而是碰碰運氣，看看能不能剛好檢驗到結果。因為DNA分子會降解，而且要取得古DNA分子或加以定序本來就很困難，所以每次成功都可謂是個小小奇蹟。然而一旦檢驗到結果，就能讓我們極為明確地知道鼠疫當時究竟到過哪裡，這些地方又屬於怎樣的環境。在所有驗出鼠疫桿菌的墓地中，六處位於德國南部，兩處位於高盧，西班牙和英格蘭則各有一處。這些墓地多半位於鄉間。像是英格蘭的鼠疫死者是盎格魯撒克遜人，當時生活的聚落總人數不超過五十到六十五人。這件事的意義很明顯：要是鼠疫竟能來到如此遙遠的西方，傳進了盎格魯撒克遜英格蘭的偏遠鄉村，就能作為強而有力的證據，證明第一次鼠疫大流行的傳播確實既遠且廣。[31]

　　古基因體學提出了有力的證據，證實整個生態平台在第一次鼠疫大流行期間已經到位，讓疫情得以深入農村，並一路橫越歐洲（參見圖6.3）。話雖如此，關於第一次鼠疫大流行的細節，或許有許多永遠只能成謎，因為這個古老時期所留下的資料實在不如黑死病的資料齊

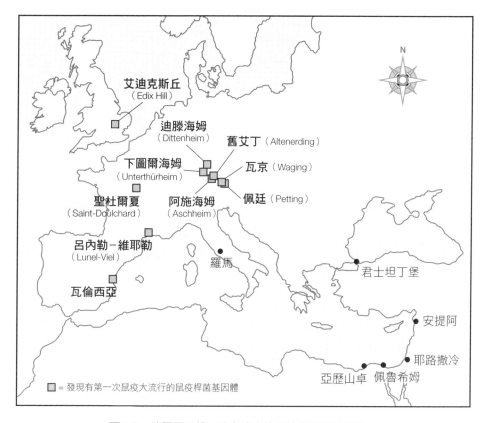

圖6.3 地圖顯示第一次鼠疫大流行的幾個關鍵地點，
包括發現鼠疫桿菌DNA的考古遺址。

全。然而這場發生在六世紀的疫病，從文獻上看來不但突如其來、凶
猛狂暴，而且橫掃遍野，形成大流行；根據我們在生物學與生態學上
對鼠疫的瞭解，並且有愈來愈多古基因體學與考古學證據作為佐證，
最類似於這場六世紀死亡事件的，似乎只有黑死病。查士丁尼鼠疫與
黑死病的關聯，還有另一個雖然重要但並未得到應有重視的線索：這
成為一個開端，開啟了長達數百年鼠疫時常復發的時期。想要真正衡
量鼠疫對人類歷史的影響，就必須正視它跨越了多麼漫長的歷史。[32]

鼠疫如此揮之不去，是因為它本質上是一種動物疾病，從中亞向外蔓延之後，找到了新的自然宿主。或許是在庇里牛斯山、阿爾卑斯山、巴爾幹半島，又或是安納托力亞與敘利亞的高地，感染了當地的野生囓齒動物。於是在每次疫情過後，鼠疫桿菌都可以撤退，繼續潛伏在附近的野生動物體內，隔一段時間再度進攻。在第一次鼠疫大流行的兩個世紀間，大約是每十到十五年就會爆發一次鼠疫，強度有高有低。但我們並不該用幾「波」疫情來形容，原因在於這並不是像海浪由外而來，衝擊羅馬帝國與其後續政體的廣大疆域。有些疫情看來是地方性或是區域性的，但也有些疫情的範圍確實看來較廣。關於這幾個世紀的鼠疫模式，諸多還有待研究，但我們絕不該小看鼠疫長久以來持續存在的事實，以免低估對人口的影響。[33]

在整個疫情大流行期間，雖然只有零碎片段的人類見證得以留存，但還是清楚可見腺鼠疫絕不只是一般傳染病。舉例來說，在西元565年左右，鼠疫後續在義大利再次爆發，一段由見證者偶然留下的驚人敘述讓我們得以感受疫情如何帶走了一切生機。在義大利北部的平原，疫情從一端到另一端，劃開一個巨大的缺口。「四處都是悲戚，四處都是淚水……世界彷彿恢復到古時的荒涼安靜：田野間悄無聲息；牧羊人的哨聲不再響起。」人口大幅減少，但倖存者心中最深的印象，則是過去讓大家聚在一起的社會連結就這樣在一夕之間驚人瓦解。「兒子逃跑，父母的遺體無人安葬；父母忘了責任，高燒中的孩兒無人聽聞。若難得有人在日久的感情驅使下，決定去埋葬自己的近親，又有誰會收拾他的屍體？甚至葬禮還在進行，他已魂歸天地。」無論當時或現在，真正會在我們心裡傷得最深的，就是只能眼睜睜看著所愛的人孤單死去，或是無法為死者舉辦莊嚴的儀式、撫平自己心中的哀戚。這樣的傷痛會在人類的歷史上留下難以磨滅的印記。[34]

在高盧，圖爾的格雷戈里這位歷史學者為我們提供了最寶貴的見證。麥可・麥科米克的優秀研究特別強調，格雷戈里有著敏銳又敏感的觀察力。看看他對於家鄉附近所記錄的細節，就特別能感受到這一點。格雷戈里住在克萊蒙（Clermont）這個小鎮，雖然在西元540年代得以倖免於疫情，但到了571年還是沒能逃過，一切就在格雷戈里眼前發生。死亡人數實在太多，結果全鎮用光了石棺，甚至也用光了能製作棺材的木板。遺體就這樣成堆放進墓穴，一次可能高達十具。格雷戈里身為歷史學者，對數字小心翼翼，所以絕不該小看他筆下所記：「有個週日，單單在聖彼得大教堂就數到三百具遺體。」克萊蒙只是個小鎮，位於高盧的中心地區，人口還不到一千。所以麥科米克就提到，格雷戈里「在數字上十分可靠，因此應該將這個數據視為真實，顯示在這場流行病中的某一刻，疫情在城牆內殺死的人口比例可能高達40%，而就總人口而言，因包括住在牆外未知數目的人口，比例可能較低。」鼠疫反覆爆發，折磨著格雷戈里所在的社會，程度絕非其他疾病可及。[35]

　　關於第一次鼠疫大流行的整體樣貌，以及後來持續反覆爆發的節奏、嚴重程度與生態狀況，仍有許多有待研究。目前鼠疫在七世紀中葉的相關文獻資料最少，也讓我們對此時的嚴重程度所知最為有限。究竟鼠疫在當時是真的撤退了，或者其實是繼續造成更廣泛的破壞，才讓留下來的資料有限？時至八世紀，似乎主要只剩地中海地區仍有疫情爆發，但力道依然猛烈。在西元740年代，鼠疫席捲連結東西方的貿易路線，而且殘忍暴力的程度完全不減當年。鼠疫大流行不但時間長，而且範圍廣，無論在何時爆發，都是就我們所知最令人畏懼的疾病。[36]

　　鼠疫究竟對經濟與制度造成怎樣的影響？研究黑死病的經濟歷史學家，已經研究過在出現大規模死亡事件令人口突然大幅減少之後，會帶來哪些不同的影響。有一派強調，若能活過疫情，將是塞翁失馬。倖存者的工資將會上漲，勞工的議價能力意外提升，社會的不平等也將減輕。但相對地，就算是對於能看到這一面的倖存者，鼠疫也可能深具破壞性。人口萎縮，就會減少市場交易的機會與經濟專業化的可能。城鎮衰微，人們成為勞動者或消費者的機會也隨之減少。這兩種情景並不見得水火不容，結果可能因地區而異，還是得看當地疫情的嚴重程度與地區狀況而定。[37]

在第一次鼠疫大流行的過程中，證據顯示兩種模式都曾出現。在西歐，鼠疫的影響加上持續的政治分裂，讓經濟走向簡化（simplification）。貿易量下滑，生產變得更加本地化，專業化程度也降低。城鎮萎縮，在七世紀達到最低點。但相對地，疫後有些羅馬城市像是鬼城廢墟，也有些鄉間莊園遭到廢棄，對於住在這些地方的人，生活不一定比疫前來得糟。舉例來說，由於能得到更多食物（特別是肉類），幾乎各地的民眾都開始變得更為高大，而且經過去都市化（deurbanization），地方性感染的危機也隨之降低。隨著羅馬帝國晚期的社會階級制度崩潰，社會上的不平等無疑有所緩解。在某些地方，這可能成為自由農民（free peasant）的黃金時代，而在其他地方，也可能有新形態的農奴制度與農村依賴（rural dependence）開始扎根。[38]

在地中海東部與近東，鼠疫（以及氣候變遷等其他因素）有可能曾在一開始造成重創。舉例來說，最近有一項研究特別有說服力，是關於黎凡特南部的內蓋夫（Negev）高地。這個地區曾在羅馬帝國後期的四、五世紀發展蓬勃，出口當時最頂級的葡萄酒。但到了六世紀中葉，這個地區飽受摧殘。幾世紀以來運作良好的城市服務戛然而止，作為當地經濟基礎的葡萄酒出口也徹底失控。鼠疫不僅影響了當地居民，還影響了住在遠方城市裡的葡萄酒消費者。這幅畫面清楚呈現出經濟收縮（contraction）和簡化的情形。[39]

但從長遠來看，會發現中東地區也出現了最強勁的反彈。雖然西方仍然破碎，但中東很快就變得比過去任何時候都更加統一。哈里發（caliph）所統治的範圍，從西班牙與北非一路到了波斯與中亞。敘利亞和美索不達米亞這片伊斯蘭核心地帶，再次變成了成長的中心，特別是在八世紀鼠疫退散之後。緩慢但穩定地，中東變成一個伊斯蘭社會；這個全球宗教以中東為核心，範圍從大西洋沿岸延伸到印度洋世界。時間到了九世紀或十世紀，由於人口減少，加上經濟復甦，阿拔斯王朝的普通民眾實際收入向上提升，迎來一個「黃金時代」。[40]

繼續向東，來到中國的核心地區，第一次鼠疫大流行似乎從未波及此地，於是古典時代以來的成就一路延續，迎來最豐碩的成果。中國在唐代（618–907）與宋代（960–1279），無疑是全球人口最多，國力也最強大的政體。鐵器時代的各種技術，可說在中國發揮了最完整的潛力，而且經過不斷強化之後，也得出了各種中世紀最令人印象深刻的創新──直到鼠疫捲土重來。[41]

中世紀的鼠疫浪潮

和德理（Odoric of Pordenone，又譯「鄂多立克」）是一位方濟會的修士，出身在現今義大利東北角。他身兼傳教士與外交人員身分，在1318年左右從威尼斯出發，踏上一段將他帶往已知世界邊陲的旅程。當時威尼斯人是一群英勇的商人，總希望能打敗敵人，搶下遠東貿易最大的利益。貿易是一項古老的活動，但像這樣頻繁直接往來歐亞大陸兩端卻是新鮮事。自從有航海者穿越整個舊世界，此時已經過了一兩個世代，而和德理也跟上了他們的腳步。[42]

和德理聲稱，威尼斯有「很多」人能夠證明自己對中國的描述。確實，在他到了泉州的時候（位於晉江口，與臺灣隔海相對），居然發現這裡有著不只一間，而是兩間方濟會的房子！和德理曲折前往中國的路線，就是幾十年前馬可波羅從「契丹」（Cathay，當時對中國的稱呼）返回威尼斯的路線，只是方向相反。和德理航渡黑海，接著曲折穿過波斯，再回到巴格達，然後下到波斯灣。下一步是航向印度，再搭上中國式的帆船前往蘇門答臘。他在爪哇島停了一會，當地的人口密度，以及像是小荳蔻與肉荳蔻等珍貴香料，都令他嘖嘖稱奇。終於來到位於中國南方的廣州，他又一路蜿蜒順著道路與運河往北，來到北京。[43]

和德理旅程所到之處，無論是所見到的城鎮，或是各地之間活躍的商業網路，幾乎都讓他印象深刻。但他最大的讚嘆，還是要留給在中國目睹的一切。在他這個歐洲人眼裡，這個地方實在無與倫比。光是中國南方，就有「兩千座大城；我所謂的城市規模之大，就連特雷維索（Treviso）與維琴察（Vicenza）都排不上邊。」至於人口的密度，只有市集日時的威尼斯堪能相比，但在他看來，像是廣州這樣的城市，面積足足是威尼斯的三倍。「這座城市的貨運規模之大、數量之多，實在難以置信。千真萬確，整個義大利的船隻數量都比不上這座城市。」[44]

和德理這些令人屏息的旅程記述，讓我們看到十四世紀初全球運作的樣貌。我們可以點出三項整體的觀察。第一，全球人口來到史上最多。第二，全球的連結比過往更為緊密。第三，如果從西方向東方移動，會看到整個舊世界的人口密度逐漸變高，商業網路也連結得更為緊密。

在全球中世紀史上，中國的崛起是一項基本事實。在西元第一個千年的後半，中國突飛猛進，大幅超前。從為時較短的隋代（581–618）開始，更明確的是在後來的唐代（618–907），中國的人口、經濟與技術都強勢成長。唐代中國不但是全球軍力最盛的大國，稱霸中亞地區，更領導著科技技術的發展，讓中國在長達幾個世紀的時間裡，社會發展首屈一指。中國當時不但發展大幅超前，而且歷久不衰。[45]

中國當時成長的基礎，就是「稻米」這種能源技術。早期中國文明集中在北方肥沃的黃河流域，主要的農作物是小米。到了唐宋兩代（西元960–1279年），中國的發展中心向南移動，來到長江流域，氣候潮濕，丘陵遍布，森林茂密。隨著「稻米成為帝國的主要糧食作物」，南方也成為中國的成長引擎。農業商業化的另一個助力，則在於此時也開通了連結中國南北的運河網路。隋代雖然曇花一現，但給中國留下了大運河這項贈禮，改變了中國的經濟地理。[46]

稻米帶來更多的可消化能（digestible energy），自然會讓人

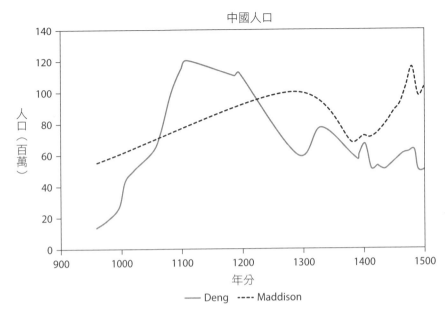

中國人口

（人口（百萬））

900　1000　1100　1200　1300　1400　1500

年分

—— Deng　---- Maddison

圖6.4　中國人口（來源：Maddison 2007a, 168; Deng 2004）

口上升。然而就算是在唐宋盛世，中國還是受到馬爾薩斯限制（Malthusian constraints）的影響，每人平均所得換算成今日的標準，可能永遠無法突破一千美元。但人口數大幅飆升。中國的人口歷史當然無法肯定說個準，但有人認為，中國心臟地帶的人口在十二世紀已經超過一·二億（參見圖6.4）。當時全球每四個活人，就有一個是北宋的子民。[47]

　　十七世紀英國哲學家培根（Francis Bacon）認為，有三大發明改變了世界：羅盤、印刷術、火藥，而這些都是中國在這個時期所發明並加以改進。（漢學家李約瑟〔Joseph Needham〕再加上了「紙」這一項，合稱為「四大發明」。）中國的航海優勢也延伸到造船，遙遙領先。在十五世紀末之前，中國的武器遠非歐洲能敵。活字印刷與紙張（宋代開始出現紙鈔），也讓文化的面貌一新。至於其他領域，包括像是機械化生產、銑削加工，甚至是化石燃料的使用，中國的技術同樣大幅領先。然而中國的發展，卻在十三世紀隨著蒙古征服者的到來而落入停滯。此時距離西方黑死病興起還有一個多世紀，但我們將會看到，鼠疫究竟是否曾在這動盪的數十年間襲擊東亞，至今仍未有定論。[48]

伊斯蘭世界是中國長期穩定的貿易夥伴。從西班牙南部到中亞都是伊斯蘭影響圈的範圍，帶來文化上的統一、經濟上的統合。集約化的農業讓人口得以長期成長。隨著中東成為全球交易樞紐，又佔有地理中心位置，貿易也因此蓬勃發展。此時伊斯蘭世界相對強盛，握有龐大的權力與財富，展現出來的其中一點，就在於大量買入奴隸，包括來自歐洲邊緣的白奴。巴格達和開羅等城市，當時的規模與活力在全球數一數二。[49]

雖然歐洲跑得比較慢，但絕沒有停滯不前。一如古典時代，歐洲雖然是南部比北部更發達，但處處都可見到明顯的擴張。整個歐洲大陸人口激增，森林被砍伐，化為一片一片的田地。我們最熟知的是義大利與英國的人口週期，能用來說明歐洲人口長期如何波動。在義大利半島，西元1000年左右約有五百二十萬人（參見圖6.5）。經過三個世紀，人口翻了超過一倍，可能已來到一千兩百五十萬人。義大利北部是歐洲當時的商業中心，是全歐都市化程度最高也最繁榮的地區。像熱那亞（Genoa）與威尼斯這種在北義的主要城邦，很早就握有龐大的商業權力，並且與近東和其他地區都有緊密的連結。義大利的人口與經濟如此充滿活力，直到災難一夕降臨。[50]

西元1086年，征服者威廉（William the Conqueror）派人完成《末日審判書》（Domesday Book）這項規模宏大的調查報告，當時的英格蘭約有一百七十一萬人（參見圖6.6）。全國的可耕地逐步開墾作為農業用途，人口也隨之成長，直到幾乎所有可耕地開發殆盡。當時的農業技術雖然沒有亮眼的突破，但總是穩定提升，同樣推動著人口的擴張。英格蘭的人口在十三世紀後半來到頂峰，將近有五百萬人，受到馬爾薩斯限制而難以再有發展。再到1316–18年，一場嚴重的饑

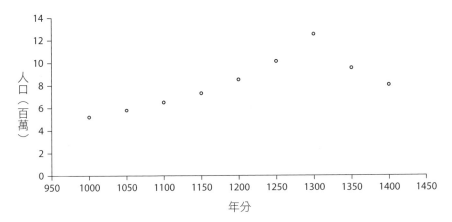

圖6.5 義大利人口（來源：Pinto 1996; Pinto and Sonnino 1997; Lo Cascio and Malanima 2005）

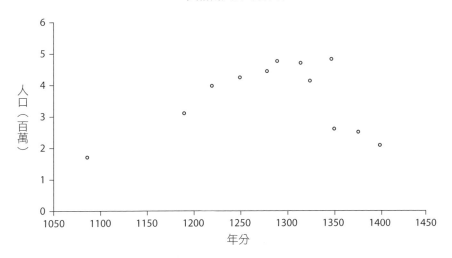

圖6.6 英格蘭人口（來源：Broadberry et al. 2015; Campbell 2016）

荒席捲歐洲大部分地區（包括英格蘭在內），還有一場牛瘟疫情對牲口造成致命打擊，使情況雪上加霜。生活水準下降，人口不再向上成長。社會都還在掙扎復原的時候，鼠疫再次降臨。[51]

西元1000年，全球人口約為二·五億，大致相當於羅馬帝國早期一度達到的人口數。時至十四世紀初，人口數來到四億，甚至更可能是五億，創下新的高峰。黑死病一刀劃過的，是一個人類將能源取得技術發揮到極限的世界。此時整個世界的連結也比過去任何時刻都來得緊密。在中世紀晚期，貿易成熟繁榮，整個非洲東岸一路到印度洋，成為一個貿易系統。從紅海與波斯灣透過各個通路，就能往返於遍布印度次大陸的各個貿易殖民地。在印度洋上，阿拉伯、波斯、印度與中國商船的航線縱橫交錯，最遠來到南海。十三世紀宋代市舶司提舉趙汝适，筆下《諸蕃志》對這個貿易網路有著精彩的描繪。當時的這個貿易網路，東至日本與韓國，西至東非市場，而趙汝适就位在網路的中心。他已經知道桑吉巴（Zanzibar）產象牙、黃金、龍涎香與黃檀木，也知道有埃及，甚至地中海的部分地區，還知道西西里島與島上的巨大火山。[52]

還有另一個貿易網路屬於陸上，也就是著名的絲路沿線。絲路連結了地中海與中國，整個通路系統經過敘利亞、波斯，以及中亞各個綠洲，都屬於伊斯蘭世界。當時的一大買家，是埃及的馬穆魯克王朝（Mamluk）。巴格達的位置，正好能作為陸上絲路與南方海運網路的連結樞紐。地中海的商業強權（例如威尼斯和熱那亞）也希望能在地中海東部的貿易網路搶下灘頭堡。這些貿易網路歷史久遠，見證過長達數個世紀的高低起伏，而到了十三世紀，所承載的貿易量已超越過往任何時候的成績。[53]

但接著蒙古人到來，建立起從中國一路延伸到近東的帝國，也讓這整個全球體系為之顛覆。正是這條蒙古走廊，讓熱那亞與威尼斯的商人眼睛一亮，用盡千方百計，設法將自己在黑海的各個據點（起初的目的是供應糧食）與東方貿易的財富連結起來。然而，蒙古人的征服也代表著歐亞大陸史上最暴力的時期，或許驚擾了原本待在歐亞草原巢穴裡的鼠疫，而給世界帶來人類史上最大的生物危機。[54]

第二次鼠疫大流行

　　1347年秋天，一年一度的尼羅河氾濫開始讓田野轉綠，而一場「自伊斯蘭開始以來從未見過的」鼠疫也揭開序幕。到隔年春天，鼠疫傳遍埃及，並在1348年底達到頂峰。幾個世代後的歷史學家麥格里齊（al-Maqrīzī）寫道，這是一場史無前例的死亡事件，「遍及大地，不分南北，無論東西。」沒有什麼逃得過，在其致命的範圍內，受害的「不僅是所有人類，還包括了海裡的魚、天上的飛鳥、地上的走獸。」黑死病就此降臨。[55]

　　這場黑死病究竟從何而來，阿拉伯世界的各項歷史記載並不一致。開羅的麥格里齊，認為這種疾病是從蒙古國開始，跨過整個歐亞草原；他表示自己有來自「烏茲別克國家」的消息來源，指出這場災難從西元1341年開始發生。敘利亞的伊本・瓦爾迪（Ibn al-Wardi，死於黑死病期間），則認為黑死病的起源在「黑暗之地」，也就是內亞（inner Asia）的最北方；據稱鼠疫先在該地肆虐長達十五年，才傳到了黑海與近東。安達盧西亞（Andalusia）的伊本・哈帝瑪（Ibn Khatimah），認為鼠疫的起源是在有人居住的世界最東邊，也就是中國。至於伊本・哈帝卜（Ibn al-Khatib）觀察鼠疫的發展，也認為這場大流行的起源是在契丹國，以及印度河流域的信德（Sind）。光是中世紀的文獻，對於黑死病的起源就已經有諸多分歧與矛盾，也就難怪現代史學家莫衷一是。威廉・麥克尼爾認為，這場從東到西橫掃歐亞大陸的鼠疫浪潮，發源地就在喜馬拉雅山脈。雖然事實證明他並不完全正確，但整件事牽涉的疆域確實如他所認定的一樣遼闊。與此同時，有了基因體證據，我們終於能夠一探過去無法得見的黑死病史前史輪廓。[56]

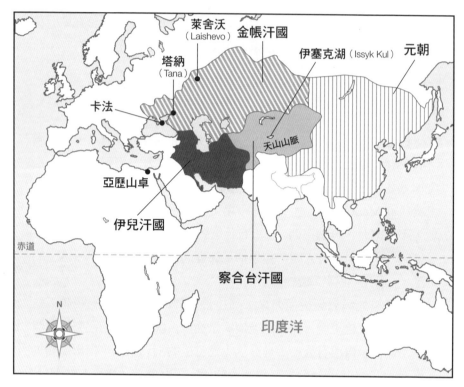

圖6.7 蒙古政體與黑死病

　　現在十分清楚，在鼠疫桿菌的演化史上肯定有什麼大事發生，而時間就在一般認定黑死病開始之前不到一個世紀。在第二次鼠疫大流行之前，鼠疫桿菌的系譜樹突然岔出許多分支，也就是呈現「多分支」（polytomy）的形態。這可能代表出現大規模的族群擴張，或面對新的演化壓力，又或者兩者兼而有之。在這些分支當中，有一支正是黑死病的罪魁禍首。[57]

　　在天山山脈與其山麓丘陵（參見圖6.7），我們發現了許多與當時鼠疫桿菌多分支最接近的菌株。這個區域位於伊塞克湖周邊，也是中國的新疆自治區與吉爾吉斯和哈薩克的交界，在鼠疫演化史上具有格外重要的意義。這裡屬於歐亞草原的中間－東部區域，也是目前看來鼠疫擴張，進而造成第二次鼠疫大流行最可能的源頭，但之後如果取得更多基因採樣（特別是來自歐亞草原的西部區域），情況也可能再有改變。在2019年，一項研究公布了在萊舍沃（Laishevo，位於俄羅斯窩瓦河〔Volga〕與卡瑪河〔Kama〕河口）取得的一個鼠疫桿菌基因體，是目前發現最接近當初多分支事件的菌株，也是黑死病菌株的直接祖先。這讓我們得以看見，在第二次鼠疫大流行前夕，鼠疫如何踏進了歐亞大陸的西部區域。[58]

歷史學家莫妮卡・格林（Monica Green）一直提倡該把基因體的證據與傳統歷史檔案文獻互相結合。她提出一套很有力的說法，指出多分支的年代應該要讓我們更有信心，往更早的年代去探尋第二次鼠疫大流行的起源，並且不要只把眼光放在歐亞大陸西部。她還主張，應該把蒙古擴張視為鼠疫傳播的生態決定性因素。十三世紀蒙古西征，可說是個劃時代的事件。成吉思汗（約1158-1227）與後人橫掃內亞（從中國中部到俄羅斯南部，從西伯利亞邊緣到伊朗高原），將這片土地整合成單一的勢力範圍。蒙古擴張的關鍵之舉，就是以殘酷但迅疾的動作攻佔了整片中亞草原。蒙古徹底摧毀了原本位於他們的西方的繁榮文明，包括天山一帶、費爾干納盆地（Ferghana Valley）與河中地區（Transoxania）的文明。這場西征對生態造成嚴重破壞。大批的牲口移動，加上尋找牧場的急迫性，將蒙古牧民推向了鼠疫的地方性動物疾病疫區。此外，蒙古人也把土撥鼠的肉與毛皮視為珍寶。蒙古人抵達的時間約比黑死病早了一個多世紀，與鼠疫桿菌開始演化多樣化（evolutionary diversification）幾乎是同一時期。很有可能正是這場西征創造了適當的生態條件，推動了鼠疫的演化爆炸，也讓整個歐亞草原連成一氣，讓未來鼠疫的傳播更為便利。[59]

基因證據讓我們特別看清一項事實：要談黑死病的時候，必須以整個舊世界為背景，瞭解其真實的地理脈絡。這種角度修正了過去的歐洲中心觀點：過去認為黑死病應該就是以蒙古在卡法的那場生物戰為起點，並且從這裡開始追蹤鼠疫桿菌在歐洲的足跡。當然，歐洲

表6.1 黑死病涵蓋的地理範圍

世界區域	是否受到黑死病影響？
新世界	在第三次鼠疫大流行之前未受影響。
中國	爭議性極高。 中國西部是古代鼠疫的熱點。 十三世紀的疫情很可能與黑死病有關聯。 整體而言，證據尚未證明曾出現大規模的區域間死亡事件。
南亞	可能到現代早期才受到影響。
歐洲	基因證據與書面證據都證實曾有毀滅性大流行。
中東	書面證據證實曾有毀滅性大流行。
撒哈拉以南非洲	部分考古與基因證據證實曾在早期發生鼠疫。

確實遭到黑死病的伏擊，但這場鼠疫大流行背後其實有著完整的大歷史，而不是只有歐洲這一小塊。[60]

　　黑死病涵蓋的地理範圍究竟有多廣（表6.1）？顯然，在第三次鼠疫大流行之前，新世界仍然處於孤立狀態，並未受到波及。相對地，歐洲、中亞、中東與北非則有大量鼠疫肆虐的證據。但除此之外，南亞、中國、撒哈拉以南非洲呢？黑死病似乎並未染指印度。中國的情況則十分複雜，如今要說中國是否受到黑死病影響，各方意見仍然分歧。如果要說第二次鼠疫大流行在中國的狀況，韓明士（Robert Hymes）近年所整理提出的觀點應該是目前最傑出的。他指出在「鼠疫桿菌出現多分支」與「蒙古人接掌中國」這兩件事之間，無論地理與時間上都有重疊。在十三、十四世紀的中國史料中，肯定有某些流行病的記載，且從醫學文獻應能找出足以判斷病原體的決定性線索。宋、元（1279–1368）兩代的人口大幅下降，很可能與鼠疫有關。但也如卜正民（Timothy Brook）所指出，相較於在中東和歐洲的情況，在中國就是沒有找到真正明確的書面證據，兩方形成鮮明對比。但整體而言，這仍然是全球史的一大重要部分，希望能繼續進一步釐清。[61]

至於黑死病是否曾影響撒哈拉以南非洲，近來終於得到應有的關注。當然，在北非的伊斯蘭世界確實慘遭蹂躪，鼠疫曾席捲非洲之角（Horn of Africa，即索馬利半島）的證據也無庸置疑。但如果說到非洲內部與西部，書面資料就不夠充足，得再依賴考古學與遺傳學的證據來決定。西非的大型聚落曾在十四世紀大幅減少，有可能是因為黑死病順著繁忙的撒哈拉駱駝商隊路線來到聚落。格林也指出，在中－東非大湖地區，有些屬於地方性動物疾病的鼠疫桿菌菌株，其源頭是來自於曾在中世紀晚期爆發疫情的譜系分支。這也很可能是在中世紀後期的某個時點，透過與中東的連結而到達非洲。雖然仍有許多未知之處，但目前普遍傾向的觀點，是認為第二次鼠疫大流行曾經一刀刺入非洲心臟地帶。[62]

鼠疫透過陸路向西移動，穿越幅員遼闊的蒙古金帳汗國。俄羅斯的幾項大事紀證實，鼠疫曾在1346年穿過頓河與窩瓦河河谷。最後鼠疫來到黑海，蒙古人與義大利人的衝突在此形成僵局，貿易被迫中斷。直到1347年夏天，黑海港口塔納（Tana）終於重新開始忙碌，讓穀物再次開始向飢腸轆轆的西方人進發，但此時這些裝載著糧食的船隻，無疑也載滿著老鼠、跳蚤與微生物。[63]

鼠疫之所以如癌症般不斷轉移，黑海航運網路正是關鍵。1347年夏末，鼠疫來到君士坦丁堡。拜占庭帝國的皇帝本人，都留下了對這場疫病的目擊報告：「這份邪惡如此無法治癒，任何常規生活或強健體能都無力抗拒。」鼠疫可能是從陸路而來，穿越高加索地區，從北部進入波斯，但海路也是黑死病傳播至穆斯林世界的另一關鍵。1347年，鼠疫渡過了地中海，到達亞歷山卓港。麥格里齊已經知道這種疾病會隨著船隻而來。他提到有一艘船，載著三十二名商人、將近三百名水手與奴隸。但抵達亞歷山卓時，全船只剩四十五人，而且不久後全數身亡。亞歷山卓的大清真寺曾在一天舉行高達七百場葬禮。工廠與市場都被迫關閉。[64]

　　鼠疫來到亞歷山卓之後，又回頭向東穿過黎凡特。其中一條傳播路線經過加薩，鼠疫於1348年春天降臨此地。此外，著名的旅行家伊本・巴圖塔（Ibn Battutah）也曾在霍姆斯（Homs）與大馬士革見過這種疾病。麥格里齊也十分清楚鼠疫在敘利亞的進展。「這種疾病有以下症狀。耳後突起一個小芽，迅速潰爛，接著是腋下淋巴結腫起，死亡隨即來臨。可以發現，若出現腫瘤，死亡機率極高。一段時間後，出現吐血症狀，民眾對死者數量大感驚恐。一旦吐血，無人存活超過五十小時。」[65]

　　鼠疫從亞歷山卓往尼羅河上游前進，貫穿整個埃及。在麥格里齊的家鄉開羅，死亡數字在西元1348年底來到頂峰。隔年一月，街上已經屍體成堆。還健康的人聚集在禮拜用的場地，舉行葬禮儀式。麥格里齊計算每日死亡人數的方式，正是根據葬禮儀式的數目。在某次為期兩天的時間裡，他推算死亡人數應有超過一萬三千八百人；另外又有一次，他認為應該一天就有兩萬人過世。根據麥格里齊的敘述，開羅當時空曠如沙漠一般。[66]

　　馬穆魯克王朝時期的開羅，是十四世紀全球數一數二的重要大城。由於有豐富的阿拉伯文資料留傳至今，我們能更瞭解第二次鼠疫大流行對開羅人口的影響。雖然還是有些無法避免的不確定性，但根據麥可・多爾斯（Michael Dols）估計，當時整個開羅的人口約在五十萬到六十萬之間，而黑死病造成的死亡人數約為二十萬。等到十五世紀麥格里齊寫作的時候，開羅有些原本繁華的街區已成一片廢墟。開羅後續於1430與1460年所爆發的鼠疫，留下的紀錄格外豐富。一項研究認為，兩次疫情分別讓全城46%與40%的人口死亡。整體而言，經過一個世紀的鼠疫肆虐，埃及的人口減少了一半。[67]

　　與此同時，船隻也將鼠疫桿菌帶到了地中海西部。1347年八月，鼠疫登陸了西西里，接著一躍進入北非，伊本・赫勒敦的家人也是在此被鼠疫帶走性命。時至1347年底，疫情來到義大利本土與法國南部。各地的大事紀不斷重複著同樣的駭人敘述，但並不是因為這些情節成了常用的文學橋段,而是因為鼠疫帶來的悲慘四處皆然。在佛羅倫斯,「每座教堂,或至少是大部分的教堂,都挖出了又寬又深的坑,一路挖到冒出地下水來⋯⋯那些不那麼富裕的人在夜裡死去,不論這份活落到了誰頭上,他們把遺體甩到肩上、扔進坑裡,又或者付出豐厚的報酬,請別人來幹這檔事。隔天,遺體在坑裡成了一堆,他們就會灑些土,把遺體推倒鋪開。接著,上面又會再扔上更多的遺體,依此類推,遺體就這樣層層疊疊,中間灑了泥土,像是做千層麵的時候灑上起司。」佩脫拉克就說:「我們處處見到悲傷,處處見到驚恐。」[68]

公共秩序緊繃到了極限,但在有著強健治理傳統的地區,疫情讓人民展現了英勇的反應。位於托斯卡尼的城市皮斯托亞(Pistoia)就曾發布幾則著名的命令,讓我們看到城鎮能夠如何應付危機。當時城門口設置了衛兵,禁止人民往來附近比薩(Pisa)和盧卡(Lucca)等地城鎮。由於害怕傳染,當時甚至還禁止在城市之間運送任何織品(但這事實上是合理的做法,因為布料間確實可能夾藏被感染的跳蚤)。如果需要運送遺體,必須裝在木棺當中,並且釘得嚴合密實,避免傳出惡臭;當時認為屍臭也是有毒瘴氣的一種來源。此外,其他衛生規章(例如屠宰規定)也被收緊。雖然感到絕望,但這個城市仍然關心著市民的健康,也盡力維持對受害者的尊重。[69]

鼠疫於1347年底傳至馬賽(Marseilles),並於1348年的上半年達到高峰。疫情十分慘重。但由於馬賽的市政資料保存十分豐富完善,讓丹尼爾・斯梅爾(Daniel Smail)得以重現當時情境,從各種細微之處,瞭解公共秩序如何在整場危機當中持續運作。當時死亡人數眾多,讓法院業務量大為增加,但「絕未崩潰,而是在疫情的這幾個月裡,處理了更多的案件。」公證人與法官等公職人員仍然「堅守崗位」。[70]

1348年,鼠疫向北穿越法國。其中一條路線順著隆河流域往上。有一份大事紀寫道,在當時的教廷所在地亞維儂(Avignon),

有半數人口過世。四月，疫情來到里昂。該年夏天，鼠疫已經進入西歐最大的城市巴黎。至五月或六月，鼠疫越過英吉利海峽，來到英格蘭，從西南部的多塞特郡（Dorset）登陸，逐漸攻陷沿海各地，東岸也未能倖免。至1349年初，鼠疫已經深入英格蘭中心地帶。鼠疫往北、往東蔓延的時候，類似的事件也在歐洲大陸上演。到最後，整個歐洲都陷入鼠疫之災；短短三年內，就完成了這個從俄羅斯南部開始的順時針大圓。[71]

黑死病究竟造成多大影響，是一個得到廣泛研究的議題。雖然當時有許多觀察提供的數字，但多半有誇大之嫌。以下提出的幾項案例，背後的文獻則相對較為可靠。例如在文藝復興時期早期的佛羅倫斯，就留下了豐富的檔案紀錄。這個城市在黑死病前夕的人口，約在十萬到十二萬之間。到了1352年，設籍戶數只剩9,955戶。這個數字有可能並未計入最貧窮的公民，因為這些人並不需要納稅。但整體而言，估計佛羅倫斯在疫情剛結束時的人口為37,250人，總死亡率來到55%–65%。[72]

在英格蘭，歷史紀錄也顯示類似的情況。格拉斯頓伯里修道院（Glastonbury Abbey）位於薩默塞特（Somerset），名下擁有大筆資產，根據修道院相關紀錄，我們得以詳細重建疫情當時的狀況。在修道院莊園的法庭卷宗裡，列出了需向領主繳交人頭稅的人名，包括一大群十二歲以上、貧困而名下無地的男子，所有人名一清二楚。重點在於，這份卷宗記錄了1348年與1350年列在每個莊園名下的男子人數，並且明確將這短短兩年間過世的人標記為「死亡」。在這些位於英格蘭西南部的莊園，黑死病期間農民的死亡率約為三分之一到三分之二不等；整體而言，這些男性的死亡率為57%。[73]

雖然以上只是個案，但幾乎全歐各地的證據都已經夠豐富，能提出量化的概念，判斷黑死病當時應該帶走了總人口的50–60%（參見表6.2）。歷史學家歐勒・班尼蒂托（Ole Benedictow）仔細整合了大量關於歐洲黑死病致死情形的文獻，死亡人數總是高到驚人。[74]

表6.2 歐洲黑死病的區域死亡率

區域	死亡率（%）
英格蘭	62.5
法國	60
義大利	50-60
朗格多克/佛萊斯（Languedoc/Forais）	60
皮埃蒙特（Piedmont）	52.5
普羅旺斯	60
薩沃伊（Savoy）	60
西班牙	60
托斯卡尼	50-60

雖然許多教科書仍然聲稱黑死病奪走了歐洲三分之一的人口，但實際上，最接近的猜測應該是將近一半。中世紀研究者大衛・赫里利（David Herlihy）就認為：「我們愈瞭解中世紀晚期人口數的崩潰，就愈覺得駭人。」單單在歐洲，鼠疫桿菌就可能奪走了四千萬條以上的性命。鼠疫就是這麼一個無人能出其右的殺手。[75]

鼠疫年代

「哎，等到曾孫的幸福世代，哪能想見這些苦難，我們的證言到時候看來，或許全如寓言一般！」佩脫拉克行文如此，希望事過境遷，黑死病就像是一場被無比誇大的災害。但他太樂觀了。黑死病只是個開端，後人對鼠疫還有著深深的體會。[76]

想要全面瞭解鼠疫在歷史上的意義，必須先體認到它的影響跨越數個世紀，絕非一般疾病能及。光是第二次鼠疫大流行，時間就長達五百年。在西歐，鼠疫起起伏伏，一直持續到十八世紀初。而在北非與中東，則是持續出現到至少十九世紀，幾乎與第三次鼠疫大流行重疊在一起。鼠疫也在十七世紀傳到印度，當時也有可能傳至中國。

黑死病造成了太大的陰影，常常讓人忽略了鼠疫長期的影響。但如果只看單次的衝擊就想判斷鼠疫的全部意義，實在會是個錯誤。無論在中東、歐洲或北非，在鼠疫終於不再造成嚴重疫情之前，它一直是最致命、最令人畏懼的疾病。鼠疫不只是一次讓人口總數大減，更壓得人口數量難以成長，以及剝奪一代又一代的希望與進步。義大利的人口歷史經過各方仔細研究，發現鼠疫是一個揮之不去、不斷影響人口數字的因素：鼠疫嚴重時，人口便下降或停止成長；鼠疫和緩時，人口便成長。而且，雖然一般大眾常把鼠疫看作是「中世紀」文明的事，但它其實也與其他現代早期的疾病一樣，深深影響著人類現代早期的發展，這點將在第9章繼續討論。[77]

黑死病也如同查士丁尼鼠疫一般，在歐亞草原以外的野生囓齒動物族群播下種子，形成新的自然宿主。雖然後來的瘟疫浪潮仍然有可能是從中亞再度襲來，但從古基因體的資料看來，仍然比較可能是鼠疫在地方上一直沒有真正消失。目前已經找出一些可能的熱點，例如阿爾卑斯山是土撥鼠的自然棲地，而在巴爾幹半島、土耳其東部的安納托力亞高地，以及敘利亞北部，都很有可能是鼠疫的焦點。此外，只要城市裡的家鼠數量夠多，就有可能讓鼠疫桿菌得以長期傳播。只要這些餘燼的星星之火沒有徹底熄滅，隨時可能燎原。一旦疫情再度爆發，大火就會在人際連結網路之間不斷蔓延，順著道路、河流與海上的航線，一城燒過一城，從城市燒到鄉村。鼠疫的爆發路線，剛好與每個地區的貿易體系與政治整合狀態若合符節，而且當然也可能順著軍隊的腳步發展。[78]

從歐洲的角度來看，雖然每個地區總是有一些不同，但仍然可以將第二次鼠疫大流行粗略分成幾個階段。在黑死病之後的大約一個世紀間，仍然有大規模的致命疫情一波接一波爆發，傳遍整個歐洲大陸。例如1361年的「第二波瘟疫」（*pestis secunda*），疫情就十分嚴峻，橫掃了某些首波爆發受災程度較小的地點，例如米蘭。像這樣的模式，大約十年或二十年就會捲土重來。在大規模的疫情之間，常常有規模較小、地方性的疫情產生。歐洲人口成長就這樣停滯了一個世紀。接著從十五世紀開始，疫情趨於和緩，多半只屬於區域性的事件，有時只限於單一城市。然而鼠疫並未就此退場，而將在十七世紀回歸復仇。我們會等到適當章節，再全面討論鼠疫的這種發展模式，這裡只需要先提醒一下，如果要好好評斷鼠疫的發展，就不能忽略其後期階段。[79]

當然，這一切都不會削弱一項事實：黑死病造成的第一波人口衝擊，肯定是人類史上的重大事件。伊本‧赫勒敦說得沒錯：「人的世界整個就此改觀。」超高的死亡率，在短期確實帶來了失衡與苦痛。但長期呢？在社會開始從破碎中復原的時候，突然少了一半的人口，會造成什麼不同？

這波死亡衝擊從本質上就相當複雜，很難理清它究竟是加速了原本就存在的變化，或是直接讓歷史走向了不同的方向。此外，勞動供給的急劇收縮，造成了許多不同的影響與解讀。像是在埃及，鼠疫並未刺激新的成長，而是人口動態擴張的結束。原因就在於尼羅河流域的農業依賴大規模的灌溉基礎設施，但鼠疫摧毀了經世世代代才累積下來的生產資本。結果就是生產力下降，迎來一個停滯的世代。[80]

在歐洲，人口下滑對各地形成的影響並不相同。一個廣受推崇的假設認為，在西歐的勞工因此得到賦能，於是打破了農奴制的束縛，但在東歐，各地領主由於需工孔急，甚至把限制抓得更緊，復興各種不自由的制度，將勞工牢牢綁在土地上。我們所熟知的「封建主義滅亡」故事可能是過度誇大；就算在西歐，要說推翻舊秩序，真正發揮更大作用的也不是鼠疫桿菌，而是中央政體、火藥與商業城鎮。然而，人口下滑似乎確實引發了其他變化（特別是在西歐），並帶來長期的影響。人民要求提高工資之後，終於能夠享受自己能買到的商品。他們努力工作，不讓自己的生活條件再次下降，而現代消費的首次萌芽，源頭可追溯到黑死病後的社會。特別是全球貿易時代帶出各種新產品（例如糖和菸草），一場「勤奮」革命隨之而來：工作勤勞一點，消費享受也多一點。這成為一股改變世界的力量。[81]

黑死病造成人口下滑，也促進發展資本密集型的農業，在北歐與西歐部分地區特別明顯。有些原本用於種植糧食的土地，面對極端人口壓力，改為從事畜牧業。加工農產品的市場也擴大了。此外，女性參與勞動市場也變得容易，有的參與乳品加工，也有的從事家事服務。在鼠疫過後，逐漸浮現一種新的社會模式：市場成長，個人更為自由，消費水準也有所提升。[82]

鼠疫年代也讓政治動機與軍事技術為之一新。特別是人力突然短缺，使得各方希望運用能夠節省勞力的設備，尤其是能夠將巨大的暴力集中在少數人手中的設備。詹姆斯‧貝利奇（James Belich）就認為這簡直是歐洲的「擴充套組：結合許多特性、跨國主義、技術與發展，鼓勵向遠方擴展出去。」火藥與攻城術已經在地平線上即將來臨，而且西歐對它們的歡迎程度遠遠超過其他地區。這一點注定將帶來重大的內部與外部影響。[83]

鼠疫的歷史就是各種時局命運交會的歷史。談到黑死病，或者更普遍的第二次鼠疫大流行，其長期影響都剛好與海權擴張的時代重合。一場史上絕無僅有的死亡衝擊，以及一次史上絕無僅有的全球連結重組，就這樣帶出了命中注定的時局。在黑死病之前，雖然歐洲已經開始派出船隻偵察，希望能夠切斷中東的中介，但中東一直還是世界貿易的地理樞紐。然而很快地，原本還只是西方世界邊緣的國家成了新的強權，不再需要原本連結威尼斯、伊斯坦堡、巴格達與杭州的貿易網路。水手探訪著非洲西岸，最終探索大西洋，讓整個舊世界翻天覆地；此時也正值人口低潮，一套新的獎勵機制應運而生，鼓勵追求集權、節省勞力、獎勵市場交易。在大西洋被渡過的那一刻，過去的舊世界也畫下了句點。[84]

對鼠疫的回應

無論是在疾病史或科技史上，這個千年都是鐵器時代的延續。過去形成的糞口傳播、呼吸道傳播與病媒傳播疾病庫，對人類健康的負擔並未減輕。但演化還在繼續，不斷讓舊疾病出現新的病株，或是出現全新的病原體。如果要談中世紀的傳染病史，或許會把重點放在麻瘋病的傳播，又或者是第一次真正出現明確的流感大流行跡象。後面章節會談到，梅毒的早期歷史似乎始於中世紀晚期，斑疹傷寒的起源可能也是如此。再靠著系譜樹思維與時光旅行，過去不為人知的疾病歷史也逐漸揭露。目前四種普遍存在的人類冠狀病毒，彼此都是表親關係，都會讓人染上普通感冒，而其中至少有一種就是出現於中世紀晚期，偷偷進入了人類的疾病庫，給人類又多添加了一點痛苦。[85]

在過去這段時間，醫學與公衛也有長足的進展。舊世界的經典醫學傳統（中國、印度、希臘－阿拉伯），在這幾個世紀達到巔峰。但醫學上最大的進步並不在於療法，而在於診斷與分類。舉例來說，雖然波斯醫師拉齊（Rhazes）早在十世紀就提出經典的鑑別診斷（differential diagnosis），從此能夠區別麻疹與天花，但當時大多數的療法基本上都只是徒勞，甚至有害。雖然知識在整個舊世界傳播，草藥貿易也興盛，使得藥學逐漸更為豐富，但很遺憾，整體而言對人類健康的正面影響還是小到幾乎可以忽略。[86]

在公共衛生領域，則有著更實際的進展。中世紀一向給人落後印象，特別容易造成誤解。如果把公衛定義為「為了促進環境與個人衛生，由國家發動的一致行動」，這件事正是起源於中世紀後期的城鎮（至少在歐洲與近東，而且世界其他大部分地區可能也是如此）。在過去傳統的說法，是等到十九世紀，因為工業化帶來了不良副作用，才有英勇的改革者挺身而出，創造出公衛的措施與概念。這種說法也不無道理，畢竟就像後面會提到的，這時政府的力量實在比中世紀時強大許多。但公共與環境衛生的概念，其實有著更古老的根源。[87]

　　像羅馬這樣的古典時代城市，一度具備公衛的雛形，但隨著羅馬帝國衰落而掀起去都市化的現象，大多數的市政傳統也就此佚失。歐洲公衛接下來的歷史，則可追溯到中世紀晚期地中海地區的城鎮政府。義大利北部當時有全歐最大、發展最快的城市，也成了各項公衛制度的領導者，直到十七世紀仍然是典範楷模。[88]

　　想讓城市環境清潔宜居的努力，就像城鎮本身一樣古老。人類天生厭惡糞便與腐爛有機物的氣味，促使人類希望管制各種廢物的處理。希波克拉底與蓋倫的醫學理論，此時也成了科學上的依據：腐敗、腐爛與惡臭會汙染空氣，可能滲入人體、引發疾病。於是人類開始訂出城鎮法規，管制屠宰、廢物處理與遺體的埋葬，這成了一種新型態預防醫學的開端，也逐漸轉為官方政策。例如中世紀時的帕多瓦（Padua）就有一項法律，要求汙物的處理方式不得「影響人民的健康，或帶來任何疾病。」大約同一時間，在十三世紀後期的倫敦，各個選區會選出相關公職人員，「特別負責維持街道沒有糞便或其他惱人事物。」[89]

　　由於鼠疫太過凶殘，人類開始對流行病做出更有力的回應。雖然很少有人提及，但其實早在第一次鼠疫大流行期間，就已經出現了「隔離檢疫」（quarantine）最早的雛形（最基本的限制進出與行動）。只是後來經過幾個世紀而遭到遺忘，得要再次重新發明。社會為何學會與鼠疫的現實共存，與其說是因為黑死病單次衝擊帶來的教訓，不如說是在更廣泛的第二次鼠疫大流行期間，鼠疫反覆造成死亡的最後結果。隔離檢疫的做法，1377年在拉古薩（Ragusa，威尼斯的殖民地）首次證實有效，接著先傳遍地中海西部盆地，再傳到更遠的地方，雖然無法藥到病除，但也成了鼠疫控制的重要武器。同樣地，也是在中世紀晚期鼠疫的陰影下，人類決定成立緊急衛生應變委員會，有權隔離感染者、摧毀受感染的資產、限制行動住居。這些做法在十五、十六世紀傳遍全歐，也是因此才出現了更強大、更具侵略性的國家，詳情請見後續章節分曉。[90]

　　中世紀晚期的公衛事件帶給我們更廣泛的教訓是：人類的「進步」其實會對健康造成負面影響，但接著就會刺激各種適應與反應。只不過，以往後的標準來看，早期這些試圖改進人類健康的努力實在太過軟弱、成效不佳。必須等到出現了權力更集中，也更具侵入性的國家組織，有更大的能力推動公共工程計畫，人類才終於解決了人口變得稠密所帶來的問題。然而，回望這些中世紀晚期的實驗做法，重點不在於作為對比、彰顯現代的勝利，而是要瞭解，這是智人第一次嘗試找出全新的方式，透過協調，解決人口大批群聚而導致早夭的問題。

第三部分
邊界前沿

7

征服與傳染

生物交流

疾病史講到這章，通常會以為要談的是不同文明的微生物來到美洲這塊處女地，釋放出狂暴而猛烈的怒火，讓一小群歐洲人得以征服人口眾多的新世界。在1960年代晚期與1970年代，研究哥倫布前美洲的學者開始強調「舊世界疾病的傳播」是歐洲擴張的重要因素。阿爾弗雷德·克羅斯比與威廉·麥克尼爾等歷史學家也認為橫渡大西洋是地球生物史上的重大關鍵，各種致命的微生物就這麼接觸到「沒有免疫力」的「天真」族群，造成嚴重衝擊，使美洲人口頹然傾倒。賈德·戴蒙的《槍炮、病菌與鋼鐵》讓歐洲的免疫優勢成為全球歷史必談的重要核心，少有學術理論得到如此廣泛的認同。[1]

這套處女地假說的影響力無遠弗屆，但今日看來卻是處處漏洞，證據似乎不夠明確，議題也有許多政治上的爭議。像這樣放大疾病造成的影響，新世界的人口崩潰似乎就只是個令人遺憾的意外，而一筆帶過暴力與蓄意剝削的影響。雖然經過多年激辯與研究，已有部分真相水落石出，但未明之處依然所在多有：新世界在接觸前的人口族群規模與健康狀況如何？在這場人口災難當中，各種創傷、暴力與疾病

扮演著怎樣的相對角色？免疫力又在整件事裡有何影響？文獻常常語
焉不詳，只說美洲原住民對歐洲疾病「缺乏免疫力」，但這種說法實
在太過含糊。如今對遺傳學與免疫學有了現代知識之後，過去認為
「不同族群對傳染病的易感程度不同」的主張也該重新檢討。[2]

　　處女地假說的模型，是那一代歷史學與人類學者欠缺基因證據所
提出的理論。取得DNA之後，是否就能讓我們擺脫無知，解決這些
學術爭論？當然，DNA或許可以判斷出某些往返大西洋兩岸的病原
體。系譜樹思維也能針對這些橫渡海洋的微生物，找出背後古遠而複
雜的歷史。基因證據揭露著哥倫布時代前的人口族群特徵，包括他們
的遷徙模式、人數、基因多樣性。但事實上，這與其說是研究的終
點，還不如說是個起點。關於新舊世界的相遇，古基因體學的研究潛
力仍大有可為，許多懸案都有希望解開。目前已經能看見多道曙光，
而且肯定往後還會有更進一步的發展。[3]

　　第一步就是把眼光放大，不要只看微生物，而是看看從1492年
開始，全球所有生物起了什麼翻天覆地的變化。所謂「哥倫布大交
換」，指的是人類開始固定往返大西洋兩岸，於是開始全面的生物轉
移。失聯兩萬年的幾個智人族群，忽然重新有了接觸。新世界的生態
潛力與自然資源，就這樣進入全球循環系統，各種動物、植物、病原
體與昆蟲搭上了船，運向四面八方。一如任何的生物入侵，這所造成
的結果難以預期。由於沒有自然的天敵或寄生體，有些物種開始在野
外活得肆無忌憚。哥倫布在第二次航行帶了八頭豬，牠們立刻適應了
新環境，開始生個不停。直到現在，西班牙豬野化的後代仍然是個多
子多孫的威脅。[4]

　　哥倫布大交換讓人口從根本上重新分配。美洲原住民碰上歐洲的
病菌、武器與組織能力，人口隨之下滑。非洲人被逼為奴，運過整片
海洋，成為人類物種史上最大規模的強迫遷徙。歐洲人則開始在各地
打造聚落，為時數個世紀，並在十九世紀達到巔峰。總而言之，這時
全球流離失所、遷徙移動的程度，只有新石器時代革命之後的人口移

動幅度能相提並論，而且此時不但範圍更廣，也發生得更為突然。[5]

　　哥倫布大交換始於一場航行上的意外。幾個世紀以來，歐洲一直希望能找到新的路線，通往東方的一片富饒；哥倫布也希望擺脫中間人，直接航抵亞洲，得到他想像中的熱帶寶藏。雖然最後他沒找到心心念念的香料，卻找到了別的目標。在他首航的航海日誌裡，興奮地寫到似乎有跡象顯示加勒比海的原住民泰諾人（Taíno）握有黃金。歐洲帝國主義的第一個世紀，焦點就放在對黃金與白銀的「飢渴」，以及對當地原住民的殘酷徵集。這個階段在西班牙與葡萄牙主導下，全球市場充斥著各種貴金屬。秘魯的銀礦連出一條全球貿易線，一端連接歐洲各個強權，另一端則是深不見底的中國經濟需求。[6]

　　慢慢地，熱帶栽培業取代採礦，成為最大的財富來源。糖和咖啡這些舊世界的農作物來到了新世界的土壤。巴西與後來的加勒比海地區開始成為全球主要的糖產地。菸草等美洲農作物成了銷往全球的商品。我們會看到，奴工成為這種經濟的基礎。經濟從採礦走向各種讓人上癮的熱帶雜貨，也代表著新勢力的崛起，特別是荷蘭、法國與英國。大西洋貿易就這樣成了權力與繁榮的支點中心。

　　人類在更新世移居新世界時，全球各地還過著狩獵採集的生活。美洲是在後來自己發展出動植物的馴化，自有一套邏輯與步調，最後馴化的只有兩種鳥類（火雞和一種鴨）、天竺鼠、羊駝，以及駱馬。新世界沒有馬、沒有輪子，也沒有冶鐵的技術。但相較之下，美洲的幸運之處在於有生產熱量超有效率的植物：玉米、馬鈴薯、木薯和地瓜。這些作物讓新世界發展出了複雜的文明、密集的人口。特別是相較於舊世界熱帶地區有許多凶猛的病原體，使人口擴張受到限制，美洲熱帶地區這樣的病原體數量少了許多。美洲原住民就這樣一代一代種植著各種穀物與塊莖，讓它們愈來愈符合人類的口味與需求，如今也養活著地球上的大部分人口。[7]

　　哥倫布大交換確確實實影響了全球。歐亞非三洲都開始種起玉米、馬鈴薯與木薯；從愛爾蘭到中國，再到環幾內亞灣的沿岸國家，人口都受到了長期的影響。新世界其他作物向外傳播，讓舊世界的美食大為改觀。如今我們實在很難想像，要是少了番茄、辣椒、花生、茄子、南瓜與其他來自美洲的食物，美食佳餚會失色多少。哥倫布大交換也促進了醫學的全球化。原產於秘魯的金雞納樹，可以從樹皮萃取金雞納生物鹼，有效對抗瘧疾，可說是第一種具有重大醫學意義的全球藥物。預防天花的方法也透過全球知識網路傳向四方，從中國越過歐亞草原，從西非遠傳波士頓。[8]

有些最重要的交換並非肉眼可見。在這幾個世紀裡，微生物左右了人類的命運，但絕不是「整個新世界人口大幅減少」這麼簡單。接下來三章裡，我們會回溯微生物交換的幾條主要路線。美洲各個區域的疾病史，取決於四大因素的相互作用：（1）與歐洲接觸的時間、強度與性質；（2）原住民社會在接觸前的人口密度；（3）自然地理——特別是緯度與海拔；（4）生態轉型的影響，特別是依賴奴工的熱帶栽培業。確實，無論是談到原住民族群受到的摧殘，或是後續在一片荒涼當中建立的新社會，傳染病都扮演著要角。無論歐洲人或原住民對此的看法都相當一致。然而，究竟是哪些特定疾病，又產生了什麼確切影響，還得看以上這四大因素如何形塑。為了呈現這些因素彼此拉扯而呈現出的不同樣貌，我們可以把新世界劃分成幾個在流行病學上的大區域（參見圖7.1，同時對照表7.1）。[9]

本章會先把重點放在那些幾乎不受地理限制的微生物，多半為呼吸道病原體：天花、麻疹、流感、腮腺炎、猩紅熱、白喉。然而，糞口傳播的微生物也不容小覷。哥倫布大交換給美洲帶來了腹瀉病、痢疾與腸熱病，例如傷寒和副傷寒。而且至少有一種蟲媒傳播疾病（斑疹傷寒）也必須列入這個清單。斑疹傷寒的病媒是人類的體蝨（body louse），同樣不受到地理限制，在現代早期廣泛傳播。

在某些地方，接觸到這些微生物的影響來得十分迅速。疾病先是對加勒比海地區造成嚴重衝擊，接著很快來到中美洲與南美洲人口稠密的核心地帶，包括墨西哥中部的高地高原與安地斯山脈的各個文明。征服者一方面對原住民強加新的社會秩序，造成創傷，另一方面也帶來了一整批經過數千年農耕、定居與都市化所演化而成的病原體。於是十六世紀掀起一場人類史上規模數一數二的人口災難。至於溫帶地區，由於人口分布相對稀少，所以這些病原體造成的影響一直要到十七世紀，才因為殖民主義愈演愈烈而隨之不斷升溫。

至於下一章，則會專門探討熱帶疾病，特別是像瘧疾、黃熱病等蟲媒傳播疾病。「熱帶的統一」是哥倫布大交換的基本動態，雖然花了較長時間才真正成形，但留下了長久的痕跡。瘧疾與黃熱病之所以在十七世紀興起，與奴隸制和熱帶栽培業的發展大有關係。糖業經濟擴張，為身上帶著致命人類疾病的蚊子打造出生態區位，讓新世界出現了明顯的健康與疾病緯度落差，從根本上影響了奴隸制與歐洲殖民地的分布。

在第三部分的三章當中，最後一章會再回到舊世界。在歐洲和亞洲，十七世紀是個成長、危機與轉型的時代。美洲高熱量作物的全球化，就是一場能源革命。哥倫布大交換讓這場顛覆性的成長不斷加速擴大，最後讓幾乎整個舊世界都陷入了危機。與此同時，糖、菸草與咖啡這些提神商品刺激了市場。西北歐的城市靠著它們在貿易網路中的地理優勢，地位大幅躍升。大西洋曾經是個難以跨越的障礙，但這時成了全球市場整合、投資與專業化生產最重要的地區。全新的大西洋經濟，甚至是全新的世界秩序，就此成形。

在這幾個世紀，舊世界的疾病史也是高潮迭起。饑荒與戰爭給疫病鋪好了道路。各種聚集人群的機構制度：軍隊、監獄、醫院、工廠（反映美洲熱帶栽培業的興起），創造出了新的疾病生態系統。主要仍然是一群現代早期的疾病，以天花、斑疹傷寒與鼠疫為主流。如果從全球的觀點，就能看到各地之間連結密切。在十六世紀，天花在**世界各地**的疫情同樣加劇，從明代中國到墨西哥城都難以倖免。斑疹傷寒的根源，有可能並不是來自多麼古遠的歲月迷霧之中，而是到了十五世紀後期才傳入地中海，並同時在歐洲與美洲成為一種新的疾

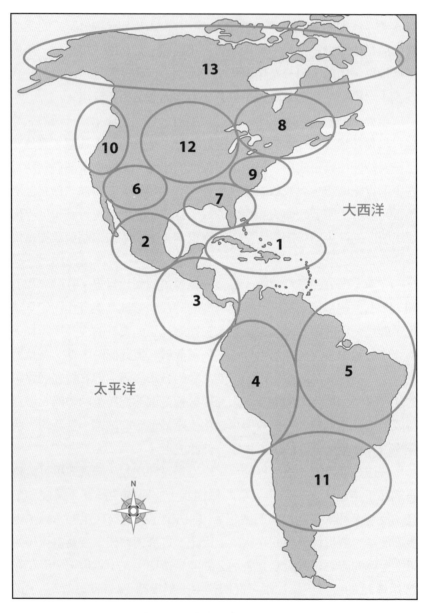

圖7.1 新世界的流行病大區域

表7.1 新世界的流行病大區域（macroregion）

區域編號	區域名稱	哥倫布時代前的人口密度	接觸時間	屬於主要蟲媒傳播疾病？
1	加勒比海	中等	1490−1550	是
2	墨西哥中部	高	1520−1600	否
3	墨西哥低地／中美洲	高	1520−1600	是
4	安地斯山脈	高	1520−1600	是
5	亞馬遜盆地	中等	1530−1650	是
6	墨西哥北部／美國西南部	低	1590−1700	否
7	美國東南部	中等	1600−1700	是
8	加拿大東部／新英格蘭	低	1620−1700	否
9	維吉尼亞沿海潮水區／大西洋中部	低	1620−1700	是
10	太平洋沿岸	中等	1700−1850	是
11	溫帶南美洲	低	1600後	否
12	南美大平原	低	1700−1850	否
13	亞北極帶	低	1800−1900	否

病。黃熱病則成了真正的跨大西洋禍害，在古巴的哈瓦那爆發之後，從美國的費城到西班牙的塞維利亞都能掀起疫情。因此，兩大半球再次合而為一，成了疾病全球化的一大分水嶺。

這幾章共同的主題，就是地理、生物學與權力之間的密不可分。哥倫布大交換除了是舊世界微生物與美洲的碰撞，更創造出一套全球系統，重點除了有東西方的交換，也該看看南北方的落差；生物大交換深深影響著奴隸制、聚落生活與商業的動態。雖然有些社會即將有所突破，走向現代成長，但健康上的不平等還是以更新、更強大的方式，令財富上的不平等更為穩固，甚至放大。

歐洲人的到來

　　1529年，德國探險家尼古拉斯・費德曼（Nikolaus Federmann）來到伊斯巴紐拉島（Hispaniola）短暫停留。將近四十年前，哥倫布也曾來到這個大島，對島上的豐饒與人口大為驚豔。哥倫布的日誌裡記著1492年十二月六日這一天，看到有許多巨大的獨木舟，判斷肯定有「大型的聚落」。他認為伊斯巴紐拉島是「全世界最美的地方」，比葡萄牙還大，人口有兩倍多。當然，出航是哥倫布的主意，肯定會想把自己的發現吹捧得更了不起。現在時間過了幾十年，費德曼眼前所見卻是一片荒涼。「現在不用再提這裡的原住民或居民是什麼性格、有什麼民俗……人數所剩實在不多。根據報告，本來島上應該有五十萬名原住民或居民……但如今活口不到兩萬。很多人死於一種被稱為『viroles』的疾病，但也有些死於戰爭，還有許多人是因為基督徒逼他們進到金礦裡去做極端勞累的工作而斃命，因為他們其實很嬌弱，鮮少勞動。」[10]

　　從費德曼的觀察，就能看出我們每次討論舊世界與美洲生物碰撞時會遇上的種種難題。死亡人數如此驚人，是否真的可信？原住民幾近滅絕，傳染病與殖民者暴力究竟扮演了什麼角色？對於造成生物災難的病原體（例如一般認為這裡的「viroles」應該是天花），我們能不能做出確實的判斷？對於新世界原住民特別容易感染歐洲微生物的說法，又該如何看待？伊斯巴紐拉島的人口減少可說是一個縮影，讓我們看到與歐洲接觸後的生物影響還有多少重大未解難題。[11]

　　十九世紀晚期，帝國主義與傳染病已經讓美洲原住民人口大幅下滑，遠遠不及接觸前的人數。一般估計，美洲原住民人口在1900年左右來到最低，大概只剩五百萬。（當然，這裡也反映出原住民的堅毅與韌性：雖然面對疾病與流離失所的不斷侵擾，原住民人口在1900年後就開始逆勢上揚。）時至二十世紀初，美洲除了原住民，另有大約五千萬歐洲裔居民，以及一千兩百萬透過奴隸貿易而前來的非洲人。非洲人雖然面臨的生存條件最為殘酷，但人數同樣略有成長。當然，這樣的分類簡化了各種身分、通婚與血統上的現實，但概括而言，現代大西洋歷史開頭四個世紀的特點，就在於這些人口力量的相互交織：原住民人口減少，非洲人非自願移民，歐洲人的定居殖民主義（settler colonialism）。[12]

哥倫布在 1492 年十月第一次看到新世界陸地的時候，美洲原住民人數究竟有多少？各方相信的數字範圍異常寬泛。二十世紀初，人類學家阿爾弗雷德·克魯伯（Alfred Kroeber）曾對原住民進行分區人口普查，主張在哥倫布接觸時的人數是八百四十萬人。這項估計並無真憑實據，而是來自於對環境承載能力的估量（以及他對技術與人口之間關係的直覺）。這個數字大概是各種專業意見當中最低的估計。在二十世紀，隨著考古學家發現愈來愈多證據，證實當時有著複雜的社會、密集的人口，對人口數字的推估也開始上升。[13]

到 1960 年代，修正主義學派的歷史學者開始主張當時的人口總數要高得多。這種主張確實帶著一些政治色彩，想暗示當時的原住民文明其實更加「先進」。亨利·多賓斯（Henry Dobyns）提出的一·一二六億人，大概是其中提出最高的數字。會出現這樣的天文數字，有很大程度是因為認為最早的接觸點燃了毀滅性的疫病流行，而且早在歐洲觀察者到來之前，疫病就已經在新世界蔓延開來。等到在此見證的歐洲人開始估計人口，人口崩潰早已發生。這些估計人口數極高的人，一心相信美洲原住民生理上就很容易受到歐洲疾病影響，並以此解釋為何人口會出現史上少見的崩潰狀況。[14]

在過去這個世代，人類學家和考古學家已經縮小了估算的範圍。目前的專家意見多半認為，北美大部分地區的人口密度並不高，大概只有幾百萬人，分布在今日的墨西哥北部、美國大陸地區與加拿大。相較之下，在阿茲特克（Aztec）文明的重要地帶，像是墨西哥中部、南美洲安地斯山脈沿岸，人口則密集得多。雖然這些地方沒有冶鐵技術，也沒有役用動物，但靠著玉米、木薯和馬鈴薯等高熱量作物，還是撐起了大量人口。最近估計的人口數字，大多介於四千萬到六千萬之間。作為對照參考，在西元1500年的歐洲，擁有役用馬匹、輪子和冶鐵技術數千年之久，人口約為四千萬人。在西班牙殖民者科爾特斯（Cortés）入侵前夕，阿茲特克帝國首都特諾奇蒂特蘭（Tenochtitlan）可能擁有超過二十萬居民，與當時歐洲最大城巴黎與君士坦丁堡的人口不相上下。[15]

關於美洲人口歷史，人類基因體分析或許能帶來新的見解。舉例來說，如果能取得接觸前與接觸後原住民社會的基因樣本，根據基因多樣性的變化，就能推斷人口變化的範圍。像是北加州的某個族群，十九世紀初曾出現一次族群瓶頸，當時剛好也出現一系列天花疫情，而結果就是人口驟減57%。另一項針對南美人口的研究則發現，歐洲人的到來，對沿海低地地區的影響遠比對安地斯山脈高地嚴重得多。低地人口減少的比例估計為90%，符合過去最嚴重的估計。但相較之下，高海拔人口族群所受的影響則沒有那麼劇烈，只減少了大約27%。可以說，生態上的差異形塑了接觸所造成的生物與社會影響。就算只是在地方層級，也能明顯從文獻與基因證據當中看到極端的差異，應該足以提醒我們，新世界人口族群的命運絕不是殊無二致。[16]

傳統的「處女地假說」是根據三項環環相扣的主張。（1）出於生物地理因素，舊世界人民的疾病庫特別致命。（2）美洲原住民過去從未罹患這些疾病，由於天生沒有免疫力，死亡數字居高不下。（3）就算有了槍枝與馬匹所帶來的明顯優勢，美洲大陸上並沒有足夠的歐洲人能行各種暴力與奴役情事，所以這無法作為這場災難的合理解釋。畢竟，歐亞非三洲的歷史充滿著征伐蹂躪的篇章，但並未見到人口災難如影隨形。而且在這幾個世紀裡，歐洲人同樣來到非洲海岸，還抱著最歹毒的居心，但非洲人口並未因此大減90%。所以看來最能解釋新世界人口減少的理論，就是兩個半球之間的微生物分布並不均衡。[17]

處女地假說的第一項主張是裡面最站得住腳的。相較於美洲，舊世界的疾病確實數量更多，致病力也更高。亞洲與歐洲馴化動物的時間比較早，影響也更大；幾千年是一段很長的時間，足以讓不懈的演化召喚出邪惡的新病原體。此外，舊世界的動物生態也有利於傳染病出現。畢竟這裡被馴化的家禽家畜為數眾多，既能作為新的感染源，也能成為野生動物疾病與人類之間的橋梁。舊世界也住著與人類最近的親戚（其他大猿），牠們的免疫系統與人類最相似，牠們身上的微生物後來演化出一些對人類最致命的病原體，造成的疾病從瘧疾到（後來的）愛滋病等等，不一而足。舊世界還因為擁有驢子、馬匹、輪子與長途海上交通運輸，讓這裡的各地連結更加緊密，成為一個相對統一的疾病庫。最後一點，舊世界的都市化程度更高，因此需要一定人口密度的病原體比較容易站穩腳步，成為永久的地方性疾病。[18]

接觸後的幾年內，有哪些微生物跨越了大西洋？哥倫布大交換的內容肯定包括許多腸胃道病原體，躲在這些旅行者的腸胃與糞便裡飄洋過海。自從定居的社會型態興起，糞口傳播的疾病就不斷適應人類。越過大西洋的舊世界人民，除了帶來第4章那些難以言說的腹瀉病，也有由細菌（志賀桿菌）與阿米巴原蟲所引起更致命的痢疾。此外，還有傷寒和副傷寒這些由腸道沙門氏菌引起的侵襲性疾病。人類獨特的汙物環境所培育出的危險副產品，經過幾千年演變，成了這場不平等疾病交換的一部分。[19]

典型的呼吸道群聚疾病一直是哥倫布大交換史上的重要議題。從麻疹、猩紅熱、百日咳、白喉、腮腺炎、水痘到德國麻疹（rubella，又譯「風疹」），更不用說還有諸多名聲不那麼響亮的小疾病（普通感冒、呼吸道融合病毒感染、副流感），都經過適應，開始能透過氣溶膠或飛沫在人與人之間傳播。這些病原體帶來的是急性感染，缺少非人類的自然宿主，而且常常會讓倖存者產生免疫力，所以要是沒有大量易感宿主聚集，很快就會滅絕。這些疾病之所以興起，多半是都市化生活方式所造成，全都已知或被疑為來自舊世界。[20]

幾項尚未提及的重要疾病值得在此先稍加說明。鼠疫是舊世界最致命的疾病，在現代早期對人類造成重大危害，但並無明確證據顯示它曾成功跨越大西洋。斑疹傷寒會是第9章的重點，可能是歐洲的一種新疾病，並在十六世紀中葉跨越大西洋，成為此時期真正的全球性疾病。另外則是流感，常有人提到這是歐洲輸入新世界的呼吸道疾病，但流感的生物學特性與一般典型的群聚疾病又有所不同。每當禽流感病毒株成功跨越物種限制、感染人類，就會引發流感大流行。所以可說流感是一種人畜共通疾病，會週期性地適應人類，掀起洶湧迅速的傳播浪潮。早從十六世紀，文獻就已記錄到這樣的浪潮，實際發生的時間還可能更早。一場流感大流行曾在1550年代席捲歐洲，也有可能來到了新世界，或許正是第一次真正的全球性流感大流行。[21]

天花病毒則是特例。天花病毒在1518年輸入新世界，注定成為哥倫布大交換最重要的微生物之一，但DNA證據讓我們看到這種病毒背後有著複雜的歷史。天花病毒適應人類的時間還不到兩千年，過程可能分了好幾個階段。天花在中世紀雖然是一種重要的兒童疾病，但還不像是後來那樣凶殘的殺手。是十六世紀現代早期出現新的天花病毒株，這種病毒才出現了危險的演化轉變；目前的基因證據也證實了過去的文獻紀錄。我們到現在仍然無法明確掌握，天花究竟是在哪裡，或是何時在哪裡成為現代的樣貌，而美洲所流行的是哪些病毒株，更是一個令人亟欲解開的謎團。[22]

梅毒的故事還更加複雜曲折。梅毒是一種性傳染疾病，由梅毒螺旋體（*Treponema pallidum*）這種螺旋狀細菌所引起。梅毒不但殘忍，還很有耐心，一開始在敏感部位出現下疳之後，有可能就會先暫停發展。但梅毒也可能繼續擴散、蔓延全身，形成皮疹水泡，甚至糜爛，接著開始潛伏一段長短不定的時間，有時長達數年。若未經治療，最後會發展為「三期」梅毒，形成全身性感染（disseminated infection，又譯「瀰漫性感染」），影響神經組織，並逐漸對大腦造成破壞。患者一旦進入三期梅毒，便難以維持清醒，身體會慢慢陷入癱瘓。在研發出抗生素之前，一旦確診三期梅毒，就等於是眼睜睜被判落入地獄，無藥可治，只剩折磨漫漫。[23]

　　梅毒不但令人痛苦且致命，更是現代人類的一項主要疾病。然而梅毒究竟來自何方，一直仍有爭議。梅毒是由一種稱為「*T. pallidum pallidum*」的病菌亞種所引起，同一種病菌的其他亞種則會引發熱帶莓疹（*pertenue* 亞種）這種重要皮膚病，以及像非性病梅毒（bejel）與螺旋體性皮膚病（pinta）等盛行率較低的疾病。長期以來的一種理論認為梅毒原為新世界的疾病，是由哥倫布與其船員帶回歐洲。這種論點的證據在於，早在哥倫布之前，美洲的骨骼就曾出現螺旋體疾病的跡象，而且一般認為，1490 年代中期在歐洲所爆發的「法國佬病」（French disease）或「大瘡病」（great pox）正是梅毒傳入歐洲這片處女地而造成流行的開始。然而，也有人根據中世紀晚期歐洲的文獻與骨骼證據，認定梅毒早已在歐洲現跡。[24]

　　DNA 證據雖然能夠解開部分爭議，但也帶來一些新的問題。從梅毒的基因殘跡發現，梅毒在哥倫布大交換之前就已經確實存在於歐洲。所有梅毒菌株都能追溯到十至十五世紀之間的某個共同祖先，因此至少就我們所知，梅毒算不上是古老的疾病。意外的是，熱帶莓疹的基因體檢測也發現這種疾病並不古老，似乎是在十四到十六世紀才經歷了迅速的多樣化。熱帶莓疹一樣是在中世紀晚期現跡於歐洲，看來可能是由開始探索西非海岸的歐洲人所帶回。至於在哥倫布年代以前的美洲究竟是流行哪種螺旋體疾病，至今仍未可知，想解開這個謎團還有很長的路要走。美洲原住民當時面對的可能是某個目前已經滅絕的譜系，後來才被更具侵略性的舊世界疾病梅毒與熱帶莓疹取而代之。持平而論，雖然美洲對於螺旋體疾病並不陌生，但梅毒仍然應該歸類為歐洲傳入美洲的疾病。[25]

　　新世界並不是一個沒有疾病的天堂，但負擔實在比舊世界輕得太多。大約兩萬年前的更新世晚期，一兩波重要的人口遷徙為美洲帶來人口。第一批移居者越過白令陸橋的時候，那些最奸險的更新世病原體（例如間日瘧原蟲）被他們留在身後。最重要的一點在於，移居時的單位還是狩獵採集者典型的小群體，所以這段路等於是一個微生物淨化的過程，而讓新世界的人類有自己的流行病發展軌跡。然而，人類族群慢慢分布到整個新世界，也得面對原本就潛伏各地的各種病原體。據目前所知，美洲，特別是美洲的熱帶地區，本來就有幾十種特有的病原體，其中大多數就算沒有大量人口聚集，也能持續存在。這些是人畜共通的病原體，有些病毒永久存活在鳥類、蝙蝠或囓齒動物當中，只是偶爾傳播到人類身上。另外也有些蠕蟲，是只存在於新世界的大型寄生體。此外，美洲還有不少蟲媒傳播的病原體，靠的是美洲原產的各種蚊、蚋與沙蠅。[26]

在這些新世界的病原體當中，只有少數會對人類健康造成重大負擔。其一是查加斯氏症，其寄生體會在許多脊椎動物宿主之間傳播，特別是各種會築巢的哺乳動物，會被查加斯氏症唯一的蟲媒給叮咬（正是第3章提過的接吻蟲，曾經偷偷吻上了睡夢中的達爾文）。其他有一定重要性的新世界病原體還包括：會引起卡恩氏症（Carrion's disease）的細菌，會引起奧羅普切病毒感染（Oropouche infection）或委內瑞拉馬腦炎（Venezuelan equine encephalitis）的病毒，會引起新世界曼森絲蟲病（Mansonelliasis）的蠕蟲，以及會引起美洲利什曼原蟲病（leishmaniasis）的原蟲。值得注意的是，所有新世界已知的病菌都不會引發重大的流行疫情。[27]

結核病在美洲的出現也一直有爭議。骨骼證據顯示，早在與歐洲接觸之前，結核病就已經在美洲現跡。但前面提過，結核病的病原還很年輕，所以這項事實就令人百思不解。然而最近在秘魯發現的古代結核病DNA提出了一個可能的解答，而且大出眾人意料。與哥倫布年代前的結核病最密切相關的，其實是海洋哺乳動物身上的菌株。從基因證據看來，是人類疾病以某種方式傳向動物族群，接著又迂迴傳回了美洲的人類族群身上。至於結核病的這些菌株是如何在新世界傳播，又或是如何有效在新世界傳播，如今仍是一大問題，有待持續收集證據、得到啟發。總之在哥倫布年代前的美洲，結核病的某種形式早已站穩腳步。[28]

對新世界的研究是骨骼考古上的一大成就。骨骼能讓我們看到各種關於飲食、疾病與暴力的故事，也呈現美洲人類的健康狀況在哥倫布年代之前的好幾個世紀有何深遠的變化。在美洲大部分地區，生活型態因為馴化動植物而從狩獵採集轉向定居的時間要比舊世界來得晚。但不論在歐亞大陸或美洲，農業畜牧都同樣有害於人類健康。新世界的骨骼證據讓人看到當時的人類壓力沉重，營養狀況惡化。生物考古學家發現，由於當時的農場勞動、定居生活，以及飲食過度依賴少數高碳水化合物的植物，骨骼因而出現各種病變。一個又一個的例子顯示，隨著農業發展，各種嚴重病症日益普遍，包括骨關節炎、貧血、琺瑯質發育不全等等，而在時間上，這比歐洲人的到來還要早了好幾個世紀。等到舊世界的探險家與移居者確實抵達，轉型為農業對原住民社會造成的種種壓力，又讓他們變得更容易感染傳染病。[29]

新世界也可能曾經流傳我們所不知道的傳染病。急性感染並不會在骨骼留下任何痕跡。合理來說，要是有留下更好的證據，或許就會找到更多當時的疾病——特別是腸胃道感染疾病。舉例來說，阿茲特克的文獻就證實，早在西班牙征服者到來之前，就曾經出現痢疾流行，而且許多地方性的本土疾病很可能隨著農業發展而出現。印加歷史也曾提及，早在歐洲偶然發現新世界之前的那個世紀，就曾經出現重大的流行疾病。除非哪天能找到當時引發流行的微生物基因體，否則這些流行病的罪魁禍首可能永遠消失在歷史之中。[30]

是不是因為新世界的疾病負擔較輕，而讓美洲原住民對舊世界的微生物更沒抵抗力？光說原住民對歐洲微生物「缺乏免疫力」，是一種會造成誤導的說法。在許多談到處女地假說的論點裡，對於所謂沒有免疫力的定義並不清楚。這裡至少有兩種不同可能。第一，會不會是因為整個歐洲人口族群長期暴露於舊世界傳染病當中，已經對這些疾病有更大的遺傳抗性？這點算是有道理。從人類的基因體，就能清楚看到病原體推動自然選汰的例子。一群遺傳學家說過：「傳染性病原體可說是人類感受到最強大的一種選汰壓力（selective force）。」也可想見，在不同的個體與族群之間，免疫功能的基因大不相同，多樣性極高，而且可以看出在不久之前都受過強大的選汰壓力。此外，隨著愈來愈多的古代DNA出土，我們觀察到某些與免疫相關的基因會隨著時間，在舊世界人類族群愈來愈常見。[31]

但這件事還有幾個前提。關於基因變體究竟會在免疫系統發揮怎樣的功能，我們目前的瞭解還不夠透澈，也不清楚這些變體在過去不同情況曾發揮怎樣的選汰優勢。換句話說，我們雖然知道免疫力有遺傳基因上的差異，但我們並不（總是）知道為什麼會出現差異，也不知道過去可能因此有何優勢。此外，這些差異帶來的優勢一般來說也相當有限。我們不該以為歐洲人的基因就是有如神功附體，對上舊世界的疾病能夠刀槍不入（看看歐洲的健康史，就知道事實大不相同）。這些基因變體的影響，多半只是讓受體的形狀稍有不同，或是增強訊息的傳遞路徑，有助於身體更有效對某些病毒或細菌做出反應。而且，既然我們已經談到史上有許多致命的微生物其實十分年輕，人類過去實在不太可能有足夠的時間好好適應。雖然愈來愈多證據正迅速浮現，顯示人類基因體最近也開始適應某些主要傳染病（像是瘧疾、鼠疫與結核病），但這些發現尚未讓我們對哥倫布大交換的理解更進一步。當然，也有可能不久之後就會徹底改觀。

接著談第二種可能：並不是整個歐洲的人口族群，而是歐洲的個人曾經接觸舊世界疾病，進而擁有特定的B細胞和T細胞，能在再度感染時迅速回應，於是取得後天免疫。許多來自歐洲各城市的征服者、移居者與商人，都曾在孩提時代接觸天花、麻疹等傳染病，每個成人都至少是其中某些傳染病的倖存者。當然，不可能每個歐洲人都接觸過所有病原體，也因此整體族群之間後天免疫的差異，只是程度上的區別。但相較之下，美洲原住民卻是整個族群過去都未曾接觸這些疾病。雖然這樣的差異會隨著時間縮小，但至少在接觸的早期可能造成影響。[32]

根據這些比較精準的前提，來主張生物學上對疾病的易感性，才比較說得通。有直接證詞支持對於易感性的看法。在西班牙人的文獻中，常常看到各種疾病對當地居民的影響嚴重（相反的情況也會寫進紀錄）。寫下這些紀錄的人，多半都是深深感於原住民的苦難，也對歐洲的擴張大加撻伐。此外，當地資料也指出疾病對原住民的影響嚴重程度不成比例，並認為疾病就是一股與白人入侵者狼狽為奸的力量。然而，由於現代早期對免疫生物反應的理解有限，這些證詞並不能夠全盤盡信。此外，易感性與臨床結果也會受到社會因素左右，進而形塑對傳染病整體影響的觀感。[33]

還該指出的是，在時間更接近現代之後，一再看到相關紀錄記載未曾接觸某些疾病的族群有多麼脆弱。從十八世紀後期開始，北美的平原印第安人（Plains Indians）雖然未曾直接接觸歐洲人，但天花仍然透過長程傳播掀起疫情，讓平原印第安人死亡慘重。同樣的悲劇例子，還包括了十九世紀的太平洋島嶼人口族群、十九世紀後期的伊努特人，或者更晚近的亞馬遜人。這些例子的共同點，就是高到不尋常的致死率。[34]

處女地假說的第三項主張，是認為歐洲人太少，要不是有了微生物盟友不知情的協助，不可能征服原住民文明。在某種程度上，這一點談的其實是殖民主義政治。如果事情真是微生物幹的（也就是如同這項主張所言），哥倫布大交換造成的破壞或許就能說是個意外，而不是蓄意的暴力行為。雖然會有這種想法也不難理解，但事情並不是這種非黑即白的二分法。歐洲人帶來的踐踏與流行病造成的死亡，兩者其實是攜手同行。暴力和社會紛擾使得原住民社會被削弱，也就更無力抵抗傳染病的侵襲。人類造成的苦難也降低了社會的生育能力，於是在遇到嚴重損失時更難復原。對於這起人口崩潰的災難來說，如果把觀點拉遠，死於直接暴力的人數其實並不大；真正致命的是有一個在技術與組織上都更強大的社會，發動了精心組織的剝削行為，而且同時還引入了一系列新的病原體。[35]

加勒比海的縮影

1492年，美洲人口大約九成集中在熱帶與亞熱帶地區。這也是西班牙征服的核心地帶（巴西則落入葡萄牙手中），首當其衝面對了舊世界的病原體。這些地方社會既有的人際網路也最利於傳染病快速傳播。談到美洲與歐洲的持續接觸，伊斯巴紐拉島與加勒比海部分地區始自1490年代；墨西哥心臟地帶與中美洲始自1510年代與1520年代；秘魯和安地斯山脈始自1530年代；巴西始自十六世紀中葉；墨西哥北部則始自十六世紀後期。

加勒比海地區正可作為一個縮影，顯現各種未來吞沒新世界的力量如何交錯。哥倫布第一次在加勒比海地區登陸，是一次不幸的致命意外。他深信自己找到了通往亞洲的新航線，但實際遇到的是泰諾文明，當時人口可能達到百萬以上。等到1493年底，哥倫布第二次出航造訪，十七艘船組成的船隊浩浩蕩蕩，滿載各種動植物，包括甘蔗、牛隻、山羊、綿羊與豬。同時，當然也帶來了各種微生物。哥倫布大交換已然展開。[36]

往返加那利群島（Canaries）與伊斯巴紐拉島的航程中，哥倫布與許多船員和乘客開始染上疾病。疫情蔓延到島上，當時該處食物短缺，讓情況雪上加霜。西班牙人與泰諾人同樣死傷慘重。西班牙新世界冒險的重要早期編年史家奧維耶多（Gonzalo Fernandez de Oviedo）就提到：「遍地都是印第安人的屍體，熏天的臭氣散播著疫病。除了飢餓之外，還有諸多苦難落到基督徒頭上……印第安人紛紛迅速向內陸逃跑。這般災禍與這片土地上的濃重濕氣，讓僥倖存活的人也染上嚴重的不治之症。」[37]

究竟是何種病原體揭開了這個疫病的新時代，如今已不可考。我們只能確定出現了某種傳染性極強的疾病，感染過程迅速而猛烈，致死率高。醫學歷史學家弗朗西斯科·圭拉（Francisco Guerra）提出的假說認為是流感；雖然這種猜測確實很有道理，也比某些理論（例如瘧疾或黃熱病）更有根據，但我們還是不該貿然斷定。[38]

　　1493-94年的疫病流行還只是個開始。一位現代歷史學家就表示：「1493年至1496年間，大量的死亡讓伊斯巴紐拉島原住民人數大減，外國移居者數量也遭受重創。」後續在1498、1500、1502與1507年，也都再次爆發疫情。從關於西班牙早期佔領加勒比海地區的文獻就可清楚得知，疾病或暴力都對當地造成巨大的傷害。一位西班牙人在1502年移居伊斯巴紐拉島，指出在他抵達當時，島上人丁繁盛。但到了1520年，他寫到此地的人口嚴重減少，並指責這是由於「天花、麻疹、romadizo〔很有可能就是流感〕以及其他西班牙人帶給印第安人的疾病所致。」[39]

　　這些最初的接觸，也開始了有組織的強取豪奪。西班牙人與泰諾人在1495年掀起一場血戰。西班牙人靠著火藥、騎兵與凶惡的鬥犬展開一場大屠殺。哥倫布本人接著制定了一套強迫勞動與進貢的制度，要求原住民奉上黃金、棉花或香料。泰諾人被迫尋找黃金，也開啟了後續強迫勞動採礦的傳統，這破壞了當地的社會結構，使加勒比海當地人暴露在惡劣的工作環境下，有時候還會被迫搬遷，進一步引發疫病流行。在1503年與1504年，又有進一步的軍事行動。倖存者被命令住進城鎮。「正是這項作為，真正摧毀了泰諾人的政體。」[40]

　　毫無疑問，1518年的大規模天花疫情令伊斯巴紐拉島遭受重創。疫情初起時，島上的泰諾人仍有數萬之譜。巴托洛梅・德・拉斯卡薩斯（Bartolomé de Las Casas）既同情美洲原住民，也強調西班牙暴力所扮演的角色，根據他的說法，疾情起於一名來自卡斯提亞（Castile）的男子：「我實在無法相信，過去我們曾親眼看到這個島上有著無數人口，現在只有一千人依然存活或逃離了這場苦難。」不久後，來到1520年代後期，德國探險家尼古拉斯・費德曼在前往南美的途中曾經在島上停留，他說島上已幾乎沒有任何當地居民。[41]

　　現代遺傳學顯示加勒比海地區確實出現大規模的人口減少，但並未完全滅絕。時至今日，雖然泰諾人佔加勒比海地區現代基因體的比例並不高，但仍然清楚可見。一個曾經龐大的人口族群就這樣在十六世紀初崩潰。經過三個世代，加勒比海地區原住民只剩下少數的殘餘。對於一個即將連結全球的新時代來說，伊斯巴紐拉島的經歷揭開了不祥的序幕，而如果不是因為傳染病造成超高死亡人數，實在難以解釋為何出現如此劇烈的人口流動。約翰·麥克尼爾（John McNeill）最近對這點所提出的結論眼光卓著：「要說光是因為暴力、生育率下降與飢餓，就讓人口在1492到1550年間從數十萬，甚至數百萬，減少到幾乎為零，實在令人難以置信。當時定居在加勒比海地區的西班牙人只有寥寥數千，許多還是安靜溫和的牧師或缺少活動的商人，實在算不上是暴力分子。就算這群人有了鋼刃武器、馬匹與攻擊犬，就算1492年加勒比海原住民的人數只有我們最低的估計，要說這群人能夠殺死超過一小部分的加勒比海人，也仍然太過牽強。」[42]

前往大陸

加勒比海地區的經歷如同一首激昂的序曲，帶出後續的發展。大約晚了一個世代，歐洲征服與殖民才真正開始影響整片美洲大陸。西班牙人終於抵達墨西哥的時候，見到的是新世界最發達、人口最稠密的地區。無論在此或在安地斯山脈一帶，歐洲人同樣對當地人口造成劇烈影響，但並不像對加勒比海地區那樣深具毀滅性。阿茲特克與印加帝國組織成熟複雜，本來就已經建立起榨取資源的機制，向各個人口眾多的農民社會收取貢品（參見圖7.2），西班牙征服者也就能運用既有的組織架構，繼續發展。我們在此以墨西哥中部的流行病史作為說明，因為這個地區不但在人口統計上最為重要，也是美洲歷史紀錄最豐富完整的地區。

有超過兩個世紀的時間，阿茲特克一直主宰著墨西哥中部廣闊的高原，這裡就像是「一個巨大的自然碟子」，而阿茲特克「在十四與十五世紀，將數千英畝原本排水不良的土地，轉變成為物產豐饒的庭

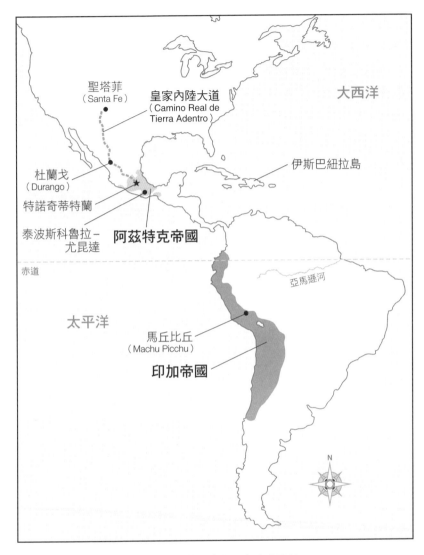

圖7.2 新世界的帝國與疾病路線

園。靠著水圳灌溉、排乾沼澤、種植龍舌蘭（maguey）與胭脂仙人掌（nopal），阿茲特克經濟」撐起了龐大的人口。一名與埃爾南·科爾特斯同行抵達的士兵就曾大為讚嘆，「有這麼多城市與村莊建在水中，也有許多規模宏大的城鎮建於旱地。」這個幅員遼闊、四方朝貢的龐大帝國，便是以特諾奇蒂特蘭作為宗教與政治中心。**43**

西班牙在墨西哥的殖民冒險歷史記載翔實，是因為從一開始就飽受爭議。西班牙帝國主義的毀天滅地成了「黑色傳說」（Black Legend）的主題，這種記敘文旨在批評征服者任性凶殘。這可說是窩裡反的作品，因為創作者主要是一些西班牙修士，以及像拉斯卡薩斯這樣的神職人員。這位道明會修士痛恨西班牙人的貪婪，以生動鮮明的筆調，譴責他們在新世界對原住民的奴役與屠殺。但值得一提的是，拉斯卡薩斯等人已經意識到，要討論西班牙統治墨西哥時的人口銳減，除了有暴力的因素，疾病也脫不了干係。就連反對拉斯卡薩斯的人也不得不承認這一點。**44**

像是西班牙征服最早的目擊紀錄之一，是由西班牙方濟會修士所寫，這位修士取了一個當地名字「蒙托利尼亞」（Motolinia）。蒙托利尼亞可說是拉斯卡薩斯的死敵，他在1524年抵達新西班牙（New Spain），而他的《回憶錄》（*Memoriales*）就記載著原住民人口的傷亡。蒙托利尼亞與拉斯卡薩斯有所不同，對美洲原住民的態度並非完全同情。在他看來，原住民既然信仰異端，社會崩潰實在也有幾分罪有應得，但他的敘述仍然特別強調原住民受到疾病與剝削的重擊。

在蒙托利尼亞看來，眼前的破壞正如《聖經》裡的「十災」，所以他也列出了這個十災的新世界版。其中的第一項就是天花，降臨到一片「滿是人民」的土地。「天花開始襲擊印第安人，四方土地都出現了嚴重的疾病和疫癘，某些省分死亡人數高達一半，也有某些省分稍少一些。」印第安人的屍體「如臭蟲一般」高高堆起。饑荒接踵而至，連最基本的醫療也付之闕如。當時根本無力將死者埋葬，只能乾脆把房屋推倒，以此掩蓋惡臭。但疾病還只是個開始。後續的九災並非微生物造成，而是人類的剝削所致：最初征服時的暴力、饑荒、當政者的凶殘、對貢品的橫徵暴斂、對金礦的索求、為了建造墨西哥市的強拉民力、為了應付金礦產業而使奴隸制興起、前往金礦的路途艱辛與金礦內的惡劣工作環境，以及西班牙各派系內部紛擾所引發的內亂。在蒙托利尼亞看來，是生物暴力與帝國暴力狼狽為奸，帶來這場聖經十災等級的苦難。[45]

西班牙人來到墨西哥的時間點，與天花大流行恰巧同時，這是新世界第一次真正爆發廣為傳播的流行病。在哥倫布之後的這個世代，橫渡大西洋已經變得十分常見，但天花病毒並未立刻飄洋過海而來。病毒要渡過海洋得憑運氣，在為期六到七週的航程當中，需要有夠多的乘客能夠感染病毒、維持傳播鏈。等到這場災難終於成真，那一刻就永遠刻劃進了西班牙與原住民歷史的集體記憶。[46]

1518-19年冬季，天花在加勒比海地區開始大流行。時至1520年春，病毒從島嶼跳上了墨西哥沿海。埃爾南・科爾特斯未經授權，就帶著幾百人遠征大陸，而古巴總督又派出潘菲洛・德・納爾瓦耶茲（Pánfilo de Narváez）率軍前去追趕。納爾瓦耶茲的軍隊裡，就躲著天花病毒這個隱形的夥伴。天花先襲向沿海平原地帶，接著在1520年整年不斷往內陸進逼。不過幾個月後的一份目擊文件（一封寫給查理五世的信），便已經將人口銳減的情形歸因於這場疾病的肆虐。[47]

原住民社會的文獻也記載死亡情狀達到災難等級。這段十六世紀的歷史有一份珍貴的參考文獻，編纂者是傳教士貝爾納迪諾・德・薩哈岡（Bernardino de Sahagún），他在墨西哥學習當地原住民文化，也學會了阿茲特克的語言納瓦特爾語（Nahuatl），而他的十二冊巨著《佛羅倫斯手抄本》（*Florentine Codex*）就保留了阿茲特克的觀點：「西班牙人對我們起兵之前，先是一場大病襲來，一種疫癘……就這樣散播在人群當中，造成巨大的傷害。有些人身上覆滿〔膿疱〕；散布在各處，臉上、頭上、胸前等等……有些人身上的膿疱並未滿布；沒有造成太大的痛苦，這些人多半也並未身亡。有許多人是臉部受到膿疱侵害，變得凹凸不平。有些人眼睛遭害，從此目不可視。」這部作品還附有圖解（參見圖7.3），可看到阿茲特克人患上及死於天花時的情狀。（令人動容的一點在於，這部圖文並茂的百科全書本身製作

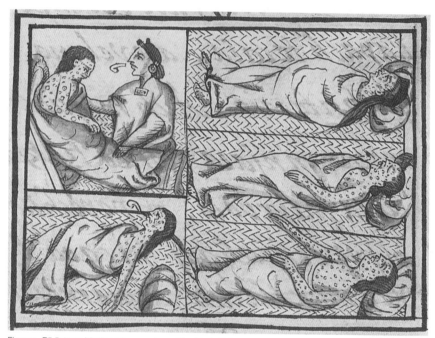

Firenze, Biblioteca Medicea Laurenziana, Ms. Med. Palat. 220, f. 460v. Su
concessione del MiC E' vietata ogni ulteriore riproduzione con qualsiasi mezzo.

圖7.3 在這幅描繪納瓦人（Nahua）患病的圖示當中，一般認為這裡
的疾病就是天花；取自薩哈岡所編纂的《佛羅倫斯手抄本》。

於1576年，正值一場後續的疫情當中，「這項事實又為本書的製作賦
予特殊的意義，彷彿是創作者發起戰鬥，對抗滅絕與死亡，並且終於
獲勝。」在其中的第十一冊，隨著疫情在1576年爆發肆虐，插圖畫家
用盡了手頭的顏料，於是《佛羅倫斯手抄本》前期各冊鮮明而充滿活
力的色彩，就此轉成陰暗沉鬱的單色。）**48**

　　病毒與西班牙人同時出現，讓疾病史與軍事史在這個注定的時刻
有了交會。科爾特斯的軍隊原本寡不敵眾，在1520年六月三十日被
迫從特諾奇蒂特蘭撤退。但不到一年後，他帶著部隊（和幾千名特拉
斯卡拉〔Tlaxcala〕的盟友）重回特諾奇蒂特蘭，圍攻的已經是一座
遭到致命病毒掏空的城市。許多當地領導者因病去世，嚴重削弱了反

抗西班牙人的力道。在現代歷史學家看來,「這場疫病的軍事意義極其重大。」到年底,科爾特斯勢不可當,西班牙就這樣控制了新世界最富有的地區。[49]

美洲大陸天花流行的地理分布,反映出當時的交流與旅行網路。天花病毒在墨西哥中部的阿茲特克帝國無情亂竄。雖然沒有跡象顯示疫情向北蔓延到墨西哥北部或今天的美國地區,但向南滲透到了猶加敦半島(Yucatán)、瓜地馬拉與巴拿馬。《卡奇克爾年鑑》(Annals of the Cakchiquels)這部以當地語言寫成的瓜地馬拉大事紀就記載著:「疫病肆虐,一點一點,沉重的陰影與黑夜籠罩了我們的父親、祖父,還有我們,哦,我的兒子們!人們用盡辦法,也無法控制這種疾病……死屍的惡臭無比強烈。在我們的父親與祖父倒下之後,一半的人逃到田野之中。野狗與禿鷹吞食了屍體。死亡人數慘不忍睹。」但再往南,天花大流行的證據卻開始變得不那麼明確。要說死亡將魔掌伸向各個安地斯文明的話,時間似乎是在與歐洲接觸之前。[50]

在墨西哥中部的目擊者估計,「某些省分」在1520-21年的死亡率約在四分之一到一半不等。由於我們並不知道這些估計有何根據,既不能依字面照單全收,但也不該直接斷定這些證詞毫無意義。我們可以說的是,天花在新世界一現身就已經極具毀滅性──而且之後的情況還會更糟。[51]

在整個十六世紀,墨西哥中部屢屢遭受疫病侵襲。在1531、1532、1538、1559-60、1563-64、1587與1595年,都曾出現紀錄(參見表7.2)。這不能說是意料之外:就在同一時期,整個舊世界也有疫情一波一波橫掃而過。但在美洲,似乎有三次大流行完全來到不同的規模:1520-21年的天花大流行,以及後來在1545-48年與1576-80年的兩次疫情。十六世紀商人暨作家迪亞哥・穆尼奧斯・卡馬爾戈(Diego Muñoz Camargo)表示:「第一波〔1520〕應該是最嚴重的,因為當時人口更多;第二波〔1545〕也很嚴重,因為這片土地還很滿〔滿是人民〕;最後一波〔1576〕不如前兩波嚴重,因為雖然

表7.2 墨西哥中部十六世紀的流行病

年分	可能的原因	附註
1520-21	**天花**	**大流行**
1531	麻疹（西語「sarampión」）	當地語言稱為「小痘」（little pox）
1532	可能是天花	只有當地文獻的記載
1538	天花	只有一項文獻記載了疫情
1545-48	**傷寒；斑疹傷寒？**	**大流行**
1550	腮腺炎？	西語記載「paperas」（腮腺炎）或有腫脹情形
1559-60	流感？	中美洲文獻記載
1563-64	麻疹（西語「sarampión」）	只有兩項文獻記載
1576-80	**斑疹傷寒？**	**大流行**
1587	未知	由饑荒所引發
1595	麻疹、斑疹傷寒、腮腺炎？	西語分別為sarampión、tabardillo、paperas

有許多人過世，但也有許多人靠著西班牙人與宗教人士提供的療法而逃過一死。」[52]

　　1545-48年的整體死亡人數較少，有可能只是因為當時的人口總數已經大不如前。但從比例來看，這次疫情是十六世紀最致命的生物事件，蒙托利尼亞認為當時染疫過世的人口比例達到60%到90%。從紀錄中的死亡人數，可看出疫情造成死亡的範圍。著名的方濟會修士胡安・德・托爾克馬達（Juan de Torquemada）估計，在新西班牙的死亡人數為八十萬；在特拉斯卡拉為十五萬；在喬盧拉（Cholula）為十萬；在特拉特洛科（Tlateloco）為一萬。穆尼奧斯・卡馬爾戈表示：「疫情摧毀並減少了這片土地大部分的人口。」無論在西班牙或當地觀察者眼中，1540年代疫情造成的死亡情形都特別嚴重。[53]

　　這次的疫情是由哪種或哪些病原體所造成？目前學界尚未達成

共識，幾乎各種可能都被現代學界先後提出。曾被指控的包括了鼠疫、天花、麻疹、瘧疾、黃熱病、登革熱、斑疹傷寒、傷寒、鉤端螺旋體病、漢他病毒，以及比較廣泛的病毒性出血熱。目前最常被認為是罪魁禍首的是斑疹傷寒，這是一種由蝨子傳播的病菌，與貧窮、擁擠與骯髒脫不了干係。事實上，斑疹傷寒在十六世紀和十七世紀確實躍升成為一種重要的疾病，但1545-48年疫情的目擊者並未稱之為「tabardillo」（斑疹傷寒的西語說法），也沒提到皮膚出現黑色斑點（這是斑疹傷寒的特徵）。根據許多西班牙與當地文獻的記載，該次疫情最顯著的徵狀是出血，雖然最常見的是鼻子出血，但也可能在嘴巴、眼睛與肛門有出血現象。佛雷‧傑洛尼莫‧德‧門提耶塔（Fray Gerónimo de Mendieta）的大事紀極具代表性：「第三次嚴重的大疫病……大量出血，同時伴有發燒，出血大到從鼻子裡噴了出來。」[54]

　　1540年代的疫情，讓我們看到回溯診斷有著讓人喪氣的局限性：面對一項真正的世界歷史疾病大事，卻還是無法找出真凶。但這或許也能作為絕佳範例，讓人看到考古DNA這種新科學如何發揮潛力，打破過去的僵局。

　　泰波斯科魯拉－尤昆達（Teposcolula-Yucundaa）是墨西哥南部瓦哈卡（Oaxaca）的一處遺址。這裡的萬人塚年代剛好就定年在十六世紀中葉，反映當時曾有災難。各種傳統喪葬習俗未能奉行；不久前還很繁榮的城鎮，現在中央廣場成了大型墓地；貌似健康的年輕人不幸喪生。時至1552年，這處城鎮已經完全遭到廢棄，倖存者在總督令下重新安置到附近山谷。如今，有各種高性能的工具能夠辨識許許多多的病原體，我們用這些工具檢視來自泰波斯科魯拉－尤昆達的骨骸，尋找微生物DNA。沒想到，檢視後所得到的證據指出，這場疫病的受害者是死於C型傷寒沙門氏菌（*Salmonella enterica paratyphi C*），這是一種引起副傷寒熱的病菌。無可避免導向的結論就是，這種病菌是由西班牙人引入，在疫情中扮演要角。[55]

　　文獻清楚顯示，腸胃疾病確實在新世界造成死傷。在國王菲利普二世詔命下，西班牙曾對新西班牙進行詳細的問卷調查，完成卷帙浩繁的《地理錄》（*Relaciones geográficas*），提到帶血腹瀉（bloody diarrhea）是「最盛行的疾病」。這種疾病如此盛行，顯見對於各種危險的糞口病原體而言，十六世紀墨西哥的衛生條件已經成熟，讓它們得以傳播。當然，泰波斯科魯拉－尤昆達只是遺址之一，等到繼續探索其他地區，就能讓整套故事得到證實，或更為豐富。由於當時的記載太常提到出血，而出血又並非傷寒（或副傷寒）熱的主要症狀，所以1545-48年的疫情有可能夾雜各種疾病，而傷寒只是其中之一。以此看來，基因證據既說明了某些可能，但也讓情況更為撲朔迷離。[56]

1540年代的疫情席捲了墨西哥中部心臟地帶，並再次向南蔓延。在整個中美洲，「人口眾多的著名城鎮」被「徹底摧毀」。一位西班牙觀察者認為「上帝對印第安人降下如此嚴重的疾患，每四人就有三人死亡。」西班牙人希望在此取得大把財富、統治得威風凜凜，但疫情將夢想打碎。「因為疫病，墨西哥的一切已經消失，此處亦然。」傳染病沿著南美洲西海岸蔓延。根據文獻，秘魯王國在1546年出現了「全面性的疫癘」，很有可能就是墨西哥爆發疫情的延伸。[57]

第三次大流行爆發於1576年，並延續了四年之久。1575-76年還發生了乾旱，莊稼枯萎，饑荒隨之而來。死亡在1576年八月如野火燎原，幾乎捲向整個墨西哥與中美洲，並在接下來四年間不時再起。墨西哥大主教先後寄出的信件記錄著疫情的發展。他表示，光是頭兩個月，疫情就在兩個中央教區帶走十萬人的生命。再過一個月，來到1576年十二月，疫情又進一步擴散。他觀察到這種疾病對美洲原住民影響最大，但此時也開始影響麥士蒂索人（mestizo，歐洲人與美洲原住民的混血）、非洲人與部分西班牙人。1577年春天，疫情在首都周遭已逐漸消退，但繼續向外蔓延，傳向西班牙版圖的外圍地區。這位大主教在事後寫道，疫情大流行帶走了一半的人口。[58]

胡安・巴蒂斯塔・德・波馬爾（Juan Bautista de Pomar）是當地貴族的後裔，曾在1580年代為墨西哥城外的特斯科科（Texcoco）地區撰寫《地理錄》。他曾見到這個地區慘遭三波大規模疫情、無數小規模疫情蹂躪。「眾所周知，在1576年至1580年間的疫情大流行讓三人之中有兩人身亡……而大約四十年前的另一場疫癘也是類似的大屠殺，更不用說在西班牙攻下墨西哥城時的第一次天花大流行，大家都同意這比後來的疫情造成更慘重的傷亡，至於許多其他較輕微的疫病則不值一提了。」[59]

1576–80年疫情大流行的相關文獻極為豐富。十六世紀後期有許多編年史大事紀，再加上為國王編纂的《地理錄》，讓人簡直難以選擇。儘管如此，要鑑定生物上的病原仍然存在各種爭議，相關線索模糊而又互相矛盾。方濟會修士門提耶塔把這種疾病稱為「tabardillo」，這個詞一般指的就是斑疹傷寒；但並沒有其他來自墨西哥的紀錄明確指出斑疹傷寒是這場疫情的主因。在當地原住民的記載中，絕大多數提到的症狀是口鼻、耳朵、眼睛、陰道與肛門出血，以及高燒與下痢。他們指稱這種疾病的用詞，意為「血從我們的鼻子裡流出」。[60]

疫情也在中美洲肆虐，當時的人相信是由北方傳來。「從墨西哥……傳來了天花與斑疹傷寒的疫情，已經讓許多印第安人，特別是年幼的兒童身亡，至今仍然天天有人過世。」在尼加拉瓜，則有「romadizo」（可能是指流感）疫情在1578年爆發。疫癘衝擊人口，讓行政官員因為稅收不足而大為苦惱，也讓神父看著人民的苦難而滿心感傷。這種人口一空而形成的荒涼景象，讓西班牙來的總督與神職人員同感震驚。[61]

十六世紀墨西哥的人口崩潰，是史有所載數一數二極端的人口事件。在1519年，今日墨西哥地區的人口可能在八百萬到千萬之譜。但到十六世紀末，只剩下兩百萬到三百萬。在人口上，墨西哥這個國家仍然是以原住民為主，由一小群西班牙精英統治，但過世人口比例達到60–80%。往南來到中美洲，疫情的影響同樣深遠。瓜地馬拉聖地牙哥（Santiago de Guatemala）大教堂的總鐸，讓我們對傷亡情形略知一二。在疫情爆發過程中，他看著「這個國家的人口銳減。」人命的消逝令人困惑，難以置信。「印第安人為何死亡、人數大減，是出於上帝奧祕的判斷，凡人無法企及。」[62]

其他流行病地區

讓我們簡單瀏覽新世界在哥倫布大交換最初階段的流行病重要地區，追溯一些已知重大疾病爆發的時間與狀況。

當時，印加帝國統治著南美西岸，以位於高地的庫斯科（Cusco）為首都。很有可能在任何歐洲人真正出現之前，天花疫情就已經到了印加帝國。1528年，印加統治者瓦伊那‧卡帕克（Huayna Capac）死於某種傳染病。再過四年，在卡哈馬卡戰役（Battle of Cajamarca）中，佛朗西斯科‧畢薩羅（Francisco Pizarro）俘虜了印加統治者阿塔瓦帕（Atahualpa），很快便控制了原本由印加人統治的土地。之後，在波托西（Potosí，今玻利維亞一帶）發現了豐富的銀礦脈，讓西班牙人意外大撈一筆。然而來的歐洲人愈來愈多，新的疾病也隨之來到。[63]

1546年，西班牙觀察者目睹了一場疫情大流行。秘魯最重要的早期編年史家佩德羅‧德希耶查‧德萊昂（Pedro de Cieza de León）提到有一種「普遍的疫病，蔓延到整個秘魯〔總督轄區〕，從庫斯科南部開始，涵蓋了整片土地；無數人死去。」這種疾病會引發頭痛與高燒，病程急促，至今無法判斷是何種疾病。十二年後，天花和麻疹現身。整個十六世紀不斷出現各種流行病（腮腺炎、斑疹傷寒、白喉），令人民苦不堪言。白銀經濟（silver economy）在十六世紀後半擴張，但需要依靠殘酷的採礦作業與強迫勞動，傳染病也隨之而來。[64]

從1585年到1591年，疾病連番襲來，有可能是美洲大陸史上最致命的流行病疫情。先是天花和麻疹在1585年爆發，從庫斯科西北一路蔓延到利馬（Lima），再沿著海岸線延伸，在1587年到達基多（Quito）。另一波疾病則可能是斑疹傷寒，起於北方；有些人認為這波疫情是法蘭西斯‧德雷克爵士（Sir Francis Drake）的探險隊在1586年佔領卡塔赫納（Cartagena）時所帶來。經過一段短暫的平靜，疫情在1589年春天再起，天花與麻疹襲向基多，再向南蔓延。在利馬，病患「全身爆發致命的膿疱，讓悲慘的病患不成人形，只能用名字來辨認身分。」接著，斑疹傷寒和流感接踵而至。死亡成了日常，從沿岸到高地一一落難，美洲原住民、非洲人或歐洲人全部不得倖免。總督在1589年五月寫信給菲利普二世報告：「所有人都病了，還健康的人忙著治療病患。」影響非常嚴重。在某一區，一位原住民首領表示原本的三萬人只剩下一千人。在另一個擁有完整紀錄的高地社群，單單在1590年，死亡人數就超過總人口的10%。對於人口稠密的安地斯山脈地區文明來說，從1585年至1591年的密集疫情，無疑是這個致命世紀的死亡巔峰。[65]

在南美洲的東半部，歐洲人來到巴西落腳，也引進了新的疾病。剛接觸時，歐洲探險家與移居者對於大西洋沿岸和亞馬遜河內陸竟有如此大量的人口，感到印象深刻。像是在1542年，歐洲人首次沿著河流向上游考察，就發現「許許多多非常大的村莊……我們走得愈遠，人口就愈稠密，土地也更富饒。」另一位觀察家則表示：「他們〔原住民〕人數如此之多，土地如此之大，繁衍又如此興盛，要不是他們不斷交戰、吃了彼此，根本難以容納。」葡萄牙在巴西的第一任總督就說了一句不祥的評斷：「就算我們在屠宰場把他們切切宰宰，也永遠不致匱乏。」[66]

雖然這些報告總有幾分是早期移居者與探險家的加油添醋，但考古證據也傾向證實，巴西在與歐洲接觸前的人口密度確實極高。而在歐洲人抵達後不久，再熟悉不過的疫情與恣意的暴力，確實讓這裡成了一種屠宰場。從1550年代開始，文獻就滿是關於流行疫患的駭人記載。無論傳教士或強行擄人為奴的劫掠者，都是輸入病原體的媒介。在1552年，在巴伊亞（Bahia）附近的耶穌會士就目睹了一些最早皈依的當地民眾過世。「這些人幾乎無一倖存……我們的主希望，這些人的孩子既然是純真地接受了洗禮，也能同樣純真地死去。」在巴伊亞、聖靈城（Espírito Santo）、里約熱內盧與聖保羅等新興的移居地點，爆發各種熱病與騷動。在里約熱內盧，一種「傳染病四處蔓延，令人不解的是，因而死亡的我們〔歐洲人〕寥寥無幾，但野蠻人則不計其數。」[67]

號稱是為了從奴隸販子的手中拯救他們的身體、從非基督信仰中拯救他們的靈魂，有無數民眾從巴西各地被重新安置到耶穌會所組織的傳道村（aldeia）。但事實上，在整個美洲，這樣的重新安置是流行病學上的災難，對居民的健康與衛生為害甚巨，可說就是個死亡集中營：「這些人這樣被趕到新的傳道村待在一起，情緒低落，不知所措，再脆弱不過。」一位同情他們的神父說：「你可以想像，一個人看到這麼多兒童成為孤兒，這麼多女性成了寡婦，還有疾病與疫患蔓延得無比猖獗，這些感受會如何撕裂他們的心。發生在他們身上的事讓他們恐懼萬分，幾乎嚇得無法反應，不再歌唱、起舞，一切只有悲傷。在我們的傳道村，能聽到的只有垂死之人的哭泣與呻吟。」[68]

死亡人數令當時的人大為震驚。已皈依天主教的人在最初幾十年間就有數萬人魂歸主懷。根據一位傳教士的說法，美洲在1560與1570年代受洗人數大約六萬，但到了1580年代只剩下幾百人尚存人世。「要是有人問起這麼多人在哪，他們會告訴你，那些人都過世了……過去二十年在巴伊亞過世的人數看起來叫人無法相信。沒有人想過竟然會有這麼多人就這樣消逝，更不用說是在這麼短的時間。」[69]

殖民在巴西的影響，在沿海地帶有最好的證明，原因就在於這裡留下的書面文獻最為豐富。雖然也有跡象顯示流行病深入了內陸，但對於究竟造成了怎樣的死傷，一直無法得到可靠的證明。至少到了1560年代的時候，肯定曾有天花疫情現身，肆虐一如往常。許多流行病都有著常見的特徵：各種發燒、出血、下痢，以及類似流感的症狀。這些深深受創的社會究竟是遇上哪些呼吸道與糞口傳播的病原體，對此我們只能列出假設。在與歐洲接觸之前，巴西的原住民人數約有三百五十萬，而如今只剩幾十萬人。十六世紀下半葉是受到破壞最集中的時期，緊接著又從非洲輸入了大量的奴隸，將黃熱病和瘧疾帶到美洲大陸。[70]

　　至於在北美大部分地區，還要再過幾個世代，才有暴烈的流行病疫情襲來。畢竟在1492年之後的這個世紀，北美各地人口的接觸太短暫，分布也太分散，還無法讓疫情在爆發後得以延續。在墨西哥北部，十六世紀後期大規模成立的礦場，也慢慢讓原住民落入了西班牙征服者所打造的微生物循環軌道。大約在1600年，從墨西哥城一路向北來到新墨西哥的聖塔菲（Santa Fe）形成了「皇家內陸大道」（Camino Real de Tierra Adentro）。這是陸路貿易與旅行的主幹道，川流不息的除了貨物、人員，當然也有各種微生物。在1576年襲擊墨西哥中部的疫情大流行，是首次有流行病明確地蔓延到墨西哥的北部地區。[71]

　　擄人為奴從事銀礦開採，與新疾病肆虐形成一種惡性循環，每當疫情造成勞力短缺，就會引發新一波逼人為奴的事情。在1576年疫情大流行過後，位於杜蘭戈（Durango）的西班牙人便請求國王允許引入一千名美洲奴隸來採礦，而劫掠奴隸的活動也比以往更向北發展。同樣地，傳教士與劫掠奴隸的人都成了歐洲疾病的病媒，而透過耶穌會的文獻，我們首次得以追蹤微生物如何進到今日的墨西哥北部與美國西南部。在1590年代，麻疹與天花（或許還有腮腺炎與白喉等其他疾病）開始在墨西哥西北蔓延。一位神父寫道，在他施以浸禮的孩子當中，高達三分之二都死於某次的疫情。無疑正是這些一心想要照顧病患、埋葬死者的傳教士，成了病原體傳播的管道，讓原住民人口慘遭蹂躪。[72]

　　在十七世紀的前幾十年，歐洲疾病勢不可當，一路向西北蔓延，進入今日美國的邊境地帶。從1623年到1625年，包括（可能是）天花與斑疹傷寒在內的各種疾病，隨著耶穌會傳教足跡，從墨西哥心臟地帶一路爆發到聖塔菲。傷害除了傳到各大定居聚落，更滲透到偏遠地區，許多人因而喪命。[73]

　　哥倫布大交換在北美東岸的發展，還要到更晚才成形。胡安・龐塞・德萊昂（Juan Ponce de León）早在1513年就探索佛羅里達，其他人在接下來幾十年間前仆後繼。時至1565年，才有了第一個永久聚落聖奧古斯丁（Saint Augustine）。但光靠這些短暫、規模相對較小的接觸，理論上並不足以讓佛羅里達捲入十六世紀橫掃墨西哥的各次大流行疫情。要等到幾個世代之後，移入了大量移居者，才真正開始引爆大規模的流行疫情。在1613–17年，佛羅里達曾遭到一波死亡浪潮衝擊。一位神父在1617年感嘆道，這四年間「印第安人遭受重大疫癘與傳染病襲擊，半數人口死亡。」但在這之後，紀錄上有一整個世代未曾爆發重大疫情。直到1649–50年，一系列疾病再起，由黃熱病起頭，接著是1655年的天花，以及之後的麻疹。西班牙總督哀嘆著人命大量逝去。雖然這個地方並沒有礦業與委託監護制（encomienda），人口依然銳減。[74]

　　在大西洋中部沿岸，十七世紀逐漸出現接觸與移居。早期接觸或許就曾引發小規模疫情。舉例來說，艾爾南多・德索托（Hernando de Soto）大約是在1540年前後橫跨了今日的南卡羅來納州，距離首次有人嘗試在沿岸殖民已經過了十多年。他的探險隊發現「有些大型城鎮遭到廢棄，雜草叢生，彷彿久無人居。印第安人說兩年前曾有災害，居民搬去了其他城鎮。」雖然如此，早期的接觸仍然有限，也有不少學者懷疑，光憑這些接觸是否足以引發大規模疫情橫掃該區。[75]

　　建立於1607年的詹姆斯鎮（Jamestown），是英國人最早在維吉尼亞的永久聚落，但在這之後的幾十年間，歐洲人在此的聚落仍然數量不多，也不算穩定。不過到了十七世紀後期，菸草經濟加速發展，歐洲人移居的腳步隨之加快，文獻上也開始記載了詳細的流行疫情。歷史學家保羅・凱爾頓（Paul Kelton）重現了他所謂在1696年至1700年出現的「東南部天花大流行疫情」（The Great Southeastern Smallpox Epidemic）。這場死亡事件影響深遠，在生物黑歷史上理應有著更醒目的篇章。十七世紀的最後幾年，從非洲進口奴隸的情形大幅增加，而奴隸和蘭姆酒的貿易網路也已成形，一路延伸到美洲大陸深處。歐洲全力推動殖民化、非洲奴隸進口，再加上貿易網路深入了以原住民為主的內陸，三者結合，就像搭好了平台，準備迎來無邊的死亡。[76]

移居的力道不斷加強，疫情的規模也隨之擴大。凱爾頓推測，東南部天花大流行疫情的病毒是隨著1696年由非洲前往維吉尼亞的奴隸船而來。疫情向南蔓延到卡羅來納。就連歐洲移居者也受到嚴重的打擊。1698年春天，英國收到的報告指出：「我們出現天花疫情已經有九到十個月，傳染性與致命性極強，已經讓我們損失了兩百到三百人。」總督還指出，在部落裡同樣出現了「大量死亡」。有位名為雅法・康明（Affra Coming）的女性移居者，原本來到美洲作為契約傭工（indentured servant），後來自己開了熱帶栽培園，她在寫給親人的信裡痛苦地提到：「整個國家充斥著麻煩與疾病，也就是天花，對所有人都很要命，特別是對印第安人。據說附近有個民族被整個掃平，只有五、六個人逃跑，把死者丟在那裡無人埋葬，就倒在地上，等著被禿鷹吃掉。」[77]

約翰・勞森（John Lawson）是一位深具學養的英國探險家，也極具醫學的觀察力。在疫情剛結束的那幾年，他剛好在繪製卡羅來納偏遠地區的地圖，他的報告能讓我們追溯傳染病如何長期影響著該區各大原住民族群，例如住在卡羅來納沿岸的原住民希威人（Sewee）。「這些希威人本來是個大族，但現在大不如前，因為英國人佔了他們的土地，而且所有其他印第安民族也都可見有著同樣的命運。歐洲人一來，印第安人就很容易染上各種疫病；天花已經殺死了成千上萬的這些原住民。」[78]

疫情的摧殘，從東南進入密西西比盆地。1699年，法國探險家皮耶・勒莫因・德柏維爾（Pierre LeMoyne d'Iberville）正在探索墨西哥灣沿岸，顯然來到某個最近人口銳減，甚至遭到廢棄的地區，可能是由於天花流行所致。在這個三角洲「原本有相當多」的部落，但「兩年前遭到疾病摧毀」。病毒就這樣以河流為通道，深入了內陸。在阿肯色河的匯流處，一群法國傳教士「看到這個民族曾經人口如此眾多，如今卻被戰爭與疾病完全摧毀，心中深感苦痛。天花帶走了他們大部分的人口，而此時距離他們終於戰勝天花還不到一個月。村子裡除了墳墓，什麼也看不見。」[79]

在凱爾頓看來，「除了阿帕拉契山脈與密西西比中部密林裡最與世隔絕的村落」，沒有地方能逃過天花的魔掌。東南部天花大流行疫情讓我們看到，哥倫布大交換的生物與社會層面兩者密不可分。貿易網路構成平台，讓疫情在整個大陸迅速傳播。奴隸制度與戰爭一方面本來就對原住民社會造成傷害，二方面也讓他們更容易受到生物災難影響。在原住民歷史上，天花疫情造成的死亡事件影響重大，倖存者常常合併成新的部落聯盟，像是切羅基族（Cherokee）、克里克族（Creek）、奇克索族（Chickasaw）等等，並且歷久不衰。對於位在北美東南與內陸的原住民而言，最糟糕的一點在於東南部天花大流行疫情與其說是結束，不如說是個開端，可說從此開啟了這個地區新的流行病學時期；歐洲移居者帶來能直接傳染的病原體，在下個世紀將不斷迴盪。[80]

十七世紀初，歐洲微生物也來到了加拿大與美國東北。這裡的病原體大交換開始得比中美洲晚，但比大西洋中部來得早，起因則是為了尋找西北航道（northwest passage），以及毛皮貿易的利潤實在太過豐厚。傳教士、商人與移居者很快就讓加拿大的疾病大為改觀。在改信天主教的人當中，有一位重要的密卡茂（Mi'kmaq）印第安人，名叫曼貝爾都（Membertou，?–1611），他聲稱在他年輕的時候，新斯科舍（Nova Scotia）的原住民「就像他頭上的毛髮一樣茂密地長在那裡。」但那些在秋冬兩季襲來的疾病——像是「胸膜炎、扁桃腺膿腫與痢疾」——讓他們人數大減。常見的症狀包括胸痛、喉嚨發炎、血便，可以看出各種呼吸道與腸胃道疾病是由外人傳染給原住民。1616

年的耶穌會紀錄，整理了在新斯科舍的接觸和感染模式：「〔原住民〕嚇壞了，常常抱怨表示，自從法國人和他們混在一起、相互貿易，他們的人就迅速死亡，人口不斷減少。他們一口咬定，在有這種聯繫和互動之前，各族無不人口眾多，他們還一一點名各個海岸，指出在開始跟我們做生意之後，就被疾病搞得人愈來愈少。」[81]

在新英格蘭，傳染病削弱了原住民社會，讓歐洲移居者很早就能夠輕鬆掠奪土地。根據可靠的紀錄，早在出現大規模移居之前，移居者才和原住民開始接觸沒幾天，就已經有多人死亡。從1616年到1619年，一場疫癘橫掃新英格蘭北部沿岸，以麻薩諸塞灣（Massachusetts Bay）為中心。帶來這場疾病的可能是遇難的法國水手，或是英國的偵察兵。至於是由哪種病原體所引起，雖然已有廣泛討論，但至今尚無定論。既有的書面紀錄並沒有詳細的診斷細節，而且提到的症狀模糊且矛盾：頭痛、黃疸、會留疤的瘡、冬季是季節性高峰、死亡數字極高。斑疹傷寒、傷寒、鼠疫、黃熱病和鉤端螺旋體病都各有支持者，但最有可能的罪魁禍首仍然是天花。[82]

傳染病隨著部落間既有的連結散布開來。但新英格蘭南部得以倖免，尤其是內陸。約翰·史密斯（John Smith）船長曾在1614年探索新英格蘭沿岸，對當時的人口密度印象深刻。但短短五年後，卻見到人事全非。親眼目睹的湯馬士·德默（Thomas Dermer）描述說：「有些古老的熱帶栽培園，不久之前還人丁繁盛，現在卻空無一人；其他地方還剩下一些，但也不是沒有疾病的蹤影。他們染上的就是瘟疫〔在此指的只是一般疫病〕，因為我們或許會看到那些逃了的人身上長了瘡，而他們說那些長了斑點的人通常都難免一死。」約翰·史密斯本人提到有個地方，「肯定發生過極嚴重的瘟疫；因為我本來看過有兩三百人，但不到三年就只剩下三十人。」[83]

這場疫病發生的時間，正值大約一百名清教徒分離教派者（Pilgrim）於1620年即將抵達的前夕。在他們探索這個新世界的時候，流行病造成的大屠殺還歷歷可見。「他們發現……這裡人口不多，不是已經亡故，就是極為瘦弱，大約在英國人到來之前的三年左右，這些地方都出現了大量的死亡，成千上萬的人死去，無法埋葬彼此；許多地方，人的頭骨與骷髏仍然留在原本自己住家的地面上；觸目為之不忍。」對此，這群清教徒以為是上帝之手的安排，於是萌生一種聽來令人不安的念頭，而且這種想法還會持續長達數個世紀。在史密斯看來，就是「上帝要將這個國家提供給我們這個民族，於是降下瘟疫摧毀原住民。」[84]

早期的疫情地理範圍有限，並未蔓延到距離沿海太遠。但隨著移居者在1620年代帶著舊世界的疾病而來，疫情就順著河流與當地貿易路線，繼續延伸到更遠的內陸。等到1630年代初期，英國人帶著天花橫渡了大西洋，隨後引來一場爆發。「這次流行病如此盛行、如此致命，當時的記載幾乎都留上了一筆，而且看來所有東北部的印第安群體無一倖免。」對於易洛魁族（Iroquois）與休倫族（Huron）詳細考古調查也證明，從1630年代開始，人口就崩潰下滑。[85]

在北美出現天花，是一個重要的分水嶺。從此每隔十年左右就會出現重大的疫情爆發。像是在波士頓查有實據的天花疫情，時間分別在1638、1648-49、1666、1675與1677、1689-90、1702-3、1721、1730、1751、1764，以及在1774年，與美國獨立革命同時點燃。在這一系列疫情中，歷史所談的內容就從如何與新世界人類相遇，滑順地導向大西洋兩岸如何擁有共同的疾病體制（disease regime）。隨著十七世紀的開展，天花成為英格蘭與大部分歐洲大陸上的主要殺手。天花在新英格蘭的疾病史，與它在舊世界當時的發展並無二致。哥倫布大交換創造了一個鬆散但整合的全球疾病體制。[86]

至於在北美的內陸與西部，則是要到更久之後才感受到歐洲疾病的完整衝擊。到了十八世紀後期，天花才在北美大平原蔓延擴散。少有人注意天花如何在1770與1780年代於西部流通循環的歷史，不過伊莉莎白・芬恩（Elizabeth Fenn）加以抽絲剝繭；當時的背景正是美國獨立戰爭，這場天花疫情席捲北美大平原，幾乎傳遍整個北美大陸。天花疫情一直持續到十九世紀，從當地的記載就能看出其致命性，也能看出這對白人的擴張起了什麼作用。基奧瓦族（Kiowa）就有一個傳說：塞恩代大叔（Uncle Saynday）是個充滿機智、總會保護族人的基奧瓦英雄，有天他漫步在草原上，看到「有個黑點」從東方向他移動。塞恩代走近，發現是個人騎著馬，臉上「布滿可怕的傷疤」。這個陌生人叫自己「天花」。「我來自遠方，越過東洋。我與白人一體，他們與我同族，就如基奧瓦人與你同族一樣。我有時候行在他們前頭，有時候躲在他們後方⋯⋯我帶來死亡。我的呼吸使孩子枯萎，就像幼苗遇上春雪那樣。我帶來毀滅。無論一個女人再美，只要看到我一眼，就會變得醜陋如同死亡。」基奧瓦族在整個十九世紀多次碰上天花疫情，這種可怖的疾病令他們人數大幅下滑。[87]

在太平洋沿岸，疫情最劇烈的衝擊是在十九世紀初。第11章會提到，奧勒岡與加利福尼亞沿岸的流行病多半屬於太平洋的歷史，屬於歐洲人在這片汪洋上航海擴張的故事。加利福尼亞各處山谷原本一片鬱鬱蔥蔥，住著許多不同的原住民社會，但在出現淘金熱的幾十年前，新疾病來到這裡。1830年代，瘧疾來到了潮濕的低地，這裡早有一群又一群的蚊子等待著。當時的死亡人數「令人毛骨悚然」。接著天花來到——先是1837年從俄屬阿拉斯加傳入，接著在1844、1854與1862年再次現蹤。原住民擠進各處傳道所，形成災難性的屠殺。接著又來了那些孤注一擲、渴望黃金的移居者，心甘情願完成了一場名符其實的種族滅絕。在許多層面上，加利福尼亞淘金熱可說是把一個圓添上了完整的最後一筆，而起始的那一筆，就在大約三個半世紀前，當哥倫布看到泰諾原住民的首飾閃爍著某種黃色金屬的光芒。[88]

從金屬到農作物

哥倫布大交換開始之後的一個半世紀間，新世界最有價值的出口商品是貴金屬。時至十七世紀中葉，已經有181公噸的黃金、17,000

公噸的白銀從各個殖民地運至西班牙。在歐洲海外殖民主義的起步階段，礦業是經濟基礎。但這種情況遲早要改變。畢竟新世界土壤肥沃、氣候溫暖，實在潛力無窮。在巴西的葡萄牙人率先開始轉型。他們在大西洋東部的屬地（亞速爾群島、馬德拉群島、聖多美普林西比）早就有了熱帶栽培業的經驗。到1550年代，葡萄牙開始將熱帶栽培園的模式引入新世界，一開始是將印第安人擄為奴隸，運至巴西東部的甘蔗園強迫勞動。熱帶栽培業前景一片看好。但事實證明，以美洲原住民為奴的做法受到許多限制。出於道德因素，西班牙反對以美洲人為奴，而在1580年西班牙與葡萄牙形成聯合王國的時候，以美洲人為奴更成為法律不允許的事情。而且，當時這種做法本來就已經難以為繼。1560年代的天花疫情，讓被擄為奴的美洲原住民群體人數大減。葡萄牙開始尋找其他勞力來源。[89]

　　早從新世界探險的一開始，西班牙就已經從非洲進口被逼為奴的人。非洲人成了工匠、家庭幫傭，也會在礦場工作，有時還擔任士兵。但奴隸貿易到了本世紀下半葉更是出現爆炸式成長，原因就在於各種條件形成致命的結合，這些條件包括：市場對成癮作物的需求飆升、大片的肥沃土地、勞力的欠缺，以及種族主義意識形態成形。時至十七世紀初，平均**每年**都有一萬名非洲奴隸被運至新世界。哥倫布大交換的下一階段，在此時正式啟動。[90]

8

熱帶的統一

兩艘五月花

1620年九月，五月花號從英格蘭南部啟航，目的地是維吉尼亞的殖民地。一百多名乘客就這樣航入了充滿狂風暴雨的北大西洋。時至十一月，這些人成功橫渡，但抵達地點卻差之千里，在今日的鱈魚角（Cape Cod）登陸。面臨嚴寒的冬季，這群人起草了〈五月花公約〉（Mayflower Compact），同意「立約共同聯合成為一個公民政治團體」。由於物資不足，這些移居者有半數未能活過這一年。然而在這片未來成為新英格蘭的地方，永久的殖民已經邁開了腳步。在美國的傳說中，這些任性而為、生活艱困、制定章程的移居者，代表著一個新國族的萌芽。[1]

讓我們再來談談另一艘也叫五月花號的船隻，在大約一個世代之後，於1647年從英國啟航。雖然這並不是當初載著清教徒分離教派者的那艘，但這艘五月花號有著同樣的商業背景；事實上，船主山繆·瓦索爾（Samuel Vassall）就是個商人，還曾經協助打造麻薩諸塞灣殖民地（Massachusetts Bay Colony）。瓦索爾的五月花號同樣準備要橫渡大西洋，但還得先繞到西非海岸一趟，賣掉船上的歐洲貨品，

換成一船的奴隸；五月花號載了352個奴隸，船隊另一艘較小的船隻
則載了113個。這些非自願移民原定要在巴貝多（Barbados）售出，
巴貝多為英國屬地，正處於第一波激烈的轉型動盪，準備將全境轉為
以奴隸為基礎的社會，全力投入產糖。五月花號上被俘的奴隸，有將
近七分之一未能撐過這段航程；即使得以倖存，也只能落入悲慘的命
運，以奴隸的身分，投入殘酷而又蓬勃發展的熱帶栽培業經濟。[2]

　　兩艘五月花號，代表著十七世紀以降向新世界擴張的不同殖民模
式。其一是基於移居者的殖民主義，其二則是再赤裸不過的勞力剝
削。這兩種極致，其實正是一道光譜的兩端，從一端的加勒比海地區
產糖的島嶼，到南卡羅來納沿海（Low Country）的水稻栽培園，到
維吉尼亞沿海潮水區的菸草栽培園，再到另一端的馬里蘭北部的土
地，屬於大致上自由的農民。在英國推動新世界計畫大約一個半世紀
後，要說對於母國而言哪裡比較有價值，答案絕對清楚。最受珍視的
海外屬地，正是那些最剝削人類的屬地，「就十八世紀的栽培園殖民
地而言，英國王室皇冠上最大的寶石，無疑就是牙買加。」[3]

　　為什麼同樣是向新世界殖民，英國與其他歐洲國家會有如此不同
的發展？答案就在於整個大西洋盆地四周的權力與生態交互作用。在
現代早期，歐洲在航海和火器方面擁有全球優勢，但在醫藥方面表現
平平。雖然歐洲能夠征服大海與人類，但碰上蚊子和微生物卻只能束
手就擒。正因如此，雖然非洲很容易落入奴隸貿易剝削，卻能夠抵禦
殖民化的意圖。而在美洲，經過十六世紀人口銳減，現在顯得沃野千
里但人力短缺，於是開啟了一段跨大西洋遷移的過程，在這過程中，
各種熱帶作物與傳染病的生態深深左右著人類的命運。[4]

　　想瞭解這段過程與其後果，就得學會看到這兩艘五月花號船上的
隱形乘客。每一艘船，都是由人、植物與害蟲形成的小世界。這些擁
擠的船堆著裝滿淡水的木桶與容器，以應付長途航行。（法庭紀錄恰
巧透露，山繆‧瓦索爾的五月花號其實物資準備極為充足，所以沒有
人「因為缺乏飲水而需要飲用海水或自己的尿。」）這些船上環境正

適合蚊子棲息，特別是其中一種經過演化，已經適應與人類共生：埃及斑蚊（*Aedes aegypti*）。埃及斑蚊能夠傳播許多危險的病毒性疾病，特別是黃熱病。瓦索爾的五月花號抵達新世界的時間，剛好也是加勒比海地區第一次爆發重大的黃熱病疫情，於1647年始於巴貝多。這場疫情延續超過五年，讓加勒比海英國屬地的面貌為之一變。[5]

從黃熱病的發展，就能看出這一時期的疾病生態與社會發展如何狼狽為奸。十六世紀是貴金屬與各種混交微生物的時代。時至十七世紀初，冒險家與殖民者仍然追尋著各種金屬。正如蘇格蘭美國歷史學家威廉‧羅伯森（William Robertson）所言，當時「認為貴金屬是新世界獨特且唯一有價值的產品，覺得每座山裡都有寶藏，每條小溪都能找到金砂。」但隨著時間過去，貴金屬所能帶來的價值，在熱帶栽培業經濟崛起之後變得不值一提。熱帶食品雜貨成了更大的財富寶藏，其中又以有「白金」之稱的蔗糖為關鍵。荷蘭、法國、英國這些新興強權開始爭奪海上版圖，而各種新的傳染病模式，也在地域限制與各種熱帶微生物生態偏好的影響下開始成形。這項轉變並非一夕之間發生。天花和傷寒等傳染病仍然是其中要角。但隨著時間過去，熱帶疾病的分布開始對新世界經濟形態與跨大西洋帝國的命運產生了決定性的影響。[6]

本章的重點，在於人類、植物與病原體如何從非洲遷移到新世界。時至1820年，被帶到新世界的非洲人總數來到八百五十萬；歐洲移民的人數則為兩百五十萬。當然這些非洲移民並非自願，但就結果而言，像瓦索爾五月花號的這種海上監獄，渡海而來的數量遠遠超越載運著追求自由的移居者的船隻。[7]

本章有三大主張，範圍廣泛，環環相扣。

第一，傳染病深深影響著大西洋沿岸的商業、殖民、移居與奴隸制度。西非與中西非的疾病生態，影響了歐洲人與非洲人相遇的整個過程：熱帶非洲的各種當地病原體讓入侵者不得其門而入，使歐洲勢力只能集中在沿岸的貿易堡壘。慢慢地，來自非洲的病原體透過橫渡大西洋的中央航道（middle passage）傳開，於是熱帶地區形成統一。簡單來說，這是一段跨大西洋的故事。

第二，無論在新舊世界，地方性疾病的體制都是受當地的地理狀況影響而構成。說到熱帶疾病體制橫跨大西洋，指的其實只是少數僅限於特定地區的人類疾病：瘧疾、黃熱病、熱帶莓疹、鉤蟲，再加上一些比較次要的病原體。整體來說，疾病依不同緯度會出現強烈的落差，與赤道的距離跟疾病的負擔相關。然而疾病環境也可能深受當地因素影響，例如海拔、土壤，以及區域性的動物相。此外，我們絕不該低估人類改變自然地景所造成的影響——例如砍伐森林，或種起大片的甘蔗與水稻。

第三，疾病生態形塑了死亡率與人口族群動態。雖然熱帶地區對健康的影響令人望而生畏，但相較於溫帶地區，這些低緯度地區接收的移民人數卻又高上許多。然而，班傑明·富蘭克林（Benjamin Franklin）1751年的著作《關於人類增加、國家人口成長等等的觀察》（*Observations Concerning the Increase of Mankind, Peopling of Countries, etc.*）就已經意識到，北方殖民地的繁殖力實在驚人，而與奴隸制度猖獗的南方島嶼形成鮮明對比。歷史學家崔佛·伯納德（Trevor Burnard）想像了另一種大不相同的可能情境。如果在那些後來成為美國與加拿大的地方，移居者的人數就像那些來到英屬西印度群島殖民地的歐洲人一樣銳減，等到美國獨立革命的時候，這十三個殖民地的白人移居者就會只有二十萬人（而不是大約一百七十萬人），其中在北方殖民地（northern colonies，即新英格蘭）只會有五萬人，顯得稀稀落落。相對地，如果前往加勒比海島嶼的英國移居者就像是在大陸上的殖民者同樣生養眾多而留下活口，到了1780年，加勒比海地區的英國人口將會足足有三百萬，而不是連五萬人都不到。整個殖民化的平衡，將會呈現難以想像的不同樣貌。長遠看來，顯然除了人口數目事關緊要，社會模型（social model）也不容小覷，這與各種疾病、人口現況與剝削體制息息相關。在移居者殖民主義當道的地方，各種規範往往走向較為民主的方向。而在熱帶栽培業奴隸制度稱霸的地方，各種規範則是走向榨取式（extractive）的階級制度、無所不在的種族排斥。本章刻畫大西洋世界傳染病模式的時候，會把重點放在農業系統、族群動態、社會結構、微生物生態學之間錯綜複雜的相互關係。[8]

美洲如何在這幾個世紀改頭換面，是一個卷帙浩繁的故事，牽涉到許許多多的角色、機構與意識形態。兩艘五月花號描繪出的旅程，反映了這個故事的廣度。本章背後的前提認為，如果能瞭解傳染病如何成為人類各種行動的背景，就能更深入瞭解這些跨大西洋交換的人類經驗。這樣一來，我們就能更深刻感受在這個大西洋航海時代，人類是如何徹底並迅速地重塑全球生態。在舊世界，熱帶疾病的地理分布花了幾千年逐漸成形，而人類社會逐漸適應了自己所在的環境。但到了新世界，整個歷史進程被大大縮短，而且各個社會嚴重不平等成了重要的影響因素。在這幾個不祥的世紀間，種種社會與微生物力量縱橫交會，美洲在這個背景下被徹底改頭換面。

西非的疾病生態學

1722年二月，惡名昭彰的海盜巴索羅繆・羅伯茨（Bartholomew Roberts）遭到皇家海軍攻擊，命喪海上，船員遭俘送去審判。最後，有五十二名海盜在海岸角（Cape Coast）上了絞刑台；幾世紀來，海岸角這座海濱要塞都是歐洲商業勢力在非洲的重要據點。十九名船員懇求得到寬恕，自願到英格蘭皇家非洲公司（Royal Africa Company）服務，希望逃過處決的命運。他們的懇求得到了允准。但正如歷史學家戴維斯（K. G. Davies）所言，這項到皇家非洲公司服務的緩刑，相較於被絞死也只是「稍輕一些」。在這之後不久，有十二人的名字確實出現在皇家非洲公司的紀錄之中，但其中七人在被判刑後兩個月內就死於傳染病。無論在他們之前或之後，同樣命運的

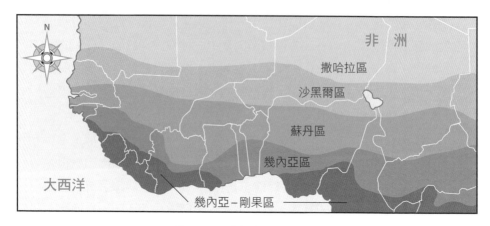

圖8.1 西非與中非的生態區

人不計其數。只要是從事非洲貿易的歐洲人,像這樣忽然迅速過世並不稀奇。[9]

赤道非洲擁有地球最複雜的自然生態。這裡就像是東西向、一層又一層的蛋糕,最北一層是撒哈拉沙漠,往南很快就轉變成了熱帶雨林(參見圖8.1)。幅員遼闊的撒哈拉沙漠幾乎沒有任何降水,形成一道令人望而生畏但並非完全不可能跨越的屏障,從大西洋一路延伸到紅海。緊鄰這區的南邊則是環境嚴酷的沙黑爾區(Sahel),這是一片熱帶草原,夏季仍有雨水來臨。再接著來到蘇丹區(Sudan)這一片熱帶莽原,就像在非洲鋪上一長條鬱鬱蔥蔥的草原地毯。南方則是森林,受到季節性的雨水滋潤。還有一個重要的過渡區,有潮濕森林與草原交雜互現——幾內亞森林-莽原馬賽克區(Guinean forest-savanna mosaic)——一路從塞內加爾延伸到西非;其中直接來到海岸的一塊稱為達荷美缺口(Dahomey Gap),截斷了從幾內亞灣沿岸到剛果的潮濕森林帶。真正的熱帶雨林則是環繞在非洲沿岸,再深入非洲中部,也是非洲大陸接觸到大西洋時多半呈現的面貌。[10]

早在歐洲船隻抵達之前,西非就已經是世界商業體系的一部分,最大的幾個國家環抱著廣袤的撒哈拉沙漠,而沿海地區則屬於偏遠落後地帶。當時的大國比起許多歐亞大國並不遑多讓，像是以黃金貿易立國的馬利帝國（Mali Empire）。馬利帝國統治者排場盛大，讓十四世紀的阿拉伯商人與旅行者印象深刻。「這個王國的國王，坐在宮殿裡的高台上……烏木座席如同王位一般。……高台四周有著一排又一排的象牙。他帶著他的武器——劍、長矛、箭筒、弓箭。只有他穿著一條很大的褲子，用了大約二十塊布剪裁而成。他身邊站了大約三十名奴隸，屬於突厥或其他民族，由埃及為他購得。」同一份文獻還提到，這位國王手下可以動員十萬軍隊，包括有一萬名騎兵，騎著進口的戰馬。時至十六世紀，馬利帝國被桑海帝國（Songhay Empire）取代，這是另一個位於沙黑爾區的國家，靠著黃金、象牙與鹽貿易而立國。當時像加奧（Gao）和廷巴克圖（Timbuktu）這樣的城市已經屬於國際大城，擁有巍峨的清真寺，享受著貿易商隊連結歐亞非三洲所帶來的豐碩成果。這些貿易節點都是「全球連結」的重鎮。[11]

　　十五世紀，葡萄牙海上探索的範圍不斷向南擴張，直到1488年，巴托洛梅烏・狄亞士（Bartolomeu Dias）繞過了好望角。早期之所以沿非洲西岸擴張，一方面是為了取得香料與黃金，二方面也是夢想著能夠避開籠罩整個地中海東部龐大的鄂圖曼帝國。簡單來說，原本的貿易路線必須穿越撒哈拉沙漠與地中海，已使用頻繁，而葡萄牙則希望從海上繞道而行。找出繞過非洲的航道之後，就像是為既有的貿易網路開了一扇後門。從1482年埃爾米納堡（Elmina）落成，到1660年英國王室向皇家冒險者公司（Company of Royal Adventurers）授予非洲的特許貿易權，有長達大約兩個世紀的時間，黃金貿易都還是歐洲垂涎非洲的重點。但漸漸地，奴隸貿易成為歐洲商人在西非的主要經濟利益。[12]

　　與歐洲的接觸，並未讓西非社會一夕劇變，但到頭來還是造成了深遠的影響。沿岸貿易讓非洲的地理格局徹底翻轉，也令位於沙黑爾區內陸的幾個大帝國根基動搖。這種重新定位的態勢，讓政治開始分裂，暴力隨之而來。對於各種歐洲進口商品的需求（像是布料、酒

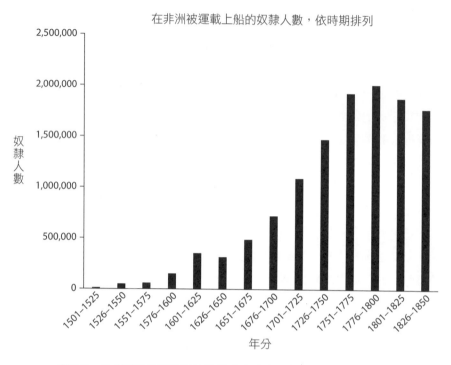

在非洲被運載上船的奴隸人數，依時期排列

圖8.2 從非洲到美洲的奴隸貿易成長（資料來源：slavevoyages.org）

類，又特別是鐵），催生了新的強權。十七世紀大量進口歐洲火器，破壞了非洲的穩定，與此同時，新世界熱帶栽培業對奴隸的需求一飛沖天。時至十七世紀中葉，奴隸產業已成為西非沿海地區政治經濟的基礎（參見圖8.2）。[13]

在中世紀晚期的阿拉伯觀察家，為這個地區的歷史提供了最早的書面紀錄，當時就已經發現西非在撒哈拉以南的人民健康不盡理想。十一世紀的地理學家巴克里（al-Bakri）就聲稱，迦納帝國（Ghana，指的是中世紀的迦納帝國，位於現代茅利塔尼亞與馬利兩國的位置）「不健康、人口稀少，在莊稼成熟的季節，幾乎不可能不生病。」另外他也提到「因為熱病與脾炎，當地居民膚色發黃。」幾個世紀後，伊本・赫勒敦則看到昏睡病對馬利帝國的影響；一位統治者在十四世紀後期因此駕崩：「他罹患昏睡病，這種疾病常常折磨該區的居民，特別是貴族。病患在任何時候都可能陷入昏睡，最後幾乎只能有短暫的間隔能保持清醒。這會發展成慢性疾病，持續發作，至死方休。」[14]

在沿海地帶等待著早期葡萄牙商人與傳教士的環境，同樣說不上是友善好客。一群在1539年被派往貝寧（Benin）的傳教士就報告，這片土地「非常危險，充滿疾病，也不像大家期望的那麼有利可圖。」幾個世紀之後，服役於英國皇家海軍的蘇格蘭醫師詹姆斯・林德（James Lind，1716–94）在他的重要著作《論歐洲人在炎熱氣候下偶發的疾病》當中，就為葡萄牙在沿海地帶的經驗下了個結論：「雖然是在某個不熟悉的海岸，但疾病帶來的傷亡比船難更為嚴重，甚至比起與當地人的戰爭，又或是其他任何事故，也更勝一籌。在幾內亞沿岸，許多他們曾經定居的地方，已經幾乎找不到他們後代的任何痕跡。」[15]

歐洲人究竟在西非的疾病環境有何經歷，早期的證據多半只是軼事傳聞。詹姆斯・林德的論文當中，就談到某艘船的醫生沿海航行時的日誌。一行人到達甘比亞的時候，當地的英國人還身體健康。他們沿著甘比亞河航向上游，進入內陸近五十公里，發現了一個葡萄牙人的小駐點，那裡有一位長官、三位修士、五十一位商人。「來到六月，幾乎三分之二的白人都生病了。他們的病……很像是所謂的神經熱（nervous fever），因為脈搏總是很低。……一開始的症狀有時候是嘔吐，但更多時候是譫妄。發作時間多半在夜間，患者接著會神智不清，容易向外跑……他們的皮膚常常會變黃；膽汁性（bilious）嘔吐與膽汁性糞便是常見的症狀……在四艘船的五十一名白人中……三分之一死於熱病，三分之一死於流感與其他隨之而來的疾病。……我相信如果是在雨季，整個地球上很難找到比這裡更不健康的國家了。」[16]

皇家非洲公司在十七世紀末、十八世紀初的檔案，反映了歐洲人

表8.1 皇家非洲公司每年的人員與死亡人數

時期	存活人數	每年死亡人數
1684-88	153	40
1689-93	152	35
1694-97	142	49
1703-7	157	34
1708-12	141	36
1717-21	125	38
1722-26	130	40
1728-32	127	35
平均	**141**	**38**

員投身非洲貿易後的死亡情形。關於早期歐洲移民抵達非洲後的死亡率，是由戴維斯計算取得。表8.1所顯示的，是英國皇家非洲公司當時每年在黃金海岸的總人數與死亡人數。[17]

　　從這些紀錄看來，粗死亡率高達難以想像的270。相較之下，現代社會的粗死亡率不到10，而一般的前現代社會則大約是30。但在當時，住在非洲的歐洲人每年有超過四分之一過世。就算是在各個歐洲人貿易據點最基本的工作人員，也需要每年補充大量人力，才能避免肯定全數滅絕的結局。這樣的死亡率一直持續到十九世紀；根據當時更完整的軍事紀錄，菲力普・科廷（Philip Curtin）算出了當時歐洲軍隊的死亡率。我們在此值得列出十九世紀初英國與法國軍隊在全球各地區所遭遇的粗死亡率（表8.2），作為參考。[18]

　　撒哈拉以南非洲的疾病生態，是在與歐洲人相遇之後形成，時間就在十五世紀葡萄牙首次啟航探索開始。歐洲商人一般來說只是中間人，不會去四處征服或移居；在十八世紀前，這也是他們往來於大部分舊世界熱帶地區（包括印度洋在內）的習慣做法。這些人組織緊

表8.2 1817-38年歐洲軍隊的總死亡率

區域	國家／地區	年分	粗死亡率 （每千人的死亡人數）
太平洋	大溪地	1845-49	10
	紐西蘭	1846-55	9
歐洲／北美	大不列顛	1830-36	15
	美國北部	1829-38	15
地中海	阿爾及利亞	1831-38	78
	直布羅陀	1818-36	21
南亞	孟加拉（Bengal）	1830-38	71
	孟買	1830-38	37
加勒比海	牙買加	1817-36	130
	向風群島與背風群島	1817-36	85
撒哈拉以南非洲	塞內加爾	1819-38	165
	獅子山	1819-36	483

密、全副武裝，聚集在像埃爾米納堡或海角堡（Cape Castle）這樣的貿易要塞裡。雖然如此，歐洲人這段時間在西非長期的這種安排下，死亡率仍然是人口史上數一數二的慘烈；是因為結合了無知、絕望、欺騙與貪婪，才讓人不斷將新血送到這樣的地方。[19]

　　無論任何社會，如果死亡率像是歐洲人在西非那麼高，絕不可能得以延續。當然，非洲人自己的狀況可就好得多了。非洲人靠著各種文化與基因上的適應方式，能提供一定的保護，免遭疾病環境帶來最嚴重的傷亡；儘管如此，疾病負擔也仍然沉重。無論是目前，或是現代早期，非洲西部與中西部都是全球疾病負擔最重的地區。我們該問的是：為什麼赤道非洲的傳染病負擔高得如此不成比例？而在這幾個世紀間，疾病環境本身又可能發生了怎樣的變化？

　　這裡的一項重要基本因素在於，熱帶社會面臨了雙重的不利局面。一方面，有些嚴重的感染疾病，唯有在低緯度氣候會持續存在；另一方面，由各種不受地理限制並且會人傳人的疾病所構成的疾病

庫，其危險性與日俱增，肯定是由於許多商人與奴隸販子來去於沿海
與河谷，而不斷傳入與重新傳入這類的疾病。但也有許多傳染病並不
完全是初來乍到。西非在現代之前就已經是個四海一家的地區，早已
融合在整個世界體系當中，也就代表在撒哈拉以南非洲地區，或許早
在歐洲人抵達之前，就已經熟知麻疹、天花、德國麻疹、麻瘋病、普
通感冒、傷寒、志賀桿菌病與流感等疾病。然而，隨著與歐洲人在沿
海地區的接觸愈來愈頻繁，各種疾病的盛行與強度只會增加。[20]

　　造成這些疾病的病原體，只需要人體作為它們的環境；只要有
人，它們就能生存。也有一些重大傳染病，需要特定的外部環境條件
配合，而熱帶地區的生態正有利於這些疾病的發展。還有些疾病（例
如大多數的蟲媒傳播疾病）確實幾乎只能在熱帶地區傳播。又有些疾
病，雖然也能在溫帶或亞熱帶地區傳播，但赤道氣候就像是又推了一
把，能讓疾病更為盛行。熱帶疾病的成因，各種主要病原體（病毒、
細菌、蠕蟲、原蟲）都參了一腳。除此之外，熱帶疾病還會透過許多
不同的傳播方式與媒介而持續存在、揮之不去。四種主要的管道，就
是昆蟲、皮膚、水與土壤（參見表8.3）。

　　在西非與中西非的蟲媒傳播疾病當中，以瘧疾的影響最為嚴峻。
這裡正是瘧疾的發源地，也是造成破壞最為凶殘的地區。瘧疾在非
洲各地的嚴重程度，絕大多數是看當地剛好住了哪些種類的蚊子而

表8.3　熱帶疾病與傳播途徑

傳播途徑	疾病
蟲媒傳播	惡性瘧（原蟲）、昏睡病（原蟲）、黃熱病（病毒）、登革熱（病毒）、屈公病（病毒）、淋巴絲蟲病（蠕蟲）、河盲症（蠕蟲）、羅阿絲蟲病（蠕蟲）
皮膚／接觸	熱帶莓疹（細菌）、布如里氏潰瘍（細菌）、膿疱病（細菌）
水	血吸蟲病（蠕蟲）、幾內亞蟲病（蠕蟲）、阿米巴痢疾（原蟲）
土壤	鉤蟲（蠕蟲）、蛔蟲（蠕蟲）、鞭蟲（蠕蟲）

定。在赤道非洲，剛好就有全球最有效的幾種瘧疾蚊媒，分布範圍互相重疊。包括 *Anopheles coluzzi*、*Anopheles funestus*、*Anopheles arabiensis*，以及甘比亞瘧蚊，都已經演化到會優先選擇佔人類便宜，於是對人類造成沉重的疾病負擔（參見圖8.3）。舉例來說，*A. funestus* 住在沼澤與水體的邊緣，強烈偏好以人類為目標，而且由於已經適應了莽原環境，它可能是最早的一批人血小偷。至於甘比亞瘧蚊，適應力還更高，也更加致命，幾乎只會叮人類。瘧疾的寄生體在非洲炎熱、潮濕、經人為改變的環境中不斷演化，而由人類、蚊子與瘧疾寄生體所形成的三者組合，讓這個地區的疾病負擔大大加重。[21]

　　赤道非洲潛伏著各種蟲媒，傳播著諸多致命的疾病，惡性瘧只是其中一種。前面我們還提過人類的昏睡病，以及對應到動物的那加拿病，這兩種病都是由采采蠅作為蟲媒而傳播。采采蠅有二十多種，大小都與家蠅差不多，但口器很長。采采蠅與大多數蒼蠅不同的地方，在於每次只會讓一個卵受精。幼蟲的前三個階段都待在母蠅體內，由母蠅吸食脊椎動物的血液，為幼蟲提供能量。因此，母采采蠅這種緩慢而慈愛對待幼蟲的方式，也需要靠著寄生其他動物來支持。采采蠅只生活在非洲，整個生活方式都已經適應了非洲的氣候，而且與許多其他蟲媒的不同之處在於，目前已經證明采采蠅並無法入侵到其他熱帶地區。[22]

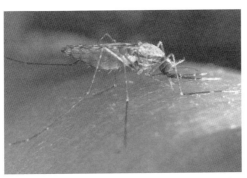

圖8.3
甘比亞瘧蚊，
這是瘧疾的高
效率病媒。

　　熱帶非洲還有三種由蠕蟲引起的主要蟲媒傳播疾病：淋巴絲蟲病、河盲症、羅阿絲蟲病。淋巴絲蟲病會讓人面目全非，和瘧疾一樣是由瘧蚊屬的蚊類在非洲傳播。河盲症的罪魁禍首，則是另一種類似的寄生體蟠尾絲蟲（*Onchocerca volvulus*），成蟲最長可達約五十公分長，但真正會作亂的是這種蠕蟲的幼蟲形態，活在人的皮膚裡，令人毀容失明。河盲症的傳播是透過蚋屬（*Simulium*）蠅蟲的叮咬，盛行於西非與中非的莽原與森林。如今感染河盲症的人數可能足足有兩、三千萬，而且早從最古老的時代開始，這種病就已經出現在非洲歷史悠久的疾病庫當中。羅阿絲蟲病的情況也類似；對於這種盛行在西非的蠕蟲感染，目前瞭解仍然不足，但已知是由羅阿絲蟲（*Loa loa*，又稱非洲眼蟲）所引起，並透過兩種鹿虻的叮咬而傳播。[23]

　　最後一組糾纏著舊世界熱帶地區的疾病，則是由病毒引起的蟲媒傳播疾病。黃熱病、登革熱與屈公病（chikungunya fever）都是由斑蚊屬的蚊蟲傳播。這些蚊子跟著奴隸貿易偷渡而來，終於入侵並殖民了新世界。同時，這些疾病也已經是非洲地方性疾病庫的重要成員。後面就會提到，在現代早期的大西洋地區，是黃熱病形塑了整個疾病環境，程度超越其他任何病毒感染。[24]

　　赤道非洲也住著許多危險的病原體，在人類皮膚上繁衍生息。有些時候，雖然是同一種病原體，但在溫帶地區造成的臨床病程就是與在熱帶地區不同。例如化膿性葡萄球菌（*S. pyogenes*）會導致鏈球菌咽喉炎，但到了熱帶地區，也是造成膿疱病（impetigo，一種常見的皮膚感染）的主要病原體。至於布如里氏潰瘍，其病原體微生物與造成結核病和麻瘋病的微生物有堂親表戚的關係，這種潰瘍雖然危險，但目前已經比較罕見，傳播方式至今不明。這些微生物多半是細菌——事實上，也就是恰巧以人類表皮作為棲地的環境生物。但這個細菌當道的局面被一種病毒打破：是一種病毒造成了C型肝炎。在現代開始使用皮下注射針頭之後，就讓這種疾病傳向全球。C型肝炎源遠流長，來自非洲，雖然我們對它在現代之前的流行病學不甚了了，但應該是以皮膚擦傷作為重要的感染途徑。不論如何，C型肝炎似乎是在奴隸貿易的時代傳播到了全球。[25]

至於最典型的熱帶皮膚病，則是熱帶莓疹。熱帶莓疹的病原體是梅毒螺旋體（*Treponema pallidum*），這種螺旋狀的細菌看起來就像是開瓶器用來刺進軟木塞的那一端。梅毒螺旋體有一些密切相關但不同的亞種，分別會引發梅毒、非性病梅毒與螺旋體性皮膚病。熱帶莓疹與非性病梅毒都是起源於非洲的皮膚病。如果說得更精確，造成熱帶莓疹的病菌是 *Treponema pallidum pertenue* 這種梅毒螺旋體亞種，一般是發現於非人類靈長類動物；雖然並沒有明確證據證明這種病菌會在人與動物之間持續傳播，熱帶莓疹實際上就是一種人類與其他靈長類動物共有的疾病。[26]

熱帶莓疹傳染性極高，透過皮膚接觸而傳播，兒童常常會互相傳染。病菌存在於感染者身上的滲出液中，一旦碰到下一位宿主皮膚上的小擦傷（通常是腳或腿上），就會形成感染。和梅毒一樣，這種病的病程緩慢，分成三個階段。在感染的第一階段，感染部位會形成一個大的病灶，稱為「母莓疹」（mother yaw），像火山口一樣從皮膚上突出，底部有紅色的潰瘍，但幾個月後就會癒合，形成一個凹陷的疤痕。由於這種螺旋狀的病菌能在組織中「游動」，所以會慢慢傳開來；幾週或數年後，就會來到第二階段，身體其他部位會出現病灶或斑塊狀生長。這些鱗狀的病灶看起來像是覆盆子，所以熱帶莓疹又稱為熱帶覆盆子腫（*framboesia tropica*）。到了這個階段，熱帶莓疹會開始攻擊骨骼，有可能造成疼痛的腫脹與不適。第三階段則可能在疾病靜止多年後出現，造成組織壞死，令人痛苦、毀容、衰弱。[27]

這種住在人類皮膚上、會引起熱帶莓疹的細菌，對環境可相當挑剔，對溫度和濕度都很敏感，與外部環境有很高的同步性，偏好年均溫攝氏26–27度、年雨量約130毫米的環境。每次來到雨季，就會讓這種病菌興奮起來；它在潮濕的時候，傳播就更為順利。十七世紀歐洲人已經觀察到熱帶莓疹，也感覺到它似乎與梅毒有某些關係。英國醫師湯瑪士・席登漢（Thomas Sydenham）曾以為熱帶莓疹與梅毒是同一種疾病：「兩者的症狀、疼痛與潰瘍都完全相同，只有氣候有所不同。」他也發現，熱帶莓疹是透過奴隸船從非洲向外傳播。熱帶莓疹之所以在現代早期走向全球化，正是跨洋航運（特別是奴隸貿易）造成的副作用。如今，熱帶莓疹全球不會超過幾百萬例。這種細菌很容易就能用抗生素解決，也是全球希望消滅的目標。但在1950年代世界衛生組織開展大規模公衛運動之前，一度全球曾有五千萬例；在歷史上，只要是梅毒螺旋體興盛的地區，熱帶莓疹就如影隨形。這種熱帶疾病其實十分受到低估，都是因為還有「梅毒」這個邪惡的雙胞胎搶走了眾人的目光。[28]

熱帶水域還藏著許多其他寄生體。歷史悠久的血吸蟲病就是種熱帶疾病，會受到其螺類媒介的地理分布所限制。幾內亞蟲病（也稱為龍線蟲病〔dracunculiasis〕），也是一個受限於水環境的熱帶疾病。這種會讓人毀容的疾病，曾經讓舊世界熱帶與亞熱帶地區數百萬人飽受折磨，其病原體是一種蠕蟲，能在人腿裡長到近一公尺長。雌性成蟲會讓宿主患處形成水泡，在水中破裂、排出數以千計的幼蟲，先被微小的淡水甲殼類動物吞食，再由人類宿主食用這些甲殼類。接著幼蟲就會穿透人體腸道，前往人類的下肢，在這裡生長、交配、度過餘生。在過去，幾內亞線蟲感染給人類帶來的負擔更為沉重。[29]

還有其他經水傳播的疾病，雖然不限於熱帶地區，但在溫暖潮濕的氣候特別有利傳播。舉例來說，我們今天常把細菌性痢疾與阿米巴痢疾歸類為「熱帶」疾病，但這件事反映的是自然地理與社會發展錯綜複雜的影響。這些疾病深受貧窮與低落的衛生條件影響，而既然熱帶地區相對貧窮，出於這樣的社會因素，也就特別感受到這些疾病帶來的負擔。然而，實際的地理因素確實有一定的作用。高溫高濕有利於這些疾病的傳播，讓這些疾病帶有強烈的季節性。舉例來說，溫度更高，造成痢疾的阿米巴原蟲就能長得更快、活得更好。[30]

最後，各種土壤傳播的蠕蟲格外會對熱帶地區造成疾病負擔。蛔蟲、鞭蟲和鉤蟲都是會感染人類腸道的寄生體，會在腸道交配，將卵產在人類的糞便當中。這些蟲卵與幼蟲來到溫暖潮濕的土壤，就能順利成長。一般來說，沿海平原或沖積河谷那些較軟的土壤，特別適合幼蟲生長。在這些土壤傳播的蠕蟲當中，鉤蟲造成人類最大的疾病負擔。會感染人類的鉤蟲有兩種，已經深深適應了人類宿主。其幼蟲會從皮膚入侵，在進入人體組織之後，會先在肺部待上一個時期，等待被咳出之後經由喉嚨進入腸道，並在腸道內成熟繁殖。來到腸道之後，鉤蟲就會從宿主體內搶奪各種重要養分，特別是鐵。宿主的膚色開始變得蠟黃，甚至有些人會出現吃土的衝動，有可能是為了補充鐵質。總之，鉤蟲感染會悄悄破壞發育，慢慢阻礙著人體的生理與認知發展。[31]

由於會有生長階段處在自然環境當中，鉤蟲對氣候條件十分敏感。在歷史上，鉤蟲病的範圍曾經深入亞熱帶。直到二十世紀，鉤蟲病都還是美國南部的主要傳染疾病，特別是在低地河谷與海岸一帶。鉤蟲病對經濟的影響極為深遠，各地區一旦完成除蟲運動，消滅了鉤蟲，就能大大改進教育程度、人力資本，以至於最終的收入，甚至是其他方面。鉤蟲就是一種曾經嚴重影響人類健康的寄生體。[32]

最後來談談麻瘋病。這種呼吸道疾病如今多半集中在熱帶地區，成因一部分在於低緯度地區相對貧困，但也可能有部分是出於環境的因素：溫暖潮濕的氣候更有利於麻瘋病的傳播。在歷史上，麻瘋病的分布曾經比目前看到的更為廣泛。在中世紀，麻瘋病有可能看起來像是一種溫帶疾病，而非熱帶疾病，在十六世紀之前，一直在歐洲十分盛行。雖然麻瘋病的歷史悠久，但看起來並未在更新世期間被帶到新世界。我們可以肯定，舊世界的菌株應該是到了航海時代才渡過大西洋，或許是從歐洲；我們應該可以把麻瘋病列為哥倫布大交換期間往西方傳播的疾病之一。[33]

地理是疾病史的基質。但隨著大西洋經濟興起，疾病環境在人類歷史所扮演的角色也開始變化，受到人類科技、制度與遷徙的影響而改變，不論遷徙是自願或非自願。隨著大規模奴隸制度與熱帶栽培業莊園的興起，舊世界的熱帶疾病被轉移至美洲，讓新世界的健康版圖大為改觀。[34]

跨大西洋的禍害：黃熱病

1774年，愛德華・朗恩（Edward Long）出版他的三大冊巨著《牙買加史》（*History of Jamaica*）。他的背景做起這件事來特別有利，因為在這個富裕的英國殖民地，他本來就擔任記事者（chronicler）這個職務。從牙買加的熱帶栽培業剛開始發展，朗恩的家族就經營著這項事業，曾祖父山繆・朗恩在1655年就是遠征隊的一員，參與了從西班牙人手中搶下牙買加的過程。接下來的每一代，朗恩家族都在殖民政府擔任要職。愛德華・朗恩出生於1734年，往來大西洋兩岸對他而言是家常便飯。他曾到倫敦讀法律，後來再回到牙買加，任職於議會。但到了1769年，他健康狀況不佳，不得不回到英國。諷刺的是，這位栽培園園主自己回英國養病，不在牙買加，但他餘生卻一直譴責其他白人園主不待在栽培園現場，並且高聲疾呼在英屬西印度群島也能身體健康。[35]

牙買加有多不利於健康，已經到了令人嘖嘖稱奇的地步。英國佔領該地過了五年，士兵已經有八成身亡，主要是死於瘧疾與痢疾。加勒比海地區居高不下的死亡率，對歐洲人來說是個沉重的打擊，但他們還是前仆後繼來到這些島嶼。時至1780年，已有大約五十萬歐洲人前往英屬西印度群島，但當時活在這裡的白人人口卻只有這個數字的十分之一。就連愛德華・朗恩這種為牙買加說話的人，也無法否認這裡的人口條件臭名在外，所以當他談到移居者難以安養天年的原因，是怪罪移居者自己生活習慣太差，而不是環境不佳所致。他聲稱，那些來到牙買加的英國人行為放蕩，本就在劫難逃，說他們「才剛抵達，就過度沉迷淫亂的商業行為」，當然也就「極為迅速地感染」性病。同樣地,因為這些移居者老是不節制飲用「濃厚的烈酒」,表示這些人「總在與自己的健康作對。」「難道這些人的早逝,都該怪在氣候頭上嗎?」[36]

來到加勒比海地區的非洲人,人口上同樣面臨了悲慘的命運。熱帶栽培業體制的殘暴,令疾病環境變得更為不堪。從1655年英國佔領牙買加開始,到1807年奴隸貿易結束,約有八十萬名奴隸被賣給了牙買加熱帶栽培園的園主。但等到這個時期結束,牙買加島上的非裔人口只有大約三十八萬五千人。歷史學家理查・鄧恩(Richard Dunn)比較了牙買加與維吉尼亞,兩地同樣是奴隸體制,人口發展卻形成鮮明的對比。在同樣這段期間,被運至維吉尼亞的非洲人有十萬一千名,但經過自然成長,來到原來的四倍,最後共有三十八萬名非裔奴隸與三萬名非裔自由人。換言之,雖然被迫移居至維吉尼亞的非裔人口只有移居至牙買加的八分之一,但最後在維吉尼亞的非裔人口卻比牙買加更多。[37]

雖然總是有人為了賺錢或推動帝國的發展而丟出各種假訊息帶風向,但這個「熱區」(torrid zone)對健康的危害其實並不是什麼祕密。既然如此,又為什麼有這麼多移居者(與奴隸販子)願意來到熱帶地區?答案的很大一部分,在於一種高大的熱帶禾本科植物:甘蔗。甘蔗有幾項特性,讓它成了在人類史上帶來最大變革的植物之一。甘蔗的莖富含蔗糖,甜美又富含能量。人類這種靈長類動物經過數百萬年演化,天生就渴望母乳與森林水果的甜味與卡路里。於是我們的遠祖馴化了這種禾本科植物,它的纖維能讓多巴胺在我們的靈長類大腦裡大量爆發。雖然蔗糖並不是史上第一種全球商品,但它在現代早期邁向大規模商品化,程度前所未見。與此同時,希望能讓蔗糖變黃金的誘惑,讓歐洲人來到加勒比海地區,而人類對糖的渴望也刺激了現代消費主義與全球貿易,相較於其他力量有過之而無不及。[38]

甘蔗很早就已經被人類馴化。早在六千多年前,新幾內亞便開始種植甘蔗,接著傳到中國與印度,並與其他相近的野生物種雜交。

印度版的蔗糖，在古典時期傳向西方。蔗糖對羅馬人來說是種藥物，而在中世紀後期，主要也是把糖視為藥品來交易。當時如果想追求甜味，主要靠的是蜂蜜，但蜂蜜的生產緩慢又費力，因此量少且珍貴。鹽與香料自古就有流通交易，但想一嚐甜美，用錢可不見得就能解決。生活的滋味就是這麼苦澀。[39]

中世紀後期，蔗糖貿易的規模開始擴大，產地延伸到地中海。貴族對糖的需求節節高升，蔗糖也愈來愈被視為食品而非藥物，於是到了黑死病之後，糖的市場變得大不相同。從十四世紀開始，葡萄牙與西班牙開始在大西洋東部的屬地島嶼建立甘蔗熱帶栽培業，從馬德拉群島、聖港島（Porto Santo）、加那利群島，最後來到幾內亞灣的聖多美普林西比。由於甘蔗不耐寒，所以這些地方的氣候再理想不過。有了這些在大西洋東部的經驗，歐洲人從一開始就已經動起腦筋，想在新世界種植甘蔗。對於把甘蔗引進美洲，哥倫布當仁不讓，在他第二次橫渡大西洋的時候，就把甘蔗的種苗帶到了伊斯巴紐拉島。[40]

葡萄牙率先在新世界大規模產糖。在整個十六世紀，巴西都是歐洲蔗糖的主要產地。但來到十七世紀，加勒比海地區後來居上，讓英國搶下領先地位。這裡的里程碑事件，就是英國人在1627年佔領了當時無人居住的巴貝多。後續在巴貝多的生態改變可說是天翻地覆，茂密的熱帶雨林被整片砍倒，土地全用來生產蔗糖。這也激發了更大的帝國夢想。英國在1655年奪取牙買加，是克倫威爾西方計畫（Western Design）的一部分，這個地方注定要成為英國最富有的殖民地。[41]

慢慢地，歐洲社會有愈來愈多人認識糖。可可、咖啡和茶的銷量增加，而糖和這些飲料可說是天作之合、讓人上癮，也就刺激了蔗糖的大眾市場。湯瑪士・達爾比（Thomas Dalby）是1690年代的牙買加總督，也是糖業經濟的大力支持者，他就說：「想像不到現在每天會找出多少新方法，大量使用與消耗蔗糖栽培園的產品。」1700年，英格蘭的蔗糖消費量是每人每年超過4磅（約1.8公斤）；在一個世紀後，已經來到每人每年24磅（約10.9公斤），真正成為人民的一項主要食品，就連窮人也不例外。糖絕不只是另一種消費產品。糖的魅力無法擋，催生出一個全球性的生產與消費系統，深深滲入男女大眾的日常生活。[42]

糖、奴隸制、傳染病，這三者往往相互加成。製糖產業的種種需求，需要以幫派形式控制奴工來配合。甘蔗適合單作栽培，要求的條件嚴苛且精確。而蔗糖的加工則屬於勞動密集、資本密集的產業，在十七世紀逐步完善的熱帶栽培業體制已經是半工業化的營運，形式上屬於農場與工廠形式的混合。事實上，在工廠形式出現之前，甘蔗栽培園正可說是勞工紀律（discipline of labor）的試驗場，可以在這裡清楚掌握、計算、最大化基本報酬率。甘蔗的收成格外辛苦，又不像大多數其他農作會在不同季節有農閒時期，保有一些生活與休閒的餘裕。這樣一來，也就讓製糖成了運用高暴力取得高報酬的產業。大規模熱帶栽培園的體制，是在十七世紀經過兩、三個世代慢慢形成，在過程中，非洲奴隸貿易激增，而熱帶栽培園主也發展出了使用暴力的勞工管理制度。有幾十年的時間，小規模生產者與不自由的白人勞工仍然在產業裡有一定比例。然而，一方面我們可以說在1640年代與1690年代的死亡浪潮加速了奴隸貿易的成長，另一方面也可以說是奴隸貿易的成長引發了這些死亡浪潮；這些死亡事件對於西印度群島熱帶栽培業體制的擴張與成形極為關鍵。[43]

要種甘蔗，需要讓整個生態改頭換面，於是新世界環境便以驚人的速度遭到破壞。森林遭到大片砍伐，為煮沸甘蔗汁的鍋爐提供燃料。當地原生的動植物慘遭毒手，一切就是為了開闢一片又一片的蔗田。土壤被整片翻起，地力枯竭耗盡；水土流失，形成一個一個新的沼澤，堆積著淤泥。在那些蔗田與沼澤的空隙，則是長滿雜草與入侵物種，特別許多是來自非洲。一如往常，在這個新的人為環境，鼠類依舊繁衍得蓬勃自在。原生鳥類則是慘遭滅絕，就連海洋動物群也徹底改觀，再也無法恢復。這樣的生態破壞，給人類創造了一個致命的環境。[44]

　　由糖業帶出的這種特殊生態系統，最大的附帶受惠者大概就是埃及斑蚊（參見圖8.4）。埃及斑蚊有「全世界最危險的動物」之稱，能夠傳播登革熱、屈公病、茲卡病毒，以及最嚴重的是黃熱病。埃及斑蚊的長相其實相當好看，顏色漆黑，而在腹部背面帶著銀色的線條。雌蚊性喜隱匿，但會怯生生地飛出來叮人，一般出沒在黃昏薄暮時分，以人類的小腿與腳踝為目標。埃及斑蚊是一種特別成功的入侵物種，無論它的靈長類宿主到哪裡，只要氣候還合適，就會看到埃及斑蚊如影隨形。埃及斑蚊屬於溫暖氣候的昆蟲，適合在平均溫度大約攝氏20到32度的地區。在熱帶地區，全年都可以看到埃及斑蚊出沒。到了溫帶地區，埃及斑蚊則是一種夏季蚊蟲；在更冷的氣候區，則可能只是被船隻暫時帶到該地。[45]

　　埃及斑蚊是對人類擴張的詛咒。這種蚊子不但強烈偏愛人類血液，還是種真正的共生動物，完全適應了人類的環境，以此作為它們繁殖的場所。就這個意義而言，埃及斑蚊就像家鼠或家蠅，是因為人類為了自己的利益而不斷改變地景，才推動了這些動物的演化。地球上的斑蚊有幾十種。根據基因證據，就能看出這個搭上人類便車的譜系有著怎樣的演化歷史。不到一千年前，埃及斑蚊的祖先不過只是另

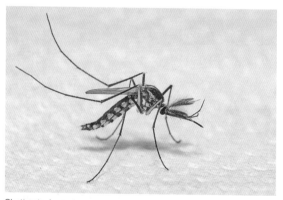

圖8.4
埃及斑蚊，黃熱病的病媒

一種蚊子，活在赤道非洲的森林裡，把卵產在樹洞，運氣好的時候才能喝上幾口溫暖的血液。但到了大約五百年前，某個譜系的斑蚊開始特別熱愛人類的血液，也學會將卵產在人類為旱季儲水的容器，於是它們全年都有了棲地。在非洲以外的所有埃及斑蚊族群都屬於某個單一、狹窄的譜系，是在最近才演化成現在的樣子，在大約五百年前開始向全球擴散。[46]

製糖業彷彿讓埃及斑蚊的擴散加上渦輪動力。十七世紀除了奴隸貿易加速發展，新世界的甘蔗熱帶栽培業對蚊子來說也是再適合不過。蚊子需要糖才能生存，雌蚊則是在產卵的時候需要人血來提供養分。一般來說，蚊子需要從水果或蜂蜜當中取得糖分，而且各種動物都會去爭搶這些資源。但有了甘蔗栽培園，蚊子的所有需求一站搞定——腐爛的甘蔗莖、一桶又一桶的淡水，還有溫暖的人體——全年吃到飽。我們實在很難想像，對於這種陰險的小生物來說，還有什麼更方便的了（但還是可以想像，「讓整個星球都變得更暖」會是可能的答案）。[47]

像愛德華・朗恩這樣觀察敏銳的人就會發現，蚊子對牙買加來說可不只是什麼小麻煩而已。蚊子會在靜水裡大量繁殖，極為要命，特別是在牙買加南部、英國移居者大量集中的低窪地區。朗恩就表示：「在西印度群島，這種低窪沼澤地更加致命；到處都是蚊子，彷彿是上帝之手把它們放在那裡，要它們用毒刺攻擊驅趕所有可能因為一時無知而在此安家的人類。在這種地方，過夜是最為危險的事，這些昆蟲會在此時成群結隊聚在一起，向所有膽敢入侵的人發動戰爭。」雖然還要再過一個多世紀，才終於確定蚊子是諸多致命寄生體的蟲媒，但此時蚊子肆虐與人類疾病之間的關係已經再明顯不過。當時有件事實放諸四海皆準：蚊子「在最不健康的地方，數量最多。」[48]

埃及斑蚊扮演最重要的角色，就是黃熱病的蟲媒。約翰・麥克尼爾就說，在足足兩個半世紀間，「黃熱病就是大加勒比海地區白人最害怕的疾病。」黃熱病的別稱有「yellow jack」（黃隔離旗；黃傑克）、「yellow plague」（黃瘟疫）、「bronze john」（青銅約翰）、西班牙文的「vómito negro」（黑色嘔吐）、「bleeding fever」（出血熱），甚至也有一段時間稱為「Barbados distemper」（巴貝多瘟熱），總之就是由黃病毒屬（*Flavivirus*）的 RNA 病毒所引起的疾病。這一屬的病毒包括好幾種重要的病原體，有些也能感染人類，例如西尼羅河病毒（West Nile virus）與登革熱病毒。[49]

　　黃熱病的流行病學很複雜。在爆發期間，只要某隻埃及斑蚊吸了受感染宿主的血，又去叮咬易感宿主，就會讓黃熱病在人類之間傳播。這種傳播方式通常稱為黃熱病的「城市循環」（urban cycle，又譯「城市型」）。至於在背景環境中，黃熱病病毒則是透過更廣泛的蚊類媒介，在各種非人類靈長類動物之間傳播。這種類型稱為「叢林循環」（sylvatic cycle / jungle cycle，又譯「叢林型」）。值得一提的是，舊世界的猴子如果感染黃熱病，多半不會有什麼嚴重症狀，但新世界的猴子則是症狀嚴重。一旦有易感的人類踏進叢林循環，而將病原體帶進人類宿主族群與住家環境的蚊子族群，就會進而觸發城市循環。然而，就算是野生的靈長類宿主，對黃熱病病毒來說也不是可靠的自然宿主；這種病毒之所以能如此成功，似乎主要是因為它適應了蚊子。黃熱病病毒能在蚊子的卵裡存活，從這個世代傳到下一世代。所以就某種意義而言，可以說黃熱病其實是蚊子的寄生體，只是會被靈長類（偶爾也包括人類）的中間宿主放大影響力。就黃熱病病毒而言，在人類這裡的發展就像是經營了一門成功的副業。[50]

　　就像許多過去的熱病，黃熱病很容易和其他的感染互相混淆。然而，黃熱病確實有其獨特的症狀與病程，於是在 1740 年代開始有了「黃熱病」這個名稱。對於這種「惡性熱病」，在巴貝多的醫師亨利・沃倫（Henry Warren）還特別寫成了一本小冊子，詳述黃熱病感染的臨床紀錄，指出一開始是「突然頭昏，常常伴有眩暈，再來是畏寒與恐懼，緊接著是高燒，在頭部與背部出現劇烈刺痛。」隨後的症狀是眼睛發紅、尿液變色、脈搏加快、皮膚乾燥。「呼吸困難，胃部不適，嘔吐。……不久之後，所有症狀都會再加重，並伴隨著揮之不去的」乾嘔、嘔吐，極度不適。[51]

其中，畏寒、發燒、疼痛、不適和嘔吐或許與許多疾病的症狀都十分類似。但這些都只是黃熱病的第一期，為時數天。有些患者在這之後就會康復。但也有些只是短暫得以喘息，接下來就會進入第二期，又稱「中毒（toxic）期」。黃熱病來到這一期，就會出現沃倫所稱的「全身表面泛黃」。這種黃疸症狀會伴有劇烈疼痛，特別是在頭部、背部與四肢。接著出現黃熱病的另一個代表症狀：出血，特別是表現為黑色的嘔吐物（相較於後來呈現咖啡粉的顏色）。這種黑色嘔吐物其實就是被胃酸凝結的血液，看到這種症狀幾乎就能夠診斷是黃熱病感染。患者一旦來到這一期，常常難免一死。這種感染的症狀來得又急又猛，讓整個現代早期世界對黃熱病深感恐懼。[52]

雖然考古上尚未發現古代的黃熱病病毒（或許永遠不會發現，因為黃熱病病毒屬於小型、脆弱的RNA病毒，很難在外部環境長期保存），但根據黃熱病病毒的現代基因體，已經讓我們朝向解開黃熱病病毒演化史邁開一大步。我們目前所認識的黃熱病病毒，其實存在的時間並不特別長。根據最新的理論，所有目前傳播的黃熱病病毒都是來自於某個共同的祖先，距今大約只有一千年，地點可能在中非。現有譜系分裂出來的分支，在地理分布上十分穩定（參見圖8.5）。某個分支後來衍生成目前東非與東／中非的基因型；另一個分支則衍生成目前西非和西／中非的譜系。其中，西／中非的基因型主要集中在大致為現代奈及利亞的地區，至於西非的基因型，則是位於從塞內加爾到迦納一帶的西非。[53]

基因證據能夠解開「黃熱病究竟起源於非洲或美洲」這項古老議題。由於非洲這裡有最高的基因多樣性與最古老的譜系，應該能夠判斷這裡正是黃熱病的祖籍所在。此外，根據分子鐘分析估計，黃熱病在美洲的譜系大約是在三百到四百年前從非洲的族群分支出來。基因所呈現的這些模式，驗證了歷史文獻提供的線索。黃熱病就是一種搭

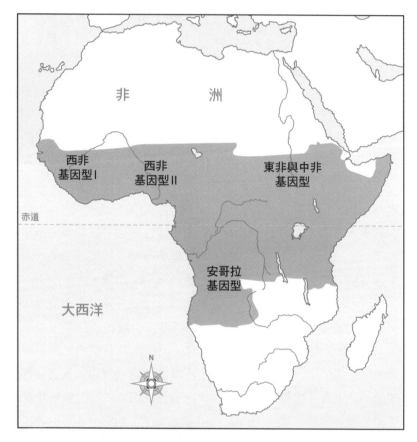

圖8.5 非洲黃熱病病毒類型的地理分布（根據Barrett and Higgs 2007）

了奴隸貿易便船的貨物，當時這些船隻載運著非自願的勞工橫渡大西洋，向新世界的甘蔗熱帶栽培業提供人力，黃熱病也隨之而來。[54]

　　黃熱病最早的歷史文獻記載並不清楚。十六世紀大西洋世界的任何流行病都可能是黃熱病。有些歷史學家認為黃熱病病毒是在歐洲擴張的早期出現，但相關證據算不上充分。葡萄牙醫師阿雷克索・德・阿布瑞尤（Aleixo de Abreu）曾在安哥拉與巴西行醫，他所提出的黃熱病研究應該是史上首次出現無庸置疑的黃熱病描述。他似乎得過黃熱病，也醫過黃熱病。回到里斯本一段時間後，他在1623年寫下一篇醫學文獻，觀察的無疑是黃熱病感染的病程。由此可知，黃熱病在十七世紀早期便已潛伏於大西洋地區。時至1647年，黃熱病疫情一發不可收拾。[55]

關於疫情爆發，最早的證據來自巴貝多（說巧不巧，紀錄的日期就是比山繆・瓦索爾的五月花號抵達早了幾個月）。根據可靠的紀錄，當年至少有六趟販奴航運從非洲抵達巴貝多，其中任何一趟都可能是引進病原體的元凶。[56]

1647年在巴貝多最初爆發的疫情規模驚人。著有《巴貝多真確歷史》（*A True and Exact History of Barbadoes*）的理查・李根（Richard Ligon）就在疫情肆虐時抵達該地，提到當時「生者連埋葬死者都很難做到」。理查・維恩斯（Richard Vines）是巴貝多早期的地主，與麻薩諸塞灣殖民地的清教徒總督約翰・溫思羅普（John Winthrop）有信件往來。當時溫思羅普正渴望與西印度群島有更多商業交流。維恩斯寫信告訴溫思羅普：「這場疾病絕對是瘟疫；傳染性和破壞力極高，我們教區一週就埋葬了二十人⋯⋯它第一個找上的就是那些最有錢、最有體力的人。很多人已經開始或幾乎就要在糖業有大好的前途，滿懷希望，卻忽然就這樣歸於塵土，財產落入陌生人手中。」溫思羅普的日誌記錄了更多細節：「不管這究竟是我們所知的瘟疫，或是其他會傳播的疫癘，總之三天之內就會致人於死。巴貝多死了六千人，而在屬英國與法國的克里斯多福〔今日的聖啟茨島〕，死亡人數也差不多，其他島嶼也有相當的死亡人數。」在麻薩諸塞的殖民者決定不要冒險，立刻發動隔離檢疫：「所有來自西印度群島的船隻必須停留在城堡處，不得上岸。」[57]

麻薩諸塞的溫思羅普面對疫情如此戰戰兢兢，有其個人原因。巴貝多疫情爆發時，他的兒子山繆就在當地；後來到1647年，又差點在聖啟茨丟掉小命。小溫思羅普說自己「染上了同樣的疾病，島上疫情極為嚴峻，幾乎沒有年輕人得以倖免。如果他們能撐過三天，大部分都能復原。但我的症狀持續十天命懸一線，所有人都覺得我健康無望，隨時可能去到另一個世界；但上帝賜下大量出血的福，令它成為解方，治療了這種狂烈的熱病。」這種疾病從聖啟茨島被一艘名為勒貝夫（Le Boeuf）的船帶到瓜地洛普島（Guadeloupe），讓人頭部劇痛、四肢衰弱、持續嘔吐，三天內就把人送進墳墓。這樣嚴重的死亡情形，「自從法國人住在這些島上以來，可說是聞所未聞。」[58]

時至1648年夏天，疫情來到猶加敦半島。方濟會歷史學者狄亞哥‧羅培茲‧德‧科戈魯多（Diego López de Cogolludo）目光敏銳，對於各種疫情細節觀察入微。疫情最早出現在西岸的港口坎佩切（Campeche）。病患「頭部與全身骨頭嚴重劇痛，簡直就像是脫臼或像在壓平機裡被擠壓。在疼痛過後，出現最強烈的發燒……接著是嘔出如同腐爛的血液，很少人在之後還能存活。」疫情的爆發速度無比驚人。「來得迅速猛烈，人人不分大小、無論貧富，整個城市不到八天就幾乎全部病倒，許多位高權重的公民也同樣喪生。」科戈魯多指出，疫情看來是沿著海岸跳躍式移動，就這樣來到梅里達（Merida）。根據科戈魯多的觀察，疾病似乎是先襲擊各個城市裡的西班牙人，接著才在原住民的村莊裡爆發。在他看來，這次的疫情是這個地區在整個西班牙殖民時代最大的不幸。[59]

黃熱病在大加勒比海地區肆虐幾年後，在新世界有幾十年時間幾乎消聲匿跡（參見表8.4）。看起來在第一次爆發期間，黃熱病尚未在這個地區真正站穩腳步。然而，可以說第一次爆發只是未來發展的不祥預兆。黃熱病具有爆發嚴重流行的潛力，而隨著船隻在連結緊密的大西洋世界裡四處航行，對於沿岸與城市的打擊格外沉重。黃熱病對於初來乍到的人毫不留情，每到戰爭時期，歐洲軍隊前來，就像是為黃熱病送上大批易感的獵物。[60]

1690年代，黃熱病大流行的先決條件終於完美到位，展開了黃熱病史上最猛烈的一章，也開啟黃熱病在美洲的新時代。病毒可能先在巴西登陸，在1680年代後期已有文獻證實。當時，葡萄牙醫生若昂‧費雷拉‧達‧羅薩（João Ferreira da Rosa）寫了第一篇專門針對

表8.4　十七世紀加勒比海地區黃熱病爆發

爆發年分	地點	爆發年分	地點
1647	巴貝多	1689	聖胡安
1648	瓜地洛普	1690	巴貝多、聖多明哥
1649	古巴	1692	巴貝多
1652	聖啟茨	1693	馬丁尼克
1655	牙買加	1694	巴貝多
1656	聖多明哥	1695	聖多明哥、古巴聖地牙哥
1665	聖露西亞	1696	馬丁尼克
1671	牙買加	1698	聖胡安
1673	聖胡安	1699	大規模流行
1688	馬丁尼克		

資料來源：Kiple and Higgins 1992, 242

這種疾病的醫學論文，提到患者頭部劇痛、黃疸、嘔吐，所有症狀都指向黃熱病。在接下來十年，黃熱病可能是以巴西或非洲作為跳板而蔓延各地，約翰・麥克尼爾把這十年稱為「致命的1690年代」。黃熱病在1694年首次現身於牙買加。幾乎所有加勒比海地區的文獻都證實了這一點。值得注意的是，正是這次廣泛的流行將黃熱病帶到北美大西洋沿岸，查爾斯頓、費城與波士頓都遭到襲擊，科頓・馬瑟（Cotton Mather）就在波士頓目睹一支來自西印度群島的船隊，帶來「最致命的疫病」。「那是一種瘟熱病，常常在不到一週的時間就帶走了我的鄰居，症狀極度駭人，變黃、嘔吐、全身流血，最終死去。」[61]

以「致命的1690年代」作為背景，有一場事件既是歐洲擴張史上最絕望的一次失敗，也顯示了殖民與移居之間更廣泛的互動影響：達瑞恩災難（Darien disaster）。當時蘇格蘭是一個貧窮的國家，在整個歐洲商業成長的時期被遺落在一旁。1690年代更遭遇反覆歉收，面臨痛苦與飢餓。於是蘇格蘭把希望賭在一個宏大的計畫，打算殖民巴拿馬,並控制大西洋和太平洋貿易之間的陸路連結(此時距離運河切穿地峽還有兩個世紀)。當時蘇格蘭對信貸市場還不得其門而入,只能從國內尋找資金,舉國六分之一的財富都投入了這項計畫。1698年,1,200名打算要成為殖民者的人乘船前往巴拿馬,一心從原住民手中奪取「免費的」土地。[62]

結果這個計畫慘敗收場,其失敗早已注定。失敗的原因有一部分在於英格蘭每一步都在暗中搞鬼,但過去不乏其他人努力克服萬難、成功移居新世界的案例。只能說蘇格蘭運氣實在太差,挑到一個最不宜的時刻,開啟了本來就十分危險的冒險。第一波遠征就遇上痢疾與瘧疾,許多人客死異鄉,不到一年的時間就只能放棄,剩下不到三百名倖存者,跟跟蹌蹌返回蘇格蘭。不幸的是,當時在蘇格蘭並不知道海洋另一端發生了怎樣的慘劇,於是第二波遠征在1699年出發,這次的人數達到1,300名。他們以為自己會來到一個已初步開發的殖民地,但抵達時見到的是「一片廣大而狂風呼嘯的荒野」。這群新移居者再次試著在這裡站穩腳步,但熱病流行,加上西班牙人不斷侵擾,都讓他們陷入困境。「疾病與死亡……現在開始流行傳播,四處肆虐。」由於「傳染性疾病在我們內部惹亂」,他們最後只能舉手投降,放棄了整個殖民地。霉運一路跟著他們到最後:112名倖存者在返家的路途中,在卡羅來納附近遇上風暴,溺水身亡。最後總計2,500名打算移居熱帶的人,其中大約2,000人命喪異鄉。[63]

達瑞恩災難的淒慘程度無與倫比。事實上,從這事件正可看出疾病環境如何影響著歐洲殖民的結果。最危險的氣候卻也是最有利可圖的,於是儘管有風險,仍然吸引著最多移民前仆後繼。就算到了十七世紀末、十八世紀初,新世界的健康環境已經惡化,歐洲移民仍然不斷湧入加勒比海地區,就是希望自己也能掌握機會,來到這個全球平均財富最高的地區。在這裡,不論是白人移居者或是非洲人奴隸,面對的死亡威脅同樣日益升高。船隻依然滿載著懷抱熱切期許的移居者,川流不息橫渡大西洋,而奴隸貿易仍然有增無減。[64]

　　當時歐洲人普遍相信，自己比非洲人更容易感染黃熱病之類的傳染病。像亨利・沃倫這樣的醫師百思不解，為什麼明明奴隸的伙食較差，又總在栽培園的制度裡飽受折磨，卻「很少受到這種危險的影響」。非洲人真的對黃熱病有免疫力嗎？現代學者對這項問題也一直還有爭議。就像要談美洲原住民對歐洲疾病的易感性一樣，如果要談非洲人對舊世界疾病的免疫力，應該先仔細評估我們手上究竟有何證據，對免疫系統的族群遺傳學有何理解。前面談到對瘧疾的遺傳抗性，已經瞭解究竟是哪些確切的基因、有怎樣的確切功能、在人類族群當中佔了多少相對比例，但這裡談到對黃熱病的免疫，各種論點都還缺乏明確的證據。雖然如此，現代學者還是提出了對黃熱病免疫的主張，根據的是一系列十九世紀黃熱病疫情的資料。以1878年在紐奧良的疫情看來，似乎就是歐洲人的死亡率更高。但問題是，這到底是為什麼？[65]

　　可能的原因有好幾種，而且很多並不需要談到遺傳基因上是否有免疫力的差異。就算在大加勒比海地區，黃熱病疫情對歐洲人的影響確實更嚴重，也有可能只是因為新世界非洲人當時接觸到這個疾病的機會比較少。黃熱病主要侵襲的是沿海城市，以白人居多，所以可能是受到人口空間分布的影響。愛德華・朗恩就認為，是英國人佔領牙買加的時候，地點的選擇太不謹慎。「英國人主要是為求貿易便利，有時候也是因為出於無知，所以在西印度群島蓋城造鎮的地點多半都是那些最不健康的地方。」[66]

　　另外，我們也不該把後天免疫與先天免疫混為一談。只要得過像是黃熱病這樣的疾病而又倖存，就能獲得後天免疫能力。當時如果是來自溫帶地區的新移民，死亡率出了名的高，因為有許許多多的熱帶病原體，過去他們從來沒有機會接觸。新世界的人如果曾在童年接觸過黃熱病（不論在西非或美洲），之後再次感染時都會有抵抗力。值得一提的是，就算是受到其他黃病毒屬的病毒感染（特別是登革熱的病毒），也能產生一些交叉免疫力，而且這件事可能是在現代早期便

曾經發生。相較之下，遺傳免疫則是需要人類族群暴露在選汰壓力下
（如疾病），經過長時間才會產生。隨著愈來愈多證據顯示黃熱病的
年代並不古遠，遺傳免疫的可能性也逐漸降低。總而言之，要說不同
人種對黃熱病的生物易感性不同，就證據來看實在還言之過早。[67]

　　非洲人的文化習慣或許也能降低他們接觸黃熱病的風險。雖然愛
德華·朗恩完全帶著種族歧視，但並不妨礙他看到在牙買加的奴隸們
有什麼好習慣。他特別提到，夜間在室內生火，就能驅除蚊蟲，減輕
疾病負擔。可能就是這些習慣「讓他們在這樣的沼澤土地仍能保持健
康，而白人則受到惡氣的影響而生病；他們的小屋幾乎都是直接讓土
地裸露，很少有其他地板，所以會在主房間或大廳中央持續生火，免
得晚上有毒氣到處傳播；生火產生的煙雖然是為了驅蚊，但也有另一
項好處，就是調節夜裡的空氣，驅寒解濕，讓健康免於受害。」簡單
來說，雖然我們對這個問題還沒有最後的解答，但或許從文化適應、
空間分布、後天免疫（而非遺傳適應）這三大因素，就能解釋黃熱病
在新世界造成死亡多寡不一的原因。[68]

　　自從1690年代開始，黃熱病就在新世界揮之不去，緊抓著熱帶
的港口城市，襲擊了所有種植甘蔗或提煉蔗糖的地方。加勒比海地區
的人口結構深受黃熱病的影響。在美國，黃熱病最後成了紐奧良的常
住居民——但僅限於紐奧良。這裡氣候溫暖潮濕，又有密集的城市人
口，才讓黃熱病得以站穩腳步。出了紐奧良，黃熱病就只是偶爾造
訪，以雷霆萬鈞的力量深入密西西比河流域、掃過大西洋沿岸地區。
就算在它並未嚴重影響人口結構的地方，也總是讓新世界移居者在午
夜夢迴時擔心驚懼，直到十九世紀也未能安心。[69]

瘧疾來到新世界

　　著名的五月花號在1620年來到普利茅斯（Plymouth），但整個殖
民計畫卻有個不祥的開始。「上帝喜悅每天帶著死亡來造訪，而且疾

病無所不在，生者幾乎連埋葬死者都無法做到，健康的人從各種方面來說也都無法照顧病人。」全船人幾個月內就死了半數以上。然而倖存者堅持了下來。事實證明第一個冬季的死亡率並非常態，死亡率逐漸下降、趨於穩定。接著有更多船隻抵達。移居者很快就開始歌頌這裡氣候多麼宜人：「新英格蘭空氣的品質，是這裡值得讚美的一點。經驗確實顯示，世界上幾乎找不到另一個更健康的地方，能比這裡更適合我們英國人的身體。」接下來就是在1620年代與1630年代的移民潮，培育出史上人口數一數二的移居者社會。[70]

十七世紀初來到新英格蘭殖民地的移民，主要來自英格蘭東部與南部。當時，這些地區除了籠罩著經濟上的不景氣、宗教上的不滿意，還有瘧疾如影隨形。雖然我們現在可能不覺得英格蘭是個瘧疾的溫床，但事實上，在肯特（Kent）、艾塞克斯（Essex）、蘇塞克斯（Sussex）等地的沼澤，就曾因其「瘧熱」（ague）而惡名昭彰。在這些潮濕的英格蘭低地，黑小瘧蚊這種蚊媒橫行，讓間日瘧瘧區延伸。第一批移居者來到普利茅斯的詹姆斯鎮，就在血液裡把間日瘧原蟲也帶著橫渡了大西洋。[71]

要說到瘧疾在新世界的發展，演員陣容十分龐大，包括各種蚊子、病原體、農作物，以及自願與非自願的移民。至於故事的內容，講的是各種固有的特色（地理和氣候的現實）如何與各種動態社會反應互動；這些互動常常是由人類發起，但人類對各種相關力量的拉扯，多半只有一知半解的認識。瘧疾在美洲的模式，正是塑造殖民社會命運的巨大地下力量。就長時段（longue durée）來看，瘧疾熱病持續且普遍地塑造著新世界的社會發展進程。[72]

讓我們以後來成為美國的幾個殖民地作為詳細的個案研究，依以下順序一一介紹各個重要角色：蚊子、瘧疾寄生體、農作物、人類宿主。在舊世界，我們已經見過瘧蚊屬的物種很多次。雖然其中有七十種左右都能傳播一種或多種瘧原蟲，但只有一、二十種的傳播效率較高。事實上，無論現在或過去，人類因瘧疾而感受到的痛苦，絕大多數都是由那少數幾種瘧蚊所致。其中一種美洲蚊類在翅膀上有四個斑點，其學名「*A. quadrimaculatus*」（四斑瘧蚊）字面上就是「四點」的意思。[73]

黃熱病與瘧疾的蟲媒生態大不相同。傳播黃熱病的埃及斑蚊必須早黃熱病一步先越過大西洋，後續黃熱病才有發展的可能。埃及斑蚊已經演化出對人血的強烈偏好，也適應了在像是水桶之類的人造環境裡產卵。於是到了航海時代，埃及斑蚊就能搭上奴隸貿易的順風船，並且活過從非洲到美洲的長途航程。相較之下，傳播瘧疾的蚊子物種並無法活過這種長途的航程。（於1930年代，忽然有甘比亞瘧蚊現身在巴西，顯示非洲瘧蚊有可能來到新世界，一時令眾人十分擔心害怕。幸好在發現後很快遭到消滅。）但對人類來說不幸的是，就算瘧蚊並未從舊世界來到新世界，瘧疾仍然有辦法在美洲站穩腳步，因為這裡本來就已經有具備傳播能力的蚊媒。美洲瘧疾的地理分布，在某種程度上反映著瘧疾在舊世界的模式。[74]

所謂的四斑瘧蚊，其實包含了幾種關係密切的物種，分布範圍從墨西哥灣到加拿大南部，從大西洋沿岸一路到密西西比河流域。這是一種醜陋的棕色蚊子，叮咬的痕跡很小，有可能完全不被注意到。四斑瘧蚊對人血並沒有特別偏好，它們早在人類來美洲拓荒之前就已經在這裡活得繁榮興盛。四斑瘧蚊是一種濕地生物，雌蚊一次可以產下數百個卵，一生會產下數千個卵，讓它們漂在有綠色植被的淺淡水中。沼澤當然是首選，但池塘和流動緩慢的小溪、小河或各種泥沼，都算是四斑瘧蚊的完美棲地。氣溫升高會讓瘧蚊的發育循環大幅加速。美國的東南部是瘧蚊最多的地區。[75]

四斑瘧蚊能夠有效傳播間日瘧與惡性瘧，讓這兩種疾病得以在殖民時期的美洲立足。然而由於各地地理條件不同，疫情也有巨大差異。溫暖潮濕的地方較有利於四斑瘧蚊繁殖，所以在南方氣候的地區更能見到它的蹤影。不論在任何地區，四斑瘧蚊都集中在沿海與河流沿岸、低地與沼澤當中（參見圖8.6）。瘧原蟲的生物特性，也影響了

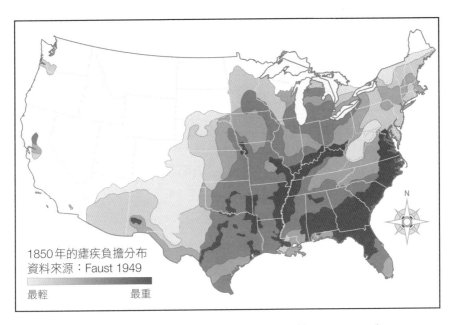

圖8.6　瘧疾在美國的分布，約1850年（根據Sloane 1949）

美洲瘧疾的地理分布。間日瘧原蟲的適應力較高，在寒冷月分蚊蟲數量銳減的時候，間日瘧原蟲能夠在人類宿主的肝臟中冬眠；它對外部溫度不那麼挑剔，更能適應溫帶氣候。相較之下，惡性瘧原蟲無法在低溫下生存，在溫暖的環境繁殖更快。惡性瘧原蟲是熱帶的寄生體，雖然活動範圍也進入亞熱帶，但不會延伸得更遠。[76]

於是，間日瘧在美洲各個殖民地幾乎都可以出現，但惡性瘧最北的分布大約只會到乞沙比克灣（Chesapeake Bay）。來自舊世界瘧疾地區的歐洲商人與移居者還是會不停反覆引入間日瘧。詩人兼醫師老奧利弗・溫德爾・霍姆斯（Oliver Wendell Holmes Sr.）有一篇精彩論文談「間歇性發燒」在新英格蘭殖民地的影響，正確推斷出在歐洲人移居的第一個世紀，這些熱病「雖然盛行，但程度極為有限。」他十分瞭解，這種疾病在沼澤和河流環境的盛行率更高。有某些年分比其他年分更致命。舉例來說，一位哈佛學生的日記就提到1683年是特別糟糕的一年，有位朋友「在塞勒姆（Salem）死於熱病，當時很多人都染上熱病和瘧熱，非常要命。」[77]

間日瘧通常病不致死。1690年在波士頓，大家發現「流行性的熱病與瘧熱開始在這裡某些地區變得非常普遍，雖然很多人並不會死，卻沒辦法好好上工。」而且在新英格蘭，間日瘧顯然無以為繼。雖然人口在十八世紀不斷成長，但新英格蘭的瘧疾負擔似乎逐漸減輕，原因不明。「瘧疾的北界在十八世紀發生變化，約在那個世紀中葉之後，新英格蘭就完全沒有了這種疾病。」[78]

比較南邊的殖民地則沒那麼幸運。梅森－迪克森線（Mason-Dixon Line，今日賓州與馬里蘭州分界線）是美洲醫學地理的重要分界。舉例來說，一項對十八世紀耶魯大學畢業生的研究顯示，在線的北方或南方，未來的生存前景會有重大差異，而新英格蘭的居民則是前景最為看好的一群（參見表8.5）。[79]

直到二十世紀，瘧疾都還不斷侵擾著美國南方。沿海低地幾乎到處都有間日瘧的蹤影，而惡性瘧則是在站穩腳步的地方成了毀滅性的存在。從馬里蘭到北卡羅來納這片廣闊的潮水區，瘧疾來得很早，從一開始就影響了整個移居的過程。在詹姆斯鎮這個移居聚落，從一開始就記錄到有「瘧熱」的出現，這個殖民地初期的人口發展如此悲慘很可能就是出於此因。從1607年到1624年，7,549名移居者就有6,454人丟了性命。後來有個觀察者寫道：「空氣極度有礙健康，這時候每三個人幾乎只有一個能活過第一年。」但他也說過去的情況還更糟，每十二人就有十一個喪命，死因就是那些林澤、死水與草澤。[80]

孕育出菸草經濟的肥沃土壤，同樣也利於培養出瘧疾的生態。皮德蒙特（Piedmont）柔軟的沙質平原將徑流導進大西洋，成了蚊子的天堂，無可避免地成了瘧疾的熱區。維吉尼亞有一位經驗老到的醫師亞歷山大·薩默維爾（Alexander Somervail），他在1823年描述了拉帕漢諾克河（Rappahannock）流域的「醫學地貌」，生動詳細地描繪了河岸如何柔軟平坦，兩岸又如何有著廣闊的「泥濘」沼澤。到

表8.5　1701–1805耶魯大學畢業生30歲時的平均餘命，依居住區域列表

區域	30歲後的餘命年數（平均）	畢業生人數
康乃狄克	34.2	1,357
麻薩諸塞	36.9	312
新英格蘭其他區域	38.6	136
紐約	32.7	297
中部殖民地[a]	32.7	64
南部殖民地[b]	19.9	71

a 中部殖民地：賓夕法尼亞、德拉瓦、紐澤西。
b 南部殖民地：馬里蘭、維吉尼亞、北卡羅來納、南卡羅來納、喬治亞、佛羅里達、阿拉巴馬、密西西比、路易斯安納。

處都有小溪流入，而且這些小溪「與這條河有著一模一樣的沿岸與沼澤。」幾十年間，該處的樹木被砍伐殆盡。「到處都會間歇爆發熱病疫情」，從每年春天開始，直到冬天「霜雪與狂暴的北風吹走」疫情。「很少人真的能夠逃過這些熱病。」[81]

　　潮水區（tidewater region）屬於混合疫區，間日瘧和惡性瘧都可能出現傳播。其中，惡性瘧的起伏可能更不穩定，一旦某年氣候有利於蚊子繁殖，疫情就出現高峰。舉例來說，一位十八世紀的醫師原本在國外，不巧在疫情嚴重的一年回到馬里蘭。「我早該知道這段時間不健康……許多人滿臉疲病，站在門前或望向窗外，如同瞪著眼睛的鬼魂。」殖民時期的醫學用語多半不夠精準，但還是能夠大致判斷間日瘧原蟲幾乎立刻就來到了大西洋沿岸，也知道惡性瘧原蟲在十七世紀後期現身。隨著菸草經濟蓬勃發展，愈來愈多非洲人被銬上鎖鍊帶到大西洋中部沿岸，大約從1670年代開始，惡性瘧也來到了美洲。奴隸社會的鞏固與新疾病體制的強化，兩者相輔相成。[82]

　　前面提過我們還不確定遺傳免疫對黃熱病的影響程度，但瘧疾就清楚多了。來到新世界的歐洲人對瘧疾缺乏先天免疫力，因此只要是來到北美南方，幾乎都免不了來場狂暴的瘧疾作為「調劑」。對於適

應陌生的氣候水土，生病是一種過渡儀式。相較之下，來自西非的人從更新世就開始有著Duffy陰性的特質，因此多半能夠抵禦間日瘧。此外，鐮刀型貧血特質也為他們多少提供了對抗惡性瘧的優勢，只不過程度很有限。整體而言，北美南部的非裔族群仍然很容易感染惡性瘧。遺憾的是，無論對於非裔或歐裔的瘧疾病患來說，就算產生後天免疫，也只有部分、暫時的效力。得過間日瘧，雖然能產生免疫，但只能維持幾年。如果得過惡性瘧，雖然能夠產生免疫，但往後還得繼續經常接觸感染，才能讓免疫力維持下去。[83]

在卡羅來納低地地區，這種疾病與剝削共生的現象非常明顯。就生態與文化而言，南卡羅來納可說是大加勒比海地區的延伸，許多早期移居者來自巴貝多，而卡羅來納的經濟也依賴向西印度群島出口食品和木柴。從1670年代開始，這裡出現永久的歐洲聚落，一開始似乎洋溢著希望。「天堂讓至高無上的健康光芒照耀著這個著名的地區，賜予它寧靜的空氣、高爽的天空，不受有害的感染。」然而，這樣的樂觀很快就退去，開始有不健康的名聲蔓延開來。1687年在波士頓，「有兩個年輕人剛從卡羅來納來，講到這個地區。首先，他們說沒看過有什麼地方比那裡更悲慘，也沒見過哪裡的空氣比那裡更不健康。全年爆發熱病，一旦染上就極少痊癒；就算有人逃過一劫，皮膚也會變成黃褐色……他們還告訴我們，在他們離開前，一艘從倫敦來的船剛抵達，包括船員有一百三十人，但其中有一百一十五人上岸不久就死於惡性高燒。」[84]

無論是卡羅來納或其他新世界邊境上的殖民者，都得要爭取自由殖民者來此定居，而許多人一到了卡羅來納，很快就改變了主意。「各種身分地位的卡羅來納白人都持續遷往其他英國的殖民地。」當時有句話已經在整個歐洲傳開：「想要早點死，就去卡羅來納。」這個殖民地裡住的，愈來愈多是那些沒有其他選擇的僕人與奴隸。1680年代大規模進口奴隸，讓惡性瘧的傳入成為必然。查爾斯鎮（Charlestown）本身就成了瘧疾的著名疫區，成了「這個地區的大藏骸所（charnel house）」。這裡的沼澤被用來種植水稻，雖然讓水稻迅速成為卡羅來納經濟上主要的出口產品，但也讓這裡成了北美各地無出其右的瘧區。正如一位德國訪客的名言：「卡羅來納在春天是天堂，夏天是地獄，秋天則是醫院。」[85]

北美的殖民時期歷史，多半談的是大西洋沿岸的城市與緊鄰的農業腹地，就位於海岸後方的廣闊平原。這些區域有利於瘧疾傳播，於是瘧疾在美國早期歷史發展留下不可磨滅的印記。但如果更往內陸走，自然地理與疾病的模式都變得有所不同。就算在南方，內陸丘陵地帶既不利於蚊子繁殖，也不利熱帶栽培業，所以雖然較為貧窮，但也較為健康。隨著聚落逐漸往內陸深入，疾病模式就有所不同，而越過山脈，又有了新的疾病生態系統。在美國深南地方（Deep South，又譯「南方腹地」），密西西比河下游的農地被大量用於種植棉花與甘蔗，為瘧疾提供了潮濕、悶熱的環境。[86]

在廣闊的密西西比河上游盆地，從俄亥俄河流域到五大湖區（Great Lakes）與北美大平原（Great Plains），間日瘧都是拓荒動態的固定成員。在鐵路開發之前，拓墾的聚落會沿河呈扇形分布。移居者的血液裡帶著間日瘧，就等著四斑瘧蚊來臨。雖然目前美國幾乎已經忘了這段記憶，但瘧疾其實曾是「美國的代表疾病，而在幾個較老的州逐漸擺脫最嚴重的困擾時，一片在1850年代之前還被稱為「西部」的地區正是瘧疾的溫床：密西西比河與其支流流域。」[87]

瘧疾也給那些冒險穿越美洲大陸的拓荒者留下了印記。1830年代的一部回憶錄記錄了在愛荷華州的一個場景：「河岸上坐著一個女孩和一個小夥子——沒有比他們看起來更可憐的了，沒人照料、眼神空洞、臉色蠟黃。他們努力爬到溫暖的陽光下，兩排牙齒打著冷顫咯咯作響，看著船經過……要是你沒看過那種病，肯定是個北方佬。那就是瘧熱。恐怕你只要在這些地方待得久了，就會看到諸多這樣的景象。他們這裡把它稱為沼澤惡魔（swamp devil）。」狄更斯（Charles Dickens）在1841年從辛辛那提前往聖路易斯，發現還沒有排乾水的內陸地區極為可怖:「滋生熱病、瘧熱與死亡的地方……絕望的沼澤,建到一半的房子正在腐爛……疾病的溫床,醜陋的石墓,一片看不到任何希望之光的死地,一個無論是土壤、空氣或水都毫無優點可言的地點。」這些印象不能說是空穴來風。在美國內戰期間,聯邦軍所招募的新兵如果來自有瘧疾肆虐的地區,身高會比無瘧疾地區的同齡士兵矮大約2.8公分。然而,隨著人口成長、公路與鐵路的發達,特別是土地排水改善,瘧疾逐漸退出美國內陸地區,如今其印記多已從人們的記憶散去。[88]

我們著眼於這些後來成為美國的殖民地,詳細討論了瘧疾在這些地方的發展,除了因為這是人類過往的重要篇章,也因為這很能說明瘧疾在新世界的動態。然而,瘧疾在美洲的故事絕對還不只這樣。在整個墨西哥與中美、加勒比海與南美,甚至是加利福尼亞與太平洋沿岸,在歐洲人到達之後的那幾個世紀裡,都發展出了新的瘧疾模式。同樣的這些因素——蚊子生態、地景變化、人類遷徙——決定了瘧疾流行的模式,發展出千變萬化的複雜可能。[89]

瘧疾要傳播,有效的蚊媒是先決條件(參見圖8.7)。*A. albimanus* 主要分布於墨西哥、加勒比海與南美北部海岸。這種蚊子無論在淡水或微鹹水中都能成熟,但並不特別嗜食人血,所以作為蚊媒的重要性也稍微減弱。比較重要的蚊媒是 *A. pseudopunctipennis*,分布範圍從德州一路到阿根廷。這種蚊子能夠在海拔相對較高的地區生存,成了安地斯山脈的重要瘧疾蚊媒。*A. aquasalis* 則是常見於加勒比海與南美沿岸,但同樣偏好非人類動物的血液。*A. darlingi* 是新世界最致命的瘧疾病媒,嗜食人血,出沒於美洲河川流域與加勒比海部分地區。在中美與安地斯山脈以東的南美,*A. darlingi* 是主要的蚊媒。在巨大的亞馬遜河流域,隨著森林砍伐為蚊類開闢各種新環境,*A. darlingi* 也給人類健康投下了長長的陰影。[90]

相較之下,雖然黃熱病造成較嚴重的結果,但瘧疾的影響力更為持久。很有可能早在西班牙人征服探索的早期,他們就已經帶來了

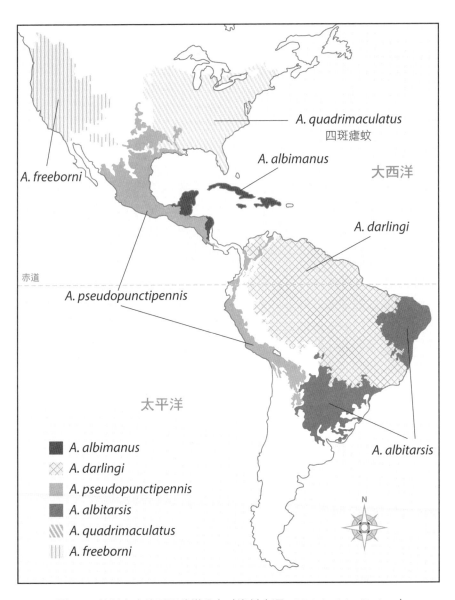

圖8.7 美洲瘧疾的重要蚊媒分布（資料來源：Malaria Atlas Project）

間日瘧原蟲。在十六世紀以後，美洲原住民人口受到重創，瘧疾可能於其中扮演著次要角色。隨著時間過去，情況愈演愈烈。奴隸貿易增加，惡性瘧隨之而來。墨西哥低地與中美洲迅速成為感染熱區，巴西與加勒比海地區也有大半部分捲入疫情。無論何處，只要惡性瘧掀起流行，就會讓人口受到重大打擊。

對舊世界的反響

　　哥倫布大交換的一個重要面向，就是將熱帶的農作物與病原體移植到了新世界。就這樣，在橫跨整個大西洋的暴力殖民主義、熱帶栽培業經濟與新興資本主義網路下，美洲就像舊世界一樣，在健康方面出現了鮮明的地理落差。在這場跨大西洋的疾病交流之中，雖然最引人注目的是黃熱病與瘧疾，但我們也不該忘記鉤蟲、熱帶莓疹、血吸蟲病與其他熱帶疾病的影響。這一切所形成的死亡體制，影響了整個新世界的人口與定居模式。

　　這段美洲權力與疾病的故事，可以簡單提一項重要發展作為結尾。在整個十八世紀，新世界的移居者與奴隸人數不斷增加，政治抱負也隨之開展。革命時代在十八世紀最後幾十年展開，而美洲的疾病生態證明是這群自由鬥士的重要盟友。在反抗殖民與奴隸起義期間，恰逢黃熱病疫情襲來，在1790年代最為嚴重，有助於讓人民擺脫舊世界強權的掌控。歐洲軍隊對疾病缺乏免疫力，傷亡人數令人咋舌；特別是在解放聖多明哥（今日的海地）期間，局勢最為明顯。套句約翰・麥克尼爾的話，瘧疾與黃熱病令「加勒比海與巴西的熱帶栽培園主特別青睞非洲的勞工」，於是「數百萬非洲人經歷了長達數個世紀難以言喻的痛苦。這兩種感染病當時推上一把，讓全世界史上最大規模的奴隸起義得以成功，也是剛好而已。」法國失去聖多明哥，等於是丟掉了最寶貴的一塊殖民地，而美國帝國主義的成本計算也說服了拿破崙，以每英畝僅僅幾便士的價格，把路易斯安納賣給了新生的美利堅合眾國。[91]

　　然而，如果要真正計算哥倫布大交換全面的影響，就不能不回頭看向大西洋彼岸，追溯殖民美洲對舊世界的影響。雖然新世界疾病對舊世界的影響有限，但卻有其他面向的影響不斷迴盪。像是馬鈴薯與玉米之類的新主食，推動舊世界人口快速成長，而糖、咖啡與菸草等新消費品則是加速市場擴張，也讓握有政治影響力的商人精英得以崛起。瓦索爾的五月花號於1647年啟航時，身後的整個舊世界幾乎從一端到另一端處處危機。從英格蘭到中國，都有內戰戰火點起。經過三十年戰爭的衝突，歐洲步履維艱。就在這些危機當中，權力迅速轉移到了面向大西洋的歐洲國家手中，逐漸形成我們今日所熟悉的現代秩序，富者愈富，健康者也愈為健康。

9

蟲與人

疾病與全球危機？

　　三十年戰爭（1618-48）是人類史上的一個悲慘章節。這場許多人公認為第一次真正的現代戰爭，給中歐地區留下深深的傷痕。這場戰爭無論對士兵或平民來說都同樣殘酷；就比例來看，也成了歐洲史上最致命的衝突。在這場悲劇所衍生出的藝術作品當中，最令人印象深刻的作品之一，就是以書中主角名字命名的半自傳體小說《阿呆物語》（*Simplicius Simplicissimus*），主角生性天真，但觀察力過人，把這場戰爭毫無道理的暴行都看在眼裡。在某個場景，主角發現自己落入一場血腥的戰鬥：要對抗棲身在他盔甲下的蟲子。[1]

　　蟲子給我的折磨太可怕，我擔心它們正打算要在我的皮膚底下做出一個家……天啊，它們就是種瘟疫！有一天，我實在受不了，其他士兵有的在餵馬、有的在睡覺、有的在放哨，而我就跑到有點距離的樹下，向我的敵人開戰。我脫下胸甲（我知道，開戰的時候大多數人會穿上），發動一場又捏又擠的襲擊，不到幾分鐘，我的雙劍（也就是我的指甲）滴著鮮血，我的腳下躺滿屍體

（或者該說是擠乾的空殼）。至於那些我沒有一次殺死的敵人，我就讓它們在樹下爬來爬去，慢慢斃命。每當想起那次交手，總讓我渾身又癢了起來，彷彿又回到那棵樹下，與之奮戰。但我也一直想到，我實在不該與這些同伴戰鬥，尤其它們一直是忠誠的僕人，即使主人上了絞刑架或是死亡輪，它們也絕對不離不棄。而且有鑑於它們數量眾多，在戶外地面堅硬的時候，我也常常就睡在它們身上。（Grimmelshausen 2018）

　　這個除蝨的場景，其實是藉流浪漢小說批評三十年戰爭如何殺人如蝨，毫無人性。三十年戰爭同時結合了諸多主題：人道主義災難、宗教鬥爭、憲法危機、歐洲內戰，以及一場「軍事革命」的關鍵核心。而從另一觀點，對於蝨子、跳蚤、囓齒動物等等害蟲害獸來說，人類的苦難反而成了它們的滋養，這場戰爭簡直就像天上降下的禮物。[2]

　　本章試著把重點放在這些微小但多產的病媒，看看它們在人類的苦難扮演了怎樣的角色。三十年戰爭造成的死亡人數可以給我們一點初步的印象。彼得・威爾遜（Peter Wilson）說，這場戰爭「證明了疾病比火槍、劍與大砲更為有效。」在這場曠日費時的衝突期間，在戰場上喪生的士兵人數約達四十五萬人。但死於傳染病的人數高達三倍。對平民而言，比起直接的暴力，疾病與飢餓的摧殘遠遠更為可怕。其中，分別由蝨子與跳蚤傳播的斑疹傷寒與鼠疫，正是最嚴重的威脅。人口的衝擊還因為生育率急劇下滑而雪上加霜。雖然各地遭受的影響並不平均，但在中歐的廣大地區，人口下降了三分之一到一半。歐陸心臟地帶的人口，得花上一個世紀才得以恢復。三十年戰爭被稱為「歐洲在拿破崙戰爭前最大的人為災難」。從另一方面來看，也可以把三十年戰爭視為長期的流行病危機，而且是由人類的衝突所發動。[3]

　　三十年戰爭之所以成了有說服力的例子，是因為這場對抗是真正以軍事交戰為核心，也造成了所有現代早期戰場最高的傷亡人數，但即便如此，疾病仍然是這段時間的主要死因，而且呈現的是壓倒性的多數。我們看到，疾病絕不只是戰爭的副產品，反而是戰爭成了疾病的生態環境。戰爭造成的顛沛流離，創造出危險的疾病生態。在整個漫長的十七世紀，人類衝突所造成的這種疾病生態，如同讓地獄浮現人間。[4]

就全球角度而言，有些史學家提出了「十七世紀的普遍危機」（general crisis of the seventeenth century）這種概念，而三十年戰爭則只是其中的一個插曲。似乎在整個舊世界，就是普遍存在著戰爭、饑荒與瘟疫。當時的人確實感受到這種普遍危機。如1640年代在英國國會的一篇長篇講詞所陳述，這些「日子就是動盪的日子……而這種動盪普遍存在。」歷史學家總爭論不休，有人認為該把整個時期定義為一個危機時期，也有人認為這些災禍就整個歷史來看其實十分平凡。但事實上，這確實是個格外充滿紛擾的時期，而這又與疾病史密切相關。戰爭展現著一場徹頭徹尾的危機，這場危機塑造了現代早期的疾病體制。要瞭解現代早期歐亞的傳染病史，就需要認真看待這種危機時的生態：究竟為什麼十七世紀如此動盪？這又對人類健康有何意義？[5]

在歐亞大陸的大部分地區，從橫渡大西洋到工業革命前夕這段期間（約1500–1750），一方面是個成長時期，另一方面又會不時出現嚴重的動盪：長期呈現人口與經濟的擴張，但又會反覆被驚人的危機打斷（參見圖9.1）。歐洲和亞洲在整個十六世紀曾經歷快速成長（與新世界的發展形成鮮明對比），人口呈現倍數增加，戰爭、饑荒和瘟疫的影響都相當有限——至少相對於後續的情況是如此。雖然黑死病與鼠疫反覆爆發，但空檔時期仍然有成長的空間。但從1580年代或1590年代開始，限制一一浮現，資源也顯得支應不暇。舉例來說，在1580年代和1590年代，發生了一場自十四世紀初以來最嚴重的饑荒，席捲歐亞大陸廣大地區。而且相較於後來的慘況，這還只能算是

伴隨著動盪的成長：人口變化

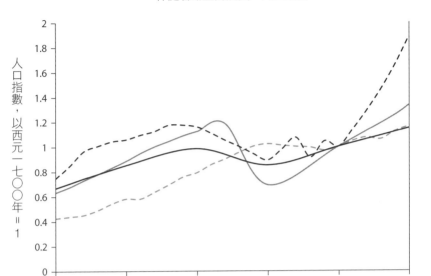

圖9.1　伴隨著動盪的人口成長

個前奏。到了十七世紀，末日四騎士裡的戰爭、饑荒和瘟疫都被放出了馬廄。這些事情究竟為什麼會同步發生？可能性至少有三種，而且並不互斥。[6]

　　第一種可能性，是出於氣候變遷。應該可以說，唯有氣候機制擁有夠大的力量，能夠讓全球各個人類社會走向同樣的命運。小冰期（Little Ice Age）以十七世紀為中心，是一個寒冷而不穩定的時期，也是整個全新世氣候史上最明顯的時期之一。這時氣溫之所以下降，一般認為是由於太陽輻射減少或火山爆發所引起。但還有另一個假設認為，新世界與歐洲接觸之後，人口減少，使美洲的森林大規模重新生長，形成碳匯（carbon sink）的作用，將碳從大氣中抽出，而使地球冷卻。雖然這種想法並非眾人接受的共識，而比較是提出一個激起想像的可能性，但還是很耐人尋味：舊世界的疾病使新世界人口銳減，於是林地擴大，使氣候變冷，進而引發整個歐亞大陸的危機。不論原因為何，總之小冰期成了一股推力，導致歉收、疫情下的傷亡，以及廣泛的暴力事件，特別是在1580／1590年代、1640年代，以及1690年代。[7]

　　第二種可能性是人口過剩，馬爾薩斯稱之為「積極抑制」（positive check）。馬爾薩斯認為，前現代人口的成長速度有可能已經超越了食物供給。因此，人口成長意味著福祉下滑，最後導致饑荒、瘟疫或戰爭。確實，十六世紀的人口成長似乎已經讓資源短缺，在氣候不利農業生產的時候，社會無法為人民提供足夠的糧食。有些版本根據這個模型做更進一步的推論，認為人口成長不但會造成普遍的饑荒與苦難，還會讓精英之間出現更激烈的衝突與競爭。所以，各種的權力鬥爭、內戰與階級衝突，其實也都是代表著背後隱而不顯的人口動態。這樣看來，危機時代就是一場無可避免的教訓，讓過盛的人口成長付出代價。[8]

　　第三種可能性，則指向這個危機時代是傳染病所致，單純就只是隨機的演化，只不過對人類社會造成了巨大的震撼。經濟歷史學家楊恩・德弗里斯（Jan de Vries）就說：「死亡率在十七世紀大幅上升。……流行病因素（對當時的社經體系來說屬於外源因素）似乎主導了死亡數字的變化，也就主導了整體人口變化的過程。因此，十七世紀的人口危機似乎並不是特定社會的內源過程（獨有的技術、機構制度或生產方式）所致，而是有一個外源的直接因素：傳染病。這些傳染病背後有自己的歷史源流，社會在它們面前完全無能為力。」[9]

　　本章的目標之一，是希望整合這些不同的解釋。這場危機的基礎在於氣候變遷與人口壓力，而傳染病則是在十七世紀掃過整個舊世界的一股強大力量。但講到疾病的生物因素時，不能把一切看作機器裡的幽靈（ghost in the machine），認為這就是無法解釋。我們常常把流行病視為「外源」或「自發」的因素，認為其來去無法捉摸。但正如我們已經在整個人類的過往所見，只要放到夠大的時間尺度，就能看到病原體是回應著自己面臨的生態條件。想瞭解十七世紀為何如此動盪，就得知道是哪些疾病在造成影響，哪些生態條件召喚它們出現，社會當時又是如何應對所處的疾病環境。以這種方式，我們才更容易看到在現代早期的世界，人類的作為與生物的因素之間是如何互動與連結。**10**

十七世紀之所以流行病橫行，是因為反應了四個獨特的生態因素：（1）人口壓力、糧食短缺；（2）都市化；（3）監獄和醫院等現代機構的誕生；（4）軍事革命增加武裝衝突的頻率與規模。本章會先概述這些變化如何在現代早期世界展開，接著再談三種特定疾病：斑疹傷寒、鼠疫、天花。這個邪惡的三位一體，從數千年來所累積的各種腹瀉與呼吸道疾病中脫穎而出，創造出現代早期歐亞大陸獨有的疾病體制。由這三種病原體所共同創造的疾病環境，常常被想像為健康和疾病的「舊秩序」（ancien régime），最後是被現代性擊倒克服。但事實上，正是因為現代早期的結構特色，才讓這三種病原體結合在一起。

鼠疫仍然是最大的殺手。鼠疫作為一種「中世紀疾病」的名聲赫赫，但其實它在現代早期同樣扮演著重要角色。對鼠疫而言，十七世紀肯定也是大展身手的時代。與此同時，天花病毒則是在現代早期出現了致病力更高的病毒株，給全球人類帶來了嚴重危害。至於斑疹傷寒，或許最能反映現代早期的疾病生態。在出現其他種種苦難之後，斑疹傷寒只能說是必然的結果。奧古斯特・赫希就認為：「『斑疹傷寒史』正是世界史的黑暗篇章，講述了戰爭、饑荒與各種苦痛給人類帶來怎樣的災難。無論多麼古遠的時代，只要還能查到斑疹傷寒的歷史，都會發現這種疾病連結著人民最悲慘的命運。」然而，我們不該把斑疹傷寒視為每次災難邁向尾聲時總會出現的標點。這種由蝨子傳播的疾病，值得我們更仔細去瞭解其生態。斑疹傷寒在人口稠密、貧窮、骯髒的環境裡最能大展身手。無論是饑荒、戰爭或是城市的髒亂，都有助於斑疹傷寒的傳播。這個時期出現了許多現代機構：集中營、監獄、醫院，最後是工廠與公寓，斑疹傷寒幾乎成了專屬於這些環境的疾病。[11]

　　整個舊世界的發展如此相似，可見歐洲與亞洲的流行疾病體制實為一體。也是在十七世紀，我們首次得以隱約見到現代成長的模式。但這裡得仔細搭配幾個必要的前提。所謂「歐洲的崛起」，雖然已經有人從各種角度談過，但在這段時間，如果就整個舊世界的地緣政治秩序看來，至少以人口、領土與整體作戰能力等傳統衡量標準，歐洲的優勢並不明顯。靠著征服新世界取得意外之財，歐洲列強名義上掌握著大片領土，在海上的實力無人能及。然而，鄂圖曼帝國、薩非王朝、蒙兀兒帝國與清朝仍然是陸地上的霸主，就人口而言也是地球上最有分量的政權。真要從全球的角度來看，主導這個世界的仍然是幾個幅員遼闊的陸上帝國，歐洲列強並不突出。

　　可能始於這個時期的更深層的變化，其衡量標準並不在於國土的多少或軍隊的多寡，而是要談有什麼新的成長模式，以及在科學、治國與社會上有什麼發展，到頭來真正能夠推動改革。經濟歷史學家將這一時期稱為小分流（Little Divergence）時代，這時的西北歐雖然人口成長，但每人平均所得依然持續提高，為人類史上首見。我們會在下一章談到如何逃出馬爾薩斯陷阱，探討這種時候財富與健康的關係，但本章會提到部分相關概念。十七世紀的普遍危機讓歐洲國家走向中央集權，政府能力大幅擴張，但無意間也促成了更強而有力的公共衛生措施。

　　現代早期社會所面臨的健康挑戰不斷升級，可說是全球現代化所帶來的副產品。我們會一再看到，這些挑戰有時候雖然出現在舊世界最遠的兩端，卻有著驚人的共同點。對傳染病最有效的應對措施，也同樣出現在地理上相距甚遠的各個地點。中國發現了疫苗接種的方法，這是人類首次擁有真正能夠對抗傳染病的醫學措施。日本則擁有全球最先進的城市衛生設施。最優良的醫院則可能是位於巴格達或大馬士革。然而,這時無論在任何地方,都還無法真正系統性控制傳染病。要到十八世紀,科學與治國手段才真正促成了相關的重大變革。

現代早期的生態學

十六世紀是整個舊世界的人口黃金時代。黑死病與鼠疫反覆爆發,曾經讓舊世界的人口有一個半世紀難有成長。英格蘭的歷史人口統計資料格外齊全,顯示在大約西元1500年前,人口「始終疲弱不振」。在義大利與整個歐陸的大部分地區,情況也大致相同。至於在亞洲,隨著蒙古擴張(也可能伴隨著第一波的鼠疫)帶來猛烈衝擊,人口更早開始出現衰退,但也可能更早開始復甦。然而即便如此,十六世紀仍然是個人口狂飆成長的時期。在鄂圖曼帝國的心臟地帶,同樣有著蓬勃的擴張。蒙兀兒印度的人口成長速度則並不明顯,可能比其他地方開始得晚一些。至於明代中國,人口不到兩個世紀就成長一倍,從1400年大約八千萬人,到十六世紀中葉達一‧六億人,但在1580年代就出現停滯。[12]

為什麼在幅員如此遼闊的區域出現了強勁的人口成長?目前還找不出一個完全令人滿意的答案。在過去,鼠疫曾經使人口長期停滯,最後使得實際工資上升;再經過一段時間,更高的工資刺激了人口的成長。當時既還有生養的空間,食物也不虞匱乏。貿易與經濟專業化持續擴張。這種成長屬於有機成長,而不是靠著現代機器或化石能源。慢慢地,人力資本愈來愈重要。在歐洲,識字率開始持續上升。雖然在當時或許並不明顯,但人口成長、商業擴張、人力資本增加這三者的同時發展,就像是播下了種子,讓人類做好準備,擺脫馬爾薩斯設想的那種貧窮而早逝的陷阱。[13]

從十五世紀末到十六世紀末,死亡危機出現得不那麼頻繁,也不那麼嚴重。鼠疫仍然潛伏,也仍然是最危險的疾病,但影響力已經遠不及過去,也不如它在十七世紀捲土重來時的情形。1550年代後期,歐洲部分地區曾經發生廣泛且嚴重的死亡事件,罪魁禍首可能是流感加上斑疹傷寒。但正如我們將看到的,斑疹傷寒應該還是一種相對較新的疾病,要到十六世紀初才從南歐開始向外傳播。[14]

到最後,無可避免地,隨著人口密度增加,農民被迫來到生產力較低的土地上,人口成長也就開始讓糧食供給變得緊張。從1550年代開始,歐洲就有了這種壓力的跡象。到了1590年左右,挑戰變得更加嚴峻,導火線有可能是一系列突如其來的氣候變遷。當時歐洲部分地區感受到了可怕的饑荒,先是南方地區受災,然後才是北方。鄂圖曼帝國面臨一系列暴力叛亂。在中國的動盪則開始得早一些,約莫始自1580年代,但已經幾乎是同時開始。[15]

這些挑戰開啟了一段漫長的時期,社會持續感受到食物供給的壓力。十七世紀「有個明顯特色,就是整個〔歐洲〕大陸的糧食安全成了真正關鍵的問題。」同個時期,印度與中國也受到了饑荒的震撼。糧食短缺一方面造成飢餓與死亡,但另一方面也讓社會開始各種創造與創新,催生了一些早期的社會福利制度,例如英國的《濟貧法》(Poor Law)就打造出一套政府救濟制度。歐洲北部開始更依賴來自波羅的海的穀物,而歐洲南部與中國則開始種植玉米。馬鈴薯的種植開始傳向四方;這種營養豐富的塊莖,讓世界各地養活了更多的人群。套句威廉·麥克尼爾的話,三十年戰爭「在後人心中留下特別深的恐懼,是因為這成了歐洲北部的最後一戰,在這之後馬鈴薯就變得夠普及,足以支撐人力成本」,農村不再出現重大的饑荒。[16]

住在城鎮的人口比例也在此時提升。當然,在工業時代前,都市化的程度依然有限:就算到了1800年,全球人口仍然只有2%住在人口超過十萬的城鎮中。然而在這個即將邁入工業革命的時期,歐洲與亞洲大部分地區的城市已經在穩定成長。在1500年,歐洲人口有5.6%居住在人口超過一萬人的城鎮。時至1700年,比例已經來到9.2%。更重要的一點,在於都市成長究竟發生在哪些地方。以義大利為例,當時已經相對都市化,因此在整個時期只是維持著同樣的水準。至於慘遭三十年戰爭與鼠疫反覆蹂躪的城鎮，光是要維持人口就已經大有問題。但如果在商業城鎮，特別是大西洋與北海沿岸的城鎮，成長則高到不成比例。例如在不列顛群島，居住在城鎮的人口百分比從1500到1700年幾乎來到五倍。歐洲都會的整體勢力重心迅速轉向北方與西方——這也成了本時期最重要的一項地緣政治變化。[17]

同樣重要的另一點，在於歐洲最大型城市的發展成績極為亮眼。整個歐陸的幾百個小城鎮，整體來說並未成長。成長都集中在大約前二十大的城市、大港、首都，以及各個金融與原始工業（proto-industrial）中心：阿姆斯特丹、安特衛普、布魯塞爾、但澤（Danzig，又稱格但斯克）、都柏林、漢堡、根特（Ghent）、萊頓（Leiden）、里斯本、利弗諾（Livorno）、倫敦、里昂、馬德里、馬賽、密德爾堡（Middleburg）、南特、巴黎、羅馬、鹿特丹、魯昂（Rouen）、海牙。十七世紀中葉，在這些城市就住了整個歐洲總人口的四分之一。[18]

直到當時，近東與亞洲的城市規模一直是全球最大，在整個十七世紀也仍然是都市化的先鋒代表。像是在日本，江戶（東京）就呈現爆炸性的成長。從1400年還只是個地方要塞，到了1700年後不久就坐擁百萬人口，可能是當時全世界最大的城市。而在中國，明代（1368-1644）經過元代的動亂破壞，城鎮正在穩定重生。在十五世紀，南京可能是全球最大的城市，但北京的規模到1600年已經翻了一倍，最後超越了南京。開羅、伊斯坦堡與伊斯法罕（Isfahan）當時仍然是全球規模前幾的城市，在整個十七世紀持續成長。在1650年，還看不出來倫敦即將成為全球經濟中心或文化重鎮；但過了一個世紀，山繆‧強森（Samuel Johnson）意氣風發地宣稱「若有人厭倦了倫敦，必然也厭倦了人生」，這座城市的發展已然顯而易見。[19]

在整個歐亞大陸，都市化讓死亡率隨之上升。當時無論在任何地方、任何年代，城鎮的健康狀況總是比不上鄉村。大城市成了強力的「人口匯」（demographic sink，自然成長率小於0），需要不斷有移民湧入才能維持。倫敦的崛起，勾勒出整段英格蘭的人口歷史。首都的吸引力雖然難以抗拒，卻也往往致命。只不過並不是所有城市都難逃這樣的結局。像是在日本城市激增的時候，也同步發展出各種供水和廢物處理的創新；「下肥」（水肥）成了熱門生意，不但讓街道維持乾淨，也讓田地獲得養分。但至少在歐洲，城市在1650–1750這百年之間異常要命。鼠疫、斑疹傷寒與天花，使城市的危險來到史上未見。我們不能忘記還有這些重大問題的存在。都市生活的重要性愈來愈高，吸引了我們的目光，讓人可能一時看不到有些微小但有用的改善。在城鎮裡，人類逐漸學會如何控制疾病，最終得以預防疾病。到了十八世紀後期，倫敦不但已經是全球最大的城市，還可能是史上第一個能夠達到自然成長的大城鎮，出生率高於死亡率。[20]

　　隨著城鎮成長發展，各種機構的數量、規模與形式也不斷增加。現在我們已經如此習慣生活裡充滿群聚、排隊、合宿，或是其他大夥擠在一起的體驗，很容易忘記這種群聚模式是歷史發展的結果，而且過去還經過多次致命的反覆嘗試錯誤。當然，在中世紀就已經出現過某些前例。但我們所熟知的現代機構，像是照護機構、精神病院、監獄、看守所、習藝所（workhouse，又譯「濟貧所」）或工廠，其實是在現代早期形成。舉例來說，照護機構的根源可以上溯到中世紀。早在中世紀晚期的近東地區，就已經發展出了相當完整的照護體制。到了現代早期，照護機構數量激增，分工也更加細緻。在整個歐洲，各地開始有各種孤兒院、救濟院、軍醫院、住院醫院興起，而綜合醫院則更為強調其醫療功能。斑疹傷寒又有「照護機構熱」（hospital fever，又譯「醫院熱」）之稱，因為它會侵襲那些人口密集的地方，特別是窮人密集的地方。十八世紀的一項重要創新就是發展出了熱病醫院（fever hospital），用來隔離斑疹傷寒或其他發燒患者。[21]

　　監獄的興起，正是這些社會變革的縮影。中世紀城鎮的囚禁方式規模較小，通常是一些準封建或宗教形式的囚禁。但從十六世紀開始，「監禁與其他形式的奴役，在幾個歐洲國家愈來愈盛行。」司

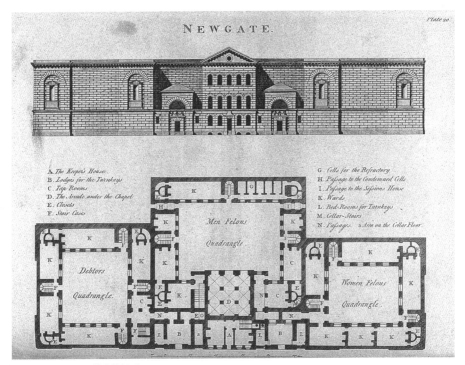

圖9.2 新門監獄（Newgate Prison），現代監獄機構興起的象徵

法系統逐漸脫離了宗教。在歐洲南部、北非與鄂圖曼帝國，一種常見的拘留形式是要到巨型的槳帆船上去划槳；在歐洲北部，則開始以受刑習藝所與各種專門監獄為主流。監獄機構的發展興建（參見圖9.2），由歐洲北部帶頭，從倫敦（1555）到整個英格蘭，阿姆斯特丹（1596）與其他荷蘭城鎮，以及哥本哈根（1605）。與監獄興起攜手同行的，是城市的發展、布爾喬亞（資產階級）文化的傳播，以及司法制度的世俗化。[22]

斑疹傷寒的歷史，就與這些新刑罰機構的興起互相交織。在還沒有斑疹傷寒這個正式名稱之前，所謂的「監獄熱」（gaol [jail] fever）正是這種疾病最著名的發生形態。這種病也被稱為「黑色巡迴審判庭」（black assizes），三不五時襲擊英格蘭（例如1521年來到劍橋），可能反映的是斑疹傷寒已從地中海一路滲透到歐洲北部。由於巡迴審判庭並非常駐，而是定期巡迴，因此嫌犯（通常是窮人）不得不忍受在惡劣的條件下遭到長時間拘留，等待審判庭到來。這些爆發在拘留期間的疾病之所以會引起關注，是因為疫情也會向外蔓延，讓並非窮人的法官、陪審團與官員同樣嗚呼哀哉。1577年就曾爆發一次著名的牛津黑色巡迴審判庭事件，造成數百人死亡，其中包括一名高階法官。當時的一名被告是個「舉止粗魯、滿嘴髒話的書商」，此人口吐詛咒，當時被認為是眾人死亡的起因，但斑疹傷寒才是更合理的原因。[23]

現代早期英格蘭的囚禁環境惡劣不堪，幾乎完全是為了斑疹傷寒的傳播而設計。環境潮濕、骯髒，面臨各種不足，「可憐的囚犯擠在一堆骯髒的破布或惡臭的腐爛稻草上取暖，因為各種無以言喻的噁心習慣而散發著腐臭的氣味。」基本問題就在於囚犯密度實在太高。「監獄熱的直接根源，就在於監獄過度擁擠，汙穢且大多混雜不分。」1770年代，偉大的早期社會改革者約翰‧霍華德（John Howard）親身視察各郡，提出對英格蘭與威爾斯監獄的報告，廣獲大眾與議會的關注。在他看來，監獄熱肆虐，代表的就是監獄系統不人道。他指出，當時死於監獄熱的人數甚至超過了被處決的人數。遺憾的是，這個凜然正派的人在視察烏克蘭境內的俄羅斯醫院時感染了斑疹傷寒，並因此身亡。[24]

如果用當代標準來看，現代早期社會並非監獄社會，被關在牢中的人口絕對數量有限。然而，斑疹傷寒能在獄中如此橫行，可見在人類社會學著將「聚集人體」這件事帶到新的規模時，斑疹傷寒的影響力也水漲船高。國家集中大批群眾的能力前所未有，這一點在軍事事務上達到了最純粹的表現。在現代早期，總有戰爭陰影籠罩。客觀而言，十六與十七世紀是好戰的世紀，無論衝突的性質、頻率與規模都產生改變，特別在歐洲最為明顯。在1955年，麥可‧羅伯茲

（Michael Roberts）勾勒出他所謂「軍事革命」（military revolution）的輪廓，指的是從1560年到1660年間出現的一系列相互關聯的變革。在他看來，最重要的是技術的變革：火器的改進，讓封建形式的戰爭成為過去。1550年代引進火槍是一個分水嶺。軍隊的規模大幅成長，有些案例從1500到1700年足足成長了十倍。作戰策略變得更加複雜，對民間社會的影響也更為深遠。從歐亞大陸一端到另一端，這些變化深深影響整個疾病環境。[25]

　　從1500年到1700年這兩個世紀衝突連連。戰爭在歐洲的頻率、持續時間與規模都有所提升。早期階段大約在1494到1559年，義大利成了新作戰方式（以及新疾病）的試驗場。1494年，法國入侵義大利，查理八世率領的除了一萬八千人的軍隊，還有龐大的攻城縱列（siege train）。據稱，就是這群法國士兵把「大瘡病」（一般認為是梅毒）傳遍歐洲；雖然這應該不是全新的疾病，但軍隊的調動（與習慣）使疾病加速傳播。不令人意外，首份關於斑疹傷寒的可信報告也出現在這個時期：1491年，地點是格拉納達（Granada）。當時斐迪南（Ferdinand）與伊莎貝拉（Isabella）的聯合軍隊人數堂堂來到六萬。過了兩個世代，查理五世麾下士兵來到十五萬人。時至十七世紀，權力平衡與主要的衝突地區轉移到了歐洲的中部與北部，讓歐洲最大軍隊的規模再次成長，短短幾個世代就翻了一倍。十八世紀初，歐洲在同一時間部署的軍隊人數已經高達一百三十萬。[26]

　　整個歐亞大陸的變化都十分相似。十五世紀末、十六世紀初，鄂圖曼軍隊無論在規模或技術上都高出臨近的歐洲軍隊一截，這樣的落差讓歐洲積極創新、提升部隊規模，特別是在哈布斯堡王朝的領土上。東亞的軍事發展也非常相似。1550–1683年被稱為「東亞歷史上最好戰的時期」，時值明清之交，相當於東方的三十年戰爭：衝突四起的破壞時期。（但有一點重要差異：在這之後，清朝主導的東亞迎來長期相對的和平，但歐洲在軍事上仍然血腥、競爭，創新得令人心驚。）[27]

　　戰爭對大眾健康非但不利，還往往堪稱災難。在衝突動盪之中，軍隊四處劫掠，摧毀、偷竊或徵用農作物，必會影響糧食的生產與分配。隨之而來的糧食危機就會引發饑荒與疫病。戰爭總是伴隨著創傷與嚴重的壓力。戰爭也代表著高密度的人口，特別是在軍隊規模擴大的時候：某些戰場上的軍隊，規模不下於當時最大的城市。軍營是個衛生堪慮的場所，而圍城作戰也會破壞現有的衛生條件。浩浩蕩蕩的行軍大隊，承載著微生物、病媒與害蟲。簡單來說，戰爭會摧毀本來就十分脆弱的秩序、清潔與生活條件。每次出現人類衝突，總會讓小型寄生體搶佔上風。[28]

斑疹傷寒：帶來苦難的微生物

　　英國醫師查爾斯・莫契森（Charles Murchison）在1862年出版了一本維多利亞時代的熱病權威論文，他在腳註寫道：「一部完整的斑疹傷寒史，會是過去三個半世紀以來的歐洲史。」對於現代早期的大部分世界來說，這句話應該也同樣適用。[29]

　　斑疹傷寒是由普氏立克次體（*Rickettsia prowazekii*）所引起。立克次體是一種高度成功的細菌屬，微小而呈球形，適應存活於蜱、跳蚤與蝨子等節肢動物體內。由於這些小蟲常常已經學會以脊椎動物宿主的血液為食，許多立克次體也就演化出感染脊椎動物的聰明能力，特別是哺乳動物，那些毛茸茸的皮膚堪稱吸血蟲的天堂。在脊椎動物體內，立克次體需要在宿主細胞內複製（換句話說，立克次體是一種細胞內寄生體，有點類似病毒，體積小，需要侵入宿主細胞）。立克次體最喜歡的就是血管內部的細胞，而這點與它們所引發的疾病息息相關。[30]

　　普氏立克次體經過一次關鍵適應，讓它能夠引發這種惱人、傳染力強的疾病：學會如何利用人體上的蝨子。蝨子是無翅的寄生昆蟲，依靠哺乳動物和鳥類為生，住在這些動物的羽毛與毛髮之中（參見圖

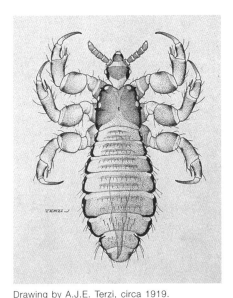

圖9.3

體蝨（*Pediculus humanus humanus*）

Drawing by A.J.E. Terzi, circa 1919.
Wellcome Collection (CC BY 4.0)

9.3）。大自然對人類可說是太過慷慨，讓人類得以享有兩種蝨子。第一種是陰蝨（crab lice），寄生於人類的陰毛之中，與感染大猩猩的另一種蝨子是近親。第二種則是人蝨（*Pediculus humanus*），與黑猩猩身上的蝨子是近親。此外，人蝨還有兩種亞型，各自適應一種特定的生態區位：一種是人頭（頭蝨），一種則是人體（體蝨）。其中，體蝨特別有韌性，會將卵產在人類的衣服上，離開宿主也能存活達數天之久。體蝨以人血為食，每天大約吃上五餐。因此對各種病原體而言，體蝨具有作為有效病媒的潛力。幸好，只有少數幾種疾病（斑疹傷寒、戰壕熱〔trench fever〕、回歸熱）成功運用這種病媒。[31]

　　體蝨以人血為食，但斑疹傷寒細菌其實並不是透過蝨子的叮咬傳播，蝨子的糞便才是入侵的關鍵。蝨子會在進食的地方排便，糞便裡充滿微小的斑疹傷寒細菌，在這種環境能足足活上一百天。如果皮膚因為人的搔抓或是蝨咬而有小傷口，讓蝨子糞便中的細菌（又或是蝨子被搯爆所釋放出的細菌）從傷口進入人體，就可能讓人感染斑疹

傷寒。病菌也能透過黏膜（包括眼睛表面）進入人體。由於斑疹傷寒
病菌也可能在蝨子的糞便粉塵上形成氣溶膠傳播，人就算身上沒有感
染蝨子，也可能會感染斑疹傷寒。因此，醫務人員一直難逃暴露的風
險。但大多數情況下，斑疹傷寒的傳播仍然是由於含有病菌的外寄生
體糞便進入人體皮膚所致。[32]

　　斑疹傷寒的英文俗名「typhus fever」是到十八世紀晚期才開始
普及。由於這種疾病在史上十分普遍，臨床症狀也並不明確，因
此在各地有許多不同別名。「typhus」的希臘文字源，指的是病人
陷入神智不清的狀態。斑疹傷寒也被稱為「brain fever」（腦熱）或
「head fever」（頭熱）。另外由於皮膚會出疹，也有人稱之為「spotted
fever」（斑點熱）、「petechial fever」（瘀斑熱）、「black fever」（黑
熱）。在西班牙語，斑疹傷寒則稱為「tabardillo」，也就是「彩色的
斗篷」。人們有時也會乾脆把斑疹傷寒說成「epidemic fever」（流行
的熱病）、「putrid fever」（會壞死腐爛的熱病）。此外，由於斑疹傷
寒容易在近距離接觸時傳播，也有了「camp fever」（軍營熱）、「gaol
fever」（監獄熱）、「hospital fever」（照護機構熱）、「ship fever」（船
熱）等名稱。因為斑疹傷寒與混亂既是朋友也是盟友，所以也有
「famine fever」（饑荒熱）之稱。斑疹傷寒的別名還絕不只這些而
已。[33]

　　斑疹傷寒有十到十四天的潛伏期，接著則是幾天感到身體不適。
斑疹傷寒引起的頭痛可能極為強烈，時間持續一週左右，接著則是
出現神經系統症狀，包括神智不清。病患表情呆滯，變得「壓抑、茫
然、困惑」。這種嚴重的神智不清，還會變成劇烈的譫妄，或某些時
候發展為癲癇或昏迷。斑疹傷寒還常常併發不規則的皮疹，疹子會稍
微凸起，外觀呈斑狀。這些斑點會從軀幹開始，再蔓延到四肢。事實
上，大腦和皮膚同樣都會遭受這種細菌感染，而使毛細管內壁的細胞
受到破壞。正因為這種病菌會感染血管，在幾乎全身都可能惹出問
題，所以斑疹傷寒的臨床表現五花八門，包括肺部的併發症、休克、

壞疽、組織壞死等等。斑疹傷寒患者的口氣多半帶有惡臭，便祕情形也很常見。在抗生素發明之前，這種病的致死率很高，可達50%。而且，某些倖存者體內可能持續存在這種病菌多年，卻毫無症狀，直到哪天壓力大、免疫力降低，又突然復發。[34]

由於斑疹傷寒性質多變，很容易與許多其他疾病混淆。回歸熱也是一種蝨傳感染疾病，臨床表現十分類似，常常與斑疹傷寒同時流行。另外還有鼠斑疹傷寒（murine typhus），雖然致死率較低，但個別病例很難與流行性斑疹傷寒做出區分。再者，正如名稱所示，「傷寒」（typhoid fever）本來就很容易與「斑疹傷寒」（typhus）互相混淆；一直要到十九世紀，我們才有能力做出清楚的區別。在過去，斑疹傷寒有可能會被誤診為許多其他疾病。其中之一是麻疹，其表現為發燒和皮膚變色。斑疹傷寒甚至也可能被拿來和黑死病混為一談，兩者除了淋巴症狀，確實頗為相似；在現代早期，斑疹傷寒與鼠疫疫情的爆發常常同時發生，讓鑑別診斷更為複雜困難。[35]

我們很難在較早的文獻中明確判斷是否為斑疹傷寒，因此至今仍然無法確定斑疹傷寒的起源。基因證據目前也還沒讓人得到啟發。普氏立克次體在演化上的先祖，有可能是某種類似造成鼠斑疹傷寒的病菌，能夠感染囓齒動物與人類。值得一提的是，北美東部存在著斑疹傷寒的動物自然宿主：飛鼠。就算是現在，三不五時還會聽說有人到阿帕拉契山脈健行，睡在有松鼠窩的山屋裡，結果就感染了這種疾病。如果說人類的斑疹傷寒最早是由北美囓齒動物的疾病演化而來，斑疹傷寒就更有可能是一種由新世界輸入歐洲的疾病。有一群遺傳學者就認為：「感覺起來，斑疹傷寒很有可能是由於美國立克次體與西班牙蝨子之間的偶遇而誕生。」[36]

相較之下，斑疹傷寒也有可能是與許多其他疾病一起被帶到美洲，而目前看來最大的可能是斑疹傷寒起源於舊世界。根據間接證據，歐洲在十五世紀下半葉應該曾經爆發斑疹傷寒。醫學歷史學家安・卡麥可（Ann Carmichael）就發現，米蘭在1477年爆發的疫情應

斑疹傷寒的時間表

1450 年前	1450-1550	1550-1750	1750-1918
不明起源	早期擴散	斑疹傷寒的全盛時期	斑疹傷寒的薄暮時分
從囓齒動物的立克次體病原體演化而來	最早先出現在義大利、西班牙，接著傳播到歐洲中部與北部	在饑荒、戰爭、都市化、醫院與監獄等機構興起的條件下發展蓬勃	地方性都市疾病；在拿破崙戰爭與第一次世界大戰時強烈爆發
		主要流行性疾病	愈來愈成為貧窮人口的疾病

表9.1 斑疹傷寒的時間表（斑疹傷寒有時也稱為「流行性斑疹傷寒」，由立克次體引起）

該是斑疹傷寒，當時正值一場恐怖的饑荒。根據同時代人的描述，那是一種致命的疾病，特徵為嚴重的頭痛、帶有小圓紅點的紫色皮疹。米蘭擁有當時全球最先進的死亡監測體制，而根據記載，在1477與1478年，因持續熱病、急性熱病、霍亂熱、「麻疹」與「精神錯亂」而死亡的人數飆升。以上這些死因都有可能是出於斑疹傷寒。這次疫情應該算是歐洲最早可證實的斑疹傷寒爆發——比哥倫布出航還早了十五年，因此排除了斑疹傷寒起源於美洲的可能性。[37]

斑疹傷寒應該並不是古老的疾病（參見表9.1）。一位西班牙醫生認為（書寫的時間已經在事情發生的幾個世代之後），這種疾病出現在1490年代，就在斐迪南與伊莎貝拉圍攻格拉納達那時候。到了十六世紀，義大利與西班牙的文獻愈來愈容易看到斑疹傷寒的蹤影，當時醫學權威認為這是一種新的疾病。1505年出現了斑疹傷寒的決定性證據，時值義大利戰爭（Italian Wars），歐洲各大強權針鋒相對。威尼斯的一位日記作者在當地親身經歷了這種流行病，聲稱這種疾病於1505年在全義大利蔓延，並在1506年春天來到威尼斯。受害

者的症狀包括發燒、頭部劇烈疼痛、譫妄、出現斑疹——一切都符合
對斑疹傷寒的症狀描述，再精準不過了。這位日記作者指出，就連名
醫蓋倫與阿威森那（Avicenna）都不知道這種疾病——也就是說，這
確實是種全新的玩意。[38]

這場1505年在義大利爆發的疫情，在義大利醫師法蘭卡斯特
羅（Fracastoro）的傑作《談傳染與傳染病》（*On Contagion and
Contagious Diseases*）也有提及。在他看來，義大利在1505年和1528
年都遭到某種「我們的時代過去未曾聽聞」的疫病襲擊。根據他的
臨床紀錄，當時肯定是斑疹傷寒流行無誤：「頭部變得沉重，感覺遲
鈍，多數病患在第四或第七天之後心智會開始游離。」這種疾病「令
人神智不清」。大約在第四天或第七天，「手臂、背部與胸部常常
出現紅色或紫紅色斑點，看起來像跳蚤叮咬，但通常更大、形如扁
豆。」另外還有「舌頭變臭」。法蘭卡斯特羅聲稱，這種疾病在賽普
勒斯（Cyprus）與鄰近島嶼也很常見。整體而言，由於這種疾病在
十五世紀出現於地中海東部，可能會讓人懷疑病菌是由亟欲擴張的鄂
圖曼帝國所引入（鄂圖曼帝國在1453年佔領君士坦丁堡，接下來幾
十年間則在穆罕默德二世指揮下不斷試圖向西挺進，也曾在1480年
進攻義大利無果）。然而，這個問題還有待進一步研究。[39]

我們希望靠著基因體證據能解開斑疹傷寒演化史的重要謎團。目
前可以肯定的是，這種疾病如果過去未曾出現，在十六世紀也已經開
始流行於整個歐洲，並成了現代早期的重大主要疾病。在同一個世紀
的下半葉，斑疹傷寒顯然也已經出現在新世界，有可能是作為西班牙
船隻上看不見的貨物，從歐洲進口而來。斑疹傷寒既是地方性疾病，
也是流行性疾病；換言之，它就這樣永遠待在背景當中，一旦等到環
境有利於傳播，就會猛烈爆發。我們在上面提過的三個因素，都有利
於它的傳播：骯髒、密度、危機。這些因素在哪裡興盛，斑疹傷寒就
會跟到哪裡。這就是一種屬於貧窮、擁擠與絕望的疾病。[40]

《倫敦死亡數字週報》是瞭解現代早期死因最重要的文獻之一，

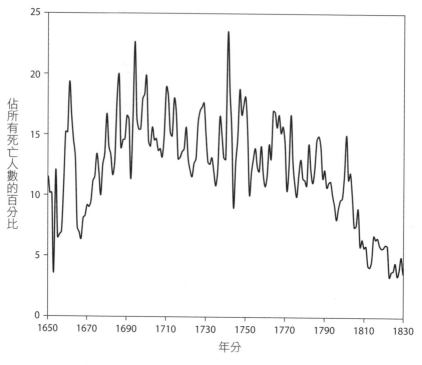

佔所有死亡人數的百分比

年分

圖9.4　「發燒」佔《倫敦死亡數字週報》所有死亡人數的百分比

其中間接強調了斑疹傷寒既是地方性也是流行性疾病所造成的影響力。《倫敦死亡數字週報》統計了每年死於「發燒」的倫敦人數，一般來說，如果是在十七世紀晚期與十八世紀，大約會佔所有死亡人數的10–20%（參見圖9.4）。雖然許多其他次要疾病也可能令人發燒致死，但看起來應該可以合理推測，斑疹傷寒與傷寒才是這個死亡類別的主因。到了十九世紀，已經確認斑疹傷寒是一種獨特的疾病，並且在倫敦成為地方性疾病，但在公衛方面的努力下，從1870年代後期就迅速減少。但在過去數個世紀之間，斑疹傷寒一直是城市貧民揮之不去的健康問題。[41]

　　現代早期每次爆發戰爭，總有斑疹傷寒如影隨形。但如果以為從古至今都是如此，就太曲解歷史了。是由於病原體的出現，加上衝突擴大，才讓斑疹傷寒成了這幾個世紀特別重要的特徵。「軍營」
和「圍城」是讓斑疹傷寒爆發的兩大背景。從十六世紀的義大利戰
爭，就已經預見這樣的衝突將蔓延到整個歐洲；同一時期的鄂圖曼－
哈布斯堡戰爭也是如此，當時把斑疹傷寒稱為「匈牙利病」（morbus
hungaricus），認為是匈牙利軍隊所致。而在三十年戰爭期間，斑疹
傷寒造成的死亡人數僅次於鼠疫，並且在前十年主導影響整個戰局。
像《阿呆物語》主角那樣渾身長了蝨子的士兵，既是斑疹傷害的受害
者，也是傳播者。隨著戰爭在歐洲肆虐，斑疹傷寒最後也越過了海
峽，於1620年代爆發。英國詩人鄧約翰（John Donne，又譯「約翰·
多恩」）就在1623年感染斑疹傷寒，並因此寫下《在緊急際遇中的靈
修》（Devotions upon Emergent Occasions），告訴我們「沒有人是一
座孤島」，「永遠別去問喪鐘是為誰而敲；喪鐘就是為你而鳴」──這
也成了史上關於疾病最美麗的其中一則默想。這種疾病後來還在歐洲
大有發展，除了在拿破崙戰爭期間不斷出沒，就連整個二戰期間也左
右著軍事的命運。[42]

　　此外，在饑荒來臨時，也總能看到斑疹傷寒的身影。每當社會
出現飢餓與匱乏，常常就讓斑疹傷寒升溫成為流行病。在1690年代
與1740年代，整個歐洲極度寒冷，又遭逢饑荒，斑疹傷寒就特別活
躍。（正是1690年代的紛擾令蘇格蘭陷入饑荒，才令他們孤注一擲發
動了落得悲慘收場的達瑞恩遠征；法國大部分地區也因為糧食短缺
而感到飢餓。）1698年，英格蘭全境歉收，「斑點熱」緊隨而至。而
對整個歐洲北部來說，1740年代初期格外難熬。當時連續幾年異常
寒冷，讓全歐落入生存危機。斑疹傷寒在整個英格蘭流行，而這也是
最後一次，這種疾病佔了倫敦所有死亡人數超過五分之一。到這個時
候，馬爾薩斯的「積極抑制」程度早已大幅減弱，這或許是它最後一
次在英格蘭發揮作用。[43]

　　相較之下，1840年代的愛爾蘭大饑荒（Great Famine）是一場毀
滅性的生存危機。我們會在第11章看到，導致這場饑荒的馬鈴薯疫

病（potato blight），是一種全球農業害蟲引起的現代生態危機。但愛爾蘭大饑荒讓人回想起現代早期的糧食短缺。在如此晚近的西歐，居然發生如此嚴重的饑荒與流行病，實在不尋常。這場饑荒清楚點出一項令人痛心的事實：在嚴重的糧食危機期間，大多數死亡並非來自飢餓本身，而是這些絕望的人群還遭到傳染病的攻擊。愛爾蘭大城科克（Cork）的一位目擊者就說：「當時呈現的場景，任何言語或筆墨都無法表達萬一。在第一個〔家裡〕，有六具飢餓不堪、形容枯槁的皮包骨，蜷縮在角落裡一些骯髒的稻草上，身上只蓋了一塊破破爛爛像馬布（horse-cloth）的東西，細瘦的病腿懸空，膝蓋以上都赤裸暴露。我驚駭地走近，聽到低聲呻吟才發現他們還活著，這些人都在發燒——四個孩子，一個女人，還有一個曾是男人的東西……幾分鐘後，我就被至少兩百個這樣的魅影幽靈包圍，景象令人如此心驚，無以言喻。絕大多數的人神智不清，不是因為飢餓，就是因為發燒。」當時估計共有百萬人喪命，約佔愛爾蘭人口八分之一。[44]

但到了十九世紀，這種事件在歐洲已十分罕見。1740年代的斑疹傷寒疫情成了英格蘭的轉捩點，讓大家開始極為重視醫療。觀察家開始看到這種熱病諸多不同表現之間的連結，發現原來監獄熱、船熱、照護機構熱、軍營熱都有著共同的身分。對疾病的療法也開始改變，部分醫生認為斑疹傷寒患者不該再放血。發燒醫院應運而生，不但保護其他病患免受斑疹傷寒感染，也能為斑疹傷寒病患提供支持性照護。軍事醫學也發揮重要作用，不但指出了斑疹傷寒的性質，也提倡能靠著良好的個人與環境衛生措施來加以預防。像是有一位曾在軍中服役的醫生，他在1780年觀察到倫敦的窮人也碰上這種疾病：「雖然在窮人狹窄的居住環境裡，熱病的肆虐程度並不會上升到如同監獄與照護機構一般，但對人類這個物種造成的破壞肯定嚴重得多，原因就在窮人這個階級佔了全體居民極高的比例，而這種疾病又在這個階級裡傳播得如此廣泛。」[45]

因此，斑疹傷寒絕不只是某種典型的現代早期疾病。為了預防和治療斑疹傷寒，激發出了十八世紀一些最先進開明的醫學科學。在過渡到現代性的過程中，動員與集中大量人類的能力是不可或缺的一部分，同樣地，學習如何減輕斑疹傷寒的危害，也算是為推動現代化盡了一份力。[46]

鼠疫捲土重來

威廉・禮尼（William Lilly）雖然出身卑微，但最後成了十七世紀最知名的英國占星家。他二十出頭剛到倫敦當僕人的時候，就經歷他在自傳裡所謂倫敦史上「最嚴重的瘟疫」。當時是1625年，他的主人逃離倫敦，帶上所有錢和貴重的餐具，留下禮尼與另一名僕人看守房子，另外還要完成主人的教區義務，像是每週發放施捨救濟。隨著疫情開始升溫，禮尼做了一件任何人在這種情況下都可能做的選擇：他告訴我們，他買了一把低音提琴，還開始上課。他還會跑去林肯律師學院廣場（Lincoln's Inn Fields），和當皮匠的瓦特、當鐵匠的迪克這兩個朋友一起打保齡球。面對疫情，禮尼可說是一派輕鬆。[47]

這座城市靜得令人毛骨悚然。「整個城市與市郊最能幹的人都出了城；還留在城內的，只剩那些教區辦事處的人……那年悲慘的災禍觸目哀悽，人們就這樣死在開闊的田野、空曠的街道上。」這場鼠疫讓他教區的牧師盡數榮歸主懷（但有一位老牧師，「酗酒成性」，講道「每次只能講上一刻鐘」，只有這傢伙平安無事）。到了八月，「只有極少數人想著自己還能活過疫情。」禮尼這些話算不上太誇張。1625年這場鼠疫，嚴重程度在倫敦史上數一數二。根據《倫敦死亡數字週報》的記載，當年倫敦人口大約有206,000，死亡人數有41,312名，其中26,350人死於鼠疫。這樣的死亡人數已經佔了倫敦這個大都市總人口的20%，超過該市正常年死亡率的六倍。這一切令人愕然，看著一個城市在這要命的一年就失去五分之一的居民，但同時，生活還是得繼續走下去，像音樂課之類的也是。[48]

　　雖然這波鼠疫並未像「黑死病」那樣得到專屬的稱號，但仍以無端的暴力席捲了整個歐洲。1622年，鼠疫先是現身在歐洲西北的低地國家（Low Countries），接著1625年來到英格蘭與德國中部，1628年來到法國南部與瑞士。1629年，它跨越了阿爾卑斯山脈。鼠疫在1629-30年於義大利北部肆虐，在亞歷山卓・曼佐尼（Alessandro Manzoni）筆下化為永恆，成了歷史浪漫小說《約婚夫妻》（*The Betrothed*），幾乎可說是義大利的國民小說。根據小說裡的情節，在米蘭，上次鼠疫造訪已經足足是半個世紀前的事。由於幾次的歉收，加上持續的戰亂（三十年戰爭衍生出了稱為「曼圖瓦爵位繼承戰爭」〔War of Mantuan Succession〕的衝突），讓米蘭陷入痛苦，民眾紛紛逃離。當時掌理米蘭的，是一位小看了疫情風險的西班牙總督，隔離檢疫的措施來得遲緩，執法力道也不足。時至春末，一場全面的醫療危機已經山雨欲來。「lazaretto」（隔離病院；檢疫站）彷彿人間地獄，一萬六千名受害者擠在一起，缺少食物，也缺少護理。當時已經不可能再舉辦傳統的莊嚴葬禮，屍體就這麼被粗魯地拋進城外挖出的大坑。[49]

　　這場鼠疫實際上的毀滅性，與曼佐尼筆下的描繪並沒有太大出入。在米蘭的十三萬居民，有大約六萬人在這次疫情丟掉了小命。按比例計算，米蘭的死亡人數超過了倫敦的兩倍。但差異還不止於此。在英格蘭，死亡人口集中在倫敦。整體而言，這次鼠疫只讓英格蘭的人口歷史曲線向下折了一點。但相較之下在義大利，維洛納（Verona）、帕多瓦（Padua）與曼圖瓦（Mantua）的人口損失超過一半；威尼斯和波隆那（Bologna）則損失了三分之一。最重要的一點，這場鼠疫蔓延到了義大利鄉間。整個義大利北部的人口約有四百萬（與英格蘭相當），就有一百一十萬人被送進了墳墓。這是自從黑死病以來最嚴重的死亡數字。[50]

　　從這些對比，我們能看到十七世紀歐洲的進程。其中，英國獨樹一格，鼠疫造成的破壞最小。從1620年代到1650年代，其實是從黑死病之後歐洲最嚴重的一次腺鼠疫爆發。但三十年戰爭讓人看不清這個世紀鼠疫的性質與範圍。這場醫療上的災難，就這樣隱藏在了鑼鼓喧天的軍事與政治大戲背後。而這只是歐洲的情形。這次我們能更清楚看到，鼠疫在整個舊世界都發揮著影響力。在蒙兀兒印度，我們看到了鼠疫的爆發。在遲暮的明代中國，也看到鼠疫的來襲。幾十年來，歷史學家一直爭論著這個時期能不能說是一次「全球危機」，各種政治、軍事與自然災害成了一鍋無所不包的大雜燴。也許正是這種想法，讓我們更難感受到鼠疫對人口造成的斷裂衝擊。正如十四世紀的情形，無論在鼠疫的前、中、後，都伴隨著其他類型的災難，但鼠疫本身仍然是重要的焦點。從許多面向看來，十七世紀的轉捩點就在於第二次黑死病的襲來。[51]

在這段時間，鼠疫和戰爭是一對連體雙生。義大利人相信，是德國傭兵把鼠疫帶過了阿爾卑斯山脈。鼠疫造成的死亡人數，通常都被算成是戰爭的附帶損傷，但這樣混為一談，造成了嚴重的概念問題。鼠疫的爆發是其他危機造成的結果；是否發生、規模多大，都是看每次饑荒與衝突帶來了多大的苦難與混亂。然而，鼠疫所伴隨的死亡規模，卻又與這些引發鼠疫的麻煩大小完全不成比例。鼠疫造成的死亡人數難以預測、變化極端，這樣的特點左右了之後事件的發展。

第二次鼠疫大流行的一項重要問題，從分子證據已經得到澄清。十四世紀的黑死病，在各個地方養出了自然宿主，也讓後續鼠疫持續為患數個世紀。因此，大多數的爆發可能都是起自西方的疫源，進而傳播擴大。但這些區域性的疫源地，至今確切位置未知。有可能敘利亞、安納托力亞與巴爾幹半島都是某個地中海循環路線的一部分。另外，阿爾卑斯山脈也很有可能是鼠疫的自然宿主庫；阿爾卑斯山旱獺（Alpine marmot，與身為鼠疫自然宿主的草原囓齒動物是遠親）很可能是鼠疫桿菌的合適宿主。北海也有某個鼠疫循環路線，但自然宿主至今未知。如果能取得更多考古DNA樣本，應該就能讓全貌更為清晰，但總之在幾個世紀以來，鼠疫一直都是當地的威脅，並且不斷在附近的嚙齒動物族群當中醞釀。[52]

　　整個舊世界都感受到了十七世紀鼠疫的凶猛殘暴。在中國，從明朝人民大量死亡可以瞥見鼠疫的蹤影。1640 年暴雨造成洪澇，隔年又出現大旱，並招來毀滅性的蝗災。這場旱災持續了兩年，饑荒也接踵而至。根據一份縣志記載，1643 年疫癘橫行。南北數千里，北越邊境，南跨黃河，倖免者十戶無一。1644 年，又有疫情肆虐。根據另一份縣志，當時秋季疫癘盛行。患者腋下或腿間出現硬核，又或咳出稀血，不及服藥已亡。親友驚懼，避不探病，亦不弔唁。並有家族全滅，無人埋葬。在這場危機中，明確的證據顯示當時也掀起了天花疫情。從明到清的過渡，是一場同時在醫學與朝代面向的多元危機。[53]

　　鼠疫也襲向印度。目前我們仍然無法肯定十四世紀的黑死病是否曾傳至印度。整個十六世紀在印度的各種流行病，也籠罩著同樣的疑雲。雖然 1589–90 年曾發生饑荒，造成極高的傷亡人數，但並無法確認禍首就是腺鼠疫；斑疹傷寒或其他病原體也可能是成因。但 1610年代以後，對於事實情況就再也沒有懷疑的必要。1615 年，蒙兀兒皇帝賈汗季（Jahangir）談到「印度斯坦某些地方出現了大瘟疫」，由西到東呈弧形蔓延開來，從旁遮普一路延伸到德里，讓周遭的鄉村「一片荒涼」。「這種疾病過去從未出現在這個國家。醫生與學者被問到疾病的起因，有人說是因為連續兩年大旱缺雨，也有人說是因為乾旱與匱乏造成惡氣。還有些人會提出一些其他原因。」在阿格拉（Agra），「每天都有大約一百人左右死於該疾。他們的腋下、鼠蹊或喉下出現腺腫，接著就死去。」他甚至還觀察到，當時先是嚙齒動物大量死亡，接著才出現人類的疫情。[54]

　　值得一提的是，有位英國外交官湯瑪士・羅歐（Thomas Roe），不但見證了賈汗季統治時印度的鼠疫，就連過了幾年，鄂圖曼帝國爆發鼠疫災難，他也在場。羅歐駐任於伊斯坦堡時的通訊報告，記錄了那場致命疫情的經過。從 1625 年夏天開始，這些嚴謹仔細的報告變得更令人心酸，因為同時倫敦也遇上了慘重的疫情。到了七月，死亡人數居高不下，讓穆夫提（mufti）得下令舉行祈禱與出巡，「在每天死亡人數超過千人之前，從未用上此等儀式；死亡數字可輕易由葬禮知曉，葬禮都在城外進行。」到了月底，「疾病肆虐，彷彿要讓城市與臨近村莊全無人跡。」到秋天，他估計「這場重大的疫情，已經在這個城市與郊區帶走將近二十萬人的性命。」鄂圖曼帝國的偉大旅行家艾弗利亞·切雷比（Evliya Çelebi）指出，蘇丹「統計了疫情高峰的所有死亡人數，發現一週內達七萬。」雖然鼠疫一直是伊斯坦堡與鄂圖曼帝國疾病環境背景的一部分，但根據有限的文獻看來，這次爆發的嚴重程度非同一般。[55]

在歐洲，我們對於這場發生在十七世紀的鼠疫能掌握比以往更多的細節，得歸功於大量教區登記冊留存了下來，讓人得以一窺歐洲西部鄉村教堂洗禮、葬禮與婚禮的細節。整體的發展模式已經毫無疑問。當時鼠疫爆發的頻率，是十四世紀以來的新低，但嚴重程度卻較高，唯有不列顛群島與低地國家是重要的例外。在三十年戰爭期間，歐洲富裕而人口眾多的心臟地帶，曾受到兩次獨立的腺鼠疫循環影響。第一次始於1620年代中期，疫情分別從沿海地區、萊茵河上游與東部向內陸蔓延，在1625–26年於歐洲中部會合。在兩年期間，「疫情席捲了德國大部分地區。」全國各社群的死亡數字，約有半數都比一般高了五倍，死亡人口大約來到15%。[56]

然而，這次鼠疫週期其實一如往常，只是程度較為強烈。但後續在1630年代的第二次疫情則大不相同，成了歐洲鼠疫史上真正令人哀悽的一章。或許並非巧合，由古斯塔夫·阿道夫（Gustavus Adolphus）所統治的瑞典也是從1630年開始插手，開啟了整個三十年戰爭最慘烈的階段。自1632年起，鼠疫從波希米亞蔓延，緊追著軍隊的腳步，擴散到整個萊茵河谷，進入德國南部，再擴散到法國與低地國家。這場鼠疫幾乎來到所有有人居住的聚落，死亡不計其數。有歷史學者仔細研究了當時的教區紀錄，認為「在過去的疫情循環裡，談到一個地區估計居民死亡的百分比，只要死亡10%到15%，就已經是嚴重的區域危機。但在1632–39年期間，估計死亡比例常常接近或超越40%。」在歐洲中部的廣大地區，人口一直要到十八世紀中葉才終於恢復先前的水準。[57]

為什麼三十年戰爭所引發的這場疫情格外致命？目前並沒有完全令人滿意的答案。部隊的調動會助長疾病的傳播，而戰爭的暴力讓平民變得更為脆弱。戰爭還會帶來飢餓，進而使人感到絕望而遷徙、群聚。此外，還有其他疾病也讓這場醫療危機雪上加霜，其中以斑疹傷寒為首，回歸熱、痢疾與傷寒也可能扮演了一定的角色。在鼠疫爆發前與疫情期間，常常看到斑疹傷寒的身影；這個期間流行病的態勢之所以特別凶猛，斑疹傷寒在十七世紀無所不在或許是個被低估的原因。戰時的狀況也讓各種秩序及個人與環境衛生難以維持。在人類籠罩於苦難陰影之中的時候，囓齒動物、跳蚤與蝨子卻都蓬勃興盛。

從十七世紀的義大利看來，我們還是很難找出一個簡單明瞭的解釋。1629–30年的疫情在義大利北部造成可怕後果，但就義大利半島而言，雖然有曼圖瓦爵位繼承戰爭作為背景，並可能因此帶來了鼠疫，卻並未真正出現那種蹂躪歐洲中部的全面戰爭。義大利北部擁有全球首屈一指的經濟體，而且其公民治理傳統無論在歷史與程度上，比起其他任何地方都不遑多讓。雖然此時是由外國統治，但地方政府並未因此停擺。更令人困惑的是，義大利南部大致上成功躲過了這次的疫情，但才過一個世代，到了1650年代，就遭受了一場毀滅性的疫情，慘況不下於北部。從經典的人口研究，就能看出這次疫情在義大利史上的嚴重程度，經濟歷史學家桂多‧阿爾法尼（Guido Alfani）最近根據教區文獻所做的研究，證實這場鼠疫範圍普遍、損失慘重。[58]

鼠疫這種生態上最複雜的疾病，就是一個謎。一般來說，想解開這個謎團的最佳辦法，就是從相關的囓齒動物下手。但到目前還是沒有任何令人滿意的理據，能證明義大利的囓齒動物或蟲媒更能有效傳播鼠疫。已經有人端出了一般沒有答案時的最後答案：或許是出現了某種致病力更高的菌株。但到目前，這場災難到底為何能夠影響如此廣泛，還是令人無法全然理解。

如果說十七世紀鼠疫的捲土重來是一個謎，它最後的消失方式也同樣令人不解。讓我們暫時先不談各種可能的原因，只是簡單描述一下當時的情形。到了十七世紀下半葉，鼠疫已經不再侵擾歐洲西部大部分的地區。1720年在馬賽爆發了一次疫情，這是歐陸的這個地區最後一次捲入鼠疫。然而在地中海東部、俄羅斯或伊朗，鼠疫並未就此退去，這些地區在十八世紀後期都再次爆發災難性的鼠疫。我們會看到，就某種意義而言，第二次鼠疫大流行在中東從未真正畫下句點。但這一切也就讓人更想不通，為何鼠疫在歐洲西部如此摧枯拉朽地冒出頭來之後，卻又忽然消失。無論是什麼環境因素讓第二次鼠疫大流行在歐洲從此消失，這都絕對可說是一個生物時代的結束。[59]

天花：全球的對稱

1643年，清朝（1636–1912）開國皇帝皇太極（又稱「洪太極」）駕崩，國葬時皇室成員被分為兩組：罹患天花的，和沒有罹患天花的。這群滿族征服者對天花充滿恐懼，而且其來有自。當時天花尚未在中國北方立足，但在中國卻已流行成為地方性疾病。所以對於中國北方各族來說，這一直是要與中國往來時的一大未知數。滿族想征服中國，就得發展出一套精密的辦法來監控與克制天花，先應用於軍隊，接著再拓展到大眾。在征服的過程中，每當天花擋住軍隊的去路，軍隊就會先暫停，或是改道而行。[60]

對於皇室而言，天花是一場「揮之不去的惡夢」。皇太極駕崩後，五歲的兒子順治繼位（在位時間為1643年至1661年），一心想要避免天花。順治不但是幼年即位，更是首位住在中國的滿族皇帝。他的皇宮設有躲避天花的「避痘所」，他常常待在這個地方。每當天花流行肆虐，他就會逃離北京，並且避免與大眾接觸。為求國祚延續，他甚至頒布詔令，皇位只能傳給得過天花而倖存的皇子。（後來這也成了康熙皇帝獲選繼位的重要條件。）但這一切的預防都沒能保護到順治皇帝本人，他還是感染了天花，二十二歲駕崩。[61]

同時在歐亞大陸的另一端，天花也如同幽靈一般，在統治英格蘭的斯圖亞特王朝（1603-1714）作祟。斯圖亞特王朝最後之所以得讓位給漢諾威王朝，有一大部分原因就在於遭到了天花的無差別攻擊。格洛斯特公爵亨利於1661年死於天花，年僅二十一歲。瑪麗公主也在1660年死於天花，芳齡二十九歲。安妮女王在1677年從天花手中死裡逃生，但她已經失去了一個弟弟，後來還會再因此失去她的丈夫和兩個女兒，或許還要再加上她的兒子：格洛斯特公爵威廉，於1700年去世，年僅十一歲，也斷了斯圖亞特王朝延續的希望。她的妹妹：女王瑪麗二世（詹姆斯二世的女兒，奧蘭治親王威廉三世的妻子）則是在1694年耶誕節前患上天花，時年三十二歲。湯瑪士·麥考萊（Thomas Babington Macaulay）談到她過世時的情節，敘述充滿戲劇性。[62]

〔一位醫師名叫〕拉德克里夫，舉止粗鄙，讀書不多，但主要憑著他舉世罕有的診斷技能，成了倫敦的診斷第一人，他口中吐出了一個無比嚇人的詞：天花。這種疾病在當時是所有死亡使臣當中最可怕的一位，直到後來，科學才取得一連串光榮而裨益人群的勝利……天花總是揮之不去，讓教堂的墓地填滿屍體，讓未得過病的人充滿恐懼，在倖存者身上留下醜惡的疤痕，讓嬰兒彷彿被調包而令母親戰慄，未婚妻的雙眼和臉頰現在只讓情人驚駭莫名。時至1694年底，疫病的嚴重程度更勝以往，最後蔓延到了皇宮，染指了年輕而風華正茂的女王。對於這項危險的通知，女王展現了真正偉大的靈魂，命令寢宮裡的每位女士、每位貴族侍女，不，甚至是每位未曾感染天花的僕役，都應立即離開肯辛頓宮。她把自己鎖在議事室裡一會，燒了一些文件，又整理了一些文件，就平靜地等待著自己的命運。

威廉三世「夜以繼日」守在她床邊。到最後，她的臉和身體都長滿膿疱，也出現吐血症狀。瑪麗莊嚴地宣誓，試了兩次但還是沒能鼓起足夠的體力「和她如此真誠而全心所愛的他，做出最後的告別。」十二月二十八日凌晨，她的痛苦畫下句點。[63]

滿族與斯圖亞特王朝的相似之處，讓人看到天花確實涵蓋全球。另外也別忘記，1690年代曾出現「東南部天花大流行」，橫掃了未來將成為美國的疆域。然而，我們到現在還是無法徹底瞭解天花的歷史與地理發展。前面曾經提過，一些曾在西元第一個千年初期引發疫情、流行於羅馬和東亞的疾病，或許就是天花。在整個中世紀，舊世界一直很常見到某種類似天花的疾病，但並不總是像後來那樣致命。像是在十世紀，波斯醫師拉齊就認為天花感染處處可見，但算不上十分危險。像這樣的風聲一路延續到十六世紀。例如在首次清楚辨識出斑疹傷寒的那本著作中，法蘭卡斯特羅仍然認為天花不但是特別針對兒童，還是種「有益」的疾病。[64]

實在找不出其他解釋的時候，歷史學家常常會說一切都是因為病原體的致病力自己產生了變化。但就天花這個案例來說，得用上這招的情況實在太多。安・卡麥可與亞瑟・西爾弗斯坦（Arthur Silverstein）就在一部醫學史的重要著作中提到，主要根據義大利與英國的證據，證實了長期以來的懷疑：天花到了現代早期的歐洲，已經從過去疾病庫中不起眼的成員，搖身一變成了凶殘的殺手。原本在舊世界大部分地區只會引發良性兒童疾病的病毒株，似乎在十六世紀過程中被某種更致命的變種取代。到了十七世紀初期，天花已經與鼠疫和斑疹傷寒並列為讓人早逝的主因，成為現代早期的代表性病原體之一。[65]

分子與書面證據都顯示，確實有某種致命的天花形式在現代早期成為全球性的威脅。但究竟，這種比過去更為致命的微生物是從哪裡來的？是不是貿易網路連結了歐洲、非洲與新世界，進而刺激了演化？又或者是天花在十六世紀初突然被帶到了美洲，來到人口密集、位於低緯度的各個文明，讓天花在新世界爆發，就成了新病毒株出現的良機？再或者，我們該注意的是歐亞大陸人口日益稠密的情形？目前我們還不知道哪個才是正確解答。一種看起來很有希望的可能性解釋，是現代天花出現在東亞，但目前還只有間接證據。在整個中世紀晚期，中國擁有全球最多的人口、最大的城市。北宋時期（960–1127）中國談到天花的文獻數量，讓其他任何地方的紀錄都相形見絀。天花在當時是一種無所不在的兒科疾病，有「生死關頭」之稱。這裡的發展正如西方，天花後來發生了爆炸性的轉折，從十六世紀開始就更常爆發大規模的疫情。曾有研究試圖整理中國天花流行的詳細清單，結果發現在1520年代之前只有少數幾次，但在這之後基本上是連續爆發疫情。[66]

從預防接種（inoculation，又稱為天花接種）的歷史，還可以看到天花全球傳播的另一個面向。所謂預防接種，是刻意使用感染者的帶病物質感染接種者，使他輕微發病，從此具有持久的抵抗力。預防接種是疫苗接種的前身，也是人類史上最早的重大醫學創新之一。李約瑟認為，中國醫界早在十一世紀就已開發出預防接種的技術，被看作商業機密而嚴加保護。但如果仔細檢視相關證據，就會發現這套說法的基礎太過薄弱，應該要重新判斷預防接種在中國開始的時間：「至少從十六世紀開始，中國人就開始實施天花接種。這種技術最初用在中國南方，後來逐漸傳入中國北方、俄羅斯、日本與韓國。」我們忍不住會認為，出現預防接種的技術，應該是反映著這個時期的天花疫情較為嚴重。現代的天花疫情與預防接種技術都有可能是出現在晚明（另請參見第10章）。[67]

致命的現代天花病毒株很快就搭上了全球貿易網路的便車。至少到了1519年，天花就已成為新世界致命疫情的幕後禍首。到了十六世紀後期，也可證實已經在非洲出現重大疫情。在亞洲，十六世紀也爆發天花流行，中國便在1580年代和1640年代遭受重創。在歐洲，從十六世紀便開始出現致命的天花流行，而在十七與十八世紀天花成了重要的死因。天花疫情會造成可怕的影響，就算保住小命，仍然會留下駭人的疤痕，永遠提醒這段感染的過去。（不幸的《阿呆物語》主角雖然從天花中倖存，卻從此面目全非、滿臉痘疤，無法再以男伎為生。）到了十八世紀，天花已成為歐洲最具威脅性的傳染病。這時鼠疫已然退去，斑疹傷寒安靜潛伏，唯有天花依然張狂。[68]

天花單憑己力，就主宰了十八世紀健康與死亡史的走向。我們在下一章就會看到，天花崛起的現象掩蓋了一些已在起步的發展。天花開始在一些開發中的城市地區成為地方性疾病，並在農村反覆流行。對於城鎮居民來說，天花成了一種童年疾病，簡直像是一種成年儀式。而對於搬到城市的人而言，天花則常常成了一份致命的見面禮。這種疾病一旦傳播到過去未曾接觸感染的人口族群，就會引發驚人的結果。冰島在1707年開始的一次天花疫情，就讓幾乎四分之一的人口死於非命。[69]

要認清天花在歷史上的地位，就必須瞭解它扮演了怎樣的特殊角色，塑造了現代早期的全球疾病庫。這個時期的天花歷史，絕對可說是影響全球。正如其他現代早期的疾病禍害，天花如此危險，激發了人類絕妙的應對——就天花的案例而言，也就是預防接種的技術。

分流、疾病、國家能力

從1550年到1750年，是史學家所謂「小分流」的時期。在這個時期開始的時候，各地的農業經濟都還大致相同，在很多標準上（每人平均所得、都市化程度等等）都很難說亞洲與歐洲技術最先進的經濟區域有何差異。當時在歐洲，義大利似乎是最有可能實現轉型成長的地方。在十六世紀中葉，還很難看出英格蘭與低地國家未來會扮演怎樣的角色。但等到威廉國王坐在床邊，看著妻子因天花而抽搐過世，事情就在十七世紀末發生了劇烈的變化。[70]

　　毫無疑問，十七世紀的死亡衝擊造成了重大的破壞。雖然我們到現在對於黑死病的長期影響仍有爭議，但就十七世紀的狀況而言，會發現那些受害最深的地區在人類歷史發展的重要關頭停滯不前。這場危機破壞了過去累積的資本，打亂了市場的穩定，還干擾了都市化的進程。像是在歐洲，義大利遭到疫病重創，陷入嚴重衰退。但相較之下，歐洲西北部向大西洋的地區受到死亡衝擊的影響較小，很快就得以再起。這不只是經濟動能在地理上的轉移那麼簡單。等到十七世紀後期，這個地區人口恢復成長，馬爾薩斯循環不但被削弱，最後還被打破：雖然人口成長，但實際薪資水準得以維持，甚至提高。這可說是社會思想史上歷久不衰的一大諷刺，馬爾薩斯自己所在的社會開始了長期的強勁成長，讓他眼鏡碎了一地。[71]

　　現代成長機制開始成形。下一章就會來談這個故事，看看健康、人力資本與傳染病控制這三者如何扮演重要角色。然而，從正在邁向現代的社會如何對抗天花、鼠疫和斑疹傷寒這三位一體的邪惡勢力，就已經能夠察覺這場「大逃亡」的最初跡象。其中最重要的一點，在於腺鼠疫如何在西方退去。我們前面已經提過，腺鼠疫的消失是長期以來的一個謎，許多人提出了各種自然或人為的原因。有人認為是因為病原體鼠疫桿菌持續演化所致，但到目前為止，從古代DNA證據仍然無法推論是基因變化導致疫情結束。另一個經典的說法是，家鼠（不要臉地住在人類的家裡）被更大、更卑鄙但喜歡躲遠一些的褐鼠（brown rat，又譯「溝鼠」）所取代。另一個更令人費解的解釋，則認為或許是因為土撥鼠或跳鼠這些嚙齒動物自然宿主族群起了變化。第一次鼠疫大流行雖然沒有人為強力介入，卻在八世紀中葉逐漸消失，似乎給「一切都是自然所致」的解釋添加了幾分合理性。照這種觀點，西歐社會就是運氣好，鼠疫就這麼在關鍵時刻自行退去。[72]

　　相對地，也有可能是人為因素起了一定的作用。鼠疫並非自行消

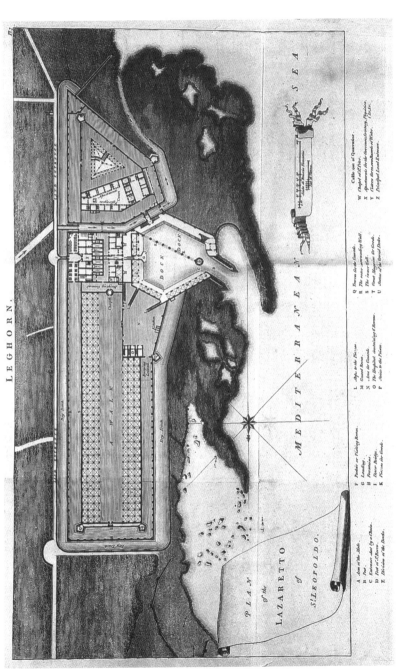

圖 9.5　位於義大利利弗諾（英文又稱 Leghorn）的隔離病院。這些隔離檢疫設施有助於阻斷鼠疫傳播。

失,而是人為所致。由於建築技術更佳,並且使用磚塊代替木材,整個微環境不再對囓齒動物那麼友善。也有人認為,因為開始採砷,形成用老鼠藥滅鼠的產業,有助於控制囓齒動物的數量。但到目前為止,最有說服力的解釋還是在於隔離檢疫制度。隔離檢疫雖然早在中世紀晚期便已發明,但從十七世紀中葉開始執行得更為徹底(參見圖9.5)。關於外國港口感染的資訊變得更普及也更可靠。此外,奧地利在十八世紀建起一條巨大的陸上防疫隔離線(cordon sanitaire),無疑對於整個歐洲的防護有所幫助。這條軍事化的隔離線從亞得里亞海一路延伸到外西凡阿爾卑斯山,綿延一千英里,巡邏密集,在細菌的主要傳播路徑上形成一個系統性的保護。[73]

鼠疫在西歐究竟如何告終,很難有個簡單的解釋,但或許最具決定性的一項變化在於國家的性質與權力。這種普遍存在的危機,有助於造就更強大、更集權的國家。查爾斯·提利(Charles Tilly)有句名言就說:「戰爭創造國家,國家創造戰爭。」在1500年,歐洲足足有127個主權國家。到了1800年,只剩75個。原本是個半封建的世界,各個主權實體互有重疊、階級分明,現在逐漸被民族國家取代,領土劃分明確無比,形成一種新的秩序。在馬賽爆發的鼠疫帶來了啟發。在地方上,這次鼠疫是隔離檢疫系統的嚴重失誤,當地人也如此認定。然而,靠著巴黎中央祭出積極作為,將災難限制在南部的一個小地區,可說是集權治國的一項勝利。英國政府則是無視商人的高聲疾呼與自私遊說,逕行推動隔離檢疫措施,成功將這次鼠疫拒於國門之外,同樣的劇情在十八世紀多次上演。總而言之,雖然無論過去或現在都仍有許多言之成理的懷疑論調,但歷史學家保羅·史萊克(Paul Slack)的論點依然令人信服:各種防控鼠疫的人為處置雖然從未完全有效,但還是發揮了作用,而且效果日益精進。[74]

因此,我們可以把十七世紀的紛擾看成是一個特別重要的案例,能讓我們看到在社會進步、意外的生物反應、隨後的人類適應這三者之間,會產生怎樣的辯證關係。饑荒和戰爭的規模擴大,造成了疫情災難，但後來證明這催生出更傾向中央集權的解決方案。十七世紀這場普遍的危機，並不是舊環境的迴光返照，而是人類與其微生物敵人進入了一個全新的階段，開啟了一場凶殘而持續的全球鬥爭。

第四部分

化石

10

國富（與衛生健康）論

大逃亡

　　直到1700年左右，地球上的人生都還極為短暫，也充滿著哀傷。除了少數精英，大多數人只能過著貧窮的日子。全球每人平均年收入約合如今的500美元到1,000美元不等。預期壽命不到三十歲，某些地方可能略高，而在熱帶地區與城鎮則較低。大多數人最後都是死於傳染病。雖然收入與預期壽命可能有波動，但都只是一時的振盪，並非長久的趨勢。在馬爾薩斯的《人口論》第一版，他就聲稱：「關於人類壽命長短，從這個世界最早的時代至今，似乎看不到任何最小的恆常表徵，抑或日益延長的跡象。」同樣地，每當人類發明新技術，或是某場疫病令人口數量減少，人類的命運可能會暫時有所改善，但最後這些改善總會遭到人口成長的吞噬，而讓窮人回歸過去「嚴重的困境」。[1]

　　在人類這個物種的大部分歷史中，多半見到的都是這種停滯的狀態。但在過去三個世紀，大部分人類都逃脫了貧困與早逝的厄運。經濟學家安格斯・迪頓為這項成就取了個適當的名稱：「大逃亡」。科技技術不斷進步，大幅提升了人類的生產力與每人平均所得。傳染病得到控制。財富與長壽已經取代了貧困與早逝，先是在英格蘭，接著在西歐與其移居者後代居住的地區，最後遍及全球大部分土地。我們可以同意衛生經濟學家大衛・布魯姆（David Bloom）與大衛・坎寧（David Canning）的想法：「在過去兩個世紀，很難想像有什麼全球人類成就能超越『預期壽命加倍』這一項。」[2]

大逃亡究竟如何發生，或許是人類史上最深奧的問題。正如經濟學家羅伯特・盧卡斯（Robert Lucas）的名言，一旦開始思考經濟成長之謎，就很難再思考別的問題。這個謎至少涉及了三個無法分割的問題：人類為什麼會轉向成長的機制？怎樣的原因讓它發生在那些時間地點？經濟成長與死亡率下降又有何關係？[3]

在本章與接下來的兩章，將會整合目前已經相當豐富的各種文獻，並貢獻我的想法，探討三項問題的最後一項：現代歷史上，財富與健康的關係。無論是從時間演變、社會內部或跨國之間看來，財富與衛生健康都大有關聯。就時間演變來說：社會在大致相同的時期內變得更富有也更健康。就社會內部而言：富人活得更久，窮人死得更早。再從跨國之間來看：國家愈富有，就愈健康。這種相關性不只是看來驚人，更是社會科學領域最顛撲不破的一項（圖10.1）。[4]

然而，經濟科系的大一新生都知道，「相關性」並不等於「因果關係」。講到財富與衛生健康之間的關聯，有幾種可能的解釋。第一種可能性，在於更高的收入會帶來更好的衛生健康：所以如果社會想要衛生健康，就得先變有錢。第二種可能性的因果箭頭正好相反：衛生健康改善之後，才導致了經濟成長。照這種觀點，社會想要有錢，就得先變得衛生健康。另外還有第三種可能性：某個或某些因素能讓預期壽命與經濟同時成長。當然，這些可能性並不互斥，正確的答案可能是以上三者的結合。[5]

我們會在適當時機一一談談這些可能，而這些可能也確實都對大逃亡有所助益。經濟成長確實能促進預期壽命的提高，而反過來說，傳染病的控制也證明有助於經濟成長。但到頭來，最重要的因素同時

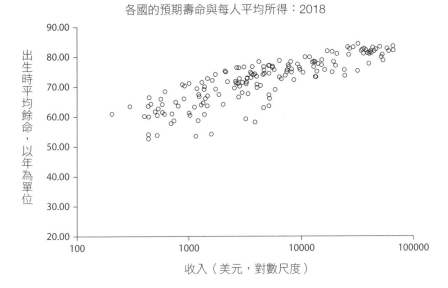

各國的預期壽命與每人平均所得：2018

圖**10.1** 大相關性：國民預期壽命與每人平均所得，2018年
（資料來源：世界銀行）

既能推動經濟產出成長，又能改善人類的衛生健康；換言之，就是要
有對自然世界的瞭解，以及要有能夠協調眾人行動的強大國家。「科
學」與「治國手段」正是大逃亡的關鍵。在過去三個世紀，人類已經
學會控制傳染病，以及使用更具效率、更強大的技術來開發自然資
源。用經濟學家大衛・懷爾（David Weil）的話來說，「經過幾千年
的停滯，在過去幾個世紀，主要國家在收入與衛生健康方面同時取得
了進步，主因就在於知識的變化。更具體地說，是靠著背後相關科學
的進步，以及啟蒙運動所產生的實驗精神推動，讓關於生產與關於衛
生健康的知識同時得以提升。」[6]

　　然而，科學如果只是理論概念，對人類衛生健康並無助益；知識
的進步必須能夠影響政策與實務，才能夠改變傳染病對人類的負擔。
因此，各種制度與文化也會形塑對傳染病的控制。想控制傳染病的時
候，如果有更強大的國家，能夠逼迫人民展現某些行為，也能提供

各種公共財，就能成為一股強大的力量。公衛運動自十八世紀晚期開始成形，並在十九世紀晚期得到重大的政治勝利，堪稱一大變革。此外，更廣為推廣新的衛生概念也很必要，有助於提升預期壽命。因此，人類面對微生物威脅之所以能佔到上風，一方面是靠著科學知識的進步，但二方面也需要有公共政策及私人行為加以落實。[7]

本書最後三章的目標，就是把整個故事追溯回十八世紀。本章把焦點放在西歐，特別是英國這個大逃亡的起點。但這三章的共同目標，是以全球視野來看「現代化」這個主題。這種方式有幾個好處。首先，要談經濟發展與健康變化的時候，這種方式更能點出地理是如何無所不在地影響著這兩件事的起源與過程。第二，這也能讓我們看到，人類控制傳染病的進程其實比我們過去所以為的更早開始。整個故事必須談到那些死亡下降的早期階段，才能讓我們看到，現代成長總是會對人民的健康造成負面影響。換言之，現代成長只會讓防控傳染病的挑戰變得更大。都市化、人口擴張、現代交通運輸技術、對自然資源的壓力日益增加，都讓傳染病生態對人類愈來愈危險。也就是說，人類對環境的適應其實是與各種挑戰同時在加速，而人類必須能夠快上一步。我們在下一章就會看到，以全球角度來看待大逃亡的時候，這些逆境都會是重要考量。如果說得委婉一點，進步並不是順利的過程，磨擦頻傳，分布也不均。

概括來看，大約1670年至1820年間西歐與其殖民地的進展，可以算是**早期**的健康轉型。1971年，公衛教授阿布戴爾・歐姆蘭（Abdel Omran）提出了「流行病學轉型」（epidemiological transition）的概念框架，用來解釋死亡數字的下降。雖然這個模型仍有其局限，但極具遠見的一點在於強調了這個早期階段是「流行減退期」（age of receding pandemics）。早期健康轉型的重點之一正在於此。我們應該強調早期健康轉型有四項重要變化：流行病死亡率趨於穩定；預期壽命稍微但有意義地提升；人民死因與死亡年齡結構改變；階級造成的健康差異日益鞏固。到這個時期結束，雖然傳染病的控制仍然非常不完整，但其實已經有了真正系統性的進展。如果不先瞭解這些前期發展，就無法理解隨後的複雜反應。[8]

之所以會出現早期健康轉型，主要動力在於科學知識進步，並轉化為實踐與政策。雖然此時細菌論尚未問世，也還沒有真正健全的公衛政策，但我們不能小看這段啟蒙時代醫學的進步。靠著全新的經驗主義（empiricist）思維，加上更著重於預防醫學，讓公共衛生得以出現實質進展。啟蒙時代的方法，確實改善了人民的健康——在某些程度上。與此同時，歐洲國家與其殖民地依然穩固，執行政策的能力也持續提升。讓我們以兩位人物為代表，說明這個早期所發生的變化：山繆・皮普斯（Samuel Pepys）與約翰・普林格（John Pringle）。兩人都曾擔任倫敦皇家自然知識促進學會（Royal Society of London for Improving Natural Knowledge，簡稱皇家學會）會長，皮普斯的任期從1684年到1686年，普林格則是1772年到1778年。雖然兩人的時間相隔不到一個世紀，卻呈現了對衛生與健康概念的不同態度，讓我們得以看到在這個轉型到現代的重要時期，人類究竟走了多遠。[9]

成長與健康：成因與連結

如果從最基本的意義來說，工業革命是一場始於十八世紀英國的歷史事件，最大特點在於發明了機器，讓核心產業生產的方式面目一新。先是紡織、採礦和金屬工業出現革命性的改變，不再依靠手工、人力或畜力，而將製程機械化。像是蒸汽機與紡紗機這樣的機器，正是獨創性搭配實際應用的結合，這種特點也成了工業革命的象徵。從長遠歷史的角度來看，工業革命之所以能夠帶來這麼大的變革，是因為發展出了運用化石燃料的機器（先用煤炭，後來則是石油），以輔助或取代以活體植物作為能源。約翰・麥克尼爾就認為：「採用化石燃料，讓人類變得現代。」自工業化開始以來，人類的能源使用量已經增加百倍。[10]

　　工業革命標誌著人類的發展從停滯轉向了現代成長。在停滯的體制下，實際薪資長期停留在只能維持餬口的水準。這裡的一大重點在於「長期」——馬爾薩斯已經指出了這件事。每當貿易擴大、技術改進，或是人口大幅下降，都能讓人有一段時間脫離苦難。有人將這些時期稱為「勃興週期」（cycle of efflorescence），有可能持續數十年，甚至幾世紀。勃興週期在人類史上反覆出現，但人類從未因此得到持續或突破性的成長，實質改善一般人的命運。技術進步不夠迅速，所以最後只有人口增加，但並未讓每人平均產出量提升。相較之下，在成長的體制下，長期成長力道強勁。不但整體的產出增加，每人平均產值也有所提升。因此實際薪資得以持續成長。在工業革命期間與之後，雖然人口繼續增加，但生產力繼續以更快的速度成長，於是讓人類的幸福得到了極大改善。[11]

　　這裡以西歐和中國做對比，就能清楚看到問題所在。並不是中國從根本上落後、無法成長，而是因為中國向來是人類史上技術發展最活躍的地區之一，卻仍然在十八、十九世紀落入馬爾薩斯陷阱。當時，新技術（最重要的是接受了玉米和馬鈴薯等美洲農作物）雖然帶來更多人口，但每人平均財富並未增加。從1500年到1900年，中國人口幾乎成長到三倍之多，但收入仍然是幾乎僅能餬口，依現代標準約是每人每年600美元。農業部門產量的增加「未能使中國經濟擺脫馬爾薩斯力量的箝制」，也「突顯了歐洲與中國位於不同成長道路上的鮮明對比。」[12]

　　人類社會究竟是如何從這個維持了幾千年的陷阱中掙脫？亞當·斯密（Adam Smith）在《國富論》（*An Inquiry into the Nature and Causes of the Wealth of Nations*，1776）已經談過經濟成長的第一個原因。在他看來，成長的根本原因是貿易帶來的奇蹟。市場交換能夠促進專業化、分工，以及有效的資源分配。正如他在十八世紀後期的觀察，分工讓工廠制度提高了生產力，進而提升每人平均產出。這樣的成長就稱為「斯密式成長」（Smithian growth）。在現代之前的勃興週期中，斯密式成長佔了重要地位。像是羅馬帝國之所以能享有實際的經濟成長，一大主因就在於貿易。但也像是所有工業時代之前的社會，就算是羅馬帝國，也並未擺脫馬爾薩斯陷阱。即使在羅馬鼎盛時期，每人平均年收入換算為今日標準也不足1,000美元。在前現代歷史當中，中產階級大部分時間並不發達，想要致富，只能透過暴力侵佔，或是榨取各種租金。[13]

經濟成長的第二大原因，在於技術創新。現代成長是由技術領頭。在工業時代前，技術的成長相對緩慢且有限，所以就算迎來繁榮，也顯得溫和而短暫，而且最後總會被人口成長消耗吞噬。然而從蒸汽機與紡紗機開始，掀起了一波至今未息的創新浪潮，奧裔美籍經濟學家約瑟夫·熊彼德（Joseph Schumpeter）稱之為「全年不息的創造性破壞狂風」（the perennial gale of creative destruction）。在熊彼德看來，是技術與組織上的創新提升了生產力，於是推動了成長。這樣的成長，既是發明家、工程師、企業家三者的努力所致，也是鐵路、汽車與飛機等顛覆性創新帶來的結果。在過去三個世紀，就是技術創新不斷改善著人類的物質條件。[14]

如果說貿易和技術是經濟成長最重要的直接原因，也不能忘記還有一些中介因素，會影響市場效率與技術創新的步伐。這些中介因素有助於解釋各國發展的優劣差異，常常能引起發展經濟學家（與經濟史學家）的興趣。有效的制度（例如保護私有財產權、有效執行合約內容、限制政府不得恣意妄為）能有效促進成長。人力資本也是如此。健康、受過教育的人，一般來說更具生產力與技能，也更有創造力，更能做到科學發現及技術創新。想要產生並維繫現代成長，科學不可或缺。人類一直是因為增進了對自然世界的瞭解，再由工程師與企業家將這些知識付諸應用，才促成了技術創新，大大提升人類的生產力。因此，如果能從文化或制度下手，促進科學發現並應用於提升生產力，也有助於經濟成長。[15]

這樣說來，為什麼現代成長是以英格蘭為起點？這是一個古老的問題，但之所以重新被提起，是因為有一些學者主張，在1800年之前，中國有部分地區的經濟發達程度絕不下於西歐。根據這種觀點，歐洲不但更晚才取得領導地位，而且還高度依賴於偶然的地理因素，例如在英格蘭的煤炭礦藏，以及得以輕鬆從北美取得原物料。然而，要修正過去的看法，就需要提出嚴謹的證明，讓人看到成長轉型並非突然或偶然。需要經過漫長的加速，現代成長起飛才能發生。經濟歷史學家揚・路滕・范・贊登（Jan Luiten van Zanden）稱之為「通往工業革命的漫長道路」。[16]

　　時至1700年，比起其他任何地方，西歐擁有最高的實際薪資、最發達的人力資本。在英格蘭，在各種地理、制度與文化因素的配合下，迎來的不再只是一時的勃興週期，而成了更為持久的成長體制。大西洋經濟催生了一個商品與服務的成熟市場。商人開始享有非比尋常的政治影響力。王室的權力開始受限，而人民的財產得到保障。英格蘭不但擁有高水準的人力資本，也有了技巧精熟的勞動力。最重要的是，英格蘭還擁有一種「成長文化」，會將科學發現導向實用的目的，例如發明引擎與省力的機器。舉例來說，倫敦皇家自然知識促進學會成立於1660年；極具象徵意義的一點，在於該會章程規定只能信任「實驗的權威」，並用以推動「自然事物與實用工藝的科學」。[17]

　　到十七世紀後期，英格蘭勞工已經得以享有相對較高的薪資，並不是因為勞力格外短缺，而是因為勞工生產力高。這些勞工相對健康（按照前現代的標準）、技術高超。然而，薪資高也就代表勞動成本高，讓雇主有強烈的動機要尋得機械替代品來取代或加強人力，而英格蘭的豐富煤礦提供了實現這個願望的燃料。英國的位置就處於巨大「煤炭月彎（carboniferous crescent）……從西利西亞（Silesia）延伸到蘇格蘭低地」的頂端，但這件事實為偶然，並不算是什麼決定性因素。世界上很多地方都有煤炭，而英格蘭也早已學會如何進口原料與成品以因應需求。結合了人力資本、實用知識的文化、有利的制度、化石能源，讓英國點燃了改革的火花，在整個十八世紀即便人口

英國每人平均GDP指數，1871 = 100

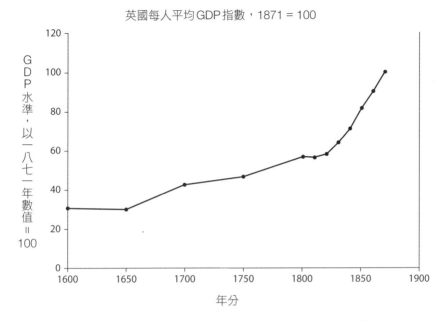

圖10.2 走向財富大爆炸（Great Enrichment）：英國每人平均GDP
（資料來源：Broadberry, Custodis, and Gupta 2015）

成長，每人平均產出仍然上揚（參見圖10.2）。到了十九世紀，經過
短暫沉寂，又迎來了更明顯的成長，這得歸功於下一章會談到的另一
波創新浪潮：第二次工業革命。[18]

　　然而，現代經濟成長還只是大逃亡故事的一半。同樣重要的另一
半，在於人類得以擺脫傳染病的困擾。在過去三個世紀，人類面對
的不再是個充滿疫病、莫名早逝的世界，我們開始期待生活安定與長
壽。在現代死亡數字下降之前，大多數人的死因都是傳染病，因此預
期壽命之所以能大幅提升，有一大部分原因（雖然並非全部）就在於
控制了傳染病。換句話說，此時死亡數字下降的特點在於主要死因發
生重大改變，不再是各種由微生物引起的疾病，而變成是癌症、心臟
病、糖尿病、神經退化性疾病，以及其他器官疾病等等。[19]

　　死亡率長期下降的時間與地點，剛好都出現在那些正要轉型到現代的社會：不列顛、西歐，以及從歐洲移居至全球的各個移居社會。
這樣一來似乎從直覺就能判斷，衛生健康的改善想必是經濟成長的副
產品；這種觀點有一些著名的擁護者，包括醫學史學家湯瑪士・麥基
翁（Thomas McKeown）。麥基翁主張，在死亡率下降的時期，當時
的醫療措施還算不上真正有用。各種抗生素與疫苗（天花疫苗除外）
其實是到預期壽命已經大幅延長*之後*，才開始投入使用。所以無論
解釋為何，肯定不是因為醫學。他認為是經濟發展讓人民的營養改
善，於是加強了身體抵抗感染的能力。確實，感染疾病的時候，是否
缺乏營養會大大影響臨床結果。像是麻疹，雖然本就危險，但如果感
染的孩子身體又虛弱，就更加不妙。匱乏與疾病總是攜手同行，所以
如果能讓人民免於匱乏，也就意味著免於疾病。[20]

　　營養只是經濟成長影響健康結果的管道之一。經濟成長，就有資
金投入衛生基礎設施：例如較富裕的社會就能建起龐大而昂貴的水處
理設施。收入更高，也就能住進更好、更寬敞的住房。我們會看到，
這些管道都有助於傳染病的控制。然而，雖然直覺上會認為如此，
但已經證明「經濟成長」與「衛生健康改善」的相關性並不高；「財
富」與「衛生健康」之間有高度的相關性，主因當然也不是經濟成
長。人口統計學家山繆・普列斯頓（Samuel Preston）提出了最有力
的證明。他研究二十世紀全球預期壽命的顯著延長，發現收入與預期
壽命之間的結構關係出現了根本上的變化。隨著時間改變，人類慢慢
變得就算是收入水準不高，也能讓預期壽命延長；據他估計，在所
有預期壽命延長的案例中，只有大約三分之一可以用收入的提高來解
釋。如果真要解釋為什麼民眾不再因為傳染病而早逝、能夠活得更長
更久，肯定是因為其他的什麼原因：也就是醫學知識與衛生政策。[21]

　　我們會在第 12 章談到，普列斯頓談的是二十世紀全球死亡率的
下降，但他的結論也適用於更早的過去。值得一提的是，死亡這件事
是到了十八世紀才出現階級差異。在進入現代之前，收入較高並不一
定就能活得更長。像是羅馬皇帝，雖然有豪奢的飲食、華麗的宮殿，

逝世的年歲卻與最卑微的臣民沒有差別。一直到十七世紀末，英國貴族的預期壽命也不比普通人民來得更長。但到了1800年，死亡數字就開始出現明顯的階級落差。肯定有了什麼改變，讓那些受過教育的上層階級能把他們的社會優勢轉化為生物優勢。也就是說，有錢人愈來愈能取得新的概念、新的技術，用來讓自己活得更久更長。[22]

或者有沒有可能其實是另一種因果關係：是健康帶來財富？擁有良好的衛生健康，確實就有許多管道能促進經濟成長。一般來說，個人愈健康，作為勞工就會更有生產力。這類勞工意味著人力資本達到更高水平，部分原因在於兒童時期的疾病負擔會影響生理與認知發展，也有部分原因在於有幸得到健康生活的人，才會去追求更高水準的教育。如果生長的環境朝不保夕，就很難有長期規劃，也不會願意犧牲多年的生產力以換取知識和技能。照同一套邏輯，如果能減輕人民的疾病負擔，就能讓他們增加儲蓄、減少高風險行為。[23]

衛生健康狀況也會影響生育率。在傳染病使死亡率居高不下的地區，也會出現極高的生育率，才能抵消無以避免的兒童夭折。降低生育率不但能提升兒童的健康，還能讓父母把投資集中養育少數兒女。此外，生育率較低也有益於讓女性較晚結婚、為女性賦權、提升市場參與。在歐洲北部，基本上瘧疾與蟲媒傳播的疾病已經絕跡，幾個世紀以來的生育率或許就較低。就目前可知的資料，西北歐社會採行的是所謂的「歐洲婚姻模式」（European Marriage Pattern），女性結婚相對較晚。歐洲南部的女性結婚較早，南亞和東亞的女性還要更早。正如著名的人口統計學家雷格里（E. A. Wrigley）所言，「歐洲婚姻制度是一種『奢侈品』，傳統世界大部分地區的人民或許都難以負擔。如果是在地方性疾病眾多且致命的地方，在流行性疾病頻繁且具破壞性的地方，在食品供給總有劇烈而不可預測的波動的地方，又或者是存在以上各種危險組合的地方，或許都不得不採用早婚、普遍成婚（universal marriage）的制度」，因為死亡率如此之高。[24]

雖然我們已經以上個世紀為背景，仔細研究了健康對經濟發展的

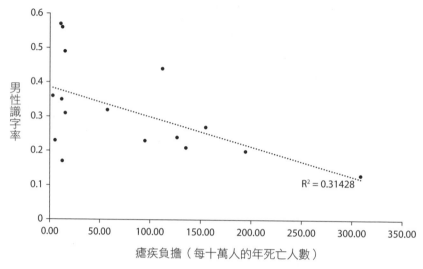

義大利各地區的男性識字率與瘧疾死亡率

圖10.3 義大利地區瘧疾負擔與識字率（1821年）
（瘧疾負擔：作者依十九世紀晚期的官方資料整理彙編；
識字率：參見Ciccarelli and Weisdorf 2018）

影響，但有可能在更早之前，這些機制就已經讓西歐得以掌握先機。
早在現代成長開始之前，歐洲就已經享有較低的死亡率，特別是歐洲
西北部的社會。日本的情況大概也是如此。相較於我們這個時代，前
現代的疾病環境雖然可怕，但預期壽命可能已經來到三十出頭，就前
現代的全球標準來說已經相當高。預期壽命更長，就創造出一個壓力
較低的人口系統（也就是生育率較低，較為晚婚，和／或女性初婚年
齡更有彈性）。舉例來說，從義大利在現代的地理發展，就能清楚看
到這些模式（參見圖10.3）。前面提過，惡性瘧的範圍邊界橫貫了義
大利半島，讓疾病負擔出現陡峭的自然落差。這些衛生健康上的不平
等造就了不同的婚姻模式和不同的人力資本形成率。就算在工業化
前，義大利北部的識字率也遠高於南部，顯現長久以來的地理特徵形
塑了義大利的發展進程。[25]

　但事實證明，很難呈現衛生健康與經濟發展之間有顯著的因果關係。整體而言，衛生健康改善的影響並沒有強大到足以解釋經濟成長的模式。在某些明顯的例子裡，雖然推出重大措施，減輕了疾病負擔，卻並未帶來更高的收入或經濟成長。就算歐洲有部分地區的疾病負擔較低，因此具有長期健康優勢，但光憑這一點，仍然不足以引發現代成長，而必須再搭配一些其他因素。可以想像，必須要先大幅提升關於自然世界的知識，才有可能讓更高等級的人力資本帶來實質的好處。[26]

　總而言之，真想解釋財富與健康為何如此相關，最好的辦法就是解開經濟成長與死亡率下降之間更深層的共同連結。「工業革命」與「免於早逝」有著相同的根本原因：人類對自然更為認識，並將這些知識加以應用。兩者之間連結最明確的證據，無疑來自二十世紀，抗生素與DDT之類的重大發現迅速傳播，在經濟發展程度大不相同的各個社會，帶來了突然而且同步的影響。但同樣地，這種事情並不是到了二十世紀才發生，而是能夠追溯到十八世紀的啟蒙運動。[27]

　然而，知識如果不付諸實踐，就不足以發揮作用。想法可以自由複製，傳播的時候也是即想即至，所以究竟是為什麼，傳染病的控制未能更加同步？為什麼無論在一國之內或是各國之間，有如此明顯的健康落差？有一部分原因在於財富確實會影響健康結果。也有一部分原因在於地理影響，以及疾病生態的潛在自然差異。然而還有一種原因，即制度與文化影響了科學知識的應用。要能做到預期壽命的延長，絕不能只依賴引進相關的概念想法，而需要把想法付諸實踐；制度上需要有為的政府照顧國民的健康，文化上則需要能將科學進步轉化為適應的行為。第11章就會提到，帝國主義也形塑了現代化的進程；在這個格外動盪的重要轉型時刻，殖民制度讓某些社會失去了對自己公民的自主權。因此，國家能力、權力與文化都是故事的一部分，知識的進展必須真正轉化為行動，才能讓人充分感受到知識帶來的影響。

關於過去政治、制度和健康之間的關係，還有許多得談。但顯而易見的是，講到促進人類的衛生健康，各種公共機構扮演著極其重要的角色。從本質來看，想控制傳染病，就必須透過集體、協調的行動。如果用經濟學術語來談，「市場」這種以個人消費選擇來分配商品的機制，實在不適合用來提供控制傳染病的解決方案：不適合的原因包括沒有足夠資訊（我會生病嗎？）、外部性（如果我把垃圾倒到水溝裡，或是帶著咳嗽去買東西，可能害鄰居染病），以及各種關於公共財的問題（大型水處理設施該由誰出錢？）。於是，最善於解決集體行動問題的社會，才能最有效做到傳染病的防控。這樣一來，問題就變成為什麼現代化國家能夠更成功做到這一點？為什麼某些國家比其他國家更成功？[28]

有一部分的答案很簡單：因為國家在現代變得更強大了。無論從哪種標準來看，從1700年到1900年，國家能力都有了大幅的提升。國家變得更為集權，更有能力對人民課稅，更有能力強制人民遵守更多規範等等，程度比過去任何時候都高。事實上，公共衛生正是推動現代國家發展的一股動力；公衛確實需要國家的強制介入，而這也成了強制處置的正當理由。有效的國家需要做到兩種截然不同的事：（1）確保人民遵守各種成本高昂且造成不便的規則（隔離檢疫、強制疫苗接種、通報、勞動與食品安全法規等等）；（2）提供公共財（例如基本福利、教育、健康照護，以及像是水處理這種最直接的基礎設施）。國家如果能有效做到這兩點，就能改善國民的衛生健康。[29]

然而，傳染病的控制並不單是國家的功勞。文化與民間社會也能讓人民改變行為、養成新態度，阻斷微生物的傳播。民間社會的各種調解機制也能為改善人類健康盡一分心力，特別是在公衛運動進步主義高潮的期間。舉例來說，西方童子軍就曾經協助推廣裝設紗窗、使用蒼蠅拍，以控制各種蟲媒的傳播。在這方面當然還有許多情形有待探查，但我們可以推測，高水準的教育、對科學與實證主義的尊重，以及鼓勵為共同利益而犧牲的民主或社群主義價值觀，有時候能推動有利的適應行為。

在傳統的故事裡，傳染病的控制是從1870年左右開始，花了兩、三個世代就大功告成，並且是以西歐與其移居社會為起點。快速的工業化激發了公衛運動，而細菌論則為各種新的疾病防控措施提供科學根據。此外，現代國家成形，並且擁有足夠的監管權力，也就能實施有效的公衛措施。[30]

這種說法顯然有許多部分所言不虛。預期壽命的持續改善，確實是從1870年代左右開始，而且公衛運動的成功的確是一個分水嶺。然而如果只從十九世紀後期看起，就只能看到整個故事的一小部分，而忽略了先前數個世紀，各種技術演進、負面反應與後續適應之間不斷的相互作用。中世紀後期城市興起，就已經激發出早期的公衛形式，而嚴重的鼠疫也帶出更嚴格的檢疫與隔離方法。確實，在大約1700年之前，人類社會雖然也努力提升平均預期壽命，但成效並不顯著。是到了十八世紀，情況才開始發生變化。

早期健康轉型所依賴的醫學科學，有許多現在看來十分過時，但還是有不少建議確實有所幫助。歷史學家詹姆士·萊利（James Riley）把這套思想體系稱為「環境醫學」（environmental medicine）。就許多方面而言，環境醫學是以過去更廣泛的體液學說（humoral doctrine）為基礎，再加上一點經驗主義的精神。至於預防醫學（preventative medicine）則是愈來愈積極鼓吹眾人向髒汙、汙水、蟲子、沼澤與各種封閉與擁擠的空間宣戰。這些運動都帶來了實實在在的好處。因此，從啟蒙時代醫學到十九世紀更廣泛的公衛運動之間，確實存在重要的思想延續。[31]

以這種更長遠的觀點，有助於讓我們看到工業化與全球資本主義興起之後，對於衛生健康造成多麼強大的負面影響。在十九世紀中葉的幾十年間，衛生健康不再進步，就連原本早期成果豐碩的西歐也是如此。就像我們在下一章會看到的，新疾病出現、舊疾病復發，對全球造成了毀滅性的影響。想瞭解在現代世界形成過程中，健康、財富與權力這三者如何互動，就需要以全球的觀點來看待這個故事。這個故事絕非從不間斷的進步，而是有各方力量互相制衡，在其中我們不只看到成長對健康造成負面影響，也看到人類控制健康威脅的能力迅速提升，但發展卻極度不均衡。

早期健康轉型期

　　山繆・皮普斯出身於倫敦，畢業於劍橋大學，既是國會議員，也是海軍部（Admiralty）的高階人員（圖10.4）。他幸運活過了1665年的倫敦大鼠疫，進到了最高知識圈，並曾在1684年到1686年擔任皇家學會會長。在他擔任會長期間，學會出版了牛頓的《原理》（*Principia*），也因此該書扉頁還寫著是由他出版。然而，他之所以如此大名鼎鼎，還有別的原因：從1660年到1669年，皮普斯寫下了可能是英語史上最口無遮攔的日記。[32]

　　山繆・皮普斯的日記讓我們能一窺十七世紀晚期的倫敦日常生活。現存有大量文獻，讓我們能夠瞭解前現代城市的生活條件。有時候這些文獻會以大量篇幅描述當時祖先必須忍受的骯髒，以及各種令人作嘔的環境。我們不該以為他們對於活在汙穢噁心的環境裡無感。事實上，正由於他們努力但總是失敗，才更明顯證明他們面臨了多麼嚴重的挑戰。雖然這些前現代城市竭力推行基本公衛措施，但以當時的技術和組織能力，還是常常不敵客觀情境，難以維持公共衛生。就這一點而言，皮普斯的日記極具價值，因為它既不是在說教，也不是在論戰。當然，單一樣本並不一定具有代表性，但我們還是能把他的個人日記看作一幅快照，從中可以看到一個頗為富裕又非常聰明的英國人，在早期健康轉型期**之前**過著怎樣的生活。[33]

　　皮普斯的公職身分，讓他能在西林巷（Seething Lane，位於倫敦最古老的地區）擁有一處大宅，就在倫敦塔附近。在1666年倫敦大火（Great Fire）之前，倫敦還是一個主要由木造與土造的小鎮，鵝

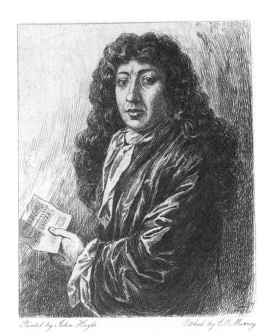

圖 10.4
山繆・皮普斯的版畫畫像，出
自他一本1825年版的著作，
畫家為內勒（G. Kneller）。皮
普斯寫了可能是英語史上最口
無遮攔的日記。

Printed by John Hayls.   *Etched by C.O. Murray.*

卵石鋪成的街道會向路中間傾斜，讓每家能排出汙水。當時很少家戶
有自來水，有汙水管的更是罕見。使用便壺是常態。一天晚上，皮普
斯回家發現「我太太和女僕阿什維爾不小心把一罐屎尿灑在了地板、
凳子，還有天知道哪裡，正在刷得不亦樂乎。我就裝沒看到。」有一
次他走進自己的房子，卻撞見桑威治夫人正在應付內急，但皮普斯還
是試著維持點體面：「看到親愛的夫人那種臉紅尷尬，我就知道她在
我的餐廳裡用我的罐子在幹些什麼事；我也覺得很恥，就趕快隨便找
點話來聊。」[34]

　　當時對食物好壞的標準極為寬鬆。要判斷肉類是否新鮮，方式是
看煮過之後是不是還有臭味。雖然早有教訓，但皮普斯還是抗拒不了
牡蠣的誘惑，在日記裡提了超過七十多次。「我跟太太用餐到一半，
覺得一陣噁心，不得不把我吃的牡蠣又吐了出來，然後就沒事了。」
皮普斯有時候把魚一切開，就看到裡面爬滿了蟲。不難想像，他的腸

胃肯定要造反。皮普斯在鼠疫期間逃離倫敦的時候，有一晚醒來「覺得實在忍不住了……想找個夜壺，卻找不到……最後只能在這間陌生的房子，起身到煙囪裡拉了兩次；接著再上床睡覺，身體又覺得好得不得了。」[35]

各種汙穢的物事，通常會順著一條滑道直通地窖。在皮普斯的世界，大家和鄰居（與他們的臭味）都很熟。有天晚上，皮普斯本來在修屋頂，但急匆匆地回到室內，就因為「潘恩爵士在附近他們的家務室清便壺；這讓我很煩，擔心以後會很不爽。」當時的地窖至少都是由幾間房屋或公寓共用，而皮普斯就常常因為排泄物的問題，與西林巷的其他居民發生爭執。「今天早上有人來找我，建議在哪裡給我的地窖開扇窗，代替巴頓爵士已經堵住的那一扇；我走到自家地窖看，一腳踩到一大坨屎，才發現是特納先生的家務室滿了，淹進我的地窖，這真的讓我很心煩。」糞便作為「水肥」很有價值，會有人定期來清理地窖。某天晚餐後，皮普斯回到家，發現「有人正在清我的家務室，清得比我想的更乾淨。我就這麼上上下下看了好一陣子。」[36]

山繆・皮普斯實在說不上有什麼個人衛生紀律。彼得・拉澤爾（Peter Razzell）就曾說「沒有證據顯示皮普斯這輩子洗過澡，只是他確實偶爾會用冷水或溫水來洗手、洗臉。」身上和衣服上的穢物、痰液與各種液體，不定期才會清一清。某天晚上躺在床上，「我的頭一陣天旋地轉，我就吐了；要說我有哪次真的喝到爛醉，大概就是這次了——但我也說不準，因為我還是睡著了，一路睡到早上——醒過來，才發現我把自己吐得一身濕。」皮普斯可不是以正派禁欲聞名，他提過有一次他和桑威治伯爵的管家來了一場性邂逅。「我走到她身邊，和她逗了一會、談了一下，上帝原諒我，我確實摸了她幾把；這太恥了，但我可沒再做更過分的事，只是心裡想啊想的，就射在馬褲裡了。和她談了一兩個小時後，我去簡單拜訪了亨特先生。」在回家路上，皮普斯又遇到一位朋友，在沒有事先安排的情況下，朋友帶他去的不是別的地方，就是薩默塞特宮（Somerset House）：一座皇家行館，皮普斯就這樣在接見廳裡見了整個王室家族。[37]

跳蚤和蝨子都是常見的麻煩。有時候，皮普斯會被身上的體蝨搞得一肚子火。「這六、七天我癢得不得了；到最後她〔他的妻子〕才發現我滿身蝨子，在頭和身體上找到超過二十隻，有大有小；這比我近二十年來以為身上有過的蝨子數量還多。」還有一次，他寫著「這一兩天我全身都在發癢，煩得要命，我覺得可能是有一兩隻蝨子在咬我——今天下午發現我全身都發炎了，臉又紅又腫還發疹子，慘得要命；我們散步都還沒結束，我不但不舒服，還搞得面目全非，有夠丟臉。」[38]

當時頭蝨是一大威脅。皮普斯會大量使用髮粉，也常常把頭剃光。由於把頭髮理光是去除頭蝨的最佳辦法，所以假髮很流行，但皮普斯甚至連假髮都碰上蝨子為患。「我接著去西敏區找我的理髮師，要他把他最近幫我做的那頂假髮清清蝨子；這讓我實在很火大，他居然把這種玩意交到我手裡。」（皮普斯在倫敦大鼠疫期間買了一頂假髮，但之後卻先放了一段適當的時間才戴上：「沒有人知道鼠疫會對假髮時尚有什麼影響，因為大家怕感染，就不敢買假髮——擔心是從鼠疫死者的頭上剪下來的。」）[39]

這就是十七世紀晚期倫敦的生活。把話講得像皮普斯這麼直接的人不多，但他的個人經驗絕不是獨特的例外。從他的日記，能讓我們認識一個正要跨過重大改變門檻的歐洲城市，看到當時有怎樣的疾病生態。早期的健康轉型就在於一連串環環相扣的傳染病環境變化，時間大約在1670年至1820年間，特別是從1750年左右開始。隨著歐洲啟蒙運動與現代經濟成長的早期階段慢慢發展，在西歐與其移居殖民地也逐漸發生一些地方性的變化。[40]

早期健康轉型主要有四大特徵。第一，死亡率趨於穩定——也就是說，每年的死亡率波動大幅下降，歐姆蘭稱之為「流行減退期」。第二，傳染病死亡率也下滑；雖然幅度不大，但預期壽命已經稍有延長。第三，死因與死亡的年齡結構出現結構性變化；背景疾病（background disease）的重要性提升，傳染病死亡變得更以兒童為主：疾病變成主要是兒童的問題。第四，出現了明顯的階級死亡率落差，精英階級的壽命比一般人更長。健康的落差開始反映著社會階級的不平等，而且比以往任何時候更僵化而難以改變。

死亡率漸趨穩定

現代早期的一項特性就是反覆遭受死亡衝擊，但從1750年左右開始，衝擊的規模開始縮減。曾經的高峰連連，現在只是小幅振盪（最後成了一條幾乎平坦的橫線）。在英格蘭，死亡衝擊一開始就不那麼猛烈，但還是可以清楚看見這種轉折（參見圖10.5）。如果我們把「死亡率比趨勢高出30%」定義為「嚴重死亡危機」，那麼從1541年到1750年間，曾經足足發生了十一次危機，但從此再也未曾出現。整個西歐也呈現這種模式：「整體而言，十八世紀是一個沒有嚴重死亡危機的時期。」[41]

鼠疫退去，有助於減少嚴重死亡衝擊的發生。山繆·皮普斯當時不可能知道，他在1665年經歷的是倫敦最後一場鼠疫。如我們所見，鼠疫在十七世紀最後三分之一的時間已經絕跡於西歐，我們或許可以把這視為公衛領域最早一批的明顯成就。至於1720年代初在法國南部爆發的疫情，以及在鄂圖曼帝國與俄羅斯爆發的流行，都突顯腺鼠疫很容易就再次星火燎原、形成廣泛的問題。[42]

死亡危機逐漸減少的趨勢不只在於鼠疫的控制，還延伸到了像是斑疹傷寒等等其他疾病。此時愈來愈少發生饑荒與極端的糧食短缺，大戰也多半發生在海外而非歐陸（直到拿破崙，但那是一個世紀後的事了）。十九世紀的霍亂疫情，又粗暴地提醒了人類流行病奪走性命的力量，特別是在南歐和東歐的部分地區。1918–19年的某種致命流感病毒株，則帶來了最後一次的死亡率飆升。然而就算是這些不幸的事件，如果是在更早的時候，也絕對不會只是像這樣的偶然。[43]

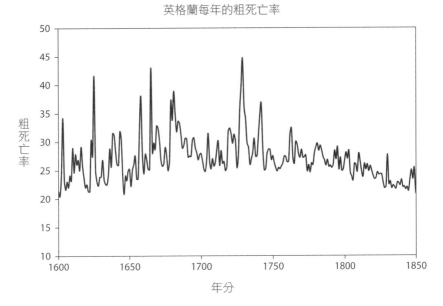

圖10.5 英格蘭每年的粗死亡率（資料來源：Wrigley and Schofield 1981）

預期壽命延長

　　馬爾薩斯認為人類史上從未見過預期壽命延長，但這點他說錯了。在西歐的部分地區，大約在1750年到1820年之間，出生時的平均餘命一直在增加。在瑞典這個務農且貧窮的國家，從1750年開始，國民的壽命幾乎是不斷在提高。至於英格蘭這個都市化又富裕的國家，在大約1600到1730年代之間，預期壽命其實是在下滑（參見圖10.6），接著才開始穩定成長（所以如果為馬爾薩斯說句公道話，他當時的預期壽命才剛要回到史上的前現代高峰）。法國的情況也非常相似。預期壽命的延長在十九世紀中葉陷入停滯，之後才又開始迅速加速。[44]

　　在大約1750年到1820年之間，預期壽命成功延長，這件事其實比乍看之下更了不起。在前現代的歷史上，曾有一條無可改變的鐵

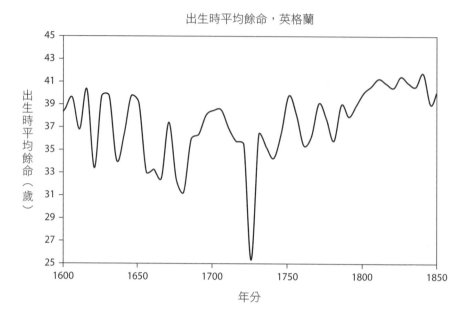

圖10.6 出生時平均餘命，英格蘭（資料來源：Wrigley and Schofield 1981）

則：城市的死亡率就是高於農村。由於城市疾病生態，城鎮成了出生
數小於死亡數的「人口匯」。各種經由水、空氣與病媒傳播的疾病，
在人口密度高的時候都更容易傳播，而被城市的食物與經濟機會吸引
而來的移民，在免疫上又還沒有為這個新環境做好準備。在英格蘭，
城市環境明顯會提升死亡率。在其他條件相同的情況下，由於十八世
紀城市人口增加，死亡率應該要繼續急劇上升才對。在十七世紀晚
期，英格蘭與威爾斯只有不到五分之一的人民住在規模超過2,500人
的城鎮裡。但在短短一個多世紀的時間裡，隨著工業化將人民引入城
市，這個比例翻了一倍。顯然，如果要在人口密度不斷增加的情況下
讓壽命繼續延長，就必須有所適應，並且開創出絕妙的發明。[45]

　　倫敦的故事極具啟發意義。大約在1800年，倫敦成了自古羅馬
以來第一個人口超過百萬的歐洲城市。在先前好幾個世紀間，這座大
都市一直像是個死亡陷阱，不斷給整個英國的人口成長踩煞車。就算

到了十八世紀，倫敦還是非常不健康。然而，儘管人口擴張，倫敦終於在十八世紀末達成一項重要的里程碑：在倫敦史上首次，出生人數超過死亡人數，這個大都市實現了自然成長。雖然都市化腳步迅速，但早期健康轉型更是迎頭趕上。[46]

死因與死亡年齡結構的變化

在早期健康轉型期，死因與死亡年齡結構出現了複雜的結構性變化。雖然傳染病仍然是主要死因，但各種致死疾病的性質已經開始有了微妙變化。當然，天花致死仍然具有壓倒性的影響力，讓十八世紀的所有人口統計特徵都因此失真。天花就是當時最大的殺手，但也召喚出該時期最令人讚嘆的生物醫學進步。光是天花病毒的張牙舞爪，就掩蓋了某些早期健康轉型期進展的光芒。[47]

在倫敦1700年前後的所有死亡人數當中，天花佔了大約5%（參見圖10.7）。到十八世紀下半葉，天花造成的死亡比例成長了一倍。整個十八世紀，天花佔了歐洲所有死亡數字的10-15%；十八世紀中葉的日內瓦有位醫生聲稱，在所有死亡的成年人當中，沒得過天花的人不到5%。在日本，天花造成了可怕的負擔，某地區有20%的兒童都死於天花。一般來說天花對年輕人的影響最嚴重，會把小小孩直接送進墳墓，但若能倖存，則終生都有了免疫力。在英格蘭，天花致死的年齡結構出現了耐人尋味的地理分布模式。在北方（一如歐洲大部分地區），天花是一種兒童疾病。但到了南方與倫敦，年輕成人死於天花的人數高到不成比例。有人認為，當時為了控制疫情進行廣泛接種、積極隔離病人，確實起了部分的作用，特別是保護了倫敦郊外偏遠地區。這樣一來，某些兒童小時候確實得以避免接觸天花，但等到他們成為年輕成人、搬到大都市，易感的免疫系統就暴露在這種疾病之下。[48]

鼠疫與天花得到控制之後，其他地方性呼吸道與腸胃道疾病在背

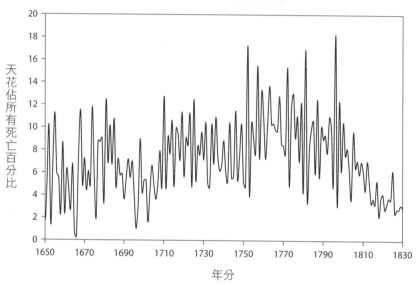

天花佔所有死因的百分比

圖10.7 天花佔所有死亡人數的百分比，《倫敦死亡數字週報》

景中的作用也變得更加明顯。原本斑疹傷寒看起來對各種階級一視同仁，但現在更能看出這是種窮人的流行病。在工業化的早期階段，發展得最好的疾病就是結核病了。到了十八世紀上半葉，結核病已經佔了倫敦所有死亡人數的14%（參見圖10.8）。而到十八世紀末，這個數字更來到四分之一。部分原因在於，這時人類已經活得夠久，最後才死於這種本來就屬於重症的疾病；諷刺的是，正是因為其他疾病得到控制而讓人類壽命得以延長，才讓結核病的「感染區」擴大。此外，工業化城鎮的疾病生態環境擁擠而骯髒，也助長了結核菌的繁衍。惡劣的居住條件、殘酷的工廠勞動，都讓結核病變得更為致命。十八世紀就這樣創造出了一個結核病的社會。**49**

各種腹瀉與呼吸道疾病交雜，帶走了許多人的生命。麻疹、百日咳、白喉、痢疾、傷寒與猩紅熱都紛紛冒出頭來。傳染病的負擔，在兒童身上更為明顯。一般來說，新生兒的健康會隨著成人死亡率而

結核病佔所有死因的百分比

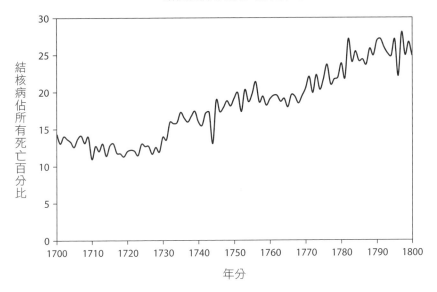

圖10.8 結核病佔所有死亡人數的百分比,《倫敦死亡數字週報》

起伏,顯示在生命最初期,有健康的媽媽才有健康的小孩。十八世紀
後期,嬰兒死亡率已經有所改善。然而工業化帶來了陣痛,特別是在
十九世紀早期,都市化迅速發展,但各種居住與勞動體制多半處於毫
無管制的狀態,讓兒童成了無辜的受害者。[50]

有一種重要的疾病,能讓我們追溯這一時期的社會與演化發展
如何狼狽為奸,這種疾病就是猩紅熱。猩紅熱並不是一種全新的疾
病,基因體證據還無法完全解釋其歷史來由。但從其病原體的生物特
性,我們能瞭解為什麼猩紅熱會對現代化社會(又特別針對兒童)造
成如此沉重的打擊。猩紅熱的病原體是化膿性鏈球菌(*Streptococcus
pyogenes*),這種細菌無所不在,會造成鏈球菌咽喉炎。猩紅熱最初
的症狀為發燒、疼痛、喉嚨痛,再過一兩天才會出現真正危險的跡
象:全身出現皮疹。皮疹先發於軀幹,接著向外擴散到四肢,小小的
紅色丘疹摸起來就像砂紙一般。病患臉頰泛紅,但嘴巴四周則呈現一

圈蒼白。在免疫系統抵抗入侵期間，皮疹會持續大約一週。猩紅熱可以使用抗生素治療，但在抗生素發明之前，猩紅熱有時候會成為致命的流行病。1865年，《刺胳針》（*Lancet*）就將猩紅熱稱為「最致命的熱病……無論老少都無法倖免，但主要感染幼童，常常會一次帶走整個家庭的孩子。」[51]

從十七世紀晚期開始，猩紅熱引起了更多關注。英國名醫湯瑪士・席登漢1675年的著作中，就有一章專門談猩紅熱，提到這是一種對兒童影響特別大的疾病。在整個十八世紀，雖然偶爾會爆發猩紅熱疫情，但得病並不一定代表被判了死刑。一位地方的醫師記錄了1788年在白金漢郡切舍姆（Chesham）小鎮的一場疫情。他對這種疾病的臨床觀察敏銳，提出主要症狀在於劇烈的喉嚨痛，並有皮疹使皮膚變得乾燥、膚色極紅（「發紅的程度，有人很貼切地比為煮熟的龍蝦」），直到最後皮疹會呈麩皮鱗片般脫落。猩紅熱傳染性極高，雖然也有死亡案例，但屬於例外而非常態：「如果考量到感染人數如此眾多，這種疾病造成的死亡比例其實不高。」[52]

但到了十九世紀，猩紅熱造成的威脅突然升級，特別對兒童更為危險。從英國政府的死亡數字統計，就能看到猩紅熱成了工業時代最可怕的疾病之一。正如英國疾病史學家查爾斯・克萊頓（Charles Creighton）所言：「就歷史而言，在十九世紀中葉大約三十或四十年間，猩紅熱造成的大量死亡數字會是流行病學最引人注目的事件之一。」早期的工業城市環境，讓猩紅熱成了童年的典型地方性疾病。與此同時，猩紅熱造成的死亡人數急劇上升，肯定有生物學上的意義。化膿性鏈球菌是一種極具多樣性的細菌物種，其中某些菌株攜帶著會製造致命毒素的基因，引發猩紅熱。很有可能在十九世紀曾有某種毒性較強的菌株傳播，而讓不分高下階層的兒童一同遭殃。亨利・亞當斯（Henry Adams）出身於美國最頂層的政治家族，但他在1841年波士頓的猩紅熱疫情中也是九死一生。幾年後，達爾文的三個女兒也都染上猩紅熱；其中他心愛的安妮（Anne）雖然康復，但不久後還是難逃一死，死因可能是結核病。這波在工業成長高峰期掀起的猩紅熱死亡浪潮，可說是社會與生物因素不幸結合所造成的產物。[53]

　　早期健康轉型期確立了一種U型的死亡模式，最沉重的疾病負擔穩定落在最年輕與最年長的人身上。原因部分在於鼠疫與天花等病原體已經退去，而斑疹傷寒成了窮人才會得的地方性疾病，不再是流行病。成人因傳染病死亡的情形得到部分控制之後，向來就存在的幼童與老年人口疾病負擔變得更為明顯。但我們也能夠想像，隨著快速都市化與工業勞動制度興起，各種地方性傳染病同時在許多城市趨於穩定，也讓活過童年成了一項真正的考驗。兒童傳染病形成巨大的挑戰，一直要到十九世紀後期健康轉型，才終於得以克服。

死亡率的階級落差

　　1820年代，法國知識分子路易－勒內・維勒梅（Louis-René Villermé）希望能夠找出答案，徹底回答「有錢人是不是比窮人更長壽」這個問題。他曾在拿破崙手下擔任十年的軍醫，接著還取得醫學博士學位，絕對有能力在巴黎當個獨立的知識分子，而他也致力於研究人口健康。為了檢驗社會地位到底會不會影響死亡率，維勒梅做了一件堪稱走在社會思潮最前端的事：運用統計研究方法。他找到新的公開資料來源，對巴黎的死亡數字進行巧妙的分析。當時他檢視了巴黎每個區（arrondissement）的死亡數字，接著再研究各區的各種變項，希望從中找出與死亡率的關聯。有一個變項就這樣跳了出來：他自己為各區所建的「貧窮指數」。在巴黎貧窮家庭比例最高的地區，也出現了最高的死亡率（參見圖10.9）。[54]

　　這些結果或許對我們來說沒什麼意外。如今，擁有較高社經地位的人就能得到更多醫療照護，有著不同的生活方式，生理壓力也較低，各種因素交織之下，活得更長、更健康也是理所當然。但在過去，社會階級上的不平等並不一定會造成健康上的不平等。社會地位

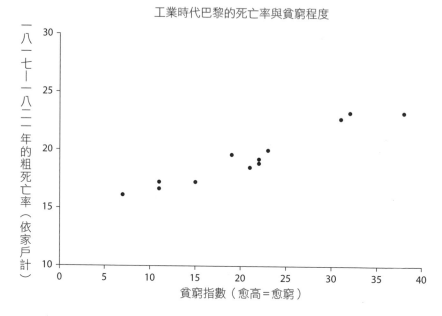

工業時代巴黎的死亡率與貧窮程度

圖 10.9　工業時代巴黎的死亡率與貧窮程度。路易－勒內‧維勒梅自己
建了一個「貧窮指數」，結果顯示該指數與死亡率密切相關。

與健康結果之間的關係，是歷史演化下的產物。究竟是在什麼時候，
又用了什麼方式，財富才得以讓人變得更健康？

　　這很難說，就連證據都互相矛盾。這個問題之所以複雜，最大
的原因在於城市的死亡率就是比較高。就算已經到了 1800 年，城市
健康狀況有所改善，農村仍然是遠遠比城市更宜居的地方。在 1811
年，英格蘭城市居民的預期壽命比農村居民少了十年；過了半個世
紀，差距減到七年；1911 年，又減到只剩三年。由於精英階級往往
住在城裡，這些人的健康就受到城市環境的威脅。此外，「精英」的
定義方式，也會影響地位與健康之間的相關性，特別是這個時期中產
階級迅速崛起，社會關係的本質瞬息萬變。但不論如何，只要排除這
些雜訊，就能看到跡象顯示健康的不平等已經出現劃時代的轉變：社
會地位與生物地位第一次變得一致。[55]

1967年，社會科學家艾倫・安東諾夫斯基（Aaron Antonovsky）主張預期壽命的階級差異可以分為三個時期。第一個時期大約是在1650年前，當時的死亡率並沒有階級落差。第二個時期是1650年到大約1850年，階級落差擴大；第三個時期則是1850年後，階級落差縮小。到如今，這套概念依然適用。在早期健康轉型之前，人類並無力控制傳染病，即使擁有較高的社會地位，健康程度也不見得較高，甚至有時候還呈現相反的關係。而在早期健康轉型期，精英階級的社會優勢能夠轉化為較長的壽命，於是造成健康上的不平等。等到十九世紀晚期，轉型已經更為全面，科學與經濟進步所帶來的好處更為普及，也就縮小了預期壽命的落差，但無論如何，落差依然存在。[56]

要討論精英階級的預期壽命，早期證據多半談的是社會的最高層。傳染病可不管尊卑貴賤，就算是羅馬帝國的皇帝，由於住在危機環伺的古地中海地區，預期壽命也相當堪慮。一項研究深入探討了西元1000年以來的歐洲貴族，發現這些人的預期壽命會上下波動，並在戰爭與疫病期間出現下滑。過去，貴族的死亡率常常是**高於**普通人，特別是農村居民。一項對英國貴族的知名研究就指出，在十八世紀前，貴族的死亡率都高於平均。[57]

但肯定有某些時候，社會地位愈高就更有機會活得長長久久。即使在前現代時期，遇上危機降臨，有錢人也總能過得更為安逸。馬爾薩斯理論預測，「積極抑制」會影響的是那些赤貧階級的人，這些人的生活水準已經低到不足以維持生計。在現代早期歷史上的幾次大饑荒，帶走的窮人性命無疑高到不成比例。而在十七世紀的幾次倫敦鼠疫當中，比起較富裕的中央教區，死亡率更高的也是那些最貧窮的教區。還有一項仔細的研究，調查了1625年後的日內瓦人口發展，發現富人和窮人之間已經出現落差，下層階級是到了十八世紀預期壽命普遍增加，才得以受益。因此可以說，就算是在早期健康轉型期之前，在某些情況下，擁有社會優勢也肯定能讓人活得更長命。[58]

　　這樣說來，在1750年到1850年間的發展，就是在健康方面形成了長期的社會分裂。精英與資產階級的預期壽命增加，貧窮階級卻難以用同樣的速度向上爬。如果就英國王室這個小樣本來看，1700年是個轉捩點，存活的機率從十八世紀開始大幅提升。但他們是搶先潮流一步。精英階層要到十八世紀中葉左右，成年存活率才超越下層階級，而且還得到十九世紀初，趨勢才變得比較明顯。其他資料數據也能證明，在十八世紀，就算是中等階級的精英人士（商人和專業人士），嬰兒與幼童死亡率也已經低於勞工階級。[59]

　　早期的公衛改革者在這個時期開始研究健康不平等與社會不平等之間的複雜關聯。1779年，德國醫師約翰・彼得・法蘭克（Johann Peter Frank）的巨著《醫務政策的完整體系》（Complete System of Medical Policy）第一卷出版，這在「衛生健康與疾病的社會關係思想史」上是一大里程碑。法蘭克1790年的演講就談到「人民的苦難」是「所有疾病之母」，點出階級與疾病體驗之間有著方方面面的連結：「每個社會群體都有自己的衛生健康與疾病類型，取決於各別的生活方式。朝臣與貴族、軍人與學者，都大不相同。工匠就會有他們獨有的疾病，有些已有醫師專門加以研究。但如果講到貧窮與缺乏生活中各種物事所引起的疾病，由於實在為數太多，在一場簡短的演講裡只能大略談個概要。」[60]

　　到十九世紀初，階級造成的差異已經肉眼可見。第一波工業化浪潮對於勞動階級的窮人而言無比殘酷。正如德・托克維爾（de Tocqueville）觀察1830年代曼徹斯特所言：「從這條骯髒的排水溝，排出了人類工業最豐沛的洪流，肥沃了整個世界。從這條骯髒的排水管，排出了純金。人類在此得到的發展最為完整，也最為野蠻；文明在此創造奇蹟，也在這裡幾乎回歸野性。」正是這種赤裸裸的不平等，啟發了像是愛德溫・查德威克（Edwin Chadwick）這樣的衛生改革者，他在1842年發表《大不列顛勞動人口衛生狀況報告》（Report on the Sanitary Condition of the Labouring Population of Great

Britain），其影響將在第12章介紹。總而言之，正如歷史學家彼得・拉澤爾所言：「到了十九世紀，透過與疾病環境的關聯，貧窮對死亡率的影響變得更加重要。隨著大城市與工業區的發展，社會階層在地理上的隔離日益嚴重，讓貧窮開始與『貧民窟』產生連結。」[61]

維勒梅所言不虛：工業化之後，比起資產階級的同齡人口，窮人更容易感染傳染病而早逝。但也可說是塞翁失馬，因為這些不平等催生了公衛運動，也為改革帶來了政治能量。從法蘭克到維勒梅，再到查德威克，在西歐和美國，衛生健康改革以各種形式積蓄著政治能量。窮人的壽命更短，活得也更不健康，這種情況似乎是對正義的侮辱，也是個應該要能夠解決的問題。而維勒梅的方法——運用統計調查，瞭解各種對衛生健康結果的影響——指出未來的道路。維勒梅的職涯提醒我們，公衛改革的黃金時代其實根源於更早的幾個世代，既來自啟蒙運動的思想與方法，也來自對工業成長的負面反應。[62]

醫學啟蒙

1772年，約翰・普林格爵士（圖10.10）獲選皇家學會會長，總共在職六年。普林格是蘇格蘭人，也是啟蒙運動的典型產物（懷疑三位一體、極度崇拜伏爾泰，而且朋友圈廣到令人羨慕，包括有班傑明・富蘭克林、亞當・斯密，以及大衛・休謨〔David Hume〕等人），並曾在聖安德魯斯大學（Saint Andrews）學習古希臘羅馬文化。就像當時許多對醫學感興趣的知識分子，他擁有廣闊的見識，曾在愛丁堡、萊頓與巴黎等地就讀與受訓，最後才又回到愛丁堡定居。普林格一方面擔任教職，一方面也從事醫療工作。1742年，經由一位贊助人介紹，他開始擔任英國陸軍軍醫，一做就是六年，往來於英國和荷蘭之間。他所學到的一切不但改變了他的生活，更廣泛來說，也改變了歐洲的醫學知識與實踐。[63]

1746年，他在兩次作戰之間回到家鄉，剛好見證了「監獄熱」

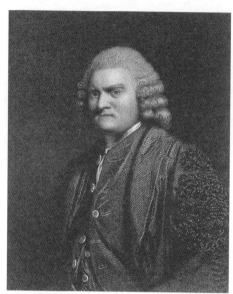

圖10.10
約翰・普林格爵士（1707-82），
軍事醫學之父，曾於1772年至
1778年擔任皇家學會會長。莫特
（W. H. Mote）依雷諾爵士（Sir
J. Reynolds）畫作製作之點刻版
畫，1774年。

與「照護機構熱」的疫情爆發。這些疫情（我們認為是斑疹傷寒）都
是隨著部隊的調動而爆發，再向外蔓延到平民之間。在他看來，擁
擠、通風不良的環境顯然有利於這種熱病的傳播，而且病患也會把這
種熱病帶到新的地方。雖然這種疾病有傳染性，但也能夠預防。卸下
軍醫職務後，普林格搬到倫敦定居，將他的想法轉化為文字。在倫
敦，他又目睹了新門監獄爆發令人憂心的斑疹傷寒疫情。他在1750
年發表《關於照護機構熱與監獄熱性質及療法的評論》（*Observations
on the Nature and Cure of Hospital and Jayl-Fevers*），認為照護機構
熱、監獄熱、軍營熱與船熱其實都是同一種疾病。他更大膽地主張，
只要改善衛生條件就能預防疫情。同年，他又發表了《關於化膿腐敗
與防腐劑的實驗》（*Experiments on Septic and Antiseptic Substances*），
這是一項開創性的研究，也創了英文「antiseptic」（防腐劑、消毒劑）
這個詞。三年後，他又發表了《軍隊疾病評論》（*Observations on the
Diseases of the Army*），堪稱軍事醫學重要里程碑，其影響遠不僅止

於軍事領域。一位明星就此登場。[64]

從普林格擔任皇家學會會長，可以看出事情從皮普斯擔任會長的時代以來有了多大的變化，像是對公共與私人衛生的態度這種難以捉摸的事。普林格一心追求乾淨、衛生的環境，衣服都要洗過，場所要有良好的通風。更重要的是，普林格的態度並不是出於他個人的奇思異想，而是出於科學、經過實證而化為規範。普林格正是十八世紀「醫學啟蒙」的先鋒角色。要談早期健康轉型期得到多少進步，這場醫學啟蒙運動的貢獻實在是遭到低估。[65]

預期壽命在早期得以延長，可以歸功於幾個環環相扣的原因。就背景因素而言，新興的經濟成長讓人民得到更好的營養，也改善了各種實體基礎設施。前面已經提過，此時各國國力更強，權力也更集中，於是能夠運用檢疫、隔離、防疫隔離線等措施，保護人民免受鼠疫危害。除此之外，歐洲社會（與美洲社會）也因為醫學知識的全球化而得益。最重要的是，預防醫學經過消化，現在成了公共政策與私人習慣的一部分。受到經驗主義科學的啟發，雖然並未完全瞭解其基本機制，但這場改革運動支持改進環境衛生、個人衛生、清洗、洗衣、通風、隔離、除蟲、土地排水改善，種種措施令傳染病控制得到大幅改善。

在十八世紀，醫療措施與概念全球化，人類健康因而受惠。帝國在前幾個世紀探索了世界各地，也就讓歐洲這個藥房裡的藥方更足。遺憾的是，從植物提煉的藥理活性化合物，相對而言對小型寄生體的效用有限。許多藥方（像是在新世界取得癒創木〔guaiacum〕這種植物來治療梅毒）其實頂多只有舒緩或安慰劑的作用；甚至還有某些藥物（像是自古以來一直使用的吐酒石〔tartar emetic〕）根本就對身體有害。某些藥物（像是以汞來治療梅毒）雖然有部分藥效，但同時也對人類有毒性。還有某些其他藥物，像是用吐根（ipecacuanha）作為催吐劑，或是用洋菝葜（sarsaparilla）來抗菌，雖然有效，但醫學價值相當有限。也有某些療法可能稍有療效，像是用龍鳳紅檀

（cabbage bark）或沙巴藜蘆（sabadilla）來除蟯蟲；阿勃勒（*Cassia fistula*，一種被帶到加勒比海地區的印度植物）在全球被用來當作瀉藥。在中國，黃花蒿（*Artemisia annua*）作為藥用已有數百年，在亞洲也作為抗瘧藥物。到了現代早期，全球藥方的一個新成員確實給人類健康帶來了無上的好處：金雞納樹皮，堪稱第一種奇蹟藥物。[66]

金雞納樹生長在熱帶安地斯山脈的潮濕山地森林，是當地的原生樹種，樹皮富含奎寧與其他生物鹼，這些成分能夠破壞瘧原蟲的新陳代謝，於是讓金雞納樹皮成了一種奇蹟藥物，能夠對抗人類最強大的一位敵手。金雞納樹皮的發現得歸功於安地斯山脈的原住民巫醫，是他們讓西班牙政府與耶穌會傳教士注意到樹皮的藥用性質。雖然歐洲人可能早在1570年代就看過用金雞納樹皮入藥的做法，但要到1630年代才首次將樹皮進口歐洲。十七世紀下半葉，金雞納樹皮的醫藥用途開始從塞維利亞與羅馬向外傳播，但功效還有爭議，而且當時認為這是天主教推廣的用法，於是在新教歐洲窒礙難行。這種療法並不符合當時流行的體液學說，因此還遭到某些醫學權威的反對。但到了1700年前後幾十年，潮流出現逆轉。金雞納愈來愈得到認同，受歡迎程度也一路飆升，成了西班牙人的金雞母。時至1770年代，已經開始有人擔心這種安地斯山脈的樹木會有缺貨的危機。[67]

更具革命性的，則是天花接種與後繼的疫苗接種方法。天花接種可能是起源於十六世紀的中國，在萬全的《痘疹心法》首次有明確記載。清朝在政權穩固之後就普遍推行天花接種，當時中國使用的是吹鼻種痘法，將天花患者的痘痂取下磨成細末，吹入種痘者鼻中。康熙皇帝（1661–1722）自己的臉上就留有天花疤痕，大力支持天花接種的做法。他有系統地探尋最有效的天花接種方法，並在十七世紀晚期推行史上第一次大規模接種，要求數百萬臣民遵旨照辦。[68]

大規模接種讓歐亞草原的遊牧部落也瞭解了天花接種的做法，有可能在十七世紀晚期已傳遍整片草原，切爾克斯人（Circassian）就普遍有天花接種的習慣，他們居住於高加索北部，與草原社群接觸密切。大約在1700年，歐洲開始意識到天花接種的做法。英國東印度公司一名員工在該年的報告信件便描述了天花接種，而在接下來二十年間，報告的數量呈倍數增加。皇家學會得知了接種的成效，但當時的心態是抗拒大於接受——畢竟，要用某種致命疾病的膿狀物質感染自己或患者，聽起來可不像什麼預防的好辦法。於是，雖然天花持續造成傷亡，但歐洲天花接種的腳步依然緩慢。[69]

到了1720年代，在英格蘭與其北美殖民地的情況有了改變。特別是在波士頓，清教徒牧師科頓‧馬瑟在1707年得到一個名叫奧尼西姆斯（Onesimus）的西非奴隸，從他那裡得知了天花接種的做法。目前已經無法得知究竟接種做法是獨立在西非發展出來，或是從亞洲或歐洲某個地方流傳過去；前者似乎更有可能。對於皇家學會知道這種方式卻未加以推廣，馬瑟大感震驚，矢言若天花在麻薩諸塞再次爆發，他就會採用天花接種的方式來對抗；天花也確實在1721年再次掀起疫情。靠著從奧尼西姆斯那裡學來的接種技術，馬瑟讓波士頓完成大規模天花接種，取得巨大的成功（同時也克服龐大的阻力）。也像在英格蘭本土的情形，雖然天花接種成效卓著，但在幾十年間還是爭議連連。[70]

在英格蘭，推動天花接種的最大功臣是駐鄂圖曼大使的夫人：瑪莉‧渥特莉‧孟塔古夫人（Lady Mary Wortley Montagu），堪稱英國啟蒙運動的典範。她的弟弟在1713年死於天花，她自己則是兩年後二十六歲時不幸感染，但保住一命。只不過素以美貌著稱的她，從此只能帶著疤痕。在駐任伊斯坦堡期間，她在1717年前後發現希臘基督徒有天花接種的做法，是他們從切爾克斯人那裡學來的。（有一種常見的誤解，源頭可以追溯到孟塔古夫人的朋友伏爾泰，誤以為是鄂圖曼土耳其人普遍接種天花。）她寫回家裡的信中提到了這件事。1718年，孟塔古夫人不顧丈夫反對，讓年幼的兒子接種天花。三年後，她再次來到倫敦，這次為女兒接種了天花，還向有兩個年幼女兒的卡羅琳王妃（Princess Caroline）大談接種的好處。1721年，國王允許六名志願者（在新門監獄的死刑犯）以接種天花換取緩刑。發現成功之後，又找來一批孤兒測試對兒童的安全性，結果也成功過關。於是，皇室所有兒童都接種了天花。[71]

　　一如歐洲其他地區的情況，天花接種在英國普及得很慢。皇家學會制定了一套通報系統，用來取得天花接種的安全性與有效性資訊，結果得到了一面倒的正面結果。雖然如此，反對力道仍然強烈，特別是在宗教界，擔心這是對神的褻瀆，就讓接種的普及被拖延了幾十年。直到十八世紀中葉出現了一個轉捩點。天花接種的做法在全美洲證明確實有效，報告也傳回了大西洋彼岸。1745年，天花與接種醫院（Smallpox and Inoculation Hospital）在倫敦成立。這時候流行的接種方式已經更便宜也更簡單，以深具創業精神的薩頓（Sutton）家族為主力。到了1760年代，已經開始大規模實施天花接種，明顯改善全英的天花死亡率。重要的一點在於，英格蘭成為歐洲推廣天花接種的中心。1776年，一項巴黎研究估計該年英格蘭有二十萬人接種天花，法國僅僅一萬五千人。雖然這個數字有灌水的嫌疑，但還是可以反映出英國在天花接種的成功。[72]

　　接種牛痘疫苗則是對天花接種的改進——而且堪稱革命性的改進。到了1790年代，許多人相信接觸牛痘就能對天花產生免疫力。然而，這種「感染牛痘防天花」的想法雖然流行，但一直要等到身兼醫師與科學家兩種身分的愛德華・詹納（Edward Jenner，又譯「金納」），才真正證明這是種安全有效的做法。詹納知道，人類與動物的關係，讓我們不免接觸到這些夥伴帶有的疾病。「人類偏離了大自然最初為他安排的狀態，似乎也就見識到了一個豐富的疾病來源。……他現在與大量動物如此熟悉親近，但這些動物最初不見得該和他有夥伴關係。」詹納也相信，親近動物可能為人類帶來救贖。1796年，他就從一名感染了天花的擠奶女工手上刮取膿疱物質，為一名八歲男孩接種牛痘（圖10.11）。兩年後，他發表了他的研究發現。1800年，天花在英國仍然造成10%的人死亡。過了半個世紀，

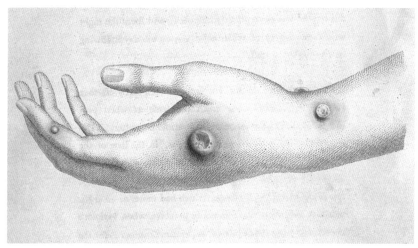

圖10.11 莎拉‧奈爾姆斯（Sarah Nelmes）患上牛痘的手，出自詹納1798年的《探究牛痘預防接種的原因及效果》（*Inquiry*）。

天花在所有死亡人數當中仍然佔了1%。但到1900年，天花已從英國絕跡。[73]

詹納在1798年發表他的研究結果，馬爾薩斯也是在同年提出了他對於人類未來的悲觀看法。詹納幾乎立即預想到，有可能「讓一種每小時都在吞噬著受害者的疾病，徹底從地球上消失。」從十九世紀後的牛痘疫苗普及，是一場真正的全球勝利。在拿破崙戰爭的背景下，牛痘疫苗打破各種國界，透過醫學知識界的網路傳播。此時傳開的除了知識，還包括這種奇蹟醫方的入門工具組。「牛痘疫苗的傳播在早期幾乎就像是個大移居運動，從英格蘭大量送出浸泡在牛痘淋巴液中的棉線。」牛痘疫苗要能長距離運送，就必須維持感染鏈，常常就會以兒童或奴隸作為疫苗的人體運送器。接種牛痘疫苗的做法向西方傳去，遍及葡萄牙與西班牙帝國所有領地，以及仍在起步的美國。1806年，美國總統湯瑪士‧傑佛遜（Thomas Jefferson）總統感謝詹納讓天花的禍害「從人類苦難的日曆中」抹除。牛痘疫苗接種的波瀾也捲向東方。雖然是透過最細的一條線傳到了日本，但當地對疫苗接種的接受度極高，也證明成了一種「催化劑，讓日本在一世紀後迅速成功現代化。」最後到了1977年，天花病毒成為第一，也是目前唯一，被完全消滅的人類病原體，實現了詹納樂觀的願景。[74]

金雞納樹皮與天花免疫，是早期健康轉型期新增的健康照護兩大利器。但無可否認，兩者的出現都充滿運氣成分，無法複製。雖然許多人試著將詹納製作牛痘疫苗的方法擴大應用到其他疾病，但一直要到十八世紀晚期，路易・巴斯德才真正開發出新的疫苗；另外也要到保羅・埃爾利希（Paul Ehrlich）發現砒素劑（Salvarsan，見第12章），才又出現真正重大的藥物。但在十八世紀，預防醫學已經有了更系統性的進步。這些在智識上的變化，可以歸納成幾個大項。[75]

第一，套用醫學史學家瑪格麗特・德雷西（Margaret DeLacy）的說法，傳染論（contagionism）開始流行。自古以來，傳染病的概念一直不是醫學思想的主流（民間對於疾病的理解就更不用說了）。但從十七世紀晚期開始，開始有更多人相信疾病可能透過接觸傳播，也相信可能是有某些看不見的媒介（微生物）作為傳播機制。舉例來說，普林格就站在細菌論的前沿，但他身為科學家的高標準，讓他不敢把話說死。「這種感染究竟屬於什麼性質？在這本著作的先前版本中，我認為這種瘟熱的傳播是由於病患體液所散發出的腐臭氣味所致。」但他後來讀到了微生物引起傳染的新觀點，於是他表示「在對此完成進一步調查之前，合理的做法是先暫停各種假設。」像他這樣的想法十分普遍。德雷西就指出：「早期關於傳染病的研究零碎分散在各處；現在則融入一場運動之中，超越個人的規模。」[76]

第二，醫學思想開始把重點放在環境上，將環境視為最廣義疾病的來源。詹姆士・萊利研究了這種新的「環境」醫學，其中還能夠借鑑古代談汙染、汙穢的傳統概念。這套學說可以一路上溯到年代久遠的古代典範，最早始於蓋倫，再延續貫串中世紀醫學，但這套舊的體液理論還是有其局限。雖然冷、熱、濕都可能影響人體、造成疾病，但到這個時候，大家已經變成在「無止境地尋找人體與環境的關聯」。醫學這時的一大重點，在於如何靠著改變居住地與環境來**預防**疾病，這種預防的角度演變出一套更有力、更廣泛的計畫。儘管公共衛生的概念已經存在數個世紀（從隔離檢疫到公共衛生法無所不包），但十八世紀環境醫學在範疇與力道上都不同於以往。[77]

第三，醫學概念進入正蓬勃發展的「公共領域」。在這個時期，識字率提升、報紙普及、咖啡館等公共場所興起，醫學概念的市場也隨之擴大。醫學著述的寫作風格平實通俗，少用艱深的行話，方便閱讀也方便應用。一個顯著的例子，就是普林格提出對監獄熱的研究之後，班傑明・富蘭克林立刻刊載到《賓夕法尼亞公報》（*Pennsylvania Gazette*）上，可見當時大眾對這個問題深感興趣。各種公開講座、專業協會與醫學期刊，也加速了知識的傳播。在1730年代，雖然時機尚未成熟，但麻薩諸塞就曾一度成立醫學協會；從1780年代開始，更成功成為長期組織。此外，群體健康（population health）也成了治國的重中之重；從十七世紀晚期之後，約翰・格朗特（John Graunt）與威廉・佩第（William Petty）所提出的「政治算術」（political arithmetic）便將統計數據應用到人口動態，推動各種增強國力的政策。這些連結最清楚也最簡便的應用，就在於軍事。這個時期許多頂尖的醫學家都與軍隊有關，並非巧合：其一當然就是普林格，但其他還包括像是詹姆斯・林德（他在海軍的地位，就如同普林格在陸軍的地位），還有約翰・亨特（John Hunter），他發現城市貧民染上的熱病與監獄熱及照護機構熱並無不同。[78]

第四，十八世紀的醫學有著經驗主義的精神：知識必須從經驗中獲得，並透過實驗加以證明。普林格自然也就師法著培根（Francis Bacon）。從他努力收集天花接種效果的數據，就看得出他具備經驗主義的精神。不意外，到了十八世紀末，詹納要證明牛痘疫苗效力的時候，用的是實驗結果，而不是空泛的理論；值得注意的是，他的著作幾乎可說就只是一系列的個案研究。監獄、船隻與醫院成了新概念與新療法的試驗場地。詹姆斯・林德提出壞血病療法的時候，就曾用過某種臨床試驗來加以測試。他後來在1758年到1774年擔任哈斯拉爾（Haslar）皇家海軍醫院的總醫師，便讓這裡成了他的試驗台，測試各種衛生作業規範與熱病防控的概念。套句德雷西的話，「他提出的實例，比任何理論都更能支持他的論點：他最重要的論文，就是哈斯拉爾醫院本身。」哈斯拉爾絕非特例。醫院開始和大學機構與教師有了更緊密的連結（特別是在蘇格蘭）。在啟蒙運動期間，各家醫院的實務做法「明確改變了醫學的性質、內容與方向。」[79]

十八世紀的醫學少了幾分政治影響力，不像一個世紀後的公衛運動那樣轟轟烈烈，但確實已經讓政策與實務有所改善，也為後來的進步埋下了種子。在城市環境緩慢重建的過程中，基礎設施得到改善，街道拓寬還鋪上了路面，過去的木牆與裸露的地面，現在都換上了磚瓦，自來水已經遠遠更為普及。十八世紀初就有人說：「倫敦現在幾乎每一條街……地下都有水管運送著水：靠著用小鉛管接上那些大水管，街上那些年租金15或20英鎊的房子，幾乎家家戶戶都能享有用水的便利。」在英格蘭，1760年代推出一系列改進法案，推動城市衛生基礎設施的發展，開始有排水管能將汙穢從家裡排出。雖然還要到更晚才有足夠的下水道和水處理設施，但使用夜壺與糞坑的日子已開始遠去。[80]

水處理技術也開始起步。人類物種從一開始就會希望找到乾淨的水源。雖然很早就有各種濾水的機器，而且像是砂濾法之類的基本機制也很有效，但通常不易達到經濟規模。在十八世紀，啟蒙時代的科學與工業工程就希望找出新的機制與方法，確保提供安全的飲用水。在十八世紀中葉，法國出版了第一本談淨水的著作，也頒發了史上第一項濾水專利。雖然進展並不迅速，但到了十八世紀末，人們已經發現木炭濾器的優點並加以推廣。在倫敦，就算到了十九世紀初，仍有超過一半的水公司只是直接供應泰晤士河的原水，但民間的期望已經愈來愈高，業界互相競爭，希望以有效的方式提供更潔淨的水。[81]

人類一方面追求著乾淨而適合飲用的水，同時也開始希望能呼吸新鮮空氣、惡臭不再如影隨形。於是，十八世紀除了出現巨大而昂貴的濾水器，也出現了笨重龐大的通風機。1741年，史蒂芬‧黑爾斯（Stephen Hales）向皇家學會提議一種裝置，像是個巨大的風箱，能讓空氣在封閉的空間裡循環。監獄、船舶與醫院率先採用機械式通風的技術。像是普林格、林德這些醫師也主張新鮮空氣是人類健康的關鍵。這個時期也看到首次嘗試以化學方式消毒，只不過當時的目的還只是試著改變氣味，希望能淨化空氣或避免腐敗。同樣地，也開始有最早的殺蟲劑進入了市場。雖然這些實驗尚屬早期，進展也斷斷續續，但已經預示著人類將在未來透過化學讓生活環境大規模改觀。82

個人衛生習慣也開始一點一點地改變。整體而言，是到十九世紀後期才發展出現代的衛生習慣與清潔的個人環境，但十八世紀已經出現一些早期進展，預見著未來的進步。例如當時肥皂已經成為常見的消費品，亞麻布與棉布取代了羊毛布料，讓體蝨懊惱嘆息。棉布的優點之一就在於洗滌容易，而且紡織工業化之後，民眾也能夠擁有比以前更多的衣服。詹姆斯‧林德一心相信疾病是透過髒衣服傳播，所以只要是他指揮的船隻與醫院，都必須嚴格執行新的洗衣紀律。83

在十八世紀，地景有了大規模的改變。原始沼澤經過排水，成為一片一片的耕地。我們很容易就會忘記，在現代之前，歐洲大部分地區都還算得上是瘧疾疫區。就連在歐洲北部的某些地方，間日瘧原蟲也很常見。過去有很長的時間，人類都很清楚這種潮濕、低窪地景的危險，以為危險是來自於沼澤呼出的某種神祕「氣息」。但到了十八世紀，人類不再被動，而是開始推動各種改革，也有了充足的資金而邁向成功。84

在英格蘭，南部和東部的沼澤低地一度以充斥「瘧熱」（間日瘧引起的間歇性發燒）而惡名在外；這一點已有歷史學家瑪麗‧道布森（Mary Dobson）提出了強力的證明。肯特郡是該國受影響最嚴重的郡之一。1700年，位於沼澤地的肯特教區，死亡率相當於全球最不健康的地區。到了1800年，由於沼澤經過排水，這些缺點已經幾乎完全消除。一位當地古董商在1799年談到沿岸某個曾經瘧疾肆虐的教區，就說「到不久之前，大家還會覺得這個教區很不健康，一方面是這條街西南邊有個鹽沼會產生濕氣，二方面是這裡的水質普遍不佳。只不過現在這些問題已經多半得到改善，因為幾年前沼澤就排水排乾了，變成耕地。」在歐洲這些被遺忘的邊陲，健康狀況也得到改善，這點的重要性絕對不容小覷。[85]

這些由醫學啟蒙運動所推動的改革，可說是一脈相承、環環相扣。到了十九世紀初，一位細心的觀察者就清楚看到了這些改革的影響。一位倫敦醫師認為：「是那種想要改善的精神，讓我們建起下水道，拓寬了街道，清除了街上曾充斥的各種滋擾，讓居民分散到更廣大的範圍，也教導他們愛上通風的公寓、常常換衣換床單；這種精神現在也同樣傳到鄉間，排乾了沼澤，讓荒地變成耕地，為公地建起圍籬，農居規模擴大，村舍也更為華麗。」這與過去形成了強烈的對比：「只要把倫敦〔目前〕實際的狀況與十七世紀英格蘭任何大城市加以比較，注意在疾病方面發生的變化，幾乎肯定都會覺得清潔與通風是情況得以改善的主要原因。」[86]

全球迴響

從1772年到1775年，普林格擔任皇家學會會長期間，詹姆士·庫克（James Cook）踏上他第二次的跨太平洋航程。在他的第一次航行中（1768-71），船員在航程的大部分時間身體健康，直到造訪了荷蘭在東印度群島的重要據點巴達維亞（Batavia），有三分之一船員不幸喪生。這類航行一向相當致命。十八世紀初，一位名叫尼可拉斯·史特魯伊克（Nicolaas Struyck）的荷蘭數學家收集了八十四趟往來於荷蘭與荷屬東印度群島之間的航行資料，路線與庫克所航行的水域多有重疊。資料顯示，在從荷蘭出發的去程中，乘客的死亡率為每月千分之二十三，也就代表年死亡率超過25%；至於回程，則是年死亡率10%。穿越熱帶的長途航行，當時是一場生存的賭博。[87]

在出發開始第二次航行之前，庫克有系統地研究了如何降低船員的死亡率。他根據啟蒙醫學，實行了一套新的衛生方案。（世界很小：在他的第二次航行中，庫克曾經邀請年輕的愛德華·詹納上船擔任博物學家，幸好這位未來發現牛痘疫苗的人拒絕了邀請，返回家鄉格洛斯特郡。）庫克的船隻成了一個海上公衛實驗室兼早期健康轉型期縮影：空氣流通，飲水經過過濾，打掃嚴格，定期洗衣，而且刻意避開沼澤沿岸。回國之後，庫克便向普林格報告了他採取的方法和結果，普林格經皇家學會授權加以發表，實驗圓滿完成。以船員倖存率看來，庫克的第二次航行比第一次成功得多：在海上航行了三年又十八天，造訪了整個熱帶地區，118名船員只有1人不幸死亡。

庫克在航行中遇到的原住民就沒那麼幸運了。隨著全球化腳步加快，他們即將面臨更悲慘的命運。無論在歐洲或全球其他地區，十九世紀都將帶來新的健康挑戰。經濟成長所造成的負面反應，有可能會讓早期健康轉型期得到的脆弱進展無以為繼。我們看看這些疾病史上的逆境造成怎樣的影響，突顯出必須讓科學進一步發展，並將知識轉化為政策和實務，才能確保在面對變動不居、威脅持續擴大的疾病環境時，仍能控制住整個局面。但最重要的是，在十九世紀，全世界都感受到了現代化造成的生物衝擊，但此時不同社會的反應能力卻開始變得大不相同。[88]

11

疾病與全球分流

美妙新世紀的成王敗寇

1801年，美國總統約翰・亞當斯（John Adams）卸任，慷慨地把白宮馬廄裡的七匹馬留給了擊敗他的對手湯瑪士・傑佛遜。從凱撒時代到當時，旅行與通訊的方式幾乎沒什麼改變（剛好，亞當斯最愛的一匹馬也叫凱撒）。時間過了一個世紀，亞當斯的曾孫亨利來到巴黎，參觀1900年的巴黎世界博覽會，對發電機（dynamo）深深著迷。雖然他總覺得自己格格不入，但亨利當時已經是活在一個輪船、火車、電報與燈泡的年代。過去在約翰・亞當斯的世界，醫學等於放血與手術，但多半就是一場血淋淋的賭博。至於亨利・亞當斯，小時候在猩紅熱的疫情中驚險保住小命，活著見證了麻醉與消毒、細菌論勝出，迎來疫苗與藥物的時代。[1]

十九世紀是現代性的核心時期。1899年，與達爾文同時發現演化現象的阿爾弗雷德・羅素・華萊士（Alfred Russel Wallace）出版了《美妙新世紀》（*The Wonderful Century*），反思過去這百年間令人眼花撩亂的進步，也清楚點出其中的不足與未竟的事業。他如此結論：「我們這個世紀不但比過去的任何世紀都更為出色，就算在整個歷史上，都可能是首屈一指。因此必須瞭解，這是人類進步的一個新時代。」但他也嚴肅承認，「這只是盾牌的一面。除了有這些了不起的成功——或許也正因為這些成功——也有著同樣引人注目的失敗，有些是智識上的失敗，但多半則屬於道德與社會上的失敗。」[2]

華萊士列出了十三項最高等級的創新：鐵路、輪船、電報、電話、火柴、煤氣燈、電燈、照片、留聲機、X光、用於研究星體的光譜分析、麻醉劑、防腐劑。相對地，他點出的失敗有軍國主義、在殖民地的剝削與人道災難、「對地球的掠奪」、環境惡化後造成的疾病與「昆蟲敵人」，以及勞工階級所遭遇的骯髒。對華萊士來說，最後一項正是這個美妙新世紀不可原諒的汙點：「我們大部分勞工的處境，他們生命的短暫，孩子的夭折率，以及光鮮亮麗的大城市裡有著貧民窟，幾百萬人活在種種悲慘與苦難的環境之中。」雖然華萊士偶爾也會看走眼（像是支持顱相學〔phrenology〕、反對接種疫苗），但整體而言，他算起這些帳來可說是心胸寬闊、觀察敏銳。[3]

書寫健康與經濟成長的大歷史，有時候會缺了這一章，要不是為十九世紀粉飾太平，就是直接從恢復進展之後開始談起。會出現這種取向，部分原因在於缺少完整的健康數據，特別是十九世紀晚期之前的全球資料。最積極尋找早期資料的人是詹姆士·萊利，從他的發現可以清楚看到，就世界上大多數地區而言，很難找到在1900年前的罹病率與死亡率統計數字。然而，問題除了缺少數據之外，還有一種不當的習慣：認為傳染病只是一種靜態、單一的問題，於是忽略了成長可能帶來的負面影響，也無視人民的健康狀況其實有可能惡化。

對於這些再真實不過的問題，我們會試著找出一些解決的辦法。第一種方法，是從這個時期最嚴重的新疾病下手：霍亂。霍亂在全球各地造成的影響大不相同，能從中看出十九世紀健康狀況的分流。第二種方法，則是加入動植物的健康一起討論，追蹤全球化所造成的一些明顯負面生態影響。最後一種方式，則是仔細研究印度的情況。雖然並沒有哪個國家真正能夠代表這整個發展中的地球，但至少在

1880年代之後，印度的情況留下了相當不錯的資料。一方面，在霍亂、鼠疫和流感等幾次重大疫情當中，印度首當其衝。二方面，像瘧疾這樣的舊禍害，在這時的衝擊未減反增，而現代化並非只是背景，反而恰恰正是主因。一切加起來的結果，讓印度的預期壽命非但未能成長，甚至可能是縮短了。

　　無論要談十九世紀的成功或失敗，疾病史都值得作為討論的重點。在人類的過往，常常都能看到所謂「進步的矛盾」：促成人口成長與族群連結的力量，也創造出新的傳染病生態系統，刺激新病原體的出現。在十九世紀，這種模式的力量變得比過去任何時候都更為強大，也出現了新的轉折：某些人類社會正在取得防控傳染病的能力。在一個瞬息萬變的世界裡，這樣的不平衡帶出了悲慘的局勢。各種微生物長久以來經常放大、破壞或塑造人類社會間的差異，但到了十九世紀，在全球權力鬥爭當中，「能否減輕傳染病衝擊」在人類史上首次成了一項重要的因素。[4]

　　十九世紀全球傳染病史所要談的除了成功與失敗，還有在同質與分流之間形成了反直覺的因果關係。從許多方面看來，十九世紀都是一個全球同質化的時代：西方服飾、法國美食、德國知識體系、格林威治標準時間等等。時尚與概念的傳播速度比過去任何時候都來得快，病原體也是如此——除了人類的病原體，後面還會提到連動植物的病原體也不例外。英文「pandemic」一詞指稱「全球大流行」的用法也是在十九世紀開始流行，顯然其來有自。在這個時候，不但爆發全球疫情的可能性比過去更高，也因為有了現代通訊與交通運輸，讓人類得以用過去無法做到的方式來感受、談論與應對這些疫情。[5]

　　同質化的另一面則是分流。經濟史學家所提出的「大分流」，指的是這一時期西方與「其他地區」出現了巨大落差。落差的程度常常是以權力或金錢來衡量。到了第一次世界大戰時，歐洲與其殖民地掌握了全球大部分的陸地，而生活水準的落差也在擴大。在西歐與美國的一般勞工，每人平均所得是其他地區同行的十倍。雖然我們要談的問題遠遠較少得到關注，但在健康與傳染病史上，也同樣出現了落差。預期壽命的全球分流程度在二十世紀初達到高峰，接著重新開始合流（converge）。[6]

我們應該強調，就算在當時經濟與科學最發達的幾個社會，這個「美妙新世紀」也並未帶來不間斷的進步，而現代醫學的勝利也並非注定不變。有一段時間，都市化、工業化與全球化的進展壓倒了科學與公衛的進步。在1860年代，西歐大部分地區的預期壽命已經不再延長，甚至倒退。在領導工業轉型的英國，前幾十年的成就顯得如此脆弱；面對大自然的一時興起，科學顯得無能為力。1865年，一場可怕的牛瘟肆虐英國，而全球性的霍亂疫情也正在叩門。有位英國教會人士還洋洋得意，認為疾病總算讓現代性得到教訓：「所有那些醫學家、所有那些學者與哲學家、所有那些追求實用的人，還有所有的農民，都為之困惑不解，無法找出原因……他們的技能毫無用武之地！」[7]

事後看來，我們知道這位教會人士大錯特錯。牛瘟在英國很快就得到控制，而且席捲全球的霍亂疫情也不得其門而入。但在全球許多地方，要對抗日益整合的全球疾病庫，顯然是個太難以承受的重擔。十九世紀晚期，霍亂在英屬印度奪去了上千萬人的性命。牛瘟也讓非洲落入了新的苦難之中。簡而言之，收入與權力的全球分流，與全球傳染病體驗的分流之間關係密切，分也分不開。

現代化的全球背景脈絡

1798年，馬爾薩斯發表第一版的《人口論》，當時全球人口大約是十億人。到1900年，全球已有十六億人。雖然大部分地區的人口成長仍然呈現停滯，但幾個工業社會已經開始逐漸擺脫飢餓與早逝。在西歐、美國與日本，工業化大幅提升了生產力與每人平均經濟成長。但在其他地方，每人平均所得依然很低。十九世紀早期，如果拿西歐與美國的每人平均所得跟世界其他地區做比較,差距大概是二比一或三比一左右。1820年,中國(除了歐洲與其殖民地外,經濟最發達的地區)的每人平均年收入,約合現代的624美元。法國是1,442美元。時間來到1900年,中國的數字僅僅略有成長(每人每年840美元),而大部分熱帶地區的收入仍然只是接近勉強餬口的水準(秘魯604美元,巴西606美元,印尼1,076美元)。此時法國的每人平均所得已來到4,214美元,德國4,596美元,英國5,608美元。雖然數字如此精確有點可疑,但大致的整體狀況已經足夠清晰:落差就是如此巨大。[8]

現代成長的起點,是將燃煤蒸汽動力應用於機器,用來採礦與紡織。在十九世紀,應用範圍擴大,從製造業,最後到交通運輸業,都因為化石能源而面目一新。技術創新與化石燃料的使用都擴大成為一種系統。工業化世界的地理範圍也同時擴大。雖然早期是由英國領導,但其他西歐國家與美國也在十九世紀初期迎頭趕上。[9]

市場擴大、大眾教育興起,使創新的力道更加強勁。在工業化世界,受教育開始成為必須,提供公立教育的規模擴大,使人力資本大有改善。基礎科學發現的速度加快,對自然界的知識又反過來創造了新發明與財富。時至1880年代,這些變化催化了所謂的第二次工業革命,在大型鋼鐵、電力、石化、內燃機引擎與工業化學的推動下,各種創新大爆發。這些新一代的技術奇蹟,在1900年的巴黎世博會一覽無遺;亨利.亞當斯為此印象深刻,認為這已經與過往所有的人類歷史斷開了連結。[10]

十九世紀的種種創新如果沒有能源來推動,將會毫無意義。在1800年,全球的機械能(mechanical energy)有70%來自人體的肌肉。因此,人類所能發揮的力量,從根本上還是受到人體物理極限的限制。在工業化之後,開始能夠將凝聚在煤炭及石油裡的太陽能轉化為機械能。到了1800年,蒸汽機的功率已經能夠來到20千瓦。在接下來的一個世紀裡,功率增加了三十倍,引擎的效能愈來愈高。全球煤炭產量爆炸式提升。人類在1850年代發現了石油的可能用途，而從1880年代開始，隨著內燃機的發展，石油得到了實際的重要性。時至1900年，礦物能源已超過生質能源，成為全球能源使用的主要來源。[11]

從工業化一開始，人類就一邊擔心資源枯竭，卻也一邊空口白話地承諾著無限的成長。從先前的幾個世紀，人類就不斷在挑戰極限——森林砍伐成光禿一片，狩獵捕魚直到物種滅絕，挖礦挖到見底，耕種到耗盡地力，並且不斷擴大佔據的地域。到了1780年代，英國採礦工程師已經開始擔心「煤炭高峰」（peak coal）的問題。然而十九世紀的突破性成長，又讓人對於豐饒富庶有了新的憧憬：無限的成長、能找到稀缺資源的替代品、能用人類智慧克服生態的限制。當時盛大的世界博覽會正傳達著對這種願景的信心，也有助於讓大眾深信不疑。然而，無論這樣的樂觀多麼充沛，也不該掩蓋一項事實：「現代成長」無論在過去或現在，都是靠著運用各種有限的資源——華萊士稱之為「對地球的掠奪」，無異於當頭棒喝。[12]

在整個十九世紀，機器推動著成長，全球人口的重心轉移到了西方。亞洲人口佔全球人口的比例，從三分之二下降到只稍微超過一半；歐洲、俄羅斯與美洲則從大約五分之一成長到三分之一。美國由於地域擴張並大規模接受移民，成長率極為驚人，但就算是在西歐，成長率也是先前的兩倍甚或三倍，這使得每人平均所得成長的事實更特出（參見表11.1）。[13]

歐洲與美國之所以能實現人口擴張，部分原因在於避開了重大災難；從拿破崙戰爭到第一次世界大戰的百年間，歐洲內部相對和平。糧食生產搭配著糧食進口，得以追上人口成長的腳步，並未出現馬爾薩斯一直擔心的情形。其中唯一證明馬爾薩斯所言不虛的，是愛爾蘭大饑荒這個例外，成了「歐洲的世紀災難」。其他地方，這種徹底的人道災難顯然並未發生。後面會提到，本來霍亂有可能演變成一場重大災難，但靠著眾人竭盡全力，在歐美各地多半得到了控制。[14]

表11.1 依年代與地區劃分的年成長率

	1500–1820	1820–70	1870–1913
西歐	0.26	0.69	0.77
俄羅斯	0.37	0.97	1.33
美國	0.5	2.83	2.08
拉丁美洲	0.07	1.26	1.63
印度	0.2	0.38	0.43
日本	0.22	0.21	0.95
中國	0.41	−0.12	0.47

　　相較之下，只要出了歐洲與其移居地點，幾乎所有地區在十九世紀都碰上了巨大的危機。其中最醒目的例子就是中國，在十九世紀中葉甚至出現了人口收縮的現象。中國在清朝統治下，十八世紀過得繁榮而穩定，但到了1850年左右，連番的叛亂與饑荒讓穩定不再，造成的死亡人數令人咋舌。雖然這些數字的可信度或許值得懷疑，但在原本富庶的東南各省與大部分長江流域，太平天國之亂（1850-64，一場帶著追求救贖色彩的反清運動）有可能奪走了三千萬人的生命。至於捻亂（1851-68）這場發生在北方的農民起義，也造成了嚴重的破壞。此外，在中國西北與西南，也分別爆發陝甘回變與雲南回變，希望脫離清朝。1870年代與1890年代，嚴重的饑荒席捲了整個中國。1870年代後期的華北大饑荒就讓大約一千萬人魂歸西天。[15]

　　中國在十九世紀遭逢的災難，一方面是清朝的王朝危機，另一方面也是中國帝國的危機，各個邊疆半自治區局勢日益緊張。而且，也有必要將這些動盪視為馬爾薩斯的生態危機。從1700年到1800年，中國人口從一‧五億成長到三億，接下來五十年間又增加了一‧五億。雖然靠著馬鈴薯與其他新世界農作物養活了這些人口，但社會並未轉型為可永續的技術型成長。在人口壓力下，大規模暴力發生。全球秩序的變化也讓問題雪上加霜。雖然歐洲勢力擴張到全球，但中國從未真正遭到殖民，而是被西方要求進行貿易。特別是英國覬覦中國的茶葉，希望能用印度殖民地所生產的鴉片作為交換。雖然清朝反對，但兩次鴉片戰爭（1839–42，1856–60）令中國只能屈從。這些衝突令東西方的軍事落差浮上檯面，清朝顏面掃地，毒品成癮問題也更為惡化。[16]

印度的人口發展則介於中國與歐洲的例子之間，並且大受殖民主義影響。雖然印度人口維持著緩慢而溫和的成長，但在十八與十九世紀末都曾發生多次重大饑荒，形成最大規模的人道災難，喪生人數以千萬計。在華萊士看來，印度的這些饑荒正是對現代進步的控訴。此外，正如我們將會提到的，傳染病全球化對印度的衝擊格外嚴重。[17]

在澳洲和太平洋大部分地區，十九世紀的人口發展在某些方面可說是哥倫布大交換重新上演。外界接觸某些相對偏遠的島嶼之後，將新病原體帶進了當地族群。大溪地、斐濟與新喀里多尼亞（New Caledonia）的原住民都遭受了嚴重的人口損失。其中，夏威夷的案例文獻翔實，堪為代表。庫克船長在1778年抵達夏威夷，結束了夏威夷與外界長期的孤立狀態。當時這些島上住了超過五十萬人。西方人先是帶來了梅毒與淋病，接著幾年又來了傷寒、痢疾、百日咳、麻疹、天花。1824年的悲劇可說是一個縮影，當時包括國王卡美哈梅哈二世（Kamehameha II）與王后卡瑪瑪魯（Queen Kamamalu）在內，夏威夷王室代表團乘著捕鯨船前往倫敦，希望與英國結盟。代表團在英格蘭得到禮貌的款待，但麻疹不到一個月就找上門來，而讓國王與王后都客死異地。這種一面倒的疾病交流，讓夏威夷在與歐洲人接觸後的一個世紀內，原住民人口銳減超過90%。[18]

十九世紀非洲的人口發展情況，至今仍然不明。隨著奴隸貿易減少（先在西非，再到非洲大陸的東半部），應該已經為新的人口成長鋪平了道路，但人口似乎就是停滯不前。到了1900年，非洲人口約為一・五億，與一個世紀前相去不遠。傳染病的負擔讓死亡率居高不下。隨著非洲進一步融入全球貿易網路，本就危險的疾病生態也更形

險惡。霍亂被帶到非洲，造成致命的影響，而像天花這樣的古老微生
物一再被重新引進非洲。列強「瓜分非洲」（scramble for Africa），突
然開始直接殖民，也帶來了新形態的剝削與暴力。現代全球化最嚴重
的影響之一，就是帶來了陌生的動物疾病，特別是牛瘟病毒。在殖民
化之後的幾十年，掀起一場「非洲流行病災難」。總之，「非洲人口
在十九世紀成長停滯，甚至下降，顯見在這個帝國主義與工業化的時
代，全球條件與國內危機結合起來，對非洲形成了限制束縛。」[19]

在全球，人口族群除了在數量上呈現倍數成長，空間分布也大幅
改變。這時幾乎不論在地球何處，人口都同時變得更加密集、更加流
動，連結也更加緊密。雖然工業化與新的交通運輸及通訊技術都助長
了這些變化，但這些變化所反映的不只是物質上的刺激。「現代城市
崛起」是個重要的現象，大大影響了人類的疾病。[20]

城市規模擴大，而且在邁向工業化的社會中，特別從1870年代
開始，居住在城鎮的人口比例大幅增加。交通系統推動城市發展，讓
各個城鎮連結成一個又一個的生產、物流及金融網路。當時是港口城
市的黃金時代，鐵路路網的「樞紐」（junction）也發展蓬勃。在工業
化、邊界擴張、交通樞紐交會之處，成長最為驚人。例如芝加哥，就
是這些變化最誇張的代表：在十九世紀中葉還只是人口數三萬的城
市，過了短短四十年就成為一百一十萬居民的家園。[21]

在現代城市興起的表面下，卻有著健康與疾病的逆流翻騰洶湧。
前面已經提過，經過早期健康轉型期，從十八世紀開始城市慢慢不
再是出生少於死亡的「人口匯」。某些歐洲城鎮的出生率已經超越死
亡率，達到自然成長。但在1800年，整體而言城市環境仍然較為不
利，農村依然比城市健康得多。在都市化早期階段，隨著人口重心轉
移至城市，全國的預期壽命其實是往下降。但到了十九世紀下半葉，
已開發國家的情況便開始好轉。時至二十世紀初，城市族群已經比農
村族群更為健康，而且這並不只是曇花一現的改變。[22]

都市化屬於一種內部流動。但十九世紀的變化還帶出了另一種

顯著的流動形式：長程遷徙。歷史學家尤根・奧斯特哈默（Jürgen Osterhammel）就說：「像這樣龐大規模的長程遷徙，史上沒有其他時期能出其右。」在第一次世界大戰前的一個世紀間，跨國遷徙的人數足足超過八千萬。這些遷徙主要分成三類。第一類是「移居者革命」，人口族群遷徙到被征服的地區，主要位於溫帶氣候。這一類多半是英國人遷往加拿大、美國與澳洲，但在俄羅斯和中國也有類似的情形。第二類則是從奴隸貿易轉型而成的契約勞動。數百萬的印度人與中國「苦力」被帶到熱帶和美國西部。第三類則是美國對歐洲移民有著磁鐵般的吸引力。這些遷徙的規模前所未見，延續著前幾個世紀開啟的許多變化，包括長期以來原住民土地遭到侵佔的悲歌。像是在十九世紀末，奧克拉荷馬就發生肆無忌憚的移居者「搶地」（land run）風潮，將這裡剩下的印第安領地（Indian Territory）瓜分並據為己有。[23]

人類之所以大舉遷徙，有部分原因在於出現了交通革命（參見圖11.1）。華萊士的《美妙新世紀》就把「交通運輸技術」列為改變人類生活的創新名單榜首。輪船與鐵路可說是十九世紀影響最大的技術革新。在這之前，就算是最先進的交通運輸方式，還是得依靠風力或馬力，但無論在運量或速度上，兩者幾千年來並沒有多大改變，也就形成技術上相當大的限制。就算是拿破崙的軍隊在1798年要前往埃及，速度也不會比羅馬帝國時代的軍隊更快；但過了二十年，就有薩凡納號（Savannah）成了第一艘橫渡大西洋的輪船，還有人擔心它會被派到偏遠的聖赫勒拿島（Saint Helena），把被流放的拿破崙帶回歐洲。[24]

使用蒸汽動力的輪船，先是在河流及運河改變了河運，接著很快也應用到了遠洋航行。1828年，印度總督就是搭乘輪船轟轟烈烈來到加爾各答。輪船裝配上重型火砲，這樣的砲艦決定了中國在鴉片戰爭的慘敗。蘇伊士運河於1869年開通，讓歐洲到亞洲的航程縮短了大約七千公里。輪船不論在體積、數量與燃油效率上都有提升，到了

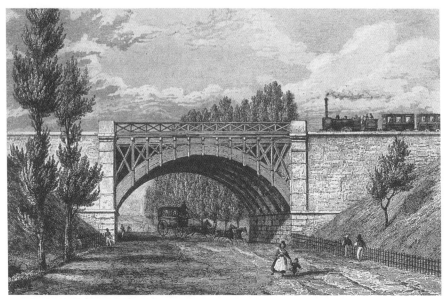

圖11.1 蒸汽時代，法國楠泰爾（Nanterre）。查爾斯・勞赫（Charles Rauch）
版畫。在十九世紀，輪船與鐵路開始取代馬力、風力與人力交通運輸。

十九世紀末，已經幾乎都是由鋼鐵打造。鐵路也在陸地上帶來類似
的變革。1840年代「是西方世界鐵路熱的時代。」1869年，美國敲下
了那根金色道釘（golden spike），讓美國東部與西部的鐵路路網正式
貫通，而舊世界大部分地區也有了橫跨整片歐陸的鐵路路網。時至
1910年，「只需要中途換軌稍微中斷一次，就能搭著火車從里斯本一
路抵達北京。」鐵路建設對殖民計畫來說不可或缺，特別是在印度，
運輸的效率要比河流高多了。有了鐵路，人類就能建起交通網路，消
除各種自然的限制與阻礙。很值得一提的是，在推動時間標準化的過
程中，鐵路時刻表也扮演了重要的角色。[25]
　　交通運輸革命讓全球貿易的步伐加速，內容性質也產生了變化。
在十九世紀之前，長途貿易以高價商品為主，多半是無法在當地生產
或供應的商品，例如熱帶的食品雜貨。但隨著貨運成本大幅下滑，大

宗商品的運輸變得有利可圖，基本糧食的貿易佔比開始提升。大英帝國帶動了自由貿易。依實際價值計算，從1840年到第一次世界大戰前夕，全球貿易量就成長了十倍。商品價格逐漸由全球市場協調決定，資本也從幾個金融中心投資到世界各地。很多時候，這代表歐洲資本得以掌控某些對於生產至為關鍵的原物料或自然資源（例如礦產或熱帶栽培業商品），而供應鏈也變得更加複雜。貿易成長還迎來了疾病史的一個轉捩點：貿易超越了戰爭，成為推動傳染病傳播更大的一股力量。十九世紀的疫情，往往是在一片和平當中降臨。[26]

使用燃料的交通運輸成了一個分水嶺，永遠打破了歷史學家布勞岱爾所謂「距離的專橫」（tyranny of distance）。自從馬匹的馴化之後，從未有其他交通工具的創新對疾病傳播的影響如此重大。輪船與鐵路的勝利，標示著漫長的全球化歷史來到一個新的紀元，一直要到二十世紀晚期出現噴射式飛行，才再一次改朝換代。

傳染病的全球大流行時代

十九世紀出現疾病全球化現象之後，英文的「pandemic」一詞才有了目前「全球大流行」的意涵。雖然這個詞的希臘文字根是「所有」（pan-）與「人民」（demic）的意思，但pandemic一詞是到了現代早期才成為一個醫學術語。曾有好幾個世紀，這個詞一直是與「epidemic」同義，單純代表有疫情爆發。像是在1828年版的韋氏詞典，pandemic的定義仍然是「一場流行性疾病」。但經過了整個十九世紀，這個詞也開始用來指「跨地區的流行性疾病」，專門用於那些席捲全球的疫情。這個詞的演變，既反映著現實，也反映著大眾的感受。當時，霍亂與流感等疾病以令人咋舌的速度在全球一波一波向外蔓延。無論科學界或政治界，都對公衛議題愈來愈感興趣。而且在有了大眾媒體與電子通訊技術後，開始更容易即時追蹤全球發生的疾病事件。[27]

　　十九世紀的各項轉型，創造出了一個全球性的疾病生態環境。無論是人口的密度、流動性與連結性，都給人類寄生體增加了優勢。霍亂就是典型的十九世紀新興疾病，既能迅速傳向遠方，還能頑強緊抓不放。但即使是黃熱病、流感、腺鼠疫這些人類早已熟知的流行病威脅，這時候也能在全球網路傳得比過去更快更遠。而像是瘧疾等地方性疾病，也給現代經濟成長蒙上了一層陰影。這些古老的災禍雖然不那麼搶眼，但還是會對人類生活造成危害，而且在現代變得比過去更為重要。另外，我們正在運用基因體證據，進一步瞭解人類疾病分散到全球之後造成的「同質化」情形。舉例來說，歐洲擴張的足跡也反映在高致病力的結核菌菌株傳向各地，「『吞沒』了原已存在的本土菌株。」[28]

　　讓我們以霍亂為例瞭解新的疾病生態，以及各個社會有怎樣的反應。已經有許多人曾經提過，認為霍亂是十九世紀的代表病菌，也象徵著這個世紀的矛盾。霍亂是一種因為水源遭到糞便汙染而傳播的細菌性疾病，雖然並非十九世紀最致命的疾病，但至少在西方卻最令人感到恐懼。原因就在於人類好不容易才稍微控制住了流行病造成的死亡率，但霍亂的出現卻對此造成威脅（參見圖11.2）。歷史學者克里斯多福‧漢霖（Christopher Hamlin）就認為，霍亂是「伴隨著啟蒙自由主義、民族主義、帝國主義以及全球生物醫學科學的興起而發展。霍亂造成最大問題（而不是最高死亡率）的地方，正是這些寶貝最興盛的地方。」雖然最後西方社會成功壓制了霍亂的威脅，但十九世紀的霍亂大流行帶走了全球幾千萬人的性命。[29]

　　霍亂的病原體是霍亂弧菌（*Vibrio cholera*），這是一種長得像逗號的細菌。原本「霍亂」的英文「cholera」作為醫學術語，有長達數個世紀指的只是一般的腸胃病（反映著這個詞在古代體液學說裡的根源，「choler」指的是黃色的膽汁）。到了十九世紀，這個詞才用來專指霍亂這種引爆全球流行疫情的新疾病。講到第一次霍亂全球大流行，一般都認為是在1817年爆發的那場疫情。當時似乎是以南亞

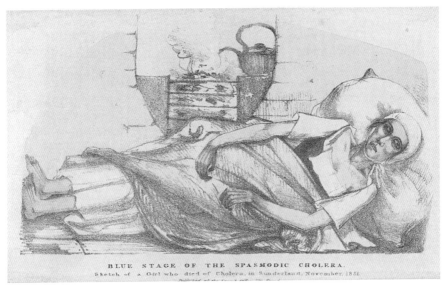

BLUE STAGE OF THE SPASMODIC CHOLERA.
Sketch of a Girl who died of Cholera, in Sunderland, November, 1831.

圖11.2　發生在英格蘭桑德蘭（Sunderland）的霍亂疫情狀況；
出自1831年的《刺胳針》。

為源頭，一波一波向外傳播，而這種疾病當時偶爾也被稱為「Asiatic cholera」（亞洲腸胃病；亞洲霍亂），以便與其他較為良性的腹瀉與嘔吐做出區分。甚至有些醫學作者，還為過去那些一般的腸胃病另外發明了「cholera nostra」（我們的腸胃病）這樣的說法。霍亂這種新的腸胃病，危險程度絕對更高。[30]

自1817年以來，霍亂已經引發了七次全球大流行。實際上，我們應該把每次的大流行疫情想像成是疾病擴散時一次又一次的脈動，霍亂弧菌從此之後就在許多地區長久立足。從系譜樹思維與時光旅行已經得到證實，這幾次疫情都是來自同一個祖先的單一譜系，是在短短幾百年前才演化成這個樣子。因此可以說，過去引發腸胃病的細菌是到最近才出現了必要的適應改變，成為霍亂弧菌這種有效的人類病原體。關鍵的一點在於，霍亂弧菌演化出了一種能力，能夠從化學訊號判斷自己已經進入了人類腸道。一旦發現已經來到這個環境，霍亂

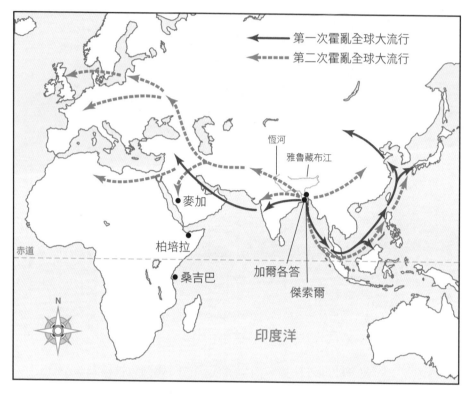

圖11.3 是霍亂推了一把，讓「pandemics」有了「全球大流行」這個現代的意義。

弧菌就會啟動致病基因，不但使病患極不舒服，更保證會大量排出水狀腹瀉，方便病菌在人群中傳播。[31]

霍亂弧菌成為今日適應人類的模樣之前，肯定經過了一連串的演化，而這些演化事件最可能的發生地點就在恆河三角洲（參見圖11.3）。恆河三角洲是全球最大的三角洲，今日有超過一億人以此為家。這裡無論在氣候與地貌上都適合居住，也就讓大批人群集中在這個霍亂弧菌盛行的生態系統中。恆河是印度教的聖河。在幾個世紀裡，群眾會飲用它略帶鹹味的水，或是在清涼的河水中洗澡沐浴，病菌就進入人體；某些菌株的基因組成讓它能在人體內爆炸性繁殖，再大量噴發到水源之中，取得演化上的成功。根據後來的事實證明，恆河三角洲就是霍亂多次全球大流行疫情的震央起源，也是疫情之間穩定的傳染窩（reservoir）。很有可能，這裡正是霍亂病原體的演化發源地。[32]

感染致病性霍亂弧菌的一大特徵在於身體會脫水。霍亂弧菌先是潛藏在受汙染的食物或飲水當中，經由口腔進入人體，再經過幾小時到幾天的潛伏期。某些患者病情較輕微，只有少量稀便。但大多數患者的情況就像是在腸胃裡打了一場快速而激烈的戰爭。最早出現的症狀就是嘔吐與水狀腹瀉，「排出的量多到驚人」，絕對沒有誤會的可能。而且，就算在腸道已經排空之後，腹瀉並不會停止，而是會繼續排出一種通常稱為「米湯狀糞便」的透明液體。隨著皮下組織的液體不斷流失，皮膚也失去彈性。病患臉色發青，身體開始凹陷。由於病患驟然嚴重流失鹽分與水分，許多人在短短一天便身亡。[33]

十九世紀的霍亂疫情或許稱不上是全新的發展。有可能早在現代全球大流行開始之前，霍亂弧菌就已經會偶爾向外擴散。從分子鐘分析看來，霍亂已經適應了人類幾百年。印度自1760年代以來的一系列疫情，特別可能是第一次全球大流行的前奏。但不論從感受或現實而言，1817年爆發的疫情都在霍亂史上揭開了一個新的時代（參見表11.2）。[34]

1817年八月，經過了異常的大雨，恆河三角洲的小鎮傑索爾（Jessore）附近爆發了霍亂疫情。傑索爾距離英屬印度首都加爾各答（Calcutta，現稱Kolkata）約八十公里，加爾各答的死亡率節節攀升，令大英帝國相當震驚。接下來三年間，印度大部分地區都感受到霍亂的衝擊。此外，霍亂一方面經

表11.2 七次霍亂全球大流行年表

第一次	1817–24
第二次	1829–51
第三次	1852–59
第四次	1860–75
第五次	1881–95
第六次	1899–1923
第七次	1960年至今

過南亞，在陸上向外蔓延，另一方面也越過海面，既繞了個彎向東傳去，抵達印尼、中國、日本，也向西進展，染指中東。第一次大流行雖然碰觸到了東歐邊緣，但並未進一步深入歐洲。同樣地，雖然來到東非沿岸，但內陸得以倖免。[35]

霍亂之所以能夠席捲全球，是由於自然史與人類史的交會所致。一方面，一種原本通常附著於甲殼類動物外殼的細菌，學會了如何侵入人體腸道。但光憑這點，還不足以引發自1817年開始的幾次全球健康災難。這場災難的另一方面，靠的是殖民主義與資本主義的配合。當時特別是加爾各答，正處於快速都市化的陣痛期。恆河三角洲位於大英帝國在東方的商業中心，掌握全球樞紐位置。大英帝國1815年戰勝拿破崙之後發展蓬勃，積極推動國際貿易，這時有了新的交通運輸技術更是如虎添翼，令全球商業大幅擴張，也成了霍亂全球大流行的環境背景。[36]

第二次（1829–51）與第三次（1852–59）霍亂全球大流行的地理範圍極廣，也寫下霍亂在歐洲與美國最致命的紀錄。在工業世界，這兩次疫情出現階級差異，肆虐著貧窮勞工集中的貧民窟。霍亂弧菌為糞口傳播，在骯髒汙穢的環境格外興盛。然而，想要光憑著社會分層就避開染疫的風險絕不是什麼可靠的做法：病菌隨時都可能找到機會，透過徑流或土壤而汙染有錢人的飲用水。於是，對霍亂疫情的討論，很快就交雜著對貧窮階級的恐懼與關心。因此，雖然幾十年間無論霍亂的本質或是隔離檢疫的價值都受到熱烈爭論，但歐洲的霍亂疫情仍然推動了公衛運動，也強化了對衛生改革的呼籲。[37]

在整個十九世紀，不同國家社會抵抗霍亂的能力開始出現極為明顯的落差。在歐洲和美國，第四次（1860–75）、第五次（1881–95）、第六次（1899–1923）大流行要不是完全被擋在門外，就是迅速得以控制。只有一個地方成了例外，確實爆發霍亂疫情，也讓其顏面掃地，那就是1892年的漢堡。但就全球而言，霍亂依然在各地造成破壞。[38]

　　到了第四次霍亂全球大流行，從1869年在桑吉巴群島的情形能清楚見到全球分流的狀況。桑吉巴群島位於坦尚尼亞海岸，是非洲內陸的一個方便門戶，自古以來是全球貿易交流的重要據點，印度與阿拉伯商人在這裡與非洲人和歐洲人擦肩而過。桑吉巴當時也是東方奴隸貿易最重要的轉口港，在大英帝國眼中格外重要，會派出砲艦巡邏海岸，希望抑制販奴風氣。桑吉巴群島還擁有全球首屈一指的丁香熱帶栽培業。在1860年代，桑吉巴由阿曼蘇丹控制，再有英國海軍在背後撐腰。全球化的各方力量就在這個繁忙的樞紐匯聚折射。[39]

　　透過詹姆士・克里斯蒂（James Christie）醫師的描述，我們能夠清楚看到桑吉巴疫情的爆發經過。克里斯蒂是蘇格蘭出身，在格拉斯哥習醫，並從1865到1874年擔任桑吉巴蘇丹的私人醫師。他觀察敏銳，對桑吉巴的環境理解深刻。克里斯蒂研究疫情，先是在醫學期刊《刺胳針》發表一系列成果，最後再擴展成為專書《東非霍亂疫情》（*Cholera Epidemics in East Africa*），依年代先後生動地記錄了這種致命疾病的發展。他的研究之所以具有迫切性，一大原因在於疫情在1869年來到桑吉巴，而蘇伊士運河也正是在該年開通：歐洲與印度洋的距離，比過去任何時候都來得更近。[40]

　　1865年，第四次霍亂全球大流行來到了麥加。朝聖之旅在此時成了全球疾病傳播的一大管道，疫情從麥加跨越紅海，抵達索馬利亞海岸上的貿易中心柏培拉（Berbera）。柏培拉是「世界上最古老的貿易地點之一」，商隊從非洲內陸來到此地，與渡海而來的商人交易。霍亂也就這樣沿著非洲的動脈向內陸擴散，感染了強大的遊牧民族馬賽人（Masai）部落所控制的國度。死亡率「令人震驚」。克里斯蒂認為這種疾病是先在陸上傳播，繞了一圈又回到東非海岸。到了1869年十二月，霍亂又從海岸躍上了桑吉巴島。[41]

　　桑吉巴市並沒有衛生基礎設施。「這裡沒有下水道把汙水帶走，鎮上所有的汙物與垃圾都是由街上的流水沖到海灘。」到處都有化糞池，接到柔軟的沙質土壤裡。「至於會連到每間房屋的廁所⋯⋯只是一些淺坑或糞井，裡面的東西並不會從下水道排到海灘……液體的部分就這樣滲進多孔的土壤，慢慢找到辦法流向鄰近的海岸。有些時候，等到廁所經過一兩個世代塞滿了，要不是關起來再挖個新的，就是把那些黏稠的半固體東西挖出來丟到公共街道上，讓它們自己去用最近的斜坡，找到往海灘的路。」整個城鎮處處都是害蟲。「有無數的螞蟻與甲蟲，幾百萬隻的老鼠，如同大軍一般的野狗，協助清除在城鎮與郊區的垃圾。」海灘惡臭的程度也是威名赫赫。42

克里斯蒂猜想，供水機制應該是霍亂流行的一大關鍵。他也發現，島上的種族隔離，再加上社會與文化差異，也影響了疫情的發展。疫情首先襲向桑吉巴市的貧困街區，有報導提到奴隸「在工作中突然病倒……蹣跚走回家裡等死。」十二月初，隨著齋戒月開始，疫情也向外蔓延。克里斯蒂所治療的第一位病患是一個奴隸女孩，他提到有「一種異常的寒冷……一種死亡的冰冷濕黏，一碰過就永遠無法忘記。」這位病人極度口渴，脈搏變弱。「手指腳趾與雙手雙腳的皮膚都變得乾癟；五官緊縮成一團；兩眼凹陷但有神；整個面容都不同了。」如同許多其他霍亂病患，她是清醒地逐漸陷入死亡，「直到最後一刻，神智一直相當清晰。」43

隨著傳染病蔓延，一片陰霾籠罩了桑吉巴市。但沒有人試著逃跑，而且每個人都對自己社群裡的成員展現憐憫慈愛，這讓克里斯蒂大受震撼。一開始，病死的遺體至少還會有蓆子包裹，用桿子拖到城外郊區，挖個淺淺的墓穴埋起來。但漸漸地，所有的習俗都撐不下去。「最後，就連挖個淺淺的墓穴都無力完成，於是他們開始讓死者曝屍海灘，從橋上扔到海裡。」克里斯蒂指出，並不是所有熱帶栽培園都受到疫情襲擊，因為在那些外圍的村莊，只有部分被進城的勞工感染。克里斯蒂另外很感興趣的，就是在各方船隻來到這個港口城市停泊的時候，常常會從沿岸受汙染的水井裡取水，但結局命運卻大不相同。在大流行期間曾有幾艘美國船隻停靠，其中兩艘匆匆離去，沒有任何人死亡。總之，霍亂造成的死亡慘重，分布也不平均。最後，歐洲人與美國人有十九個在船上過世，但當時只要是住在島上的西方人，都能取得潔淨的飲用水，最後並沒有任何人因霍亂而身亡。另外，印度教的居民也躲過一劫。但其他在島上大多數的貧困男女老幼，無法取得潔淨的用水，就難逃霍亂的魔掌。到最後，克里斯蒂估計在全城當時約八萬到十萬的總人口中，約有一‧二萬到一‧五萬人因此喪命。至於整個桑吉巴島，當時有大約三十萬到四十萬人，死亡人口約在二‧五萬到三萬人之間。[44]

這樣看來，桑吉巴島上的疫情發展正是十九世紀的縮影。在全球霍亂史上，1860年代是一個轉捩點。在這之後，西歐與其殖民地幾乎再也沒有出現霍亂疫情，但相較之下，只要霍亂來到貧窮而擁擠的地區，就仍然會造成觸目驚心的死亡人數。在印度，有某些官方紀錄讓我們得以重建死亡人數：據估計，從1817年到1865年間，霍亂大約奪走了一千五百萬條性命；而從1866年到1947年，保守估計又造成了兩千三百萬人死亡。霍亂一開始是因為全球化而引發的疾病，但後來演變成專屬於貧困與未開發地區，就在這個轉型的決定性階段，與全球大分流的模式互相交織。時至今日，霍亂仍然是一種毀滅性的疾病，第七次全球大流行也尚未停息。[45]

有許多寄生體在進入輪船與鐵路時代之後狡獪地搭了便車便船，除了最醒目的霍亂，黃熱病、流感與鼠疫顯然也名列其中。早在奴隸貿易時代，黃熱病這種由病媒傳播的病毒性疾病就已經從西非傳開。雖然熱帶地區是黃熱病永遠的家，但夏季航運長期以來一直讓黃熱病有機可乘，能向遙遠的北方發動季節性入侵。從1690年代開始，北美大西洋沿岸就多次遭到黃熱病襲擊，而有了輪船之後，受到攻擊的範圍則更為擴大。十九世紀初，連地中海與南歐也傳出零星疫情，於是開始強制實施檢疫，避免黃熱病登上歐洲。除了腺鼠疫之外，黃熱病一直是檢疫最主要的目標，直到霍亂取而代之。[46]

從1820年代到1840年代，黃熱病有一段時間似乎乖乖地待在自然棲地，一整個世代間未踏足歐洲。但從十九世紀中葉開始，黃熱病再次「大規模湧現」。人類長久以來擔心黃熱病搭上輪船傳播的可能，現在成了現實，襲向南美、歐洲與北美海岸。1857年的一次疫情就在里斯本帶走五千條人命，並且也攻向了法國港口。1865年，搭著一條來自古巴的船隻，黃熱病也在威爾斯上岸。輪船傳播黃熱病的威力就連內陸也能明顯感受。像是密西西比河沿岸，就多次爆出疫情，最嚴重的一次在1878年，一路傳到田納西州的孟菲斯（Memphis），至少造成兩萬人死亡。在黃熱病持續肆虐的背景下，古巴醫生卡洛斯・芬萊（Carlos Finlay）在1881年提出「黃熱病由蚊子傳播」的假設——這成了系統性控制病媒傳播疾病的一大里程碑。[47]

　　流行性感冒（以下簡稱「流感」）的歷史也有相似之處，但與黃熱病不同之處在於流感由呼吸道病毒引起，不受蟲媒限制。流感全球大流行的可能性一直到二十世紀仍不斷升高，因此從十九世紀末至今成了流感史上的重要階段。流感是一種嚴重呼吸道疾病，有幾種病毒都可能引發流感，又以A型流感（influenza A）病毒最為重要。該病毒的基因體為分段基因體（segmented genome），由八個獨立的RNA片段組成。如果有不同的病毒株感染同一個細胞，這些片段就能夠很輕易地重新排列組合、自由混搭。流感原本是鳥類的病毒，但也能夠感染像是人類或豬隻等哺乳動物。地球上有數十億隻的野生水禽，形成了A型流感天然的自然宿主族群。人流感的形成，則是一種長期的跨物種事件，讓一種源自鳥類的寄生體，得以在處處可見的全球性靈長類動物族群裡傳播。[48]

　　流感的早期歷史不詳，但從十六世紀開始，每隔二、三十年就有關於大規模急性呼吸道疾病浪潮的記載。雖然有少數例外，但史上這些流感大流行的浪潮似乎都相形溫和。流感的傳播向來受到交通運輸速度的限制。像是在1781-82年的流感疫情中，有人指出疾病傳播的速度與馬的移動速度一模一樣。輪船和鐵路的發展並未立刻帶來影響，整部流感史在十九世紀中葉可說是意外地平靜。但到了1889年，流感病毒出現報復性回歸，從春天在中亞率先流行，經過幾個月平靜,又在秋天迅速蔓延。一位歷史學者研究該次疫情便指出:「這種爆炸性的傳播,肯定是因為有了廣泛的鐵路路網,將里斯本與倫敦連結到維也納與莫斯科。事實上,這是史上首次,幾乎所有評論觀察者都認為流感的傳播與交通運輸網路脫不了關係。」這次疫情確實是全球性的,接下來三年陸續在許多地方復發,影響屬於中重度,致死率約在0.1–0.2%。當時這場疫情被稱為「俄羅斯流感」,而且電報時代讓大家共同感受到這場全球性的死亡事件,也讓「(全球)大流行」成為家喻戶曉的詞彙。[49]

不幸的是,1889–92年的流行只是前菜,後面的疫情還更為慘重。1918–19年的流感大流行,真正展現了輪船與鐵路時代疾病事件的最終樣貌。這次疫情肯定是全球史上致死人數前幾名的事件,共有大約五千萬人因而喪生。(但這也是因為全球人口數量在1918年已經比過去高出太多。就比例而言,這次流感疫情對全球死亡率的影響遠遠不及黑死病或後哥倫布時代的幾次流行病疫情。)當時全球可能每三人就有一人感染流感,可能是地球史上單一寄生體快速攻擊人類協同程度最高的一次。[50]

目前我們已經取得1918–19流感病毒的遺傳物質(取自保存在甲醛裡的組織,而並非考古取得),瞭解該次流感大流行是由H1N1病毒株所引起,是來自鳥類的病毒。但當時的致病力為何如此之高,目前謎團尚未完全解開,只是已知這個病毒株似乎會引發繼發性的細菌感染,嚴重時會導致肺炎。這種病毒對年輕人與健康的人影響格外沉重。此外,這場流感的確切地理起源還有待商榷。在1918年初秋,流感突然「一下子無處不在」,可見病毒早已流傳了好幾個月,但局勢是到當時才變得明顯,讓人赫然發現死亡危機已經正在進行。疫情在冬天來到高峰,並在一年後捲土重來,對全球造成驚人的影響,但分布並不平均。美國當時有五十四萬八千人死亡,約佔人口0.5%。至於在印度,雖然確切的死亡率仍有爭議,但目前最準確的估計大約有一千四百萬人死亡,佔總人口5%。[51]

1918-19年的這場大流行除了有著爆炸性的開端，揮之不去的影響力也一樣非同凡響，至今餘波依然蕩漾。1918年席捲全球的病毒株成了「創始病毒」，後世給它起了一個「大流行之母」（mother of all pandemics）的貼切稱號。之後的每次A型流感疫情（包括季節性流感），都是由這次1918-19年大流行病毒的後代所引起。因此可以說，這次從鳥類跨人類的跨物種事件格外成功。而且未來對人類健康最危險的潛伏威脅之一，就是1918-19年的事件重演：基因重組而產生新的流感病毒株。[52]

十九世紀，在爆發性上唯一能與霍亂和流感媲美的疾病就是腺鼠疫。在這個尚未發現抗生素的時代，這種細菌感染引發了最後一次震撼世界的流行。第二次鼠疫大流行以十四世紀黑死病揭開序幕之後，其實從未真正結束。雖然在西歐逐漸不再爆出疫情，但在東歐和鄂圖曼帝國，一直到十八世紀甚至更晚都還會偶爾爆發鼠疫。至於傳統所稱的第三次鼠疫大流行，無論在時間或空間上都與第二次鼠疫大流行有所重疊。而且基因證據顯示，史上的這兩次鼠疫流行有著更為密切的關係：造成第三次鼠疫大流行的菌株，其實是源自於一個黑死病期間出現的譜系。所以就基因而言，第三次鼠疫大流行根本是中世紀晚期疫情的延伸。[53]

傳統上，一般認定第三次鼠疫大流行始於1894年，疫情在廣州與英屬香港爆發。但這樣的年表一筆抹去了疫情背後的中國脈絡。歷史學家班凱樂（Carol Benedict）就對此追本溯源。從1770年代開始，中國的西南省分雲南就一直有鼠疫流行蠢蠢欲動。到了十八世紀後期，人口與經濟成長讓人類更常接觸到該省西方的鼠疫自然宿主族群。貿易網路也讓鼠疫向東蔓延，逐漸接近人口稠密的沿海地帶。等到1856年至1873年間，漢族與邊疆穆斯林族群發生衝突，雲南成了血腥內戰的戰場，鼠疫也演變成一大問題。在饑荒、暴力、鼠疫三者連手之下，人口損失慘重：設籍人口原有七百五十萬，降到只剩三百萬。[54]

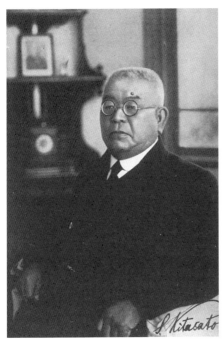

圖11.4
北里柴三郎，曾在
香港爭取率先發現
鼠疫桿菌。

1894年在廣州與香港爆發的疫情，其實是鼠疫經過一個多世紀陸上擴張，最後來到這個終點。但這也是一個決定性的新起點。廣州位於珠江口，由清朝治理，居民超過兩百萬，在這次鼠疫期間過世的人數高達十萬。大約在一百三十公里外的香港島則是由英國治理，是一個「商業大城」，中國進口的貨物有一半都會經過這個轉口港。香港的貧民窟環境駭人，醫療基礎設施也相當不足。在1894年夏天，香港有至少六千名居民死於鼠疫。[55]

香港爆發的鼠疫疫情令全世界為之警醒，也很快迎來了一個科學的里程碑。疫情消息傳開之後，日本政府派出以細菌學家北里柴三郎（圖11.4）為首的研究團隊前往香港；北里柴三郎過去曾在羅伯特・科赫位於柏林的實驗室受訓。另一方面，路易・巴斯德的追隨者亞歷山大・耶爾森（Alexandre Yersin）當時在法屬殖民地西貢的醫療機構服務，他也在日本團隊抵達幾天之後溜進了香港。各方開始激烈競爭，希望能率先找出鼠疫的微生物病原。到現在我們還是很難判定最後的勝敗：北里柴三郎似乎搶先一步鎖定了鼠疫桿菌，在成果發表上也比耶爾森快了一步。然而，耶爾森這位法國科學家的發表只慢了幾天，一般認為其研究描述較佳，而且他還強調了老鼠在鼠疫循環的重要性。不論稱不稱得上公平，最後鼠疫耶氏桿菌（*Yersinia pestis*）以他命名，讓他的名字得以永垂青史。[56]

感染鼠疫的囓齒動物來到這個全球商業中心，搭上前往全球各個港口的巨型輪船，讓鼠疫傳得比過去更廣、更遠。但全球為了避免黑死病的慘況重演，也發動大規模的計畫，遏制鼠疫蔓延，無論在規模與協調程度上都前所未見，並祭出檢疫及燻蒸（fumigation）作為核心手段。雖然瘟疫確實來到舊金山，最後也在美國西部的囓齒動物族群中播下了種子（至今仍然潛伏在草原犬鼠〔prairie dog，也常被稱為土撥鼠〕族群之中），但這次疫情只有幾百名美國人喪生。同樣地，雖然歐洲當時一片恐慌，但第三次鼠疫大流行造成的死亡人數大約只有七千名，就人口統計而言幾乎可以忽略不計。鼠疫也來到了東非，如今在馬達加斯加等地仍是地方性動物疾病。然而，對這次鼠疫感受最慘痛的是亞洲。中國有數百萬人因此喪生，而且還比不上受創最深的印度：保守估計，第三次鼠疫大流行在印度帶走了一千兩百萬人的性命。[57]

講到霍亂、黃熱病、流感與鼠疫這些流行病，我們很容易覺得那已經是前現代的遺跡。但事實上，這些疾病個個都抓住了機動交通運輸的契機，搖身一變，成為徹徹底底的現代產物。只有少數幾個社會，因為經過早期健康轉型，早早學會如何控制流行病帶來的劇烈波動，才讓這些現代的死亡危機看起來像是上個紀元的事情。在這個美妙新世紀，有些成就其實嚴重遭到低估，而其中之一正是人類成功保護了工業化社會，抵抗了這個時期興起的這些全新威脅。遺憾的是，並非所有地方都得以同享此項成就。

植物病蟲害的全球化

1889年夏天，巴黎舉辦世界博覽會——這已經是1851年倫敦首屆以來的第十次世界博覽會。法國當時結合世博會，同時舉辦第一屆國際農業大會（International Congress of Agriculture），全球一千四百名專家學者與官員共聚一堂，討論農業的發展現況。這場大會就像世博會一樣，一方面交流著各種觀念與創新，一方面也帶著一點民族主義的炫耀意味。但除此之外，這場大會還參雜了一些對於全球化的緊張疑慮。主持大會的法國部長是一位狂熱的保護主義者，一開場就對市場整合大加撻伐，批評這「對舊國家是災難一場」，認為這些地方地力耗盡，無力與美國和俄羅斯的處女地競爭。更糟的一點在於，全球整合還把害蟲、枯萎病（blight）與各種腐病（rot）帶到了世界各地的農場。[58]

在動植物的疾病上，也出現了與人類疾病庫同質化完全相同的狀況。這種現象值得我們先放下傳染病史，特別來談一談。長久以來，雖然這確實是個重要議題，也與人類健康有明顯相似之處，卻一直相對遭到忽視，只有部分個別片段曾得到關注，幾乎未曾有人試圖勾勒全貌。從植物病害的歷史，也能看到科學、創見與公眾行動（public action）如何應對新疾病帶來的危險。然而，相較於我們有「pandemic」描述人類疫情流行，有「panzootic」描述動物疫情流行，我們卻沒有一個英文詞彙能夠描述爆發植物病害、傳向廣闊四方的狀況。儘管如此，在人類努力試圖養活自己的過程中，迅速、廣泛爆發的植物病害一直扮演著重要的角色。[59]

自從農業誕生，植物病害就一直令農民相當苦惱。自然界本來就有許多寄生體以植物為目標，但人類發動農業生物工程——選定特定物種、操縱想要的遺傳表徵、減少自然的多樣性——就等於是在鼓勵寄生體去適應人類偏好的植物品種。人類希望能從少數自己偏好的物種獲取能量，於是植物病原體也得以大展鴻圖，原因很簡單：「農業生態系統的環境與基因一致性」。這樣的生態轉型有利於植物病原體的演化，而現代性更讓生態轉型大幅加速。過去的生態環境錯綜複雜，有各種物種互相依存，但現在慘遭砍伐燒毀殆盡，全部換成人類偏好的能源生產植物，單調而密集地排列得整整齊齊。除了工業化讓過程加速，還有全球貿易推波助瀾，放任基因品系單一化與進一步對其加以操縱。[60]

在1889年國際農業大會上，負責安排美國展出內容的代表是查爾斯・萊利（Charles V. Riley）。他可說是一位在關鍵時刻的關鍵人物，倫敦出生，後來移居到了美國伊利諾州，一手打造出美國的植物害蟲應用研究。在1870年代，美國一度出現蝗災而危及農業，萊利說服國會成立蝗蟲委員會（Grasshopper Commission）領導應變，而他也因為擔任主席而聲名鵲起。他不但是在巴黎擔任美國代表的不二人選，而且如果你喜好法國紅酒，萊利應該會是你心中的一號英雄人物。是在他主導研究之下，才發現有某些美國葡萄株能夠抵抗葡萄根瘤蚜（*Phylloxera* aphid，一種會吸食植物汁液的小型昆蟲，當時已經對歐洲葡萄園造成威脅；參見圖11.5）。這種昆蟲原生於北美，在1850年代或1860年代早期，歐洲進口美國葡萄藤的時候，無意間也將這種害蟲帶到了歐洲。「輪船開始定期往返貿易航線之後，這種害蟲能夠撐過航程，下船來到歐洲，很快就發現這個環境全無防備，美妙無比。」[61]

這場法國釀酒葡萄大蟲害（Great French Wine Blight），差點要讓幾千年的葡萄栽培工藝毀於一旦。葡萄根瘤蚜的傳播速度駭人，農民驚恐地給了它「葡萄結核病」的稱號，會讓葡萄枯萎、腐爛、死亡。雖然找出了成因，但根瘤蚜肆虐著法國各地的葡萄園，各方著急地尋找解方。當時法國已經有三分之一的葡萄被毀，卻一直找不到辦法解決，全國憂心忡忡，害怕整個釀酒產業都將不保。當時已經有人提議用化學藥物解決，但萊利等人（當時被稱為「美國主義者」〔Americanist〕）則提出另一種辦法：從美國進口對根瘤蚜有抗性的葡

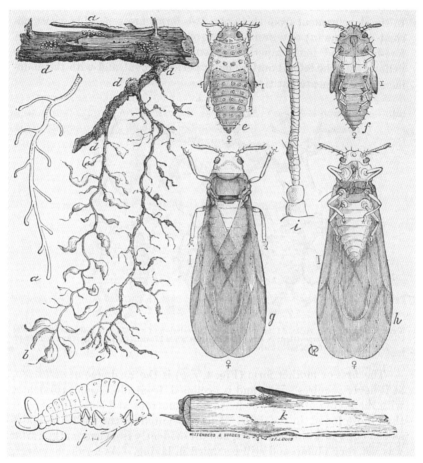

Popular Science, 1874

圖 11.5 根瘤蚜——曾讓法國葡萄園危在旦夕的法國釀酒葡萄大蟲害，罪魁禍首就是根瘤蚜。

萄砧木，再將歐洲的釀酒葡萄（vinifera）嫁接到這種砧木上。最後是嫁接法勝出，而且效果極佳。農業大會後短短幾年，萊利就獲頒法國最高榮譽勳章「榮譽軍團勳章」（Legion of Honor）。[62]

　　法國釀酒葡萄大蟲害是葡萄栽培領域相當知名的事件，但更大的背景脈絡就比較少有人知。事實上，法國之所以要進口那些帶來害蟲的美國葡萄藤，是為了應付另一種外來病原體：白粉病（powdery mildew）。後來，雖然美國砧木成功解決根瘤蚜的問題，卻帶來另一個尷尬的後果：讓另一種植物病害露菌病（downy mildew）越過大西洋，來到歐洲的葡萄園立足。每次找到解決辦法，似乎就會帶來新的問題。全球葡萄酒產業這種接連不斷的意外生物因果循環，正如同寓言一般，讓我們看到寄生體與宿主之間永不止息的演化競爭，現在是在人類的手中展開。

　　十九世紀是植物害蟲的黃金時代。最驚人也最悲慘的例子是馬鈴薯疫病，又稱晚疫病（late blight）。馬鈴薯來自新世界，原產於安地斯山脈，由於耐寒、營養豐富、單位產量高，在十八世紀已經成了歐亞大陸的重要食物。馬鈴薯不需要有大片土地，邊邊角角都能種植，也無須畜力牽引，於是成了窮人的主食。在愛爾蘭，幾乎有三分之一的耕地都種了馬鈴薯，比例為全歐最高，每人平均每天的馬鈴薯食用量達到兩千卡路里。因此，馬鈴薯疫病的生態衝擊也是對愛爾蘭最為沉重。在1840年代發生危機前的幾十年間，其實事情早有預兆。自十八世紀後期以來，已經一直有病害影響歐洲馬鈴薯收成。像是在1830年代，就曾出現由病毒造成的馬鈴薯捲葉病（potato curl）以及由真菌感染造成的馬鈴薯乾腐病（dry rot）。但相較於1845年由馬鈴薯晚疫黴（*Phytophthora infestans*）所引起的馬鈴薯疫病，過去的病害都實在不值一提。[63]

　　馬鈴薯晚疫黴屬於卵菌，是一種類似真菌的寄生生物，會讓馬鈴薯外部斑斑點點、內部腐爛發臭。當時有人直接稱之為「馬鈴薯霍亂」（potato cholera）。這種病起源於南美，到了1840年代初（可能是經過墨西哥）已經傳到美國東岸，先出現在紐約及費城附近，接下來幾年向外傳開，來到加拿大和五大湖區。1845年，馬鈴薯疫病渡過大西洋，該年六月來到比利時，在歐洲首度登場。從古基因體學證據判斷，美國與歐洲的疫情都是由同一譜系所引起。1845年冬天，馬鈴薯疫病已經毀去了西歐大片地區的收成。再到1846年，馬鈴薯產量更是幾乎為零，於是爆發人類全面的生存危機。該年在愛爾蘭，就連小麥、黑麥與燕麥的收穫都十分淒慘，整體收成大減88%。[64]

雖然歐洲各地普遍出現歉收，也有許多地方的窮人因而受苦，但只有在愛爾蘭釀成饑荒慘劇。當時愛爾蘭有兩點與其他地方不同，不但格外依賴以馬鈴薯作為糧食，還格外依賴於單一品種的馬鈴薯：愛爾蘭碼頭工人（lumper），後來證實該品種特別容易受到馬鈴薯晚疫黴的攻擊。愛爾蘭大饑荒也可說是一場殖民危機，正因為倫敦反應無能，當時又急速走向自由市場自由主義，而讓饑荒未能及時緩解。就這樣，在一個全球最富裕地區的陰影中，超過百萬人被送進了墳墓。這是一場由地方農業環境與全球病害網路共同造成的生態災難，而政治上的無能又使災難雪上加霜。[65]

一如1840年代的馬鈴薯疫病，許多植物病害在現代也威脅著各種作為主食的農作物。就連到了1943年，也曾因為真菌引起的稻胡麻葉枯病（brown spot）造成孟加拉大饑荒（Great Bengal Famine），許多地區陷入飢餓，高達三百萬人因而喪生。在美國向西部擴張之後，農場入侵密西西比河流域與北美大平原，也為植物病害創造了新的中心地帶。原本是無邊無際的野生大草原，在高大的原生草種當中，每週都會開出新的野花，但現在景觀突然一變，成了方方正正的田地，種著單一品種的穀物。迅速的生態同質化、溫暖的夏季、高度的市場整合，成了致命的方程式。在整個十九世紀，美國農民面臨著穀類鏽病（cereal rust）和穀類黑穗病（smut）的駭人疫情。這些真菌引起的病害常使收成大受影響，有時候收成損失高達二到三成，而且整個地區也會被迫暫時放棄種麥，免得鏽病忽然到來。有些地方的農業證明具備更高的韌性，是因為靠著先進的農業科學，讓農民能比微生物敵人領先半步。美國聯邦政府很早就為農業（與獸醫）科學打好基礎。在全球發展細菌論與傳染病生化控制的過程中，早慧的美國農業科學是其中被低估的一段故事情節。[66]

熱帶栽培業也在十九世紀大幅擴張，讓原本極其多樣的熱帶生態系統被單作栽培取代。可可的腫枝病（swollen shoot）與簇葉病（witches' broom），橡膠的葉枯病（leaf blight），甘蔗的嵌紋病（mosaic disease），還有許許多多的柑橘類與香蕉病害，都讓資本主義企業的希望一再落空。一個典型的例子就是咖啡葉鏽病（leaf rust）。當時隨著工業革命，消費者對咖啡的需求不斷擴大，歐洲資本來到全球尋覓適合種植咖啡豆的環境。華萊士的《美妙新世紀》就以咖啡葉鏽病作為範例，說明「種植者希望一夕致富的心願，常常只會落空。」[67]

整個赤道非洲都生長著咖啡屬（*Coffea*）的灌木，但阿拉比卡（*Coffea arabica*）這個品種的咖啡豆格外豐厚香醇，原產於衣索比亞西部的高原森林，但許久之前便已移至葉門栽植。隨著對咖啡的需求爆炸性成長，來自葉門的種子被帶到世界各地的熱帶地區，闢出一個又一個咖啡熱帶栽培園。全球咖啡市場此時開始由南亞與東印度群島生產供應，當地原本中小型的農場，被單作咖啡的熱帶栽培園取代，成群的勞工在這裡種著咖啡。在斯里蘭卡，「原始森林被徹底清除，造成不自然的狀態。」小說家安東尼・特洛普（Anthony Trollope）一次受訪時就說：「那些歪歪扭扭的可愛森林正在消失，變成整齊但醜陋的咖啡熱帶栽培園。」[68]

1869年，斯里蘭卡有位咖啡農發現自己的咖啡叢顏色不對勁。派駐在斯里蘭卡的英國植物學家得到通知，又把標本送到了倫敦。咖啡鏽病（Coffee rust）是由咖啡駝孢鏽菌（*Hemileia vastatrix*）這種真菌所引起，這種真菌與咖啡同樣原生於衣索比亞，在當地的傳播會受到氣候的限制。在咖啡種植於葉門的幾個世紀裡，因為這裡對咖啡駝孢鏽菌來說太熱又太乾，葉門咖啡產業一直得以倖免。但南亞的咖啡熱帶栽培園對這種寄生體來說就像是個沒人看管的寶藏。咖啡產量銳減，殘存的小農只能眼睜睜看著原已岌岌可危的情狀墮入滅亡。咖啡鏽病傳到了全球，至今威脅仍未解除。在十九世紀末的十五年間，咖啡鏽病令全球咖啡經濟重新洗牌。歷史學者史都華・麥庫克（Stuart

表11.3 主要植物病害

真菌	病毒
香蕉凋萎病 Banana wilt	大麥萎黃病 Barley yellow dwarf
稻胡麻葉枯病 Brown spot of rice	柑桔萎縮病 Citrus tristeza
穀類鏽病 Cereal rusts	李痘 Plum pox
穀類黑穗病 Cereal smuts	馬鈴薯捲葉病 Potato curl or leafroll
栗疫病 Chestnut blight	甜菜黃化病 Sugar beet yellows
咖啡葉鏽病 Coffee leaf rust	甘蔗嵌紋病 Sugarcane mosaic
葡萄露菌病 Downy mildew of grapes	可可腫枝病 Swollen shoot of cocoa
菸草露菌病 Downy mildew of tobacco	菸草嵌紋病毒 Tobacco mosaic virus
荷蘭榆樹病 Dutch elm disease	番茄斑萎病毒
黑麥／小麥麥角病 Ergot of rye/wheat	Tomato spotted wilt virus
可可黑斑病 Frosty pod rot of cacao	番茄黃化捲葉病
橡膠葉枯病 Leaf blight of rubber	Tomato yellow leaf curl
松幹鏽病 Pine stem rusts	
馬鈴薯乾腐病 Potato dry rot	
葡萄白粉病 Powdery mildew of grapes	
小麥瘡痂病 Scab of wheat	
香蕉葉斑病	
Sigatoka leaf spot of banana	
南方型玉米葉枯病	
Southern corn leaf blight	
可可腫枝病 Witches' broom of cacao	

害蟲	其他
咖啡果小蠹 Coffee berry borer	馬鈴薯晚疫病 Potato late blight
棉鈴象鼻蟲 Cotton boll weevil	根瘤病 Root knot
豆金龜 Japanese beetle	大豆胞囊線蟲
肉豆蔻潰瘍甲蟲	Soybean cyst nematode
Nutmeg canker beetle	甜菜胞囊線蟲
	Sugar beet cyst nematode
	葡萄酒疫病（根瘤蚜）Wine blight
	(*Phylloxera*, aphid)

另外參見：Agrios 2005

McCook）仔細研究了這段歷史，認為咖啡鏽病是「征服、帝國、自由主義、輪船與移民的產物。」[69]

　　十九世紀的植物病害毀了小農，也讓全球資本家的希望破滅（參見表11.3），但也刺激了科學研究的發展，最後讓人類得以更進一步掌握全球的生態系統。人類發動一系列管控措施（例如隔離檢疫與檢查），並搭配傳統的生物學疾病控制做法，例如選汰、培育具抗性的品系等等。到十九世紀後期，化學藥物使用得愈來愈多，殺真菌劑與殺蟲劑品質完善，也得到商業化。在1889年巴黎的國際農業大會上，一大重點正是疾病防控的生物與化學機制，其重要性可見一斑。正如經濟史學者艾倫・奧姆斯特德（Alan Olmstead）與保羅・羅德（Paul Rhode）所言，十九世紀的農業進展除了倚賴機械創新，也同樣仰賴著生物科學。人類想要養活自己，就得為了我們珍愛的植物去除環境裡的感染因素。對我們珍愛的動物，也是如此。[70]

全球性動物疾病

　　1799年，喬治・華盛頓要求美國駐突尼西亞領事向突尼西亞君主請求提供十頭綿羊。華盛頓當時急著想讓年輕的美國迅速發展農業。「就我所知，對任何國家最實際、最重要的一件事，就是改善其農業、改良有用動物的品種，以及提升農夫在意的所有其他項目。」英國種的綿羊在美國不好養，於是十隻來自突尼西亞的綿羊被裝船運向大西洋彼岸，最後只有兩隻成功抵達，名字十分可愛，分別叫做卡拉梅利（Caramelli）與賽琳娜（Selina）。牠們被交給一位在賓夕法尼亞的聯邦法官（也是華盛頓的好友）理查・彼得斯（Richard Peters）照顧，生養眾多，也讓突尼西亞綿羊轟動全國，深受眾人寵愛。約翰・亞當斯也愛牠們，而到了湯瑪士・傑佛遜執政期間，更曾有綿羊成了寵物，在白宮草坪上嚼著草。[71]

　　五十年後，美國開始出現豬隻死亡的現象。從1850年代開始，一種當代稱為「hog cholera」（豬霍亂）的傳染病先在美國爆發，接著傳向全球。（英文裡除了人的霍亂、馬鈴薯的霍亂、這裡的豬霍亂，還有由細菌引起的「禽霍亂」〔fowl cholera〕，但其實這些「霍亂」之間毫無關係。）豬霍亂是一種極為致命的病毒性疾病，會造成豬隻發燒、腹瀉、皮膚出現病變，以及其他各種症狀。艾倫·奧姆斯特德與保羅·羅德重現1856年到1858年的場景：「這種病席捲中西部與東北部，常常讓被感染的豬群一隻不剩。」豬霍亂先在整個美洲立足，接著傳向世界。在最後得到控制之前，豬霍亂輕輕鬆鬆就成了對全球豬隻最致命的疾病，持續威脅整個豬肉產業。[72]

豬霍亂另一個顧名思義的名稱是「classical swine fever」（典型豬瘟），是十九世紀眾多的動物流行性疾病之一；在當時的全球化時代，許多動物疾病突然出現，傳播又猛又急。豬霍亂的基因體分析最近揭開了過去隱藏的演化歷史，發現與典型豬瘟病毒最接近的已知親戚，其實是突尼西亞綿羊病毒。在十八世紀晚期，突尼西亞綿羊病毒轉換宿主，也演化出了典型豬瘟病毒。豬霍亂最早的紀錄就是出現在美國，看來很有可能就是美國一片雄心壯志，希望讓全球各地的物種適應美洲農業，才創造出這種病毒。唉，會出現這場可悲的生物意外，連華盛頓總統也得負起間接的責任。[73]

十九世紀的動物疾病發展，與植物疾病的動態頗有類似之處。當時的自然生態系統遭到抹除，換成基因上極端同質的景觀。家畜數量一飛沖天。地方性的農業退場，讓位給大型農業產業及長程航運。正如植物病害爆發的情形，十九世紀動物疾病掀起流行，其實是讓我們看到全球化的發展，而且有時候還嚴重影響人類歷史的進程。但這裡有一項關鍵差異：除了某些最罕見的例子之外，人類並不容易受到植物病原體影響。相較之下，動物疾病常常對人類造成危險，人類疾病也常常讓動物捲入危機。各種微生物只要解開哺乳動物免疫系統之謎，一旦跨越物種障礙，就會對人類構成威脅。現代化雖然讓大部分人類從農村走向城市，但反而讓人類與動物的健康變得更緊密相連。

各種牲畜的流行疫病，有史以來從未缺席。就算在古典時代，歐亞草原融入歐亞大陸經濟系統之後，就像是鋪起一條高速公路，讓各種動物細菌方便往來這片廣大的大陸。有時候，致命的動物疫病大規模橫掃一群又一群的畜群。十四世紀的牛瘟疫情就是一場令人聞之色變的災難。雖然在早期只要一出了歐洲，我們就對家畜疾病的疫情所知有限，但牛瘟問題肯定為害有數個世紀之久，橫跨整個歐亞大陸。在堪稱災難的十七世紀，牛瘟就橫掃了東亞的整批牛群。[74]

直到目前，還沒有一部史書全面探討現代世界的動物疾病，而我們在這裡只能先提出幾條思路。動物疾病是在十八世紀的歐洲邁入現代階段，當時歐洲還處於經濟成長的第一階段，輪船與鐵路的交通運輸創新尚未來臨。農業領域受到都市化與市場擴張的推動，不斷朝向單一化發展，規模經濟也持續成長。此外，民眾的營養習慣也發生了變化：不斷膨脹的中產階級開始將肉類作為日常飲食的一部分。西歐的財富迅速累積，推動東歐專注發展飼養牛隻，也使得跨區域的牛隻貿易快速成長，每年都有幾十萬隻動物從匈牙利平原被賣往西歐的市場。正如歷史學家卡爾・阿普恩（Karl Appuhn）所言：「要不是有飼養在中歐草地上的大量動物，十八世紀動物性蛋白質的消費量就不可能出現此般成長。」[75]

市場整合影響了生態，最明顯的一點在於一波又一波掃過歐亞大陸的牛瘟浪潮。在整段人類農業史上，牛瘟或許正是最具破壞力的家畜疾病；值得一提的一點，在於牛瘟與天花正是僅有的兩種靠著人為措施而徹底根除的病原體。牛瘟是由病毒所引起，已知最近的親戚是麻疹病毒。這種牛類的疾病已經存在數千年。有好幾個世紀，歐洲一直認為這種疾病來自中亞，事實也可能的確如此。歐亞草原上某些品種的牛對牛瘟的抵抗力極高，但歐洲牛的抵抗力則是低到令人絕望，一旦感染，致死率高達90%。隨著市場整合，西歐與草原牛群的接觸更為密切，牛瘟隨之而來無可避免。[76]

1709年，一波破壞性的動物疫情從東向西擴散。從1745年開始，疫情又再次在整片大陸蔓延，估計有三百萬頭牛因此喪命。接下來幾個世代，牛瘟疫情就像撞球一般在歐洲四處反彈，「整個歐洲總有哪裡有牛瘟疫情，未曾徹底平息。」人類開始逐步完善檢疫、檢查、撲殺等防控措施。正如植物病害的情形，是人類的生態優勢對動物健康造成負面影響，這樣的情形再回過頭來刺激了科學的進步、政府的回應。但到了十九世紀，由於商業農業的發展，加上交通運輸革命的影響，讓牛隻貿易的數量、速度與範圍擴張太快，超過防控措施所能負荷。於是在1860年代，西歐再次遭到牛瘟疫情吞沒。[77]

在英格蘭，這次的牛瘟讓維多利亞女王下詔進行祈禱，認罪並祈求上帝降下神蹟，阻止這場令人想起《舊約》天罰的疾病。英格蘭疫情的源頭，經追溯發現是從波羅的海港口進口的俄羅斯牛。牛瘟從倫敦向外蔓延，襲向英格蘭鄉間的農場。當時政府的反應零零落落，毫無組織可言，足足花了兩年才控制疫情，牛隻病死數量達到三、四十萬頭，幾乎是全國的10%。牛瘟在歐陸同樣造成重大傷害，但這次的爆發也為牛瘟疫情開始寫下句點——僅限於歐洲。由於接著出現了更佳的防控措施（特別是在俄羅斯），歐洲的牛瘟疫情在十九世紀的最後幾十年間逐漸得到控制。此外由於出現了冷藏技術，能夠冷藏運輸肉類，也就減少了跨國運送活牛的需求。[78]

遺憾的是，牛瘟雖然在歐洲得到控制，但在舊世界大部分地區卻依然四處亂竄。牛瘟在印度早就不是陌生的課題，但隨著現代化的進展（主要在於市場整合、人口成長、鐵路發展），從1860年代又開啟了一個新的篇章。一波強勁的牛瘟疫情席捲印度次大陸。雖然印度牛群對這種病毒較為熟悉，死亡率或許沒有其他地方那麼高，但在這個人口增加、快速轉型、饑荒肆虐、人類受困於疾病的時期，牛瘟對於本來就已經貧困的農民仍是一大打擊。[79]

十九世紀後期，牛瘟來到非洲，成為史上最嚴重的一場動物疫病。非洲大量的野生有蹄類動物，對牛瘟並沒有抵抗力。疫情從1889年一路延續到1898年，正值歐洲帝國主義最激烈的階段。牛瘟病毒從衣索比亞傳入，來到蘇丹，再向南蔓延到大湖地區。英國殖民主義者塞西爾‧羅德斯（Cecil Rhodes）手下的英國人阿爾弗雷德‧夏普（Alfred Sharpe）描述了1892年他在尚比亞目睹的情形。「這裡有大批獵物已死去⋯⋯我穿過這些沼澤的時候，瘟疫正在高峰，到處都是已經死去或垂死掙扎的野獸。第一天，我在離營地不到半英里範圍裡，就數到超過四十隻棕羚的遺體。回程順流而下，河口附近幾乎看不到任何活著的獵物，只見整個地區遍地死屍。」1896年，瘟疫跨過尚比西河（Zambezi River）來到南非，一路傳到最南端，再沿著大西洋沿岸向北蔓延。[80]

非洲牛瘟疫情堪稱毀滅性，而動物的死亡情形與突然殖民化造成的流離失所同時發生。非洲大片土地的牛隻死亡率高達90%，讓整個非洲東部馬賽人之類遊牧民族的生存基礎遭到鏟除。在農耕地區，畜力牽引是重中之重，失去畜力等於直接毀了經濟。牛皮是衣著的主要原料，牛糞是燃料與肥料的主要來源，牛車還是非洲東部與南部的主要交通工具。牛隻也等於是一種形式的金錢、儲存財富的方法，還是婚姻市場交易的重要元素。法國傳教士記下了一首反映受災者境況的輓歌：

> 沒有了牛，沒有了牛奶，我們還能吃什麼？
> 沒有了牛，沒有了燃料，我們還能怎麼生火？
> 沒有了牛，沒有了皮衣，我們還能穿什麼？
> 沒有了牛，沒有辦法辦婚禮，我們還能怎麼結婚？
> 沒有了牛，沒有辦法犁田，我們還能吃什麼，又要從哪賺到錢？[81]

這場生態衝擊在接下來幾個世代仍不斷迴響。牛瘟在塞倫蓋提（Serengeti）地區造成的長遠生態動態堪稱教科書等級的典範，展現如何由病原體推動生態系統調控：食草動物的興衰影響了食肉動物的數量、草地的進退、火災的頻率——簡單說來，就是影響了整個生態系統。從微生物寄生體到頂級掠食者，整個食物網都在這個不斷振盪的動態當中彼此相連，而人類在遠方對於動物疾病全球化的影響，也撩撥著這整個體系。[82]

十九世紀的家畜疾病，各種農場動物都難逃一劫。疫情的腳步無比迅疾，各種防控手段只能瞠乎其後。在傳播速度與空間上，具代表性的縮影就是1872–73年襲擊加拿大與美國的禽－馬流感。1872年九月下旬，多倫多開始有馬匹出現呼吸道症狀而病倒，讓多倫多很快就成了「大型的病馬醫院」。馬流感雖然致死率很低，但會讓馬匹體力衰弱。十月二十日，疫情來到紐約；再過兩天，麻薩諸塞也出現了有馬匹發病的報告。這種疾病向南傳到紐奧良，另外也向西傳去，十一月初到達威斯康辛，十二月到達密蘇里。在美國東部，馬流感順著鐵路路網而傳開，顯然是搭著火車，從一個城鎮傳到另一個城鎮。但如果講到的是往西部的傳播，講到如何橫跨北美大平原、來到更遠的地方，顯然馬流感也是隨著馬蹄在傳播。往西有兩條主線，分別位於北方與南方，馬流感由一匹馬傳到另一匹馬，跨過草原、越過山脈，在隔年春天抵達了太平洋海岸。[83]

在汽車最後勝出之前，各個城市仍然完全依賴馬匹，而都市化又使美國的馬匹數量大增。於是馬流感一到，令整個美國的都市生活戛然而止。狄更斯在英國寫了一篇關於這場疫情的獨立摘要：「對大眾造成的真正不便、對交通的阻礙、對各種業務的干擾，不但令人心煩，更造成巨大的經濟損失。美國城市沒有地鐵，也不像我們以地面的蒸汽鐵路緩解街道交通、連結郊區住宅與城市裡的辦公室與作坊。他們還是使用馬車或馬拉的板車來運送貨物與商品，也用馬拉的公車與馬車鐵路來載送乘客，一切都少不了馬匹。在疫情最嚴重的時候，所有的馬基本上都派不上用場，整個商業被迫停滯。」當時的美國就是一個用馬的國家，而馬流感病毒令美國寸步難行。[84]

隨著現代經濟成長，愈來愈多人得到解放，不再過著僅能餬口的生活，最先想滿足的就是對肉類的渴望。龐大的中產階級誕生，推動全球牛肉產業興起，成了全球對生態造成最大負擔的生產系統之一。十九世紀肉牛數量的成長令人咋舌。到了 1900 年，地球上已經有四億頭牛。牛肉成了美國繁榮的代名詞，內陸大片土地被用於養牛，疾病也無可避免地隨之而來。雖然美國成功將牛瘟擋在國門外，但牛胸膜肺炎（bovine pleuropneumonia）與口蹄疫等其他疾病還是對牛肉產業造成嚴重威脅。其中最可怕的是一種蜱傳疾病，稱為德州牛焦蟲病（Texas fever，又譯「壁蝨熱」）。南方的長角牛對這種感染有抵抗力，但牧場主需要把牛往北趕到鐵路起點，才能把牠們帶到芝加哥的待宰畜場與屠宰場，過程中就會將疾病傳播開來。美國中西部的牛對這種

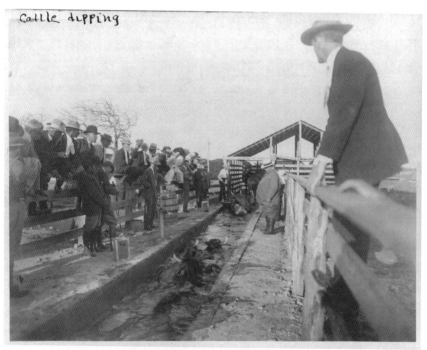

Frederick S. Barde Collection, Oklahoma Historical Society.

圖11.6 1909 年，美國總統塔夫脫（Taft）觀看浸牛（cattle dipping）的過程。當時為了阻止蜱傳德州牛焦蟲病，奧克拉荷馬州要求從德州來的牛隻都先浸在原油當中。

病沒有抵抗力,地區政治也開始燃起仇恨與衝突(參見圖11.6)。[85]

　　工業規模的農業為病原體創造了演化的溫床。在大型哺乳動物成千上萬擠在一起的地方,病原體有了實驗的機會,並有可能跨物種傳染給人類。例如像普通感冒這麼簡單的事情,就可能是由許多不同的呼吸道病毒所引起,包括鼻病毒、腺病毒,以及冠狀病毒。有四種(現在已經來到五種)冠狀病毒為人類特有,而且幾乎無所不在。所有人的一生中,幾乎都肯定曾經感染冠狀病毒。這些病毒的致病力相對而言極低,比較像是種麻煩,而算不上是什麼威脅,幾乎就像是一種人類社會的成年禮。但它們的基因體分析卻揭開了一個原本不為人知的故事,透露了人類為何有這麼多專攻呼吸道的微生物敵人。[86]

　　人類冠狀病毒OC43是全球引起普通感冒的病原體之一。與OC43最接近的親戚是牛冠狀病毒(bovine coronavirus),會在牛身上引起相對輕微的呼吸道疾病。這兩種冠狀病毒又和另一種會感染豬隻的病毒有共同的祖先。原本這三種病毒在大約兩百年前都還屬於同一個祖先,但後來分出了一個分支,其中就包括了人類與牛的冠狀病毒。再到了1890年左右,人類冠狀病毒又與牛冠狀病毒分道揚鑣。由OC43引起的人類疾病並不古老;是因為人類為了滿足對牛肉的渴望,把地球的生物群大幅重組,這時候才讓這種疾病加入了人類疾病名單。所以,正是現代全球肉類產業給我們帶來了普通感冒——或者至少是帶來了普通感冒最普遍的病原體。[87]

疾病、權力、全球化

　　1885年春天:在柏林有一場國際會議休會,而在羅馬又有另一場國際會議召開。當時,柏林會議(Berlin Conference)是「瓜分非洲」決定性的一刻,歐洲列強將非洲劃定為各個帝國的領土。與此同時,第六屆國際衛生會議(International Sanitary Conference)在羅馬召開,討論在這個連結日益緊密的世界上,該怎樣才能安全應對傳染病（特別是霍亂）的威脅。雖然柏林會議是殖民主義史上惡名昭彰的一刻，而這場羅馬會議則獲譽為現代全球公衛先驅，但這兩場會議的共同點比乍看之下來得更多：兩者都是由歐洲主導，希望能透過民族國家之間的談判，解決全球新秩序帶來的問題。

從1860年代中期到1880年代的這二十年間，對於這種全球新秩序的建立有決定性的意義。在這關鍵的幾年裡，有三項互有關聯的變化逐漸匯聚，速度愈來愈快。第一項是在工業化社會中對於傳染病防控的趨勢開始改變。雖然下一章才會真正談到這項重大轉變，但總之是從此時開始，西歐等地的預期壽命永遠保持延長。這項了不起的變化並沒有單一的解釋，但可以一提的是人類社會終於靠著衛生改革、細菌論與衛生革命，能對傳染病加以防控。

各國由這些國內的改進得到信心，而又催生出兩項國際動態，1885年的兩大會議正可作為代表：公共衛生的「全球化」，以及歐洲帝國主義的興起。談到十九世紀中葉公共衛生的全球化時，我們既無須貶低更早的國際合作前例，也不用誇大那些科學家與外交官的目標，畢竟他們開會時的目標受限，又沒有正式權力能夠推動實現。但不論如何，用來構思全球公衛文化與制度的架構都出現了無法逆轉的改變。

至少從十七世紀起，義大利各城邦就有針對疫病與檢疫的合作協議。到了十八世紀，從法國與義大利到鄂圖曼帝國的港口城市，對於監視與防控的政策也多有合作。雖然效果有限，但至少都曾努力進行協調，希望讓檢疫標準化。真正的重大突破出現在1830年代：鄂圖曼帝國在埃及的帕夏（pasha，相當於總督）穆罕默德・阿里（Muhammad Ali）以遏制霍亂與鼠疫為名，要求在埃及的外國領事成立一個領事衛生委員會，訂出埃及港口的檢疫規範，並成立一座隔離檢疫站，以收容感染或疑似感染者。突尼西亞也跟著依樣畫葫蘆。這一切努力，都是為了確保地中海貿易能夠暢通無阻。各個領事委員會成了國際在衛生問題上合作的開端，並刺激進一步廣泛合作的願景。

早在1830年代，法國就曾呼籲召開國際會議，協調在地中海推動合理的檢疫標準。但由於各方的惰性與外交上的緊張局勢，一直要到1850年代才又有進展。[88]

終於，第一屆國際衛生會議在1851年於巴黎召開，並將在接下來的五十年間再召開十次。當時召開會議的主因在於霍亂；事實上，在1890年代鼠疫再現之前，霍亂一直都是國際衛生會議背後最迫切的問題。在不小的程度上，正是歐洲對這種糞口病原體的恐懼將公衛的國際合作推進新的時代。[89]

這些國際衛生會議背後更大的背景脈絡在於技術與文化。新的交通運輸與通訊技術讓世界連結更加緊密，雖然令人相當興奮，但也蒙上不祥的預感。第一屆會議的一位代表就感受到了這一點：「今天，蒸汽動力使交流變得如此迅速，思想與電結合之後能夠瞬間穿越浩瀚的空間，總之人類試著讓時間與空間失去影響力」，這時候就迫切需要新的方式來防控疾病。在世界如此相連的時候，顯然遠方的疾病也能造成危險。於是他接著說：「亞洲霍亂也與人類一樣，會由於現代的種種發現而得益，比五十年前更容易入侵社會，而且還能以輪船與鐵路的速度傳播到遠方。」[90]

這些國際衛生會議還有一項比較微妙的背景脈絡：國際主義精神本身也在逐漸成長。說來湊巧，第一屆國際衛生會議在巴黎召開的那一年，萬國博覽會也正好在倫敦舉辦，開啟了世界博覽會的傳統（至於亨利・亞當斯參觀的1900年巴黎世博會則是第十三屆）。除了這些著名的集會，我們在十九世紀也看到各種類型的國際活動「爆炸式」成長。根據一項綜合統計，十九世紀上半葉有24場國際會議，下半葉就來到將近1,400場。這些會議促進了從農業到郵政服務等各方面的合作，也完成了許多領域的標準化，例如度量衡（1875年）、時區（1884年）、疾病分類（1893年）等等。至於醫學知識的體系，層面也變得更為廣泛。早從殖民開始以來，歐洲就對熱帶疾病深感興趣，但關於全球衛生健康的知識是到了十九世紀才開始以全球的框架來思考。第一張全球疾病地圖是在1827年繪製。「醫學地理學」這個領域開始系統性收集資訊，瞭解世界各地疾病盛行的情形。從這時候開始，人類終於能以全球的觀點來思考全球衛生健康的問題。[91]

矛盾的是，國際衛生會議所體現的那種國際主義，反而是強化了民族國家的力量。十九世紀的跨國移動無論在數量與便利性上都有所提升，但也讓邊境的定義更為清晰。全球衛生合作的目的是要創造出一種所謂的「半透膜」（semipermeable membranes），這可說是一個絕妙的譬喻。全球化能讓世界變得安全，是因為較強大的民族國家能控制允許什麼東西、在什麼條件下跨越國界。從隔離檢疫所產生的各種行政技術也逐漸發展擴張，形成像是簽證、健康證明、衛生護照，以及其他的國家管控機制，用以約束公民、商人、朝聖者、移民，或是其他旅客。這樣發展出來的全球化願景，並不是一個人人不分彼此的無國界世界，而是由各個不同的民族國家及其公民所組成的世界，在這裡得以安全推動各自的殖民主義與商業，當然也就是一切讓歐洲稱心如意。[92]

要堅守這些國際衛生會議原本就狹隘的目標，只談那些更狹隘的實際成就，並不是什麼難事。控制那些「東方」疾病的威脅，算不上是什麼人道主義的願景。這些國際會議顯然是歐洲本位，特別是在初期階段。多數的公約是要到了十九世紀後期，才慢慢得到批准通過。英國人好鬥易怒，一旦感受到有人會侵犯他們在國內或殖民地的權力，便會大力反抗。但這些國際衛生會議從一開始就是一種新的概念，各國會同時派出外交官與醫學科學家出席。時至1880年代，代表團組成不斷擴大，除了有傳統的西歐與土耳其代表，還加入了來自美國、南美、印度、日本和東歐的代表團。這些會議有助於打造國際科學網路，也把英國帶到了談判桌上。總之，國際衛生會議雖然有其局限，但仍然是全球公衛機制成形過程的重要篇章。

同樣這幾十年間，歐洲獲得壓倒性的地緣政治優勢。一方面全球貿易擴張，另一方面歐洲各國間的競爭雖然激烈但也得到化解，在此局面下,「歐洲帝國主義盛世」(high European imperialism)成形。1800年,歐洲人佔領或控制的陸地面積已達全球的35%;到了第一次世界大戰前夕,數字更上升到84%。從1760年代開始的「帝國主義第一時期」,英國掌控印度大部分地區,法國則在北非建立帝國。除了這些跨海的帝國事業,俄羅斯和後來的美國與加拿大從陸上向鄰近區域進軍,必須也算是一種帝國擴張的形式。從1880年代,開啟了更具爆炸性的帝國主義階段,也就是所謂經典歐洲帝國主義,或歐洲帝國主義盛世。短短十年間,少數歐洲列強就這樣「瓜分非洲」,將整片大陸據為己有。與此同時,英國還佔領緬甸,擴大自己在亞洲的影響力,而法國也搶佔印度支那,絲毫不落人後。[93]

在權力的運作當中,疾病向來有著相當的重要性,但此時角色開始轉換。在哥倫布越過大西洋後的兩個世紀間,微生物擴大了歐洲對原住民社會的影響力。而熱帶地區的統一,在新世界造成鮮明的傳染病落差,最後讓歐洲國家決定放下某些已經控制的區域。就長遠來看,是在那些比較健康的溫帶氣候地區,歐洲人移居的聚落才發展得最為蓬勃。像是澳洲、紐西蘭、南非與阿根廷等新地區,逐漸成為移居者社會的家園,在這裡定居而得以自生(self-reproducing)。[94]

舊世界熱帶地區的疾病負擔沉重,讓赤道地區成為俗話說的「白人墳墓」,無論是探險家、商人、傳教士或軍隊,都在這裡因為疾病付出難以想像的沉重代價。在1800年左右,歐洲駐非的軍隊死亡率高得驚人。歷史學家菲利普·科廷仔細還原了歐洲人當時前往赤道地區面臨的風險,發現年死亡率在50%以上十分常見。疾病就像是一個無形的力場,保護著非洲和亞洲社會不受惡意侵略,但慢慢地,軍事醫學成了歐洲的一股強大力量,讓這個防護力場愈來愈衰微。被派到熱帶地區的部隊,命運前景不再像過去那麼悲慘。整體而言,軍事醫學領域在1750年到1850年穩定發展,最早的進步在於有了衛生標準與乾淨用水;接著則是發現了奎寧這種「神奇的子彈」(magic bullet,比喻為靈丹妙藥)。[95]

　　奎寧是金雞納樹皮的活性生物鹼化合物；1820年，法國化學家萃取出了這種成分，於是能夠製作成精製藥物的形式。奎寧治療間日瘧藥到病除：在出現症狀時服用有助於病患早日康復。但對上惡性瘧的時候，花了一些時間才確認了治療的潛力。如果在感染開始後才服用小劑量的奎寧並不夠，而服用高劑量的奎寧作為預防用藥的想法一開始並不是那麼理所當然。是憑著幾分好運，加上後續的仔細實驗，最後才讓奎寧作為預防用藥的醫學優點得到認可與接受。1854年，一支廣受關注的探險隊沿著尼日河（Niger River）往上，當時以奎寧作為預防用藥，效果卓著。在這之後，歐洲人在熱帶地區的死亡率急劇下降。但奎寧這種奇蹟般的效果，或許有幾分誇大。要不是靠著**真正的**子彈，非洲也不會像這樣打開門戶：同樣在這些年裡，是靠著後膛裝填（breech-loading）的步槍與馬克沁機槍（Maxim gun），歐洲才真的得以集中力量。就這樣，靠著賜予生命的藥物，搭配剝奪生命的機關槍，歐洲打開了非洲內陸的門戶，開始侵吞剝削。[96]

　　柏林會議定下了歐洲列強在非洲的控制邊界。在過去，非洲的各個社會錯落有致，與周遭危險的疾病環境達成一種不安的平衡，但現在柏林會議用垂直水平的幾何線條，人為畫出各種土地邊界。在歐洲殖民所造成的健康災難當中，牛瘟肆虐只不過是其中最容易見到的一項。歐洲進軍非洲，部分原因是出於商業野心，渴望取得礦產、橡膠、棕櫚油與其他熱帶作物。為此，需要興建鐵公路、都市化、砍伐森林，破壞了原本確實存在的微妙平衡。讓非洲整合進入全球市場，除了會讓熱帶疾病進一步惡化，也意味著非洲會接觸到世界上所有的病原體，並且幾乎沒有現代基礎設施得以降低風險。可以想見結果十分嚴峻。就讓我們僅舉一例：1918-19年的流感疫情，就被稱為撒哈拉以南非洲「或許是史上最大規模的短期人口災難」。在最早的殖民文獻當中，會發現死亡率極糟，顯見在非洲的自然疾病環境突然且殘酷地融入全球人類疾病網路的時候，究竟是造成怎樣的健康狀況。歷史學家伊曼紐・阿恰姆蓬（Emmanuel Akyeampong）就說：「這個時期的一個重要矛盾，在於知識與權力的分流：非洲人對自己的環境有足夠的知識，也知道如何管理才能將地方性疾病控制在低水準，但他們在政治上被剝奪了權力，而歐洲人擁有政治權力，卻對非洲環境知識不足。」[97]

全球分流

儒勒·凡爾納（Jules Verne）在1872年出版《環遊世界八十天》（*Around the World in Eighty Days*），有個角色說「世界真是廣闊」，而主角菲萊斯·福格的回答是「曾經的確如此」。無論對於人類或是搭上人類成功便車的微生物來說，交通運輸技術都讓世界變小了。矛盾的是，科技技術進步所造成的生態回應，讓預期壽命在十九世紀中葉陷入停滯，不再成長，就算在西歐也不例外。但我們在下一章就會看到，接著進步又重新開始，而且速度比過往都更快。不僅如此，這種趨勢還向外一波一波擴散；世界各地的人都興高采烈地抓住了改善生活的機會，全球都開始擁有良好的衛生健康。然而，在西方社會率先開始取得進展的同時，全世界大部分地區卻正有災難在發生。因此，有可能是在二十世紀初，全球健康的落差達到了最大值。

我們並沒有完整的數據，很難真正掌握全球的整體趨勢，但不該排除一種可能性：在這個「美妙新世紀」，全球大部分地區的預期壽命其實處於成長停滯，甚至下滑的狀況。像是在印度肯定就是如此。英國殖民政府從1870年代開始在印度進行人口普查，並追蹤出生率，進而得以估算出生時平均餘命，結果算出的數字令人搖頭，只有24–25歲。數字接著還繼續下降，在1890年代落到只有二十出頭，這大概是印度史上任何一段持續時間內預期壽命最低的紀錄，而且還在這個低檔盤旋了一整個世代，直到1920年代才開始回升。[98]

英國一心相信，自己的統治給殖民地臣民帶來文明的祝福。擔任印度總督八年的達爾侯斯勳爵（Lord Dalhousie），在1856年離職時便得意地宣告自己帶給印度「社會進步的三大引擎」：鐵路、電報、統一郵資。然而，正是這些現代化的整合技術，讓印度的疾病負擔變得沉重。印度除了是霍亂的發源地，也是受霍亂影響最嚴重的地區。第三次鼠疫大流行遍及全球，印度受創最重。另外還有1918-19年的流感疫情，在印度帶走了比其他地方更多的受害者性命。更糟糕的是，現代化還讓結核病、天花，特別是瘧疾這樣的地方病成為更大的問題。[99]

羅梅什·達特（Romesh Dutt）身兼印度知識分子與公務員兩種身分，親眼目睹印度各地這種發展的矛盾。在他看來，殖民導致了印度經濟的簡單化，英國的稅收制度則造成糧食短缺。最重要的一點在於，整個次大陸的生態轉型極為致命。在1890年，他在西孟加拉邦擔任公職文官，見證瘧疾等疾病的流行。巴爾達曼（Burdwan）地區曾經以「健康繁榮」著稱，「但出現瘧熱之後，這個地區發生了多大的變化！這場熱病向東西南北蔓延，遍及胡格利河兩岸，籠罩整個西孟加拉邦。這是一場全國性的災難，讓兩千萬人受到影響而變得脆弱。」以進步的名義，恆河的河道遭到改動，曾經流動的河渠水道，現在變成靜止的水潭與稻田。蚊子數量呈倍數成長。「整區的村落都荒廢了。」從十九世紀中葉開始，瘧疾每年在印度帶走大約兩百萬人的性命。據估計，「1821–71年間，瘧疾佔印度所有死亡人數的四分之一到三分之一。」而到後期（1890–1920年間），瘧疾可能在印度帶走了兩千萬條性命，還讓幾千萬人身體虛弱。[100]

全球現代化帶來了嚴重的負面影響。通往現代性的道路痛苦崎嶇，給發展留下了揮之不去的烙印，到今天還並未消失。在兩個進步時期之間的這一章提醒著我們，就算在人類所主導的時代，生態的壓力還是不斷累積，而不久後到來的迅速成功，正是靠著遏制這樣的生態壓力。

12

經過消毒殺菌的星球

長壽的願景

凡爾納的科幻小說《鐵世界》（*The Begum's Millions*）在1879年出版，故事裡有兩位敵對的繼承人（一位法國醫師、一位德國化學家），從同一位失散多年的親戚那裡繼承了大筆遺產。兩人都用自己分得的遺產在美國西部建設了心中模範的城市。兩人的對比赤裸而鮮明。德國人蓋出的是一座惡夢般的工業「鋼鐵城」，專門製造破壞性武器。相比之下，醫生建起的「法蘭西城」，則是從上到下都以科學的衛生原則為前提。在法蘭西城，公共空間與私人習慣都受到嚴格管制，以推廣健康的生活。「凡有人群，便會不斷散發瘴氣，所以必須清潔打掃，而且是不斷地清潔打掃，在瘴氣一成形的時候就立刻消滅，這正是中央政府的首要工作。」公民從小就被灌輸「嚴格的清潔意識，讓他們覺得即使只是自己簡樸的衣服染上一點汙漬，都是十分恥辱的事。」衛生既是公共的要求，也是私人的義務。以這種絕不妥協的小心謹慎為代價，法蘭西城的居民享受著長壽的祝福。[1]

凡爾納的小說是一則現代科學的寓言，想像著運用人類聰明才智來摧毀或保護生命的未來。小說最後給了個快樂的結局，以鋼鐵城爆炸自毀作為收場。然而法蘭西城也有一些情節令人頭皮發麻。在與疾病和死亡的對抗當中,生命消磨殆盡。凡爾納寫作的時候,社會正向著這樣的願景發展。法蘭西城的衛生規則,幾乎就是逐字逐句抄襲當代英國改革者班傑明·理查森(Benjamin Ward Richardson)提出的想法。在1876年的一場演講上,理查森想像了一個他稱為健康之城海吉雅(Hygeia)的烏托邦。在他看來,這樣的未來絕不是什麼虛構。「這座城市的細節確實存在,那些衛生科學的先驅都已經研究出來了。」他希望在接下來幾年間,衛生改革者的「渴望與心願」將會成為人類大眾的生活現實。[2]

時至今日,許多人就住在某種版本的健康之城海吉雅當中。在1870年前後,就算是在發展最快的國家,墓地仍然葬著許多因傳染病身亡的人。但接著,人類社會開始得以控制傳染病。到了十九世紀末,美國與英國跨越了人類史上不曾跨越的巨大門檻:非傳染病死因(癌症、心血管疾病、其他慢性與退化性疾病)佔總死亡率的比例超越了傳染病。到了1915年,一位美國社會改革者能提出這樣的言論:「一個世代之前,我們只能白白哀嘆」兒童因疾病而死亡。「今天我們知道,每個死去的孩子都是對社群的指控。如今已能夠得到各種知識,讓幾乎所有人保持活力與健康,如果在這種新時代再讓任何人死亡,根本就可說是一種犯罪。」到了二十世紀中葉,在已開發國家因為傳染病而亡已經成了一件異常,甚至是可恥的事。[3]

控制傳染病肯定是人類最偉大的成就之一,不但讓人免於無可估量的身體疼痛,還讓幾十億人的潛力有機會充分發揮,也讓無數父母無須感受埋葬孩子的痛苦心碎。這件事重塑了人類對於生死的根本假設。對於究竟是什麼「讓人類邁入現代」,學者已經提出許多候選答案(鐵路、電話、科學、莎士比亞),但「控制了微生物」絕對不亞於其中任何一項。對微生物的控制一方面如此必要而根本,另一方面又與現代性的其他特徵(經濟成長、大眾教育、女性賦權)如此環環相扣,實在很難想像要是我們對於人體微生物沒有基本的控制,還能怎樣走上現代性這條路。現代性與各種疫病可說是火水不容、無法共存。這次的新冠肺炎（COVID-19）全球大流行，雖然死亡率還遠遠不及過去史上的其他疫病，但已經突顯出這種無法共存的狀況。

我們現在的生活環境如此人工，要再談過去影響人類發展的生態與演化條件，乍看之下似乎意義不大。但想真正掌握傳染病的歷史，其實比過去任何時候更需要從生態與演化的觀點來理解人類最近的成功。現代人類的人口擴張規模絕不自然。全球人口在1900年還只有十六億，到了2020年就已經來到七十八億。這種快到讓人頭昏眼花的成長，原因在於人類發揮聰明才智，掙脫了自然界限制動物族群的種種機制，例如能量的供給以及寄生現象。在不久之前，這些機制都還限制著人類的數量。但由於農業機械化、害蟲的生物防治，加上能夠合成製造氮肥，全球糧食生產已經能夠跟上人類繁衍的腳步。人口激增最主要與直接的原因，就在於控制了傳染病。人類數量之所以瘋狂呈倍數成長，並不是因為「突然開始像兔子一樣繁殖：只是因為不再像蒼蠅一樣死去。」[4]

凡爾納深具遠見的小說未能預料，在健康改善之後，會讓人口不受限制地擴張。而且他對未來的描繪還少了一點其他東西：雖然在1879年出版，但書中對「細菌論」並無隻字片語。這倒也不奇怪。當時的衛生改革者常常對疾病有錯誤的概念，以為是汙穢或環境汙染造成疾病，於是認為只要真正做好環境與個人衛生，就有可能一勞永逸地消除疾病的威脅。是在細菌論之後，才能瞭解為什麼事情並非如此。造成傳染病的這些肉眼不可見的病原體，都有著自己的目的，就算人類不斷試著加以控制與消滅，它們還是會演化適應。簡單來說，微生物會持續演化，所以人類再怎麼控制也無法滴水不漏。

最後這一章分為三個部分。第一部分探討率先擺脫傳染病的社會經歷了怎樣的健康轉型。透過一系列互有重疊且相輔相成的創新，人類學會如何調整自己居住的環境，讓這些環境不適合有害人類的微生物。第二部分談到長壽的全球化與對人口造成的惡果。雖然死亡率下降總有一天會讓生育率下降，但在那之前，人類數量會先經歷一段時間的飆升。因此，疾病控制技術的快速發展和傳播，協助引發了所謂的「大加速」（Great Acceleration）：從二十世紀中葉開始，人類對地球的影響呈現驚人的增強。這些無以磨滅的影響，讓許多地球科學家和其他人認為我們現在已經進入「人類世」（Anthropocene）這個地質年代：人類在地球留下了無所不在的印記。微生物會回應與適應這個由人類主導的地球，所以人類世也會有一個屬於微生物的面向。[5]

我們在整本書裡不斷呼籲，要小心總會有新的威脅危及人類健康，從小兒麻痺到流感再到愛滋病，不一而足。本章的第三部分就專門要談現今這些新傳染病帶來的挑戰。隨著人類對環境的控制愈來愈大，達爾文演化論並未停止，甚至是在加速。新病原體的演化並不是因為什麼異常，而是真正服膺了自然規律所致。之所以會演化出新冠肺炎，正是因應著人類所創造的生態條件：人口的數量、密度與連結，特別是在這個噴射式飛行的時代。這場尚未停歇的疫情讓人類上了痛苦的一課，知道不能忘記人類對自然的控制必然不夠完整，也不夠穩定。當務之急就是從這次的疫情吸取教訓，要做好準備，面對下一場無可避免的全球疫情。

疾病防控之路

在凡爾納所設想的健康之城法蘭西城，號稱粗死亡率已降到12.5。在當時，這麼低的死亡率確實還是未來式，英國要到1920年代，法國則要到1950年代，才達成這樣的死亡率。在歷史進入現代之前，大部分時候的正常粗死亡率大約在30。時至今日，已開發國家的死亡率約為8-10。1870年，英國的粗死亡率還在23左右；法國則是28。但改變已經近在眼前。[6]

在前現代社會，死亡率極高，主因就在於傳染病。雖然十九世紀的死因文獻並不完整，但還是能從中略知死因的結構。在英國，頭號

殺手是結核病,接下來則是其他呼吸道疾病與痢疾。傷寒與其他一般
腹瀉疾病也是重要死因。在結核病之外,其他叫得出名號的呼吸道疾
病也很重要:猩紅熱、白喉、百日咳、麻疹。在美國,死因統計最早
只能追溯到1900年,但與英國的情況十分類似:所有死因以結核病
遙遙領先,接著是其他呼吸道與腹瀉疾病,如傷寒、白喉、麻疹、百
日咳、猩紅熱。梅毒也是一項重大疾病,如同通往早逝的門票。[7]

　　這些最早經歷現代經濟成長的國家已經在十九世紀晚期成功控
制了鼠疫、瘧疾、斑疹傷寒(部分)與天花(大部分),於是以上疾
病在二十世紀成為主流。放眼全球,當地疾病的組合會因地理因素、
社會條件與文化習俗而有所不同,所以通往健康的道路仍然會帶有地
方的特色。鼠疫、霍亂和天花在全球仍然是艱鉅的挑戰。在低緯度地
區,熱帶疾病負擔也依然沉重。最重要的一點:瘧疾的魔掌還是叫人
喘不過氣來。[8]

　　1870年代成了一個起點:在英、法、德、美這些發展較早的社
會,傳染病造成的死亡率開始持續下降。在接下來兩、三個世代之
間,微生物致死的比例愈來愈少,曾經無法避免的事情,成了「新時
代的一種犯罪」。這場革命隨後也擴大到其他社會,良好的健康成為
全球的趨勢。在二十世紀,各地的預期壽命逐漸邁向同樣的水準,這
可說是人類的勝利,但仍未竟全功。

　　講到傳染病的防治,經濟成長、公衛改革、生醫進步等各種因素
都出了一分力,雖然一直有人想找出成功的組合方程式,但就全球角
度而言,傳染病防治並沒有一體適用的準則。首先,疾病庫的組成就
依地區各有不同。再者,人類擁有許多不同的傳染病防治技術,相輔
相成,而且在幾個轉型的世代間演進迅速。如果拉高層次來看,會發
現雖然經濟成長有助於減輕疾病負擔,但光靠經濟成長絕對不夠。在
那些率先經歷健康轉型的社會中,最重要的因素其實是公衛改革,而
疫苗、藥物與殺蟲劑等處置措施則是隨著時間慢慢愈來愈有效。這一
切創新是由科學的進步所推動,接著才是在細菌論方面有所突破,而

大幅推進了對傳染病威脅的防控。

面對現代化的挑戰，公衛運動應運而生。隨著西歐與美國展開全面的工業化與都市化，衛生改革者集結形成一股政治力量，由約翰‧彼得‧法蘭克與路易-勒內‧維勒梅等人領頭，希望能解除全人類的疾病與痛苦。在爆發斑疹傷寒與霍亂疫情之後，愛德溫‧查德威克主持了一項官方研究，調查「影響貧困人口健康的主要可去除因素」，並在1842年發表具有里程碑意義的《勞動人口衛生狀況與改善方式報告》。雖然包括德國的魯道夫‧菲爾科（Rudolf Virchow）在內，許多早期公衛思想家認為是貧困造成疾病，但在查德威克看來，疾病也是貧困的主因。他認為：「是先得了熱病才變得貧困，而不是先貧困之後才生病。」查德威克報告的重點，主要在於貧民窟的住房骯髒、悶熱、太過擁擠，供水遭到汙染，街道封閉且汙穢，工廠也令人窒息。他也擔心像是賣淫與酗酒等「惡習」。在查德威克看來，窮人的道德缺陷和其衛生與社會條件密不可分：墮落、貧困和疾病，纏成一個打不開的結。[9]

查德威克等人的最高成就，就是讓國會在1848年通過《公共衛生法》（Public Health Act），要求成立地方衛生委員會，監督各個城鎮的衛生條件。這開啟了一個新的時代，開始能夠以衛生健康為名，讓公權力介入公衛事務。西歐與美國也同時出現類似的衛生改革運動，這些運動跨越國界，彼此汲取靈感、分享概念。但此時也出現了歷史的諷刺：衛生改革者進步的公衛政治，其實是以過時的科學原則為基礎。當時的公衛學者多半相信瘴氣致病論，認為疾病是由汙穢、汙染與腐敗所致。查德威克的調查發現勞動階級常常染上可預防的疾病，他認為這是因為「大氣中的不潔，成因在於動植物的腐敗，潮濕與汙穢，以及住處太過封閉與擁擠。」這樣的公衛觀點濃縮在他簡潔的口號中：所有惡臭都是疾病。[10]

就在有人高舉瘴氣論大旗推動立法改革的時候，瘴氣論卻正在失去主流地位。從十八世紀開始，瘴氣論就受到傳染論的挑戰，傳染論相信疾病是從某個感染者（或受感染的物品，像是衣服或農產品）傳染給另一個人。在整個十九世紀，出現了許多折衷的立論。醫師願意勉強承認有某些疾病（例如天花與麻疹）顯然具有傳染性，但仍相信有某些疾病（例如熱病）是由環境條件所引起。此外也出現了或許可以稱為早期流行病學的論點，為傳染論找到了令人信服的案例。老奧利佛・溫德爾・霍姆斯（Oliver Wendell Holmes Sr.）與匈牙利醫生伊格納茲・塞默維斯（Ignaz Semmelweis）證明了產褥熱（puerperal sepsis）確實具傳染性，並且能夠預防。到了1850年代，約翰・史諾（John Snow）追蹤倫敦霍亂疫情，最後成功鎖定疫情的起點就是某個特定街區的一口水井。雖然詹姆士・克里斯蒂的腳步稍晚，但他在桑吉巴的霍亂研究也是本著同樣的精神。因此，其實早在「細菌論」勝出之前，疾病具有傳染性的觀點就已經開始不斷發展。[11]

　　相較於史上其他最後被推翻的想法，或許沒有哪個比瘴氣論為世界帶來了更多的貢獻。正是靠著許多衛生運動高舉反對汙穢、骯髒與貧困的大纛，才得以集結推動公衛改革所需的能量。簡而言之，瘴氣論轉化而成的行動，推動了人類健康的改善。畢竟，氣味確實也能提醒人注意一些潛在的疾病：你的鼻子會警告你，要是眼前的水散發著糞便的味道，喝這水可不是什麼安全的選擇。乾淨的空氣與乾淨的水正是身體健康的重要基石。

　　細菌論在當時其實是一種全新的觀點，指出人之所以會生病，是因為被肉眼看不見的微生物入侵。在十九世紀中葉，細菌論的追隨者愈來愈多，並在1860年代與1870年代出現最成功的突破。最重要的則是法國化學家路易・巴斯德，透過對照實驗的方式，讓細菌論得到各方的尊重。1850年代晚期，巴斯德研究了釀酒業的發酵問題，證明發酵是由微生物所引起；他也發現是微生物導致啤酒、葡萄酒與牛奶變質發酸。他接著設計出「巴斯德滅菌法」（pasteurization），用來預防這些「疾病」。此外，他還推翻了長久以來的病原／疾病自然發生論（spontaneous generation），證明將液體煮沸就能殺死微生物並避免它們生長，除非再次有微生物從外界進入。到了1870年代，巴斯德又發現減毒（attenuated）病原體能夠提供對疾病的免疫力，於是讓愛德華・詹納的天花疫苗終於不再只是別無分號的發明，而成為一門科學，能夠有方法、有步驟地推廣應用到其他疾病。也正是巴斯德，為了紀念詹納，將疫苗接種的原理英文命名為「vaccination」（「vacca」這個拉丁文字根的意思是「牛」，紀念詹納以牛痘來讓病患對天花免疫）。[12]

巴斯德的想法得到了來自世界各地的追隨者。在英國，約瑟夫・李斯特（Joseph Lister）將細菌論應用到外科手術領域，並用消毒劑來預防感染。最重要的是，到了1870年代，從德國鄉間醫師轉任實驗室科學家的羅伯特・科赫以巴斯德的發現為基礎，開始發展研究（雖然兩人很快就成了並不友善的競爭對手）。科赫帶來了堪稱革命性的貢獻，發展出在實驗室培育細菌的技術，也運用了先進的顯微鏡來觀察細菌。1876年，科赫分離出引發炭疽病的炭疽菌，說明這種細菌如何形成孢子，首次指出特定微生物能夠引發特定的疾病。1882年，他又發現了引發結核病的結核桿菌，當時結核病正是最令西歐困擾的疾病。對於細菌論的支持者來說，這是一場不得了的勝利。而科赫作為科學家的研究，也突顯出這場智力革命的獨特之處：這是人類史上第一次，在稱為「實驗室」的這種人為環境中誕生了一項科學典範。[13]

這開啟了「細菌學的黃金時代」，各項發現紛至沓來。儘管如此，眾人的想法很難在一夜之間改變。科學界還是存在著抵制、困惑與妥協。臨床醫師也並未立刻改變心意。但如果從更長遠的觀點來看，這場革命實現的速度已經極為驚人。在1870年的時候，還只有一小部分堪稱前衛的研究人員相信各種為人熟知的疾病是由看不見的微生物所引起。但到了1900年，要是還有哪個科學家或醫學專業人士相信其他任何說法，就會被視為無知，或者根本就是個老頑固。[14]

細菌論最重要的一項延伸應用，就是發現了昆蟲可能成為致命微生物的媒介。認知到「會叮人的蟲能夠傳播細菌」，就像是人類集體智識上的一場頓悟，重要性不下於細菌論本身。人類是在十九世紀最後幾十年間，逐漸發現各種疾病的病媒。在1870年代後期，我們在第3章提過的蘇格蘭醫師萬巴德發表了他的研究發現，也就是蚊子會作為中間宿主，傳播引起淋巴絲蟲病的微絲蟲。在接下來幾十年間，這種想法逐漸延伸，解開瘧疾、黃熱病、斑疹傷寒與鼠疫等主要疾病的謎團。[15]

細菌論提出了傳染病防控的新方法，但一項關鍵在於，這並不代表就得放棄過去在公衛政策上的努力。比起瘴氣論，細菌論能夠更準確地解釋為什麼汙穢與糞便會引發疾病。這項新科學與過去要求「清潔打掃，而且是不斷地清潔打掃」的舊運動還是可以攜手合作。發現細菌，其實是更有力地推動了當時既有的發展。所以，人類究竟是怎樣做到防控傳染病、讓平均壽命延長了一倍以上？答案就在於人類學會了控制各種大小規模的環境——小到免疫系統的蛋白質，大到整個地景景觀——而讓傷害人類的微生物落入極為不利的局面。這些主要機制可以歸納成四大點：（1）公共衛生改革；（2）個人衛生革命；（3）病原體與病媒的化學防控；（4）生醫處置措施的改進，包括病患照護、藥物、疫苗。以下會一一探討這幾點，但同樣重要的是必須體認到，是因為經濟成長，人類才得以追求並強化各項福祉，也是因為經濟成長，各國才能夠取得資金投入疾病防治與福利提升。

公共衛生改革

有效的公共衛生改革，需要各國從兩方面下手制定與執行政策：一是強制，一是提供。一方面，各國必須有能力進行監督與懲罰，才能實施各種侵入性的處置與監管——例如強制性的疫苗接種與通報要求、各種食品安全與勞動法規，以及建築要求和土地分區管制。另一方面，各國也必須提供像是廢物處理與水處理等公共財，以及更廣泛的醫療照護、教育與社會福利。[16]

　　因此，傳染病的控制其實是與政府的發展攜手並進。國家權力的範疇在十九世紀晚期迅速擴大。民眾開始能夠允許政府更積極介入傳染病的防治，甚至認為這是政府本就該做的事。自然，各國的公衛改革路線各有不同。但整體而言，出於對公衛的追求，開始有呼聲要求為了健康而加強中央集權，並使官僚制度合理化。雖然如此，地方機構仍然是衛生政策的重要推手。在英國，公衛的興起是十九世紀「政府革命」（revolution in government）的一部分；原本在1800年還是「最小中央政府」的國家，轉型成為「一個模範的官僚國家，由稽查員與辦事員組成的地方。」在美國，各州仍然保有處理衛生與福利事務的權力，因此各項強力的改革並未拉到全國的層級。地方衛生委員會數量激增：在1850年全美大約只有二十個上下，但過了四十年，數量已超過兩百二十五個。其他國家也走上類似的道路，數量愈來愈多，也各自反映其憲政的特殊之處。[17]

　　雖然國家的強制力有助於阻斷疾病傳播，但從古至今，公共財的供給才是最重要的治國手段。大規模的公共工程有助於延長人類壽命。像是興建公共供水系統，就是「美國史上規模空前，甚至可能是絕後的公共投資」，「對人類死亡率的影響力大於其他任何公衛計畫。」在二十世紀初興起一波運動，要求建造更好的下水道、昂貴的濾水系統，以及更堅固、更通風的房屋。這種重要的進步，絕大多數都落在都會地區。從城市誕生以來，住在鄉間一直是比住在城市更健康的選擇。但到這個時候，那些最發達經濟體的城市居民，在史上第一次擁有比鄉間居民更長的預期壽命。[18]

衛生革命

　　長期以來，衛生改革者強調家庭清潔有多麼重要。但在1900年前後的幾十年間掀起一場運動，追求個人與家庭環境的消毒，大大改變了日常生活的衛生狀況。在這個時候，細菌論的原理已經不再是僅限於科學界與醫學界裡的想法。歷史學家南西‧托姆斯（Nancy Tomes）認為這種概念可說是「關於細菌的福音」，而且這也確實有點類似要發揚某種福音的宗教，希望教導民眾相信某種看不到的事物，還呼籲要徹底改變個人的行事紀律。在法國，衛生主義（hygienism）成了「一種世俗的宗教」。德國醫學史學家阿馮斯‧拉畢士（Alfons Labisch）說得好，他認為這場衛生革命就像是一種新生物的演化，是「衛生人」（*Homo hygenicus*）這種物種的崛起，無論在個人習慣或家庭空間都盡力以消毒為己任。[19]

住家得到改造，變成我們今天所熟悉的無菌生態區位。白瓷馬桶廣受歡迎。浴室開始多半採用冷冰冰而容易刷洗的瓷磚表面。身體衛生標準變得嚴格，並且依賴各種化學成分。蓄鬍不再流行，女士則轉身離開那些下擺會觸地的裙裝。隨地吐痰被斥為過時，成了粗俗的野蠻行為。我們在二十世紀看到了食品安全大幅提升，特別是在肉類與奶類的加工，也很快看到了冷藏技術的普及。關於日常衛生的概念，開始與性別空間及家庭角色相互交織：執行並維護良好家庭衛生的重任落在女性身上。雖然一直有各種創新迅速推出，但「媽媽總有做不完的事」，因為大家「更瞭解傳染病病因與傳播機制之後，讓女性相信家庭成員的健康與否，端賴完成的家務數量而定。」[20]

有些昆蟲，過去只是讓人覺得討厭，但現在卻像是帶著致命武器的載體（參見圖12.1）。人類開始希望系統地消滅各種蟲子，把它們擋在人類環境之外。紗窗在十九世紀晚期得到專利，迅速成為家庭建築不可或缺的裝置。大家在得知家蠅是傷寒桿菌等病菌的帶原者之後，也讓家蠅被特別鎖定。在美國就有一場將蒼蠅妖魔化的公關運動，持續多年。大約同時，蒼蠅拍這種防治家庭昆蟲的終極設備被發明出來，成為日常生活的一部分。許多人或許都還記得長大的過程中，家裡出現的蒼蠅或蟑螂可說是十惡不赦，而蒼蠅拍就是降下天罰的刑具。[21]

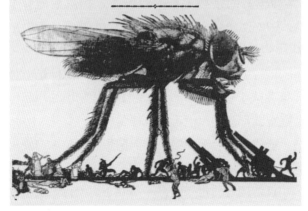

圖12.1
對家蠅的戰爭

Pittsburgh Press, June 2, 1918

病原體與病媒的化學防治手段

　　化學科學的進步與化學工業的崛起，讓人類加速控制住了傳染病。要不是人類成功開發出各種化學武器，讓整個環境不利於微生物寄生體及媒介，就不可能讓人類的壽命像現在這麼長。地球上雖然也有其他某些物種有能力生產或操縱化合物，但只有人類學會了如何運用或合成各種化學殺生物劑，用來破壞微生物的生態系統，小到我們身上的皺紋孔隙，大到整個景觀地形。人類就這樣製造出一層薄薄的消毒劑，塗上了身體，鋪上了大地。[22]

　　「化學消毒」源遠流長，早在荷馬史詩的年代，那些作者就知道可以用硫磺煙霧來消毒；古印度醫者也會在醫療程序用上硫磺氣體。在對抗鼠疫的過程中，硫磺燻蒸曾是手段之一。銅、汞與鹼性蘇打水都是重要的早期化學消毒劑，由於有特殊的氣味、肉眼可見的效果，所以早在真正瞭解其化學性質之前，這些手段就已經大受歡迎。[23]

　　隨著基礎化學知識逐漸擴充，人類手中有愈來愈多新的元素與化合物可派上用場。氯在1770年代分離出來並開始流行，到了1840年代開始在醫院裡使用。苯酚是一種源自焦油的有機化合物，在1830年代發現，成為消毒劑首選。而在十九世紀晚期的第二次工業革命中，發展出一種化學工業，能夠為一般消費者合成並大量生產化學產品。從1870年代開始，科學界開始產生濃厚的興趣，希望消毒劑的使用能更嚴謹。1880年代，美國公共衛生協會（American Public Health Association）成立了一個「消毒劑委員會」（committee on disinfectants），原因就在於「許多用於除臭或防腐消毒的藥劑，對於消滅病菌其實完全沒有作用。」細菌論能夠解釋怎樣才能真正避免感染：殺死微生物。因此，在測試各種所謂消毒劑對細菌的功效上，科赫的實驗室扮演了重要的角色，也就不讓人意外。[24]

　　氯的使用是將化學消毒用於疾病防治的典範，也進一步強調了國家在公衛上的重要性。時至十九世紀晚期，下水道與水過濾雖有重大進展，但仍未完善。持續的都市化對土木工程師造成挑戰，很難光靠機械方式提供純淨、安全的飲用水。就算在已開發國家，痢疾當時也還是一大健康問題，而傷寒也仍在負隅頑抗——直到氯化消毒法堂堂登場。

　　我們今天可以輕鬆自在喝下一杯水而不會感到一絲恐懼，最重要的原因就是水都經過了氯化處理。法國藥理學家安托萬・賈曼・拉巴拉克（Antoine Germain Labarraque）在1820年代發現次氯酸鈣（calcium hypochlorite）能用來殺菌消毒。這讓氯成了人類首選的消毒劑之一。決定性的轉折出現在二十世紀之交的美國，當時在紐澤西州與伊利諾州安裝了大規模的過濾系統。飲用水的氯化處理讓人免除了染上傷寒的危險（圖12.2）。1910年代，全美各地城市都開始採用氯化消毒法。傷寒以叫人難以置信的速度在已開發世界全面消失。[25]

　　化學殺生物劑也被用來對付各種蟲媒。殺蟲劑源遠流長，但過去只能從植物來源萃取活性化合物，使用上大大受限。早期殺蟲劑用

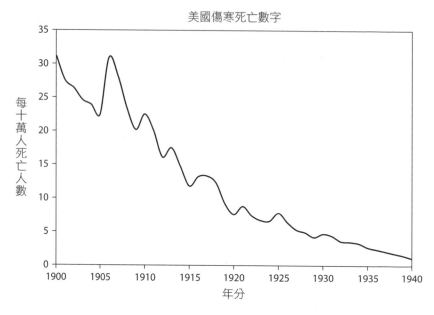

圖12.2 美國每十萬人死於傷寒的人數（資料來源：Linder and Grove 1947）

的是除蟲菊精（pyrethrum）這樣的化合物，得從磨碎的菊花花瓣萃取，過程麻煩，成本過高，難以大量生產。但有了合成化學與蓬勃發展的化學工業之後，市場上很快出現了一系列的化學殺蟲劑。化學科學、資本主義與大規模「除蟲務盡」的願景融為一體。[26]

　　歷史學者艾德蒙・羅素（Edmund Russell）讓我們看到，無論在思想或技術上，殺蟲劑的使用都與二十世紀的戰爭密不可分。「戰爭形成強大的動機與理由，要讓人類大幅提升對於昆蟲防控的規模。」人與蟲的較量被宣傳成一場「全面戰爭」，要搶奪「對地球的主控權」。不管是實際的殺蟲劑，或是用來噴灑殺蟲劑的技術，都是以軍事衝突為背景而開發出來的。像是有一類強效殺蟲劑根本就是軍武科學的副產品，當時主要是在第一次世界大戰期間，製造致命的炸藥（TNT）與化學武器（芥子氣）。從大約1920年代開始，在複雜有機化合物的合成也取得突破，讓人類得以模仿自然演化原本需要千秋萬代的破壞性創造力。（奇妙的是，在凡爾納想像之中敵對的兩個城市，現在卻是攜手同行，共同研究關於戰爭與病媒控制的科學。）[27]

　　史上最重要的殺蟲劑是在1930年代由一家瑞士染料公司的化學家所發現：二氯二苯三氯乙烷（dichlorodiphenyltrichloroethane），俗稱DDT。DDT在發明後並未立刻派上用場，是到了第二次世界大戰，發現它能用來控制蝨傳斑疹傷寒，才讓DDT聲名大噪。美國在DDT的研究與應用領先全球，大家一度認為DDT就是對付蚊子的奇蹟武器。戰後，DDT與噴灑DDT的機械全面改為民間用途。從1940年代後期到1960年代，DDT一枝獨秀，成了消滅瘧疾最強大的工具，也成了美國廣泛地緣政治策略的一大支柱。一直以來的一項老爭議──傳染病防治究竟該是個技術問題，或是更深層的社會問題？──也因為DDT作為解決方案的光環，而有了新的發展。面對瘧疾的挑戰，許多瘧疾學家從一開始就非常謹慎，認為過程中不能排除像是貧困與公平之類更廣泛的問題。到頭來，DDT的毒性讓它遭到禁用，當然也驅使瑞秋・卡森（Rachel Carson）寫下了《寂靜的春天》（*Silent Spring*）。[28]

更優異的生物醫學處置措施

　　人類之所以能讓傳染病死亡率下滑，患者照護、藥物與疫苗都扮演了重要的角色。我們很容易發現，抗生素與大多數疫苗其實都是後來才登場。早在這些處置措施發揮重大影響力**之前**，人類的預期壽命就已經大幅延長──至少在率先發展的社會中是這樣。然而，我們也不應該因此低估生醫的重要性。靠著生醫的協助，人類才能在已開發社會徹底達成對許多傳染病的防控，迅速將這些健康上的改善推廣到全球，並且應對不斷出現的威脅，讓人們受到的保護更加周全。

　　對病患照護的改善，在一定程度上有助於死亡率的下降。其中特別是兒科醫學，從十九世紀中葉開始有所進展。在英國，就有查爾斯·韋斯特（Charles West）這樣的人，開始提倡兒童的照護應該要成為專科。1851年，韋斯特在倫敦創立病童醫院（Hospital for Sick Children），成功樹立典範，兒童醫院從此大量成立。韋斯特除了致力於醫院照護之外，還希望推廣家庭裡的健康習慣。他出版了一本《母親的兒童疾病手冊》（*The Mother's Manual of Children's Diseases*），全書以一般大眾為目標讀者，盡量不提「各種技術細節」，而是要「說明嬰兒期與兒童期的疾病，希望能對聰明的母親派上用場、提供安慰。」[29]

　　靠著基層醫療，人類得以穩定減少百日咳、白喉、麻疹與結核病等呼吸系統疾病。就傳染病防治的整體而言，結核病的敗退是一大重點。這種疾病被稱為「謎團的核心」。在英國，結核病直到1880年代才開始出現下滑，還要再過三個世代，才真正讓結核病受到控制。當時生活水準提升，意味著民眾在身心上都對這項疾病更有抵抗力，而且經濟的繁榮也透過住房改善而發揮作用：畢竟擁擠的城市貧民公寓正是結核病的完美溫床。廣泛的衛生革命（清潔與消毒）也有助於減少結核病的傳播。此外，合併感染（coinfection）是結核病致死的一項重要因素。如果能夠控制天花、斑疹傷寒等疾病，也能夠引起連鎖反應，有益於結核病的防治。[30]

　　結核病成為醫療機構刻意鎖定的公衛目標，而結核病的療法也產生了根本的變化。在十九世紀中葉，結核病患者還會被關在家裡封閉、黑暗的房間，由家人日夜照料。而此時的結核病防治運動則鼓勵要有良好的通風，並反對讓人近距離照護、與病人同床的習慣。將結核病患者隔離的做法開始傳開，結核病療養院也開始流行。毫無疑問，這些措施都減少了結核病的傳播。細菌論在這些改變的背後推了一把，讓醫生與大眾開始相信結核病是傳染而非遺傳性疾病，因此也就能夠預防。能夠想像這種微生物病因之後，也開啟了其他戰線，例如開始反對隨地吐痰。此外，受到牛結核菌（*Mycobacterium bovis*）感染的牛乳，也是結核病的一種主要感染源。至少在1920年代之後，安全標準、巴斯德滅菌法與裝瓶方法的改進，為這種疾病的防治帶來了重大的進展。[31]

雖然是在結核病的負擔已經大幅減輕之後，疫苗與抗生素才真正問世，但這仍然有助於確保勝利，並將勝利帶向全球。細菌論讓人類開始試著為結核病找出醫學上的解方，而在1890年代，科赫本人就曾提出要用結核菌素（tuberculin）來治癒這種可怕疾病，引起眾望。但這個希望只帶來了失望。到頭來，真正解決問題的是各地巴斯德研究所（Pasteur Institute）所屬科學家的耐心研究。亞伯特・卡密特（Albert Calmette）和卡密爾・介倫（Camille Guérin）研究了二十年，終於將導致牛結核病的病原體減毒成一種安全有效的疫苗。卡介苗（BCG, bacillus Calmette–Guérin）在1920年代首次登場，但一直要到1940年代才開始廣為使用。雖然效用無法達到百分之百，但已經是結核病防治的重要工具，特別是能在結核病依然盛行的地區降低罹病率。[32]

最後一項需要提到的二十世紀病患照護創新，雖然成分簡單，但救命的效果讓它永垂青史：口服補液療法（oral rehydration therapy, ORT）。1950年代，赫曼德拉・納斯・查特吉（Hemendra Nath Chatterjee）證明在治療嘔吐或嚴重腹瀉患者的時候，在飲水中加入鹽和糖能夠有很好的效果。ORT這種補液方式成本低廉、非侵入性，而且療效顯著，大大提升患者成功抵抗多種危險疾病的機會，霍亂正是其中之一。這種療法的普及，拯救了無數生命。[33]

講到人類如何抑制細菌並強化對傳染病的徹底管制，抗生素發揮了重要的作用。英文的「antibiotic」（抗生素）一詞是早在1880年代由法國科學家尚・保羅・維耶曼（Jean Paul Vuillemin）所創，當時他發現有一種常見的細菌（綠膿桿菌〔*Pseudomonas aeruginosa*〕）會分泌毒素，殺死其他微生物──但這種毒素太強，無法真正派上實際用途。德國醫藥學者保羅・埃爾利希則將尋找化學處置措施的研究轉化成一門系統性的科學。在他看來，應該有可能找到某些能殺死寄生體，卻不傷害宿主的化合物——他把這樣的化合物稱為「Zauberkugeln」，也就是「百發百中的魔彈」。埃爾利希打造了一間現代的製藥實驗室，希望能找到這種魔彈。他的研究團隊終於找出了一種：化合物 #606「阿斯凡納明」（arsphenamine，又譯「砷凡納明」），商品名為灑爾佛散（Salvarsan），能有效治療梅毒。[34]

或許我們可以說灑爾佛散這種藥物開啟了化學療法的新紀元，但事實證明這只是一項個別的成功。當時對有機化學的瞭解還太有限，學界的興趣還集中在疫苗與血清療法。埃爾利希曾開玩笑說，藥物的發現需要有四個 G 的配合：Geld（金錢）、Geduld（耐心）、Geschick（聰明才智）、Glück（運氣）。一直要到 1930 年代，這四個 G 的條件才真正到齊。當時的重大突破是出自一家德國染料製造商的衍生產品。這家製造商會定期測試產品的生物效應，他們在 1932 年合成了一種稱為普隆托西（prontosil）的紅色染料，發現用在活體動物上能有抗菌效果。1935 年，研究者從中分離出活性化合物胺苯磺胺（sulfanilamide），後續成功做到人工合成。磺胺類藥物成了第一種大規模上市的細菌感染治療藥物。[35]

1940 年代是抗生素的奇蹟十年。雖然亞歷山大・弗萊明（Alexander Fleming）早在 1928 年就已經偶然觀察到某種青黴菌屬（penicillium）細菌對葡萄球菌的影響，但在 1940 年成功分離出青黴素（penicillin，又譯「盤尼西林」）並進行測試之前，他的發現並未發揮任何作用。青黴素和其衍生物能夠阻止革蘭氏陽性菌構建細胞壁，直到今日仍然是一種極為強大、廣受使用的抗生素藥物。人類很快發現了其他抗生素。1943 年發現了鏈黴素（streptomycin），對抗革蘭氏陰性菌非常有效。1947 年，氯黴素（chloramphenicol）成為第一種廣效型抗生素，也是第一種全合成的抗生素。隔年，又發現了第一種四環素藥物（tetracycline，另一種廣效型抗生素，易於口服給藥）。四環素立刻開始被人們大量使用，使用上常常並不嚴謹。[36]

在已開發國家，由於大多數細菌性疾病早在控制之中，抗生素對

表12.1　主要疫苗的時間表

	減毒（活）	不活化（死）	次單位／類毒素
十八世紀	天花		
十九世紀	狂犬病 霍亂 鼠疫	傷寒	
第二次世界大戰前	結核病 黃熱病 立克次體 流感	百日咳 流感	白喉 破傷風
第二次世界大戰後	小兒麻痺（沙賓） 麻疹 腮腺炎 德國麻疹 腺病毒 VZV（水痘） VZV（帶狀疱疹）	小兒麻痺（沙克） A型肝炎 B型肝炎 流感嗜血桿菌 輪狀病毒 HPV VZV（帶狀疱疹）	肺炎鏈球菌 腦膜炎雙球菌

人口數字的影響並不大。然而，抗生素還是讓人類得以完全戰勝結核病，也讓腦膜炎等嚴重感染的威脅大減。人類歷史有很長的階段，就算最簡單的傷口也可能造成最致命的威脅，是抗生素讓我們走出這段歷史。從人口統計的觀點，最重要的是抗生素的及時出現讓開發中國家的死亡率得以迅速降低。

　　最後，疫苗無論在過去或現在都扮演了重要的角色，協助人類戰勝一些原本最頑強的傳染病，特別是病毒性疾病（參見表12.1）。詹納的牛痘疫苗是一個分水嶺，讓天花死亡率迅速下降。但到了十九世紀中葉，進展卻突然失控，主要是因為雖然訂出了強制的牛痘接種規定，執行卻不夠嚴格。在英格蘭，這場倒退的結果導致在1870–72年疫情再起，死亡人數超過四萬四千人。但這場災難也引發後續訂出更完善的措施，確保牛痘接種的普及率。「消滅」天花成了公共政策的目標。靠著接種牛痘、隔離患者、強制通報,這項目標終於成為現實。1900年,天花這種地方性疾病在英格蘭已經徹底消失。[37]

詹納發現天花疫苗,既因為他聰明,也因為有運氣。細菌論為疫苗研發奠下科學基礎,也讓疫苗研發走進了實驗室。巴斯德試著用各種方法將病原體減毒,才能安全用作疫苗。他最早的發現集中在像是「禽霍亂」這樣的動物疾病上。巴斯德在室溫下讓致病細菌老化,再將老化後的細菌接種到健康的雞身上。這樣的減毒疫苗就能讓宿主產生抵抗力。他的實驗室也試過其他方法,像是讓微生物連續通過好幾位宿主,好讓致命程度降低。巴斯德等人很快研發出了炭疽病與狂犬病的疫苗。1890年代,傷寒、鼠疫和霍亂疫苗一一問世,百日咳疫苗也隨後趕上。[38]

早期的疫苗效力有高有低,而且接種計畫常常太過零星,又或沒有強制力。此外,從一開始就總有人號召組織,抵制強制接種疫苗。而且這樣的人還不一定是邊緣人物。與達爾文同時發現演化論的華萊士,在《美妙新世紀》裡談到現代性輝煌的成就時,就特地先岔開話題,用大段篇幅抨擊疫苗。在此之後,反疫苗運動有起有落,直到今天仍然是疾病防控的一大阻礙,對人類集體福祉的重大威脅。[39]

雖然人類一開始並不是靠著疫苗來擊敗傳染病,但疫苗是我們得以控制微生物寄生體的核心關鍵。疫苗究竟有多大的貢獻,可以從三點來判斷:

- 面對各種主要疾病,疫苗成功降低了罹病率,也常常是靠疫苗來確保最後的勝利。
- 若不是有疫苗,健康的全球化絕不可能如此迅速。
- 特別是在這種世界人口不斷成長的時候,疫苗讓人類在面對全新或升級的威脅時,仍然能夠掌握主控權。

以麻疹病毒為例。在1960年代初疫苗開打之前,至少就當時的標準，已開發國家因麻疹而造成的死亡人數已經降到可容忍的水準。麻疹雖然嚴重，但染病結果會因為宿主原本的身體狀況而大有不同。在穩定、營養良好的社會，如果能提供足夠的支持性照護，致死率已經降到0.2%以下。然而麻疹的傳染性極高，幾乎可說是無法阻擋。童年總免不了要接受麻疹感染的考驗。保守估計，全美每年仍有五十萬病例，超過五百人死亡。[40]

大家都在努力研發麻疹的疫苗。實驗室在1954年成功分離出麻疹病毒，並在1959年開始減毒株的人體試驗。由於麻疹病毒非常穩定，用於開發這種疫苗的分離株（當時取自一名十三歲患者艾德蒙斯頓〔Edmonston〕，也就命名為艾德蒙斯頓病毒株）到現在依然相當有效。這款麻疹疫苗於美國在1963年獲得使用許可，麻疹感染的病例立即下降。一種曾經每年在全美造成百萬病例的疾病，減少到每年不到百例。[41]

麻疹疫苗也是帶動全球死亡率下降的因素之一。1980年代初期，每年還有兩百五十萬兒童死於麻疹。到了2000年，疫苗施打已經將這個數字減少到大約七十萬；2018年，死亡人數再降到十四萬。當然，講到疫苗如何在全球加速減少死亡人數，天花疫苗就是代表性的例子。在1950年代，每年感染天花的人數仍有超過五千萬。但從1950年代開始，各種技術進步（從耐熱疫苗、凍結乾燥技術，到施打時使用雙岔針頭）讓疫苗得以進一步推廣，也得到國際前所未有的支持努力，在美洲與全球共同防治天花。以冷戰政治為背景，1960年代晚期啟動了一項大膽的全球天花根除計畫（有人說這是「由政治算計所推動的人道使命」）。在1977年的最後一例之後，世上再無自然感染的天花病例。[42]

新的疾病永遠會對人類造成威脅，可能讓過往的成就一夕逆轉，但疫苗還是繼續保護著我們。小兒麻痺病毒的歷史就極具參考意義。小兒麻痺是一種由腸病毒C型引起的病毒性疾病。目前流行的小兒麻痺野株病毒有三種，毒性最強的稱為1型。小兒麻痺病毒透過糞口傳播，人類是唯一已知的自然宿主。感染小兒麻痺的人有可能毫無症狀，也可能出現輕微的腸胃炎，但會自然消退。然而，病毒也可能傳播到中樞神經系統，破壞脊髓細胞。眾所周知，小兒麻痺感染可能使倖存者癱瘓終生。另外在少數病例中，小兒麻痺也可能影響腦幹或導致呼吸麻痺，造成致命的結果。[43]

就目前的證據看來，小兒麻痺並不是一種古老的疾病（雖然也有可能過去曾存在相關的病毒，只是目前這些譜系都已經滅絕）。從基因體證據看來，目前全球流行的所有人類腸病毒都是在上個千年之間才演化出現。在時序進入現代之前，兒童疾病太過普遍，很可能讓當時的醫師沒能看出小兒麻痺隱晦的症狀；要到十八世紀晚期，才出現第一則能夠確定是小兒麻痺的臨床描述。湊巧的是，最早的小兒麻痺病例可能正是蘇格蘭小說家華特・史考特爵士（Sir Walter Scott），出生於1771年，在十八個月大的時候有一次發燒，導致右腿癱瘓。從1830年代開始，零星發現有嬰兒癱瘓病例群聚發生的情形。但一直要到1860年代，才首先在斯堪地納維亞半島觀察到疫情流行的狀況。美國最早的小兒麻痺疫情是在1894年夏天，佛蒙特州爆出一百三十二例。以當時標準來看已經是一場大爆發，但與接下來的情況相比，還只是小巫見大巫。[44]

小兒麻痺疫情最早出現的地方，正是似乎最不可能出現糞口傳播疾病的地方：富裕、北方、通常在鄉間地區的族群。衛生革命向外傳開的時候，小兒麻痺卻也隨之蔓延（圖12.3）。每次只要在飲用水水質改善、水傳播的細菌性疾病減少之後，幾乎都會看到小兒麻痺病例躍升。像是在美國，就是在傷寒下降的時候，出現了小兒麻痺的上升。小兒麻痺第一次的大流行（讓先前曾爆發的疫情看來都是小事）發生在1916年夏天；不過幾年前，美國才靠著大規模的氯化消毒讓大多數糞口疾病走向滅絕。此外，小兒麻痺找上的是那些看起來最健康、最富裕的社會階層。雖然窮人也無法免疫，但相對之下疫情較為輕微。另一項重要線索則是病患如果年齡愈大，染上小兒麻痺的症狀

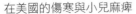

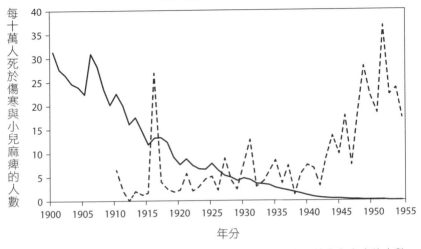

圖 12.3 傷寒與小兒麻痺在美國的疫情變化，每十萬人的死亡人數與病例

也愈明顯、愈危險。青少年與成年人染上小兒麻痺病毒，癱瘓率和死亡率更高。最著名的病例就是出身名門望族的小羅斯福（Franklin D. Roosevelt），他在1921年診斷感染了小兒麻痺，時年三十九。[45]

因此，小兒麻痺的流行病學在當時實在令人想不通。全球調查顯示，未開發國家的人民在很小的時候就會得到小兒麻痺的抗體。在東亞與熱帶地區，大多數人早在嬰兒或幼兒時期就接觸到這種病毒；在公衛有所改善之前，也很少演變成嚴重的疾病。由此推論，小兒麻痺病毒，或說更廣泛的腸病毒整體，常常是在嬰兒期感染人類的腸道，但此時嬰兒能靠著母體的抗體得到保護，所以只會引起具有保護性、能夠持久有效的免疫反應，而不會導致嚴重的疾病。但在環境得到消毒，特別是水質得到過濾與處理之後，人類不再是在早期接觸到這些病毒，與之對抗的時間被延後到童年晚期，此時一旦感染，危險性更高。此外，也有可能是致病力高的1型小兒麻痺病毒同一時期在全球變得更加普遍。於是，原本幾乎各地嬰兒腸道都會出現的溫和訪客，搖身一變成為惡夢般的地方流行性疾病。[46]

　　小兒麻痺的興起成了一場公衛危機。一直到1950年代初，小兒麻痺的罹病率都還在不斷上升。特別是因為這種疾病會殘酷地攻擊兒童，令他們從此癱瘓，小兒麻痺造成的恐懼也就格外駭人。對小兒麻痺的恐懼，也能讓我們看出傳染病防治已經有了多大的進展。人們曾經認為童年本來就得面對一連串的危險，但此時光是小兒麻痺造成的威脅就已經讓民眾覺得難以忍受。對抗小兒麻痺症立刻成了醫學界廣受注目的大事，得到大型慈善事業的資助，也激發出新形式的大規模募款活動，小兒麻痺國家基金會（March of Dimes）堪為代表。[47]

　　小兒麻痺疫苗的研發曾在1930年代遭遇挫折，一種不安全的原型疫苗開始試驗，結局十分悲慘。但到了1950年代，更瞭解小兒麻痺病毒與其基因多樣性，終於得以研發出有效的疫苗。1953年，匹茲堡大學的喬納斯・沙克（Jonas Salk）歡天喜地發表了一款使用不活化（死）小兒麻痺病毒的疫苗。從1955年開始，美國普遍施打這款疫苗，讓小兒麻痺不再掀起疫情。短短幾年後，競爭對手亞伯特・沙賓（Albert Sabin）發表了一款口服的減毒（活）病毒疫苗。這種口服小兒麻痺疫苗成了全球對抗小兒麻痺的主要工具。現在只剩下三個國家仍有小兒麻痺病毒負隅頑抗，可以想像在不久的將來，小兒麻痺症就會在全球絕跡。[48]

　　總而言之，目前傳染病的負擔已經減輕，靠的是一連串先進而互有重疊的創新，而經濟成長與人類福祉更廣泛的提升，更鞏固了這些創新的成果。人類對傳染病的防控就像人體的免疫系統一樣，結合了各種屏障、通用的化學控制手段，加上疫苗等特定的處置措施，形成一個多層次的防控網路。從某種意義而言，人類是將自己的免疫系統擴大到整個居住環境，裝上紗窗和封條、使用化學殺生物劑以及讓免疫系統專注對抗特定的入侵者。讓我們用一個絕妙的例子來解釋這種連結。人類的先天免疫細胞使用次氯酸來殺死細菌。飲用水的氯化消毒，正是把人體細胞的化學機制轉為工業規模加以應用。只不過，脊

椎動物的免疫系統是演化數億年才得到的結果,而人類為了自身利益
而把整個地球消毒的大規模動作只經歷了幾個世代,這對地球的時間
尺度來說,不過就是一瞬間的事而已。[49]

衛生健康的全球化

　　1956年,美國人口學家金斯利・戴維斯(Kingsley Davis)發表
了一篇論文,題為〈低度開發地區死亡率的驚人下降〉(The Amazing
Decline of Mortality in Underdeveloped Areas)。戴維斯是一位很有影
響力的學者,他對全球人口的研究分量足以左右國際政策。當時大家
正逐漸發現,雖然某些地區的經濟狀況並沒有大幅進展,但健康狀況
卻仍然可能出現大幅改善。「事實是,這些地區〔低收入社會〕並不
需要先變得經濟發達,也能大幅降低死亡率。」有些很突出的例子能
強調他的觀點。1940年代,波多黎各的死亡率下降了46%;臺灣下
降43%;牙買加23%。斯里蘭卡採用DDT來抑制瘧疾蚊媒之後,粗
死亡率下降34% ── 而且是在短短一年之內。正如戴維斯所說:「這
並非出於僥倖,因為死亡率後續仍然持續下降。」過去得花上幾十年
才能取得的成果,現在只要幾年就能成真。[50]

　　雖然可能過於簡化,但我們可以把在二十世紀經歷衛生轉型的國
家分為三組。第一組國家緊隨著先驅的腳步,從1900年左右開始,
死亡率持續下滑;健康的提升往往早於經濟發展;環境與個人衛生扮
演重要角色;但還是要到二十世紀中葉才有真正重大的成果。第二組
國家佔了全球大多數,是等到後來的1940年代到1970年代間,才經
歷了快速轉型;由於這時候有了全套的生醫處置措施與殺蟲劑,成就
了人類史上死亡率最大幅度也最快速的下滑,著實令人讚嘆。至於第
三組國家,就算到了1970年,預期壽命仍然停留在三、四十歲。這
些國家主要(但並非全部)為非洲國家,位於傳染病負擔最重的地
區,特別是惡性瘧危害甚大。當地蚊類肆虐、對殺蟲劑有抗藥性、愛

滋病盛行、生活貧困，都讓進展變得更慢，也更令人感到折磨。[51]

哪些國家會屬於第一組國家，沒有什麼單純的道理可資判斷。如果緯度夠北（像是日本與韓國）確實會有幫助，但像是哥斯大黎加和牙買加等地也成功克服了地理上的弱勢。日本屬於溫帶島嶼，地理環境本就有優勢，而日本的文化也有利於推行環境與個人衛生計畫。早在德川時代（1603-1868），預期壽命就已經來到三十好幾。1868年的明治維新開始現代化，刻意模仿西方，其中就包括醫學與工業化。1870年，日本正式以德國醫學為師法對象，一時之間日本醫學界都由德國教授主持。天花疫苗從1870年代正式開始接種。至少到了1890年代，日本已經開始健康轉型；到了第二次世界大戰開始，雖然國民所得依然不高，但預期壽命已來到四十歲後半。戰後，預期壽命繼續成長，經濟成長也開始起飛。日本在衛生與教育砸下重本，到了二十世紀末，已是全球預期壽命最長的國家。[52]

韓國是一個有趣的類似例子，因為韓國的健康轉型也是很早就開始，而且當時還是日本統治下的殖民社會。這場健康轉型始於1910年前後，主因在於日本推行了經濟與社會方面的改革，包括天花疫苗接種、檢疫措施、衛生政策、擴大醫療照護服務。韓國在1910年的預期壽命還只有23.5歲左右，但到1942年，已經來到44.9歲。此時的韓國依然貧窮，而二十世紀中葉的衝突也使進展為之中斷。但從1953年起，隨著傳染病死亡率連續二十年下降，進展也迅速恢復（這裡指的是南韓）。南韓成為全球健康程度與教育程度都名列前茅的國家，繁榮也隨之而來。[53]

雖然我們並無法真正確定哥斯大黎加的預期壽命是從何時開始延長，但很有可能是在1890年代。該國在1820年代取得獨立，並在十九世紀晚期以咖啡與香蕉為主，打造出口導向的熱帶栽培業經濟（主要由外國資本出資與掌控）。美國的聯合果品公司（United Fruit Company）後來在這裡坐擁龐大的土地資產，但也出資贊助鉤蟲與瘧疾的防治運動；洛克菲勒基金會（Rockefeller Foundation）又將相關計畫延伸到包括腹瀉病。這種「鎖定」特定疾病的運動，成了二十世紀早期常用的重要方法。雖然一開始的進度緩慢，但從1920年代開始，進展逐漸加速，噴灑像巴黎綠（Paris Green）這樣的殺蟲劑來對抗瘧疾，也透過學校系統教導健康與衛生的概念。哥斯大黎加政府投資各項公共衛生與福利計畫，以強化社會發展。像是抗生素與DDT之類的強大武器在二十世紀中葉到位，使預期壽命在1970年代得以持續快速成長。[54]

牙買加則是個特殊的例子。這個前英國殖民地曾經被熱帶栽培業主導，死亡率極高，瘧疾、黃熱病和腹瀉病都造成了嚴重的損失。但靠著土地排水、檢疫、金雞納樹皮、環境與個人衛生，這個殖民地經歷了某種形式的早期健康轉型。當地白人的死亡率從十八世紀中葉開始下降，與西歐類似。至於當地受到奴役的人口，死亡率要到之後才開始改善，而奴隸制度是到了1838年才廢除。在整個十九世紀，預期壽命大約都落在三十歲後半。1890年代，牙買加開始從英國手中取得更高的自治權，黃熱病與瘧疾的防治開始出現成效，在1920年代進展更為快速。洛克菲勒基金會也推動相關改變，希望能夠消滅鉤蟲，以及展開更廣泛的健康促進運動。各方在這諸多層面所付出的努力，很成功地推廣了關於傳染病的知識，也讓牙買加人有能力擔起重任，除了推動公衛運動，也打造出耐用的地方基礎建設，讓各項公衛成就得以延續。預期壽命的進展，就這樣一路從1920年代持續到1970年代。[55]

以上這些第一組國家，發展趨勢稍微領先全球曲線。從1920年代開始，進入健康轉型期的國家數量迅速攀升，進步最大的時代集中在二十世紀中葉。隨著世界各地逐漸都擁有了防控人類寄生體的能力，全球大多數人也開始享有長壽的美好。以下讓我們分別以兩個小國（迦納、斯里蘭卡）以及兩個全球人口最多的大國（印度、中國）為例，簡單看看他們如何防控傳染病。

迦納（在1957年獨立前稱為黃金海岸）位於西非幾內亞灣，南部沿岸為赤道森林，北部則為乾旱的莽原。熱帶疾病在這裡一樣不缺，包括有瘧疾、血吸蟲病、熱帶潰瘍（tropical ulcer）、昏睡病、黃熱病、熱帶莓疹。因為有悠久的貿易歷史，世界上的各種疾病要不是本來就在此根深柢固，就是被反覆引進。1900年前後，迦納的開發呈現爆炸性成長，只讓疾病環境變得更加危險：公路與鐵路擴建、森林被砍伐（對瘧疾特別有利），都市化也迅速進展。首都阿克拉（Accra）在1900年還只有一萬八千人，半個世紀後是十三萬五千，如今則高達兩百五十萬。[56]

迦納曾是英國的殖民地；也像是大多數歐洲殖民地一樣，有由帝國政府所設置的醫療部門。然而，這個醫療管理部門只負責讓這個殖民地對歐洲人來說是個安全的地方。種族主義的思想衍生出宿命論，認為殖民地人口族群本來就不健康。除非當地的一般環境與個人衛生已經危及白人的福利，否則公衛並不在當時官方關注的範圍。但慢慢地，父權主義的態度開始讓帝國比較在意當地族群，於是開始出現有限或仍然差強人意的改善。1908年，有個委員會視察英國在非洲的帝國醫務，直言指出：「現在以為西非醫療處（West Africa Medical Service）的醫官只需要照顧政府官員，這是不對的。醫官的職責，也包括提升所在當地原住民的環境衛生。」在醫學科學的傳播上，傳教士與私人企業（出於不同的動機）也都出了一份力。[57]

在迦納，帝國醫務從1910年代開始擴大，在全國各地開設診所和醫務所，雖然就人口比例來說依然不足，但至少已經比過去覆蓋更廣。另外也成立了新的衛生部門，推廣環境衛生、個人衛生、病媒控制與疫苗接種。迦納在1920年代（最早有資料能夠做出推斷的時間）的預期壽命，依然還落在二十多歲，但接下來幾十年間迅速進展。當地鎖定了昏睡病與熱帶莓疹為改善目標，也使用抗生素降低了呼吸道感染的死亡率，此外還更廣泛施行疫苗接種。經濟略有發展，讓迦納脫離最貧困的狀態。此時瘧疾仍是一大難題，但已經有治療的方法，降低了瘧疾造成的死亡率。到了1930年代與1940年代，迦納的死亡率迅速下降。時至二十世紀中葉，迦納的預期壽命來到四十一歲，是撒哈拉以南非洲地區最高的國家。結束殖民時期之後，進展繼續擴大，現在已經來到六十四歲。[58]

斯里蘭卡（殖民時期稱為錫蘭）的經歷也很具代表性。這個島嶼是英國的殖民地，從1920年代開始，預期壽命持續成長。洛克菲勒基金會推出防治鉤蟲的運動，對於改善環境衛生有正面的溢出效應。當地政府公共部門投下資金，協助建立了健全的社會福利系統，為全民提供教育與醫療照護服務。雖然1934–35年曾爆發瘧疾疫情，中斷了早期的進展，但在二戰後大約十年間，斯里蘭卡的人口健康持續改善，速度可能是人類史上最快。當時，所有人類用於疾病防控的重武器——DDT、抗生素、疫苗——全部派上用場。在這十年的快速成長之後，接下來五十年間則呈現穩定發展。斯里蘭卡的案例既有「魔彈」的投入，也有社會福利的廣泛投資。[59]

印度的人口歷史同樣呈現了這些主題，只是規模大得多。就算已經到了1920年，印度的預期壽命還是只有二十歲上下。瘧疾、霍亂、鼠疫、流感，都讓死亡率居高不下，粗死亡率一直在40左右徘徊。接著從此時到印度獨立（1947）之前，死亡率逐漸下降。從印度獨立之後，預期壽命的成長令人讚嘆。當時醫療照護更為普及，經濟得到發展，衛生設施（下水道、自來水等等）也有所改善，降低了傳染病的盛行率。國家瘧疾防控計畫（National Malaria Control Programme）在1953年啟動，大獲成功。到了1965年，瘧疾基本上已經不再列為國民的死因。但後來演化出抗DDT的蚊類，於是瘧疾捲土重來。天花的病例則因為疫苗接種計畫而減少。霍亂被鎖定而得到改善，結核病的控制則還有待加強。但不論如何，印度的預期壽命到1970年代初已經超過五十歲，如今更已超過七十歲。[60]

中國走了一條不一樣的路，但得到類似的結果。1930年前後，中國的預期壽命還在二十五歲到三十五歲之間。腹瀉病、結核病與其他呼吸道感染相當普遍。南方有瘧疾盛行，水稻產區則是以血吸蟲病為主要疾病負擔。毛澤東在1949年掌權之後，雖然中國在1959–61年曾發生駭人的饑荒，但在公衛領域經歷了快速的現代化。政府施行大規模疫苗接種，並在1952年發動「愛國衛生運動」以控制傳染病、建設衛生基礎設施以及根除病媒（參見圖12.4）。除此之外，普及衛生教育、擴大衛生組織與醫療培訓也齊頭並進。幾十年間，中國從預期壽命停滯不前、在國際上接近墊底的鄉民社會（peasant society，又譯「農民社會」），轉變為預期壽命接近七十歲的現代國家。[61]

這些案例都說明了二十世紀中葉發展模式的共同主題。第一是全球健康會在兩種選項之間出現緊張的拉扯，一端是想採用各種「魔彈」，也就是防控特定疾病的特定技術或生醫處置措施，另一端則是希望採用較廣泛的發展計畫。在整部公衛史上，時時可見這樣的緊張拉扯。從一開始，歐洲就爭論著到底是疾病導致貧困，或是貧困導致疾病。無論是政府、慈善機構或全球治理組織，由於預算有限，永遠得面對這個問題：到底該把錢投入降低罹病率與死亡率的計畫，還是投入更全面促進公平與人類發展的改革？雖然兩者能夠互補，但不同的願景排擠彼此的資源與影響力。[62]

在這種長期緊張的過程中，1940年代成了結構變化的關鍵：開始能夠以前所未見的低成本成功控制傳染病。由於科學與醫學進步，就算只是低度開發、生活只能勉強餬口的社會，這時也能實現過去不可能達到的預期壽命。簡單來說，在疫苗、抗生素與殺蟲劑問世之前，如果社會的每人平均所得低於一千美元，預期壽命不可能超過五十歲。但到了這個時候，「沒錢，但有健康」（或者說得更明確，是「沒有經濟發展，但能控制住傳染病」）成了愈來愈容易實現的一件事。各種低成本的處置措施，展現出比過去任何時候都更高的吸引力。[63]

二十世紀中葉出現奇蹟似的進展，背景正值去殖民化與冷戰期間，這點並非巧合。這些進展發生在帝國主義終結之前，而且也使帝國主義的終結加速。由於社會得到發展，人民的期望更高，也更

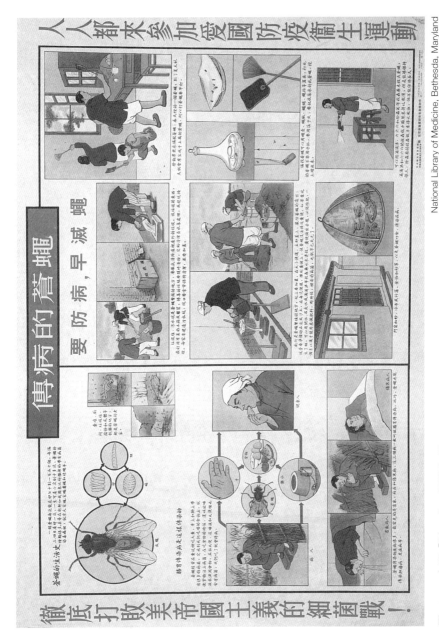

圖12.4 中國「除四害」運動海報

願意參與政治。於是像印度這樣新成立的主權國家得以擴大並維持進展，常常連規模也得到提升。但國際支持仍然是關鍵，從1950年代到1970年代，冷戰的地緣政治就深深影響國際衛生工作。美國在全球供應與推廣DDT，而在1950年代到1960年代初期，對抗瘧疾的工作陷入停滯，於是「根除瘧疾」一直是關注的焦點。至於根除天花的運動，是誕生於蘇聯與美國各懷鬼胎的合作，共產主義與西方世界都試圖贏得所謂第三世界的好感。[64]

從最早的健康轉型到現在，健康快速提升的另一面就是前所未有的人口擴張。所有現代化社會都經歷了同樣的人口轉型，從「高死亡率、高生育率」轉為「低死亡率、低生育率」。這就是現代化的一部分：成功現代化的社會，無不經歷了這樣的生物與社會轉型。雖然人類文化多元多樣，轉型的時間與機制也各不相同，但人口轉型的順序幾乎總是如此：死亡率下降，接著總人口成長一段時間，再接著生育率下降。死亡率的下降，可以說是人口爆炸性成長的近因、生育率下降的遠因。較早開始轉型的社會，死亡率下降得比較慢，而較晚開始轉型的社會，死亡率則下降得較為突然。於是在那些起步較晚的社會，會看到人口成長得更快。但所有現代化社會都在人口急劇擴張的現象中參了一腳。[65]

隨著全球大多數社會死亡率下降，對於人口過剩的擔憂只會加劇；以金斯利・戴維斯的作品為代表的人口轉型研究，正是以對這種情形的焦慮為背景。他的文章完整標題還用了「人口憂懼」（population specter）這樣的詞語，透露出了這層關聯。人口控制（常常會染上一些種族主義和優生學的假設）開始與全球發展、健康倡議互相糾結。各地開始制訂各種侵犯權利、有時甚至是強迫性的措施，要求人民絕育與限制生育，像是中國就在1979年推出「一胎化」政策。其中某些計畫或許確實加速了生育率的下降。但不論如何，死亡率下降都會在兩、三個世代後引發生育率的下降；大多數在二十世紀中葉經歷健康改善的國家，現在都開始到了這個平衡點。[66]

　時間來到1960年代與1970年代，某些國家的傳染病防控仍然嚴重落後。這些國家有兩項常見特徵。第一是持續的衝突、內戰或盜賊統治（常常是由於殖民主義、人為劃定國家邊界所造成的遺毒），妨礙經濟成長、社會發展與公衛措施的推廣。第二則在於地理，這些國家大多數位於舊世界熱帶地區，承受著最重的傳染病自然負擔。瘧疾與腹瀉病依然是首要因素，在貧困和農村地區始終揮之不去。各種蚊媒生而絕不平等，有些地區的瘧蚊物種已經太適應叮咬人類，一般的瘧疾防治計畫已經證明並不足夠。DDT對環境的副作用讓它從1960年代後期開始吸引力大幅降低，而且蚊子演化出抗藥性的速度，與引進新殺蟲劑的速度不相上下。面臨這些挑戰，在「更廣泛的發展」與「特定技術處置措施」這兩種選項之間的緊張拉扯又再次白熱化。[67]

　落後國家之所以進展緩慢，主因在於演化上不幸出現了HIV（人體免疫缺陷病毒），接著又在種種條件下讓它流行成災。愛滋病全球大流行是二十世紀晚期最大的全球健康災難。正是那些創造現代世界的力量促成了愛滋病的崛起。大多數愛滋病病例是由HIV-1病毒引起，基因體分析詳細顯示了這種病原體的歷史來由。HIV與舊世界靈長類動物常見的一些猿猴免疫缺陷病毒密切相關。這些病毒多半是感染猴類，但幾個世紀前的某個時候，其中一種病毒跨越了物種障礙，在黑猩猩這種人類近親族群中立足。從黑猩猩與猴子身上，這種病毒一次又一次跨越物種傳染給智人。[68]

　造成愛滋病的病毒是慢病毒屬（*Lentivirus*，「慢」這件事可真說對了）的反轉錄病毒（retrovirus）。這種病原體之所以能成功在人類之間傳播，靠的就是陰險狡詐、躲得隱密。這種病毒會靠著病患的血液、精液或陰道體液傳染。一開始感染之後，可能出現輕微而不明顯的症狀，接著病毒開始在體內以高濃度循環一段時間。病患在這段期間的傳染力特別高，但接著病毒就會進入靜止期；再經過幾年的時間，慢慢耗損人體的免疫系統。HIV喜歡躲在宿主免疫系統的細胞裡偷偷進行複製。因此，宿主一旦染上愛滋病（又稱「後天免疫缺乏症候群」），常常難以抵擋其他感染，可能因為一些通常無害的微生物而染病。感染HIV的病程極長，這是它蔓延全球的重大助力。**69**

基因體證據顯示的一項重大發現，就是HIV曾反覆跨越靈長類動物與人類之間的物種障礙。HIV-1從黑猩猩跨到人類至少四次。HIV-2則是在西非從猴子跨到人類至少八次。而且，這些還只是有跡可尋的跨物種事件，肯定還有其他過去的漏網之魚。但在過去這幾個世紀，這些跨物種事件在演化上都是死路一條。真正發生改變的，其實是我們人類。**70**

系譜樹思維有助於我們追尋HIV的起源。事實上，講到要用基因體研究來探索主要疾病的歷史，HIV研究正屬於最早一批的應用。考察殖民檔案，可以讓我們把愛滋病的歷史追回到二十世紀中葉，但考察基因體證據，可以讓我們把愛滋病的歷史帶回到沒有留下任何文字證據的年代。我們在一個1959年的人類血液樣本中發現了HIV的基因體樣本。這些早期樣本意義重大，能讓我們更準確推斷病原體的演化歷史。**71**

大約1920年前後或更早，比屬剛果有一名獵人，可能是殺死了一隻黑猩猩，在屠宰過程當中經由黑猩猩的帶原血液感染了這種病原體。原本這次事件應該也像那些史上被遺忘的演化實驗一樣，在某個偏遠村莊悶燒個幾年，直到再也沒有可用的宿主，於是疫情結束。這麼多年來，傳輸鏈肯定都是懸於一線。但在二十世紀中葉，中非正在發生變化，鐵公路推動了發展，於是病毒躲在來自農村的移民血液中，沿著剛果河來到正處於快速都市化陣痛期的金夏沙（Kinshasa，殖民時期的利奧波德維爾〔Leopoldville〕）與布拉柴維爾（Brazzaville），找到了更多的易感宿主。**72**

HIV的傳播之所以如野火燎原，是因為兩個因素的偶然結合：性與醫藥。二十世紀中葉，金夏沙與布拉柴維爾的一大特點在於性別比例嚴重失衡。殖民當局強徵成年男子負擔勞役，有時候成年男女比例高達四比一。性產業一片蓬勃。到了1950年代，去殖民化讓移民迅速湧入城市。HIV在二十世紀中葉無聲傳播，另一個幾乎同樣重要的因素則是醫用針頭的重複使用。當時有許多防治昏睡病、熱帶莓疹與梅毒的運動，但由於資金不足，普遍重複使用皮下注射針頭，規模大到難以想像。[73]

大約在1970年前後，HIV越過大西洋，悄悄在海地立足，接著再傳至美國，最早是透過男性之間的性行為傳播。商業性的血漿與血液交易，以及靜脈注射藥物，也都成了HIV傳播的管道。人類首次真正注意到愛滋病，已經是在1980年代，與其起源地有千里之遙。1981年，加州出現一群患者，看來都是健康的男性，卻都感染了一種罕見的肺炎。美國疾病管制與預防中心（CDC）觀察到這種不尋常的狀況，也很快揭露出這場危機的規模。當時對同性戀的偏見，不僅造成汙名化，更讓公衛反應只能蹣跚而行。西方未能掌握這種傳染病的本質，形成一大憾事。截至2018年，美國已有至少七十七萬人死於愛滋，目前的感染人數高達一百二十萬人。與此同時，愛滋病已經從中非的發源地悄悄擴散到非洲大陸其他地區。[74]

愛滋病是一場全球人道危機，對撒哈拉以南非洲的影響最為沉重。HIV源自於此，本來就已奪得先機，在人類有任何反應之前散播開來。此外，這裡本來就是傳染病負擔最重的地區，又經過幾個世紀的奴隸制度與暴力殖民，不但傷亡慘重，健康轉型也敬陪末座。雖然HIV療法進展亮眼，但所費不貲，於是在這些貧窮國家一直難以施展，成效有限。這對人口造成的結果相當駭人。就算在迦納和南非這些經濟最發達的撒哈拉以南國家，預期壽命也在下降。在大約三十年的時間裡，光是愛滋病這一種疾病，就讓非洲大部分地區走向歷史錯誤的方向。[75]

時至二十一世紀初，在眾人全心努力下，愛滋危機稍微受到控制，盛行率與所造成的死亡率下降，預期壽命也再度上升。針對這點，防治瘧疾與腹瀉病的計畫也有影響，而疫苗接種也有幫助。其他有利的因素還包括開始有公衛運動注意到一些過去被忽視的熱帶疾病，帶來關注與資金；溫帶國家很少特別注意到這些疾病，但這些疾病整體而言造成的傷亡卻十分沉重。從2000年之後，整個撒哈拉以南非洲的預期壽命已從大約五十歲攀升至六十歲，嬰兒死亡率也已減半。雖然這樣的進展值得慶祝，但還是必須體認到這與其他地區仍有差距，這樣的落差既令全人類難堪，也是全球健康揮之不去的危害。[76]

在過去這個世代，冷戰後世界出現了結構性的改變，也影響了人類對抗傳染病的方式。值得注意的一點，在於從過去的「國際衛生」體系轉為「全球衛生」體系；無論在提供資金、判斷進展、確定優先順序方面，非國家行為者（nonstate actor，特別是慈善機構）都扮演著重要的角色。與此同時，世界衛生組織雖然願景與目標遠大，但權力與預算卻依然相對貧乏。有些批評者認為，如果整個體系讓民間負責這麼龐大的部分，難有真正的承擔。但支持者則強調創業精神的重要，並指出這種方式已經帶來許多有憑有據的實質進展。同時，過去的老爭議依然存在，也就是到底該著重全面的社會福利，還是聚焦在特定的介入措施。聯合國的千禧年發展目標（Millennium Development Goals，於2000年確認）與後續的永續發展目標（Sustainable Development Goals，於2015年確認），呈現了一幅合作「藍圖」，擘畫著人類未來公平幸福的願景，而傳染病防控也是其中的一部分。但我們實在難以判斷，這幅藍圖究竟能否成功──畢竟這幅藍圖預設能達到無盡的成長，但隨之而來的環境影響實在難以控制或預防。或許令人不安的是，這場願景當中的每一個發展目標，已被一場全球疫情大大拖累，這場疫情「迅速成為一生中最嚴重的人類與經濟危機」。[77]

人類世的微生物達爾文主義

1991年，眼見HIV與一連串其他對人類健康的威脅興起，美國國家醫學院（Institute of Medicine）組成一個專家小組，負責評估傳染病的未來。小組報告在隔年發表，題為〈新興感染疾病：微生物在美國對健康的威脅〉，炮火猛烈，抨擊當時的人太過「得意自滿」。曾獲諾貝爾獎的生物學家約書亞・雷德伯格（Joshua Lederberg）是小組的共同主席之一，走在微生物演化領域的最前端，比任何人都清楚大自然絕不會停下腳步，而他多年來也一直在大敲警鐘。「就傳染病而言，全球沒有哪個地方遠不可及，也沒有哪個人完全孤立。」雖然我們手中的各種「魔彈」讓人類佔了上風，但這種優勢並不穩定。專家小組警告：「考量到許多微生物所具有的演化潛力，使用這些武器有可能會在無意間對某些突變、適應或遷徙形成選汰，而讓病原體得以增殖，又或使非病原體得到致病力。」[78]

國家醫學院的報告讓「新興感染疾病」得到了科學界與大眾的關注，而且至今號角聲仍在迴響。在過去這個世代，「得意自滿」與「警醒察覺」形成一種不安的共存狀態。有時候，這樣的焦慮是理性的，於是我們會在疾病監測、全球公衛、國際發展與基礎科學做出更聰明的投資。但也有時候，焦慮幻化成為對新疾病的集體迷戀、大灑狗血的新聞報導、駭人聽聞的小說與電影，甚至是種種喪屍世界末日的傳言。與雷德伯格所見略同的先知不斷警告我們，新疾病本來就是人類物種會遇上最基本的一種風險。而現在新冠肺炎全球大流行，證明他們的警告既是先見之明，也顯然受到輕忽。簡單說來，就是我們過去確實過於得意自滿。[79]

法律上，新冠肺炎全球大流行會是個不可抗力，就是一場天災。對於研究傳染病從古至今歷史的學界人士而言，這場疫情是本來就完全無法避免的災難。沒人可能預見得到，會有一種新型冠狀病毒在2019年底在中國中部從動物跨到人類，進而引發全球疫情。但我們知道有些事情本就是必然發生：總會出現一些新的病原體，能夠躲過人類所有的防禦系統。罪魁禍首很有可能就是一種傳染力極高的RNA人畜共通病毒，透過呼吸道傳播。簡單來說，破壞穩定的全球疫情本來就無法避免，但是疫情的輪廓能夠預測，而細節基本上是隨機產生。

新冠肺炎大流行反映的是背後更廣的深層模式，由生態與演化的相互作用譜寫而成。傳染病的本質，就是結合了這些可預測性與不可預測性、結構與機會、模式與偶然。一邊是長期的生態演變，另一邊則是持續但本質屬於隨機的演化過程，兩者一旦交會，就會出現新的疾病。人類的獨特之處，在於讓生態時間大幅加速，體驗了快到令人頭昏眼花的人口成長，而且資源的使用也遠遠超過其他物種。這樣的生態優勢是不自然的——或者說得更準確，也成了一股自然界的力量。人類所稱的醫學勝利（控制了傳染病），從地球的角度來看，是以一種全新、系統性的方式，破壞了過去的生態緩衝機制。但也一如往常，寄生體總會對我們所呈現的生態環境做出回應。

2000年，大氣科學家保羅・克魯岑（Paul Crutzen）與生物學家尤金・史多麥（Eugene Stoermer）認為我們已經脫離過去友善好客的全新世，而來到一個新的地質年代。他們認為這個新的年代應該稱為「人類世」，承認人類支配整個地球自然系統所造成的影響。這個提議很快開始流行。雖然正式而言，地球的地質年代劃分該由地質學界來訂，而地質學界對這個想法仍有爭議，但目前思考人類與環境的關係時，「人類世」已經成了一個不可或缺的概念。這個詞讓我們體認到，目前種種人類至上的實驗做法是多麼新穎，令人眼花撩亂。雖然一般認為氣候變遷是人類世最明顯的環境問題，但人類對地球生物群的影響，與人類對實質氣候的影響同樣重要，無法分開而論。這種影響涉及微生物：它們現在必須學著如何在一個由人類主導的星球上生存。**80**

在人類世，人類已經成為「主導動物」（dominant animal），其他生物要不是適應這個由人類主導的星球，就是走上滅絕一途。智人現在正透過各種直接與間接的方式，從根本上推動整個生物圈的演化模式。我們有意特別照顧某些物種（牛、雞、豬），也在無意間幫了某些物種一把（松鼠、鴿子）。我們刻意傷害某些物種（蟑螂、臭蟲），也在無意間傷害某些其他物種（北極熊、黑犀牛，當然還有其他不計其數）。病原體則成了特例；雖然人類一心想傷害它們，卻也在無意間令病原體得利，因為人類這種生物的大獲成功就是病原體的大好良機，能以我們作為能量、營養與細胞機制的來源。[81]

病原體能夠演化，就是人類永遠無法真正擺脫全球流行病風險的根本原因。演化會帶來新的疾病，也能讓舊疾病出現新的菌株或病毒株。新疾病的出現，是因為過去感染動物的微生物跨越了物種障礙，並適應取得了人傳人的能力。至於舊疾病的新菌株或病毒株，則是因為感受到人類造成的選汰壓力而演化。舉例來說，細菌之所以會演化出抗生素抗藥性，正是因為人類大量使用特定幾種化學武器來對抗細菌。同樣地，微生物為了逃避各種疫苗，有強烈的動機要改變外觀。根據基本的達爾文原則，只要有菌株或病毒株適應這種環境，能夠生存與繁殖，就會把基因傳給後代——讓人類陷於險境。[82]

過去幾個世代，傳染病出現的速度是史上最快。任何因素，只要會讓人暴露於潛在病原體之下，又或者會影響傳染病的**傳播動態**，都會大大影響病原體得到的契機與達爾文選汰壓力。現在人類暴露於新疾病的風險創下史上新高，原因就在於人類的數量：全球目前有近八十億人，到本世紀中葉更會超過百億。此外，人口成長帶來的連鎖反應，也增加了人類對潛在病原體的暴露。人類的土地利用持續擴大，而人與動物的互動主要基於我們要養活自己，特別是全球對肉類的貪得無饜。工業化的農業畜牧，特別是肉類生產，創造出新的演化環境，等待著有新的微生物得以適應並蓬勃發展。如今，雞已經成了全球數量最多的鳥類，有超過兩百三十億隻。上億頭的牛和豬也以不自然的方式群聚在一起，像是一個演化的燉鍋，不知道會出現怎樣的新微生物。更危險的是，畜牧業過度使用抗生素（主要是為了產肉量），更加速讓細菌產生抗生素抗藥性。[83]

人類的生活方式也形塑著傳染病的傳播動態，形成各種人類微生物未來演化的背景。人類如今的生活密度，要比過去任何時候都更加密集,許多城市的人口超過兩千萬。像是單單東京一個城市,人口就已經大約是全新世初期全球人口的兩倍。此外,如今人類互相連結、互相依賴的程度也來到史上新高。噴射式飛行這種交通運輸技術,在流行病學上有著重大意義,與馬匹、輪船和鐵路的重要性不相上下。從二十世紀中葉以來,國際旅行不斷成長。現在不管感染性疾病的病程發展有多快,都有可能在感染的潛伏期內往來於地球上的任意兩地。1968年的流感疫情在全球造成超過百萬人死亡,可以說是噴射時代的第一次全球大流行。至於那些直接傳播的疾病(特別是急性呼吸道感染),距離已經不再是個問題;與此同時,過去以國境為基礎的健康管控措施已經過時。目前的生物安全政策與國際合作尚未跟上新現實的腳步。[84]

在環境與人類方面,還有一些難以預測的因素,同樣會影響傳染病的未來。氣候變遷就是其中一項。溫室氣體使地球升溫,對生物的影響至今無法預測。暖化可能會讓病媒物種的活動範圍擴大。以傳播瘧疾、登革熱、屈公病、黃熱病、茲卡熱(Zika fever)等疾病的蚊類為例,它們或許能夠來到更高的緯度、更高的海拔,於是影響人類的健康。同樣地,一旦降水模式出現區域性的變化,可能改變蚊子的繁殖棲息地,也就會影響傳染病的地理分布。此外,氣候危機使人為求餬口而被迫遷移,進而引發暴力衝突,這樣的惡性循環也會對健康形成多方面的威脅,而且未來的局勢或許並不會比如今更容易掌控。最後,如果人類世持續推動人口與經濟成長,最後超過了地球系統能夠永續的極限,這個全球無限發展的夢想終會破滅,而全體人類享有同樣的生活水準與預期壽命就不可能發生。[85]

最後一項難以預料的因素則是生物戰。目前,人類確實有這樣的技術能力,能將生物製劑刻意化為武器。原則上,無論現有或潛在的病原體都能在實驗室裡被變造基因,讓病原體更為致命或更具傳染性。雖然生物武器的使用並不符合國際法與道德規範,但全球機構執行相關法令或要求遵守這些道德標準的能力極為有限。傳統上,只有少數國家有足夠的資金與基礎設備能夠進行先進的研究，但隨著知識的民主化（democratization），有愈來愈多的國家已經或即將進行某些生物研究，擁有直接或間接促成疾病武器化的能力。此外，非國家行為者研發或部署生物武器的可能只會持續增加。講到傳染病，人類最大的敵人可能正是自己。[86]

全球掀起新冠肺炎大流行，其實不能說是完全出乎意料。病毒的威脅本來就是接連出現、層出不窮，這次的病毒只是其中之一，而且在這之前，種種威脅屢敗屢戰，從未間斷。過去威脅未遂的事件，甚至包括其他冠狀病毒，像是導致中東呼吸症候群（Middle East Respiratory Syndrome）與第一次的嚴重急性呼吸道症候群（SARS）的冠狀病毒。我們也曾與許多新的高毒性流感病毒株擦身而過，而流感至今仍然是人類的嚴重威脅。伊波拉病毒也一再蔓延到人群中。更難以為人察覺的是，有些病媒傳播疾病已經擴大了範圍，或是有所演化改變，例如西尼羅河病毒在1999年搭乘噴射式飛機來到北美，而茲卡病毒則是突然變異，在人群中變得更加廣泛。我們也不該忽略慢性感染這種隱隱約約的危險，例如透過細菌感染的萊姆病（Lyme disease），過去幾十年，這種疾病就在綠樹成蔭的郊區緩慢而安靜地造成沉重的損失。[87]

歷史學家多半會是個很糟糕的記者，而且還會是個更糟糕的未來學家。目前還為時過早，無法真正對新冠肺炎疫情做出全面評價，也難以判斷它最後會留下些什麼。但顯然，新冠病毒創造了大衛·莫倫斯（David Morens）與安東尼·佛奇（Anthony Fauci）所謂的「完美風暴」。新冠病毒的部分生物特徵十分陰險狡詐，讓它傳播力強、難以防控。從事後之明看來，我們需要搞清楚從頭到尾是怎麼接連犯下原本可預防的人為疏失，才讓一切一發不可收拾。其中，部分原因就在於缺乏透明度（特別是在最初幾天）、全球衛生機制反應遲鈍，以及領導階層在道德上令人難以接受的失誤。另外在更深的層次上，出現了結構性的問題，例如公衛基礎設施逐漸萎縮殘敗，以及由於各地嚴重的不平等，而讓承受的影響如此不成比例。到目前為止，最能實施有效處置措施的國家，特點似乎就在於社會信任度高、願意為公共利益做出犧牲，以及尊重科學。為了應對新冠肺炎挑戰，全球大舉調動科學資源，情況令人讚賞，而新疫苗（與新疫苗平台）快速研發推出，也寫下疾病演化與人類智慧長期交手的最新篇章。然而，目前的困境突顯了單靠技術解決問題的嚴重局限，而病毒與疫苗之間的演化競賽，必然會在全球舞台以無法預測的方式上演。我們總有一天會進行獨立客觀的回溯性分析，但就算是現在，病毒也已經提醒我們，生物學與衛生政治學依然如往常一般繼續糾纏。[88]

新冠疫情究竟給了我們怎樣的教訓？人類的未來，到底是能夠將微生物的威脅更控制在手掌心，或者目前這種免於傳染病的自由將會愈來愈搖搖欲墜？目前要談這些問題，或許還言之過早。這場疫情令人不安的事實，就是情況原本還可能更糟。那些致死率較高的疾病（例如伊波拉病毒和第一次的SARS），目前看來在傳播方面的成效較差，或者說是比較容易因為人類的處置措施而中斷。至於這次疫情的「SARS-CoV-2」新型冠狀病毒，出現的方式早有人警告，原本應該最在預測之中，卻仍然突破了人類設下的反應機制。雖然這種事情想起來令人膽顫心驚，但我們與疾病長久的歷史告訴我們，總得預期發生全然不在預期中的狀況。那些最嚴重的威脅，有可能我們根本看不到它迎面而來。[89]

威廉・麥克尼爾《瘟疫與人》的結尾，如今雖然過了四十五年，讀來卻同樣真確。「傳染病的歷史比人類更早，也會與人類共同地久天長；從過往到未來，傳染病將繼續從根本上影響與決定著人類的歷史。」人類對自然的掌控時強時弱，這是人類前所未有的一場主宰地球的實驗，結局至今難料。矛盾的是，現代人在某些層面其實比祖先更為脆弱，因為現代社會想抵禦傳染病所需的安全層級，很有可能根本不切實際。雖然我們的防控工具已遠比過去強大，但那些在我們之前走過生死的人，其經驗還有太多值得我們學習。這是我們的當務之急。從長遠來看，人類的救贖並不在於技術性的解決方案，或者說不能單憑著技術就一切搞定。無論現在、過去或未來，衛生健康都是一個關於價值觀和關於合作的問題。簡單說來，人類的健康既需要掌握機會，也需要做對選擇，而歷史的作用就是讓我們能把選項看得更清楚，也把自己看得更清楚：人類是一個物種，雖然聰明，但也脆弱，其健康不但密切依賴著彼此，也依賴著我們和隱形小夥伴共享的這個星球。

致謝

　　我是在2017年開始寫作本書，當時才剛完成前一本書，談的是流行疾病（與其他環境因素）在羅馬歷史上扮演的角色。當時，微生物在人類過往的重要性令我深深著迷，也讓我覺得，如果能瞭解歷史的深層模式，或許會有助於瞭解傳染病持續帶來的風險。但我從未想到，這本書最後會在一場新的全球流行疫情陰霾下收筆。

　　在新冠肺炎疫情期間撰寫關於疾病史的書，既充滿挑戰，又如同超現實一般；要不是有朋友、家人、同事的大力支持，絕不可能完成。我非常感激奧克拉荷馬大學，這裡是我的母校、我的家，為我提供各種不同形式的支持，也讓我有機會在科學史討論會（History of Science Colloquium）、人文論壇（Humanities Forum）、公衛學院（College of Public Health）簡報許多章節的初稿，得到同事的寶貴意見（也感謝Miriam Gross與Kathleen Brosnan提供寶貴的參考資料）。為了撰寫像這樣的跨學科書籍，我與整所大學無數系所的同事討論交談，令我獲益匪淺。我實在無法一一點出這些人情債，只能希望我所有在奧克拉荷馬大學的同事接受我衷心的感謝，感謝大家在這些交談中給我的指導、支持與刺激。另外，還要感謝奧克拉荷馬大學圖書館的優秀館員。在整段疫情期間，他們展現了傑出的奉獻精神，要不是有他們，這本書不可能得以出版。感謝Karen Rupp-Serrano、Doni Fox、JoAnn Palmeri，以及特別是Alexis Beaman與館際借閱團隊的努力不懈。

　　普林斯頓大學出版社團隊再次為我提供每個階段的協助，讓我得以把一個想法化成一本書。Matt Rohal、James Schneider與Rob Tempio不但是有趣的工作朋友，更是絕佳的出版合作夥伴，我要感謝他們的支持、對這一行的熱愛。寫這本書的過程中，我也非常幸運有一批得力的助手。Michele Angel繪製了所有地圖；Matthew Wennemann在書目編製提供出色的協助；Annie Doyle是人類病原體清單編寫的一大功臣。最後還要感謝Taylor Jipp，在最後階段精心編輯初稿，對於初稿的成形有莫大幫助。感謝大家。

　　普林斯頓出版社的幾位匿名審稿人也為本書提供寶貴的意見，而且我要特別感謝Joel Mokyr，將這本書納入「普林斯頓西方世界經濟史」（The Princeton Economic History of the Western World）系列叢書。能為這樣傑出的系列做出貢獻，是我的光榮。我的朋友Chris May從醫生的角度讀過本書的每一行文字，也提出了數不盡的改進意見。感謝Daniel Sargent提出的建議，讓論點更有力、更清晰；感謝David Wrobel對幾個章節提出精闢的評論；感謝Scott Johnson，對整部初稿提出思考周到的建議。另外，出於我對他研究的欽佩（也知道他顯然熱愛歷史），我聯絡了美國國立過敏和傳染病研究所（National Institute of Allergy and Infectious Diseases）的大衛・莫倫斯（David Morens）。對於我這一個完全的陌生人，雖然當時他正在對付全球疫情，還是無比慷慨地閱讀了初稿的部分內容，並提出極有助益的建議。最後，隨著事情發展，我得知了普林斯頓出版社某位審稿人的身分。約翰・麥克尼爾對這份初稿的評論無比慷慨——遠超過對任何一位審稿人的預期——為此，我的感激之情無以言喻。是因為他在這個領域的研究與領導，才讓這樣的歷史研究成為可能；也因為他提出的廣泛意見，而讓本書大有改進。

　　最後，也最重要的，我要向我個人的社交小泡泡表達我的感激與愛意。Sylvie、August、Blaise和Max是全世界上唯一比我更期待這本「爸爸的書」完成的人，是他們讓寫作這本書變得有價值。Michelle是我的一切。謝謝妳，我愛妳。

附錄

主要已知人類病原體物種清單

關於這份清單的組成與限制，包括像是「主要」、「已知物種」、「人類病原體」的定義，請參見第1章。

病原體	分類群	人畜共通？	病媒傳播？	地理區
Aeromonas hydrophila	細菌	人畜共通／環境	否	都會型
Atopobium vaginae	細菌	人類	否	都會型
Bacillus anthracis	細菌	人畜共通／環境	否	都會型
Bartonella quintana	細菌	人畜共通	是	都會型
Bordetella pertussis（百日咳桿菌）	細菌	人類	否	都會型
Borrelia afzelii	細菌	人畜共通	是	歐洲
Borrelia bavariensis	細菌	人畜共通	是	亞洲與歐洲
Borrelia burgdorferi	細菌	人畜共通	是	都會型
Borrelia crocidurae	細菌	人畜共通	是	非洲、近東
Borrelia duttonii	細菌	人類	是	非洲、歐洲
Borrelia garinii	細菌	人畜共通	是	歐洲
Borrelia recurrentis	細菌	人類	是	都會型
Brucella abortus	細菌	人畜共通	否	都會型，主要在熱帶
Brucella melitensis	細菌	人畜共通	否	都會型，主要在熱帶
Burkholderia pseudomallei	細菌	人畜共通／環境	否	東南亞、熱帶
Campylobacter coli（志賀桿菌）	細菌	人畜共通	否	都會型
Campylobacter jejuni	細菌	人畜共通	否	都會型
Chlamydia pneumoniae	細菌	人類	否	都會型
Chlamydia trachomatis	細菌	人類	否	都會型

病原體	分類群	人畜共通？	病媒傳播？	地理區
Clostridioides difficile	細菌	人類	否	都會型
Clostridium perfringens	細菌	人畜共通／環境	否	都會型
Clostridium tetani	細菌	環境	否	都會型
Corynebacterium diphtheriae	細菌	人類	否	都會型
Corynebacterium minutissimum	細菌	人類	否	都會型
Coxiella burnetii	細菌	人畜共通	否	都會型
Enterococcus faecium	細菌	人類	否	都會型
Escherichia coli （大腸桿菌）	細菌	人類	否	都會型
Gardnerella vaginalis	細菌	人類	否	都會型
Haemophilus ducreyi	細菌	人類	否	都會型，主要在熱帶
Haemophilus influenzae （流感嗜血桿菌）	細菌	人類	否	都會型
Klebsiella aerogenes	細菌	人類	否	都會型
Klebsiella granulomatis	細菌	人類	否	都會型
Klebsiella pneumoniae	細菌	人類	否	都會型
Leptospira interrogans	細菌	人畜共通	否	都會型
Leptotrichia spp.	細菌	人類	否	都會型
Megasphaera phylotype 2	細菌	人類	否	都會型
Mobiluncus curtisii	細菌	人類	否	都會型
Mobiluncus mulieris	細菌	人類	否	都會型
Moraxella catarrhalis	細菌	人類	否	都會型
Mycobacterium bovis （牛結核菌）	細菌	人畜共通	否	都會型
Mycobacterium leprae （麻瘋分枝桿菌）	細菌	人類	否	都會型
Mycobacterium lepromatosis	細菌	人類 （但請見第5章第17條附註說明）	否	墨西哥、加勒比海地區

病原體	分類群	人畜共通？	病媒傳播？	地理區
Mycobacterium tuberculosis （結核桿菌）	細菌	人類	否	都會型
Mycobacterium ulcerans	細菌	環境	是	熱帶
Mycoplasma hominis	細菌	人類	否	都會型
Mycoplasma pneumoniae	細菌	人類	否	都會型
Neisseria gonorrhoeae	細菌	人類	否	都會型
Neisseria meningitidis	細菌	人類	否	都會型
Orientia (formerly Rickettsia) tsutsugamushi	細菌	人畜共通	是	亞洲、太平洋地區
Peptoniphilus lacrimalis	細菌	人類	否	都會型
Prevotella spp.	細菌	人類	否	都會型
Pseudomonas aeruginosa （綠膿桿菌）	細菌	人類	否	都會型
Rickettsia africae	細菌	人畜共通	是	熱帶／副熱帶，主要在非洲
Rickettsia conorii	細菌	人畜共通	是	舊世界
Rickettsia prowazekii （普氏立克次體）	細菌	人畜共通	是	都會型
Rickettsia rickettsii	細菌	人畜共通	是	美洲
Rickettsia typhi （傷寒立克次體）	細菌	人畜共通	是	都會型
Salmonella enterica （沙門氏菌）	細菌	人類	否	都會型
Sneathia amnii	細菌	人類	否	都會型
Sneathia sanguinegens	細菌	人類	否	都會型
Staphylococcus aureus	細菌	人類	否	都會型
Streptococcus agalactiae	細菌	人類	否	都會型
Streptococcus mutans	細菌	人類	否	都會型
Streptococcus pneumoniae （肺炎鏈球菌）	細菌	人類	否	都會型
Streptococcus pyogenes （化膿性鏈球菌）	細菌	人類	否	都會型

病原體	分類群	人畜共通？	病媒傳播？	地理區
Treponema carateum	細菌	人類	否	新世界熱帶、副熱帶
Treponema pallidum（梅毒螺旋體）	細菌	人類	否	非洲、亞洲
Vibrio cholerae（霍亂弧菌）	細菌	環境	否	都會型
Vibrio parahaemolyticus	細菌	人畜共通／環境	否	都會型，特別是亞洲
Vibrio vulnificus	細菌	人畜共通／環境	否	都會型
Yersinia enterocolitica	細菌	人畜共通	否	都會型
Yersinia pestis（鼠疫耶氏桿菌）	細菌	人畜共通	是	都會型
Yersinia pseudotuberculosis（假性結核耶氏菌）	細菌	人畜共通	否	都會型
Aspergillus flavus	真菌	環境	否	都會型
Aspergillus fumigatus	真菌	環境	否	都會型
Aspergillus niger	真菌	環境	否	都會型
Aspergillus terreus	真菌	環境	否	都會型
Candida albicans	真菌	人類	否	都會型
Candida glabrata	真菌	人類	否	都會型
Cryptococcus neoformans	真菌	環境	否	都會型
Ancylostoma braziliense	蠕蟲	人畜共通	否	都會型，主要在熱帶／副熱帶
Ancylostoma ceylonicum	蠕蟲	人畜共通	否	澳洲、亞洲
Ancylostoma duodenale	蠕蟲	人畜共通	否	都會型
Ascaris lumbricoides	蠕蟲	人畜共通	否	都會型
Brugia malayi	蠕蟲	人畜共通	是	熱帶／副熱帶東亞與太平洋地區
Brugia timori	蠕蟲	人類	是	印尼
Clonorchis (Opisthorchis) sinensis	蠕蟲	人畜共通	否	亞洲、太平洋地區

病原體	分類群	人畜共通？	病媒傳播？	地理區
Dibothriocephalus latus (Diphyllobothrium latum)	蠕蟲	人畜共通	否	都會型
Dracunculus medinensis	蠕蟲	人畜共通	否	熱帶
Echinococcus Canadensis	蠕蟲	人畜共通	否	都會型
Echinococcus granulosus	蠕蟲	人畜共通	否	都會型
Echinococcus multilocularis	蠕蟲	人畜共通	否	都會型
Echinostoma cinetorchis	蠕蟲	人畜共通	否	亞洲
Enterobius vermicularis	蠕蟲	人類	否	都會型
Fasciola gigantica	蠕蟲	人畜共通	否	都會型
Fasciola hepatica	蠕蟲	人畜共通	否	都會型
Fasciolopsis buski	蠕蟲	人畜共通	否	東亞
Heterophyes heterophyes	蠕蟲	人畜共通	否	舊世界
Hymenolepis (Rodentolepis) nana	蠕蟲	人畜共通	否	都會型
Isthmiophora (Echinostoma) hortense	蠕蟲	人畜共通	否	都會型
Loa loa（羅阿絲蟲）	蠕蟲	人類	是	非洲
Mansonella ozzardi（曼森線蟲）	蠕蟲	人類	是	美洲
Mansonella perstans	蠕蟲	人類	是	非洲／美洲
Mansonella streptocerca	蠕蟲	人類	是	非洲
Metagonimus yokogawai	蠕蟲	人畜共通	否	歐洲、亞洲、非洲
Necator americanus（美洲鉤蟲）	蠕蟲	人畜共通	否	都會型
Oesophagostomum bifurcum	蠕蟲	人畜共通	否	南美、非洲、亞洲
Opisthorchis felineus	蠕蟲	人畜共通	否	都會型，多半在亞洲
Opisthorchis viverrini	蠕蟲	人畜共通	否	都會型，多半在亞洲

病原體	分類群	人畜共通？	病媒傳播？	地理區
Paragonimus westermani	蠕蟲	人畜共通	否	亞洲、太平洋地區
Prosthodendrium molenkampi	蠕蟲	人畜共通	否	舊世界
Schistosoma guineensis	蠕蟲	人畜共通	否	非洲、南亞
Schistosoma haematobium	蠕蟲	人畜共通	否	非洲、南亞
Schistosoma intercalatum	蠕蟲	人畜共通	否	非洲
Schistosoma japonicum	蠕蟲	人畜共通	否	東南亞、太平洋地區
Schistosoma mansoni	蠕蟲	人類	否	多半在非洲與南美
Schistosoma mattheei	蠕蟲	人畜共通	否	南非
Schistosoma mekongi	蠕蟲	人畜共通	否	東南亞
Strongyloides stercoralis	蠕蟲	人畜共通	否	都會型
Taenia asiatica	蠕蟲	人畜共通	否	都會型
Taenia saginata	蠕蟲	人畜共通	否	都會型
Taenia solium	蠕蟲	人畜共通	否	都會型
Toxocara canis	蠕蟲	人畜共通	否	都會型
Toxoplasma gondii	蠕蟲	人畜共通	否	都會型
Trichinella spiralis	蠕蟲	人畜共通	否	都會型
Trichuris trichiura	蠕蟲	人類	否	都會型
Wuchereria bancrofti（班氏絲蟲）	蠕蟲	人類	是	熱帶
Blastocystis hominis	原蟲	人類	否	都會型
Cryptosporidium hominis	原蟲	人畜共通	否	都會型
Cryptosporidium parvum	原蟲	人畜共通	否	都會型
Entamoeba histolytica（痢疾阿米巴）	原蟲	人類	否	都會型
Giardia lamblia	原蟲	人畜共通	否	都會型
Leishmania braziliensis	原蟲	人畜共通	是	南美
Leishmania donovani	原蟲	人畜共通	是	舊世界

病原體	分類群	人畜共通？	病媒傳播？	地理區
Leishmania guyanensis	原蟲	人畜共通	是	南美
Leishmania major	原蟲	人畜共通	是	舊世界
Leishmania mexicana	原蟲	人畜共通	是	南美
Leishmania panamensis	原蟲	人畜共通	是	中美洲
Leishmania tropica	原蟲	人畜共通	是	非洲、歐洲
Plasmodium falciparum（惡性瘧原蟲）	原蟲	人類	是	熱帶
Plasmodium knowlesi	原蟲	人畜共通	是	東南亞、太平洋地區
Plasmodium malariae	原蟲	人類	是	熱帶
Plasmodium ovale	原蟲	人類	是	非洲
Plasmodium vivax（間日瘧原蟲）	原蟲	人類	是	熱帶、副熱帶
Trichomonas vaginalis	原蟲	人類	否	都會型
Trypanosoma brucei gambiense	原蟲	人畜共通	是	非洲
Trypanosoma brucei rhodesiense	原蟲	人畜共通	是	非洲
Trypanosoma cruzi	原蟲	人畜共通	是	美洲
Alphapapillomavirus 1	病毒	人類	否	都會型
Alphapapillomavirus 10	病毒	人類	否	都會型
Alphapapillomavirus 11	病毒	人類	否	都會型
Alphapapillomavirus 13	病毒	人類	否	都會型
Alphapapillomavirus 14	病毒	人類	否	都會型
Alphapapillomavirus 3	病毒	人類	否	都會型
Alphapapillomavirus 4	病毒	人類	否	都會型
Alphapapillomavirus 5	病毒	人類	否	都會型
Alphapapillomavirus 6	病毒	人類	否	都會型
Alphapapillomavirus 7	病毒	人類	否	都會型
Alphapapillomavirus 8	病毒	人類	否	都會型

病原體	分類群	人畜共通？	病媒傳播？	地理區
Alphapapillomavirus 9	病毒	人類	否	都會型
Astrovirus	病毒	人類	否	都會型
Cache Valley orthobunyavirus	病毒	人畜共通	是	北美
Chikungunya virus（屈公病毒）	病毒	人畜共通	是	都會型，主要在熱帶、副熱帶
Dengue virus（登革熱病毒）	病毒	人畜共通	是	都會型
Enterovirus A（腸病毒A型）	病毒	人類	否	都會型
Enterovirus B（腸病毒B型）	病毒	人類	否	都會型
Enterovirus C（腸病毒C型）	病毒	人類	否	都會型
Hepatitis A virus（A型肝炎病毒）	病毒	人類	否	都會型
Hepatitis B virus（B型肝炎病毒）	病毒	人類	否	都會型
Hepatitis C virus（C型肝炎病毒）	病毒	人類	否	都會型
Hepatitis D virus（D型肝炎病毒）	病毒	人類	否	都會型
Hepatitis E virus（E型肝炎病毒）	病毒	人畜共通	否	都會型
Human adenovirus a	病毒	人類	否	都會型
Human adenovirus b	病毒	人類	否	都會型
Human adenovirus c	病毒	人類	否	都會型
Human adenovirus d	病毒	人類	否	都會型
Human adenovirus e	病毒	人類	否	都會型
Human adenovirus f	病毒	人類	否	都會型
Human alphaherpesvirus 1 (herpes simplex virus 1) (HHV-1)（人類單純疱疹病毒1型）	病毒	人類	否	都會型

病原體	分類群	人畜共通？	病媒傳播？	地理區
Human alphaherpesvirus 2 (herpes simplex virus 2) (HHV-2) （人類單純疱疹病毒2型）	病毒	人類	否	都會型
Human alphaherpesvirus 3 (varicella zoster virus) (HHV-3)	病毒	人類	否	都會型
Human betaherpesvirus 5 (human cytomegalovirus) (HHV-5)	病毒	人類	否	都會型
Human betaherpesvirus 6A (HHV-6A)	病毒	人類	否	都會型
Human betaherpesvirus 6B (HHV-6B)	病毒	人類	否	都會型
Human betaherpesvirus 7 (HHV-7)	病毒	人類	否	都會型
Human coronavirus 229E	病毒	人類	否	都會型
Human coronavirus HKU1	病毒	人類	否	都會型
Human coronavirus NL63	病毒	人類	否	都會型
Human coronavirus OC43 （人類冠狀病毒OC43）	病毒	人類	否	都會型
Human coronavirus SARS-CoV-2 （人類冠狀病毒SARS-CoV-2）	病毒	人類	否	都會型
Human gammaherpesvirus 4 (Epstein-Barr virus) (HHV-4)	病毒	人類	否	都會型
Human gammaherpesvirus 8 (Kaposi's sarcoma-associated herpesvirus) (HHV-8)	病毒	人類	否	都會型
Human immunodeficiency virus 1	病毒	人類	否	都會型

病原體	分類群	人畜共通？	病媒傳播？	地理區
Human immunodeficiency virus 2	病毒	人類	否	都會型
Human metapneumovirus A1	病毒	人類	否	都會型
Human metapneumovirus A2	病毒	人類	否	都會型
Human metapneumovirus B1	病毒	人類	否	都會型
Human metapneumovirus B2	病毒	人類	否	都會型
Human orthopneumovirus	病毒	人類	否	都會型
Human orthorubulavirus 2	病毒	人類	否	都會型
Human orthorubulavirus 4	病毒	人類	否	都會型
Human parechovirus A	病毒	人類	否	都會型
Human pegivirus	病毒	人類	否	都會型
Human respirovirus 1	病毒	人類	否	都會型
Human respirovirus 3	病毒	人類	否	都會型
Human T-lymphotropic virus 1	病毒	人類	否	都會型
Human T-lymphotropic virus 2	病毒	人類	否	都會型
Influenza virus A（A型流感病毒）	病毒	人畜共通	否	都會型
Influenza virus B（B型流感病毒）	病毒	人類	否	都會型
Influenza virus C（C型流感病毒）	病毒	人畜共通	否	都會型
Japanese encephalitis virus	病毒	人畜共通	是	都會型
Lassa mammarenavirus	病毒	人畜共通	否	非洲
Measles morbillivirus	病毒	人類	否	都會型
Molluscum contagiosum virus	病毒	人類	否	都會型

病原體	分類群	人畜共通？	病媒傳播？	地理區
Mumps orthorubulavirus	病毒	人類	否	都會型
Norwalk virus	病毒	人畜共通	否	都會型
Onyong-nyong virus	病毒	人畜共通	是	非洲
Oropouche orthobunyavirus	病毒	人畜共通	是	南美
Primate erythroparvovirus 1	病毒	人類	否	都會型
Rabies lyssavirus	病毒	人畜共通	否	都會型
Rhinovirus A（A型鼻病毒）	病毒	人類	否	都會型
Rhinovirus B（B型鼻病毒）	病毒	人類	否	都會型
Rhinovirus C（C型鼻病毒）	病毒	人類	否	都會型
Ross River virus	病毒	人畜共通	是	澳洲、太平洋地區
Rotavirus A（A型輪狀病毒）	病毒	人畜共通	否	都會型
Rubella virus	病毒	人類	否	都會型
Tick-borne encephalitis virus（歐洲）	病毒	人畜共通	是	歐洲
Tick-borne encephalitis virus（遠東）	病毒	人畜共通	是	亞洲
Tick-borne encephalitis virus（西伯利亞）	病毒	人畜共通	是	亞洲
Variola virus	病毒	人類	否	都會型
Venezuelan equine encephalitis virus（委內瑞拉馬腦炎病毒）	病毒	人畜共通	是	美洲
Yellow fever virus（黃熱病病毒）	病毒	人畜共通	是	都會型
Zika virus（茲卡病毒）	病毒	人畜共通	是	熱帶、副熱帶

附註

引言

1. 關於帶來這些現代生活方式的衛生革命，請見第12章。參見Tomes 1998, Ward 2019，以及平易近人的Ashenburg 2007。關於細菌的數目，根據的是Sender, Fuchs, and Milo 2016。關於腋下的微生物組，參見Urban et al. 2016，文中描述了各種衛生產品的機制，以及對於活在人體皮膚上的微生物物種多樣性有何影響。

2. 前現代的預期壽命落差極大，參見第3章（狩獵採集者）與第10、11章（前工業時代晚期的數字）。

3. 值得一提的是，把病因區分為「傳染性」和「非傳染性」雖然有用，但並不是最完美的方式。有些慢性器官疾病與幾種癌症也是由傳染原所引起；像是胃癌，就常常是由幽門螺旋桿菌（*H. pylori*）所引起（大致介紹參見Mercer 2018）。相對地，感染會造成什麼結果，也會受到患者本身潛在的健康狀況所決定，包括慢性病（像是代謝疾病就會影響新冠肺炎患者的死亡率）。

4. 當然，主要的例外在於目前黑猩猩偶爾會接觸到人類的病菌，往往造成毀滅性的影響。關於黑猩猩的健康參見第2章，關於人類的進化則參見第2章和第3章。

5. 關於黑猩猩的數量，參見Strindberg et al. 2018；參見Pepin 2011談到過去曾達百萬。同樣地，人類與黑猩猩共同的祖先也可能曾有類似的族群規模（Schrago 2014）。

6. 關於傳染病的地理生態學，參見Guernier, Hochberg, and Guégan 2004; Bonds, Dobson, and Keenan 2012; Cashdan 2014。

7. 定義請見：CDC 2012, 172。英文「pandemic」這個字，要到十九世紀才普遍用來指稱跨區域的疾病流行。參見Morens, Folkers, and Fauci 2009，與本書第11章。值得注意的是，雖然epidemic（流行性）、endemic（地方性）、pandemic（全球大流行）這幾個術語聽起來帶著專業光環，但並沒有精確的量化標準，在疾病研究的使用並不嚴謹。關於不同黑猩猩族群有類似的寄生蟲負擔，參見如Gillespie et al. 2010。

8. 像這樣的歷史，有些人可能會批評是生物決定論（biological determinism）或簡化論（reductionism）。歷史學者有時候不喜歡讓自然因素擁有能動性。但希望本書的論點夠有說服力，能讓人相信若能瞭解各種實際物質背景（包括微生物病原體在內），人類的歷史就會更豐富。讓我們提出一些基本理由，解釋為什麼如果一竿子把這種歷史批評為「決定論」，會讓我們對人類歷史的理解變得貧乏。第一，以為在討論因果關係的時候只討論人為因素，就能大致上不受決定論的影響，這是個誤解。「只談人」的歷史，有可能反而是把太多的能動性都交到了人的手上，於是形成錯誤的二分，以為人與自然是分開的。第二，要談傳染病的時候，由於正是人類形塑了影響病原體演化的生態條件，要說這是決定論實在特別沒道理；傳染病不像是火山、地震這種真正人力所不可為的自然現象，而是我們自己的行為所致。例如參見McNeill 2010, 1–11，改述了馬克思的想法，談到如何平衡人類與微生物在歷史上的能動性：「人類創造了自己的歷史，但並不是隨心所欲，因為生態並不會這麼允許。」同樣的想法可參見Brooke 2014, 1–13。最後，本書的目標之一，就是要將人類面對傳染病挑戰時的能動性放進歷史敘述當中。現代歷史的一大重點在於社會防控疾病的能力不斷提升，而這與政府和國家能力的變化密不可分，我希望能用更廣的觀點來談這些過程。至於地理上的決定論也適用以上的論點。我在整本書裡不斷強調自然地理形塑了疾病生態，這點不證自明。但這本書的一大主題在於這些生態如何在過去形塑了人類的人口、制度等等，以及人類又如何回應並塑造整個環境。

9. 像這樣去談長期的時間尺度、努力將人類的故事放進自然當中，很像是那種「大歷史」（big history）的做法（例如Christian 2011與Spier 2010）。但本書談地球歷史的時候，是把更高的比例拿來談人類的篇章，有很大部分得到所謂「深歷史」（deep history）的啟發，抹去了所謂「史前」與「歷史」的武斷區別（例如Smail 2008）。關於羅馬帝國時期的流行病，參見Harper 2017。

10. 關於全球化與疾病史的主題，參見Green 2017，其中參考了新的基因體資料與Ladurie 1973的經典論述。

11. 關於從這樣的時間尺度來描述全球化，參見Therborn 2000；Osterhammel 2005立意相同，但大概只追溯到一千年前左右；另外參見Sachs 2020。

12. 參見Deaton 2013, 23–56，文中討論以不同方式衡量健康幸福有何變化時，各有何價值及局限。Adams 2016所收錄的文章提供許多評判性觀點，指出要衡量健康狀況時有何挑戰。特地去談本書**不是**什麼會是件多餘的事，但我或許可以小小破例，強調這本書並不是在談醫學史。雖然要不是有過去醫學史家的豐富學術作品，這本書不可能成書，但全書的重點仍然是在於傳染病與人類社會發展的相互影響，只是偶爾會去談談醫學史上重要的相關概念與做法。

13. Deaton 2013.

14. 每位歷史學者大概都會有一本自己珍愛的著作，偷偷想著如果是自己寫的該有多好。雖然我絕對不是第一個這麼承認的人，但對我來說，那本書就是麥克尼爾的《瘟疫與人》（1976）。麥克尼爾是全球史的先驅，以生態觀點來談人的歷史，書中呈現傳染病的動態如何形成一股力量，影響著人類的歷史，而且這股力量還是人類自己所造成。這就是一本傑作。當然，我們今天手上的學術研究結果遠遠多於當時，特別也有了像是基因體分析這種1976年沒有的證據。在那之後，歷史學者已經寫下許多關於特定疾病的大歷史（Webb 2009談瘧疾與Webb 2019談腹瀉病就是很好的例子；本書第6章也會用到關於瘧疾的寶貴文獻），也有少數關於疾病的重要通史著作（雖然有點太過偏重歐洲，參見Hays 1998; Kiple 1999; Snowden 2019）。大多數時候，會寫疾病大歷史的是地理學家、人類學家、微生物學家、非學術界人士（McKeown 1988; Karlen 1995; Diamond 1997; Oldstone 1998; Greenblatt and Spigelman 2003; Crawford 2007; Callahan 2007; Crawford 2009; Barrett and Armelagos 2013; Shah 2016; McMichael 2017; Kenny 2021）。關於回溯診斷相關問題的經典論述，參見Arrizabalaga 2002。P. D. Mitchell 2011與A. J. Larner 2019則有比較近期的概述。關於對疫病的懷疑以及DNA所提出的解決辦法，參見第6章。

15. Reuter, Spacek, and Snyder 2015談到了高通量定序的技術。關於資料數據的擴張，一個粗略的參考標準是根據基因銀行（GenBank）這個資料庫裡的鹼基對數量，大約每十八個月就會翻倍（"GenBank and WGS Statistics," National Center for Biotechnology Information, US National Library of Medicine, https://www.ncbi.nlm.nih.gov/genbank/statistics/）。

16. 關於古基因體學的整體介紹，包括新創的「基因時光旅行」（genetic time travel）一詞，出自Krause and Pääbo 2016。另外參見Achtman 2016; Hofman and Warinner 2019，以及Lindqvist and Rajora 2019收錄的所有文章，特別是Marciniak and Poinar 2018; Spyrou et al. 2019a; Duchêne et al. 2020。關於系譜樹思維的大致介紹，參見Baum and Smith 2013。更詳細的概述請參見第1章。

17. Wilson 1999.

第1章

1. Darwin 2017, 543–44.

2. 細菌論或「細菌學革命」的出現與接受，是經過許多概念與推動者的發展，最後才由巴斯德與科赫集大成，並且花了幾十年的時間才成為眾人的共識，這段過程請參見第12章。關於巴斯德，參見Geison 1995。關於科赫，參見Brock 1988與Gradmann 2009。

3. 雖然其他章節也會提到一些拗口的寄生體名字，但本章肯定是全書最多術語的一章；我已經盡力寫得平易近人，希望讓讀者能夠更輕鬆地探索微生物的奇妙生物學。

4. Dobzhansky 1973.

5. Achtman and Wagner 2008提供了基因體學對微生物分類學的影響概述。

6. 關於微生物的多樣性，Yong 2016把各種新的想法融會貫通。參見Gilbert et al. 2018談人類微生物組。這些問題比乍看之下來得棘手，因為像pathogen（病原體）、parasite（寄生體）、germ（微生物）這樣的用詞並不是真正的分類術語，在微生物學、醫學和生態學等領域的用法也不一致。

7. 根據牛津英語詞典，pathogen是晚到1880年才第一次出現。病毒要到十九世紀末才被發現（菸草嵌紋病毒是在1890年代篩出），而且要到二十世紀之後，才能用「pathogen」這個詞來泛指這些分類群裡的所有致病生物。關於pathogen的定義，可參見Balloux and van Dorp 2017。

8. 幾項權威研究對「parasite」（寄生體）的用法並不一致。Ashford and Crewe 2003提供的是經典人類寄生體清單，只包括原蟲、蠕蟲與昆蟲。Schmid-Hempel 2013的用法則涵蓋更廣，也是本書採用的分類。

9. Wilson 2014, 180。寄生體（除病毒外）必須取得能量與所需元素。生命需要二十五種元素，這點對於遺傳的成功與否影響甚大，千萬不能小看。舉例來說，游離鐵就是一種重要且稀少的生物資源，宿主和寄生體會為此大打出手。參見Kaspari and Powers 2016，瞭解生命所需的元素。參見Nairz and Weiss 2020，瞭解最近對於「營養免疫」（nutritional immunity）的概述。

10. 參見Taylor, Latham, and Woolhouse 2001，瞭解常有人提的「1,415」這個數字。同樣地，這個數字本身相對並無意義，只是反映了在千禧年之交的基因體定序進展，而不是人類疾病在生物或生態上的本質特性。參見Wardeh et al. 2015，取得更新的清單。其他重要文獻包括：Guernier, Hochberg, and Guégan 2004; Wolfe, Dunavan, and Diamond 2007; Smith et al. 2007; Jones et al. 2008; Dunn et al. 2010; Smith and Guegan 2010; Kuris 2012; Murray et al. 2015。GIDEON（https://www.gideononline.com）上的數字為2020年初最新版，目前還在繼續增加。

11. Wardeh et al. 2015列出六十四種，而Taylor, Latham, and Woolhouse 2001只列出二十八種。

12. 確認這項清單的過程，是希望盡可能找出傳染原造成的完整人類疾病列表。為此，我列出了所有會感染人類的病原體，資料來源包括：Taylor與Wardeh的研究，GIDEON資料庫（這項資源相當全面），以及像是Kiple 1993之類的歷史列表。接著再找出每種疾病傳染原的物種；其中病毒的分類根據國際病毒分類委員會（International Committee on Taxonomy of Viruses），細菌分類根據國際系統與演化微生物學期刊（*International Journal of Systematic and Evolutionary Microbiology*），真菌分類根據真菌物種資料庫（Species Fungorum），蠕蟲分類則根據Ashford and Crewe 2003。「主要」病原體的界定，若是根據文獻回顧，從未有單次疫情造成超過五萬人死亡，或是一年染疫人數未超過五百萬（不論臨床結果），則予以排除。過去的相關列表完全不論疾病的重要性，所以列出的種類要不是並無意義，就是操縱抽樣所得出的結果；相較之下，雖然這裡的門檻是由我主觀認定（當然也可能落入抽樣偏誤），但已經算是有所進步。

13. 關於野生動物的麻瘋病，參見以下文獻：關於松鼠參見Avanzi et al. 2016；關於犰狳參見Truman 2005；關於靈長類則參見Honap et al. 2018。

14. 嚴格來說，蠕蟲並不是一個分類類別，但人類疾病的大多數療法會把各種致病的寄生蟲一起列入這個無所不包的分類，我在此也遵循了這種便宜行事的方法。關於真菌對人類健康的威脅，Olsen et al. 2011提出了全面的概述。

最常見的普恩蛋白疾病是庫賈氏病（CJD），會零星發生，但一般情況下並不會傳開來。關於一般的普恩蛋白疾病介紹，參見 Colby and Prusiner 2011; Chen and Dong 2016; Sigurdson, Bartz, and Glatzel 2019。

15. 參見 Zimmer 2015，可輕鬆瞭解病毒的生物學。參見 Crawford 2009，瞭解人類歷史上的病毒。另外也可參見 Strauss and Strauss 2008; Shors 2013; Cordingley 2017。梅達華夫妻著名的俏皮話廣受引用、版本眾多，但來源都不很明確。我在 Medawar and Medawar 1983, 275 找到了一模一樣的版本，但不敢說這就是最原始的出處。

16. 關於四萬這個數字（低於其他近期的預測），參見 Carlson et al. 2019。

17. Crawford 2009.

18. 參見 Locey and Lennon 2016，文中提出對微生物多樣性較高的估計。至於較低的估計，則可參見 Louca et al. 2019。我根據現代的分類法，將「立克次體」這一屬分入「細菌」這一類。立克次體是一些重要疾病（包括斑疹傷寒）的病原體，屬於小型、球狀的細菌，無論在大小或是需要進入宿主細胞這方面，都類似病毒。但許多過去文獻並不把立克次體列入細菌。

19. Sender, Fuchs, and Milo 2016。參見 Gilbert et al. 2018 談人類微生物組。參見 Abt and Pamer 2014 談共生與免疫。

20. 結核病會在第 5 章再詳細討論。鼠疫則是第 6、第 9 章的重點。

21. 關於黑猩猩的寄生體，進一步資訊請見第 2 章。

22. 關於利什曼原蟲病，參見 Hotez 2013, 133–40。關於昏睡病，參見 Brun et al. 2010 與 Büscher et al. 2017。關於瘧疾，間日瘧請見第 3 章，惡性瘧請見第 5 章；Packard 2007 與 Webb 2009 也都是寶貴的歷史概覽。參見 Sharp, Plenderleith, and Hahn 2020，瞭解大致的生態背景。有三種瘧原蟲（*P. malariae*、*P. ovale wallikeri*、*P. ovale curtisi*）都已適應人類，但造成的疾病負擔要低得多。

23. 參見 Ashford and Crewe 2003 取得目錄。關於蠕蟲病的負擔，參見 Hotez 2013, 17–96; Bruschi 2014。

24. 參見 Browne 1995, vol. 1，瞭解這次的行程與達爾文的背景。參見 Weiner 1994; Grant and Grant 1996; Donohue 2011，瞭解雀類的進化。Thompson 2013 則描述了不懈的演化。

25. Duffy, Shackelton, and Holmes 2008; Sanjuán et al. 2010; Flint et al. 2015, 2:319。一般來說，RNA 病毒裡的聚合酶缺少了校對的能力。

26. 關於鼻病毒，參見 Cordey et al. 2010 與 Lewis-Rogers, Seger, Adler 2017。關於準種，參見 Domingo and Perales 2019。

27. Raccianello 2012。參見 Weaver et al. 2016，瞭解一般的病毒演化。

28. 參見 Juhas 2015，瞭解人類病原體的平行轉移機制回顧結果。

29. Sompayrac 2016 提出清楚易讀的人類免疫學摘要。Carver 2017 與 Klenerman 2017 也都是有用的指引。

30. Elias 2007討論了皮膚如何作為免疫上的屏障。Turner 2009; France and Turner 2017; Smith et al. 2020。

31. Sompayrac 2016, 13–26.

32. 關於後天免疫的起源，Flajnik 2018提供了最近的回顧。

33. Sompayrac 2016, 42–71.

34. 大致情況請參見Karlsson, Kwiatkowski, and Sabeti 2014; Casanova and Abel 2018; Quintana-Murci 2019。關於瘧疾，參見第3、第5章；關於家族性地中海熱，參見Park et al. 2020。關於結核病（以及「病原體所造成的選汰壓力」），參見Kerner et al. 2021。

35. 這五大途徑都屬於水平傳染。雖然在自然界中，垂直傳染（從父母傳給子代）也很重要，但只有少數人類疾病（如愛滋病）出現垂直傳染。

36. 第3章會概述病媒傳播疾病，這也是本書後續章節的重要主題。

37. Alizon et al. 2009; Schmid-Hempel 2013, 312–53; Alizon and Michalakis 2015; Alizon and Méthot 2018。必須強調，目前還沒有堅實的經驗基礎能夠證明病原體在不同宿主物種之間的致病力不同。出於各種因素，這點本來就難以測量，只能說這是個出於印象的主張。然而從流行病學與疾病生態學的角度來看，這件事確實在邏輯上十分合理，我也認為這相當有可能。我們會用整本書來推敲這種主張當中的種種細微差別，也在第2章來談黑猩猩的疾病。或許最安全的說法，就是自然界中並不常出現急性、致病力高而宿主範圍又狹窄的疾病。

38. 關於較早的觀點，參見Burnet and White 1972。而關於二十世紀晚期的觀點變化，參見Anderson and May 1991; Ewald 1994; Frank 1996。關於天花的進一步討論，參見第5章。

39. Alizon and Michalakis 2015.

40. 參見Wasik and Murphy 2012，瞭解狂犬病的歷史。

41. 關於間日瘧，參見White 2011；關於疱疹病毒，參見Arvin et al. 2007；關於小型寄生蟲，請參見第3章談淋巴絲蟲病的段落。

42. Ewald 1991.

43. 參見Fiers et al. 1976，特別是關於艾氏菌屬MS2病毒，這種病毒會感染大腸桿菌。參見Reuter, Spacek, and Snyder 2015，瞭解高通量定序技術。

44. Gould 1988, 24。關於黑猩猩和人類，參見Muller et al. 2017。

45. 從1960年代，分子鐘分析就已經開始派上用場（Zuckerkandl and Pauling 1965）。基因資料逐漸累積，演化模型日益精良，運算方法也更為強大，都讓分子鐘分析得到重要的改善（Ho et al. 2005; Yang and Rannala 2012）。參見Young and Gillung 2020，針對大數據譜系學、相關模型及方法，提供略帶技術性的概覽。

46. 參見Membrebe et al. 2019，瞭解分子鐘模型與方法的最新觀點。Duchêne et al. 2020的研究也很有幫助。以下舉兩個相關的例子。首先，針對麻疹與密切相關的牛瘟病毒，由於從二十世紀早期博物館的人類肺臟標本中取得了某個早期樣本，加上有了更精良的演化模型，得以將兩者開始分流的時間往前推了千年（Düx et al. 2020）。另一個類似的例子是造成天花疫情的主天花病毒（*Variola major*），推測的起源時間有所變動，Mühlemann et al. 2020 提出了最近的時間。

47. 關於歷史學者如何應用譜系學，例如參見 Green 2014 and 2020。關於特別對哥倫布大交換的應用，參見 McNeill forthcoming。Harper 2020 也整合了歷史學者的一些早期應用情形。

48. 關於結核病，參見 Brosch et al. 2002 與 Comas et al. 2013。參見第 5 章。關於「反向人畜共通傳染病」（*anthroponosis*, reverse zoonosis），參見 Messenger, Barnes, and Gray 2014。關於反向人畜共通傳染病的討論，多半集中在最近的演化史，目前我尚未看到有全面的研究討論那些先立足於人類族群再立足於動物族群的疾病。

49. 參見 Krause and Pääbo 2016；Hofman and Warinner 2019；Lindqvist and Rajora 2019；特別是 Marciniak and Poinar 2018；Spyrou et al. 2019a；Duchêne et al. 2020。關於第一個完整的病原體基因體，參見 Bos et al. 2011。關於全基因體分析，參見 Reich 2018, xvi。

50. 關於演化相簿的概念，參見 Smith and Gilbert 2019。關於鼠疫 DNA，參見 Haensch et al. 2010; Bos et al. 2011; Wagner et al. 2014。目前還在進行中的鼠疫桿菌研究，已經讓我們更瞭解這種病原體，詳情參見第 6 章。關於新世界的副傷寒，參見 Vågene et al. 2018。參見第 7 章。

51. 參見 Austin et al. 2019，瞭解古代生物分子研究的一些重要倫理面向。「我們必須知道……」引自 McCormick 2021, 44。

52. 這一段達爾文引文，出自 The Voyage of the Beagle（Darwin 1959）第十七章。

53. Gould 1996, 14。

第 2 章

1. 參見 Boesch and Boesch-Achermann 2000。

2. Formenty et al. 2003; Leendertz et al. 2006; Patrono and Leendertz 2019.

3. Formenty et al. 2003; Leendertz et al. 2006; Köndgen et al. 2008。關於 RSV 的進一步資訊，參見 Shi et al. 2017。

4. Leendertz et al. 2006; Grützmacher et al. 2018。同樣地，在 2013 年的烏干達，一場致命的黑猩猩疫情是由 C 型人類鼻病毒（*Human rhinovirus C*，也就是普通感冒）所引起（Scully et al. 2018）。2016 年，另一場疫情的罪魁禍首則是人類冠狀病毒 OC43，又是另一種普通感冒的病原。

5. 參見下方的全球哺乳動物寄生體資料庫，以及 Calvignac-Spencer et al. 2012 提供的概覽。

6. 給黑猩猩說句公道話，牠們的食糞性（coprophagy）通常是為了取得糞便中殘留仍可食用的種子。參見Sarabian, Ngoubangoye, and MacIntosh 2017。

7. 關於寄生體的演化生態，Schmid-Hempel 2013提出了絕佳的摘要。Poulin and Morand 2000; Morand 2000; Thomas, Renaud, and Guégan 2005; Poulin 2007; Lindenfors et al. 2007; Han, Kramer, and Drake 2016; Schmid-Hempel 2017。

8. Nunn et al. 2003; Kamiya et al. 2014; Schmid-Hempel 2017.

9. Nunn et al. 2012。關於混交，參見Wlasiuk and Nachman 2010。

10. Côté and Poulin 1995; Altizer et al. 2003; Capitanio 2012。關於族群結構，參見Griffin and Nunn 2012與Nunn et al. 2015。

11. Rifkin, Nunn, and Garamszegi 2012.

12. 關於緯度物種落差，參見Jablonski et al. 2017。關於靈長類動物，參見Nunn et al. 2005。關於一般的寄生體，參見Guernier, Hochberg, and Guégan 2004; Bonds, Dobson, and Keenan 2012; Cashdan 2014; Stephens et al. 2016。

13. Cooper and Nunn 2013。關於一般的靈長類與寄生體，參見Huffman and Chapman 2009; Gillespie et al. 2010; Brinkworth and Pechenkina 2013。資料庫網址為：https://parasites.nunn-lab.org。

14. 舉例來說，資料庫裡與Pan屬相關的大約三十四種病毒物種中，至少三分之一顯然是人類病毒（*Betacoronavirus* 1、腸病毒C型／小兒麻痺、腺病毒A– E型、*Metapneumovirus*（間質肺炎病毒）、RSV、副流感病毒等等）。同時參見Calvignac-Spencer et al. 2012。

15. Pedersen et al. 2005; Cooper, Kamilar, and Nunn 2012.

16. Nunn and Altizer 2006, 255。同時參見Calvignac-Spencer et al. 2012的觀察：「在野生大猿體內發現的大多數微生物，似乎都是地方性動物疾病（也就是會持續感染野生大猿族群），就已知情況而言與急性疾病無關……或許有人會說，這是因為對野生大猿族群的監測不足；然而，在野生大猿的物種分布範圍（species range，又譯「存域」）裡，大猿群落分散各地，有些已經得到數十年的持續觀察，要是真的出現大規模死亡事件，應該不會遭到忽略。一個比較可能的解釋，則是大猿的族群特性（低密度、分散的族群）不符合急性致病病原體要持續所需要的循環。野生大猿已知的急性疾病，都起源於其他物種（伊波拉）、環境（炭疽病）或是人類（呼吸系統疾病）。」

17. 關於這項後設研究，參見Gurven and Gomes 2017。另外參見Hill 2001; Wood 2017; Muller and Wrangham 2018。

18. 關於大猩猩與黑猩猩族群的估計，參見Strindberg et al. 2018。

19. Lee 1987; Murdoch 1994; Turchin 2003; Sibly 2005; Turchin 2009.

20. 關於黑猩猩的飲食，參見Hohmann 2009; Phillips and Lancelotti 2014; Wood and Gilby 2017。

21. 關於人類狩獵採集者的相關人口統計情形，參見第3章。

22. Frazer 1930, 123–24.

23. Frazer 1930, 226.

24. Crosby 2006。同時參見 Goudsblom 1992 and 2015。

25. Wrangham 2009; Burton 2009; Wrangham 2017.

26. 「要是牠們現在還活在……」引自 Wrangham 2009, 2。

27. 目前最早的人屬物種是「巧人」（*Homo habilis*），但對於巧人究竟該不該歸為人屬，至今仍有爭議。巧人的大腦比南方古猿稍大，約為六百立方公分，但還是很小，也還是適應著攀爬的生活，而且口部和消化器官也同樣較類似猿類。關於狩獵，參見 Wood and Gilby 2017。關於用火，可能的極早期考古證據參見 Hlubik et al. 2017。

28. Wrangham 2009; Antón and Snodgrass 2012.

29. Carmody 2017.

30. 提出這種「耗能組織」（expensive tissue）假設的是 Aiello and Wheeler 1995。Snodgrass, Leonard, and Robertson 2009。其他批判參見 Navarrete, van Schaik, and Isler 2011 與 Cornélio et al. 2016。

31. 關於物種壟斷，參見 Goudsblom 2015, 185 與 Goudsblom 1992。考古學家在南非的斯泰克方丹（Sterkfontein）洞穴發現一處遺址，很能顯示出人類祖先新發現的力量。在長達數千年的時間裡，都是大型貓科動物以洞穴為家，在這裡咀嚼獵物；南方古猿的骨頭就是明證。但在已知用火之後不久，人屬不但把大貓趕出了洞穴，更讓洞穴成了自己的新家（Reynolds, Clarke, and Kuman 2007）。

32. Wrangham 2009; Wood and Gilby 2017.

33. Lordkipanidze et al. 2005; Haeusler et al. 2013; Schiess et al. 2014。參見 Spikins et al. 2019，瞭解尼安德塔人的醫療照護。

34. Fleagle et al. 2010; Carotenuto et al. 2016; Détroit et al. 2019.

35. Wertheim et al. 2014; Underdown, Kumar, and Houldcroft 2017; Forni et al. 2020.

36. Braun et al. 2010; Archer et al. 2014.

37. 關於人類史上的捕魚大致情形，參見 Fagan 2017, 21–26。關於人族，參見 Stewart 1994。

38. 參見 Jamieson 2016，瞭解這種疾病的生物學大要。參見 Hotez 2013, 41–55，取得精要的概覽。這種疾病的負擔仍有爭議：參見 King 2015，主張全球疾病負擔研究所採用的方式其實是低估了血吸蟲病真正的負擔。關於比爾哈茲，參見 Bergquist, Kloos, and Adugna 2016, 16。關於熱帶醫學中這種疾病大致的歷史，參見 Farley 1991。

39. Bergquist, Kloos, and Adugna 2016, 16.

40. Colley et al. 2014.

41. Madsen 2016.

42. Webster, Southgate, and Littlewood 2006; Standley et al. 2012.

43. Colley et al. 2014.

44. 參見Bergquist, Kloos, and Adugna 2016，可取得這種寄生體歷史的概覽。

45. Morgan et al. 2005; Webster, Southgate, and Littlewood 2006; Attwood et al. 2007; Attwood, Fatih, and Upatham 2008; Lawton et al. 2011; Standley et al. 2012.

46. 參見Desprès et al. 1992，瞭解與人族演化的關係。參見Morgan et al. 2005，瞭解有分子鐘分析估計孟松蚊屬的起源在300,000–430,000年前。參見Crellen et al. 2016，瞭解孟松蚊屬與S. rodhaini約在126,500年前分流。

47. Mouahid et al. 2012.

48. 關於中國的除蟲運動，參見Gross 2015。

49. 參見Morris 2010 and 2013，瞭解這個框架背後的資料。黑猩猩資料取自Pontzer et al. 2016。另外參見Pontzer 2017。這裡與瞪羚的比較並不精確，因為瞪羚群體的大小與能量攝入會因為物種、季節等等因素而異。如果是湯氏瞪羚（Thomson's gazelle，一群約一百隻），平均每天消耗10百萬焦耳，約合2,400大卡（參見Wilmhurst, Fryxell, and Colucci 1999），大約與一個現代美國人的消耗相同。

第3章

1. 「最嚴重的錯誤」引自Diamond 1987。「史上最大的騙局」引自Harari 2014, 77。一定程度上，這些主張能夠追溯到馬歇爾・薩林斯（Marshall Sahlins）的影響（例如Sahlins 1972），他的研究擴大了對狩獵採集社會的認識，並讓人以更批判的觀點來看新石器時代的革命與人類社會歷史的進化模型（下一章有相關討論）。

2. 參見Trueba and Dunthorn 2012與Houldcroft and Underdown 2016，瞭解仍有少數人強調著長遠深層過往的影響。「深歷史」研究相對忽略了病媒傳播疾病，或許反映其中隱藏著某種歐洲中心主義（或至少是緯度偏見）。

3. Tallavaara, Eronen, and Luoto 2018顯示，在熱帶／亞熱帶地區影響人口密度的因素，寄生蟲負擔的重要性或許比能源供應更高。

4. 參見Mounier and Lahr 2019，提供了最近的總結摘要。

5. 參見Stringer 2016，瞭解智人的興起。關於混交，參見Sankararaman et al. 2012; Sankararaman et al. 2014; Pääbo 2015; Fu et al. 2016; Kuhlwilm et al. 2016; Rogers et al. 2020。關於大腦，參見Neubauer, Hublin, and Gunz 2018。參見Pimenoff, Mendes de Oliveira, and Bravo 2017，其中呈現了人類乳突病毒16可能的演化史。

6. 目前將尼安德塔人的滅絕時間追溯到大約三十五萬到五十萬年前（Timmermann 2020）。辮狀河川的類比是由吳新智所提出（例如Athreya and Wu 2017）。

7. López, van Dorp, and Hellenthal 2015; Groucutt et al. 2015; Tierney, deMenocal, and Zander 2017; Groucutt et al. 2018; Hershkovitz et al. 2018.

8. 參見Gamble 1993與Oppenheimer 2004，瞭解在大量取得現代基因體資料前，關於人類的擴張有何經典說法。參見 Nielsen et al. 2017 與 Reich 2018，瞭解問題的現況，以及如何使用基因體資料來填補我們關於人類移居時間與路線上的知識空缺。關於 savannahstan，參見 Dennell 2003 and 2010。關於公路般的紅樹林，參見 Erlandson and Braje 2015。參見 Gruhn 2020，文中討論最近的研究，提出了美洲有人移居的時間是如本段所言，比過去認為的早。

9. 關於拋射技術，參見 Sisk and Shea 2011; O'Driscoll and Thompson 2018; Sano et al. 2019。人類渡海的時間有所爭議。參見 Cherry and Leppard 2015 與 Howitt-Marshall and Runnels 2016。關於陶器，參見 Huysecom et al. 2009。

10. Diamond 1997.

11. Morris 2010, 80.

12. 「全宇宙唯一的居民」引自 Ross 1819, 123–4。「他們生活的……」引自 Cook 1894。關於人種誌的摘要，參見 Gilberg 1984。

13. Gilberg 1984; Peary 1898a, b。海豹是主食，但他們也會獵殺海象、鯨、獨角鯨、北美馴鹿、狐狸、野兔、麝香牛，甚至北極熊；所用的陷阱、長矛與刀具，材料只不過是石頭，或是象牙、骨頭和獸皮等動物身體部位。

14. Cook 1894; Gilberg 1984, 586.

15. Ross 1819; Peary 1898a。特別參見 Gilberg 1976。關於這些在接觸後找上北阿拉斯加努那米特（Nunamiut）人的疾病，參見 Gubser 1965, 53。

16. 關於這些學科區分的起源與意義，參見 Smail 2005 and 2008。

17. 關於現代採集者是否具有代表性、適合用哪些方法來比較，人類學文獻十分豐富。就概覽而言，可參見 Binford 2001; Marlowe 2005; Panter-Brick, Layton, and Rowley-Conwy 2001; Johnson 2014。目前或許最困難的，是得知在舊世界溫帶地區的狩獵採集者的生活狀況——並不意外，這也是後來社會發展最蓬勃的地區。

18. Tanaka 1980.

19. Tanaka 1980.

20. Silberbauer 1965; Tanaka 1980。有些薩恩人住在比較不那麼乾燥的地區，瘧疾也就與他們同在（Singer 1960）。

21. Early and Headland 1998.

22. Early and Headland 1998.

23. Early and Headland 1998, 102.

24. 特別參見 Gurven and Kaplan 2007。

25. 參見表 3.1，瞭解狩獵採集者的預期壽命。

26. 關於人口密度，參見 Hassan 1981; Binford 2001; Marlowe 2005。該整合研究為 Gurven and Gomes 2017。

27. Early and Headland 1998, 102。除了阿埃塔人，針對其他幾個二十世紀的狩獵採集族群，也做出了相關的特定死因死亡率估計。像是住在東非莽原的哈扎人就受到密切研究，雖然偶有天花和麻疹等群聚疾病，但「就哈扎人的情況而言，大多數死亡都是由『咳嗽與感冒』和腹瀉所引起」——屬於急性傳染病的症狀（Blurton Jones 2016）。至於住委內瑞拉莽原的狩獵採集者希威人，傳染病幾乎是所有年齡層（age group）的最大死因，也是幾乎所有年齡組（age class）的主要死因（參見Hill, Hurtado, and Walker 2007）。在嬰兒（不足一歲）當中，傳染病佔男嬰死亡29%、女嬰死亡25%，僅次於女嬰遭殺嬰的死亡率。對於一到九歲的兒童，傳染病分別佔男孩與女孩死亡的59%與73%。在成年早期（10–39歲），傳染病分別佔男性與女性死亡的55%與29%，而在成年晚期（高於39歲），傳染病則帶走43%的男性、88%的女性性命。在居住於喀拉哈里北部Dobe區的薩恩人種族「!Kung」當中，傳染病是主要死因。肺結核或許是頭號殺手，性病十分常見，而呼吸道與胃腸道疾病則常常造成致命結局。瘧疾也很普遍；值得注意的是，Dobe區的積水水坑比喀拉哈里中部來得多。整體來說，!Kung人的死亡可能有70–80%是由傳染病與寄生體所致」（Howell 1979）。至於巴拉圭東部的亞契人，傳染病仍然是一大死因，但在這裡，不同年齡組的主要死因在於暴力，而讓亞契人成了受到密切研究的狩獵採集族群當中的異類（Hill and Hurtado 1996）。最後關於二十世紀中葉的伊努特人，傳染病佔已知死因的61%，符合培里與其團隊早期報告中的印象（Gilberg 1976）。接觸顯然有著壓倒性的重要性，因為結核病一枝獨秀。至於北極族群在接觸農業或工業社會之前的死亡概況，目前已不可能有真正可靠的重建呈現。

28. Trueba and Dunthorn 2012; Houldcroft and Underdown 2016.

29. 關於鉤蟲的分布與負擔，參見Hotez 2005; Loukas et al. 2016; Bartsch et al. 2016。關於鞭蟲的負擔，參見Else et al. 2020。關於鞭蟲的譜系學，參見Hawash et al. 2016。關於鉤蟲的譜系學，參見Monteiro et al. 2019。人類的蛔蟲感染是由*Ascaris lumbricoides*所造成，可能是出現在全新世（Nejsum et al. 2017），但由於它與某種豬的蠕蟲關係密切並雜交，這種寄生蟲的演化史目前還有待研究（Easton et al. 2020）。

30. Hotez 2013, 17–40.

31. 關於一般的疱疹病毒，參見Houldcroft 2019。關於VZV，參見Pontremoli et al. 2020。作者謹慎指出，採樣到的病毒株曾在近期有一個共同祖先，但並不排除在過去還有其他形式。一般來說，就算VZV能追溯到更久之前，也並不奇怪。本段所討論的其他慢性傳染病也是如此——所以如果要明確說這些這些疾病都來自全新世，還得更加謹慎。關於結核病，參見第5章。關於梅毒與熱帶莓疹，參見第7與第8章。

32. 關於一個類似的觀點，參見Blurton Jones 2016。演化既如此不懈，又常常出現宿主轉換，代表遠古人類祖先或許有些目前已經看不到的病原體。系譜樹思維只能讓我們追溯那些目前仍有後代留存的病原體（又或者能從考古樣本復原，但也只能追溯到幾千年前），所以並無法觀察到已經滅絕的祖先病原體，只能做出生態上的推論。舉例來說，有鑑於瘧原蟲屬的病原體近期與人類多次交手，很有可能這種事件在過去也曾經發生。就算古代人族或早期人類當時遇上其他已經適應人類的瘧疾寄生蟲（雖然可能性不高），要是它們的遺傳後代並未存活至今，我們就無法發現。

33. 雖然 Cloudsley-Thompson 1977 與 Busvine 1980 已經是較早期的文獻，但對於病媒傳播疾病生物學仍然是出色的概論讀物。當然，Monath 1988 談病毒的文獻也極有幫助。

34. Ellis 1921, 67。參見 Spielman and D'Antonio 2001，瞭解對蚊子的自然史概述，「蚊子在幼蟲階段」引文出於頁 xviii。在 2020 年八月，已知的蚊類物種共有 3,578 種（Harbach 2013; Mosquito Taxonomic Inventory, http://mosquito-taxonomic-inventory.info/，瀏覽日期 August 26, 2020）。

35. Spielman and D'Antonio 2001, 9–10.

36. Spielman and D'Antonio 2001.

37. 關於這樣的多樣性，參見 Marshall 2012, 120–25。

38. Masters and McMillan 2001。關於宿主偏好，參見 Takken and Verhulst 2012。關於各種機制，參見 Wolff and Riffell 2018。

39. 「人類最致命的傳染病」引自 Webb 2009, 1。「那是一種寬容而⋯⋯」引自 Hackett 1937, xi。瘧疾的歷史參考以下來源：Hackett 1937; Harrison 1978; Bruce-Chwatt and Zulueta 1980; Sallares 2002; Carter and Mendis 2002; Packard 2007; Shah 2010; Webb 2014。

40. 「給人的感覺⋯⋯」引自 Geisel 2005, 15–16。關於人類瘧原蟲屬的譜系學，參見下文。關於一般的間日瘧原蟲，參見 Price, Baird, and Hay 2012。

41. Raina 1991.

42. Galinski, Meyer, and Barnwell 2013, 5.

43. N. J. White 2011.

44. Karunaweera et al. 1992, 2003; Cowman et al. 2017.

45. 「這看起來很不可思議⋯⋯」引自 Marshall 2012, 63。關於瘧蚊屬與瘧疾的多樣性，參見 Manguin 2008。「關於瘧疾的一切⋯⋯」引自 Hackett 1937。特別參見 Ohm et al. 2018，瞭解病媒與寄生體生物學的環境決定因素。

46. 參見 Hay et al. 2010; Sinka et al. 2010, 2012; Dalrymple, Mappin, and Gething 2015，瞭解繪製瘧疾地理位置的努力。關於歐洲，參見 Bruce-Chwatt and Zulueta 1980。關於馬來西亞，參見 Sandosham 1970 與 Alias et al. 2014。

47. Lysenko and Semashko 1968; Bruce-Chwatt and Zulueta 1980。Dobson 1997 是關於歐洲瘧疾特別豐富的研究，以英格蘭東南為重點。關於荷蘭，參見 Swellengrebel and Buck 1938。關於在義大利晚期與最後根除的情形，參見 Snowden 1999, 2006。關於北海地區，參見 Knottnerus 2002。關於歐洲早期中古時代的瘧疾疫情，參見 Newfield 2017。

48. 「良性且鮮少致命⋯⋯」引自 Battle et al. 2012, 2；這項文獻也談到了間日瘧一般造成的負擔。Poespoprodjo et al. 2009; Baird 2013; Howes et al. 2016;

Battle et al. 2019。關於間日瘧在英國某些地方立足之後，形成多麼強大的力量，參見Dobson 1997。

49. Howes et al. 2013; Sepúlveda et al. 2017。關於霍爾丹的「瘧疾假設」，參見Weatherall 2004。

50. McManus et al. 2017.

51. 關於這種血型的發現，參見Cutbush and Mollison 1950。參見Miller et al. 1976，瞭解最初對於這種抵抗機制的發現。

52. 參見Howes et al. 2011，瞭解Duffy血型的全球分布。參見McManus et al. 2017，瞭解這個基因體區域的自然選汰訊號強度。

53. 當時的主流觀點，認為間日瘧原蟲是源自亞洲（Escalante et al. 2005; Hayakawa et al. 2008; Carlton, Das, and Escalante 2013）。但在最近五年左右，風向已轉向源自非洲（Prugnolle et al. 2013; Liu et al. 2014; Loy et al. 2017, 2018; Arisue et al. 2019）。關於間日瘧原蟲在非洲的情形，參見Twohig et al. 2019。Gilabert et al. 2018則提出警告。

54. McManus et al. 2017。同時參見Loy et al. 2018。

55. 關於萬巴德，大致可參見Haynes 2001。「英國狩獵鄉紳」引自Chernin 1983。「骯髒至極」引自萬巴德自己在1871年談到廈門的醫療情況，出現在Hughes 1872, 51。

56. Manson 1883, 10.

57. Chernin 1983; Haynes 2001, 51–55.

58. 相關概覽可參見Hotez 2013, 57–66。Sasa 1976雖然是一篇較早的文獻，但也只有這篇以專文長度談到相關治療。Lindsay and Thomas 2000; Ottesen 2006; Cromwell et al. 2020。

59. Ottesen 2006.

60. Hotez 2013, 57–66.

61. Kumari et al. 2005.

62. 參見Laurence 1970，在第355頁談到皮里斯。

63. Small, Tisch, and Zimmerman 2014; Small et al. 2019.

64. Ford 1971; Brun et al. 2010; Brun and Blum 2012。關於這種疾病的歷史，參見Cox 2004與Steverding 2008。

65. Balmer et al. 2011; Sistrom et al. 2014.

66. 參見Spinage 2012, 821–913，瞭解這種疾病的歷史與動物面向。同時參見Nash 1969與Ford 1971（在145頁談到生態平衡）。Gifford-Gonzalez 2000討論了那加拿病與其他動物疾病。參見Brown 2008，瞭解現代科學所提供對於非洲采采蠅的知識，以及防控動物疾病的貢獻。「最大詛咒」引自Johnston 1894。關於嚴謹的實證測試，參見Alsan 2015；另外參見Mitchell 2018a，瞭解包括其他動物疾病在內的概覽。但也請參見Chritz et al. 2015，有證據顯示，至少有一些地區過去以為有采采蠅為害（因此難以用於畜牧），但事實上有可能適合畜牧。關於低人口密度這個主題，參見 Iliffe 2017。

67. Rassi, Rassi, and Marin-Neto 2010; Hotez 2013, 127–33。參見 Darwin 2001, 315，編輯附註談到達爾文有可能是在這次染上錐蟲病，也確實有這種可能。參見 Stanaway and Roth 2015，瞭解全球的負擔。

68. 參見 Alvar et al. 2012; Karimkhani et al. 2017（皮膚型）; Gradoni and Bruschi 2018; Wamai et al. 2020（內臟型）。

69. 因為所根據的實證太少，對全新世初期人口的估計差異極大，從最少的一百萬到最高的兩千萬不等。參見 HYDE 3.1 (the History Database of the Global Environment; Klein Goldewijk et al. 2011)，支持約有兩百萬的估計，可能太低。Livi Bacci 2012, 24–25 則支持有六百萬人的估計。

70. 特別參見 Blurton Jones 2016; Bettinger 2016; Zahid, Robinson, and Kelly 2016。

71. 參見 Braje and Erlandson 2013，瞭解早期人類的生態系統轉型。參見 Goldberg, Mychajliw, and Hadly 2016，談先前南美的「繁榮與蕭條」。

72. Gat 2000a, b。參見 Allen et al. 2016，瞭解一項人類學上的近期發現。關於應用馬爾薩斯主義來談後期的歷史衝突，參見 Goldstone 1991 與 Turchin and Nefedov 2011。在更新世巨型動物滅絕當中，人類捕食與氣候變遷究竟扮演了怎樣的相對角色，至今仍備受爭議。關於這項問題的最新概覽與情況，參見 MacPhee 2019。

73. 關於營養與疾病，參見 Livi Bacci 1990。參見 Turchin 2003, 128–31，瞭解微寄生體寄生作為自然族群管控機制的作用。

74. Blurton Jones 2016, 209.

75. Tallavaara, Eronen, and Luoto 2018.

第 4 章

1. Black 1788。關於十八世紀數學方法更廣的背景脈絡，參見 Tröhler 2011。

2. Harris 1693.

3. 關於馬庫斯·奧理略與芙斯汀娜，參見 Harper 2017, 74。

4. 最早的研究參見 World Bank 1993; Murray 1994; Murray and Lopez 1996。這項調查在 1990 年代早期，於世界衛生組織主持下持續進行，並發表於一系列的世界衛生報告之中。後續在比爾與米蘭達·蓋茲基金會的贊助下，於 2010、2013、2015、2016、2017 都有更新，由華盛頓大學健康指標與評估研究所（Institute for Health Metrics and Evaluation）進行。參見 Murray and Lopez 1996, 26。關於這項計畫的重要歷史，參見 Mahajan 2019。

5. 參見 Smil 2015，瞭解農業與能源在整體大局的角色。參見 Boivin et al. 2016，概覽人類對生物多樣性的影響。

6. 最近的一份精彩概覽可參見 Webb 2019，提到人類史上治療腸道疾病最佳的方式。參見 Cockburn 1967 and 1971，瞭解對於人類疾病較早期的說法。

7. Belfer-Cohen, Schepartz, and Arensburg 1991; Smith 1991; Banning, Rahimi,

and Siggers 1994; Akkermans 2003; Goring-Morris and Belfer-Cohen 2010.

8. Mithen 2003。對於「採集者為何改行農業畜牧」這個備受爭議的問題，Barker 2006提出了引人入勝的探討過程。參見Boserup 1965 and 1981，從比較理論的觀點瞭解「強化」的動態。

9. Childe 1936。關於這項基本主張的後續修訂，請見下文分解。

10. 關於農業與能源，參見Crosby 2006與Smil 2015 and 2017。

11. Cowan and Watson 1992; Bellwood 2005; Zohary, Hopf, and Weiss 2012。Barker and Goucher 2015所收錄的文章，以全球觀點對馴化提出了廣泛的介紹。參見Kantar et al. 2017，瞭解基因體學如何讓我們更瞭解植物馴化的複雜過程。另外參見Denham et al. 2020，瞭解更新概況。

12. 關於植物馴化請參見表4.1。

13. 「成功馴化的首要條件」引自Jensen 2014。大致情況請參見MacHugh, Larson, and Orlando 2017。

14. 更準確來說，柴爾德屬於新演化論的世代，回應著法蘭茲‧鮑雅士（Franz Boas）等人提出的挑戰（Sanderson 1990, 75–82）。Worster 2017, 6。

15. 定居生活與社會分層都已經可見於狩獵採集社會（關於定居的採集者可參見Bar-Yosef 2001；關於複雜的社會結構可參見Kelly 2013; Binford 2001與Hamilton et al. 2007）。同樣地，馴化並不是一定會走向定居（例如遊牧民族的聚落能夠移動，游耕的農民也常常每年遷移）。

16. Cohen, Armelagos, and Larsen 1984; Swedlund and Armelagos 1990; Larsen 2006; Cohen and Crane-Kramer 2007; Pinhasi and Stock 2011; Larsen et al. 2018; Larsen 2019。關於結核病，參見Roberts and Buikstra 2003。

17. 《自然》的該篇文章是：Wolfe, Dunavan, and Diamond 2007。Cohen 1989完整表達了傳統敘事。McNeill 1976; Diamond 1997; Barrett et al. 1998; Weiss 2001; Barrett and Armelagos 2013; Harper and Armelagos 2013.

18. McNeill 1976; Crosby 1996; Diamond 1997.

19. 大家常常會從字面意義來瞭解人類的馴化（Wilson 1988; Hodder 1990; Leach 2003; Scott 2017）。

20. 「我們的採集者祖先……」引自Worster 2017, 6。Webb 2019是另一個少見的例子，試著從歷史切入這個人類生態史上的重大轉型。

21. Byers, Guerrant, and Farr 2001.

22. Webb 2019, 2.

23. Moore et al. 2000.

24. Moore et al. 2000, 268.

25. 「前所未有的大集合」引自Scott 2017, 103；這項文獻還提到一種發人深省的主張，認為是人類的定居生活創造了共生物種所需的生態條件。O'Connor 2014全面研究了人類的共生物種。

26. Goring-Morris and Belfer-Cohen 2010。關於對新石器時代城鎮氣味的想像，

參見 Pawłowska 2014。

27. 關於家蠅，參見 Marshall 2012, 397–99。Hewitt 1914; Scott and Littig 1962; Junqueira et al. 2016; Panagiotakopulu and Buckland 2017, 2018。

28. Scott et al. 2014; Haseyama et al. 2015; Panagiotakopulu and Buckland 2017, 2018; Sackton, Lazzaro, and Clark 2017.

29. Busvine 1980, 191–211.

30. Busvine 1980, 191–211.

31. 「大家都知道……」引自 Greenberg 1971, 134。「數一數二致命的動物屬」引自 Marshall 2012, 398。Greenberg 1965; Sasaki, Kobayashi, and Agui 2000; Rahuma et al. 2005; Farag et al. 2013; Cloudsley-Thompson 1977, 124–45。

32. Greenberg 1971, 2:15; Cloudsley-Thompson 1977, 124–45.

33. 相關背景另外參見第 12 章。

34. Rush 1818.

35. Rush 1818, 215.

36. Rush 1818, 215–16.

37. Rush 1818, 216.

38. Levine et al. 2012；結果發表於 Kotloff et al. 2013。

39. Quigley 2013。概覽參見 Quigley 2017。

40. Martella et al. 2010; Gautam et al. 2015; Dóró et al. 2015; Bányai and Pitzer 2016; Li et al. 2016.

41. Keusch 2009。關於志賀潔，參見 Trofa et al. 1999。痢疾阿米巴等阿米巴原蟲會引起阿米巴痢疾，而志賀桿菌則是最重要的痢疾病原菌。

42. Keusch 2009; Khalil et al. 2018.

43. 傳統的四個物種是：*Shigella flexneri*、*S. sonnei*、*S. boydii*、*S. dysenteriae*。Escobar-Páramo et al. 2003; Yang et al. 2007; Hazen et al. 2016。

44. Croxen et al. 2013.

45. Croxen et al. 2013; The et al. 2016; Levine and Levine 1991; Farag et al. 2013.

46. Pringle 1764。關於普林格與十八世紀醫學，參見第 10 章。

47. Holt et al. 2012; Croxen et al. 2013; Connor et al. 2015; Sahl et al. 2015; The et al. 2016。「細菌基因體的新石器革命」引自 Mira, Pushker and Rodríguez-Valera 2006。

48. 造成阿米巴痢疾的痢疾阿米巴原蟲也是人類單寄生，至少有八個物種能夠感染人。內阿米巴屬在自然界十分常見，已知有多種靈長類動物、有蹄類動物、嚙齒動物、爬行動物、鳥類與兩棲動物都是宿主。目前還不清楚它們演化成人類單寄生的方式或時間點，有可能內阿米巴屬的物種已經在人類與家禽家畜之間來回跨物種傳播了無數次。彎曲桿菌的故事也類似，這一屬的細菌到今天仍然不斷在人類與動物之間跨物種來回，特別是家禽家畜。關於痢疾阿米巴，參見 Le Bailly and Bouchet 2006（特別是新石器時代）；Weedall

and Hall 2011; Weedall et al. 2012; Samie, ElBakri, and AbuOdeh 2012; Nozaki and Bhattacharya 2015; Das and Ganguly 2014; Le Bailly, Maicher, and Dufour 2016。關於彎曲桿菌，參見Gripp et al. 2011; Iraola et al. 2014; Sheppard and Maiden 2015; Iraola et al. 2017。

49. Jackson 1835, 230。這項案例出自詹姆士・傑克森（James Jackson）的回憶錄，傑克森是一位年輕的美國醫師，曾和皮耶・路易學習。

50. Jackson 1835, 238.

51. 關於路易自己對於傷寒的重要研究，參見Louis 1829。關於路易，參見Adler and Mara 2016, 56–57。

52. 關於十九世紀斑疹傷寒與傷寒的區別，參見Hamlin 2015, 167–205。Adler and Mara 2016提供了關於這種疾病的大致歷史。斑疹傷寒可能是在十五世紀晚期來到歐洲，關於斑疹傷寒請參見第9章。

53. 關於對巴德的簡短讚譽，參見Moorhead 2002。參見Steere-Williams 2020，經過豐富的研究，將巴德定位在早期流行病學當中。

54. 「相當於有一個大城的人口」引自Budd 1873, 1。「沒在自家體驗過……」引自Budd 1873, 2。「自從意外受到……」引自Budd 1873, 3。

55. 關於更大的背景脈絡，參見Steere-Williams 2020。

56. 「絕大部分的住戶」引自Budd 1873, 10–11。

57. 「廁所、豬圈」引自Budd 1873, 11。

58. 「造成疾病傳播……」引自Budd 1873, 39–40。

59. Holt et al. 2008.

60. Parry 2006; Coburn, Grassl, and Finlay 2007.

61. Gal-Mor et al. 2014; Hiyoshi et al. 2018.

62. Parry 2006; Gal-Mor et al. 2014.

63. Parry 2006; Gal-Mor et al. 2014.

64. Parry 2006。就像是志賀桿菌，一些專門找上人類的沙門氏菌菌株也是一方面取得關鍵的分子工具，另一方面則讓自己的許多其他基因噤聲，好讓自己專注在這個更狹窄的生態區位。沙門氏菌有五種菌株會導致腸熱與侵襲性疾病，都是從更廣泛背景的沙門氏菌獨立演化而來（Hiyoshi et al. 2018）。

65. Kidgell et al. 2002; Roumagnac et al. 2006; Yap and Thong 2017.

66. Liu et al. 2009; Zhou et al. 2018; Key et al. 2020。關於新世界，參見Vågene et al. 2018與第7章。

67. Hirsch 1883, 617.

68. Parry 2006; Wain et al. 2015.

69. 關於傷寒的減少，參見第12章。以美洲為重點的McGuire 2013提出了有力的說法。Wain et al. 2015。「事實上，人類這個……」引自Budd 1873, 183。

70. Bocquet-Appel and Bar-Yosef 2008。關於一種謹慎的觀點，參見Gage and DeWitte 2009。

71. Bocquet-Appel 2011.
72. Shennan et al. 2013; Downey, Haas, and Shennan 2016。反對意見參見 Torfing 2015。
73. Reich 2018 提供了對遺傳學的概覽。更廣泛的概念請參見 Shennan 2018。
74. Allentoft et al. 2015; Lazaridis et al. 2016; Skoglund et al. 2017; Lipson et al. 2017, 2018; Mathieson et al. 2018.

第 5 章

1. 關於法羅群島，參見 Wylie 1987。這個事件由佩特‧帕努姆在 1847 年以丹麥文記錄，我用的是 Hatcher 的翻譯版本（Panum 1940）。
2. Panum 1940, 29.
3. 關於帕努姆在醫學思想上的歷史定位，參見 Rosen 1993, 260–61。
4. 關於麻疹的免疫，參見 Tahara et al. 2016。
5. Laksono et al. 2016.
6. Cliff, Haggett, and Smallman-Raynor 1993.
7. 麥克尼爾就說，從西元一世紀開始，「橫跨整個舊世界，從中國與印度一路來到地中海，成了一種例行事件。」因此，「在舊世界各個文明之間感染疾病的傳播條件也發生了深遠的變化。這些感染同質化的可能性就這麼打開，最關鍵的限制在於每天的新人類宿主數目。」（McNeill 1976, 124）。
8. 英文「crowd disease」（群聚疾病）是個流行病學上的用詞，而非醫學用詞，似乎是在 1937 年，由英國流行病學者梅傑‧格林伍德（Major Greenwood）推廣這樣的用法。格林伍德也推動以統計輔助傳染病分析。
9. 關於最新的概覽，參見 Hanks and Linduff 2009。關於冶金術的起源，參見 Roberts, Thornton, and Pigott 2009; Roberts 2011; Roberts and Radivojevi 2015; Radivojevi and Roberts 2020。值得提醒自己的是，在二十世紀中葉放射性碳定年法出現之前，任何絕對年代都值得懷疑。關於史前的概念與放射性碳定年法的重要，參見 Renfrew 2008。在新石器時代，加上後來的青銅器與鐵器時代，整段疾病史就這麼壓縮在一起，某種程度上也是遙遠地呼應著在二十世紀中葉還缺乏編年史。
10. 驢：最重要的請參見 Mitchell 2018b，瞭解其馴化與重要性。馬：參見 Anthony 2007。基因體學讓我們更清楚理解馬匹的馴化（Gaunitz et al. 2018; Fages et al. 2019, 2020; Frantz et al. 2020）。關於駱駝，參見 Burger and Palmieri 2014 與 Fitak et al. 2015 and 2020。
11. 關於最近對於都市生活的論述，參見 Woolf 2020。關於城市規模，參見 Morris et al. 2013; Inoue et al. 2015; Reba, Reitsma, and Seito 2016。這些研究取自 Chandler 1987 與 Modelski 2003。
12. 關於都市人口，參見前一註解所引研究。
13. Taagepera 1978a, b, and 1979 極為重要，後經 Scheidel 2019 進一步加強。

14. 「部分孤立的獨特位置」引自 Iliffe 2017, 4。「讓非洲人創造了」引自 Iliffe 2017, 34。談到微生物統一的表達與概念都來自 Ladurie 1973，只不過談的是一個後來的時期。

15. 關於絲路，參見 Frankopan 2016。關於季風，參見 Casson 1989。關於撒哈拉，參見 Mattingly 2003。

16. 關於一般的呼吸道疾病，參見 Mandell et al. 2006, Nichols et al. 2008 與 Jartti et al. 2012。關於網球場這項事實，參見 Roberts 1986, 114。

17. 大多數人類麻瘋病是由麻瘋分枝桿菌（*Mycobacterium leprae*）這種細菌所引起，但在十多年前，又發現了另一種相關的病原體 *Mycobacterium lepromatosis*。兩者是在幾百萬年前出現分支。*M. leprae* 可能造成人類某種非常古老的疾病，只是在鐵器時代才變得極為盛行。像是在歐洲，羅馬帝國之前並未發現這種細菌，但到了古典時代晚期才開始盛行。此外，由於不斷發現這種細菌的動物宿主（特別是非人類靈長類動物），讓人懷疑這算是人類疾病的程度究竟多高。Schuenemann et al. 2013; Han and Silva 2014; Donoghue et al. 2015, 2018; Schuenemann et al. 2018b; Honap et al. 2018。

18. 關於土地利用，參見 Klein Goldewijk et al. 2017。

19. 參見第 11 章，瞭解現代的牛瘟病毒；也參見 McVety 2018，瞭解各種根除運動。參見 Düx et al. 2020，瞭解麻疹病毒的演化史。

20. Ghawar et al. 2017.

21. Düx et al. 2020。過去的研究（演化模型較為簡單）曾以為年代要近得多（Furuse, Suzuki, and Oshitani 2010）。到了現代，由於人口健康、照護條件佳，麻疹的致死率相對較低，可能讓人誤以為麻疹是一種溫和的兒科疾病。事實上，在前現代、營養不良且常見合併感染的族群中，麻疹無論在當時或現在，都是一種能夠致命的疾病。對於過去未曾暴露的族群，麻疹的打擊格外嚴重。太平洋歷史上的例子記錄特別完整。像是在 1875 年，麻疹傳入斐濟，十四萬島民有三萬就因此進了墳墓。參見 Moss 2017，瞭解現代的疾病負擔；參見 Wolfson et al. 2009，瞭解現代致死率的不同。參見 Cliff, Haggett, and Smallman-Raynor 1993，瞭解麻疹在歷史上的流行病學。關於斐濟，參見 Cliff and Haggett 1985 與 Morens 1998。關於類似的案例，參見 Ray 1976 談加拿大內陸；Boyd 1994 談美國的濱太平洋西北地區；Galois 1996 談英屬哥倫比亞。

22. 關於囓齒動物，參見 Dobson 2005; Calisher et al. 2006; Turmelle and Olival 2009; Drexler et al. 2012; Luis et al. 2013; Brook and Dobson 2015; Plowright et al. 2015; Hayman 2016; Olival et al. 2016; Wang and Anderson 2019; Carlson et al. 2019; Han et al. 2015。關於蝙蝠，參見 Kunz and Fenton 2003。

23. O'Shea and Bogan 2003; Kunz and Fenton 2003; Klimpel and Mehlhorn 2014; Tuttle 2015.

24. Hendrickson 1983; Bordes, Blumstein, and Morand 2007; Meerburg,

Singleton, and Kijlstra 2009; Singla et al. 2008; Krebs 2013; Han et al. 2015.

25. 腮腺炎是德國麻疹病毒屬（*Rubulavirus*）的成員，這一屬的許多物種都是在蝙蝠中發現。（其中兩種為人類病原體，副流行性感冒病毒〔*Parainfluenzavirus*〕2型和4型也在這一屬。）參見 Drexler et al. 2012。參見 Jin et al. 2015，瞭解腮腺炎病毒的基因體學。關於希波克拉底，參見 Grmek 1989。關於腮腺炎的歷史，參見 Kim-Farley 1993。

26. 值得注意的是，已有病毒性呼吸道感染時，由肺炎鏈球菌等常見微生物引起的一些細菌感染就會成為致命的併發症（Dickson, Erb-Downward, and Huffnagle 2014; Lee, Gordon, and Foxman 2016）。棒狀桿菌屬（*Corynebacterium*）的細菌有超過百種，其中至少有三種會致病，其中又有兩種有人畜共通的自然宿主，偶爾會感染人類。其中只有白喉棒狀桿菌（*C. diphtheriae*）專門針對人類。關於白喉的歷史與病理學，Nutall and Graham-Smith 1908就像一個寶庫。Bolt et al. 2010; Trost et al. 2012; Bernard 2012; Sangal and Hoskisson 2016; Oliveira et al. 2017。Carmichael 1993談這種疾病的歷史，正確指出過去對白喉的研究多半只限於它在細菌學出現時的作用。參見 Duffy 1953, 113-29，談在美洲殖民地的疫情。關於百日咳，有兩種單寄生人類的細菌，其譜系由來久遠，大約是在兩千年前分支。其中一支在過去五百年間迅速擴張，完全符合文獻記載百日咳在1500年後出現的情形。引起百日咳的細菌是一種專寄生人類的寄生體，是從支氣管膿毒桿菌（*Bordetella bronchiseptica*）的最近祖先演化而來。關於這裡迷人的演化背景與基因體學，參見 Parkhill et al. 2003; Bart et al. 2014; Diavatopoulos et al. 2005; Belcher and Preston 2015; Aslanabadi et al. 2015; Linz et al. 2016; Taylor-Mulneix et al. 2017; Soumana, Linz, and Harvill 2017; Dewan and Harvill 2019。

27. 關於結核病的一般歷史論述，參見 Dubos and Dubos 1952; Bryder 1988; Barnes 1995; Murphy and Blank 2012; Bynum 2012。目前的狀況，可參見世界衛生組織每年公布的《全球結核病報告》（*Global Tuberculosis Report*）。「毀滅一切的天使」引自 Yeoman 1848, 1。

28. Cosma, Sherman, and Ramakrishnan 2003; Zondervan et al. 2018.

29. Gupta et al. 2012; Cambier et al. 2014; Cambier, Falkow, and Ramakrishnan 2014.

30. Dickens 1865, 129.

31. 關於譜系學，參見 Pepperell et al. 2013; Luo et al. 2015; Stucki et al. 2016; O'Neill et al. 2019; Brynildsrud et al. 2018。關於新的姊妹譜系，參見 Ngabonziza et al. 2020。

32. Brites et al. 2018.

33. 參見 Roberts 2015，回顧過去的研究。

34. 關於較早的預測，可參見例如 Comas et al. 2013 與 Chisholm et al. 2016。

Pepperell et al. 2013; Bos et al. 2014; Kay et al. 2015。關於瑞典主教，參見 Sabin et al. 2020。

35. 關於非洲起源，參見Wirth et al. 2008; Hershberg et al. 2008; Comas et al. 2013; Ngabonziza et al. 2020。

36. Stucki et al. 2016; O'Neill et al. 2019; Sabin et al. 2020.

37. Bos et al. 2014。就連研究者自己都不敢相信，海洋哺乳動物會直接被人類感染結核病。關於太平洋地區，參見McDonald et al. 2020。

38. Malthus 2018 (1803 edition), 245。關於工業時代英國的結核病，參見Hardy 1993, 211–66。

39. Verga 1928 (translated by D. H. Lawrence), originally 1883。韋爾加的這篇小說正值特殊時刻：瘧疾在義大利人心中明顯成了國民病（Snowden 2006, 7–8）。

40. Adams 1849 (*On Airs, Waters, and Places*, chapter 7).

41. Carter and Mendis 2002; Webb 2009。這種解釋是遵照Otto et al. 2018。同時參見Loy et al. 2017; Sundararaman et al. 2016; Silva et al. 2015; Liu et al. 2014; Volkman et al. 2001。

42. 關於慢性感染，參見Ashley and White 2014。關於附著在小血管上，參見Miller et al. 2002與Otto et al. 2019。關於免疫，參見Doolan, Dobaño, and Baird 2009與Long and Zavala 2017。關於抗原變異，參見Recker et al. 2011。關於這所有機制的詳細摘要，參見Rénia and Goh 2016。

43. 參見Sharp, Plenderleith, and Hahn 2020，瞭解近期起源。適應人類的證據也能用來回答這個問題（Laval et al. 2019）。惡性瘧的流行病學特別複雜，對於人口族群或蚊類族群達到怎樣的門檻就會維持傳播，至今尚無共識，已從1930年代以來持續爭論不休。參見McKenzie et al. 2001與McKenzie and Bossert 2005。

44. Carter and Mendis 2002; Hume, Lyons, and Day 2003; Webb 2014.

45. 關於間日瘧原蟲偏好年輕的紅血球（稱為網狀紅血球〔reticulocyte〕），參見Chan et al. 2020。關於免疫，參見Doolan, Dobaño, and Baird 2009與Long and Zavala 2017。關於死亡率，參見Carter and Mendis 2002。

46. Livingstone 1958; Piel et al. 2010; Laval et al. 2019.

47. Webb 2014。參見Laval et al. 2019，瞭解狩獵採集者在過去六千年間取得鐮刀型貧血特質突變的情形。關於一般的遷移，Pakendorf et al. 2011提供概覽；關於班圖族擴散的整體複雜性、與狩獵採集族群的互動、生計上的改變，參見Crowther et al. 2018。

48. Ohm et al. 2018。惡性瘧原蟲也在不同地區適應了不同的瘧蚊屬蚊種（Molina-Cruz et al. 2016）。

49. 關於惡性瘧原蟲的遷移，參見Coluzzi 1999。Gelabert et al. 2017在古代歐洲樣本並未發現人類基因體自然選汰的證據，但他們的樣本多半來自北歐。這裡的關鍵，應該是要探究不同時間資料庫的基因變化，例如Antonio et al.

2019 與 Marcus et al. 2020。關於地中海型貧血，參見 Silvestroni and Bianco 1975; Marinucci 1982; Angastiniotis and Modell 1998; Flint et al. 1998; Modell and Darlison 2008; Cao and Galanello 2010。

50. 關於瘧疾與羅馬，參見 Sallares 2002。Harper 2017, 84–88。參見 Viganó et al. 2017，瞭解在古羅馬時代薩丁尼亞島的 β 型地中海型貧血情形。參見 Marciniak et al. 2016，瞭解古代 DNA 證據。

51. 關於中世紀，參見 Newfield 2017。關於發展，參見 Bonelli 1966; Corti 1984; Percoco 2013。

52. 「在北方漢人看來……」引自 Marks 2012, 128。另外參見 Elvin 2004。關於對瘧疾的恐懼，參見 Marks 1998, 74。關於瘧疾在中國歷史上的重要性，參見 Bello 2005。關於印度，參見 Das et al. 2012。

53. Sallares 2002, 229.

54. Fontaine, Najjar, and Prince 1961.

55. Camus 1948.

56. CDC 2012, 72.

57. 關於傳染病動態的經典現代綜合論述，參見 Anderson and May 1991。關於演化，參見 Mukherjee 2017。關於氣候，參見 McMichael 2017 與 Gage et al. 2008。

58. 我用的是由 Rosenthal 所翻譯的《歷史緒論》(*Muqaddimah*) 第二版 (Ibn Khaldūn 1967)。關於對伊本・赫勒敦的整體評價，參見 Baali 1988 與 Talbi 2012。關於他思想的應用，參見 Turchin 2018。

59. Ibn Khaldūn 1967, 2:136–37 (*Muqaddimah*, 3.49).

60. 關於前現代帝國的動態，特別參見 Morris and Scheidel 2009 與 Scheidel 2015 所收錄的文章。

61. Scheidel 2019 從全球與地理的觀點，精彩論述了羅馬的崛起；另外參見 Scheidel 2014。關於羅馬的軍國主義，參見 Harris 1985。關於國際的背景脈絡，參見 Eckstein 2006。

62. 關於羅馬權力的上限，參見 Whittaker 1994。關於羅馬的權力如何運作，參見 Hopkins 2018。關於各省的關係，參見 Woolf 1998; Ando 2000; Mattingly 2006; Noreña 2011。

63. 關於羅馬都市化的概述，參見 Hanson 2016。早從 Beloch 1886 開始，人口數字的估算就頗有爭議。Brunt 1987; Lo Cascio 1994, 2009; Frier 2000; Launaro 2011; De Ligt 2012; Hin 2013。

64. 貿易的程度一直有爭議。大致來說，羅馬帝國的民間貿易範圍愈來愈大，包括有長途貿易。關於羅馬的跨邊境貿易，參見 Raschke 1978; Casson 1989; De Romanis and Tchernia 1997; Mattingly 2003; Cappers 2006; Tomber 2008; McLaughlin 2010; Cherian 2011; Sidebotham 2011; Tomber 2012; Seland 2014; Purcell 2016。

65. 參見 Harper 2017，整合整理了過去到當時的生物考古研究。特別參見 Giannecchini and Moggi-Cecchi 2008。Jongman, Jacobs, and Klein Goldewijk 2019是目前對於羅馬人骨骼長度與衛生健康最全面的研究，也得到與 Harper 2017相同的結論：羅馬人有錢但多病，羅馬經濟的蓬勃發展與生物上的健康惡化正逢同時。

66. Scheidel 2001; Sallares 2002; Harper 2017, 65–91.

67. Birley 1987; Kulikowski 2016。關於更廣泛的生態危機，參見 Blouin 2014與 Elliott 2016，兩者都是以埃及為焦點。

68. 特別參見已證實的流行病清單列表（Harper 2017, 89）。關於安東尼瘟疫的基本文獻，參見 Gilliam 1961; Littman and Littman 1973; Duncan-Jones 1996（特別能重新激起對這個主題的興趣）; Scheidel 2002; Bagnall 2002; Marcone 2002; Zelener 2003; Greenberg 2003; Jones 2005b and 2006; Bruun 2007; Gourevitch 2009; the essays in Lo Cascio 2012; Harper 2017; Duncan-Jones 2018; Flemming 2019。相關的碑文證據令人驚豔，還在不斷累積當中（Thonemann forthcoming）。

69. 關於這些資料來源，參見 Harper 2017, 99–100。

70. 針對蓋倫對這場疫病的反應，Flemming 2019做了出色且謹慎的分析，同時也對天花的回溯診斷抱持著合理的懷疑態度。

71. Littman and Littman 1973極具影響力。參見 Gourevitch 2009。Lo Cascio 2012收錄的文章認為這項診斷是實質的事實。參見 Harper 2017。關於合理的懷疑，參見 Flemming 2019。

72. 參見 Mühlemann et al. 2020，瞭解「維京時代」（Viking）的天花。參見 Duggan et al. 2016，瞭解尋回十七世紀的天花。Pajer et al. 2017。

73. Mühlemann et al. 2020。阿里斯提德（Aelius Aristides）與希羅狄安（Herodian）都觀察到動物死亡的現象。雖然我們對這些報告的態度可以有所保留，但瞭解到古代天花有可能感染許多不同的宿主，正可回應一些過去咬定安東尼瘟疫不可能是天花的論述（例如 Flemming 2019, 233）。

74. 關於這種詮釋，參見 Harper 2017。關於正痘病毒屬的譜系學，參見 Babkin and Babkina 2015。

75. 關於這裡的中國證據，參見 Needham 2000, 6:125。在西元二世紀，華陀就曾描述一種疾病：「其熱微者赤斑出，劇者黑斑出，赤斑出者五死一生，黑斑出者十死一生。」至於陶弘景的敘述，則是「比歲有病時行，仍發瘡頭面及身，須臾周匝，狀如火瘡，皆戴白漿，隨決隨生，不即治，劇者多死。治得瘥後，瘡瘢紫黑，彌歲方減。」感謝深圳大學的中國同事肖榮和我分享這項知識〔譯註：肖榮另補充，華佗引自《外台秘要》，陶弘景引自《肘後方》〕。還有其他古典時代晚期到中世紀的天花跡象：在西元500年左右，清楚記載在上美索不達米亞爆發了天花疫情。而在印度醫學文獻裡，天花在六或七世紀肯定已經為人所知。日本天花疫情的證據也幾乎一樣古老（Farris

1985）。在印度，由婆拜他（Vagbhata）在六或七世紀寫成的《八支心要集》（*Aṣṭāṅgahṛdayasaṃhitā*），就談到有一種致命疾病「masūrikā」，特徵是帶有「珊瑚紅小球體」的皮疹。最重要的是，由摩陀佛伽羅（Madhava-kara）在八世紀早期撰寫的《摩陀佛疾病論》（*Madhava nidanam*），就有一章談masūrikā，可看出已具備對天花與其他疾病的知識，其中顯然包括麻疹與水痘在內。參見 Gupta 1987。在西元 900 年左右，優秀的波斯醫生拉齊提到了幾種急性膿疱疾病，他稱之為「al-judari」與「al-hasbah」。關於這篇關鍵文本的解讀，參見 Flemming 2019, 236–40。同樣值得注意的是，拉齊還知道「亞歷山卓的亞倫」（Aaron of Alexandria，一位七世紀早期的醫學作家）的著作；拉齊對於自己認為是麻疹與天花的疾病，將診斷的功勞歸給了亞倫。在中世紀早期的歐洲文獻中，也有部分提到類似天花的疾病，但至今很少得到關注，例如《聖安利日的一生》（*Life of St. Eligius*）。

76. 關於這項估計與過去的文獻，參見 Harper 2017, 108–15。
77. 針對羅馬時期的生物考古學有一些傑出研究，特別是在英格蘭和義大利的成果格外豐碩。參見：Manzi 1999; Bonfiglioli, Brasili, and Belcastro 2003; Prowse et al. 2004; Cucina et al. 2006; Prowse et al. 2007 and 2008; Peck 2009; Killgrove 2010; Gowland and Garnsey 2010; Redfern and DeWitte 2011a and b; Killgrove 2014; Redfern et al. 2015; Prowse 2016。
78. Braudel 1966.

第 6 章

1. Moore 2016。關於為何所謂「中世紀」對伊斯蘭世界來說毫無意義，參見 Bauer 2020 提出了簡要的說明。
2. 目前「全球中世紀」（global Middle Ages）的概念引起激烈而發人深省的討論。相關反思可參見 Holmes and Standen 2018 與他們介紹的文章，另可參見 Frankopan 2019。疾病與醫藥史學者也有助於促成這個觀點。參見 Green 2014。關於這個時期的中國，參見 Kuhn 2009。Morris 2010 提出了很有說服力的說法，比較東西方的社會發展。
3. 古基因體學的文獻不但豐富，而且還在繼續累積，參見下文。
4. Ibn Khaldūn 1967, 1:64.
5. 關於歐洲黑死病，在 aDNA 革命之前能以一本的篇幅講得最好的，就是 Benedictow 2004。關於近東，Dols 1977 仍然是重要的基本調查。參見 Tuchman 1978，瞭解其他較早的說法。
6. 早在 1998 年（Drancourt et al.）與 2000 年（Raoult et al.），就有人聲稱已經復原並辨識出了鼠疫桿菌的考古 DNA。然而，相關技術的效用與可複製性令人懷疑（Gilbert et al. 2004）。是在有了技術突破之後（高通量基因體定序、捕捉目標 DNA 的技術、分辨古代與現代〔汙染物〕分子的分析方法），我們才得以確實地辨識考古病原體 DNA，而其中鼠疫桿菌又是一大重點。

Bos et al. 2011; Schuenemann et al. 2011; Wagner et al. 2014; Rasmussen et al. 2015; Feldman et al. 2016; Valtueña et al. 2017; Spyrou et al. 2018; Rascovan et al. 2019; Keller et al. 2019; Spyrou et al. 2019b。

7. 關於鼠疫的生物學，一般概覽可參見Stenseth et al. 2008; Slack 2012; Yang and Anisimov 2016; Demeure et al. 2019; Vallès 2020。關於自然宿主，參見Dubyanskiy and Yeszhanov 2016與Gage and Kosoy 2005。

8. Hinnebusch, Chouikha, and Sun 2016; Hinnebusch, Jarrett, and Bland 2017.

9. Du and Wang 2016; Demeure et al. 2109。在二十世紀初的美國，使用抗生素之前的鼠疫致死率為66%（Kugeler et al. 2015），而且過去史上的致死率非常有可能遠遠高出這個數字（特別是在危機情況下）。就算得到治療，致死率仍在大約15-20%（Nelson et al. 2020）。

10. Pechous et al. 2016; Nikiforov et al. 2016.

11. 關於這些懷疑，參見Twigg 1984; Cohn 2002; Duncan and Scott 2004。

12. Morelli et al. 2010; Cui et al. 2013; Eroshenko et al. 2017.

13. Rasmussen et al. 2015; McNally et al. 2016; Valtueña et al. 2017; Spyrou et al. 2018; Rascovan et al. 2019。

14. 關於最近的概述，參見Dubyanskiy and Yeszhanov 2016與Kotti and Zhilzova 2020。關於土撥鼠的一般情形，參見Armitage 2014。關於沙鼠，參見Wilschut et al. 2015; Suntsov 2017。

15. Gage and Kosoy 2005; Dubyanskiy and Yeszhanov 2016.

16. Rasmussen et al. 2015; Valtueña et al. 2017; Spyrou et al. 2018; Rascovan et al. 2019。關於ymt基因，參見Sun et al. 2014。參見Spyrou et al. 2018，瞭解ymt基因的取得。

17. Mulhall 2019顯示，羅馬醫師對腺鼠疫並非完全陌生，他們知道過去曾有類似區域性疫情的現象。

18. 參見Shiels et al. 2014，瞭解家鼠的生物學概況。參見Sullivan 2004，瞭解大鼠的大致情形。

19. 關於家鼠的起源與傳播，參見Audoin-Rouzeau and Vigne 1994; McCormick 2003; Ruffino and Vidal 2010; Aplin et al. 2011; Colangelo et al. 2015; Baig et al. 2019; Puckett, Orton, and Munshi-South 2020。關於家鼠曾在西元前一世紀向西最遠傳到摩洛哥，參見Oueslati et al. 2020。Rielly 2010以英國為重點，特別能點出家鼠在歐亞大陸西方這一端的時間動態，我們也期待在不久的將來能有更詳細的研究。

20. 關於強調家鼠在鼠疫大流行的角色，參見見McCormick 2003; Audoin-Rouzeau 2003。Benedictow 2004 and 2016為經典的大鼠模型提出有力的主張。但也總有相反的觀點與批評，最近是Walløe 2008, Hufthammer and Walløe 2013, Dean et al. 2018。家鼠擴張的時間，大致符合鼠疫疫情的生態解釋。但就算真的是家鼠扮演著主要角色，還是應該要強調，這幾次腺鼠疫大流行可能是地球史上生態最複雜的疾病事件。包括駱駝在內，很有可能許多野生動物與家畜都至少算是外圍角色，有放大疫情的作用，而各種外寄生體也可能成為額外的病媒，幫助傳播疫情。目前有三百多種哺乳動物、大約兩百八十種跳蚤曾觀察到感染鼠疫（Dubyanskiy and Yeszhanov 2016）。參見Hinnebusch, Jarrett, and Bland2017，瞭解關於鼠疫傳播的生物學（並請注意，他們是將人類跳蚤列為低效病媒的範例之一）。

21. Harper 2017, 220–21。關於以普羅科匹厄斯作為資料來源，參見Kaldellis 2004與Cameron 1985, 42–43。關於約翰，特別參見Morony 2007; Kaldellis 2007; van Ginkel 1995; Harvey 1990。關於完整的書面紀錄，參見Stathakopoulos 2004, 277–94。

22. 參見Procopius, *Wars* (in Kaldellis 2014)：症狀請見2.22.15–17，水泡請見2.22.30。「甚至是老鼠」引自John in Witakowski 1996, 87。「無論是誰……」引自John in Witakowski 1996, 88。「他們本來還看著……」引自John in Witakowski 1996, 88。

23. 羅馬人相信這場疫病來自南方，而波斯人是在羅馬之後才感染這種疾病（這成了一個嚴肅的論點，被用來反對絲路陸上行旅）。Green 2018與Sarris 2020則認為，有可能鼠疫在早期就已經傳至非洲立足。這在我看來並非不可能，只不過在Harper 2017裡，我提出了有從東方傳入的背景。正如Green所指出，第一次鼠疫大流行的樣本與目前鼠疫桿菌的主要譜系之間有相當的遺傳距離（genetic distance），因此可能有足夠的時間讓某個譜系來到非洲集中，之後再進入羅馬帝國。然而，「古實」（Kush）與「衣索比亞」（Ethiopia）在當時都還是非常模糊的地理概念，而根據古典時代晚期的資料，並無法證明鼠疫在非洲集中再北傳，所以這完全只是一種推論。有另一種可能性，就紀錄看來也會完全相同：鼠疫是到晚近才穿越印度洋，先襲擊希木葉爾王國（Himyarite Kingdom）與阿克蘇姆王國（Axumite Kingdom），再進到佩魯希姆。另外，根據我們擁有的樣本（參見Eroshenko et al. 2017與Damgaard et al. 2018），就導致查士丁尼鼠疫的鼠疫桿菌株而言，似乎直接的祖先分支就是以中亞為家。當時中亞是由嚈噠人（Hephthalite Huns，又譯「白匈奴」）所控制（Enoki 1959; Skaff 1998; Kurbanov 2013; Potts 2018）。目前並不知道他們對商業路線有多少參與，但未來可能會有更多資訊。關於佩魯希姆，參見Tsiamis, Poulakou-Rebelakou, and Petridou 2009。

24. Benedictow 2004提供了清楚的概述。關於肺鼠疫與人傳人，參見例如Borsch and Sabraa 2016。關於認為人類外寄生體十分重要的觀點，參見Drancourt, Houhamdi, and Raoult 2006，但相關批評參見上面的註20。

25. Procopius, *Wars* (in Kaldellis 2014) at 2.22.9。約翰的引文引自Witakowski 1996, 80。

26. 「急切地……」引自John in Michael the Syrian, *Chron.* 235–36。Procopius,

Wars (in Kaldellis 2014) 2.22.4。

27. 關於糧食系統如何成了鼠疫的生態平台，參見McCormick 1998。Justinian, Edict 7。「整座城市……」引自John in Witakowski 1996, 88。「每個人出門……」引自John in Witakowski 1996, 93。「混亂開始……」引自Procopius, *Wars* (in Kaldellis 2014) 2.23.3。「亂七八糟堆成一堆」引自Procopius, *Wars* (in Kaldellis 2014) 2.23.10。

28. 出自John in Witakowski 1996, 96：暗喻著《聖經》的〈啟示錄〉（14:19與19:15）。

29. Harper 2017, 220–35。關於巴勒斯坦和小亞細亞，參見John of Ephesus in Witakowski 1996, 77 and 80。對巴勒斯坦的影響有碑文加以證實，這是少數幾個經過批判性評估、得到充分研究的碑文系列之一（Benovitz 2014）。關於以格雷戈里作為這場鼠疫見證者的精闢研究，參見McCormick 2021。關於西方的整體情形，參見Little 2007b。關於大西洋，參見Keller et al. 2019。

30. Sarris 2020。關於查士丁尼鼠疫的程度，Durliat 1989提出了合理的懷疑，特別強調在西方的影響缺乏證據（對於在東方城市的影響，作者並未真正質疑）。最近已經有些人提出要大幅縮小影響程度的觀點，例如Mordechai et al. 2019甚至認為這場疫情「無足輕重」。這種激進的影響最小化觀點，需要對整批書面文獻做出令人難以相信的負面判讀，而且也必須以狹隘到說不通的方式來閱讀古基因體的資料。對這種觀點的回應則請參見Meier 2020與Sarris 2020。參見McCormick 2021，其中對DNA證據的意義提供深入闡述，也充分證明如果仔細、批判性地閱讀書面文獻，就很清楚當時鼠疫造成多大的影響。當然，第一次鼠疫大流行的影響程度仍有爭論的空間，但已經有了像McCormick 2021這樣的反駁之後，要說這場鼠疫無關緊要的論點絕對不在合理的範圍。又或者套句Bresson 2020的話（我認為可能的影響程度更大，但他並不完全同意）：「對於第一次鼠疫大流行的影響最小化觀點，肯定是必須駁回的。」至於近幾年累積的新證據（基因體：Keller et al. 2019；間接考古影響：Fuks et al. 2020與Bar-Oz et al. 2019），也有力地證明了長期以來的觀點：這場鼠疫確實對人口大有影響。其他更廣泛的研究包括Biraben and Le Goff 1969; Allen 1979; Conrad 1981; Sarris 2002; Meier 2003; Stathakopoulos 2004; Meier 2005; Horden 2005; Little 2007a; Meier 2016; McCormick 2015 and 2016。

31. Keller et al. 2019。關於艾迪克斯丘（與其他遺址的一般情形），參見Keller et al. 2019的補充資料。

32. 參見Conrad 1981，關於鼠疫在近東的影響層面，這仍然是唯一的全面研究。Stathakopoulos 2004; Harper 2017, 235–45。關於六世紀的高盧，參見McCormick 2021。當然，我們並不是認為第一次鼠疫大流行與第二次在各方面都相同。只不過，由於在書面與古基因體紀錄都極為類似，而且在中世紀早期和晚期的歐亞大陸西部與北非，這些前工業社會的社會與生態條件也大致相同，所以第二次鼠疫大流行應該能夠作為合理的對照分析資料。

33. 關於第二次鼠疫大流行多麼揮之不去，重要的近期研究成果請參見下文。

34. 義大利引文出自 Paul the Deacon, *History of the Lombards* (Foulke 1907) 的 2.4。至於保羅（Paul）對這次事件的資料，則是來自疫情當時特倫特的塞昆杜斯（Secundus of Trent）。這次疫情時間約在西元565年。

35. 參見 McCormick 2021, 78，以及他所翻譯的 Gregory, *History of the Franks*, 4.31。

36. 關於740年代的疫情，參見 Stathakopoulos 2004, 379–85。

37. Jedwab, Johnson, and Koyama 2020 為這些議題提出寶貴的思考架構，也將過去的文獻做了出色的整合。

38. 關於身形，參見第5章。Jongman, Jacobs, and Klein Goldewijk 2019。關於貿易，參見 McCormick 2001。關於不自由的形式（仍然包括奴隸制度），參見 Rio 2020。

39. Fuks et al. 2020; Bar-Oz et al. 2019.

40. 下降趨勢在七或八世紀後期觸底，接著歐洲與近東就會開始長期上升。關於長期的義大利人口，參見 Lo Cascio and Malanima 2005。關於近東，參見 Pamuk and Shatzmiller 2014。關於近東在這幾個世紀逐漸伊斯蘭化，參見 Tannous 2018。

41. 關於中國的整體成長，參見 Kuhn 2009 與 Lewis 2009a and b。關於鼠疫確實曾來到中國的可能，參見 Twitchett 1979；關於中亞東部一般的情形，參見 Schamiloglu 2016。

42. 和德理的記述（*Relatio de mirabilibus Orientalium tatarorum*）有一個評論版本（Marchisio 2016）與一個英譯版（Yule 1866, 1:43–162）。關於這些連結的背景，參見 Abu-Lughod 1989, 29。

43. Yule 1866, section 28.

44. Yule 1866, section 28, 104。「這座城市的……」引自 Odoric in Yule 1866, section 29, 106。

45. 關於中國在中世紀晚期世界體系上的定位，參見 Abu-Lughod 1989, 316–51。關於以全球觀點評量這樣的發展，參見 Morris 2010。

46. 「稻米成為……」引自 Lewis 2009b, 21。中國的農業革命是多方進行，稻米產量以各種方式提升，包括引進新的水稻品系，特別是越南的「占城稻」（Champa rice），能夠多作、複作（multiple cropping）。Elvin 1973, 136。

47. 關於中國人口，參見 Maddison 2007a, 168。另外參見 Deng 2004。關於每人平均所得，參見 Broadberry, Guan, and Li 2018。

48. Kuhn 2009。關於火藥，參見 Andrade 2016。

49. Cook 2015。關於巴格達，參見 Abu-Lughod 1989, 189–93。

50. Pinto 1996; Pinto and Sonnino 1997。Lo Cascio and Malanima 2005 認為的西元1000年人口還更多（達到千萬）。我在這裡使用的是 Pinto 的數字，是因

為羅馬時期義大利的人口非常不可能已經來到一千五百萬到一千六百萬這樣的極端最大值。

51. Broadberry et al. 2015; Campbell 2016.

52. 這些數字取自Livi Bacci 2012。HYDE 3.1（Klein Goldewijk et al. 2011）相當有幫助，整理目前既有的各種估計值，與Livi Bacci所提數字相比有高有低。各個絕對的數字背後都需要仰賴大量的假設，相較之下，各家對於長期趨勢較有共識。真要說的話，我認為Livi Bacci的估計還有點保守。關於全球的商業連結，參見McNeill and McNeill 2003, 116–54; Findlay and O'Rourke 2007, 87–110; Smith 2015。參見Hirth and Rockhill 1911的英文翻譯。

53. 大致情況參見Frankopan 2016。

54. 關於北方的路線，參見Abu-Lughod 1989, 141–45。關於義大利在黑海這個大商場的角色，參見Di Cosmo 2010。參見Jackson 2014, 290–328，瞭解另一方的論點，提醒我們這條路線相對來說為時並不長，也並不總是「和平無事」。參見Kuroda 2009，瞭解第一個白銀世紀。

55. 這裡所引的麥格里齊段落出自其著作Kitāb al-sulūk，我用的是法文版本，取自Wiet 1962。關於麥格里齊，參見Alazzam, Alazzam, and Al-Mazyid 2013。

56. 關於麥格里齊，參見Wiet 1962, 368。關於伊本‧瓦爾迪，參見Dols 1977, 51–52。關於伊本‧哈帝瑪，參見Dinānah 1927。關於伊本‧哈帝卜，參見Müller 1863。McNeill 1976, 169–70。

57. Cui et al. 2013; Morelli et al. 2010.

58. Cui et al. 2013。關於天山，參見Eroshenko et al. 2017。天山地區的鼠疫，集中在蒙古腹地與歐亞草原中部之間的重要交匯處。從1950年代以來，已經發現這個地區有許多景教基督徒所刻的墓碑，顯示曾在1338–39年間發生嚴重的流行病疫情。其中甚至有十座碑文明確提到疫病。最近，Philip Slavin仔細研究了這些文件，證實死亡率似乎非比尋常，符合腺鼠疫可能帶來的破壞。目前還不確定是鼠疫桿菌造成這場疫情，如果確實如此，就會帶出一種耐人尋味的可能：黑死病其實是先在這裡爆發，再過了許多年才在西方現身（Slavin 2019）。最早提出這個論點的是Pollitzer 1954。關於這個區域土撥鼠宿主的重要性，參見Sariyeva et al. 2019。關於萊舍沃，參見Spyrou et al. 2019b。

59. Green 2020。關於食用土撥鼠的第一手證據，參見Friar William of Rubruck的說法（Van Ruysbroeck 2009）。

60. 參見Green 2015收錄的文章。

61. Hymes 2014。韓明士表示他所用的中國文獻是來自於中國學者曹樹基從1990年代以來的研究；很遺憾，這些研究對於只懂歐洲語言的學者來說無法運用。曹樹基認為鼠疫是起源於蒙古人。反對的論點可參見Buell 2012與Sussman 2011。Brook 2019, 63–70持開放態度，但對此有所懷疑。在印度，阿拉伯旅行者伊本‧巴圖塔也提到當時曾出現流行病，但應該不是鼠疫。阿拉伯與歐洲編年史家雖然含糊地認定這場疫情曾席捲印度，但德里蘇丹國（Delhi Sultanate）的當地資料卻與這種說法不符（Sussman 2011）。

62. Chouin 2018; Gallagher and Dueppen 2018; Green 2018.

63. 參見 Barker 2021，這項傑出的研究談到鼠疫現身於黑海與其早期傳播，強調以 Gabriele de' Mussi 為資料來源的局限，以及穀物貿易的重要性。

64. 關於拜占庭皇帝，參見 Bartsocas 1966。關於亞歷山卓，參見 Wiet 1962。同時參見 Borsch 2005, 1。

65. Wiet 1962; Dols 1977.

66. Wiet 1962; Dols 1977.

67. 開羅：Abu-Lughod 1989, 212–16。整體：Borsch 2005, 15; Borsch and Sabraa 2016。

68. 各種書面記述的常見收錄，參見 Horrox 1994。至於歐洲黑死病最全面的調查，參見 Benedictow 2004。關於佛羅倫斯的資料來源是編年史家 Marchionne di Coppo Stefani，出自 *Rerum Italicarum Scriptores*, 30.1: 231。參見 Henderson 1992, 145。Petrarch, *Epistolae familiares* (Bernardo 2005) 8.7。

69. 參見 Geltner 2020，瞭解這些命令的背景。

70. Smail 1996, 19–20.

71. 關於英格蘭，參見 Ziegler 1969, 90–209 與 Shrewsbury 1970。關於倫敦，參見 Sloane 2013。

72. Benedictow 2004, 291。另外參見 Carmichael 1986。除了死亡，人口也會受到遷徙、國境、資產擁有模式改變等因素的影響，所以很難判斷在人口下降多少的時候等於死亡率有多高。而且我們也常常只有關於家戶數的資訊，而沒有人數的資訊。此外，任何取樣方式都有代表性的問題。不同的社會群體，暴露於鼠疫的程度與死亡體驗可能不同。

73. Thompson 1997; Ecclestone 1999.

74. Benedictow 2004, 383, table 38。根據 Campbell 2016, 14，到了 1380 年代，歐洲人口的淨減少幅度已經來到 50%；在 310 頁也提到，英格蘭在第一波的死亡數字為 40–45%。根據 Green 2014, 9，「黑死病在十四世紀中葉首次襲擊歐洲、中東與北非時，估計造成總人口 40% 到 60% 死亡。」DeWitte 2014, 101。參見 Jedwab, Johnson, and Koyama 2020, 48，文中提出更多不同的估計數字，主要是根據 Christakos et al. 2005 的研究結果，而 Christakos et al. 2005 又是根據一份更早的研究（而且其中有一些嚴重的錯誤）。經過抽查發現，Christakos et al. 2005 應該需要根據更新或更全面的研究，將大部分所提的數字向上調整。

75. 「我們愈瞭解……」引自 Herlihy 1997, 17。

76. Petrarch, *Epistolae familiares* (Bernardo 2005) 8.7.

77. 關於義大利，特別參見 Del Panta 1980。

78. 關於家鼠與鼠疫的延續，參見 Keeling and Gilligan 2000a and b。關於安

納托力亞（與地中海東部的一般情形），參見 Varlik 2015。關於巴爾幹半島，參見 Eckert 2000。關於阿爾卑斯山，參見 Carmichael 2014。關於鼠疫延續的古基因體證據，參見 Bos et al. 2016; Seifert et al. 2016; Spyrou et al. 2019b。相對地，關於認定鼠疫為重新引進的論點，參見 Schmid et al. 2015 與 Namouchi et al. 2018。

79. Biraben 1975。關於英格蘭，參見 Hatcher 1977 與 Slack 1985；關於義大利，參見 Alfani 2013b；關於十七世紀進一步的資訊，參見第 9 章。

80. 關於埃及，參見 Borsch 2005。就連在西歐某些地方（例如西班牙），這場鼠疫也造成了破壞（Álvarez-Nogal and Prados de la Escosura 2013）。

81. 關於英格蘭，參見 Campbell 2016。關於大致情況，參見 Pamuk 2007。

82. 關於要素替代（factor substitution）與資本投資，參見 Herlihy 1997, 49。關於畜牧業與女性參與勞動市場，參見 Voigtländer and Voth 2013a and b。

83. 關於歐洲的擴張，參見 Belich 2016。參見 Mitterauer 2010，瞭解有人主張這些趨勢早在黑死病前便已存在；另外參見 Chaney 2018。

84. Darwin 2007.

85. 關於冠狀病毒，參見 Forni et al. 2017。

86. 關於伊斯蘭醫學的蓬勃發展，參見 Pormann and Savage-Smith 2010。關於前現代醫藥的進一步資訊，參見第 10 章。

87. 參見 Rawcliffe 2013; Geltner 2019b，瞭解對於中世紀公衛的正面評價。

88. 關於羅馬，參見 Wazer 2017。

89. 關於帕多瓦，參見 Pittarello et al. 2017, 446，以及 Geltner 2019b, 48。關於倫敦，參見 Rawcliffe 2013, 27。

90. 關於第一次鼠疫大流行，參見 McCormick 2021, 92。關於中世紀晚期的隔離檢疫，參見 Cipolla 1981。

第 7 章

1. 關於對原住民人數更完整的討論，參見下文；但這種上調估計人數的趨勢是始於 Cook and Borah 1960 與 Borah and Cook 1963，接著特別是 Dobyns 1966 and 1983。參見 Crosby 1967，以及更一般的情況請參見 Crosby 1972。McNeill 1976; Diamond 1997; Mann 2005, 2011。

2. 關於這種處女地模型的重要批評與評估，參見 Jones 2003；Kelton 2007；McMillen 2008；Cameron, Kelton, and Swedlund 2015 所收錄的文章；Archer 2016。

3. 基因體學至今最大的影響，在於能夠讓我們更瞭解新世界的人口變化。（Mendes et al. 2020）。古基因體學到目前為止關於病原體最重要的發現，或許就是從十六世紀墨西哥的一座萬人塚中發現了沙門氏菌。值得再次強調的是，RNA 病毒較難以留存，也無法使用傳統的 aDNA 方法辨識，所以我們還是無法看到像是流感或麻疹等疾病（除非古蛋白質學〔paleoproteomics〕

找出別的方法能夠看出它們的痕跡）。至今仍未發現天花（一種雙鏈 DNA 病毒，在其他更古老的舊世界環境曾有發現）與斑疹傷寒（一種細菌性疾病）的蹤跡，這點值得注意。只不過，面對考古遺傳學上的「沒有發現」，不應加以過度解讀。至於顯然應該得以解決的問題，則包括梅毒的起源（已有進展，最新情形參見 Giffin et al. 2020 與 Majander et al. 2020）與斑疹傷寒的起源（參見下文與第 9 章）。

4. Crosby 1972 是經典之作。參見 Bentley, Subrahmanyam, and Wiesner-Hanks 2015，瞭解這些主題的最新研究。

5. 參見 Livi Bacci 2008，掌握這些人口移動的概要。

6. 「飢渴」引自 Peter Martyr (Arber 1885, 199)。關於哥倫布，參見 Gómez 2008。關於黃金，例如參見 Dunn and Kelly 1989, 299。關於全球貿易線，參見 Wallerstein 1974, 1:329–30 與 Findlay and O'Rourke 2007, 143–226。

7. 關於馴化，參見 Stahl 2008。關於美洲作物養活了世界大多數人口，參見 Nunn and Qian 2010。

8. Nunn and Qian 2010, 2011。關於馬鈴薯，參見 McNeill 1999。關於金雞納與天花接種的進一步資訊，參見第 10 章。

9. Alchon 2003 的地理劃分也類似。

10. Federmann 1859, 9–10。「大型的聚落」引自 Dunn and Kelly 1989, 207。「全世界最美的地方」引自 Dunn and Kelly 1989, 217。

11. 相關文獻數量龐大，也有多項議題相關交織，包括在 1492 年的原住民人數、微生物與其他因素的相對角色，以及是否要將這次接觸視為種族滅絕。如果想得知平衡的概觀論述，Alchon 2003, Newson 2006, Livi Bacci 2008 都會是很大的幫助。關於疾病扮演的角色，參見 Ramenofsky 1987; Cook and Lovell 1991; Verano and Ubelaker 1992; Cook 1998。關於種族滅絕的論述，參見 Madley 2015 與 Edwards and Kelton 2020。本章及以下章節也引用了其他進一步的文獻。

12. Livi Bacci 2008。參見 Thornton 1987，瞭解美國的原住民人口數量，以及 91–133 頁談到最低點；另外參見 Thornton 1997。參見 Klein 2010 談奴隸貿易。

13. Kroeber 1934, 1939。關於他的方法，參見 Kroeber 1934, 13，他估算了墨西哥的承載力，但再根據像是可得的農業技術等其他因素，最後聲稱他「願意把這個數字減去四分之三以上」。

14. 例如參見 Dobyns 1983, 8–10。

15. 特別參見 Alchon 2003；參見 Livi Bacci 2008，瞭解廣泛而持平的概述。Thornton 1987; Ramenofsky 1987; Denevan 1992; Henige 1998。關於北美，參見 Ubelaker 1992。秘魯的人口估計從兩百萬到三千兩百萬不等，但總數可能在六百萬到一千三百萬之間（Verano 1992, 16）。關於加勒比海地區，參見 Higman 2011, 49–51，「保守」估計是兩百萬。關於巴黎／君士坦丁堡，參見 Chandler 1987。關於特諾奇蒂特蘭，參見 Smith 2005 與 Ossa,

Smith, and Lobo 2017。

16. 關於加利福尼亞，參見 Lindo et al. 2016。關於安地斯山脈的人口，參見 Lindo et al. 2018。整體概述請參見 Bolnick et al. 2016。

17. McNeill 1976的第5章仍然是關於經典處女地假說最佳的簡短論述。

18. Diamond 1997.

19. Webb 2019，以及第4章。

20. 參見 Wolfe, Dunavan, and Diamond 2007談舊世界起源。

21. 有時候會有人聲稱鼠疫已經跨過了海洋（像是 Alchon 2003, 95），但都不是根據確實的證據。歐洲人對鼠疫再熟悉不過，但美洲的所有文獻都沒有提到炎性淋巴腺腫這種問題，實在令人意想不到。關於流感，參見 McBryde 1940; Pyle and Patterson 1984; Pyle 1986; Patterson 1986; Morens and Taubenberger 2010a。

22. 關於天花，參見 Mühlemann et al. 2020與 Duggan et al. 2016。參見第9章。

23. Arrizabalaga 1993。關於十九世紀的三期梅毒，參見 Pearce 2012。三期梅毒曾是可怕的不治之症，而朱利葉斯・瓦格納－姚萊格（Julius Wagner-Jauregg）為此研發出瘧疾療法：刻意感染瘧疾、引起發燒，有可能因此殺死引起梅毒的細菌。這也讓瓦格納得到了1927年的諾貝爾醫學獎。抗生素發明後，瘧疾療法很快就再也無用武之地，但當時也曾使大家深刻體驗到瘧疾易感性的族群差異。

24. 關於梅毒的歷史，參見 Quétel 1990。關於梅毒在文藝復興時期歐洲的情形，參見 Tognotti 2009與 Arrizabalaga, Henderson, and French 2014。關於梅毒可能在哥倫布時代前就存在於歐洲，骨骼證據可參見例如 Lopez et al. 2017。Drake and Oxenham 2013提供了關於哥倫布時代前美洲螺旋體疾病情況的總結摘要。

25. Arora et al. 2016; Schuenemann et al. 2018a。最新情形參見 Giffin et al. 2020與 Majander et al. 2020。

26. 參見 Raghavan 2015，瞭解如何從基因體的觀點來看新世界的人口流入。參見 Drake and Oxenham 2013，瞭解這場遷徙與疾病。我並不知道是否有完整的目錄列出新世界的各種輕微疾病，但GIDEON資料庫列出了大量這樣的病原體；例如，Junin病毒、Lechiguana病毒、Machupo mammarenavirus 病毒屬、Bermejo病毒、Sabia病毒、Anajatuba病毒、各種利什曼病、Bussuquara病毒、Ilheus病毒、Candiru phlebovirus病毒屬、*Inermicapsifer cubensis*、*Paragonimus mexicanus*、*Gnathostoma binucleatum*、各種立克次體疾病、*Paragonimus kellicotti*、各種orthobunyaviruses病毒屬、Colorado tick coltivirus病毒屬、各種漢他病毒、Monongahela病毒、New York-1病毒、Heartland bandavirus病毒、聖路易腦炎病毒（St. Louis encephalitis virus）、包生絛蟲屬（*Echinococcus*）的蠕蟲、各種水泡病毒屬（vesiculovirus）、A型心病毒（Cardiovirus A）、Rocio病毒、各種螺旋

體屬（*Borrelia*）的細菌、曼森線蟲（*Mansonella ozzardi*）、委內瑞拉馬腦脊髓炎（Venezuelan equine encephalitis）病毒、東部馬腦脊髓炎（eastern equine encephalitis）病毒、Group C病毒熱病毒、Mayaro病毒和西部馬腦脊髓炎（western equine encephalitis）病毒。

27. 關於這些疾病，參見第2章。

28. Stone et al. 2009; Bos et al. 2014.

29. Martin and Osterholtz 2015。關於安地斯山脈在接觸前的疾病壓力，參見 Verano 1992, 21。參見 Buikstra 1992，瞭解美洲內陸的玉米與疾病。參見 Larsen et al. 1992，瞭解美洲東南的情形。

30. 關於哥倫布時代前印加歷史上的疾病，參見 Bell 2019, 30，其中引用瓜曼‧波馬（Guaman Poma，一位秘魯原住民〔Quecha〕貴族）的說法，談到帕查庫特克（Pachacuti，可能的馬丘比丘建造者）的軍事行動：「智利之所以被擊敗是由於有疫病肆虐，持續十年之久。是疾病與饑荒使得智利垮台，比武力的影響更大。」關於北美，參見 Milner 1992。

31. 對於許多把話說得太過籠統的主張，Jones 2003, 705–6 做了分類。關於免疫系統，參見第1章。參見 Quintana-Murci 2019 的概述。Barreiro et al. 2009; Pickrell et al. 2009; Casals et al. 2011; Fumagalli et al. 2011; Chapman and Hill 2012; Daub et al. 2013; Casanova, Abel, and Quintana-Murci 2013; Nédélec et al. 2016; Field et al. 2016。關於感染性的病原體，參見 Karlsson, Kwiatkowski, and Sabeti 2014。

32. 參見 McNeill forthcoming，將對這項論點有簡明的陳述。

33. 參見以下例子，範圍從十六世紀墨西哥的資料，到十九世紀美國中部平原（基奧瓦族）。

34. 參見 McNeill forthcoming，提到了許多這樣的例子。關於平原印第安人，參見 Sundstrom 1997 與 Fenn 2001。關於太平洋，參見 Archer 2018，這是近來對夏威夷特別重要的一項研究。參見 Cliff and Haggett 1985，特別是斐濟麻疹疫情的部分。關於伊努特人，參見 Kleivan 1966 與 Gilberg 1976。關於亞馬遜，參見 Walker, Sattenspiel, and Hill 2015。

35. Livi Bacci 2008 直指重點，強調除了看死亡率，也必須重視生育率。

36. McNeill forthcoming; Guerra 1988.

37. 「遍地都是印第安人……」翻譯引自 Guerra 1988, 312–13。

38. 參見 Guerra 1988 與 McNeill forthcoming，兩人傾向同樣的結論。義大利在1493年曾出現疫情，有人認為是梅毒，也有人認為是腺鼠疫，但很難從中看出任何關聯。Corradi 1865–94, 1:345–49。

39. 「1493年至1496年間……」引自 Cook 1998, 37；關於進一步的疫情，參見 Cook 1998, 58。這位在1502年抵達的西班牙人名叫 Hernando de Gorjon，他在1520年提供的見證，參見 Pacheco et al. 1864, 428–29（第一卷）。

40. 「正是這項作為……」引自 Higman 2011, 72；另外參見 Higman 2011, 64–80。

41. Las Casas 1876, 23.

42. 關於基因體，參見Moreno-Estrada et al. 2013與Schroeder et al. 2018。Cook 1993; McNeill forthcoming。

43.「一個巨大的自然碟子」引自Carrasco 2012, 42–43。大致情形參見Townsend 2019。

44. 關於拉斯卡薩斯與《黑色傳說》的起源，參見Greer, Mignolo, and Quilligan 2007。拉斯卡薩斯的《極短記述》（*Very Short Account*）譯本眾多，也成了《黑色傳說》的基礎。

45. Foster 1950。參見Livi Bacci 2008, 25–28。蒙托利尼亞在大約十年後寫道，原住民臉上仍然可見疫病痕跡，「滿是孔洞」。這種疾病在當地語言被稱為「大麻瘋病」（墨西哥中部原住民說納瓦特爾語，蒙托利尼亞也講得十分流利），因為受害者從頭到腳滿是麻子。在這場天花疫情的十一年後，墨西哥又在1531年爆發「sarampión」，也就是西班牙語的麻疹。原住民稱這年是「小麻瘋病」年；雖然程度不及先前那次天花疫情，但傷亡依然慘重。

46. Cook 1998, 60–72; Alchon 2003, 63–68.

47. 這次事件最早的紀錄可追溯到1519年一月，出於兩位修士的一封信：「我們的主很高興在上述的印第安人當中降下天花疫情，而且並未停止。從那時起，上述印第安人已有將近三分之一死去，目前還尚未停歇。殿下必須瞭解，為了要治癒他們，一切能做的都做了，而且還會繼續做下去。」參見Cook 1998, 60與Alchon 2003, 63。

48. 這些段落取自Sahagún, *Florentine Codex* (Anderson and Dibble 2012, 12.29)。關於其製作，參見Kerpel 2014。

49. 關於其軍事意義，參見McCaa 1995, 411。

50. Alchon 2003, 66。參見Newson 1991, 88–90，瞭解這場疫情出現在南美的可能性。

51. 參見Motolinia 1970與McCaa 1995, 399。

52. 概述請參見Prem 1991與McCaa 1995。關於穆尼奧斯‧卡馬爾戈，參見McCaa 1995, 428。

53. Prem 1991, 31–34。死亡人數請參見Cook 1998, 102。

54. 關於門提耶塔（本段取自*Historia Eclesiástica Indiana* 4.36），參見Jay 1997。有些人（Acuña-Soto et al. 2002）一直希望將1545–48年的疫情認定為病毒性出血熱。然而，這場疫情在十六世紀中葉帶走了數百萬受害者的性命，而就我們所知，造成人類出血熱的囓齒動物傳播病毒並沒有那麼有力或致命。

55. Vågene et al. 2018。關於這個地點本身，參見Warinner et al. 2012。

56.「最盛行的」引自Vågene et al. 2018, 22的補充資料。目前還不清楚為什麼單憑傷寒桿菌一己之力，就能造成如此廣大的流行。在現代早期歐洲，每當傷寒桿菌來到衛生條件差的新區域，疫情便接踵而至。但要在整片大陸造成大量人口死亡，這樣的傷寒大流行是前所未聞。

57. Lovell 1991, 71。關於秘魯，參見 Newson 1991, 94–95。

58. Prem 1991, 38–42; Cook 1998, 120–23.

59. 翻譯取自 Livi Bacci 2008, 137。

60. Prem 1991, 38：「如果判斷某件事重要性的時候，是用有多少作者提到這件事來判斷，那麼毫無疑問，1576–80年的疫情會是墨西哥殖民史上數一數二重要的流行病。」《地理錄》有一篇就詳細描述了相關症狀。「這種疾病會在『胃的入口』引發嚴重疼痛，伴隨著全身各部位高燒。死亡在六七天後就會降臨，病人如能撐過這段時間，則能康復。同時，也有復發並致命的案例。沒有藥用植物對這種疾病有效」（Prem 1991, 39–40）。

61. Cook 1998, 120–33.

62. Cook 1998, 122–23。關於人口數量，參見 McCaa 1997, 253，有一個實用的估計數字列表。我這裡取的是中間範圍的數字，但還有許多極高或極低的估計。

63. Cook 1981; Newson 1991, 1995; Cook 1998, 72–83, 92–94; Alchon 2003, 75–79.

64. Cook 1998, 132; Alchon 2003, 75; Cieza de León 1998.

65. Cook 1998, 124–32。關於天花，參見 Cook 1998, 124。關於斑疹傷寒參見 Cook 1998, 126。關於德雷克，參見 Cook 1998, 125–26：德雷克的艦隊在1585–86年的探險中慘遭傳染病蹂躪，其中包括某種會造成「小斑點皮疹」的疾病，**有可能**就是斑疹傷寒，後來稱為船熱。他們在1586年初佔領了卡塔赫納，接著原班人馬只有一小部分得以回到英格蘭。「全身爆發致命的膿疱⋯⋯」引自 Dobyns 1963, 507，翻譯耶穌會在利馬的省志。原文請參見 Toribio Polo 1913, 55–56。關於這位總督，參見 Dobyns 1963, 505。「三萬人只剩下一千人」這個數字，引自 Alchon 2002, 42。「10%」這個數字引自 Evans 1991。

66. 關於這些第一印象，參見 Hemming 1978, 139。

67. 關於這裡的考古證據，參見 Rebellato, Woods, and Neves 2009 與 Stenborg 2016。「這些人幾乎無一倖存⋯⋯」引自 Hemming 1978, 140。「傳染病四處蔓延⋯⋯」引自 Alchon 2003, 86。

68. 「這些人這樣被趕到⋯⋯」引自 Hemming 1978, 144。「你可以想像⋯⋯」引自 Alchon 2003, 113。

69. 「要是有人問起⋯⋯」引自 Hemming 1978, 144。

70. Hemming 2006, 13.

71. 這項重要研究請參見 Reff 1991。

72. Reff 1991.

73. 關於可能有更早的疫情，參見 Stodder and Martin 1992。關於天花與斑疹傷寒，參見 Reff 1991。Liebmann et al. 2016 認為，根據考古學與年輪學（dendrochronology）證據看來，新墨西哥的人口減少較晚、但程度急劇。

74. Larsen et al. 1992.

75. 關於艾爾南多・德索托，參見Ranjel 1922, 1:66。Alchon 2003, 93。

76. Kelton 2007, 143–59.

77.「我們出現天花……」引自 Salley 1916, 103。Kelton 2007, 146。「整個國家充斥……」引自 Spruill 1936, 213。

78. Lawson 1967 (originally published in 1709), 17.

79. Kelton 2007, 147–49.

80. Kelton 2007, 157.

81. 曼貝爾都引文引自 Thwaites 1898, 1:176。耶穌會引文引自 Thwaites 1898, 3:103。Alchon 2003, 96; Carlson, Armelagos, and Magennis 1992, 147–48。卡地亞（Cartier）與尚普蘭（Champlain）等法國觀察家提到美洲原住民有人發燒生病，但並沒有明確的理由能將這些疾病歸因於新型病原體或廣泛流行的疫情。

82. 醫學觀點可參見 Marr and Cathey 2010。Bratton 1988; Booss 2019。

83. 德默的引文引自 Tiffany 1900, 161。史密斯的引文引自 Cook 1976, 31。大致情況請參見 Cook 1973 與 Snow and Lanphear 1988。

84. Alchon 2003, 98。「他們發現……」引自 Bradford, *Of Plymouth Plantation*, 1651 (Bradford 1952)。史密斯的引文引自 *Advertisements for the Unexperienced Planters*, 1631, 3。關於這種上帝之手的說法有何發展，又發揮了怎樣的功能，參見 Silva 2011，特別是第一章。

85.「這次流行病……」引自 Snow and Lanphear 1988, 23。關於這裡的考古調查，參見 Warrick 2008 and 2010 與 Jones and DeWitte 2012。

86. Duffy 1953; Fenn 2001.

87. Isenberg 2020, 53–62 and 113–121; Fenn 2001。這則基奧瓦族的神話請見 Marriott and Rachlin 1968。基奧瓦族有個宿敵波尼族（Pawnee），而在故事中，塞恩代告訴天花，波尼族沿著河岸有許多大村子，於是轉移了天花的注意力，拯救了基奧瓦族。但在十九世紀，基奧瓦族大約每十五年就會出現一次天花疫情（Sundstrom 1997）。

88.「毛骨悚然」這個用法來自 Cook 1955。大致情形請參見 Igler 2004 and 2013 與 Madley 2016。

89. 關於黃金與白銀的數字，參見 Livi Bacci 2008, 68。關於巴西，參見 Klein 2010, 28–29。

90. 這些數字請參見 Klein 2010, 216。

第 8 章

1. 參見 Philbrick 2006，來自一片擁擠的土地。

2. 第二艘五月花號並不是同一條船：不但有大約兩倍大，而且這個名字在當時很常見。1647年這趟航行捲入一場法律糾紛，因此文獻資料頗為豐富。關於瓦索爾，參見 Andrews 1991, 59–61 與 Brenner 2003, 135–37。關於船上奴隸的資訊，參見 https://www.slavevoyages.org/voyages/6HZWm3Dl。

3. 「寶石」引文引自 Burnard 2015, 157。

4. Curtin 1993; Coehlo and McGuire 1999; McGuire and Coehlo 2011。參見 Sharman 2019，強調現代早期歐洲列強碰上嚴重的技術限制。

5. 「飲用海水」引自 Coldham 1984, 46。關於這場疫情令該地面貌大變，參見 Kiple and Higgins 1992。

6. Robertson 1817, 189–90.

7. 這些數字請參見 Keeling 2013 與 Horn and Morgan 2005。

8. 參見 Franklin 1751，相關討論參見 Aldridge 1949, Hodgson 1991, Houston 2003。Burnard 1999, 72。另外參見 Burnard 1996。參見 Grob 2002, 59–69 談人口落差。早期研究請參見 Kiple 1984 and 1987。關於死亡率如何形塑殖民情境的長期制度發展，可參見 Acemoglu, Johnson, and Robinson 2001 這項開創性的研究，這項研究在後續激起廣大的討論。選擇不同制度之後，「移居者死亡率」成了強而有力的成效指標，因此 Acemoglu, Johnson, and Robinson 2001 把這點作為最佳的工具變項（instrumental variable），用以評估過去的種種制度差異。值得注意的是，相關爭議的焦點多半並不是在於疾病負擔「是否」影響長期發展，而是在於「如何」影響——也就是如何分配各種影響管道的比重（換言之，是帝國強權做出的制度選擇影響較大，或是更直接的疾病負擔影響較重）。這些議題在 Sachs 2012 都有批判性的討論。在我看來，這些討論沒有談到的一點，在於死亡率如何影響早期公共投資（例如教育）。在 1775 年，麻薩諸塞的識字率可能是全球第一，但觀察家也譴責英屬西印度群島缺乏類似的投資（例如 Long 1774, 2:258）。關於殖民地時期美國的識字率，參見 Lockridge 1974; Soltow 1981; Grubb 1990; Monaghan 2005; Crayen and Baten 2010。關於民主與教育投資之間的連結，參見 Go and Lindert 2007 and 2010。

9. Davies 1975.

10. Webb 2006; Spinage 2012.

11. 「這個王國的國王……」引自 Ibn Fadl Allah al-Umari in Hopkins and Levtzion 1981, 265–66。「全球連結」引自 Green 2019, 47。大致參見 Iliffe 2017, 73–102, Fauvelle 2018, Gomez 2018。

12. 關於葡萄牙的探索與帝國主義，參見 Newitt 2005, Disney 2009, Subrahmanyam 2012。參見 Klein 2010 談奴隸貿易。

13. Green 2019。關於奴隸貿易與相關數字，參見 Klein 2010。

14. 關於巴克里，參見 Levtzion and Spaulding 2003, 17。關於伊本·赫勒敦，參見 Akyeampong 2006。

15. 關於這些傳教士，參見 Blake 1942, 79。Lind 1771, 3。關於本時期熱帶醫學觀念的形成，參見 Cagle 2018。

16. Lind 1771, 69–70.
17. Davies 1975.
18. Curtin 1964, 1989, and 1998。參見 Feinberg 1974，荷蘭紀錄顯示十八世紀西非的死亡率為 20%。
19. Davies 1975.
20. Akyeampong 2006, 191.
21. Carter and Mendis 2002; Webb 2014.
22. 參見第3章。Ford 1971; Brun et al. 2010; Brun and Blum 2012。關於這種疾病的歷史，參見 Cox 2004 與 Steverding 2008。
23. 大致情形參見 Hotez 2013 與第3章。
24. 關於黃熱病，參見下文。關於登革熱，參見 Bhatt et al. 2013, Stanaway et al. 2016, Wilder-Smith and Byass 2016。關於屈公病，參見 Paixão, Teixeira, and Rodrigues 2018。
25. Lupi et al. 2006; Lupi and Tyring 2003。關於C型肝炎，參見 Tibbs 1997; Markov et al. 2009 and 2012; Rose et al. 2013; Iles et al. 2014; Pybus and Thézé 2016。
26. 參見第7章。Arora et al. 2016; Schuenemann 2018b; Giffin et al. 2020; Majander et al. 2020。
27. Mitjà, Asiedu, and Mabey 2013.
28. Hill 1953; Kazadi 2014。關於席登漢，參見 Latham 1850, 2:33。
29. Muller 1971; Ruiz-Tiben and Hopkins 2006; Iriemenam et al. 2008; Sankara et al. 2016.
30. 關於今日阿米巴症（amebiasis）的全球流行病學，參見 Ximénez et al. 2009 與 Samie, ElBakri, AbuOdeh 2012。
31. 關於鉤蟲，參見 Hotez et al. 2006, Loukas et al. 2016, Bartsch et al. 2016。關於鞭蟲和蛔蟲，參見 Else et al. 2020。
32. Bleakley 2007.
33. Stone et al. 2009; Han and Silva 2014。參見 Schuenemann et al. 2013，注意美國犰狳體內的菌株十分類似歐洲中世紀的菌株，代表這是從航海時代就跨越大西洋傳來。
34. 關於這對西非造成怎樣的負面影響，近期提出的概覽請參見 Green 2019。
35. Long 1774。關於朗恩，參見 Burnard 2015, 163–64。
36. 關於英國征服牙買加，參見 McNeill 2010, 97–104。關於遷徙，參見 Burnard 1996。「才剛抵達……」引自 Long 1774, 2:535。
37. Dunn 1977, 2014.
38. Mintz 1985 是人類學角度的經典論述。Smith 2015 雖然是衍生論述，但提供了簡明的概覽。關於「蔗糖革命」這個概念，參見 Higman 2000 提供的平衡評論。

39. 關於糖的起源，參見 Grivet et al. 2004 與 Denham 2011 and 2013。
40. Mintz 1985, 23–32.
41. 關於大致熱帶栽培園背景情境的出現與形成，參見 Curtin 1990。關於巴貝多，參見 Dunn 1972 與 Gragg 2003。關於西方計畫，參見 Lay 2020。
42. Dalby 1690, 17。參見 De Vries 2008 與 Hersh and Voth 2009，瞭解歐洲的蔗糖消耗量。
43. 參見 Burnard 2015，強調暴力統治手段的改良。Dunn 1972; Sheridan 1974; Menard 2006。
44. Watts 1987 是經典研究。關於這種疾病生態學，參見 McNeill 2010 and forthcoming。
45. 「全世界最危險的動物」引自 Powell 2016。更一般的情況請參見 Spielman and D'Antonio 2001; Powell 2018; Powell, Gloria-Soria, and Kotsakiozi 2018。
46. Brown et al. 2013; Crawford et al. 2017; Powell 2018; Powell, Gloria-Soria, and Kotsakiozi 2018; Kotsakiozi et al. 2018.
47. Goodyear 1978; McNeill 2010, forthcoming.
48. Long 1774, 2:506.
49. 「最害怕的疾病」引自 McNeill 2010, 33。關於殖民時期加勒比海黃熱病的歷史與重要性，McNeill 2010 是最佳的指南；McNeill forthcoming 則提供最新研究的摘要。Carter 1931 提供豐富的細節。其他重要研究包括 Patterson 1992; Humphreys 1992; Harrison 2012; Willoughby 2017; Barcia 2020。
50. Barrett and Higgs 2007; Vainio and Cutts 1998.
51. 「突然頭昏……」引自 Warren 1741, 9–10。關於沃倫及其情境，特別參見 Seth 2018, 74–77。
52. 「全身表面泛黃」引自 Warren 1741, 10。Vainio and Cutts 1998; Monath 2001。
53. Bryant, Holmes, and Barrett 2007; Beck et al. 2013; Chippaux and Chippaux 2018。黃熱病病毒的譜系學或許能為這種病原體的跨洋路線提供更多歷史細節。這種病毒在新世界採到的樣本（全部來自南美，大部分來自巴西）與西非基因型的關係最近。今天，這種譜系佔主導地位的地區是從塞內加爾到迦納，正是當時被荷蘭奴隸販子所統治的範圍，而且從1640年代，山繆・瓦索爾這樣的英國闖入者也開始參與利潤豐厚的幾內亞貿易。在1640年代，正是非洲這個地區與巴貝多之間開始大量換奴，而在1640年代晚期爆發了第一次明確的疫情。
54. Bryant, Holmes, and Barrett 2007; Cathey and Marr 2014; Li and Yang 2017.
55. 這些發展與 McNeill 2010 提出的年表一致（McNeill forthcoming 也會再重申），駁斥了有些人認為黃熱病是在更早抵達的觀點。雖然確實也有這種可能，但這裡有兩大考量因素：黃熱病從十七世紀中葉開始成為新大陸的一股巨大力量，而且正是歐洲所主導的生態變化讓這股力量得以發揮。參見

Abreu 1623；關於對阿布瑞尤的研究，參見Guerra 1968。

56. 關於前往巴貝多的奴隸貿易，參見Gragg 1995。關於1640年代的這場疫情，參見Kiple and Higgins 1992與McNeill 2010。

57. Ligon 1673, 21。他提到每一位女性死亡，就有「十位男性」丟了性命。維恩斯的文字可見於*Winthrop Papers* 5 (MHS 1947), 219–20。同時參見Gragg 2003, 166與Winthrop 1908 (originally published in 1647), 329。信件也傳到了蘇格蘭的商界，提到光是在巴貝多一地就死了六千人。

58. 「染上了同樣的……」引自*Winthrop Papers* 8 (MHS 1882), 238。關於山繆・溫思羅普，參見Gragg 1993。關於一個法國觀察者的觀點，參見Du Tertre 1667。

59. Cogolludo 1868.

60. 關於軍隊的到來，McNeill 2010 and forthcoming敘述得扣人心弦。

61. 關於1690年代的疫情，參見McNeill 2010, 144–49。關於羅薩，參見Baer 1949與Dos Anjos 2016。Mather 1708, 166–67。

62. Prebble 1968; Hidalgo 2001; Gallup-Diaz 2005; McNeill 2010, 105–23.

63. McNeill 2010, 121.

64. 關於加勒比海地區的誘惑，參見Burnard 1996。

65. Warren 1741, 13–14。關於種族和黃熱病免疫問題，參見Pritchett 1995; Kiple 2001; Watts 2001; Espinosa 2014; Blake and Garcia-Blanco 2014; Olivarius 2016; Richardson 2019。關於沃倫及其思想背景，參見Seth 2018深具洞見的研究。

66. Long 1774, 2:508.

67. 特別參見McNeill 2010, 44–46，對於後天免疫提出了平衡的評論。

68. Long 1774, 2:510.

69. Patterson 1992.

70. 「上帝喜悅……」引自Bradford 1952 (originally published in 1651), 95。「新英格蘭空氣……」引自Higginson 1908 (originally published in 1630)。

71. Kukla 1986; Dobson 1989。關於英格蘭的瘧疾，參見Dobson 1997。關於更一般的遷移情形，參見Fischer 1991, 13–206。

72. 如果要說新世界的瘧疾，Webb 2009, 66–91會是最出色的簡明概述。Grob 2002雖然對美國很有價值，卻並不是特別針對瘧疾來談。關於區域研究，參見下文。

73. Carpenter and LaCasse 1974; Manguin 2008, 282.

74. Carpenter and LaCasse 1974; Krzywinski and Besansky 2003; Manguin 2008。關於這次在巴西的事件，參見Parmakelis et al. 2008。

75. Carpenter and LaCasse 1974.

76. Carpenter and LaCasse 1974。關於溫度和惡性瘧，參見Waite et al. 2019。

77. Holmes 1838。關於哈佛的日記，參見Duffy 1953, 207。

78. 「流行性的熱病⋯⋯」引自 Duffy 1953, 207。Duffy 1953, 213 討論到了邊界的變化。Cook 1889; Quinn 1926。

79. 遺憾的是，在包括紐約在內的中部殖民地，瘧疾在歷史上的定位仍然相當不清楚。關於這份耶魯的分析，參見 Hacker 1997。

80. 「空氣極度有礙⋯⋯」引自 Gardyner 1651, 99。死亡數字參見 Dobson 1989, 269；一般情形參見 Grob 2002, 51–53。

81. Somervail 1823. Rutman and Rutman 1976; Smith 1978; Earle 1979.

82. 關於這位馬里蘭的醫師，參見 Kupperman 1984, 26。Kulikoff 1986; Dunn 2014。

83. Curtin 1994; Doolan, Dobaño, and Baird 2009.

84. 「天堂讓至高無上的⋯⋯」引自 Wood 1975, 63。「有兩個年輕人⋯⋯」引自 Wood 1975, 67。除了 Wood 1975，也請參見 Waring 1964; Merrens 1969; Merrens and Terry 1984; Dubisch 1985; Coclanis 1989; McCandless 2011。

85. 「各種身分地位⋯⋯」引自 Wood 1975, 68。「想要早點死，就去卡羅來納」引自 Merrens 1969, 18。「這個地區的大藏骸所」引自 Wood 1975, 67。「卡羅來納在春天⋯⋯」引自 Schoepf 1911, 2:172。關於一項早期的醫學調查，參見 Chalmers 1776。

86. 如果想瞭解二十世紀初的瘧疾地理，可參見 Maxcy 1923。

87. Ackerknecht 1945, 16。對於十九世紀美國內陸地區，Drake 1850 這份瘧疾調查相當出色。Grob 2002, 127–33。

88. 「河岸上坐著⋯⋯」引自 Ackerknecht 1945, 5。「滋生熱病、瘧熱⋯⋯」引自 Patterson 2009, 114–15。Dickens 1911, 170。關於聯邦軍新兵的身高，參見 Hong 2007。

89. 關於美洲整體情形，參見 Webb 2009；關於加勒比海地區，參見 McNeill 2010。

90. Manguin 2008.

91. 參見 McNeill 2010, 264，針對疾病在十八世紀後期地緣政治動態中的作用，謹慎提出假設。另外參見 Smith 2013。

第 9 章

1. 關於《阿呆物語》的作者格里美豪森（Hans Jacob Christoffel von Grimmelshausen, ca. 1621–76），各種批評與歷史文章請參見 Otto 2003。

2. 關於這場戰爭的一般概述，參見 Burkhardt 1992; Parker 1997; Asch 1997; Arndt 2009; Wilson 2011。

3. 「證明了疾病比⋯⋯」引自 Wilson 2011, 790。「歐洲在拿破崙戰爭前最大的人為災難」引自 Clodfelter 2017, 36。Raudzens 1997; Outram 2001, 2002。Lammert 1890 是不容錯過的參考文獻。

4. Smallman-Raynor and Cliff 2004。Prinzing 1916 依然很有參考價值。

5. 「日子就是動盪的日子⋯⋯」引自 Jeremiah Whitaker, Εἰρηνοποιός, *Christ the Settlement of Unsettled Times* (republished as Whitaker 2007)。從1950年代開始，就有人在爭論「普遍危機」的論點是否有根據（Hobsbawm 1954; Trevor-Roper 1959）。Parker and Smith 1997與Benedict and Gutmann 2005所收錄的文章就顯現出相關議題與觀點的廣度。關於相關經濟文獻的調查，參見De Vries 2009。Parker 2013是這項概念最權威的支持者，特別強調氣候不穩定在這裡所扮演的角色。關於將這項概念應用在中國的情形，參見 Adshead 1973。

6. 人口數字取自 Broadberry et al. 2015（英格蘭）；Lo Cascio and Malanima 2005（義大利）；Maddison 2007a（中國）；Pfister and Fertig 2010（德國）。

7. Parker 2013。參見S. White 2011這篇深具說服力的研究，瞭解氣候背景如何影響鄂圖曼帝國的政治與社會經濟動盪，也參見Degroot 2018，瞭解荷蘭對小冰期的反應。Blom 2019。參見Koch et al. 2019，瞭解最新關於森林重新生長的假設，以及參見Dull et al. 2010，瞭解較早的觀點。Koch et al.對新世界人口的估計應該算是高得不切實際，而且這項論點通常需要搭配另一項觀點（Ruddiman 2003），認為人類活動引起的氣候驅力（climate forcing，又譯「氣候強迫」）比工業革命來得更早，但這並不是一個普遍的共識。整體而言，太陽與火山的驅力仍然是最為人接受的因素。

8. 特別參見Alfani and Ó Gráda 2017收錄關於此時期饑荒的文章；其中大多數所走的詮釋路線都是希望將人口動態與氣候歷史相結合。如果希望更詳細瞭解馬爾薩斯理論，參見Goldstone 1991與Turchin and Nefedov 2011。

9. De Vries 2009, 160.

10. 將流行病造成的死亡視為「外源」或「自發」的傳統，正是根源於馬爾薩斯理論。以嚴格的馬爾薩斯理論來說，如果要說一場流行病是「內生」的，代表這是由實際工資的高低所影響（實際工資則受人口多寡影響）。至於針對前現代時期的經濟／人口研究，最一致的發現之一就是死亡率的變化與工資高低無關（至少通常是如此）。但本章的一大要點在於我們不該這樣就算了。就算疫病無法用馬爾薩斯的框架來解釋，並不代表找不到結構性的解釋。因此，我反對把前現代的氣候變遷與流行疾病就這麼一視同仁，全部歸類為「外源」因素（參見我與Brooke 2014, Harper 2016的交流），因為像是太陽驅力、火山活動，那些才是對所有人類系統來說真正的外源因素。以同樣的精神，參見Gutmann 1980, 4：「現代早期歐洲的大災難，就發生在戰爭、歉收與流行病同時出現的時候。」同時參見Landers 1993。

11. 「『斑疹傷寒史』⋯⋯」引自Hirsch 1883, 545。赫希是一位創新前衛的醫學地理學者暨歷史學者。參見Flinn 1981, 53，瞭解如何將流行病視為其他種類危機的附帶現象。

12. 「始終疲弱不振」引自Hatcher 2003, 93。關於鄂圖曼，參見S. White 2011, 52：「鄂圖曼帝國的人數在古典時代飆升，地中海核心省分的農業也一路擴張到耕地範圍的極限。」關於中國的人口，參見 Maddison 2007a。參見 Brook 2010，瞭解明朝在十六世紀晚期開始出現危機之前的活力。關於蒙兀兒印度，參見 Dyson 2018, 57。

13. Hatcher 1977。關於工資，英格蘭的情形請參見 Broadberry et al. 2015。Allen 2001。關於識字率，參見 Cipolla 1969 與 Houston 2014。

14. 關於 1550 年代後期的這場疫情，參見 Slack 1985, 23, 71; Cipolla 1981, 7。

15. Alfani and Ó Gráda 2017 是關於歐洲各場生存危機最全面的調查。義大利的情形請參見 Alfani 2010, 2013b。關於 1587 年與 1597 年英格蘭的生存危機，參見 Slack 1985, 117; Appleby 1978; Walter and Schofield 1989。關於鄂圖曼，參見 S. White 2011。關於中國，參見 Brook 2019。

16. 「有個明顯特色……」引自 Alfani and Ó Gráda 2017, 8。關於印度，參見 Dyson 2018, 57–58。關於中國，參見 Brook 2020。關於《濟貧法》，參見 Slack 1988。「在後人心中留下……」引自 McNeill 1999, 72。

17. De Vries 1984; Hohenberg and Lees 1985; Friedrichs 1995; Cowan 1998; Clark 2009。關於這項變化，特別參見 De Vries 2009，也參考 Acemoglu, Johnson, and Robinson 2005。

18. De Vries 1984.

19. 關於城市規模，參見 Chandler 1987 與 Modelski 2003。關於十八世紀倫敦，參見 Schwartz 1983。

20. Wrigley 1967; Wrigley and Schofield 1981, 166–74; Landers 1993。關於日本，參見 Hanley 1987。

21. 關於中世紀發展的研究，參見 Imbert and Mollat 1982; Orme and Webster 1995; Watson 2006; Scheutz et al. 2008。關於中世紀伊斯蘭教的前例，參見 Pormann and Savage-Smith 2010, 96–101。關於現代早期照護機構，參見 Arrizabalaga, Cunningham, and Grell 1999; Henderson 2006; Lindemann 2013, 107–11。

22. 「監禁與其他形式……」引自 Spierenburg 1995, 58。一般情形請參見 Foucault 1975 與 Spierenburg 2007。

23. 關於「監獄熱」，參見 Slack 1985, 70。關於那位「粗魯」的傢伙，資料是來自牛津郡舊郡廳的一片銘牌。目前仍然沒有關於當時斑疹傷寒傳播的完整調查，但請參見下文。

24. 「可憐的囚犯……」與「監獄熱的直接根源……」引自 Griffiths 1884, 1:433。Howard 1777。

25. 參見 Roberts 1956，但其論點也有 Parker 1996 加以改進、擴充、提出有力的支持。Rogers 2018 彙編許多重要論點，相當有幫助。對此的種種論點，參見 Black 1991; Tallett 1992; Black 1999 and 2011; Hammer 2017。

26. 這項資訊符合 Parker 1996 的說法。關於梅毒，參見第 7 章。為何關於這項新疾病的報告從 1490 年代開始激增，至今仍是未解之謎。

27. 關於鄂圖曼軍隊，參見 Murphey 1999 與 Streusand 2010。參見 McNeill 1989：「因此，在大約一千六百年前，鄂圖曼在技術與其他方面都走在軍事能力的最前面。」關於中國，參見 Andrade 2016, 4。

28. Smallman-Raynor and Cliff 2004。Prinzing 1916 以此時期為重點，就像是個資訊寶庫。Gutmann 1980, 164–65。

29. Murchison 1884, 26。斑疹傷寒的歷史或許是所有人類主要疾病當中最遭忽視的。Zinsser (1935) 的研究深具洞見，但又極其荒誕，或許就讓其他人不願踏入這個領域。斑疹傷寒的故事也極為龐大，而且看起來又像是「熱病」這種常見類別，因此要做回溯診斷會是很大的挑戰。我們在這裡只能提出一些初步的想法，但我的重點在於，我們必須認真將斑疹傷寒視為特別屬於**現代早期**的疾病。Cowan 2016 提供了少見的歷史記述。

30. Drevets, Leenen, and Greenfield 2004, 334–36; Darby et al. 2007; Merhej and Raoult 2011; Parola et al. 2013; Thomas 2016; Diop, Raoult, and Fournier 2018。斑疹傷寒是由普氏立克次體（*Rickettsia prowazekii*）引起，而與普氏立克次體關係最近的，則是名稱上極易令人混淆的傷寒立克次體（*Rickettsia typhi*）。傷寒立克次體適應的是囓齒動物與其蚤類，所以在感染人體時，所引起的疾病稱為鼠斑疹傷寒。（為了避免將這兩種疾病混為一談，由普氏立克次體引起的蝨傳疾病有時候也會稱為「流行性斑疹傷寒」〔epidemic typhus〕。）鼠斑疹傷寒也是一種重要疾病，只是並不如斑疹傷寒那樣嚴重或致命。鼠斑疹傷寒為人畜共通傳染病，人類只是偶爾意外成了宿主。但由於人類和老鼠之間的關係密切，因此只要哪裡的人類生活在骯髒與貧困當中，鼠斑疹傷寒也會在當地持續盛行。關於鼠斑疹傷寒，參見 Azad 1990。

31. 關於人類的蝨子，近期 Amanzougaghene et al. 2020 提供了良好的概覽。Boutellis, Abi-Rached, and Raoult 2014。

32. Raoult et al. 2004.

33. 「typhus」這個字一開始是用來指在 1759 年的某種熱病（Smith 1981, 122），而關於其他歷史稱謂，Murchison 1884, 23–26 舉出了幾十種例子。

34. 「壓抑、茫然、困惑」引自 Murchison 1884, 129。一般情形請參見 Andersson and Andersson 2000; Bechah et al. 2008; Angelakis, Bechah, and Raoult 2016。

35. Smith 1980, 1981。關於回歸熱，參見 Cutler 2010。

36. 「感覺起來……」引自 Raoult et al. 2004。另外參見 Nguyen-Hieu et al. 2010，瞭解對於十八世紀 DNA 的分析。關於基因體學，參見 Bishop-Lilly et al. 2013 與 Murray et al. 2016。關於飛鼠，參見 Sonenshine et al. 1978。

37. Carmichael 1998。一般來說，研究會引用 Zinsser（他又會去引用赫希），提到有幾部中世紀編年史記載有皮疹症狀的熱病疫情。這些資料不但為數過少，而且對於回溯診斷而言實在稱不上是可靠的基礎。有許多疾病都可能是背後的病因。到十五世紀後期，證據才變得比較有說服力。法蘭卡斯特羅（請見本章正文討論）等人認為這是一種新疾病，但先前曾出現在賽普勒斯，可見疾病可能來自亞洲。雖然大家常常認為傳染病都是由外傳入，但我們還是該小心，不要在談到疾病源自東方的時候就複製了東方主義的概念。光是說到賽普勒斯對這種疾病很熟悉，並不代表證明了過去對鄂圖曼帝國的指控，也不代表這種疾病肯定來自東方。

38. 這位西班牙醫師的說法，可見於 De Toro 1564, 26–27 與 De Villalba 1802, 1:112–14。關於義大利，參見 Corradi 1865–94, 2:8–14。這位日記作者是 Girolamo Priuli (Priuli 1938)，記於 1506 年四月，第 414 頁。

39. 譯文請參見 Fracastoro 1930。他對傳染病的觀念請參見 Nutton 1990。

40. 關於新世界，參見 Guerra 1999 與 Carrillo-Esper et al. 2018。關於十六世紀西班牙醫學文獻，參見 Vázquez-Espinosa, Laganá, and Vazquez 2020。

41. 參見 Murchison 1884, 31。Mercer 2014, 77–81。關於斑疹傷寒的減少，參見 Hardy 1988。

42. 關於英國內戰時的斑疹傷寒，參見 Slack 1985, 123。關於義大利戰爭，參見 Alfani 2013b, 13–18。關於「匈牙利病」，參見 Györy 1901 與 Schmitz-Cliever 1954。關於拿破崙部隊染上斑疹傷寒歷歷在目的記述，參見 Talty 2009。

43. 關於 1698 年的歉收，參見 Murchison 1884, 31。關於 1740 年代，參見 Post 1984。

44. MacArthur 1956 是關於愛爾蘭大饑荒的經典醫學研究。「當時呈現的場景……」引自 Farrell 2006, 79。Ó Gráda 1995; Mokyr and Ó Gráda 2002; Ó Gráda, Vanhaute, and Paping 2007。關於馬鈴薯歉收如何引發這場饑荒，參見第 11 章。

45. Smith 1981; Risse 1985。「雖然在窮人狹窄的……」引自 Creighton 1891–94, 2:15。關於軍事醫學的重要，以及約翰·普林格與詹姆斯·林德等等人物，參見第 10 章。

46. 出於完全不明的原因，比起在歐洲，斑疹傷寒在美國極為罕見，參見 Humphreys 2006。參見 Grob 2002, 113–14，瞭解這種疾病存在的幾項實例。

47. Lilly and Ashmole 1774。參見 Slack 1985, 20。

48. Slack 1985, 151。關於這個時期的《倫敦死亡數字週報》，參見 Robertson 1996。

49. 關於這次疫情在北歐的路線，參見 Eckert 1996, 132–46。關於米蘭，Manzoni 1924（最初出版於 1840–42 年）生動的小說值得一讀。這部小說的根據，是由親身經歷此事件的米蘭歷史學家所寫下的 Ripamonti 1841（最初出版於 1640 年）。

50. 關於義大利的死亡人數，參見 Cipolla 1981，特別是 Alfani 2013a。關於英格蘭的鼠疫，參見 Slack 1985, 151。

51. 十七世紀的鼠疫史一直欠缺統一的論述，但有愈來愈多以區域為重點的優秀研究。關於現代早期鼠疫，參見 Bell 2019 整理的資料來源。Biraben 1975,

1:192–230, 386–87。關於歐洲北部參見Eckert 1996。關於英格蘭，參見
Slack 1985。關於義大利，參見Cipolla 1978, Fusco 2007 and 2009, Alfani
2013a。關於西班牙，參見Pérez Moreda 1980。關於印度與中國，參見下文。

52. 關於鄂圖曼的自然宿主，參見Varlik 2015。關於阿爾卑斯山，參見
Carmichael 2014。關於北海，參見Eckert 1996。關於分子證據，參見
Spyrou et al. 2019b。當然，我們的所知取決於已經取得與定序的DNA樣
本，這場鼠疫也有可能是由中亞的自然宿主重新輸入（雖然這並不必要，也
沒有直接證據）。

53. 所有引文取自Dunstan 1975，對於沒有能力閱讀中文資料或研究的學者來
說，這份研究仍然不可或缺。Brook 2020也引用曹樹基的研究，認為在明清
之際的危機當中曾出現鼠疫桿菌的身影。

54. 關於賈汗季，參見Bell 2019, 40–41。1687–90年鼠疫回到印度，爆發可怕的
疫情（Bell 2019, 27）。Khan 2013; Dyson 2018, 59。

55. 近年來，鄂圖曼世界的鼠疫史得到了充分研究。鄂圖曼帝國也像舊世界的
許多其他地方，以1590年代作為環境和人口歷史的轉捩點，先有嚴重的饑
荒，接著就是無可避免的疾病襲來，至今仍無法判斷是何疾病。但在1620
年代中期掀起的毀滅疫情卻並非如此。關於十六世紀鄂圖曼帝國的鼠疫，
參見Varlik 2015，其中指出「鼠疫在鄂圖曼城市慢慢變得更為頻繁及廣泛」
(5)。S. White 2011, 269認為，在1620年代初期、1660年代初期與1770年
代後期的疫情，顯然是鄂圖曼帝國時期「最嚴重的」。White 2010; Bulmus
2012; Ayalon 2015。Roe 1740, 420, 427, 444。關於切雷比，參見S. White
2011, 269。

56. 鼠疫在十六世紀先有所緩和，接著再次升溫，但各地再起的時間點不一。其
中，1575–77在義大利北部的所謂聖卡羅鼠疫（San Carlo plague）十分嚴
重。至於1599年的幾次西班牙鼠疫疫情，則或許預告著接下來的新時代。
當時大約10%的人口在這場災難中喪生。接著是一陣平靜，給人虛假的安
全感，也讓像是米蘭等地放鬆了戒備，於是在不速之客再次回訪時完全是
措手不及。關於英格蘭自1479年後的鼠疫趨緩，參見Slack 1985, 16。參見
Biraben 1975，到目前這仍然是關於第二次鼠疫大流行最全面的紀錄。關於
十六世紀嚴重鼠疫的例子，參見Naphy 2002（1570年代西阿爾卑斯山的情
形）。關於聖卡羅鼠疫，參見Alfani 2013b。關於西班牙，參見Pérez Moreda
1980。這些資料在Alfani 2013a, Slack 1985, Eckert 1996都得到充分的運用
發揮。「疫情席捲了……」引自Eckert 1996, 135，關於死亡數飆高則出於
144頁。

57. 關於死亡人數，參見Eckert 1996, 150；關於長期人口背景，參見Pfister and
Fertig 2010。

58. 關於公民治理與公衛的傳統，參見Cipolla 1978。Alfani 2013a。

59. Biraben 1975。在英格蘭的減少趨勢已得到仔細研究（Slack 1985,

199–337）。關於法國，參見Ermus 2015 and 2016。關於地中海東部，參見Varlik 2020。關於俄羅斯，參見Alexander 2003。關於伊朗，參見Shahraki, Carniel, and Mostafavi 2016。

60. Serruys 1980; Chang 1996, 171–72; Chang 2002; Brook 2010, 250.

61. Chang 1996, 174.

62. 關於斯圖亞特王朝的醫學史研究，參見Holmes 2003。Macaulay 1856, 4:369。

63. Macaulay 1856, 4:370.

64. 關於東南部天花大流行，參見Kelton 2007, 143–59。關於更早的疫情，參見第5章。

65. Carmichael and Silverstein 1987.

66. 參見Chang 1996, 31，以及第24頁的列表。到了十一世紀，已有證據證明其嚴重性。北宋的醫師龐安時（1042–99?）就曾提到「近世此疾，歲歲未嘗無也。甚者夭枉十有五六，雖則毒氣內壞不治，因醫為咎又大半矣。」〔譯註：出自龐安時的《傷寒總病論》〕

67. Chang 1996, 151。Needham 2000, 6.6:116–49仍然是很有價值的討論。

68. 關於新世界，參見第7章。關於非洲，參見Spinage 2012, 1246與Alden and Miller 1987, 198。關於中國，參見Dunstan 1975, Chang 1996 and 2002, Brook 2010 and 2020。

69. 關於冰島，參見Hays 2005, 131–34。關於倫敦，參見Marshall 1832，另外參考Davenport, Schwarz, and Boulton 2011。參見Sköld 1996對於十八世紀瑞典天花的仔細研究。

70. Allen 2001以實證基礎來談小分流，帶出關於工資數據的進一步研究與討論。關於這項討論的近期研究，參見Stephenson 2018; Allen 2019; Rota and Weisdorf 2020; López Losa and Piquero Zarauz 2020。

71. 特別參見Alfani 2013a與Alfani and Percoco 2019，瞭解對這種立場的論述；Rota and Weisdorf 2020也以新的工資數據提出進一步的支持。

72. Appleby 1980調查了這些理論，主張囓齒動物已逐漸發展出對鼠疫的免疫力，但這項假設尚未說服相關領域。發展於二十世紀中葉的褐鼠替代理論（Loosjes 1956）至今仍然常常受到討論（例如Monecke, Monecke, and Monecke 2009; Spyrou et al. 2016），但還缺少強力的實證證據。

73. Slack 1981討論細緻，至今仍有說服力。關於砷，參見Konkola 1992。關於奧地利的防疫隔離線，參見有大量文獻的Rothenberg 1973。

74. Tilly 1975。關於國家的數目，參見Jedwab, Johnson, and Koyama 2020。關於在馬賽的鼠疫，參見Ermus 2015 and 2016。關於此時在英國採取的措施，參見Booker 2007, 85–121。

第 10 章

1. 關於馬爾薩斯理論的生動描述，參見Clark 2007。Ashraf and Galor 2011。「關於人類壽命長短⋯⋯」引自Malthus 1798, chapter 9。「嚴重的困境」引自Malthus 1798, chapter 2。我們會看到，對於自己所在的社會，馬爾薩斯不論在真實工資或預期壽命方面都說錯了。

2. Deaton 2013。關於預期壽命，參見Riley 2001。關於生活水準，參見Floud et al. 2011。「在過去兩個世紀⋯⋯」引自Bloom and Canning 2007。

3. Lucas 1988.

4. Weil 2014.

5. Bloom and Canning 2000; Weil 2014, 2015.

6. Weil 2015, 113. Easterlin 1995, 1996; Deaton 2013.

7. 參見Troesken 2015對於這些主題的豐富摘要。

8. Omran 1971。Schofield, Reher, and Bideau 1991收錄的文章特別有價值。關於最近對歐姆蘭論文及其後續影響的反思，參見Mercer 2018。同時參見Shaw-Taylor 2020，談這種較長觀點的重要性。

9. 寫這最後三章的時候，特別讓我感受到跨學科研究的困難。這裡的架構及論點顯然是取用自經濟史的研究，像是這裡談現代時期，就參考了Easterlin (1999)、Weil (2014) 與Deaton (2013)的呈現方式。（但我也指出，這些研究相當強調是科學而非經濟成長改善了人類的健康衛生，但這常常低估了制度的作用。）醫學史與公衛史就像兩條平行線，雖然都提出了豐富而實用的研究，但通常不進行對話，問的也是各自不同的問題。因為經濟史想要解釋變化，所以更喜歡找出清楚的原因、尋得共同的模式（也傾向把重點放在能夠找出明確因果關係的自然實驗法〔natural experiment〕）。而很多時候，醫學史的動機則幾乎完全相反，是希望強調特殊性。以Baldwin 1999這項公衛史的里程碑研究為例，針對的是十九世紀西歐大眾面對健康挑戰時的比較研究，具備了十足的研究特殊性。又或者參見Crook 2016, 7，有一位歷史學者總結了歷史研究對公衛研究的貢獻，指出「未提出任何整體的現代化軌跡」與「國家與地方特點的構成重要性」，但也讚揚歷史研究傾向堆砌出「一個又一個的變化，一項又一項的複雜，無論在任何層面、任何時刻。」對於經濟學家會說的「啟蒙醫學」、「公共衛生」或「細菌論」之類的詞，歷史學家可能會感到不悅。（有部分原因在於，科學與醫學史早已告訴我們，像是「細菌論」這樣的東西，背後反映的是極為複雜的現象。）然而，我們需要解釋變化為何會發生，特別是對疾病的防控為何得到改善，這是需要因果框架的問題。到頭來，如果我們只看特殊性，就會忽略了改變的真正本質。畢竟，在短短兩、三個世代之間，大多數西方社會就都採用了公共下水道與水處理、強制通報與疫苗接種、化學消毒、抗生素等等，要是這時候再只強調差異，就成了見樹不見林。但不論如何，最後這幾章的小小目標就是要同時從這兩方面的研究當中取得見解。

10. 整體概覽請參見 Allen 2009。McNeill 2015, 53。
11. Goldstone 2002.
12. Chen and Kung 2016。關於這種論點的批評，參見 Lavely and Wong 1998。
13. 關於成長理論的概述，參見 Aghion and Howitt 2008。關於羅馬時期的成長，參見 Temin 2012。
14. C. I. Jones 2005; Vries 2013.
15. 關於制度，參見 North and Thomas 1973; Acemoglu, Johnson, and Robinson 2001; Acemoglu and Robinson 2012。關於人力資本，參見 Easterlin 1981; Lucas 1988; Glaeser et al. 2004; Goldin 2016。
16. Pomeranz 2000。關於印度，參見 Parthasarathi 2011。Van Zanden 2009。
17. 關於收入，參見 Broadberry and Gupta 2006; Broadberry 2013; Broadberry, Custodis, and Gupta 2015。關於人力資本，參見 A'Hearn, Baten, and Crayen 2009。關於大西洋商人，參見 Acemoglu, Johnson, and Robinson 2005。關於成長的文化，參見 Mokyr 1990 and 2017。大家對於高端知識精英與創新者的興趣愈來愈大，這些人就是所謂的「右尾（upper tail）人力資本」（Squicciarini and Voigtländer 2015）。
18. 關於高工資，參見 Allen 2009。關於高技術勞工，參見 Kelly, Mokyr, and Ó Gráda 2014。「煤炭月彎……」引自 McNeill 2015, 54。關於 GDP 資料，參見 Broadberry, Custodis, and Gupta 2015。
19. Mercer 1990; Armstrong, Conn, and Pinner 1999; Mercer 2014。當然，在二十世紀中葉之後，由於例如菸草用量減少、心血管醫學進步、基層醫療服務擴大，也都為健康帶來後續的提升，但這些並不在本研究範圍之內。
20. McKeown, Brown, and Record 1972; McKeown 1976。參見 Harris 2004 為麥基翁提出了有力的辯護。關於收入和營養間的關係，參見 Floud et al. 2011。關於收入對健康造成的因果關係，參見 Acemoglu and Johnson 2007。
21. 關於衛生基礎設施，參見 Chapman 2019。Preston 1975, 1976。同時參見 Szreter 1988 and 2002 對麥基翁論點的重要反思，以及 Szreter 2005 對於衛生政策重要性的有力論點。
22. 關於健康落差的出現，參見下文。
23. Gallup and Sachs 2001; Bloom, Canning, and Graham 2003; Weil 2007; Lorentzen, McMillan, and Wacziarg 2008; Aghion, Howitt, and Murtin 2010; Beach et al. 2016。關於生理／認知發育與衛生健康，參見 Eppig, Fincher, and Thornhill 2010; Daniele and Ostuni 2013; Madsen 2016。關於感染與教育成果，參見 Almond 2006 這份精彩的研究，調查在子宮內暴露於 1918–19 流感的長期影響；另外參見 Bleakley 2007 and 2010, Cutler et al. 2010, Lucas 2010。
24. 關於歐洲婚姻模式，參見 Hajnal 1965 and 1982。Foreman-Peck 2011; Foreman-Peck and Zhou 2018。Wrigley 1988。關於更久遠之前的經濟成

長，相關資料參見van Zanden, Carmichael, and de Moor 2019。相關批評參見Dennison and Ogilvie 2014。歐洲婚姻模式的形成時間究竟是在黑死病前或後，至今仍有爭議，但整體而言，證據支持是在相當早之前就已出現。參見Edwards and Ogilvie 2018。

25. 關於義大利，參見Felice 2007與Ciccarelli and Weisdorf 2018。關於長壽與早期人類資本優勢，參見Boucekkine, de la Croix, and Licandro 2004與Boucekkine, de la Croix, Peeters 2007a and 2007b。我所提出的地區瘧疾數據，根據的是1887–92年間「瘧疾熱與沼澤消瘦病」導致的六年平均死亡人數，以及1881年人口普查的區域人口。在健康轉型期之前的預期壽命非常難以推估。參見Riley 2005b的大膽嘗試。該注意的是，德川時期的日本也同樣享有低死亡率與相對較長的預期壽命，原因在於嚴格的隔離、城市環境衛生，以及可能有助於個人衛生的文化價值觀（根據Hanley的說法，是來自於神道教對汙染的觀念）。參見Jannetta 1987與Hanley 1987。死亡情況有利，或許有助於解釋為何日本現代化的進程迅速。

26. Weil 2014, 2015.

27. Cutler, Deaton, and Lleras-Muney 2006; Soares 2007; Deaton 2013.

28. 關於市場失靈與衛生健康問題，參見Easterlin 1996 and 1999。

29. 更複雜的是，這兩種國家行為還可能互相牴觸。像是將權力集中或許有利於強迫服從，但並不利於投資大型基礎設施，或是公平分配公共財（Troesken 2015）。

30. Easterlin 1996.

31. Riley 1987。因此才會有約翰‧普林格，以及幾十年後像是約翰‧霍華德這樣的改革者。其他像是菲力克斯‧維克‧達吉爾（Félix Vicq d'Azyr）、約翰‧彼得‧法蘭克、帕宏－杜夏特雷（A. J. B. Parent-Duchâtelet）、路易－勒內‧維勒梅等人，都可算是一脈相承。參見Coleman 1982與La Berge 1992，瞭解典型的做法。

32. 關於以皮普斯作為瞭解當時個人衛生的例子，參見Razzell 2007, 157–68，這篇研究啟發了這個段落的靈感。參見Tomalin 2002瞭解一般的傳記。

33. 平衡的概述一般可參見Corfield 1982; Friedrichs 1995; Cowan 1998; Clark 2009, 109–219。

34. 我用的是Latham and Matthews (1971)這個編輯後的完整版日記。「我太太……」日期為May 25, 1663。「看到……」日期為April 21, 1664。

35. 「我跟太太用餐……」日期為March 23, 1662。「覺得實在忍不住了……」日期為September 28, 1665。

36. 「潘恩爵士……」日期為April 30, 1666。「今天早上……」日期為October 20, 1660。「有人正在……」日期為July 28, 1663。

37. Razzell 2007, 162。「我的頭……」日期為April 23, 1661。「我走到她……」日期為September 7, 1662。

38.「這六、七天……」日期為 January 23, 1669。「這一兩天……」日期為 February 8, 1663。

39.「我接著去西敏區……」日期為 July 18, 1664。「沒有人知道……」日期為 September 3, 1665。

40. 英國發展得最早，而《倫敦死亡數字週報》提供了對死因的獨有珍貴見解，代表著英國的死亡情況能得到最詳細的重建。

41. 關於粗死亡率，參見 Wrigley and Schofield 1981。關於一般情形，參見 Del Panta and Livi Bacci 1977, 420。參見 Schofield and Reher 1991, 3，提到也有一些例外。Perrenoud 1991。

42. 關於十八世紀鄂圖曼帝國的鼠疫，特別是 1770 年代後期和 1780 年代，參見 Panzac 1985, 58–68。關於俄羅斯，特別是 1771 年在莫斯科爆發的可怕疫情，參見 Alexander 2003。

43. 關於饑荒，參見 Appleby 1978 與 Alfani and Ó Gráda 2017。關於 1918 年流感，參見第 11 章。

44. Malthus 1798, chapter 9。關於法國，成長的情況參見 Blayo 1975；十九世紀中葉停滯的情形參見 Bourdelais and Demonet 1996。同樣地，比利時的情況可參見 Neven 1997。Wrigley and Schofield 1981; Riley 2001, 33–34。同樣地，美國的情況可參見 Grob 2002, 96–179 與 Troesken 2015, 27，談到紐約的粗死亡率在 1800 年至 1860 年間從 25 增加到 35，正是這裡提到的負面衛生影響使「現有城鎮的公衛措施不堪負荷。」

45. Davenport 2020.

46. Landers 1987, 1993; Woods 2003.

47. 關於十八世紀的天花，參見 Davenport, Schwarz, and Boulton 2011 與 Davenport, Boulton, and Schwarz 2016。

48. Marshall 1832。Davenport, Schwarz, and Boulton 2011。關於這位日內瓦的醫生，參見 Bennett 2020, 15。關於日本，參見 Jannetta 1987, 19。

49. Marshall 1832。Schofield and Reher 1991, 12。西歐結核病的社會史文獻豐富，特別是 Bryder 1988、Rosenkrantz 1994 收集的資料，以及 Barnes 1995。結核病也同時在美國盛行（Grob 2002, 110）。

50. Riley 2001, 16–17; Razzell 2007, 128; Mercer 2014; Davenport 2015, 2017.

51. 如果鏈球菌咽喉炎未經治療，可能導致嚴重的併發症，例如風濕熱（rheumatic fever），這是一種可能致命的自體免疫疾病，常常影響心臟組織，有時還會損害大腦。在化膿性鏈球菌未經治療的病例當中，大約 3% 會發展為風濕熱，所以在沒有抗生素的社會中，有可能成為常見的併發症。此外，少數風濕熱病例會發展為席登漢舞蹈症（Sydenham's chorea），特徵是出現類似跳舞的不自主抽搐動作，有時候是在感染經過數年才發病（Martino et al. 2005; Vale and Cardoso 2015）。對於這項以他為名的疾病，席登漢並未發現這和猩紅熱之間的關係，但這個巧合正透露了真相。席登漢在1686年記下舞蹈症的第一筆臨床紀錄，指出影響的是大約十歲以後的兒童。對於這種奇特的疾病，我們能得到準確的描述，一方面證明了席登漢的天才之處，另一方面也可見這種兒童疾病不但症狀明顯，也可能十分盛行。關於簡要的歷史概述，參見Hardy 1993b。猩紅熱並沒有相關專史著述。關於古典時代似乎沒有猩紅熱，參見Grmek 1989, 337。參見Corradi 1865–94, 1:1064，談到1583年曾有一次可能是猩紅熱的疫情。Creighton 1891–94, 2:678–747也提供了大量歷史資訊。Hirsch 1883, 1: 71–96; Rolleston 1928。參見Duffy 1953, 129–37，瞭解殖民時期美洲的情形。

52. Creighton 1891–94, 2:680. Rumsey 1789.

53. 關於化膿性鏈球菌的基本生物學，Ferretti, Stevens, and Fischetti 2017提供了全面的資訊。Bessen 2009; Bessen et al. 2015。關於化膿性鏈球菌大致的演化，參見Wilkening and Federle 2017與Sitkiewicz 2018。Wong and Yuen 2012; Nasser et al. 2014; You et al. 2018; Wong and Yuen 2018。Davenport 2020。關於疫情的升溫，參見Creighton 1891–94, 2:726。Hardy 1993b, 56–79; Duncan, Scott, and Duncan 2000。關於亨利‧亞當斯，參見Adams 1918, 5。關於達爾文的幾位女兒，參見Browne 1995, 1:498–503與Keynes 2001。

54. Villermé 1830。參見La Berge 1992, 59–75。

55. Woods and Williams 1995; Clouston et al. 2016。關於都市的死亡率劣勢，參見Kearns 1988, 223。在美國，都市的死亡率劣勢到了二十世紀初有了翻轉（Haines 2001）。西班牙的情形參見Reher 2001。關於健康不平等與工業化之間的關係，Bengtsson and van Poppel 2011提出了模糊的結論；Bengtsson, Dribe, and Helgertz 2020則發現瑞典要到二十世紀中葉才出現健康不平等的情形。

56. Antonovsky 1967.

57. Cummins 2017。關於英國貴族，參見Hollingsworth 1977。關於羅馬皇帝，參見Scheidel 1999。

58. 至少從十七世紀開始，鼠疫對窮人的影響就開始高得不成比例（Slack 1985, 143; Cummins, Kelly, and Ó Gráda 2016）。關於日內瓦，參見Perrenoud 1975。Riley 2001, 140–41。

59. 關於王室家族，參見Razzell 2007, 91與David, Johansson, and Pozzi 2010。一般情形請參見Woods and Williams 1995。

60. 「衛生健康與疾病的社會關係思想史」引自Rosen 1974, 120。法蘭克1790年的演講取自Sigerist 1941。

61. De Tocqueville 1958 (originally published in 1835), 107–8。關於貧窮，參見Razzell 2007, 122。

62. 關於法國公衛的起源，參見La Berge 1992。

63. Singer 1949, 1950; Selwyn 1966; Weidenhammer 2016.

64. Pringle 1750, 1753.

65. 一般情形參見 Cunningham and French 1990。參見 Porter 1995 對當時英國醫學的概述，強調了這在當時社會中的限制。關於普林格的地位，特別參見 DeLacy 2017, 55-66。

66. 關於這些醫藥的流通，參見 Howard 1994 與 Chakrabarti 2010。Johansson 2010。

67. Jarcho 1993; Crawford 2014, 2016.

68. Chang 1996。這些發展的背景脈絡請參見第 9 章。

69. Razzell 2003; Boylston 2012b; Grant 2019; Eriksen 2020.

70. 關於這次疫情起源於非洲的可能性（尚無定論），參見 Herbert 1975。Wisecup 2011。關於這些論戰的大致情形，參見 Silva 2011, 142-79。

71. 關於孟塔古夫人，參見 Miller 1981。關於切爾克斯人的背景，特別參見 Grant 2019。

72. Davenport, Boulton, and Schwarz 2016。關於薩頓家族，參見 Boylston 2012a。關於美洲的角色，參見 Bennett 2020, 23。

73. 關於死亡率，參見 Mercer 1990。關於全球的情形，參見 Bennett 2020。

74. 想要根除天花的願景，出現在 1800 年的版本中（Jenner 1800, 41-42）。參見 Bennett 2020：傑佛遜在第 7 頁，「牛痘疫苗的傳播……」在 142-43 頁。關於西班牙，參見 Mark and Rigau-Pérez 2009。關於日本，參見 Jannetta 2007, 2。

75. 關於大致的啟蒙醫學，參見 Cunningham and French 1990 所收錄的文章。

76. Pringle 1764, 264-65. DeLacy 2017, 77.

77. Riley 1987。關於在中世紀的先例，參見 Rawcliffe and Weeda 2019 與 Geltner 2019b。

78. 關於公共領域，參見 DeLacy 2017, 65。關於軍事醫學，參見 Geltner 2019a, Chakrabarti 2010（強調全球情境）與 Hudson 2007。關於政治算術，參見 Rusnock 2008。關於麻薩諸塞，參見 Blake 1959, 47。

79. 「他提出的實例……」引自 DeLacy 2017, 73。「明確改變了……」引文與一般醫院扮演的角色，參見 Risse 1986, 279。同樣的模式在英吉利海峽對岸普遍存在，有些時候甚至比英國更早。參見 La Berge 1992, 11 談關於健康的啟蒙方法，「強調進步、理性改革、教育、自然法、秩序、經驗主義，以及人道主義。」

80. Razzell 2007, 122, 169。關於自來水，參見 Razzell 2007, 169。一般情況參見 Corfield 1982。

81. Baker and Taras 1981, 30.

82. Riley 1987, 100, 134.

83. Buer 1926。但也請參見 Styles 2007，瞭解關於改用棉布的平衡觀點。「上述改進多半是由於文化上的態度轉變，追求更佳的衛生、清潔以及更有效的醫療。許多環境改善是地方改善行動的結果，也有一些（像是土地排水）主要是出於經濟考量。當代人愈來愈察覺到這些做法對自己與孩子健康的重要性，雖然也有一些改進是出於建築時尚與個人品味的文化改變」（Razzell 2007, 121）。

84. Dobson 1980, 1997.

85. 關於排水及相關知識背景，特別參見Riley 1986。

86. Heberden 1813.

87. Riley 1981。關於這項了不起的資料收集行動，參見Haines and Shlomowitz 1998，其結論(46)認為「在十八世紀最後二十五年，在某些機構與海軍船艦採用了實驗性的衛生概念與實務，並在接下來的幾十年間廣為實行。」

88. 關於這些航行的背景，參見Igler 2013；另外搭配Igler 2004，瞭解其他關於接觸、疾病與人口減少的討論。

第 11 章

1. 亞當斯在1801年二月二十日寫給傑佛遜的信，引自Oberg 2006, 23–24。關於他患上猩紅熱的經歷，參見Adams 1918, chapter 1。

2. Wallace 1899, vii.

3. Wallace 1899, 340–41.

4. Headrick 1981; Watts 1997。關於這些主題，也可以參考關於殖民與醫學的豐富文獻（例如Arnold 1993; Harrison 1994）。

5. 這些同質性是Bayly 2004, 1的一大主題：「隨著世界的事件變得更加互相連結、互相依賴，人類行為的形式也會開始互相調整，在全世界變得彼此相仿。」關於英文「pandemic」一詞，參見下文。

6. 關於帝國規模的量化，參見Etemad 2007。關於生活水準的大分流，參見Bolt et al. 2018; Broadberry, Guan, and Li 2018; Broadberry et al. 2015; Maddison 2007b; Clark 2007; Broadberry and Gupta 2006; Broadberry, Custodis, and Gupta 2015。關於預期壽命，參見下文。

7. Close 1865, 17.

8. 關於人口數字，我參考的是HYDE 3.1的整理（Klein Goldewijk et al. 2011）。關於大逃亡，參見Fogel 2004與Deaton 2013。關於收入數字，參見Maddison資料庫（Bolt et al. 2018）。

9. Allen 2009.

10. 關於以美國為主的記述，參見Gordon 2016。Easterlin 1996; Mokyr 1999; Smil 2005。

11. McNeill 2000; Smil 2017.

12. 關於豐饒富庶，參見Jonsson 2014。關於現代早期用盡資源，參見Richards 2003與Brooke and Otter 2016。

13. 關於這則摘要，以及在表1的內容，參見Osterhammel 2014, 121。

14. 「歐洲的世紀災難」引自Osterhammel 2014, 124。

15. Rowe 2009。關於饑荒，參見Davis 2001。

16. 關於危機的大致情形，參見Rowe 2009, 165–74。關於人口背景，參見Yi et al. 2016; Chen and Kung 2016; Baten et al. 2010; Maddison 2007a。參見Lee and Feng 2009，以批判馬爾薩斯的角度來談中國的人口成長。

17. 關於印度與疾病，參見下文。關於饑荒，參見Roy 2000, 277–78與Dyson 2018, 103–5, 134–40。

18. 關於夏威夷，特別參見Archer 2018。比較一般的情況請參見McArthur 1967; Cliff and Haggett 1985; Cliff, Haggett, and Smallman-Raynor 1993; Morens 1998; Igler 2004 and 2013; La Croix 2019。關於國王及王后的這趟行程，參見Shulman, Shulman, and Sims 2009。

19. 關於非洲的整體人口狀況，參見Iliffe 2017。關於人口數字與停滯，參見Manning 2010, 266。關於這場流行病災難，參見Ransford 1983。另外參見Akyeampong 2006, 195–201。

20. Hohenberg and Lees 1985; Lenger 2012; Osterhammel 2014, 241–321.

21. Clark 2009。關於芝加哥，參見Cronon 1991。

22. 參見Melosi 2008，瞭解美洲的觀點。參見第12章。

23. 「像這樣龐大規模……」引自Osterhammel 2014, 154。McKeown 2004。關於移居者革命，參見Belich 2009。關於契約勞動（以美國為主），參見Cohen 1995。關於搶地的背景，參見Debo 1940。

24. Headrick 1981.

25. Bagwell 1988。「鐵路熱」引自Headrick 1981, 181。「只需要中途換軌……」引自Osterhammel 2014, 717。

26. Findlay and O'Rourke 2007, 365–428。關於貿易與疾病，特別參見Harrison 2012。

27. 參見Morens, Folkers, and Fauci 2009，瞭解這個詞在十九世紀晚期如何流行起來。韋氏詞典1828年版對「pandemic」的定義是「對全人民的事件；流行；一種流行疾病。」同時參見Honigsbaum 2014; McMillen 2016。

28. 「『吞沒』了原已存在……」引自Green and Jones 2020, 35。

29. Hamlin 2009, 4。醫學史與社會史發現霍亂是個很豐富的主題。在這龐大的文獻當中，參見Pollitzer 1954; McGrew 1960; Briggs 1961; Rosenberg 1962; McGrew 1965; Morris 1976; Durey 1979; Delaporte 1986; Bourdelais and Raulot 1987; Evans 1987 and 1988; Snowden 1995; MacPherson 1998; Echenberg 2011; Harrison 2020。

30. Barua and Greenough 1992, 2–7; Hamlin 2009, 19–20。關於霍亂的經典概述可參見Pollitzer 1954; Barua and Greenough 1992; Wachsmuth, Blake, and Olsvik 1994。

31. 霍亂弧菌是一種古老而分布廣泛的環境細菌，天然的家園就是在潮汐河口（estuary）、河水與海水交界那種又鹹又髒的水。霍亂弧菌非常多樣化，分成兩百多型（又稱血清群〔serogroup〕），許多是自由生活的水生細菌，又或者已經適應生活在各種海洋生物的表面上，包括像是橈足類（copepod）這種在海中無處不在的微小甲殼類動物。不論你住在地球上什麼地方，附近的河口都有霍亂弧菌正偷偷準備突襲。霍亂弧菌的某些菌株如果進入人體會讓人不適，基本上是一種食物中毒。但這些感染並不會繼續傳播下去，史上的霍亂流行疫情並非由此而起。人類的霍亂疫情，要講的故事其實是一種無處不在的水生細菌如何適應了人類腸道這種奇怪的環境。至於相關的基因證據，參見Devault et al. 2014; Boucher, Orata, and Alam 2015; Azarian et al. 2016; Boucher 2016; Islam, Alam, and Boucher 2017。目前的慣例是將十九世紀爆發的霍亂疫情判定為幾次獨立的「全球大流行」，這雖然就現實而言有幾分道理，但對於全球的證據閱讀卻稱不上全面。各方對於每次疫情的年代缺乏共識，可以見得證據並非全然清楚。而且有鑑於霍亂可能在各個地方立足延續，幾波連續的疫情或許有重疊之處，因此如果照慣例將每波疫情都視為獨立，有可能會低估霍亂歷史的複雜程度。

32. Boucher, Orata, and Alam 2015.

33. 「排出的量多到驚人」引自Pollitzer 1954, 607。參見Rabbani and Greenough 1992。

34. MacNamara 1876, 28–45; Pollitzer 1959; Barua 1992, 2–7.

35. Pollitzer 1954, 17–21.

36. 關於殖民時期的加爾各答，參見Bhattacharyya 2018。關於商業與疾病，參見Harrison 2015。

37. Pollitzer 1954, 21–31; Barua 1992, 8–12.

38. 在漢堡爆發的霍亂疫情已有人提出精闢的研究（Evans 1987）。

39. 關於桑吉巴，參見Gray 1962。

40. Christie 1876。參見Echenberg 2011, 52–64，文中對克里斯蒂與其研究有良好的評價。

41. 霍亂在十二月來到桑吉巴，這並非霍亂首次到訪，但島上對於過去的疫情已經不復記憶。克里斯蒂找不到任何確鑿的證據，能夠證明1817年的第一次霍亂大流行曾經來到桑吉巴，但他認為這種可能性很大。同樣地，1830年代的第二次霍亂大流行一樣只留下「極少」的細節。經過二十年的平靜，霍亂又在1858年捲土重來。這第三次霍亂大流行，在桑吉巴留下了強力的到訪證明。這次的霍亂是隨著阿拉伯單桅帆船（dhow，在印度洋上的傳統帆船）的首次亮相，一同來到索馬利亞海岸。接著一路沿著海岸勢如破竹。霍亂來襲時，英國冒險家理查・波頓（Richard Burton）正在桑吉巴南方，記錄了疫情的破壞力。克里斯蒂還取得了當時英國駐桑吉巴領事的文件，他估計在桑吉巴市就有七到八千人死亡，全島死亡人數則來到兩萬人。克里斯蒂懷疑這些數字太過低估。

42. 探險家大衛・李文斯頓（David Livingstone）聲稱，在兩英里外就能聞到桑吉巴島的臭味，建議應該改名為「惡臭島」（Stinkibar）。關於桑吉巴市的引文，引自 Christie 1876, 271。

43. 「在工作中突然⋯⋯」引自 Christie 1876, 367。「手指腳趾與⋯⋯」引自 Christie 1876, 378–79。「直到最後一刻⋯⋯」引自 Christie 1876, 379。

44. Christie 1876, 385。「最後，就連⋯⋯」引自 Christie 1876, 387。關於死亡人數，參見 Christie 1876, 419。

45. 關於這些對比，參見 Arnold 1993 與 Watts 1997。另外參見 Harrison 2020，瞭解對於早期疫情的死亡數字估計有何想法。關於第七次全球大流行的起源，參見 Hu et al. 2016。霍亂弧菌至今仍然造成每年約三百萬人感染、十萬人死亡（Ali et al. 2015）。

46. 關於北美，參見 Patterson 1992。關於歐洲，參見 Harrison 2012。

47. 「大規模湧現」引自 Harrison 2012, 107。關於 1878 年這場疫情，參見 Patterson 1992, 859。

48. Webster et al. 1992; Baigent and McCauley 2003; Nelson and Holmes 2007; Rambaut et al. 2008; Taylor 2014.

49. 關於十四世紀的一波流感疫情，參見 Bauch 2020。Patterson 1986; Pyle 1986; Beveridge 1991; Potter 2001; Honigsbaum 2014; Saunders-Hastings and Krewski 2016; Hill, Tildesley, and House 2017; Alibrandi 2018。關於以馬的移動速度傳播，參見 Pyle 1986, 28。「這種爆炸性的傳播⋯⋯」引自 Pyle 1986, 31。Valleron et al. 2010。

50. Crosby 2003; Barry 2004; Taubenberger and Morens 2018.

51. 關於遺傳物質，參見 Taubenberger et al. 1997 and 2005 與 Nelson and Worobey 2018。關於死亡人數，參見 Patterson and Pyle 1991; Johnson and Mueller 2002; Spreeuwenberg, Kroneman, and Paget 2018。「一下子無處不在」引自 Taubenberger and Morens 2019, 4。大致情況請參見 Morens and Fauci 2007。關於印度，參見 Chandra, Kuljanin, and Wray 2012。

52. Morens and Taubenberger 2018.

53. 關於第二次鼠疫大流行的延續，參見 Panzac 1985; Bell 2019, 53–57; Varlik 2020。關於在十八世紀遭到鼠疫侵襲的俄羅斯，參見 Alexander 2003。關於基因體學，參見 Wagner et al. 2014 與 Spyrou et al. 2016。

54. 本段參考 Benedict 1996，這是關於十九世紀中國鼠疫的重要歷史研究。

55. 「商業大城」引自 Echenberg 2007, 15；關於第三次鼠疫大流行的一般情形，也請參見本文獻。

56. 關於耶爾森的研究，參見 Echenberg 2007, 32–38 與 Velmet 2020, 24–31。

57. Arnold 1993; Harrison 1994; Echenberg 2002; Bramanti et al. 2019; Velmet 2020。關於死亡人數，參見 Klein 1973, Arnold 1993, Echenberg 2007, 5。

58. Nützenadel 2008.

59. Olmstead and Rhode 2008 的研究重點在於十九世紀美國農業經濟學，對這項主題的重要性提供了極為豐富的概述。McCook 2006 and 2019 以咖啡葉鏽病為重點，這三大議題都有涵蓋。Agrios 2005 提供了對植物疾病的實用概述。Cook 1913 提供了許多關於熱帶植物疾病的資訊。參見 Beinart and Middleton 2004，思考植物遷移（plant transfer）歷史化的問題。

60. Stukenbrock and McDonald 2008.
61. 關於萊利，參見 Sorensen et al. 2008 and 2019。「輪船開始定期……」引自 Gale 2011, 4。
62. Gale 2011; Simpson 2011, 36–37.
63. 特別參見 Ó Gráda, Vanhaute, and Paping 2007。參見 McNeill 2000，瞭解馬鈴薯在世界史上的地位。
64. 關於基因體學，參見 Yoshida et al. 2013, Martin et al. 2015, Saville et al. 2016。Bourke 1964。
65. Bourke 1964; Vanhaute, Paping, and Ó Gráda 2006.
66. 參見 Olmstead and Rhode 2008，特別是 41 頁：「小麥農民被紅皇后（Red Queen）的格言詛咒：必須努力奔跑，才勉強能夠停留在原地。」
67. Wallace 1899, 373.
68. 「原始森林被……」引自 Wallace 1899, 373。關於特洛普，參見 McCook 2019, 38。
69. McCook 2019, 8.
70. 關於美國的展出，參見 Riley 1889。Harrison 2012, 232–46。關於殺（真）菌劑，參見 Morton and Staub 2008。就整體而言，參見 Brown and Gilfoyle 2010 所收錄的文章，以及 Olmstead and Rhode, 2008 and 2015 兩本專論，瞭解之後的科學及政策回應。
71. Brier 2013.
72. Agricultural Research Service 1962。關於豬霍亂，參見 Olmstead and Rhode 2015, 138–55。
73. 關於基因體學，參見 Rios et al. 2017。
74. Spinage 2003 是談牛瘟最簡明扼要的著作。關於中世紀早期的牛瘟，參見 Newfield 2012, 2013, and 2015。關於十四世紀的動物疫情，參見 Newfield 2009 與 Slavin 2012。關於二十世紀牛瘟史，參見 McVety 2018。醫學觀點請參見 Scott 1990。
75. Appuhn 2010, 278.
76. 關於抵抗力，參見 Roeder, Mariner, and Kock 2013。關於與麻疹病毒共同祖先出現分流，參見 Düx et al. 2020。
77. 「整個歐洲總有哪裡……」引自 Spinage 2003, 103。Harrison 2012, 212–24。Van Roosbroeck and Sundberg 2017。關於十八世紀的回應，參見 La Berge 1992, 17。
78. 關於維多利亞女王，參見 Spinage 2003, 389–90 與 Robinson 2009。
79. Spinage 2003, 447–71.

80. Mack 1970; Phoofolo 1993; Spinage 2003, 497–681.
81. Phoofolo 1993, 118.
82. Plowright 1982; Dobson 2009.
83. 關於疫情在東部沿鐵路傳開，參見 Kheraj 2018。關於在西部的傳播（以及疫情的本質與更廣泛的影響），參見 Andrews 2021。
84. Dickens 1873, 105。雖然這在當時並不那麼轟動，但在馬流感爆發同時，鳥類（包括馴化的雞與野生水禽）也爆發了大規模疫情。像這種禽流感病毒自然宿主與工業家禽養殖之間的相互作用，從以前到現在一直是對人類健康的一大威脅。有人認為，既然 1872–73 年的馬流感與禽流感疫情異常重疊，有可能馬流感和高致病力的禽流感互有關聯（Morens and Taubenberger 2010a and b）。
85. 關於德州牛焦蟲病，參見 Olmstead and Rhode 2015, 94–114 與 Specht 2019, 145–52（這是一篇相當有說服力的研究，從較廣泛的角度討論全球資本主義崛起與牛肉生產生態的交互作用，並提出對疾病生態的見解）。關於牛的數量，參見 HYDE 3.1 (Klein Goldewijk et al. 2011)；Skaggs 1986；Rimas and Fraser 2008；Specht 2019；包括討論大規模資本主義牛肉生產所需的生態改造。
86. Forni et al. 2017; Decaro et al. 2020.
87. 關於牛冠狀病毒，參見 Saif 2010。關於 OC43，參見 Vijgen et al. 2005 and 2006。
88. 關於這些早期的協調，Harrison 2012, 50–78 的記述最佳。參見 Panzac 1985, 456–92，瞭解從 1830 年代開始，鄂圖曼帝國參與並取得歐洲協助的重要性。
89. Howard-Jones 1975 是對於國際衛生會議最全面的研究，以科學／醫學方面為重點。Barkhuus 1943; Bynum 1993; Huber 2006。
90. Huber 2006, 455.
91. Huber 2006。關於全球疾病地圖，參見 Brömer 2000。關於醫學地理學的興起，參見 Valen ius 2000。Tworek 2019 以二十世紀為焦點，勾勒通訊與全球健康之間的連結。
92. Bashford 2004。關於半透膜，參見 Huber 2006。以二十世紀以色列的觀點所看到的這些主題，關於其延續，參見 Seidelman 2020。
93. 關於這些數字，參見 Headrick 1981。關於更詳細的重構，另外參見 Etemad 2007。關於「第一次」歐洲帝國主義，參見 Osterhammel 2014, 59–60。關於帝國主義盛世的研究，參見 Porter 1994。
94. 關於權力與疾病的大規模動態，參見 Headrick 1981 與 Watts 1997。關於定居殖民主義，參見 Bayly 1989 與 Belich 2009。
95. Curtin 1989, 1998; Etemad 2007, 11–24.
96. Headrick 1981, 58–79 對於以奎寧作為「帝國的工具」提出經典的論述。Etemad 2007, 31–36 則提出了更新的平衡論點，認為「對於在西非的歐洲人而言，奎寧是一項決定性的創新。」
97. 關於瓜分非洲，參見Wesseling 1996。Akyeampong 2006, 196。關於流感，
    參見Patterson and Pyle 1983。
98. Davis 1951; Das Gupta 1971; Visaria and Visaria 1982; Bhat 1989.
99. 關於瘧疾，參見Klein 1973。關於天花，參見Banthia and Dyson 1999。
100. 關於達特，參見Gupta 1911, 88。Klein 1973; Dyson 2018, 108; Klein 2001。

第 12 章

1. 我用的是史丹佛・盧斯（Stanford Luce）在2005年的翻譯（Verne 2005）。
   與凡爾納的幾部小說一樣，這則故事的原版是由帕夏爾・格魯塞（Paschal
   Grousset）撰寫，再將草稿賣給編輯皮耶－朱爾斯・埃澤爾（Pierre-Jules
   Hetzel），由埃澤爾委託凡爾納重寫。
2. Richardson 1876。關於理查森，參見Otter 2008, 62–63與Crook 2016, 1–4。
3. 「一個世代之前……」引自Kelley 1915。當時就算是在新英格蘭這種全球數
   一數二健康的地方，傳染病仍然是主要死因，參見Noymer and Jarosz 2008。
   Mooney 2007指出在十九世紀中葉之後，非傳染性死因已經佔了稍微多數，
   但這項研究對傳染病的定義較為嚴格而有限。關於死亡率下降，參見Preston
   1976; Bengtsson, Fridlizius, and Ohlsson 1984; Mercer 1990; Schofield, Reher,
   and Bideau 1991; Chesnais 1992; Riley 2001; Fogel 2004; Bengtsson et al.
   2004; Bourdelais 2006; Dyson 2010; Deaton 2013; Mercer 2014。
4. 我是在Russell 2001, 7看到「突然開始像兔子……」這段話，最早出處則為
   Lean, Hinrichsen, and Markham 1990。
5. 關於人類世的概念，參見下文。關於微生物學與人類世，參見Gillings and
   Paulsen 2014與Hirschfeld 2020。
6. Mitchell 1998a; B. Mitchell 2011.
7. 關於英格蘭／威爾斯的原始資料，參見B. Mitchell 2011；關於美國，參見
   Carter 2006, volume 1。Mercer 1990; Hardy 1993a; Woods and Shelton 1997;
   Mercer 2014。
8. 雖然在二十世紀晚期之前並沒有詳盡的全球死因資料，但詹姆士・萊利細
   心收集了不同國家的資料集。Riley 2005a提供大量資訊，B. Mitchell 1998a
   and b, 2007, and 2011對資料的整理也有很大助益。
9. 參見Chadwick 1965 (originally published in 1842), 210。Hamlin 1998提出很
   有說服力的論點，認為雖然查德威克的觀點狹隘，只看汙穢這件事，但實際
   上反而有助於讓人注意到貧困這項致病原因。Pickstone 1992。
10. Chadwick 1965, 422。Coleman 1982; Duffy 1990; La Berge 1992; Rosen
    1993; Porter 1999; Barnes 2006; M. Brown 2008。關於法國如何從瘴氣論轉
    向細菌論，Latour 1993提供了經典的論述。
11. 參見Susser and Stein 2009, 73–97瞭解十九世紀中葉的流行病學。Steere-

Williams 2020。至少在英國，瘴氣論能夠與自由放任的意識形態和諧共存。自由貿易、社會改革與公共衛生三者攜手並進。相較之下，傳染論對於保守派與土地利益集團比較有吸引力。Ackerknecht 1948 是這方面的經典研究。關於十八世紀傳染論的成長，參見 DeLacy 2017。關於整體而言十九世紀歐洲醫學觀念的政治價值，參見 Baldwin 1999。參見 Barnes 2014，特別是關於受感染貨品的重要性。

12. 關於巴斯德，參見 Dubos 1951 與 Geison 1995。關於一般情形，參見 Worboys 2007。

13. 關於李斯特，參見 Pennington 1995。關於對科赫多有讚譽的傳記，參見 Brock 1988。關於科赫與實驗室科學，參見 Gradmann 2009。

14. 關於對細菌論的接受與抵抗，參見 Romano 1997 與 Worboys 2000。

15. Haynes 2001。1880 年，在阿爾及利亞服役的法國軍醫阿方斯・拉韋朗（Alphonse Laveran）發現了引起瘧疾的原蟲。在印度醫療處（Indian Medical Service）服役的英國醫師羅納德・羅斯（Ronald Ross，還當過詩人），則是發現了蚊子—瘧疾循環（mosquito-malaria cycle）。幾乎同時（這裡的先後順序很有爭議，長期爭論不休），義大利人喬凡尼・巴蒂斯塔・格拉西（Giovanni Battista Grassi）也提出了對蚊媒的描述。

16. 關於住房法，參見 Wohl 1977, 73–108。

17. 簡短摘要請參見 Hamlin 2011。Szreter 1988; Duffy 1990; Rosen 1993; Porter 1999; Szreter 2005; Melosi 2008; Mooney 2015; Crook 2016。全球面向請參見下文。

18. 「美國史上規模空前……」引自 Troesken 2015。「如果要說有哪種概念主宰了公衛運動，那就是國家主義（statism），也就是認為國家有責任透過行政、立法與制度來提供公共衛生」（La Berge 1992, xii）。關於英國，參見 Hamlin 2011, 417。

19. Labisch 1992; Tomes 1998; Mooney 2015。關於法國，參見 La Berge 1992, 41。

20. Tomes 1998。「媽媽總有做不完的事」引自 Mokyr 2000。

21. 關於蒼蠅拍，參見 Soppelsa and Rodgers 2019。

22. 整體而言，目前關於化學消毒還沒有完整的全面評述，但幸好已經有些重要的研究談到其中的幾個主要面向。像是 Russell 2001 談第一次世界大戰開始的化學病媒防控，就深具洞見、資料豐富。至於 Engelmann and Lynteris 2020 雖然把重點放在用硫磺進行船隻燻蒸，同樣是不可或缺的研究。我同意 Whyte 2015 的說法：「雖然消毒在公衛政策上扮演著關鍵角色，但到目前為止，還未得到顯著的研究或史學關注。」

23. Knaysi 1930; Hugo 1991; Blancou 1995; Engelmann and Lynteris 2020.

24. Bartholow 1867; American Public Health Association 1885; Krönig and Paul 1897。關於德國醫療實務與實驗室細菌學之間的關係，參見 Schlich 2012。

25. Alcock 1827與Scott 1828（Labarraque翻譯的版本）讓英國科學界注意到這些發現。關於氯化消毒法，參見Alvord et al. 1917, Melosi 2008, McGuire 2013。

26. 從1860年代起，以「巴黎綠」為行銷名稱的有毒砷化合物就廣泛用作農業殺蟲劑。大致情形參見Russell 2001。

27. Russell 2001。關於有機化學，參見Steen 2014。

28. Dunlap 1981; Kinkela 2011.

29. 參見Hardy 1993a，特別是24–25。

30. 參見Hardy 1993a，談到「謎團的核心」（211）以及「其中一種最佳療法」（211–16）。關於生活水準，參見McKeown, Brown, and Record 1972與McKeown 1976。這項討論歷史悠久，包括Newsholme 1910與Greenwood 1937。Wilson 1990; Vynnycky and Fine 1999; Woods 2000; Lipsitch and Sousa 2002; Davenport 2013; Mercer 2014; Anderson et al. 2017。

31. Wilson 2005。關於牛乳，參見Atkins 1992 and 1999。

32. Gheorgiu 2011.

33. Chatterjee 1953.

34. Gensini, Conti, and Lippi 2007; Williams 2009; Kirsch and Ogas 2016.

35. Lesch 2007.

36. Greenwood 2008; Silver 2011; Lewis 2013; Leisner 2020.

37. Fenner 1989; Hardy 1993a, 110–50; Glynn and Glynn 1994; Hopkins 2002.

38. 詹納的發現雖然長期以來無人能比，但不是完全只有他在這個領域耕耘。從十八世紀晚期就有人開始實驗麻疹接種。我發現Plotkin 2011的某些章節非常有幫助，而參見Kinch 2018也能瞭解疫苗的歷史。

39. 關於反疫苗接種的歷史，參見Grignolio 2018。關於十九世紀英國，參見Porter 1999, 129–30。

40. Hinman et al. 1983。關於全球情形，參見Shanks et al. 2014。

41. Baker 2011.

42. 關於麻疹，參見Stein et al. 2003, Dabbagh et al. 2018, Patel et al. 2019。關於天花，參見Fenner et al. 1989。關於當時的政治背景，參見Manela 2010 and 2015。

43. Paul 1971.

44. Paul 1971; De Jesus 2007。關於基因證據，參見Jiang et al. 2007。

45. Nathanson and Martin 1979; Nathanson and Kew 2010。關於小兒麻痺在美國的流行病學，參見Dauer 1938。瑞典在十九世紀下半葉爆發疫情的時間，剛好也是各項公衛措施有所擴張的時候，例如1874年的《公共衛生法》（參見Porter 1999, 98–99，雖然這與小兒麻痺並無關）。

46. 關於全球流行病學，參見Sabin 1949。關於其他腸病毒，參見Voroshilova 1989。關於這種衛生假說，參見Nathanson and Martin 1979與Nathanson and Kew 2010。

47. Oshinsky 2006.
48. Oshinsky 2006。參見 Roberts 2020，瞭解根除計畫的現況（過去一年多遇上了挫敗）。
49. Klebanoff 2005.
50. Davis 1956。參見 Packard 2016, 181–86，瞭解相關知識背景。
51. 詹姆士・萊利的傑出研究堪為指引，真正從全球角度長期探討死亡率的下降。Riley 2001, 2005a and d, 2008。
52. Riley 2008, 55–61。關於採用德國醫學，參見 Bowers 1979。
53. Riley 2008, 61–64.
54. 參見 Riley 2008, 79–86。關於洛克菲勒基金會，參見 Farley 2004 與 Palmer 2010。
55. Riley 2005c.
56. Patterson 1981.
57. Scott 1965; Patterson 1981; Engmann 1986。比照 Beck 1970，瞭解東非的情形。關於更一般的狀況，參見 Akyeampong 2006，瞭解在西非更廣視野下的變化。
58. Patterson 1981.
59. Riley 2008, 65–74.
60. Caldwell, Reddy, and Caldwell 1988; Visaria and Visaria 1995; Dyson 2018.
61. Coale 1984; Caldwell 1986; Banister 1987。參見 Gross 2015，瞭解關於血吸蟲病的運動，其中強調基層草根的努力。
62. Packard 2016.
63. 特別參見 Preston and Nelson 1974; Preston 1975, 1976, and 1980; Caldwell 1986。
64. 關於天花，參見 Oshinsky 2006, 251。關於 DDT，參見 Kinkela 2011。關於天花的地緣政治，參見 Manela 2010 and 2015。
65. 我同意 Dyson 2010 所提出最新的權威性概述，認為死亡率下降可說是生育率下降的「遠因」，雖然還有許多機制都會導致生育率的下降（像是外在因素影響能養活幾個小孩、養小孩的成本、愈來愈不需要養兒防老，以及避孕技術的發展）。參見 Guinnane 2011，這項研究雖然不完全同意上述論點，但對這些議題來說相當有幫助。參見 Chesnais 1992，這是一項經典、資料豐富的調查。
66. Connelly 2008.
67. 發展經濟學家還在爭論，瘧疾對人類發展的阻礙究竟有多大程度屬於直接阻礙——直接影響人類健康（Gallup and Sachs 2001; Sachs 2020），又有多大程度屬於間接阻礙——由於疾病環境影響制度發展，進而影響歷史走向（Acemoglu, Johnson, and Robinson 2001; Acemoglu and Robinson 2012）。關於蚊子的抗藥性（包括對其他類殺蟲劑〔例如類除蟲菊精〕的抗藥性），參見 Hemingway and Ranson 2000; Hemingway, Field, and Vontas 2002;

Hemingway et al. 2004; Coleman et al. 2017。

68. Sharp and Hahn 2008; Pepin 2011; Faria et al. 2014.

69. Sepkowitz 2001; Whiteside 2008.

70. Pepin 2011.

71. Gao et al. 1999; Sharp and Hahn 2011; Pepin 2011.

72. Pepin 2011.

73. Pepin 2011.

74. Pepin 2011。參見CDC 2021，瞭解美國的死亡率與感染率預估。

75. Barnett and Whiteside 2006; Engel 2006; Iliffe 2006; Timberg and Halperin 2013.

76. 從2000年代早期，開始有人注意到過去忽略的熱帶疾病，這種概念的起源與發展請參見Hotez et al. 2006 and 2020。

77. 關於這些發展的大致情形，參見Clinton and Sridhar 2017；關於更久遠的歷史脈絡，參見Packard 2016。關於批判性的評價，參見McGoey 2015與Mahajan 2019。關於正面的評價，參見Reubi 2018與Moran and Stevenson 2013。「迅速成為……」引自United Nations 2020。

78. Lederberg, Shope, and Oaks 1992.

79. 這些先知（單純作為舉例）包括Garrett 1994; Quammen 2012; Wolfe 2013; Osterholm and Olshaker 2017。關於流行疾病以及像是喪屍世界末日之類的恐懼文化表現，例如參見Dehority 2020; Khan and Huremovi 2019; Verran and Reyes 2018; Lynteris 2016。

80. Crutzen and Stoermer 2000。參見Zalasiewicz et al. 2019，瞭解「人類世」概念的概述與歷史；在克魯岑讓人類世概念聲名大噪之前，其實就已經有人在使用這個術語。目前只有少數人試著以全面的觀點來思考人類世當中的微生物學，其中之一請參見Gillings and Paulsen 2014。

81. 二十世紀的人口成長與資源運用，在McNeill and Engelke 2016稱為「大加速」（the great acceleration）。「主導動物」引自Ehrlich and Ehrlich 2009。

82. Lederberg, Shope, and Oaks 1992。關於演化出抗生素抗藥性，參見Salmond and Welch 2008與Davies and Davies 2010。

83. 關於人口預測，參見Bongaarts 2009; Lutz and KC 2010; Lutz, Butz, and KC 2017。關於全球肉類生產，參見Otter 2013。關於農業使用抗生素的危險，參見McKenna 2017。

84. 關於都市人口，參見United Nations 2018。

85. McMichael 2017。關於人類世的衝突，參見Hirschfeld 2020。

86. Price-Smith 2009; Casadevall 2012; Jansen et al. 2014.

87. Morens and Fauci 2020.

88. Morens and Fauci 2020; Jones et al. 2008.

89. 參見Osterholm and Olshaker 2017，雖然寫在新冠疫情之前，但深具先見之明。

參考文獻

Abreu, A. D. 1623. *Tratado de las Siete Enfermedades*. Lisbon.

Abt, M. C., and E. Pamer. 2014. "Commensal Bacteria Mediated Defenses against Pathogens." *Current Opinion in Immunology* 29: 16–22.

Abu-Lughod, J. L. 1989. *Before European Hegemony: The World System A.D. 1250–1350*. Oxford.

Acemoglu, D., and S. Johnson. 2007. "Disease and Development: The Effect of Life Expectancy on Economic Growth." *Journal of Political Economy* 115: 925–85.

Acemoglu, D., S. Johnson, and J. A. Robinson. 2001. "The Colonial Origins of Comparative Development: An Empirical Investigation." *American Economic Review* 91: 1369–401.

———. 2005. "The Rise of Europe: Atlantic Trade, Institutional Change, and Economic Growth." *American Economic Review* 95: 546–79.

Acemoglu, D., and J. A. Robinson. 2012. *Why Nations Fail: The Origins of Power, Prosperity and Poverty*. New York.

Achtman, M. 2016. "How Old Are Bacterial Pathogens?" *Proceedings of the Royal Society B* 283: 20160990.

Achtman, M., and M. Wagner. 2008. "Microbial Diversity and the Genetic Nature of Microbial Species." *Nature Reviews Microbiology* 6: 431–40.

Ackerknecht, E. H. 1945. *Malaria in the Upper Mississippi Valley, 1760–1900*. Baltimore.

———. 1948. "Anticontagionism between 1821 and 1867." *Bulletin of the History of Medicine* 22: 562–93.

Acuña-Soto, R., et al. 2002. "Megadrought and Megadeath in 16th Century Mexico." *Emerging Infectious Diseases* 8: 360–62.

Adams, F. 1849. *The Genuine Work of Hippocrates*. London.

Adams, H. 1918. *The Education of Henry Adams: An Autobiography*. Boston.

Adams, V., ed. 2016. *Metrics: What Counts in Global Health*. Durham.

Adler, R., and E. Mara. 2016. *Typhoid Fever: A History*. Jefferson.

Adshead, S. 1973. "The Seventeenth Century General Crisis in China." *Asian Profile* 2: 271–80.

Aghion, P., and P. Howitt. 2008. *The Economics of Growth*. Cambridge.

Aghion, P., P. Howitt, and F. Murtin. 2010. "The Relationship between Health and Growth: When Lucas Meets Nelson-Phelps." National Bureau of Economic Research working paper 15813. Cambridge.

Agricultural Research Service. 1962. *History of Hog Cholera Research in the United States Department of Agriculture 1884–1960*. Washington, DC.

Agrios, G. N. 2005. *Plant Pathology*. Burlington.

A'Hearn, B., J. Baten, and D. Crayen. 2009. "Quantitative Literacy: Age Heaping and the History of Human Capital." *Journal of Economic History* 69: 783–808.

Aiello, L. C., and P. Wheeler. 1995. "The Expensive-Tissue Hypothesis: The Brain and the Digestive System in Human and Primate Evolution." *Current Anthropology* 36: 199–221.

Akkermans, P. 2003. *The Archaeology of Syria: From Complex Hunter-Gatherers to Early Urban Societies (c. 16,000–300 BC)*. Cambridge.

Akyeampong, E. K. 2006. "Disease in West African History." In *Themes in West Africa's*

History, edited by E. K. Akyeampong, 186–207. Athens.

Alazzam, I. M., S. M. Alazzam, and K. M. Al-Mazyid. 2013. "Plagues, Epidemics and Their Social and Economic Impact on the Egyptian Society during the Mameluke Period (648 Hegira/1250 AD–923 Hegira/1517 AD)." *Asian Culture and History* 5: 87.

Alchon, S. A. 2002. *Native Society and Disease in Colonial Ecuador*. Cambridge.

———. 2003. *A Pest in the Land: New World Epidemics in a Global Perspective*. Albuquerque.

Alcock, T. 1827. *An Essay on the Use of Chlorurets of Oxide of Sodium and of Lime as Powerful Disinfecting Agents*. London.

Alden, D., and J. C. Miller. 1987. "Out of Africa: The Slave Trade and the Transmission of Smallpox to Brazil, 1560–1831." *Journal of Interdisciplinary History* 18: 195–224.

Aldridge, A. O. 1949. "Franklin as Demographer." *Journal of Economic History* 9: 25–44.

Alexander, J. 2003. *Bubonic Plague in Early Modern Russia: Public Health and Urban Disaster*. Oxford.

Alfani, G. 2010. "Climate, Population and Famine in Northern Italy: General Tendencies and Malthusian Crisis, ca. 1450–1800." *Annales de démographie historique* 2: 23–53.

———. 2013a. *Calamities and the Economy in Renaissance Italy: The Grand Tour of the Horsemen of the Apocalypse*. Basingstoke.

———. 2013b. "Plague in Seventeenth-Century Europe and the Decline of Italy: An Epidemiological Hypothesis." *European Review of Economic History* 17: 408–30.

Alfani, G., and C. Ó Gráda, eds. 2017. *Famine in European History*. Cambridge.

Alfani, G., and M. Percoco. 2019. "Plague and Long-Term Development: The Lasting Effects of the 1629–30 Epidemic on the Italian Cities." *Economic History Review* 72: 1175–1201.

Ali, M., et al. 2015. "Updated Global Burden of Cholera in Endemic Countries." *PLoS Neglected Tropical Diseases* 9: e0003832.

Alias, H., et al. 2014. "Spatial Distribution of Malaria in Peninsular Malaysia from 2000 to 2009." *Parasites & Vectors* 7: 186.

Alibrandi, R. 2018. "When Early Modern Europe Caught the Flu. A Scientific Account of Pandemic Influenza in Sixteenth Century Sicily." *Medicina historica* 2: 19–26.

Alizon, S., and P.-O. Méthot. 2018. "Reconciling Pasteur and Darwin to Control Infectious Diseases." *PLoS Biology* 16: e2003815.

Alizon, S., and Y. Michalakis. 2015. "Adaptive Virulence Evolution: The Good Old Fitness-Based Approach." *Trends in Ecology and Evolution* 30: 248–54.

Alizon, S., et al. 2009. "Virulence Evolution and the Trade-Off Hypothesis: History, Current State of Affairs and the Future." *Journal of Evolutionary Biology* 22: 245–59.

Allen, M. W., et al. 2016. "Resource Scarcity Drives Lethal Aggression among Prehistoric Hunter-Gatherers in Central California." *Proceedings of the National Academy of Sciences* 113: 12120–25.

Allen, P. 1979. "The 'Justinianic' Plague." *Byzantion* 49: 5–20.

Allen, R. 2001. "The Great Divergence in European Wages and Prices from the Middle Ages to the First World War." *Explorations in Economic History* 38: 411–47.

Allen, R. C. 2009. *The British Industrial Revolution in Global Perspective*. Cambridge.

———. 2019. "Real Wages Once More: A Response to Judy Stephenson." *Economic History Review* 72: 738–54.

Allentoft, M. E., et al. 2015. "Population Genomics of Bronze Age Eurasia." *Nature* 522:

167–72.

Almond, D. 2006. "Is the 1918 Influenza Pandemic Over? Long-Term Effects of In Utero Influenza Exposure in the Post-1940 U.S. Population." *Journal of Political Economy* 114: 672–712.

Alsan, M. 2015. "The Effect of the Tsetse Fly on African Development." *American Economic Review* 105: 382–410.

Altizer, S., et al. 2003. "Social Organization and Parasite Risk in Mammals: Integrating Theory and Empirical Studies." *Annual Review of Ecology, Evolution, and Systematics* 34: 517–47.

Alvar, J., et al. 2012. "Leishmaniasis Worldwide and Global Estimates of Its Incidence." *PLoS One* 7: 35671.

Álvarez-Nogal, C., and L. Prados de la Escosura. 2013. "The Rise and Fall of Spain." *Economic History Review* 66: 1–37.

Alvord, J., et al. 1917. "Recent Progress and Tendencies in Municipal Water Supply in the United States." *Journal of the American Water Works Association* 4: 278–99.

Amanzougaghene, N., et al. 2020. "Where Are We with Human Lice? A Review of the Current State of Knowledge." *Frontiers in Cellular and Infection Microbiology* 9: 474.

American Public Health Association. 1885. *Disinfection and Disinfectants: Preliminary Report Made by the Committee on Disinfectants.* Baltimore.

Anderson, A., and C. E. Dibble, trans. 2012. *Florentine Codex: General History of the Things of New Spain.* Salt Lake City.

Anderson, D. M., et al. 2017. "Was the First Public Health Campaign Successful? The Tuberculosis Movement and Its Effect on Mortality." National Bureau of Economic Research working paper 23219.

Anderson, R. M., and R. M. May. 1991. *Infectious Diseases of Humans: Dynamics and Control.* Oxford.

Andersson, J. O., and S. G. E. Andersson. 2000. "A Century of Typhus, Lice and Rickettsia." *Research in Microbiology* 151: 143–50.

Ando, C. 2000. *Imperial Ideology and Provincial Loyalty in the Roman Empire.* Berkeley.

Andrade, T. 2016. *The Gunpowder Age: China, Military Innovation, and the Rise of the West in World History.* Princeton.

Andrews, K. R. 1991. *Ships, Money and Politics: Seafaring and Naval Enterprise in the Reign of Charles I.* Cambridge.

Andrews, T. 2021. "Influenza's Progress: The Great Epizootic Flu of 1872–1873 in the North American West." *Utah Historical Quarterly* 89: 4–30.

Angastiniotis, M., and B. Modell. 1998. "Global Epidemiology of Hemoglobin Disorders." *Annals of the New York Academy of Sciences* 850: 251–69.

Angelakis, E., Y. Bechah, and D. Raoult. 2016. "The History of Epidemic Typhus." In M. Drancourt and D. Raoult, eds. *Paleomicrobiology of Humans.* Washington, DC: 81–92.

Anthony, D. W. 2007. *The Horse, the Wheel, and Language: How Bronze-Age Riders from the Eurasian Steppes Shaped the Modern World.* Princeton.

Antón, S. C., and J. J. Snodgrass. 2012. "Origins and Evolution of Genus Homo: New Perspectives." *Current Anthropology* 53 (S6): S479–96.

Antonio, M. L., et al. 2019. "Ancient Rome: A Genetic Crossroads of Europe and the Mediterranean." *Science* 366: 708–14.

Antonovsky, A. 1967. "Social Class, Life Expectancy and Overall Mortality." *Milbank*

Memorial Fund Quarterly 45: 31–73.

Aplin, K. P., et al. 2011. "Multiple Geographic Origins of Commensalism and Complex Dispersal History of Black Rats." *PLoS One* 6: e26357.

Appleby, A. B. 1978. *Famine in Tudor and Stuart England*. Stanford.

———. 1980. "The Disappearance of Plague: A Continuing Puzzle." *Economic History Review* 33: 161–73.

Appuhn, K. 2010. "Ecologies of Beef: Eighteenth-Century Epizootics and the Environmental History of Early Modern Europe." *Environmental History* 15: 268–87.

Arber, E. 1885. *The First Three English Books on America: [?1511]–1555 AD*. Birmingham.

Archer, S. 2016. "Colonialism and Other Afflictions: Rethinking Native American Health History." *History Compass* 14: 511–21.

———. 2018. *Sharks upon the Land: Colonialism, Indigenous Health, and Culture in Hawai'i, 1778–1855*. New York.

Archer, W., et al. 2014. "Early Pleistocene Aquatic Resource Use in the Turkana Basin." *Journal of Human Evolution* 77: 74–87.

Arisue, N., et al. 2019. "Apicoplast Phylogeny Reveals the Position of *Plasmodium vivax* Basal to the Asian Primate Malaria Parasite Clade." *Scientific Reports* 9: 7274.

Armitage, K. B. 2014. *Marmot Biology: Sociality, Individual Fitness and Population Dynamics*. Cambridge.

Armstrong, G. L., L. A. Conn, and R. W. Pinner. 1999. "Trends in Infectious Disease Mortality in the United States during the 20th Century." *Journal of the American Medical Association* 281: 61–66.

Arndt, J. 2009. *Der Dreissigjährige Krieg 1618–1648*. Stuttgart.

Arnold, D. 1993. *Colonizing the Body: State Medicine and Epidemic Disease in Nineteenth-Century India*. Berkeley.

Arora, N., et al. 2016. "Origin of Modern Syphilis and Emergence of a Contemporary Pandemic Cluster." *Nature Microbiology* 2: 1–6.

Arrizabalaga, J. 1993. "L'émergence du mal francese à Ferrare à la fin du XVe siècle à partir de chroniques locales de l'époque." *Maladies, Médecines et Sociétés. Approches historiques pour le présent* 2: 36–46.

———. 2002. "Problematizing Retrospective Diagnosis in the History of Disease." *Asclepio* 54: 51–70.

Arrizabalaga, J., A. Cunningham, and O. P. Grell. 1999. *Health Care and Poor Relief in Counter-Reformation Europe*. London.

Arrizabalaga, J., J. Henderson, and R. K. French. 2014. *The Great Pox: The French Disease in Renaissance Europe*. New Haven.

Arvin, A., et al., eds. 2007. *Human Herpesviruses: Biology, Therapy, and Immunoprophylaxis*. Cambridge.

Asch, R. 1997. *The Thirty Years War: The Holy Roman Empire and Europe, 1618–1648*. Basingstoke.

Ashenburg, K. 2007. *The Dirt on Clean: An Unsanitized History*. New York.

Ashford, R., and W. Crewe. 2003. *Parasites of Homo Sapiens: An Annotated Checklist of the Protozoa, Helminths and Arthropods for Which We Are Home*. 2nd ed. Baton Rouge.

Ashley, E. A., and N. J. White. 2014. "The Duration of *Plasmodium falciparum* Infections." *Malaria Journal* 13: 500.

Ashraf, Q., and O. Galor. 2011. "Dynamics and Stagnation in the Malthusian Epoch."

American Economic Review 101: 2003–41.

Aslanabadi, A., et al. 2015. "Emergence of Whooping Cough: Notes from Three Early Epidemics in Persia." *Lancet Infectious Diseases* 15: 1480–84.

Athreya, S., and X. Wu. 2017. "A Multivariate Assessment of the Dali Hominin Cranium from China: Morphological Affinities and Implications for Pleistocene Evolution in East Asia." *American Journal of Physical Anthropology* 164: 679–701.

Atkins, P. J. 1992. "White Poison? The Social Consequences of Milk Consumption, 1850–1930." *Social History of Medicine* 5: 207–27.

——. 1999. "Milk Consumption and Tuberculosis in Britain, 1850–1950." In *Order and Disorder: The Health Implications of Eating and Drinking in the Nineteenth and Twentieth Centuries*, edited by A. Fenton, 83–95. Edinburgh.

Attwood, S. W., F. A. Fatih, and E. S. Upatham. 2008. "DNA-Sequence Variation among Schistosoma Mekongi Populations and Related Taxa; Phylogeography and the Current Distribution of Asian Schistosomiasis." *PLoS Neglected Tropical Diseases* 2: 200.

Attwood, S. W., et al. 2007. "A DNA Sequence-Based Study of the Schistosoma Indicum (Trematoda: Digenea) Group: Population Phylogeny, Taxonomy and Historical Biogeography." *Parasitology* 134: 2009–20.

Audoin-Rouzeau, F. 2003. *Les chemins de la peste: le rat, la puce et l'homme*. Rennes.

Audoin-Rouzeau, F., and J.-D. Vigne. 1994. "La colonisation de l'Europe par le rat noir (*Rattus rattus*)." *Revue de paléobiologie* 13: 125–45.

Austin, R., et al. 2019. "To Curate the Molecular Past, Museums Need a Carefully Considered Set of Best Practices." *Proceedings of the National Academy of Sciences* 116: 1471–74.

Avanzi, C., et al. 2016. "Red Squirrels in the British Isles Are Infected with Leprosy Bacilli." *Science* 354: 744–47.

Ayalon, Y. 2015. *Natural Disasters in the Ottoman Empire: Plague, Famine, and Other Misfortunes*. New York.

Azad, A. F. 1990. "Epidemiology of Murine Typhus." *Annual Review of Entomology* 35: 553–69.

Azarian, T., et al. 2016. "Non-toxigenic Environmental Vibrio Cholerae O1 Strain from Haiti Provides Evidence of Pre-pandemic Cholera in Hispaniola." *Scientific Reports* 6: 36115.

Baali, F. 1988. *Society, State, and Urbanism: Ibn Khaldun's Sociological Thought*. Albany.

Babkin, I., and I. Babkina. 2015. "The Origin of the Variola Virus." *Viruses* 7: 1100–12.

Baer, K. A. 1949. "The First Description of Yellow Fever: Joam Ferreyra Da Rosa's 'Trattado Unico Da Constituiçam Pestilencial de Pernambuco.' " *Bulletin of the History of Medicine* 23: 48–56.

Bagnall, R. 2002. "The Effects of Plague: Model and Evidence." *Journal of Roman Archaeology* 15: 114–20.

Bagwell, P. S. 1988. *The Transport Revolution*. 2nd ed. London.

Baig, M., et al. 2019. "Phylogeography of the Black Rat *Rattus rattus* in India and the Implications for Its Dispersal History in Eurasia." *Biological Invasions* 21: 417–33.

Baigent, S. J., and J. W. McCauley. 2003. "Influenza Type A in Humans, Mammals and Birds: Determinants of Virus Virulence, Host-Range and Interspecies Transmission." *Bioessays* 25: 657–71.

Baird, J. K. 2013. "Evidence and Implications of Mortality Associated with Acute

Plasmodium vivax Malaria." *Clinical Microbiology Reviews* 26: 36–57.

Baker, B., et al. 2020. "Advancing the Understanding of Treponemal Disease in the Past and Present." *American Journal of Physical Anthropology* 171: 5–41.

Baker, J. P. 2011. "The First Measles Vaccine." *Pediatrics* 128: 435–37.

Baker, M. N., and M. J. Taras. 1981. *The Quest for Pure Water: The History of Water Purification from the Earliest Records to the Twentieth Century*. Denver.

Baldwin, P. 1999. *Contagion and the State in Europe, 1830–1930*. Cambridge.

Balloux, F., and L. van Dorp. 2017. "What Are Pathogens, and What Have They Done to and for Us?" *BMC Biology* 15: 91.

Balmer, O., et al. 2011. "Phylogeography and Taxonomy of Trypanosoma Brucei." *PLoS Neglected Tropical Diseases* 5: e961.

Banister, J. 1987. "A Brief History of China's Population." In *The Population of Modern China*, edited by D. L. Poston and D. Yaukey, 51–57. Boston.

Banning, E., D. Rahimi, and J. Siggers. 1994. "The Late Neolithic of the Southern Levant: Hiatus, Settlement Shift or Observer Bias? The Perspective from Wadi Ziqlab." *Paléorient* 20: 151–64.

Banthia, J., and T. Dyson. 1999. "Smallpox in Nineteenth-Century India." *Population and Development Review* 25: 649–80.

Bányai, K., and V. E. Pitzer. 2016. "Molecular Epidemiology and Evolution of Rotaviruses." In *Viral Gastroenteritis*, edited by L. Svensson, 179–99. Cambridge.

Barcia, M. 2020. *The Yellow Demon of Fever: Fighting Disease in the Nineteenth-Century Transatlantic Slave Trade*. New Haven.

Barker, G. 2006. *The Agricultural Revolution in Prehistory: Why Did Foragers Become Farmers?* Oxford.

Barker, G., and C. Goucher, eds. 2015. *A World with Agriculture, 12,000 BCE–500 CE*. Vol. 2 of *The Cambridge World History*. Cambridge.

Barker, H. 2021. "Laying the Corpses to Rest: Grain, Embargoes, and *Yersinia pestis* in the Black Sea, 1346–48." *Speculum* 96: 97–126.

Barkhuus, A. 1943. "The Sanitary Conferences." *Ciba Symposia* 5: 1563–79.

Barnes, D. S. 1995. *The Making of a Social Disease: Tuberculosis in Nineteenth-Century France*. Berkeley.

———. 2006. *The Great Stink of Paris and the Nineteenth-Century Struggle against Filth and Germs*. Baltimore.

———. 2014. "Cargo, 'Infection,' and the Logic of Quarantine in the Nineteenth Century." *Bulletin of the History of Medicine* 88: 75–101.

Barnett, T., and A. Whiteside. 2006. *AIDS in the Twenty-First Century: Disease and Globalization*. 2nd ed. Basingstoke.

Bar-Oz, G., et al. 2019. "Ancient Trash Mounds Unravel Urban Collapse a Century before the End of Byzantine Hegemony in the Southern Levant." *Proceedings of the National Academy of Sciences of the United States of America* 116: 8239–48.

Barreiro, L. B., et al. 2009. "Evolutionary Dynamics of Human Toll-Like Receptors and Their Different Contributions to Host Defense." *PLoS Genetics* 5: 1000562.

Barrett, A. D. T., and S. Higgs. 2007. "Yellow Fever: A Disease That Has Yet to Be Conquered." *Annual Review of Entomology* 52: 209–29.

Barrett, R., and G. Armelagos. 2013. *An Unnatural History of Emerging Infections*. Oxford.

Barrett, R., et al. 1998. "Emerging and Re-emerging Infectious Diseases: The Third

Epidemiologic Transition." *Annual Review of Anthropology* 27: 247–71.

Barry, J. M. 2004. *The Great Influenza: The Epic Story of the Deadliest Plague in History.* New York.

Bart, M. J., et al. 2014. "Global Population Structure and Evolution of *Bordetella pertussis* and Their Relationship with Vaccination." *MBio* 5: e01074-14.

Bartholow, R. 1867. *The Principles and Practice of Disinfection.* Cincinnati.

Bartsch, S. M., et al. 2016. "The Global Economic and Health Burden of Human Hookworm Infection." *PLoS Neglected Tropical Diseases* 10: e0004922.

Bartsocas, C. 1966. "Two Fourteenth Century Greek Descriptions of the 'Black Death.'" *Journal of the History of Medicine and Allied Sciences* 21: 394–400.

Barua, D. 1992. "History of Cholera." In *Cholera*, edited by D. Barua and W. B. Greenough, 1–36. Boston.

Barua, D., and W. B. Greenough, eds. 1992. *Cholera*. Boston.

Bar-Yosef, O. 2001. "From Sedentary Foragers to Village Hierarchies: The Emergence of Social Institutions." *Proceedings of the British Academy* 110: 1–38.

Bashford, A. 2004. *Imperial Hygiene: A Critical History of Colonialism, Nationalism and Public Health.* Basingstoke.

Baten, J., et al. 2010. "Evolution of Living Standards and Human Capital in China in the 18–20th Centuries: Evidences from Real Wages, Age Heaping, and Anthropometrics." *Explorations in Economic History* 47: 347–59.

Battle, K. E., et al. 2012. "The Global Public Health Significance of *Plasmodium vivax*." *Advances in Parasitology* 80: 1–111.

———. 2019. "Mapping the Global Endemicity and Clinical Burden of *Plasmodium vivax*, 2000–17: A Spatial and Temporal Modelling Study." *Lancet* 394: 332–43.

Bauch, M. 2020. " 'Just the Flu' in 1323? The Case Study of a Highly Contagious Epidemic with Low Mortality and Its Possible Origins in Late Medieval Europe." *Journal for the History of the Environment and Society* 5: 53–63.

Bauer, T. 2020. *Warum es kein islamisches Mittelalter gab: Das Erbe der Antike und der Orient.* Munich.

Baum, D. A., and S. D. Smith. 2013. *Tree Thinking: An Introduction to Phylogenetic Biology.* Greenwood Village.

Bayly, C. A. 1989. *Imperial Meridian: The British Empire and the World, 1780–1830.* London.

———. 2004. *The Birth of the Modern World, 1750–1914: Global Connections and Comparisons.* Malden.

Beach, B., et al. 2016. "Typhoid Fever, Water Quality, and Human Capital Formation." *Journal of Economic History* 76: 41–75.

Bechah, Y., et al. 2008. "Epidemic Typhus." *Lancet Infectious Diseases* 8: 417–26.

Beck, A. 1970. *A History of the British Medical Administration of East Africa, 1900–1950.* Cambridge.

Beck, A., et al. 2013. "Phylogeographic Reconstruction of African Yellow Fever Virus Isolates Indicates Recent Simultaneous Dispersal into East and West Africa." *PLoS Neglected Tropical Diseases* 7: 1910.

Beinart, W., and K. Middleton. 2004. "Plant Transfers in Historical Perspective: A Review Article." *Environment and History* 10: 3–29.

Belcher, T., and A. Preston. 2015. "*Bordetella pertussis* Evolution in the (Functional)

Genomics Era." *FEMS Pathogens and Disease* 73: ftv064.

Belfer-Cohen, A., L. A. Schepartz, and B. Arensburg. 1991. "New Biological Data for the Natufian Populations in Israel." In *The Natufian Culture in the Levant*, edited by O. Bar-Yosef and F. Valla, 411–24. Ann Arbor.

Belich, J. 2009. *Replenishing the Earth: The Settler Revolution and the Rise of the Angloworld*. Oxford.

———. 2016. "The Black Death and the Spread of Europe." In *The Prospect of Global History*, edited by J. Belich et al., 93–107. Oxford.

Bell, D. P. 2019. *Plague in the Early Modern World: A Documentary History*. Milton.

Bello, D. A. 2005. "To Go Where No Han Could Go for Long." *Modern China* 31: 283–317.

Bellwood, P. S. 2005. *The First Farmers: The Origins of Agricultural Societies*. Malden.

Beloch, J. 1886. *Die Bevölkerung der griechisch-römischen Welt*. Leipzig.

Benedict, C. 1996. *Bubonic Plague in Nineteenth Century China*. Stanford.

Benedict, P., and M. Gutmann, eds. 2005. *Early Modern Europe: From Crisis to Stability*. Newark.

Benedictow, O. J. 2004. *The Black Death, 1346–1353: The Complete History*. Woodbridge.

———. 2016. *The Black Death and Later Plague Epidemics in the Scandinavian Countries*. Warsaw.

Bengtsson, T., M. Dribe, and J. Helgertz. 2020. "When Did the Health Gradient Emerge? Social Class and Adult Mortality in Southern Sweden, 1813–2015." *Demography* 57: 953–77.

Bengtsson, T., G. Fridlizius, and R. Ohlsson, eds. 1984. *Pre-industrial Population Change: The Mortality Decline and Short-Term Population Movements*. Stockholm.

Bengtsson, T., and F. van Poppel. 2011. "Socioeconomic Inequalities in Death from Past to Present: An Introduction." *Explorations in Economic History* 48: 343–56.

Bengtsson, T., et al., eds. 2004. *Life under Pressure: Mortality and Living Standards in Europe and Asia, 1700–1900*. Cambridge.

Bennett, M. 2020. *War against Smallpox: Edward Jenner and the Global Spread of Vaccination*. Cambridge.

Benovitz, N. 2014. "The Justinianic Plague: Evidence from Dated Greek Epitaphs of Byzantine Palestine and Arabia." *Journal of Roman Archaeology* 27: 487–98.

Bentley, J., S. Subrahmanyam, and M. Wiesner-Hanks. 2015. *The Construction of a Global World, 1400–1800 CE*. 2 parts. Vol. 6 of *The Cambridge World History*. Cambridge.

Bergquist, R., H. Kloos, and A. Adugna. 2016. "Schistosomiasis: Paleopathological Perspectives and Historical Notes." In *Schistosoma: Biology, Pathology and Control*, edited by B. Jamieson, 9–33. Boca Raton.

Bernard, K. 2012. "The Genus *Corynebacterium* and Other Medically Relevant Coryneform-Like Bacteria." *Journal of Clinical Microbiology* 50: 3152–58.

Bernardo, A. 2005. *Letters on Familiar Matters*. New York.

Besnard, G., et al. 2013. "The Complex History of the Olive Tree: From Late Quaternary Diversification of Mediterranean Lineages to Primary Domestication in the Northern Levant." *Proceedings of the Royal Society B: Biological Sciences* 280: 20122833.

Bessen, D. E. 2009. "Population Biology of the Human Restricted Pathogen, *Streptococcus pyogenes*." *Infection, Genetics and Evolution* 9: 581–93.

Bessen, D. E., et al. 2015. "Molecular Epidemiology and Genomics of Group A *Streptococcus*." *Infection, Genetics and Evolution* 33: 393–418.

Bettinger, R. 2016. "Prehistoric Hunter-Gatherer Population Growth Rates Rival Those of Agriculturalists." *Proceedings of the National Academy of Sciences* 113: 812–14.

Beveridge, W. I. B. 1991. "The Chronicle of Influenza Epidemics." *History and Philosophy of the Life Sciences* 13: 223–34.

Bhat, P. N. M. 1989. "Mortality and Fertility in India, 1881–1961: A Reassessment." In *India's Historical Demography: Studies in Famine, Disease and Society*, edited by T. Dyson, 73–118. London.

Bhatt, S., et al. 2013. "The Global Distribution and Burden of Dengue." *Nature* 496: 504–7.

Bhattacharyya, D. 2018. *Empire and Ecology in the Bengal Delta: The Making of Calcutta.* Cambridge.

Binford, L. R. 2001. *Constructing Frames of Reference: An Analytical Method for Archaeological Theory Building Using Hunter-Gatherer and Environmental Data Sets.* Berkeley.

Biraben, J. N. 1975. *Les hommes et la peste en France et dans les pays européens et méditerranéens.* Paris.

Biraben, J.-N., and J. Le Goff. 1969. "La Peste dans le Haut Moyen Age." *Annales. Histoire, Sciences Sociales* 24: 1484–1510.

Birley, A. 1987. *Marcus Aurelius: A Biography.* New Haven.

Bishop-Lilly, K. A., et al. 2013. "Genome Sequencing of Four Strains of Rickettsia Prowazekii, the Causative Agent of Epidemic Typhus, Including One Flying Squirrel Isolate." *Genome Announcements* 1: e00399–13.

Black, J. 1991. *A Military Revolution?: Military Change and European Society 1550–1800.* Atlantic Highlands.

———. 1999. *War in the Early Modern World.* Boulder.

———. 2011. *War in European History, 1660–1792: The Essential Bibliography.* Dulle.

Black, W. 1788. *A Comparative View of the Mortality of the Human Species, at All Ages: And of the Diseases and Casualties by Which They Are Destroyed or Annoyed.* London.

Blake, J. B. 1959. *Public Health in the Town of Boston, 1630–1822.* Cambridge.

Blake, J. W. 1942. *Europeans in West Africa: 1450–1560.* London.

Blake, L., and M. Garcia-Blanco. 2014. "Human Genetic Variation and Yellow Fever Mortality during 19th Century US Epidemics." *MBio* 5: e01253-14.

Blancou, J. 1995. "History of Disinfection from Early Times until the End of the 18th Century." *Revue scientifique et technique* 14: 21–39.

Blayo, Y. 1975. "La Mortalité en France de 1740 a 1829." *Population* 30: 123–42.

Bleakley, H. 2007. "Disease and Development: Evidence from the American South." *Journal of the European Economic Association* 1: 376–86.

———. 2010. "Malaria Eradication in the Americas: A Retrospective Analysis of Childhood Exposure." *American Economic Journal: Applied Economics* 2: 1–45.

Blom, P. 2019. *Nature's Mutiny: How the Little Ice Age of the Long Seventeenth Century Transformed the West and Shaped the Present.* New York.

Bloom, D., and D. Canning. 2000. "The Health and Wealth of Nations." *Science* 287: 1207–9.

———. 2007. "Mortality Traps and the Dynamics of Health Transitions." *Proceedings of the National Academy of Sciences* 104: 16044–49.

Bloom, D., D. Canning, and B. Graham. 2003. "Longevity and Life Cycle Savings." *Scandinavian Journal of Economics* 105: 319–38.

Blouin, K. 2014. *Triangular Landscapes: Environment, Society, and the State in the Nile*

Delta under Roman Rule. Oxford.

Blurton Jones, N. G. 2016. *Demography and Evolutionary Ecology of Hadza Hunter-Gatherers.* Cambridge.

Bocquet-Appel, J.-P. 2011. "When the World's Population Took Off: The Springboard of the Neolithic Demographic Transition." *Science* 333: 560–61.

Bocquet-Appel, J.-P., and O. Bar-Yosef, eds. 2008. *The Neolithic Demographic Transition and Its Consequences.* Dordrecht.

Boesch, C., and H. Boesch-Achermann. 2000. *The Chimpanzees of the Taï Forest: Behavioural Ecology and Evolution.* Oxford.

Boivin, N., et al. 2016. "Ecological Consequences of Human Niche Construction: Examining Long-Term Anthropogenic Shaping of Global Species Distributions." *Proceedings of the National Academy of Sciences* 113: 6388–96.

Bolnick, D. A., et al. 2016. "Native American Genomics and Population Histories." *Annual Review of Anthropology* 45: 319–40.

Bolt, F., et al. 2010. "Multilocus Sequence Typing Identifies Evidence for Recombination and Two Distinct Lineages of *Corynebacterium diphtheriae*." *Journal of Clinical Microbiology* 48: 4177–85.

Bolt, J., et al. 2018. "Maddison Project Database 2018." Groningen Growth and Development Centre, University of Groningen. https://www.rug.nl/ggdc/historicaldevelopment/maddison/releases/maddison-project-database-2018.

Bonds, M., A. Dobson, and D. Keenan. 2012. "Disease Ecology, Biodiversity, and the Latitudinal Gradient in Income." *PLoS Biology* 12: e1001456.

Bonelli, F. 1966. "La malaria nella storia demografica ed economica d'Italia: primi lineament di una ricerca." *Studi storici* 7: 659–87.

Bonfiglioli, B., P. Brasili, and M. G. Belcastro. 2003. "Dento-Alveolar Lesions and Nutritional Habits of a Roman Imperial Age Population (1st-4th c. AD): Quadrella (Molise, Italy)." *Homo* 54: 36–56.

Bongaarts, J. 2009. "Human Population Growth and the Demographic Transition." *Philosophical Transactions of the Royal Society B: Biological Sciences* 364: 2985–90.

Booker, J. 2007. *Maritime Quarantine: The British Experience, c. 1650–1900.* London.

Booss, J. 2019. "Survival of the Pilgrims: A Reevaluation of the Lethal Epidemic among the Wampanoag." *Historical Journal of Massachusetts* 47: 108–33.

Borah, W., and S. F. Cook. 1963. *The Aboriginal Population of Central Mexico on the Eve of the Spanish Conquest.* Berkeley.

Bordes, F., D. T. Blumstein, and S. Morand. 2007. "Rodent Sociality and Parasite Diversity." *Biology Letters* 3: 692–94.

Borsch, S. 2005. *The Black Death in Egypt and England: A Comparative Study.* Austin.

Borsch, S., and T. Sabraa. 2016. "Plague Mortality in Late Medieval Cairo: Quantifying the Plague Outbreaks of 833/1430 and 864/1460." *Mamlūk Studies Review* 19: 115–48.

Bos, K. I., et al. 2011. "A Draft Genome of *Yersinia pestis* from Victims of the Black Death." *Nature* 478: 506–10.

———. 2014. "Pre-Columbian Mycobacterial Genomes Reveal Seals as a Source of New World Human Tuberculosis." *Nature* 514: 494–97.

———. 2016. "Eighteenth Century *Yersinia pestis* Genomes Reveal the Long-Term Persistence of an Historical Plague Focus." *Elife* 5: e12994.

Boserup, E. 1965. *The Conditions of Agricultural Growth: The Economics of Agrarian*

Change under Population Pressure. London.

————. 1981. *Population and Technological Change: A Study of Long-Term Trends.* Chicago.

Boucekkine, R., D. de la Croix, and O. Licandro. 2004. "Early Mortality Declines at the Dawn of Modern Growth." *Scandinavian Journal of Economics* 105: 401–18.

Boucekkine, R., D. de la Croix, and D. Peeters. 2007a. "Disentangling the Demographic Determinants of the English Take-Off: 1530–1860." CORE discussion paper no. 2007/33.

————. 2007b. "Early Literacy Achievements, Population Density, and the Transition to Modern Growth." *Journal of the European Economic Association* 5: 183–226.

Boucher, Y. 2016. "Sustained Local Diversity of *Vibrio cholerae* 01 Biotypes in a Previously Cholera-Free Country." *MBio* 7: e00570–16.

Boucher, Y., F. Orata, and M. Alam. 2015. "The Out-of-the-Delta Hypothesis: Dense Human Populations in Low-Lying River Deltas Served as Agents for the Evolution of a Deadly Pathogen." *Frontiers in Microbiology* 6: 1120.

Bourdelais, P. 2006. *Epidemics Laid Low: A History of What Happened in Rich Countries.* Translated by B. K. Holland. Baltimore.

Bourdelais, P., and M. Demonet. 1996. "The Evolution of Mortality in an Industrial Town: Le Creusot in the Nineteenth Century." *History of the Family* 1: 183–204.

Bourdelais, P., and J.-Y. Raulot. 1987. *Une peur bleue: histoire du choléra en France 1832–1854.* Paris.

Bourke, P. M. A. 1964. "Emergence of Potato Blight, 1843–46." *Nature* 203: 805–8.

Boutellis, A., L. Abi-Rached, and D. Raoult. 2014. "The Origin and Distribution of Human Lice in the World." *Infection, Genetics, and Evolution* 23: 209–17.

Bowers, J. Z. 1979. "The Adoption of German Medicine in Japan: The Decision and the Beginning." *Bulletin of the History of Medicine* 53: 57–80.

Boyd, R. 1994. "The Pacific Northwest Measles of Epidemic of 1847–1848." *Oregon Historical Quarterly* 95: 6–47.

Boylston, A. 2012a. "Daniel Sutton, a Forgotten 18th Century Clinician Scientist." *Journal of the Royal Society of Medicine* 105: 85–87.

————. 2012b. "The Origins of Inoculation." *Journal of the Royal Society of Medicine* 105: 309–13.

Bradford, W. 1952. *Of Plymouth Plantation, 1620–1647.* New Brunswick. First published 1651.

Braje, T. J., and J. M. Erlandson. 2013. "Human Acceleration of Animal and Plant Extinctions: A Late Pleistocene, Holocene, and Anthropocene Continuum." *Anthropocene* 4: 14–23.

Bramanti, B., et al. 2019. "The Third Plague Pandemic in Europe." *Proceedings of the Royal Society B* 286: 20182429.

Bratton, T. 1988. "The Identity of the New England Indian Epidemic of 1616–19." *Bulletin of the History of Medicine* 62: 351–83.

Braudel, F. 1966. *La Méditerranée et le monde méditerranéen à l'époque de Philippe II.* 2nd ed. Paris.

Braun, D. R., et al. 2010. "Early Hominin Diet Included Diverse Terrestrial and Aquatic Animals 1.95 Ma in East Turkana, Kenya." *Proceedings of the National Academy of Sciences* 107: 10002–7.

Brenner, R. 2003. *Merchants and Revolution: Commercial Change, Political Conflict, and London's Overseas Traders, 1550–1653.* Princeton.

Bresson, A. 2020. "Fates of Rome." *Journal of Roman Studies* 110: 233–46.

Brier, C. E. 2013. "Tending Our Vines: From the Correspondence and Writings of Richard Peters and John Jay." *Pennsylvania History* 80: 85–111.

Briggs, A. 1961. *Cholera and Society in the Nineteenth Century.* Oxford.

Brinkworth, J. F., and K. Pechenkina, eds. 2013. *Primates, Pathogens, and Evolution.* New York.

Brite, E. B., and J. M. Marston. 2013. "Environmental Change, Agricultural Innovation, and the Spread of Cotton Agriculture in the Old World." *Journal of Anthropological Archaeology* 32: 39–53.

Brites, D., et al. 2018. "A New Phylogenetic Framework for the Animal-Adapted *Mycobacterium tuberculosis* Complex." *Frontiers in Microbiology* 9: 2820.

Broadberry, S. 2013. "Accounting for the Great Divergence." Economic history working paper 184/2013. London School of Political Science.

Broadberry, S., J. Custodis, and B. Gupta. 2015. "India and the Great Divergence: An Anglo-Indian Comparison of GDP per Capita, 1600–1871." *Explorations in Economic History* 55: 58–75.

Broadberry, S., H. Guan, and D. Li. 2018. "China, Europe and the Great Divergence: A Study in Historical National Accounting, 980–1850." *Journal of Economic History* 78: 955–1000.

Broadberry, S., and B. Gupta. 2006. "The Early Modern Great Divergence: Wages, Prices and Economic Development in Europe and Asia, 1500–1800." *Economic History Review* 59: 2–31.

Broadberry, S., et al. 2015. *British Economic Growth, 1270–1870.* New York.

Brock, T. D. 1988. *Robert Koch: A Life in Medicine and Bacteriology.* Madison.

Brömer, R. 2000. "The First Global Map of the Distribution of Human Diseases: Friedrich Schnurrer's 'Charte über die Geographische Ausbreitung der Krankheiten' (1827)." *Medical History* 44: 176–85.

Brook, C. E., and A. P. Dobson. 2015. "Bats as 'Special' Reservoirs for Emerging Zoonotic Pathogens." *Trends in Microbiology* 23: 172–80.

Brook, T. 2010. *The Troubled Empire: China in the Yuan and Ming Dynasties.* Cambridge.

———. 2019. *The Great State: China and the World.* London.

———. 2020. "Comparative Pandemics: The Tudor-Stuart and Wanli-Chongzhen Years of Pestilence, 1567–1666." *Journal of Global History* 15: 363–79.

Brooke, J. 2014. *Climate Change and the Course of Global History: A Rough Journey.* Cambridge.

Brooke, J., and C. Otter. 2016. "Concluding Remarks: The Organic Anthropocene." *Eighteenth-Century Studies* 49: 281–302.

Brosch, R., et al. 2002. "A New Evolutionary Scenario for the *Mycobacterium tuberculosis* Complex." *Proceedings of the National Academy of Sciences* 99: 3684–89.

Brown, J. E., et al. 2013. "Human Impacts Have Shaped Historical and Recent Evolution in *Aedes aegypti*, the Dengue and Yellow Fever Mosquito." *Evolution* 68: 514–25.

Brown, K. 2008. "From Ubombo to Mkhuzi: Disease, Colonial Science, and the Control of Nagana (Livestock Trypanosomosis) in Zululand, South Africa, c. 1894–1953." *Journal of the History of Medicine and Allied Sciences* 63: 285–322.

Brown, K., and D. Gilfoyle, eds. 2010. *Healing the Herds: Disease, Livestock Economies, and the Globalization of Veterinary Medicine*. Athens.

Brown, M. 2008. "From Foetid Air to Filth: The Cultural Transformation of British Epidemiological Thought, ca. 1780–1848." *Bulletin of the History of Medicine* 82: 515–44.

Brown, T. A., et al. 2009. "The Complex Origins of Domesticated Crops in the Fertile Crescent." *Trends in Ecology & Evolution* 24: 103–9.

Browne, E. J. 1995. *Charles Darwin: A Biography*. London.

Bruce-Chwatt, L. J., and J. de Zulueta. 1980. *The Rise and Fall of Malaria in Europe: A Historico-Epidemiological Study*. Oxford.

Brun, R., and J. Blum. 2012. "Human African Trypanosomiasis." *Infectious Disease Clinics* 26: 261–73.

Brun, R., et al. 2010. "Human African Trypanosomiasis." *Lancet* 375: 148–59.

Brunt, P. A. 1987. *Italian Manpower, 225 BC–AD 14*. Oxford.

Bruschi, F., ed. 2014. *Helminth Infections and Their Impact on Global Public Health*. Vienna.

Bruun, C. 2007. "The Antonine Plague and the 'Third-Century Crisis.' " In *Crises and the Roman Empire: Proceedings of the Seventh Workshop of the International Network Impact of Empire, Nijmegen, June 20–24, 2006*, edited by O. Hekster, G. de Kleijn, and D. Slootjes, 201–18. Leiden.

Bryant, J. E., E. C. Holmes, and A. D. T. Barrett. 2007. "Out of Africa: A Molecular Perspective on the Introduction of Yellow Fever Virus into the Americas." *PLoS Pathogens* 3: e75.

Bryder, L. 1988. *Below the Magic Mountain: A Social History of Tuberculosis in Twentieth-Century Britain*. Oxford.

Brynildsrud, O. B., et al. 2018. "Global Expansion of *Mycobacterium tuberculosis* Lineage 4 Shaped by Colonial Migration and Local Adaptation." *Science Advances* 4: 5869.

Budd, W. 1873. *Typhoid Fever: Its Nature, Mode of Spreading, and Prevention*. London.

Buell, P. 2012. "Qubilai and the Rats." *Sudhoffs Archiv* 96: 127–44.

Buer, M. C. 1926. *Health, Wealth and Population in the Early Days of the Industrial Revolution*. London.

Buikstra, J. 1992. "Diet and Disease in Late Prehistory." In *Disease and Demography in the Americas*, edited by J. Verano and D. Ubelaker, 87–101. Washington, DC.

Bulmus, B. 2012. *Plague, Quarantines and Geopolitics in the Ottoman Empire*. Edinburgh.

Burger, P., and N. Palmieri. 2014. "Estimating the Population Mutation Rate from a *de novo* Assembled Bactrian Camel Genome and Cross-Species Comparison with Dromedary ESTs." *Journal of Heredity* 105: 839–46.

Burkhardt, J. 1992. *Der Dreissigjährige Krieg*. Frankfurt am Main.

Burnard, T. 1996. "European Migration to Jamaica, 1655–1780." *William and Mary Quarterly* 53: 769–96.

———. 1999. " 'The Countrie Continues Sicklie': White Mortality in Jamaica, 1655–1780." *Society for the Social History of Medicine* 12: 45–72.

———. 2015. *Planters, Merchants, and Slaves: Plantation Societies in British America, 1650–1820*. Chicago.

Burnet, F. M., and D. O. White. 1972. *Natural History of Infectious Disease*. 4th ed. Cambridge.

Burton, F. 2009. *Fire: The Spark That Ignited Human Evolution*. Albuquerque.

Büscher, P., et al. 2017. "Human African Trypanosomiasis." *Lancet* 390: 2397–409.

Busvine, J. R. 1980. *Insects and Hygiene: The Biology and Control of Insect Pests of Medical and Domestic Importance.* 3rd ed. Boston.

Byers, K., R. Guerrant, and B. Farr. 2001. "Fecal-Oral Transmission." In *Epidemiologic Methods for the Study of Infectious Diseases,* edited by J. Thomas and D. Weber, 228–48. Oxford.

Bynum, H. 2012. *Spitting Blood: The History of Tuberculosis.* Oxford.

Bynum, W. F. 1993. "Policing Hearts of Darkness: Aspects of the International Sanitary Conferences." *History and Philosophy of the Life Sciences* 15: 421–34.

Cagle, H. 2018. *Assembling the Tropics: Science and Medicine in Portugal's Empire, 1450–1700.* Cambridge.

Caldwell, J. C. 1986. "Routes to Low Mortality in Poor Countries." *Population and Development Review* 12: 171–220.

Caldwell, J. C., P. Reddy, and P. Caldwell. 1988. *The Causes of Demographic Change: Experimental Research in South India.* Madison.

Calisher, C. H., et al. 2006. "Bats: Important Reservoir Hosts of Emerging Viruses." *Clinical Microbiology Reviews* 19: 531–45.

Callahan, G. N. 2007. *Infection: The Uninvited Universe.* New York.

Calvignac-Spencer, S., et al. 2012. "Wild Great Apes as Sentinels and Sources of Infectious Disease." *Clinical Microbiology and Infection* 18: 521–27.

Cambier, C. J., S. Falkow, and L. Ramakrishnan. 2014. "Host Evasion and Exploitation Schemes of *Mycobacterium tuberculosis.*" *Cell* 159: 1497–509.

Cambier, C. J., et al. 2014. "Mycobacteria Manipulate Macrophage Recruitment through Coordinated Use of Membrane Lipids." *Nature* 505: 218–22.

Cameron, A. 1985. *Procopius and the Sixth Century.* Berkeley.

Cameron, C. M., P. Kelton, and A. C. Swedlund, eds. 2015. *Beyond Germs: Native Depopulation in North America.* Tucson.

Campbell, B. M. S. 2016. *The Great Transition: Climate, Disease and Society in the Late Medieval World.* Cambridge.

Camus, A. 1948. *The Plague.* Translated by S. Gilbert. New York.

Cao, A., and R. Galanello. 2010. "Beta-thalassemia." *Genetics in Medicine* 12: 61–76.

Capitanio, J. P. 2012. "Social Processes and Disease in Nonhuman Primates: Introduction to the Special Section." *American Journal of Primatology* 74: 491–96.

Cappers, R. 2006, *Roman Foodprints at Berenike: Archaeobotanical Evidence of Subsistence and Trade in the Eastern Desert of Egypt.* Los Angeles.

Carlson, C. C., G. J. Armelagos, and A. L. Magennis. 1992. "Impact of Disease on the Precontact and Early Historic Populations of New England and the Maritimes." In *Disease and Demography in the Americas,* edited by J. Verano and D. Ubelaker, 141–53. Washington, DC.

Carlson, C. J., et al. 2019. "Global Estimates of Mammalian Viral Diversity Accounting for Host Sharing." *Nature Ecology & Evolution* 3: 1070–75.

Carlton, J. M., A. Das, and A. A. Escalante. 2013. "Genomics, Population Genetics and Evolutionary History of *Plasmodium vivax.*" *Advances in Parasitology* 81: 203–22.

Carmichael, A. 1986. *Plague and the Poor in Renaissance Florence.* Cambridge.

———. 1993. "Diphtheria." In *The Cambridge World History of Human Disease,* edited by K. Kiple, 680–83. Cambridge.

————. 1998. "Epidemics and State Medicine in Fifteenth-Century Milan." In *Medicine from the Black Death to the French Disease*, edited by R. French, J. Arrizabalaga, and A. Cunningham, 221–47. Aldershot.

————. 2014. "Plague Persistence in Western Europe: A Hypothesis." *Medieval Globe* 1: 157–91.

Carmichael, A., and A. Silverstein. 1987. "Smallpox in Europe before the Seventeenth Century: Virulent Killer or Benign Disease?" *Journal of the History of Medicine* 42: 147–68.

Carmody, R. 2017 "Evolution of the Human Dietary Niche: Quest for High Quality." In *Chimpanzees and Human Evolution*, edited by M. Muller, R. Wrangham, and D. Pilbeam, 311–38. Cambridge.

Carotenuto, F., et al. 2016. "Venturing Out Safely: The Biogeography of *Homo erectus* Dispersal out of Africa." *Journal of Human Evolution* 95: 1–12.

Carpenter, S. J., and W. J. LaCasse. 1974. *Mosquitoes of North America*. Berkeley.

Carrasco, D. 2012. *The Aztecs: A Very Short Introduction*. Oxford.

Carrillo-Esper, R., et al. 2018. "Opera Medicinalia. The First Book of Medicine at American Continent Written by Dr. Francisco Bravo and Printed in 1570 at Novohispana Capital." *Medicinia Interna de México* 34: 113–26.

Carter, H. R. 1931. *Yellow Fever: An Epidemiological and Historical Study of Its Place of Origin*. Baltimore.

Carter, R., and K. N. Mendis. 2002. "Evolutionary and Historical Aspects of the Burden of Malaria." *Clinical Microbiology Reviews* 15: 564–94.

Carter, S. B. 2006. *Historical Statistics of the United States*. Cambridge.

Carver, C. 2017. *Immune: How Your Body Defends and Protects You*. London.

Casadevall, A. 2012. "The Future of Biological Warfare." *Microbial Biotechnology* 5: 584–87.

Casals, F., et al. 2011. "Genetic Adaptation of the Antibacterial Human Innate Immunity Network." *BMC Evolutionary Biology* 11: 1–11.

Casanova, J.-L., and L. Abel. 2018. "Human Genetics of Infectious Diseases: Unique Insights into Immunological Redundancy." *Seminars in Immunology* 36: 1–12.

Casanova, J.-L., L. Abel, and L. Quintana-Murci. 2013. "Immunology Taught by Human Genetics." *Cold Spring Harbor Symposia on Quantitative Biology* 78: 157–72.

Cashdan, E. 2014. "Biogeography of Human Infectious Disease: A Global Historical Analysis." *PLoS One* 9: e106752.

Casson, L. 1989. *The Periplus Maris Erythraei: Text with Introduction, Translation, and Commentary*. Princeton.

Cathey, J. T., and J. S. Marr. 2014. "Yellow Fever, Asia and the East African Slave Trade." *Transactions of the Royal Society of Tropical Medicine and Hygiene* 108: 252–57.

CDC (Centers for Disease Control and Prevention). 2012. *Principles of Epidemiology in Public Health Practice: An Introduction to Applied Epidemiology and Biostatistics*. 3rd ed. Atlanta.

————. 2021. "HIV: Basic Statistics." Accessed February 1, 2021. https://www.cdc.gov/hiv/basics/statistics.html.

Chadwick, E. 1965. *Report on the Sanitary Condition of the Labouring Population of Great Britain*. Edited by M. W. Flinn. Edinburgh. First published 1842.

Chakrabarti, P. 2010. *Materials and Medicine: Trade, Conquest and Therapeutics in the Eighteenth Century*. New York.

Chalmers, L. 1776. *An Account of the Weather and Diseases of South-Carolina.* London.

Chan, L.-J., et al. 2020. "*Plasmodium vivax* Reticulocyte Binding Proteins for Invasion into Reticulocytes." *Cellular Microbiology* 22: e13110.

Chandler, T. 1987. *Four Thousand Years of Urban Growth: An Historical Census.* Lewiston.

Chandra, S., G. Kuljanin, and J. Wray. 2012. "Mortality from the Influenza Pandemic of 1918–1919: The Case of India." *Demography* 49: 857–65.

Chaney, E. 2018. "Medieval Origins: A Review Essay on Campbell's *The Great Transition.*" *Journal of Economic Literature* 56: 643–56.

Chang, C.-F. 1996. "Aspects of Smallpox and Its Significance in Chinese History." PhD diss., School of Oriental and African Studies, University of London.

———. 2002. "Disease and Its Impact on Politics, Diplomacy, and the Military: The Case of Smallpox and the Manchus (1613–1795)." *Journal of the History of Medicine and Allied Sciences* 57: 177–97.

Chapman, J. 2019. "The Contribution of Infrastructure Investment to Britain's Urban Mortality Decline 1861–1900." *Economic History Review* 72: 233–59.

Chapman, S. J., and A. V. S. Hill. 2012. "Human Genetic Susceptibility to Infectious Disease." *Nature Reviews: Genetics* 13: 175–88.

Chatterjee, H. N. 1953. "Control of Vomiting in Cholera and Oral Replacement of Fluid." *Lancet* 262: 1063.

Chen, C., and X.-P. Dong. 2016. "Epidemiological Characteristics of Human Prion Diseases." *Infectious Diseases of Poverty* 5: 47.

Chen, S., and J. K. Kung. 2016. "Of Maize and Men: The Effect of a New World Crop on Population and Economic Growth in China." *Journal of Economic Growth* 21: 71–99.

Cherian, P. J. 2011. *Pattanam Excavations: Fifth Season Field Report.* Trivandrum.

Chernin, E. 1983. "Sir Patrick Manson's Studies on the Transmission and Biology of Filariasis." *Reviews of Infectious Diseases* 5: 148–66.

Cherry, J., and T. Leppard. 2015. "Experimental Archaeology and the Earliest Seagoing: The Limitations of Inference." *World Archaeology* 47: 740–55.

Chesnais, J. C. 1992. *The Demographic Transition: Stages, Patterns, and Economic Implications: A Longitudinal Study of Sixty-Seven Countries Covering the Period 1720–1984.* Oxford.

Childe, V. G. 1936. *Man Makes Himself.* London.

Chippaux, J., and A. Chippaux. 2018. "Yellow Fever in Africa and the Americas: A Historical and Epidemiological Perspective." *Journal of Venomous Animals and Toxins Including Tropical Diseases* 24: 1–14.

Chisholm, R. H., et al. 2016. "Controlled Fire Use in Early Humans Might Have Triggered the Evolutionary Emergence of Tuberculosis." *Proceedings of the National Academy of Sciences* 113: 9051–56.

Choi, J. Y., et al. 2017. "The Rice Paradox: Multiple Origins but Single Domestication in Asian Rice." *Molecular Biology and Evolution* 34: 969–79.

Chouin, G. 2018. "Reflections on Plague in African History (14th–19th c.)." *Afriques. Débats, méthodes et terrains d'histoire* 9.

Christakos, G., et al. 2005. *Interdisciplinary Public Health Reasoning and Epidemic Modelling: The Case of the Black Death.* Berlin.

Christian, D. 2011. *Maps of Time: An Introduction to Big History.* Berkeley.

Christie, J. 1876. *Cholera Epidemics in East Africa: An Account of the Several Diffusions* of the Disease in That Country from 1821 till 1872, with an Outline of the Geography, Ethnology, and Trade Connections of the Regions through Which the Epidemics Passed. London.

Chritz, K., et al. 2015. "Environments and Trypanosomiasis Risks for Early Herders in the Later Holocene of the Lake Victoria Basin, Kenya." *Proceedings of the National Academy of Sciences* 112: 3674–79.

Ciccarelli, C., and J. Weisdorf. 2018. "Pioneering into the Past: Regional Literacy Developments in Italy before Italy." *European Review of Economic History* 23: 329–64.

Cieza de León, P. 1998. *The Discovery and Conquest of Peru: Chronicles of the New World Encounter*. Durham.

Cipolla, C. 1969. *Literacy and Development in the West*. Harmondsworth.

———. 1981. *Fighting the Plague in Seventeenth-Century Italy*. Madison.

Clark, G. 2007. *A Farewell to Alms: A Brief Economic History of the World*. Princeton.

Clark, P. 2009. *European Cities and Towns: 400–2000*. Oxford.

Cliff, A. D., and P. Haggett. 1985. *The Spread of Measles in Fiji and the Pacific: Spatial Components in the Transmission of Epidemic Waves through Island Communities*. Canberra.

Cliff, A. D., P. Haggett, and M. Smallman-Raynor. 1993. *Measles: An Historical Geography of a Major Human Viral Disease: From Global Expansion to Local Retreat, 1840–1990*. Oxford.

Clinton, C., and D. Sridhar. 2017. *Governing Global Health: Who Runs the World and Why?* Oxford.

Clodfelter, M. 2017. *Warfare and Armed Conflicts: A Statistical Encyclopedia of Casualty and Other Figures, 1492–2015*. 4th ed. Jefferson.

Close, F. 1865. *The Cattle Plague, Viewed in the Light of Holy Scripture. A Sermon, Etc*. London.

Cloudsley-Thompson, J. 1977. *Insects and History*. London.

Clouston, S. A. P., et al. 2016. "A Social History of Disease: Contextualizing the Rise and Fall of Social Inequalities in Cause-Specific Mortality." *Demography* 53: 1631–56.

Coale, A. J. 1984. *Rapid Population Change in China, 1952–1982*. Washington, DC.

Coburn, B., G. A. Grassl, and B. B. Finlay. 2007. "Salmonella, the Host and Disease: A Brief Review." *Immunology and Cell Biology* 85: 112–18.

Cockburn, A. 1967. *Infectious Diseases: Their Evolution and Eradication*. Springfield.

———. 1971. "Infectious Diseases in Ancient Populations." *Current Anthropology* 12: 45–62.

Coclanis, P. A. 1989. *The Shadow of a Dream: Economic Life and Death in the South Carolina Low Country, 1670–1920*. New York.

Coelho, P. R. P., and R. A. McGuire. 1999. "Biology, Diseases, and Economics: An Epidemiological History of Slavery in the American South." *Journal of Bioeconomics* 1: 151–90.

Cogolludo, D. L. 1868. *Historia de Yucatan*. Merida.

Cohen, M. N. 1989. *Health and the Rise of Civilization*. New Haven.

Cohen, M. N., G. J. Armelagos, and C. S. Larsen, eds. 1984. *Paleopathology at the Origins of Agriculture*. Orlando.

Cohen, M. N., and G. Crane-Kramer. 2007. *Ancient Health: Skeletal Indicators of Agricultural and Economic Intensification*. Gainesville.

Cohen, R. 1995. *The Cambridge Survey of World Migration*. West Nyack.

Cohn, S. K. 2002. *The Black Death Transformed: Disease and Culture in Early Renaissance*

Europe. London.

Colangelo, P., et al. 2015. "Mitochondrial Phylogeography of the Black Rat Supports a Single Invasion of the Western Mediterranean Basin." *Biological Invasions* 17: 1859–68.

Colby, D., and S. Prusiner. 2011. "Prions." *Cold Spring Harbor Perspectives in Biology* 3: a006833.

Coldham, P. 1984. *English Adventurers and Emigrants, 1609–1660: Abstracts of Examinations in the High Court of Admiralty with Reference to Colonial America*. Baltimore.

Coleman, M., et al. 2017. "Developing Global Maps of Insecticide Resistance Risk to Improve Vector Control." *Malaria Journal* 16: 86.

Coleman, W. 1982. *Death Is a Social Disease: Public Health and Political Economy in Early Industrial France*. Madison.

Colley, D., et al. 2014. "Human Schistosomiasis." *Lancet* 383: 2253–64.

Coluzzi, M. 1999. "The Clay Feet of the Malaria Giant and Its African Roots: Hypotheses and Inferences about Origin, Spread and Control of *Plasmodium falciparum*." *Parassitologia* 41: 277–83.

Comas, I., et al. 2013. "Out-of-Africa Migration and Neolithic Coexpansion of *Mycobacterium tuberculosis* with Modern Humans." *Nature Genetics* 45: 1176–82.

Connelly, M. J. 2008. *Fatal Misconception: The Struggle to Control World Population*. Cambridge.

Connor, T. R., et al. 2015. "Species-Wide Whole Genome Sequencing Reveals Historical Global Spread and Recent Local Persistence in *Shigella flexneri*." *Elife* 4: e07335.

Conrad, L. 1981. "The Plague in the Early Medieval Near East." PhD diss., Princeton University.

Cook, C. H. 1889. "A Study of Malarial Fever in Eastern Massachusetts." *Boston Medical and Surgical Journal* 121: 356–59.

Cook, F. 1894. "Medical Observations among the Esquimaux." *Transactions of the New York Obstetrical Society* 3: 282–89.

Cook, M. 2015. "The Centrality of Islamic Civilization." In *Expanding Webs of Exchange and Conflict, 500 CE–1500 CE*, edited by B. Z. Kedar and M. Wiesner-Hanks, 385–414. Vol. 5 of *The Cambridge World History*. Cambridge.

Cook, M. T. 1913. *The Diseases of Tropical Plants*. London.

Cook, N. D. 1981. *Demographic Collapse: Indian Peru, 1520–1620*. Cambridge.

———. 1993. "Disease and the Depopulation of Hispaniola, 1492–1518." *Colonial Latin American Review* 2: 213–45.

———. 1998. *Born to Die: Disease and New World Conquest, 1492–1650*. Cambridge.

Cook, N. D., and W. G. Lovell, eds. 1991. *Secret Judgments of God: Old World Disease in Colonial Spanish America*. Norman.

Cook, S. F., and W. Borah. 1960. *The Indian Population of Central Mexico 1531–1610*. Berkeley.

Cook, S. F. 1955. *The Epidemic of 1830–1833 in California and Oregon*. Berkeley.

———. 1973. "The Significance of Disease in the Extinction of the New England Indians." *Human Biology* 45: 485–508.

———. 1976. *The Indian Population of New England in the Seventeenth Century*. Berkeley.

Cooper, N., J. Kamilar, and C. Nunn. 2012. "Host Longevity and Parasite Species Richness in Mammals." *PLoS One* 7: e42190.

Cooper, N., and C. Nunn. 2013. "Identifying Future Zoonotic Disease Threats: Where Are the Gaps in Our Understanding of Primate Infectious Diseases?" *Evolution, Medicine, and Public Health* 2013: 27–36.

Cordey, S., et al. 2010. "Rhinovirus Genome Evolution during Experimental Human Infection." *PLoS One* 5: 10588.

Cordingley, M. G. 2017. *Viruses: Agents of Evolutionary Invention.* Cambridge.

Corfield, P. J. 1982. *The Impact of English Towns: 1700–1800.* Oxford.

Cornélio, A. M., et al. 2016. "Human Brain Expansion during Evolution Is Independent of Fire Control and Cooking." *Frontiers in Neuroscience* 10: 167.

Corradi, A. 1865–94. *Annali delle epidemie occorse in Italia dalle prime memorie fino al 1850.* 5 vols. Bologna.

Corti, P. 1984. "Malaria e società contadina nel Mezzogiorno." In *Storia d'Italia. Annali 7. Malattia e medicina,* edited by F. Della Peruta, 635–78. Turin.

Cosma, C. L., D. R. Sherman, and L. Ramakrishnan. 2003. "The Secret Lives of the Pathogenic Mycobacteria." *Annual Review of Microbiology* 57: 641–76.

Côté, I. M., and R. Poulin. 1995. "Parasitism and Group Size in Social Animals: A Meta-Analysis." *Behavioral Ecology* 6: 159–65.

Cowan, A. 1998. *Urban Europe, 1500–1700.* London.

Cowan, C. W., and P. J. Watson. 1992. *The Origins of Agriculture: An International Perspective.* Tuscaloosa.

Cowan, G. O. 2016. *The Most Fatal Distemper: Typhus in History.* Tullibody.

Cowman, A. F., et al. 2017. "The Molecular Basis of Erythrocyte Invasion by Malaria Parasites." *Cell Host & Microbe* 22: 232–45.

Cox, F. E. G. 2004. "History of Sleeping Sickness (African Trypanosomiasis)." *Infectious Disease Clinics of North America* 18: 231–45.

Crawford, D. H. 2007. *Deadly Companions: How Microbes Shaped Our History.* Oxford.

———. 2009. *The Invisible Enemy: A Natural History of Viruses.* Oxford.

Crawford, J., et al. 2017. "Population Genomics Reveals That an Anthropophilic Population of *Aedes aegypti* Mosquitoes in West Africa Recently Gave Rise to American and Asian Populations of This Major Disease Vector." *BMC Biology* 15: 1–16.

Crawford, M. J. 2014. "An Empire's Extract: Chemical Manipulations of Cinchona Bark in the Eighteenth-Century Spanish Atlantic World." *Osiris* 29: 215–29.

———. 2016. *The Andean Wonder Drug: Cinchona Bark and Imperial Science in the Spanish Atlantic, 1630–1800.* Pittsburgh.

Crayen, D., and J. Baten. 2010. "New Evidence and New Methods to Measure Human Capital Inequality before and during the Industrial Revolution: France and the US in the Seventeenth to Nineteenth Centuries." *Economic History Review* 63: 452–78.

Creighton, C. 1891–94. *A History of Epidemics in Britain from A.D. 664 to the Extinction of Plague.* 2 vols. Cambridge.

Crellen, T., et al. 2016. "Whole Genome Resequencing of the Human Parasite *Schistosoma mansoni* Reveals Population History and Effects of Selection." *Scientific Reports* 6: 20954.

Cromwell, E., et al. 2020. "The Global Distribution of Lymphatic Filariasis, 2000–18: A Geospatial Analysis." *Lancet Global Health* 8: e1186–94.

Cronon, W. 1991. *Nature's Metropolis: Chicago and the Great West.* New York.

Crook, T. 2016. *Governing Systems: Modernity and the Making of Public Health in England, 1830–1910.* Berkeley.

Crosby, A. W. 1967. "Conquistador y Pestilencia: The First New World Pandemic and the Fall of the Great Indian Empires." *Hispanic American Historical Review* 47: 321–37.
———. 1972. *The Columbian Exchange: Biological and Cultural Consequences of 1492.* Westport.
———. 1996. *Ecological Imperialism: Biological Expansion of Europe, 900–1900.* Cambridge.
———. 2003. *America's Forgotten Pandemic: The Influenza of 1918. 2nd ed.* Cambridge.
———. 2006. *Children of the Sun: A History of Humanity's Unappeasable Appetite for Energy.* New York.
Crowther, A., et al. 2018. "Subsistence Mosaics, Forager-Farmer Interactions, and the Transition to Food Production in East Africa." *Quaternary International* 489: 101–20.
Croxen, M. A., et al. 2013. "Recent Advances in Understanding Enteric Pathogenic *Escherichia coli.*" *Clinical Microbiology Reviews* 26: 822–80.
Crutzen, P., and E. Stoermer. 2000. "Anthropocene." *IGBP Newsletter* 41: 17–18.
Cruz-Cárdenas, C. I., et al. 2019. "Wild Relatives of Maize." In *Important Species* edited by S. L. Greene et al., 3–39. Vol. 2 of *North American Crop Wild Relatives.* Cham.
Cucina, A., et al. 2006. "The Necropolis of Vallerano (Rome, 2nd–3rd Century AD): An Anthropological Perspective on the Ancient Romans in the Suburbium." *International Journal of Osteoarchaeology* 16: 104–17.
Cui, Y., et al. 2013. "Historical Variations in Mutation Rate in an Epidemic Pathogen." *PNAS* 110: 577–82.
Cummins, N. 2017. "Lifespans of the European Elite, 800–1800." *Journal of Economic History* 77: 406–39.
Cummins, N., M. Kelly, and C. Ó Gráda. 2016. "Living Standards and Plague in London, 1560–1665." *Economic History Review* 69: 3–34.
Cunningham, A., and R. K. French, eds. 1990. *The Medical Enlightenment of the Eighteenth Century.* Cambridge.
Curtin, P. D. 1964. *The Image of Africa: British Ideas and Action, 1780–1850.* Madison.
———. 1989. *Death by Migration: Europe's Encounter with the Tropical World in the Nineteenth Century.* Cambridge.
———. 1990. *The Rise and Fall of the Plantation Complex: Essays in Atlantic History.* Cambridge.
———. 1993. "Disease Exchange across the Tropical Atlantic." *History and Philosophy of the Life Sciences* 15: 329–56.
———. 1994. "Malarial Immunities in Nineteenth-Century West Africa and the Caribbean." *Parassitologia* 36: 69–82.
———. 1998. *Disease and Empire: The Health of European Troops in the Conquest of Africa.* Cambridge.
Cutbush, M., and P. L. Mollison. 1950. "The Duffy Blood Group System." Heredity 4: 383–89.
Cutler, D., A. Deaton, and A. Lleras-Muney. 2006. "The Determinants of Mortality." *Journal of Economic Perspectives* 20: 97–120.
Cutler, D., et al. 2010. "Early-Life Malaria Exposure and Adult Outcomes: Evidence from Malaria Eradication in India." *American Economic Journal: Applied Economics* 2: 72–94.
Cutler, S. J. 2010. "Relapsing Fever—A Forgotten Disease Revealed." *Journal of Applied*

Microbiology 108: 1115–22.

Dabbagh, A., et al. 2018. "Progress toward Regional Measles Elimination—Worldwide, 2000–2017." *Morbidity and Mortality Weekly Report* 67: 1323–29.

Dalby, T. 1690. *An Historical Account of the Rise and Fall of the West-India Colonies and of the Great Advantages They Are to England in Respect to Trade.* London.

Dalrymple, U., B. Mappin, and P. W. Gething. 2015. "Malaria Mapping: Understanding the Global Endemicity of Falciparum and Vivax Malaria." *BMC Medicine* 13: 140.

Damgaard, P., et al. 2018. "137 Ancient Human Genomes from across the Eurasian Steppes." *Nature* 557: 369–74.

D'Andrea, A. C., et al. 2007. "Early Domesticated Cowpea (*Vigna unguiculata*) from Central Ghana." *Antiquity* 81: 686–98.

Daniele, V., and N. Ostuni. 2013. "The Burden of Disease and the IQ of Nations." *Learning and Individual Differences* 28: 109–18.

Darby, A. C., et al. 2007. "Intracellular Pathogens Go Extreme: Genome Evolution in the Rickettsiales." *TRENDS in Genetics* 23: 511–20.

Darwin, C. 1959. *The Voyage of the Beagle.* New York.

———. 2001. *Charles Darwin's Beagle Diary.* Edited by R. D. Keynes. Cambridge.

———. 2017. *The Correspondence of Charles Darwin.* Edited by F. Burkhardt. Vol. 25. Cambridge.

Darwin, J. 2007. *After Tamerlane: The Global History of Empire.* London.

Das, A., et al. 2012. "Malaria in India: The Center for the Study of Complex Malaria in India." *Acta Tropica* 121: 267–73.

Das, K., and S. Ganguly. 2014. "Evolutionary Genomics and Population Structure of *Entamoeba histolytica*." *Computational and Structural Journal* 12: 26–33.

Das Gupta, P. 1971. "Estimation of Demographic Measures for India, 1881–1961, Based on Census Age Distributions." *Population Studies* 25: 395–414.

Daub, J. T., et al. 2013. "Evidence for Polygenic Adaptation to Pathogens in the Human Genome." *Molecular Biology and Evolution* 30: 1544–58.

Dauer, C. C. 1938. "Studies on the Epidemiology of Poliomyelitis." *Public Health Reports* 53: 1003–20.

Davenport, R. 2013. "Year of Birth Effects in the Historical Decline of Tuberculosis Mortality: A Reconsideration." *PLoS One* 8: 81797.

———. 2015. "The First Stage of the Epidemiological Transition in British Cities: A Comparison of Infant Mortality in Manchester and London, 1750–1820." University of Cambridge Repository.

———. 2017. "The First Stages of the Mortality Transition in England: A Perspective from Evolutionary Biology." University of Cambridge Repository.

———. 2020. "Urbanization and Mortality in Britain, c. 1800–50." *Economic History Review* 73: 455–85.

Davenport, R., J. Boulton, and L. Schwarz. 2016. "Urban Inoculation and the Decline of Smallpox Mortality in Eighteenth-Century Cities—a Reply to Razzell." *Economic History Review* 69: 188–214.

Davenport, R., L. Schwarz, and J. Boulton. 2011. "The Decline of Adult Smallpox in Eighteenth-Century London." *Economic History Review* 64: 1289–314.

David, P. A., S. R. Johansson, and A. Pozzi. 2010. "The Demography of an Early Mortality Transition: Life Expectancy, Survival and Mortality Rates for Britain's Royals, 1500–

1799." Oxford Discussion Papers in Economic and Social History no. 83.

Davies, J., and D. Davies. 2010. "Origins and Evolution of Antibiotic Resistance." *Microbiology and Molecular Biology Reviews* 74: 417–33.

Davies, K. G. 1975. "The Living and the Dead: White Mortality in West Africa, 1684–1732." In *Race and Slavery in the Western Hemisphere: Quantitative Studies*, edited by S. Engerman and E. Genovese, 83–98. Princeton.

Davis, K. 1951. *The Population of India and Pakistan*. New York.

———. 1956. "The Amazing Decline of Mortality in Underdeveloped Areas." *American Economic Review* 46: 305–18.

Davis, M. 2001. *Late Victorian Holocausts: El Niño Famines and the Making of the Third World*. London.

De Jesus, N. H. 2007. "Epidemics to Eradication: The Modern History of Poliomyelitis." *Virology Journal* 4: 70.

De Ligt, L. 2012. *Peasants, Citizens and Soldiers: Studies in the Demographic History of Roman Italy 225 BC–AD 100*. Cambridge.

De Romanis, F., and A. Tchernia, eds. 1997. *Crossings: Early Mediterranean Contacts with India*. New Delhi.

De Tocqueville, A. 1958. *Journeys to England and Ireland*. New Haven.

De Toro, L. 1564. *De febris epidemicae et novę, quae Latine puncticularis, vulgo tavardillo, et pintas dicitur, natura, cognitione, & medela*. Burgis.

De Villalba, J. 1802. *Epidemiologia española: O, historia cronológia de las pestes, contagios, epidemias y epizootias que han acaecido en España desde la venida de los cartagineses hasta el año 1801*. Madrid.

———. 1984. *Epidemiologia española*. Facsimile edition. Málaga.

De Vries, J. 1984. *European Urbanization, 1500–1800*. Cambridge.

———. 2008. *The Industrious Revolution: Consumer Behavior and the Household Economy, 1650 to the Present*. Cambridge.

———. 2009. "The Economic Crisis of the Seventeenth Century after Fifty Years." *Journal of Interdisciplinary History* 40: 151–94.

Dean, K. R., et al. 2018. "Human Ectoparasites and the Spread of Plague in Europe during the Second Pandemic." *Proceedings of the National Academy of Sciences of the United States of America* 115: 1304–9.

Deaton, A. 2013. *The Great Escape: Health, Wealth, and the Origins of Inequality*. Princeton.

Debo, A. 1940. *And Still the Waters Run*. Princeton.

Decaro, N., et al. 2020. "COVID-19 from Veterinary Medicine and One Health Perspectives: What Animal Coronaviruses Have Taught Us." *Research in Veterinary Science* 131: 21–23.

Degroot, D. 2018. *The Frigid Golden Age: Climate Change, the Little Ice Age, and the Dutch Republic, 1560–1720*. Cambridge.

Dehority, W. 2020. "Infectious Disease Outbreaks, Pandemics, and Hollywood—Hope and Fear across a Century of Cinema." *JAMA* 323: 1878–80.

DeLacy, M. 2017. *Contagionism Catches On: Medical Ideology in Britain, 1730–1800*. Cham.

Delaporte, F. 1986. *Disease and Civilization: The Cholera in Paris, 1832*. Cambridge.

Del Panta, L. 1980. *Le epidemie nella storia demografica Italian (secoli XIV–XIX)*. Turin.

Del Panta, L., and M. Livi Bacci. 1977. "Chronologie, intensité et diffusion des crises de mortalité en Italie: 1600–1850." *Population* 32: 401–46.

Demeure, C. E., et al. 2019. "*Yersinia pestis* and Plague: An Updated View on Evolution, Virulence Determinants, Immune Subversion, Vaccination, and Diagnostics." *Genes & Immunity* 20: 357–70.

Denevan, W. M. 1992. *The Native Population of the Americas in 1492*. 2nd ed. Madison.

Deng, K. G. 2004. "Unveiling China's True Population Statistics for the Pre-modern Era with Official Census Data." *Population Review* 43: 32–69.

Denham, T. 2011. "Early Agriculture and Plant Domestication in New Guinea and Island Southeast Asia." *Current Anthropology* 52: S379–95.

———. 2013. "Early Farming in Island Southeast Asia: An Alternative Hypothesis." *Antiquity* 87: 250–7.

Denham, T., et al. 2020. "The Domestication Syndrome in Vegetatively Propagated Field Crops." *Annals of Botany* 125: 581–97.

Dennell, R. 2003. "Dispersal and Colonisation, Long and Short Chronologies: How Continuous Is the Early Pleistocene Record for Hominids outside East Africa?" *Journal of Human Evolution* 45: 421–40.

———. 2010. "The Colonization of 'Savannahstan': Issues of Timing(s) and Patterns of Dispersal across Asia in the Late Pliocene and Early Pleistocene." In *Asian Paleoanthropology: From Africa to China and Beyond*, edited by C. J. Norton and D. R. Braun, 7–30. Dordrecht.

Dennison, T., and S. Ogilvie. 2014. "Does the European Marriage Pattern Explain Economic Growth?" *Journal of Economic History* 74: 651–93.

Desprès, L., et al. 1992. "Molecular Evidence Linking Hominid Evolution to Recent Radiation of Schistosomes (Platyhelminthes: Trematoda)." *Molecular Phylogenetics and Evolution* 1: 295–304.

Détroit, F., et al. 2019. "A New Species of *Homo* from the Late Pleistocene of the Philippines." *Nature* 568: 181–86.

Devault, A. M., et al. 2014. "Second-Pandemic Strain of Vibrio Cholerae from the Philadelphia Cholera Outbreak of 1849." *New England Journal of Medicine* 370: 334–40.

Devaux, C. A. 2013. "Small Oversights That Led to the Great Plague of Marseille (1720–1723): Lessons from the Past." *Infection, Genetics and Evolution* 14: 169–85.

Dewan, K. K., and E. T. Harvill. 2019. "Did New Transmission Cycles in Anthropogenic, Dense, Host Populations Encourage the Emergence and Speciation of Pathogenic *Bordetella*?" *PLoS Pathogens* 15: 107600.

DeWitte, S. N. 2014. "Mortality Risk and Survival in the Aftermath of the Medieval Black Death." *PLoS One* 9: e96513.

Diamond, J. 1987. "The Worst Mistake in the History of the Human Race." *Discovery*, 64–66.

———. 1997. *Guns, Germs, and Steel: The Fates of Human Societies*. New York.

Diavatopoulos, D. A., et al. 2005. "*Bordetella pertussis*, the Causative Agent of Whooping Cough, Evolved from a Distinct, Human-Associated Lineage of *B. Bronchiseptica*," *PLoS Pathogens* 1: e45.

Dickens, C. 1865. *The Life and Adventures of Nicholas Nickleby*. London.

———. 1873. *All the Year Round*. London.

———. 1911. *The Works of Charles Dickens*. Vol. 2. New York.

Dickson, R. P., J. R. Erb-Downward, and G. B. Huffnagle. 2014. "Towards an Ecology of the Lung: New Conceptual Models of Pulmonary Microbiology and Pneumonia Pathogenesis." *Lancet Respiratory Medicine* 2: 238–46.

Di Cosmo, N. 2010. "Black Sea Emporia and the Mongol Empire: A Reassessment of the Pax Mongolica." *Journal of the Economic and Social History of the Orient* 53: 83–108.

Dillehay, T., et al. 2007. "Preceramic Adoption of Peanut, Squash, and Cotton in Northern Peru." *Science* 316: 1890–93.

Dinānah, T. 1927. "Die Schrift von Abī Ǧaʿfar Aḥmed ibn ʿAlī ibn Moḥammed ibn ʿAlī ibn Ḥātimah aus Almeriah über die Pest." *Archiv für Geschichte der Medizin* 1: 27–81.

Diop, A., D. Raoult, and P. Fournier. 2018. "Rickettsial Genomics and the Paradigm of Genome Reduction Associated with Increased Virulence." *Microbes and Infection* 20: 401–9.

Disney, A. R. 2009. *A History of Portugal and the Portuguese Empire: From Beginnings to 1807*. Cambridge.

Dobson, A. 2009. "Food-Web Structure and Ecosystem Services: Insights from the Serengeti." *Philosophical Transactions of the Royal Society B: Biological Sciences* 364: 1665–82.

Dobson, A. P. 2005. "What Links Bats to Emerging Infectious Diseases?" *Science* 310: 628–29.

Dobson, M. 1980. " 'Marsh Fever'—The Geography of Malaria in England." *Journal of Historical Geography* 6: 357–89.

———. 1989. "Mortality Gradients and Disease Exchanges: Comparisons from Old England and Colonial America." *Social History of Medicine* 2: 259–97.

———. 1997. *Contours of Death and Disease in Early Modern England*. Cambridge.

Dobyns, H. F. 1963. "An Outline of Andean Epidemic History to 1720." *Bulletin of the History of Medicine* 37: 493–515.

———. 1966. "Estimating Aboriginal American Population." *Current Anthropology* 7: 395–416.

———. 1983. *Their Number Become Thinned: Native American Population Dynamics in Eastern North America*. Knoxville.

Dobzhansky, T. 1973. "Nothing in Biology Makes Sense Except in the Light of Evolution." *American Biology Teacher* 35: 125–29.

Dols, M. W. 1977. *The Black Death in the Middle East*. Princeton.

Domingo, E., and C. Perales. 2019. "Viral Quasispecies." *PLoS Genetics* 15: e1008271.

Donoghue, H., et al. 2015. "A Migration-Driven Model for the Historical Spread of Leprosy in Medieval Eastern and Central Europe." *Infection, Genetics and Evolution* 31: 250–56.

———. 2018. "The Distribution and Origins of Ancient Leprosy." In *Hansen's Disease: The Forgotten and Neglected Disease*, edited by W. Ribón. London.

Donohue, K. 2011. *Darwin's Finches: Readings in the Evolution of a Scientific Paradigm*. Chicago.

Doolan, D. L., C. Dobaño, and J. K. Baird. 2009. "Acquired Immunity to Malaria." *Clinical Microbiology Reviews* 22: 13–36.

Dóró, R., et al. 2015. "Zoonotic Transmission of Rotavirus: Surveillance and Control." *Expert Review of Anti-infective Therapy* 13: 1337–50.

Dos Anjos, B. C. 2016. "Single Treaty on the Pestilential Constitution of Pernambuco: First Description of the 'Males' by João Ferreira da Rosa in the XVII Century." *Temporalidades* 8: 11–36.

Downey, S. S., W. R. Haas, and S. J. Shennan. 2016. "European Neolithic Societies Showed Early Warning Signals of Population Collapse." *Proceedings of the National Academy of Sciences* 113: 9751–56.

Drake, A., and M. Oxenham. 2013. "Disease, Climate and the Peopling of the Americas." *Historical Biology* 25: 565–97.

Drake, D. 1850. *A Systematic Treatise, Historical, Etiological and Practical, on the Principal Diseases of the Interior Valley of North America: As They Appear in the Caucasian, African, Indian, and Esquimaux Varieties of Its Population.* Cincinnati.

Drancourt, M., L. Houhamdi, and D. Raoult. 2006. "*Yersinia pestis* as a Telluric, Human Ectoparasite-Borne Organism." *Lancet Infectious Diseases* 6: 234–41.

Drancourt, M., et al. 1998. "Detection of 400-Year-Old *Yersinia pestis* DNA in Human DentalPulp: An Approach to the Diagnosis of Ancient Septicemia." *Proceedings of the National Academy of Sciences* 95: 12637–40.

Drevets, D. A., P. J. M. Leenen, and R. A. Greenfield. 2004. "Invasion of the Central Nervous System by Intracellular Bacteria." *Clinical Microbiology Reviews* 17: 323–47.

Drexler, J. F., et al. 2012. "Bats Host Major Mammalian Paramyxoviruses." *Nature Communications* 3: 1–13.

Du, Z., and X. Wang. 2016. "Pathology and Pathogenesis of *Yersinia pestis.*" In *Yersinia pestis: Retrospective and Perspective*, edited by R. Yang and A. Anisimov, 193–222. Dordrecht.

Dubisch, J. 1985. "Low Country Fevers: Cultural Adaptations to Malaria in Antebellum South Carolina." *Social Science & Medicine* 21: 641–49.

Dubos, R. J. 1951. *Louis Pasteur: Free Lance of Science.* London.

Dubos, R. J., and J. Dubos. 1952. *The White Plague; Tuberculosis, Man and Society.* Boston.

Dubyanskiy, V., and A. Yeszhanov. 2016. "Ecology of *Yersinia pestis* and the Epidemiology of Plague." In *Yersinia pestis: Retrospective and Perspective*, edited by R. Yang and A. Anisimov, 101–70. Dordrecht.

Duchêne, S., et al. 2020. "The Recovery, Interpretation and Use of Ancient Pathogen Genomes." *Current Biology* 30: R1215–31.

Duffy, J. 1953. *Epidemics in Colonial America.* Baton Rouge.

―――. 1990. *The Sanitarians: A History of American Public Health.* Urbana.

Duffy, S., L. Shackelton, and E. Holmes. 2008. "Rates of Evolutionary Change in Viruses: Patterns and Determinants." *Nature Reviews Genetics* 9: 267–76.

Duggan, A. T., et al. 2016. "17th Century Variola Virus Reveals the Recent History of Smallpox." *Current Biology* 26: 3407–12.

Dull, R. A., et al. 2010. "The Columbian Encounter and the Little Ice Age: Abrupt Land Use Change, Fire, and Greenhouse Forcing." *Annals of the Association of American Geographers* 100: 755–71.

Duncan, C. J., and S. Scott. 2004. "What Caused the Black Death?" *Postgraduate Medical Journal* 81: 315–20.

Duncan, S. R., S. Scott, and C. J. Duncan. 2000. "Modelling the Dynamics of Scarlet Fever Epidemics in the 19th Century." *European Journal of Epidemiology* 16: 619–26.

Duncan-Jones, R. 1996. "The Impact of the Antonine Plague." *Journal of Roman Archaeology* 9: 108–93.

―――. 2018. "The Antonine Plague Revisited." *Arctos* 52: 41–72.

Dunlap, T. R. 1981. *DDT: Scientists, Citizens, and Public Policy.* Princeton.

Dunn, O., and J. E. Kelly. 1989. *The Diary of Christopher Columbus' First Voyage to America, 1492–1493*. Norman.

Dunn, R. 1972. *Sugar and Slaves: The Rise of the Planter Class in the English West Indies, 1624–1713*. Chapel Hill.

———. 1977. "A Tale of Two Plantations: Slave Life at Mesopotamia in Jamaica and Mount Airy in Virginia, 1799 to 1828." *William and Mary Quarterly* 34: 32–65.

———. 2014. *A Tale of Two Plantations: Slave Life and Labor in Jamaica and Virginia*. Cambridge.

Dunn, R. R., et al. 2010. "Global Drivers of Human Pathogen Richness and Prevalence." *Proceedings of the Royal Society B: Biological Sciences* 277: 2587–95.

Dunstan, H. 1975. "The Late Ming Epidemics: A Preliminary Survey." *Ch'ing-Shih Wen-t'i* 3: 1–59.

Durey, M. 1979. *The Return of the Plague: British Society and the Cholera, 1831–2*. Dublin.

Durliat, J. 1989. "La peste du VIe siècle. Pour un nouvel examen des sources byzantines." In *IVe—VIIe siècle*, 107–19. Vol. 1 of *Hommes et richesses dans l'empire byzantin*, edited by J. Lefort and J. Morrisson. Paris.

Du Tertre, J. B. 1667. *Histoire générale des Antilles habitées par les François*. Paris.

Düx, A., et al. 2020. "Measles Virus and Rinderpest Virus Divergence Dated to the Sixth Century BCE." *Science* 368: 1367–70.

Dyson, T. 2010. *Population and Development*. London.

———. 2018. *A Population History of India: From the First Modern People to the Present Day*. Oxford.

Earle, C. 1979. "Environment, Disease and Mortality in Early Virginia." *Journal of Historical Geography* 5: 365–90.

Early, J. D., and T. N. Headland. 1998. *Population Dynamics of a Philippine Rain Forest People: The San Ildefonso Agta*. Gainesville.

Easterlin, R. 1981. "Why Isn't the Whole World Developed?" *Journal of Economic History* 41: 1–19.

———. 1995. "Industrial Revolution and Mortality Revolution: Two of a Kind?" *Journal of Evolutionary Economics* 5: 393–408.

———. 1996. *Growth Triumphant: The Twenty-First Century in Historical Perspective*. Ann Arbor.

———. 1999. "How Beneficent Is the Market? A Look at the Modern History of Mortality." *European Review of Economic History* 3: 257–94.

Easton, A., et al. 2020. "Molecular Evidence of Hybridization between Pig and Human *Ascaris* Indicates an Interbred Species Complex Infecting Humans." *eLife* 9: e61562.

Ecclestone, M. 1999. "Mortality of Rural Landless Men before the Black Death: The Glastonbury Head-Tax Lists." *Local Population Studies* 63: 6–29.

Echenberg, M. 2002. "*Pestis* Redux: The Initial Years of the Third Bubonic Plague Pandemic, 1894–1901." *Journal of World History* 13: 429–49.

———. 2007. *Plague Ports: The Global Urban Impact of Bubonic Plague, 1894–1901*. New York.

———. 2011. *Africa in the Time of Cholera: A History of Pandemics from 1817 to the Present*. Cambridge.

Eckert, E. A. 1996. *The Structure of Plagues and Pestilences in Early Modern Europe: Central Europe, 1560–1640*. Basel.

————. 2000. "The Retreat of Plague from Central Europe, 1640–1720: A Geomedical Approach." *Bulletin of the History of Medicine* 74: 1–28.

Eckstein, A. 2006. *Mediterranean Anarchy, Interstate War, and the Rise of Rome*. Berkeley.

Eder, J. 1987. *On the Road to Tribal Extinction: Depopulation, Deculturation, and Adaptive Well-Being among the Batak of the Philippines*. Berkeley.

Edwards, J., and S. Ogilvie. 2018. "Did the Black Death Cause Economic Development by 'Inventing' Fertility Restriction?" CESifo working paper 7016. Munich.

Edwards, T., and P. Kelton. 2020. "Germs, Genocides, and America's Indigenous Peoples." *Journal of American History* 107: 52–76.

Ehrlich, P. R., and A. H. Ehrlich. 2009. *The Dominant Animal: Human Evolution and the Environment*. Washington, DC.

Elias, P. M. 2007. "The Skin Barrier as an Innate Immune Element." *Seminars in Immunopathology* 29: 3.

Elliott, C. 2016. "The Antonine Plague, Climate Change and Local Violence in Roman Egypt." *Past & Present* 231: 3–31.

Ellis, H. 1921. *Impressions and Comments*. London.

Else, K., et al. 2020. "Whipworm and Roundworm Infections." *Nature Reviews Disease Primers* 6: 1–23.

Elvin, M. 1973. *The Pattern of the Chinese Past*. Stanford.

————. 2004. *The Retreat of the Elephants: An Environmental History of China*. New Haven.

Engel, J. 2006. *The Epidemic: A Global History of AIDS*. New York.

Engelmann, L., and C. Lynteris. 2020. *Sulphuric Utopias: A History of Maritime Fumigation*. Cambridge.

Engmann, E. V. T. 1986. *Population of Ghana, 1850–1960*. Accra.

Enoki, K. 1959. "On the Nationality of the Ephthalites." *Memoirs of the Research Department of the Toyo Bunko* 18: 1–58.

Eppig, C., C. L. Fincher, and R. Thornhill. 2010. "Parasite Prevalence and the Worldwide Distribution of Cognitive Ability." *Proceedings of the Royal Society B: Biological Sciences* 277: 3801–8.

Eriksen, A. 2020. "Smallpox Inoculation: Translation, Transference and Transformation." *Palgrave Communications* 6: 1–9.

Erlandson, J. M., and T. J. Braje. 2015. "Coasting out of Africa: The Potential of Mangrove Forests and Marine Habitats to Facilitate Human Coastal Expansion via the Southern Dispersal Route." *Quaternary International* 382: 31–41.

Ermus, C. 2015. "The Plague of Provence: Early Advances in the Centralization of Crisis Management." *Arcadia* 9.

————. 2016. "The Spanish Plague That Never Was: Crisis and Exploitation in Cádiz During the Peste of Provence." *Eighteenth-Century Studies* 49: 167–93.

Eroshenko, G. A., et al. 2017. "*Yersinia pestis* Strains of Ancient Phylogenetic Branch 0.ANT Are Widely Spread in the High-Mountain Plague Foci of Kyrgyzstan." *PLoS One* 12: e0187230.

Escalante, A. A., et al. 2005. "A Monkey's Tale: The Origin of *Plasmodium vivax* as a Human Malaria Parasite." *Proceedings of the National Academy of Sciences* 102: 1980–85.

Escobar-Páramo, P., et al. 2003. "The Evolutionary History of *Shigella* and Enteroinvasive *Escherichia coli* Revised." *Journal of Molecular Evolution* 57: 140–48.

Espinosa, M. 2014. "The Question of Racial Immunity to Yellow Fever in History and

Historiography." *Social Science History* 38: 437–53.

Etemad, B. 2007. *Possessing the World: Taking the Measurements of Colonisation from the Eighteenth to the Twentieth Century.* New York.

Evans, B. 1991. "Death in Aymaya of Upper Peru, 1580–1623." In *Secret Judgments of God: Old World Disease in Colonial Spanish America,* edited by N. D. Cook and W. G. Lovell, 142–58. Norman.

Evans, R. J. 1987. *Death in Hamburg: Society and Politics in the Cholera Years.* New York.

———. 1988. "Epidemics and Revolutions: Cholera in Nineteenth-Century Europe." *Past & Present* 120: 123–46.

Ewald, P. W. 1991. "Transmission Modes and the Evolution of Virulence: With Special Reference to Cholera, Influenza, and AIDS." *Human Nature* 2: 1–30.

———. 1994. *Evolution of Infectious Disease.* Oxford.

Fagan, B. M. 2017. *Fishing: How the Sea Fed Civilization.* New Haven.

Fages, A., et al. 2019. "Tracking Five Millennia of Horse Management with Extensive Ancient Genome Time Series." *Cell* 177: 1419–35.

———. 2020. "Horse Males Became Over-Represented in Archaeological Assemblages during the Bronze Age." *Journal of Archaeological Science: Reports* 31: 102364.

Farag, T. H., et al. 2013. "Housefly Population Density Correlates with Shigellosis among Children in Mirzapur, Bangladesh: A Time Series Analysis." *PLoS Neglected Tropical Diseases* 7: 2280.

Faria, N. R., et al. 2014. "The Early Spread and Epidemic Ignition of HIV-1 in Human Populations." *Science* 346: 56–61.

Farley, J. 1991. *Bilharzia: A History of Imperial Tropical Medicine.* Cambridge.

———. 2004. *To Cast Out Disease: A History of the International Health Division of the Rockefeller Foundation (1913–1951).* Oxford.

Farrell, J. M. 2006. " 'This Horrible Spectacle': Visual and Verbal Sketches of the Famine in Skibbereen." In *Rhetorics of Display,* edited by L. Prelli, 66–89. Columbia.

Farris, W. W. 1985. *Population, Disease, and Land in Early Japan, 645–900.* Cambridge.

Faust, E. C. 1949. "Malaria Incidence in North America." In *Malariology: A Comprehensive Survey of All Aspects of This Group of Diseases from a Global Standpoint,* edited by M. F. Boyd, vol. 1, 749–63. Philadelphia.

Fauvelle, F.-X. 2018. *The Golden Rhinoceros: Histories of the African Middle Ages.* Translated by T. Tice. Princeton.

Federmann, N. 1859. *N. Federmanns und H. Stades Reisen in Südamerica 1529 bis 1555.* Stuttgart.

Feinberg, H. M. 1974. "New Data on European Mortality in West Africa: The Dutch on the Gold Coast, 1719–1760." *Journal of African History* 15: 357–71.

Feldman, M., et al. 2016. "A High-Coverage *Yersinia pestis* Genome from a Sixth-Century Justinianic Plague Victim." *Molecular Biology and Evolution* 33: 2911–23.

Felice, E. 2007. "I divari regionali in Italia sulla base degli indicatori sociali (1871–2001)." *Rivista di politica economica* 97: 359–405.

Fenn, E. A. 2001. *Pox Americana: The Great Smallpox Epidemic of 1775–82.* New York.

Fenner, F., et al., eds. 1989. *Smallpox and Its Eradication.* Geneva.

Ferretti, J. J., D. L. Stevens, and V. A. Fischetti. 2017. *Streptococcus pyogenes: Basic Biology to Clinical Manifestations.* Oklahoma City.

Field, Y., et al. 2016. "Detection of Human Adaptation during the Past 2000 Years." *Science*

354: 760–64.

Fiers, W., et al. 1976. "Complete Nucleotide Sequence of Bacteriophage MS2 RNA: Primary and Secondary Structure of the Replicase Gene." *Nature* 260: 500–7.

Findlay, R., and K. O'Rourke. 2007. *Power and Plenty: Trade, War, and the World Economy in the Second Millennium.* Princeton.

Fischer, D. H. 1991. *Albion's Seed: Four British Folkways in America.* Oxford.

Fitak, R., et al. 2015. "The *de novo* Genome Assembly and Annotation of a Female Domestic Dromedary of North African Origin." *Molecular Ecology Resources* 16: 314–24.

————. 2020. "Genomic Signatures of Domestication in Old World Camels." *Communications Biology* 3: 1–10.

Flajnik, M. F. 2018. "A Cold-Blooded View of Adaptive Immunity." *Nature Reviews Immunology* 18: 438–53.

Fleagle, J., et al., eds. 2010. *Out of Africa I: The First Hominin Colonization of Eurasia.* Dordrecht.

Flemming, R. 2019. "Galen and the Plague." In *Galen's Treatise ΠGερὶ Ἀλυπίας (De indolentia) in Context*, edited by C. Petit, 219–44. Leiden.

Flinn, M. W. 1981. *The European Demographic System, 1500–1820.* Baltimore.

Flint, J., et al. 1998. "The Population Genetics of the Haemoglobinopathies." *Baillière's Clinical Haematology* 11: 1–51.

Flint, S., et al. 2015. *Principles of Virology.* 2 vols. Washington, DC.

Floud, R., et al. 2011. *The Changing Body: Health, Nutrition, and Human Development in the Western World since 1700.* Cambridge.

Fogel, R. W. 2004. *The Escape from Hunger and Premature Death, 1700–2100: Europe, America, and the Third World.* Cambridge.

Fontaine, R. E., A. E. Najjar, and J. S. Prince. 1961. "The 1958 Malaria Epidemic in Ethiopia." *American Journal of Tropical Medicine and Hygiene* 10: 795–803.

Ford, J. 1971. *Role of the Trypanosomiases in African Ecology: A Study of the Tsetse Fly Problem.* Oxford.

Foreman-Peck, J. 2011. "The Western European Marriage Pattern and Economic Development." *Explorations in Economic History* 48: 292–309.

Foreman-Peck, J., and P. Zhou. 2018. "Late Marriage as a Contributor to the Industrial Revolution in England." *Economic History Review* 71: 1073–99.

Formenty, P., et al. 2003. "Infectious Diseases in West Africa: A Common Threat to Chimpanzees and Humans." In *Status Survey and Conservation Action Plan: West African Chimpanzees*, edited by R. Kormos, 169–74. Cambridge.

Forni, D., et al. 2017. "Molecular Evolution of Human Coronavirus Genomes." *Trends in Microbiology* 25: 35–48.

————. 2020. "Recent Out-of-Africa Migration of Human Herpes Simplex Viruses." *Molecular Biology and Evolution* 37: 1259–71.

Foster, E. A. 1950. *Translation of Historia de los indios de la Nueva España.* Berkeley.

Foucault, M. 1975. *Surveiller et punir.* Paris.

Foulke, W. D. 1907. *History of the Langobards.* Philadelphia. Translation of Paul the Deacon, *Historia Langobardorum.*

Fracastoro, G. 1930. *Hieronymi fracastorii de contagione et contagiosis morbis et eorum curatione libri III.* New York.

France, M. M., and J. R. Turner. 2017. "The Mucosal Barrier at a Glance." *Journal of Cell*

Science 130: 307–14.

Frank, S. 1996. "Models of Parasite Virulence." *Quarterly Review of Biology* 71: 37–78.

Franklin, B. 1751. "Observations Concerning the Increase of Mankind." In vol. 4 of *The Papers of Benjamin Franklin*, edited by L. W. Labaree, 225–34. New Haven.

Frankopan, P. 2016. *The Silk Roads: A New History of the World*. London.

———. 2019. "Why We Need to Think about the Global Middle Ages." *Journal of Medieval Worlds* 1: 5–10.

Frantz, L., et al. 2020. "Animal Domestication in the Era of Ancient Genomics." *Nature Reviews Genetics* 21: 449–60.

Frazer, J. G. 1930. *Myths of the Origin of Fire: An Essay*. London.

Friedrichs, C. R. 1995. *The Early Modern City, 1450–1750*. New York.

Frier, B. W. 2000. "Demography." In *The High Empire, A.D. 70–192*, edited by P. Garnsey, D. Rathbone, and A. K. Bowman, 787–816. Vol. 11 of *The Cambridge Ancient History*. Cambridge.

Fu, Q., et al. 2016. "The Genetic History of Ice Age Europe." *Nature* 534: 200–205.

Fuks, D., et al. 2020. "The Rise and Fall of Viticulture in the Late Antique Negev Highlands Reconstructed from Archaeobotanical and Ceramic Data." *Proceedings of the National Academy of Sciences* 117: 19780–91.

Fumagalli, M., et al. 2011. "Signatures of Environmental Genetic Adaptation Pinpoint Pathogens as the Main Selective Pressure through Human Evolution." *PLoS Genetics* 7: 1002355.

Furuse, Y., A. Suzuki, and H. Oshitani. 2010. "Origin of Measles Virus: Divergence from Rinderpest Virus between the 11th and 12th Centuries." *Virology Journal* 7: 52.

Fusco, I. 2007. *Peste, demografia e fiscalità nel regno di Napoli del XVII secolo*. Milan.

———. 2009. "La peste del 1656–58 nel Regno di Napoli: Diffusione e mortalità." *Popolazione e storia* 2: 115–38.

Gage, K., et al. 2008. "Climate and Vectorborne Diseases." *American Journal of Preventive Medicine* 35: 436–50.

Gage, K. L., and M. Y. Kosoy. 2005. "Natural History of Plague: Perspectives from More Than a Century of Research." *Annual Review of Entomology* 50: 505–28.

Gage, T., and S. DeWitte. 2009. "What Do We Know about the Agricultural Demographic Transition?" *Current Anthropology* 50: 649–55.

Gale, G. 2011. *Dying on the Vine: How Phylloxera Transformed Wine*. Berkeley.

Galinski, M., E. Meyer, and J. Barnwell. 2013. "*Plasmodium vivax*: Modern Strategies to Study a Persistent Parasite's Life Cycle." *Advances in Parasitology* 81: 1–26.

Gallagher, D. E., and S. A. Dueppen. 2018. "Recognizing Plague Epidemics in the Archaeological Record of West Africa." *Afriques: Débats, méthodes et terrains d'histoire* 9.

Gallup, J. L., and J. D. Sachs. 2001. "The Economic Burden of Malaria." *American Journal of Tropical Medical Hygiene* 64: 85–96.

Gallup-Diaz, I. 2005. *The Door of the Seas and Key to the Universe: Indian Politics and Imperial Rivalry in the Darién, 1640–1750*. Rev. ed. New York.

Gal-Mor, O., et al. 2014. "Same Species, Different Diseases: How and Why Typhoidal and Non-typhoidal *Salmonella enterica* Serovars Differ." *Frontiers in Microbiology* 5: 391.

Galois, R. M. 1996. "Measles, 1847–1850: The First Modern Epidemic in British Columbia." *BC Studies* 109: 31–43.

Galor, O. 2011. *Unified Growth Theory*. Princeton.

Gamble, C. 1993. *Timewalkers: The Prehistory of Global Colonization*. Cambridge.

Gao, F., et. al. 1999. "Origin of HIV-1 in the Chimpanzee *Pan troglodytes troglodytes*." *Nature* 397: 436–41.

Gardyner, G. 1651. *A Description of the New World, or, America, Islands and Continent: And by What People Those Regions Are Now Inhabited, and What Places Are There Desolate and without Inhabitants, and the Bays, Rivers, Capes, Forts, Cities and Their Latitudes, the Seas on Their Coasts, the Trade, Winds, the North-West Passage, and the Commerce of the English Nation, as They Were All in the Year 1649*. London.

Garrett, L. 1994. *The Coming Plague: Newly Emerging Diseases in a World out of Balance*. New York.

Gat, A. 2000a. "The Human Motivational Complex: Evolutionary Theory and the Causes of Hunter-Gatherer Fighting. Part I. Primary Somatic and Reproductive Causes." *Anthropological Quarterly* 73: 20–34.

―――. 2000b. "The Human Motivational Complex: Evolutionary Theory and the Causes of Hunter-Gatherer Fighting, Part II. Proximate, Subordinate, and Derivative Causes." *Anthropological Quarterly* 73: 74–88.

Gaunitz, C., et al. 2018. "Ancient Genomes Revisit the Ancestry of Domestic and Przewalski's Horses." *Science* 360: 111–14.

Gautam, R., et al. 2015. "Full Genomic Characterization and Phylogenetic Analysis of a Zoonotic Human G8P[14] Rotavirus Strain Detected in a Sample from Guatemala." *Infection, Genetics and Evolution* 33: 206–11.

Geisel, T. 2005. *Theodor Seuss Geisel: The Early Works of Dr. Seuss*. Miamisburg.

Geison, G. L. 1995. *The Private Science of Louis Pasteur*. Princeton.

Gelabert, P., et al. 2017. "Malaria Was a Weak Selective Force in Ancient Europeans." *Scientific Reports* 7: 1377.

Geltner, G. 2019a. "In the Camp and on the March: Military Manuals as Sources for Studying Premodern Public Health." *Medical History* 63: 44–60.

―――. 2019b. *Roads to Health: Infrastructure and Urban Wellbeing in Later Medieval Italy*. Philadelphia.

―――. 2020. "The Path to Pistoia: Urban Hygiene before the Black Death." *Past & Present* 246: 3–33.

Gensini, G. F., A. A. Conti, and D. Lippi. 2007. "The Contributions of Paul Ehrlich to Infectious Disease." *Journal of Infection* 54: 221–24.

Ghawar, W., et al. 2017. "Insight into the Global Evolution of Rodentia Associated Morbilli Related Paramyxoviruses." *Scientific Reports* 7: 1–12.

Gheorgiu, M. 2011. "Antituberculosis BCG Vaccine: Lessons from the Past." In *History of Vaccine Development*, edited by S. Plotkin, 47–55. New York.

Giannecchini, M., and J. Moggi-Cecchi. 2008. "Stature in Archeological Samples from Central Italy: Methodological Issues and Diachronic Changes." *American Journal of Physical Anthropology* 135: 284–92.

Giffin, K., et al. 2020. "A Treponemal Genome from an Historic Plague Victim Supports a Recent Emergence of Yaws and Its Presence in 15th Century Europe." *Scientific Reports* 10: 1–13.

Gifford-Gonzalez, D. 2000. "Animal Disease Challenges to the Emergence of Pastoralism in Sub-Saharan Africa." *African Archaeological Review* 17: 95–139.

Gilabert, A., et al. 2018. "*Plasmodium vivax*-Like Genome Sequences Shed New Insights into Plasmodium vivax Biology and Evolution." *PLoS Biology* 16: e2006035.

Gilberg, R. 1976. *The Polar Eskimo Population, Thule District.* Copenhagen.

———. 1984. "Polar Eskimo." In *Arctic*, edited by D. Damas, 577–94. Vol. 5 of *Handbook of the North American Indian.* Washington, DC.

Gilbert, J., et al. 2018. "Current Understanding of the Human Microbiome." *Nature Medicine* 24: 392–400.

Gilbert, T., et al. 2004. "Absence of *Yersinia pestis*-Specific DNA in Human Teeth from Five European Excavations of Putative Plague Victims." *Microbiology* 150: 341–54.

Gillespie, T. R., et al. 2010. "Demographic and Ecological Effects on Patterns of Parasitism in Eastern Chimpanzees (*Pan troglodytes schweinfurthii*) in Gombe National Park, Tanzania." *American Journal of Physical Anthropology* 143: 534–44.

Gilliam, J. F. 1961. "The Plague under Marcus Aurelius." *American Journal of Philology* 94: 225–51.

Gillings, M. R., and I. T. Paulsen. 2014. "Microbiology of the Anthropocene." *Anthropocene* 5: 1–8.

Glaeser, E. L., et al. 2004. "Do Institutions Cause Growth?" *Journal of Economic Growth* 9: 271–303.

Glynn, I., and J. Glynn. 1994. *The Life and Death of Smallpox.* New York.

Go, S., and P. Lindert. 2007. "The Curious Dawn of American Public Schools." National Bureau of Economic Research working paper 13335. Cambridge.

———. 2010. "The Uneven Rise of American Public Schools to 1850." *Journal of Economic History* 70: 1–26.

Goldberg, A., A. M. Mychajliw, and E. A. Hadly. 2016. "Post-invasion Demography of Prehistoric Humans in South America." *Nature* 532: 232–35.

Goldin, C. 2016. "Human Capital." In *Handbook of Cliometrics*, edited by C. Diebolt and M. Haupert, 55–86. Heidelberg.

Goldstone, J. A. 1991. *Revolution and Rebellion in the Early Modern World.* Berkeley.

———. 2002. "Efflorescences and Economic Growth in World History: Rethinking the 'Rise of the West' and the Industrial Revolution." *Journal of World History* 13: 323–89.

Gomez, M. A. 2018. *African Dominion: A New History of Empire in Early and Medieval West Africa.* Princeton.

Gómez, N. W. 2008. *The Tropics of Empire: Why Columbus Sailed South to the Indies.* Cambridge.

Goodyear, J. 1978. "The Sugar Connection: A New Perspective on the History of the Yellow Fever." *Bulletin of the History of Medicine* 52: 5–21.

Gordon, R. J. 2016. *The Rise and Fall of American Growth: The U.S. Standard of Living since the Civil War.* Princeton.

Goring-Morris, N., and A. Belfer-Cohen. 2010. " 'Great Expectations,' or the Inevitable Collapse of the Early Neolithic in the Near East." In *Becoming Villagers: Comparing Early Village Societies*, edited by M. S. Brandy and J. R. Fox, 62–80. Tucson.

Goudsblom, J. 1992. *Fire and Civilization.* London.

———. 2015. "Fire and Fuel in Human History." In vol. 1 of *The Cambridge World History*, edited by D. Christian, 185–207. Cambridge.

Gould, S. J. 1988. *An Urchin in the Storm: Essays about Books and Ideas.* New York.

———. 1996. *Full House: The Spread of Excellence from Plato to Darwin.* New York.

Gourevitch, D. 2009. *Limos kai Loimos: A Study of the Galenic Plague*. Paris.

Gowland, R., and P. Garnsey. 2010. "Skeletal Evidence for Health, Nutrition and Malaria in Rome and the Empire." In *Roman Diasporas: Archaeological Approaches to Mobility and Diversity in the Roman Empire*, edited by H. Eckardt, 131–56. Portsmouth.

Gradmann, C. 2009. *Laboratory Disease: Robert Koch's Medical Bacteriology*. Baltimore.

Gradoni, L., and F. Bruschi. 2018. *The Leishmaniases: Old Neglected Tropical Diseases*. Cham.

Gragg, L. D. 1993. "A Puritan in the West Indies: The Career of Samuel Winthrop." *William and Mary Quarterly* 50: 768–86.

———. 1995. " 'To Procure Negroes': The English Slave Trade to Barbados, 1627–60." *Slavery and Abolition* 16: 65–84.

———. 2003. *Englishmen Transplanted: The English Colonization of Barbados 1627–1660*. Oxford.

Grant, A. 2019. *Globalisation of Variolation: The Overlooked Origins of Immunity for Smallpox in the 18th Century*. London.

Grant, P., and B. Grant. 1996. "Speciation and Hybridization in Island Birds." *Philosophical Transactions of the Royal Society of London. Series B: Biological Sciences* 351: 765–72.

Gray, J. 1962. *History of Zanzibar, from the Middle Ages to 1856*. London.

Green, M. 2014. "Taking 'Pandemic' Seriously: Making the Black Death Global." *Medieval Globe* 1: 27–61.

———, ed. 2015. *Pandemic Disease in the Medieval World: Rethinking the Black Death*. Kalamazoo.

———. 2017. "The Globalisations of Disease." In *Human Dispersal and Species Movement: From Prehistory to the Present*, edited by N. Boivin, R. Crassard, and M. D. Petraglia, 494–520. Cambridge.

———. 2018. "Putting Africa on the Black Death Map: Narratives from Genetics and History." *Afriques: Débats, méthodes, et terrains d'histoire* 9.

———. 2020. "The Four Black Deaths." *American Historical Review* 125: 1601–31.

Green, M., and L. Jones. 2020. "The Evolution and Spread of Major Human Diseases in the Indian Ocean World." In *Disease Dispersion and Impact in the Indian Ocean World*, edited by G. Campbell and E.-M. Knoll, 25–57. Cham.

Green, T. 2019. *A Fistful of Shells: West Africa from the Rise of the Slave Trade to the Age of Revolution*. Chicago.

Greenberg, B. 1965. "Flies and Disease." *Scientific American* 213: 92–99.

———. 1971. *Flies and Disease*. 2 vols. Princeton.

Greenberg, J. 2003. "Plagued by Doubt: Reconsidering the Impact of a Mortality Crisis in the 2nd c. A.D.," *Journal of Roman Archaeology* 16: 413–25.

Greenblatt, C. L., and M. Spigelman. 2003. *Emerging Pathogens: The Archaeology, Ecology, and Evolution of Infectious Disease*. Oxford.

Greenhill, W., trans. 1847. *A Treatise on the Smallpox and Measles*. By Rhazes. London.

Greenwood, D. 2008. *Antimicrobial Drugs: Chronicle of a Twentieth Century Medical Triumph*. Oxford.

Greenwood, M. 1937. *Epidemics and Crowd-Diseases: An Introduction to the Study of Epidemiology*. London.

Greer, M., W. D. Mignolo, and M. Quilligan. 2007. *Rereading the Black Legend: The Discourses of Religious and Racial Difference in the Renaissance Empires*. Chicago.

Griffin, R. H., and C. L. Nunn. 2012. "Community Structure and the Spread of Infectious Disease in Primate Social Networks." *Evolutionary Ecology* 26: 779–800.

Griffiths, A. 1884. *The Chronicles of Newgate*. Vol. 1. London.

Grignolio, A. 2018. "A Brief History of Anti-vaccination Movements." In *Vaccines: Are They Worth a Shot?*, edited by A. Grignolio, 25–40. Cham.

Grimmelshausen, H. J. C. von. 2018. *The Adventures of Simplicius Simplicissimus*. Translated by J. A. Underwood. London. First published 1668.

Gripp, E., et al. 2011. "Closely Related *Campylobacter jejuni* Strains from Different Sources Reveal a Generalist Rather Than a Specialist Lifestyle." *BMC Genomics* 12: 1–21.

Grivet, L., et al. 2004. "A Review of Recent Molecular Genetics Evidence for Sugarcane Evolution and Domestication." *Ethnobotany Research & Applications* 2: 9–17.

Grmek, M. D. 1989. *Diseases in the Ancient Greek World*. Baltimore.

Grob, G. N. 2002. *The Deadly Truth: A History of Disease in America*. Cambridge.

Gross, M. 2015. *Farewell to the God of Plague: Chairman Mao's Campaign to Deworm China*. Oakland.

Groucutt, H. S., et al. 2015. "Rethinking the Dispersal of *Homo sapiens* out of Africa." *Evolutionary Anthropology* 24: 149–64.

———. 2018. "*Homo sapiens* in Arabia by 85,000 Years Ago." *Nature Ecology & Evolution* 2: 800–809.

Grubb, F. 1990. "Growth of Literacy in Colonial America: Longitudinal Patterns, Economic Models, and the Direction of Future Research." *Social Science History* 14: 451–82.

Gruhn, R. 2020. "Evidence Grows That Peopling of the Americas Began More Than 20,000 Years Ago." *Nature* 584: 47–48.

Grützmacher, K., et al. 2018. "Human Quarantine: Toward Reducing Infectious Pressure on Chimpanzees at the Taï Chimpanzee Project, Côte d'Ivoire." *American Journal of Primatology* 80: e22619.

Gubser, N. J. 1965. *The Nunamiut Eskimos, Hunters of Caribou*. New Haven.

Guernier, V., M. Hochberg, and J.-F. Guégan. 2004. "Ecology Drives the Worldwide Distribution of Human Diseases." *PLoS Biology* 2: 740–46.

Guerra, F. 1968. "Aleixo de Abreu [1568–1630], Author of the Earliest Book on Tropical Medicine Describing Amoebiasis." *Journal of Tropical Medicine and Hygiene* 71: 55–69.

———. 1988. "The Earliest American Epidemic: The Influenza of 1493." *Social Science History* 12: 305–25.

———. 1999. "Origen y efectos demográficos del tifo en el México colonial." *Colonial Latin American Historical Review* 8: 273–319.

Guinnane, T. 2011. "The Historical Fertility Transition: A Guide for Economists." Journal of Economic Literature 49: 589–614.

Gunn, B., et al. 2011. "Independent Origins of Cultivated Coconut (Cocos nucifera L.) in the Old World Tropics." *PLoS One* 6: e21143.

Gupta, A., et al. 2012. "*Mycobacterium tuberculosis*: Immune Evasion, Latency and Reactivation." *Immunobiology* 217: 363–74.

Gupta, J. N. 1911. *Life and Work of Romesh Chunder Dutt*. London.

Gupta, K. R. L. 1987. *Madhava nidana: Ayurvedic System of Pathology*. Delhi.

Gurven, M., and C. Gomes. 2017. "Mortality, Senescence, and the Life Span." In *Chimpanzees and Human Evolution*, edited by M. Muller, R. Wrangham, and D.

Pilbeam, 181–216. Cambridge.

Gurven, M., and H. Kaplan. 2007. "Longevity among Hunter-Gatherers: A Cross-Cultural Examination." *Population and Development Review* 33: 321–65.

Gutmann, M. P. 1980. *War and Rural Life in the Early Modern Low Countries.* Princeton.

Györy, T. 1901. *Morbus Hungaricus; eine medico-historische Quellenstudie zugleich ein Beitrag zur Geschichte der Türkenherrschaft in Ungarn.* Jena.

Hacker, J. D. 1997. "Trends and Determinants of Adult Mortality in Early New England: Reconciling Old and New Evidence from the Long Eighteenth Century." *Social Science History* 21: 481–519.

Hackett, L. W. 1937. *Malaria in Europe; an Ecological Study.* London.

Haensch, S., et al. 2010. "Distinct Clones of *Yersinia pestis* Caused the Black Death." PLoS Pathogens 6: e1001134.

Haeusler, M., et al. 2013. "Evidence for Juvenile Disc Herniation in a *Homo erectus* Boy Skeleton." *Spine* 38: E123.

Haines, M. R. 2001. "The Urban Mortality Transition in the United States, 1800–1940." *Annales de demographie historique* 101: 33–64.

Haines, R., and R. Shlomowitz. 1998. "Explaining the Modern Mortality Decline: What Can We Learn from Sea Voyages?" *Social History of Medicine* 11: 15–48.

Hajnal, J. 1965. "European Marriage Patterns in Perspective." In *Population in History: Essays in Historical Demography*, edited by D. V. Glass, 101–43. Chicago.

———. 1982. "Two Kinds of Preindustrial Household Formation System." *Population and Development Review* 8: 449–94.

Hamilton, M., et al. 2007. "The Complex Structure of Hunter-Gatherer Social Networks." *Proceedings of the Royal Society B: Biological Sciences* 274: 2195–203.

Hamlin, C. 1998. *Public Health and Social Justice in the Age of Chadwick: Britain, 1800–1854.* Cambridge.

———. 2009. *Cholera: The Biography.* Oxford.

———. 2011. "Public Health." In *The Oxford Handbook of the History of Medicine*, edited by M. Jackson, 411–28. Oxford.

———. 2015. *More than Hot: A Short History of Fever.* Baltimore.

Hammer, P., ed. 2017. *Warfare in Early Modern Europe 1450–1660.* Milton Park.

Han, B. A., A. M. Kramer, and J. M. Drake. 2016. "Global Patterns of Zoonotic Disease in Mammals." *Trends in Parasitology* 32: 565–77.

Han, B. A., et al. 2015. "Rodent Reservoirs of Future Zoonotic Diseases." *Proceedings of the National Academy of Sciences* 112:7039–44.

Han, X., and F. Silva. 2014. "On the Age of Leprosy." *PLoS Neglected Tropical Diseases* 8: e2544.

Hanks, B. K., and K. M. Linduff. 2009. *Social Complexity in Prehistoric Eurasia: Monuments, Metals and Mobility.* Cambridge.

Hanley, S. 1987. "Urban Sanitation in Preindustrial Japan." *Journal of Interdisciplinary History* 18: 1–26.

Hanson, J. W. 2016. *An Urban Geography of the Roman World, 100 BC to AD 300.* Oxford.

Harari, Y. N. 2014. *Sapiens: A Brief History of Humankind.* London.

Harbach, R. E. 2013. *Mosquito Taxonomic Inventory.* Accessed August 2020. http://mosquito-taxonomic-inventory.info/.

Hardy, A. 1988. "Urban Famine or Urban Crisis? Typhus in the Victorian City." *Medical*

History 32: 401–25.

———. 1993a. *The Epidemic Streets: Infectious Disease and the Rise of Preventive Medicine, 1856–1900*. Oxford.

———. 1993b. "Scarlet Fever." In *The Cambridge World History of Human Disease*, edited by K. Kiple, 990–92. Cambridge.

Harpending, H. and L. Wandsnider. 1982. "Population Structures of Ghanzi and Ngamiland !Kung." *Current Developments in Anthropological Genetics* 2: 29–50.

Harper, K. 2016. "Reply to John Brooke, on Civilization, Climate, and Malthus." *Journal of Interdisciplinary History* 46: 579–84.

———. 2017. *The Fate of Rome: Climate, Disease, and the End of an Empire*. Princeton.

———. 2020. "Germs, Genes, and Global History in the Age of COVID-19." *Journal of Global History* 15: 350–62.

Harper, K. N., and G. J. Armelagos. 2013. "Genomics, the Origins of Agriculture, and Our Changing Microbe-scape: Time to Revisit Some Old Tales and Tell Some New Ones." *American Journal of Physical Anthropology* 57: 135–52.

Harris, B. 2004. "Public Health, Nutrition, and the Decline of Mortality: The McKeown Thesis Revisited." *Social History of Medicine* 17: 379–407.

Harris, W. 1693. *An Exact Enquiry into, and Cure of the Acute Diseases of Infants*. London.

Harris, W. V. 1985. *War and Imperialism in Republican Rome, 327–70 BC*. Oxford.

Harrison, G. 1978. *Mosquitoes, Malaria, and Man: A History of the Hostilities since 1880*. New York.

Harrison, M. 1994. *Public Health in British India: Anglo-Indian Preventive Medicine, 1859–1914*. Cambridge.

———. 2012. *Contagion: How Commerce Has Spread Disease*. New Haven.

———. 2015. "A Global Perspective: Reframing the History of Health, Medicine, and Disease." *Bulletin of the History of Medicine* 89: 639–89.

———. 2020. "A Dreadful Scourge: Cholera in Early Nineteenth-Century India." *Modern Asian Studies* 54: 502–53.

Harvey, S. A. 1990. *Asceticism and Society in Crisis: John of Ephesus and the Lives of the Eastern Saints*. Berkeley.

Haseyama, K. L. F., et al. 2015. "Say Goodbye to Tribes in the New House Fly Classification: A New Molecular Phylogenetic Analysis and an Updated Biogeographical Narrative for the Muscidae (Diptera)." *Molecular Phylogenetics and Evolution* 89: 1–12.

Hassan, F. A. 1981. *Demographic Archaeology*. New York.

Hatcher, J. 1977. *Plague, Population and the English Economy, 1348–1530*. London.

———. 2003. "Understanding the Population History of England 1450–1750." *Past & Present* 180: 83–130.

Hawash, M., et al. 2016. "Whipworms in Humans and Pigs: Origins and Demography." *Parasites & Vectors* 9: 37.

Hay, S. I., et al. 2010. "Developing Global Maps of the Dominant Anopheles Vectors of Human Malaria." *PLoS Medicine* 7: 1000209.

Hayakawa, T., et al. 2008. "Big Bang in the Evolution of Extant Malaria Parasites." *Molecular Biology and Evolution* 25: 2233–39.

Hayman, D. T. S. 2016. "Bats as Viral Reservoirs." *Annual Review of Virology* 3: 77–99.

Haynes, D. 2001. *Imperial Medicine: Patrick Manson and the Conquest of Tropical Disease*.

Philadelphia.

Hays, J. N. 1998. *The Burdens of Disease: Epidemics and Human Response in Western History*. New Brunswick.

———. 2005. *Epidemics and Pandemics: Their Impacts on Human History*. Santa Barbara.

Hazen, T. H., et al. 2016. "Investigating the Relatedness of Enteroinvasive *Escherichia coli* to Other *E. coli* and *Shigella* Isolates by Using Comparative Genomics." *Infection and Immunity* 84: 2362–71.

Headland, T. 1988. "Ecosystemic Change in a Philippine Tropical Rainforest and Its Effect on a Negrito Foraging Society." *Tropical Ecology* 29: 121–35.

Headrick, D. R. 1981. *The Tools of Empire: Technology and European Imperialism in the Nineteenth Century*. New York.

Heberden, W. 1813. "Some Observations on the Scurvy." *Medical Transactions of the Royal College of Physicians* 4: 70.

Hemingway, J., L. Field, and J. Vontas. 2002. "An Overview of Insecticide Resistance." *Science* 298: 96–97.

Hemingway, J., and H. Ranson. 2000. "Insecticide Resistance in Insect Vectors of Human Disease." *Annual Review of Entomology* 45: 371–91.

Hemingway, J., et al. 2004. "The Molecular Basis of Insecticide Resistance in Mosquitoes." *Insect Biochemistry and Molecular Biology* 34: 653–65.

Hemming, J. 1978. *Red Gold: The Conquest of the Brazilian Indians*. Cambridge.

———. 2006. "Romance and Reality: The First European Vision of Brazilian Indians." In *Human Impacts on Amazonia: The Role of Traditional Ecological Knowledge in Conservation and Development*, edited by D. Posey and M. Balick, 5–16. New York.

Henderson, J. 1992. "The Black Death in Florence: Medical and Communal Responses." In *Death in Towns: Urban Responses to the Dying and the Dead, 100–1600*, edited by S. Bassett, 136–50. London.

———. 2006. *The Renaissance Hospital: Healing the Body and Healing the Soul*. New Haven.

Hendrickson, R. 1983. *More Cunning than Man: A Social History of Rats and Men*. New York.

Henige, D. P. 1998. *Numbers from Nowhere: The American Indian Contact Population Debate*. Norman.

Herbert, E. 1975. "Smallpox Inoculation in Africa." *Journal of African History* 16: 539–59.

Herlihy, D. 1997. *The Black Death and the Transformation of the West*. Cambridge.

Hersh, J., and H. J. Voth. 2009. "Sweet Diversity: Colonial Goods and the Rise of European Living Standards after 1492." Center for Economic Policy Research discussion paper no. DP7386.

Hershberg, R., et al. 2008. "High Functional Diversity in *Mycobacterium tuberculosis* Driven by Genetic Drift and Human Demography." *PLoS Biology* 6: e311.

Hershkovitz, I., et al. 2018. "The Earliest Modern Humans outside Africa." *Science* 359: 456–59.

Hewitt, C. G. 1914. *The House-Fly: Its Structure, Habits, Development, Relation to Disease and Control*. Cambridge.

Hidalgo, D. R. 2001. "To Get Rich for Our Homeland: The Company of Scotland and the Colonization of the Isthmus of Darien." *Colonial Latin American Historical Review* 10: 311–50.

Higginson, F. 1908. *New-Englands Plantation: With the Sea Journal and Other Writings*. Salem. First published 1630.

Higman, B. W. 2000. "The Sugar Revolution." *Economic History Review* 53: 213–36.

———. 2011. *A Concise History of the Caribbean*. New York.

Hill, E. M., M. J. Tildesley, and T. House. 2017. "Evidence for History-Dependence of Influenza Pandemic Emergence." *Scientific Reports* 7: 43623.

Hill, K. 2001. "Mortality Rates among Wild Chimpanzees." *Journal of Human Evolution* 40: 437–50.

Hill, K., and A. M. Hurtado. 1996. *Ache Life History: The Ecology and Demography of a Foraging People*. Somerset.

Hill, K., A. M. Hurtado, and R. S. Walker. 2007. "High Adult Mortality among Hiwi Hunter-Gatherers: Implications for Human Evolution." *Journal of Human Evolution* 52: 443–54.

Hill, K. R. 1953. "Non-specific Factors in the Epidemiology of Yaws." *Bulletin of the World Health Organization* 8: 17–47.

Hin, S. 2013. *The Demography of Roman Italy: Population Dynamics in an Ancient Conquest Society, 201 BCE—14 CE*. Cambridge.

Hinman, A., et al. 1983. "Impact of Measles in the United States." *Reviews of Infectious Diseases* 5: 439–44.

Hinnebusch, B. J., I. Chouikha, and Y.-C. Sun. 2016. "Ecological Opportunity, Evolution, and the Emergence of Flea-Borne Plague." *Infection and Immunity* 84: 1932–40.

Hinnebusch, B. J., C. O. Jarrett, and D. M. Bland. 2017. " 'Fleaing' the Plague: Adaptations of *Yersinia pestis* to Its Insect Vector That Lead to Transmission." *Annual Review of Microbiology* 71: 215–32.

Hirsch, A. 1883. *Acute Infectious Diseases*. Vol. 1 of *Handbook of Geographical and Historical Pathology*. London.

Hirschfeld, K. 2020. "Microbial Insurgency: Theorizing Global Health in the Anthropocene." *Anthropocene Review* 7: 3–18.

Hirth, F., and W. W. Rockhill. 1911. *Chau Ju-Kua: His Work on the Chinese and Arab Trade in the Twelfth and Thirteenth Centuries, Entitled Chu Fan Chï*. St. Petersburg.

Hiyoshi, H., et al. 2018. "Typhoidal Salmonella Serovars: Ecological Opportunity and the Evolution of a New Pathovar." *FEMS Microbiology Reviews* 42: 527–41.

Hlubik, S., et al. 2017. "Researching the Nature of Fire at 1.5 Mya on the Site of FxJj20 AB, Koobi Fora, Kenya, Using High-Resolution Spatial Analysis and FTIR Spectrometry." *Current Anthropology* 58: 243–57.

Ho, S., et al. 2005. "Time Dependency of Molecular Rate Estimates and Systematic Overestimation of Recent Divergence Times." *Molecular Biology and Evolution* 22: 1561–68.

Hobsbawm, E. J. 1954. "The General Crisis of the European Economy in the 17th Century." *Past & Present* 5: 33–53.

Hodder, I. 1990. *The Domestication of Europe: Structure and Contingency in Neolithic Societies*. Oxford.

Hodgson, D. 1991. "Benjamin Franklin on Population: From Policy to Theory." *Population and Development Review* 17: 639–61.

Hofman, C., and C. Warinner. 2019. "Ancient DNA 101: An Introductory Guide in the Era of High-Throughput Sequencing." *SAA Archaeological Record* 19: 18–25.

Hohenberg, P. M., and L. H. Lees. 1985. *The Making of Urban Europe, 1000–1950*. Cambridge.

Hohmann, G. 2009. "The Diets of Non-human Primates: Frugivory, Food Processing, and

Food Sharing." In *The Evolution of Hominin Diets: Integrating Approaches to the Study of Palaeolithic Subsistence*, edited by J. J. Hublin, 1–14. Dordrecht.

Hollingsworth, T. 1977. "Mortality in the British Peerage Families since 1600." *Population* 32: 323–52.

Holmes, C., and N. Standen. 2018. "Introduction: Towards a Global Middle Ages." *Past & Present* 238: 1–44.

Holmes, F. 2003. *The Sickly Stuarts: The Medical Downfall of a Dynasty*. Stroud.

Holmes, O. W. 1838. *Prize Dissertations for the Years 1836 and 1837*. Boston.

Holt, K. E., et al. 2008. "High-Throughput Sequencing Provides Insights into Genome Variation and Evolution in *Salmonella typhi*." *Nature Genetics* 40: 987–93.

———. 2012. "*Shigella sonnei* Genome Sequencing and Phylogenetic Analysis Indicate Recent Global Dissemination from Europe." *Nature Genetics* 44: 1056–59.

Honap, T., et al. 2018. "*Mycobacterium leprae* Genomes from Naturally Infected Nonhuman Primates." *PLoS Neglected Tropical Diseases* 12: e0006190.

Hong, S. C. 2007. "The Burden of Early Exposure to Malaria in the United States, 1850–1860: Malnutrition and Immune Disorders." *Journal of Economic History* 67: 1001–35.

Honigsbaum, M. 2014. *A History of the Great Influenza Pandemics: Death, Panic, and Hysteria, 1830–1920*. London.

Hopkins, D. R. 2002. *The Greatest Killer: Smallpox in History, with a New Introduction*. Chicago.

Hopkins, J. F. P., and N. Levtzion. 1981. *Corpus of Early Arabic Sources for West African History*. Cambridge.

Hopkins, K. 2018. *Sociological Studies in Roman History*. Edited by C. Kelly. Cambridge.

Horden, P. 2005. "Mediterranean Plague in the Age of Justinian." In *The Cambridge Companion to the Age of Justinian*, edited by M. Maas, 134–60. Cambridge.

Horn, J., and P. D. Morgan. 2005. "Settlers and Slaves: European and African Migrations to Early Modern British America." In *The Creation of the British Atlantic World*, edited by E. Mancke and C. Shammas, 19–44. Baltimore.

Horrox, R. 1994. *The Black Death*. Manchester.

Hotez, P. J. 2005. "Hookworm: 'The Great Infection of Mankind.' " *PLoS Medicine* 2: 67.

———. 2013. *Forgotten People, Forgotten Diseases: The Neglected Tropical Diseases and Their Impact on Global Health and Development*. 2nd ed. Washington, DC.

Hotez, P. J., et al. 2006. "The Neglected Tropical Diseases: The Ancient Afflictions of Stigma and Poverty and the Prospects for Their Control and Elimination." In *Hot Topics in Infection and Immunity in Children III*, edited by A. J. Pollard and A. Finn, 23–33. Boston.

———. 2020. "What Constitutes a Neglected Tropical Disease?" *PLoS Neglected Tropical Diseases* 14: e0008001.

Houldcroft, C. J. 2019. "Human Herpesvirus Sequencing in the Genomic Era: The Growing Ranks of the Herpetic Legion." *Pathogens* 8: 186.

Houldcroft, C. J., and S. J. Underdown. 2016. "Neanderthal Genomics Suggests a Pleistocene Time Frame for the First Epidemiologic Transition." *American Journal of Physical Anthropology* 160: 379–88.

Houston, A. 2003. "Population Politics: Benjamin Franklin and the Peopling of North America." Center for Comparative Immigration Studies working paper 88. University of California, San Diego. La Jolla.

Houston, R. A. 2014. *Literacy in Early Modern Europe*. 2nd ed. New York.

Howard, J. 1777. *The State of the Prisons in England and Wales: With Preliminary Observations, and an Account of Some Foreign Prisons*. London.

Howard, R. 1994. "Eighteenth Century West Indian Pharmaceuticals." *Harvard Papers in Botany* 1: 69–91.

Howard-Jones, N. 1975. *The Scientific Background of the International Sanitary Conferences, 1851–1938*. Geneva.

Howell, N. 1979. *Demography of the Dobe !Kung*. New York.

Howes, R., et al. 2011. "The Global Distribution of the Duffy Blood Group." *Nature Communications* 2: 266.

———. 2013. "Spatial Distribution of G6PD Deficiency Variants across Malaria-Endemic Regions." *Malaria Journal* 12: 1–15.

———. 2016. "Global Epidemiology of *Plasmodium vivax*." *American Journal of Tropical Medicine and Hygiene* 95: 15–34.

Howitt-Marshall, D., and C. Runnels. 2016. "Middle Pleistocene Sea-Crossings in the Eastern Mediterranean?" *Journal of Anthropological Archaeology* 42: 140–53.

Hu, D., et al. 2016. "Origins of the Current Seventh Cholera Pandemic." *Proceedings of National Academy of Sciences* 113: 7730–39.

Huber, V. 2006. "The Unification of the Globe by Disease? The International Sanitary Conferences on Cholera, 1851–1894." *Historical Journal* 49: 453–76.

Hudson, G., ed. 2007. *British Military and Naval Medicine, 1600–1830*. Amsterdam.

Huffman, M. A., and C. A. Chapman. 2009. *Primate Parasite Ecology: The Dynamics and Study of Host-Parasite Relationships*. Cambridge.

Hufthammer, A., and L. Walløe. 2013. "Rats Cannot Have Been Intermediate Hosts for *Yersinia pestis* during Medieval Plague Epidemics in Northern Europe." *Journal of Archaeological Science* 40: 1752–59.

Hughes, G. 1872. *Amoy and the Surrounding Districts: Compiled from Chinese and Other Records*. Hong Kong.

Hugo, W. B. 1991. "A Brief History of Heat and Chemical Preservation and Disinfection." *Journal of Applied Bacteriology* 71: 9–18.

Hume, J. C. C., E. J. Lyons, and K. P. Day. 2003. "Human Migration, Mosquitoes and the Evolution of *Plasmodium falciparum*." *Trends in Parasitology* 19: 144–49.

Humphreys, M. 1992. *Yellow Fever and the South*. New Brunswick.

———. 2006. "A Stranger to Our Camps: Typhus in American History." *Bulletin of the History of Medicine* 80: 269–90.

Huysecom, E., et al. 2009. "The Emergence of Pottery in Africa during the Tenth Millennium Cal BC: New Evidence from Ounjougou (Mali)." *Antiquity* 83: 905–17.

Hymes, R. H. 2014. "Epilogue: A Hypothesis on the East Asian Beginnings of the *Yersinia pestis* Polytomy." *Medieval Globe* 1: 285–308.

Ibn Khaldūn. 1967. *The Muqaddimah: An Introduction to History*. 2nd ed. 3 vols. Translated by F. Rosenthal. Princeton.

Igler, D. 2004. "Diseased Goods: Global Exchanges in the Pacific Basin, 1770–1850." *America Historical Review* 109: 699–716.

———. 2013. *The Great Ocean: Pacific Worlds from Captain Cook to the Gold Rush*. New York.

Iles, J. C., et al. 2014. "Phylogeography and Epidemic History of Hepatitis C Virus

Genotype 4 in Africa." *Virology* 464–65: 233–43.

Iliffe, J. 2006. *The African AIDS Epidemic: A History*. Athens.

————. 2017. *Africans: The History of a Continent*. Cambridge.

Imbert, J., and M. Mollat. 1982. *Histoire des hôpitaux en France*. Toulouse.

Inoue, H., et al. 2015. "Urban Scale Shifts since the Bronze Age: Upsweeps, Collapses, and Semiperipheral Development." *Social Science History* 39: 175–200.

Iraola, G., et al. 2014. "Genomic Evidence for the Emergence and Evolution of Pathogenicity and Niche Preferences in the Genus *Campylobacter*." *Genome Biology and Evolution* 6: 2392–405.

————. 2017. "Distinct *Campylobacter fetus* Lineages Adapted as Livestock Pathogens and Human Pathobionts in the Intestinal Microbiota." *Nature Communications* 8: 1367.

Iriemenam, N. C., et al. 2008. "Dracunculiasis—the Saddle Is Virtually Ended." *Parasitology Research* 102: 343–47.

Isenberg, D. 2020. *The Destruction of the Bison: An Environmental History, 1750–1920*. 20th anniversary edition. Cambridge.

Islam, M. T., M. Alam, and Y. Boucher. 2017. "Emergence, Ecology and Dispersal of the Pandemic Generating *Vibrio cholerae* Lineage." *International Microbiology* 20: 106–15.

Jablonski, D., et al. 2017. "Shaping the Latitudinal Diversity Gradient: New Perspectives from a Synthesis of Paleobiology and Biogeography." *American Naturalist* 189: 1–12.

Jackson, J. 1835. *Memoir of James Jackson*. Boston.

Jackson, P. 2014. *The Mongols and the West: 1221–1410*. 2nd ed. New York.

Jamieson, B. G. M. 2016. *Schistosoma: Biology, Pathology and Control*. Boca Raton.

Jannetta, A. B. 1987. *Epidemics and Mortality in Early Modern Japan*. Princeton.

————. 2007. *The Vaccinators: Smallpox, Medical Knowledge, and the 'Opening' of Japan*. Stanford.

Jansen, H. J., et al. 2014. "Biological Warfare, Bioterrorism, and Biocrime." *Clinical Microbiology and Infection* 20: 488–96.

Jarcho, S. 1993. *Quinine's Predecessor: Francesco Torti and the Early History of Cinchona*. Baltimore.

Jartti, T., et al. 2012. "New Respiratory Viral Infections." *Current Opinion in Pulmonary Medicine* 18: 271–78.

Jay, F. 1997. *Historia Eclesiástica Indiana: A Franciscan's View of the Spanish Conquest of Mexico*. Lewiston.

Jedwab, R., N. Johnson, and M. Koyama. 2020. "The Economic Impact of the Black Death." Center for Economic Policy Research discussion paper no. DP15132.

Jenner, E. 1800. *An Inquiry into the Causes and Effects of the Variolae Vaccinae*. London.

Jensen, P. 2014. "Behavior Genetics and the Domestication of Animals." *Annual Review of Animal Biosciences* 2: 85–104.

Jiang, P., et al. 2007. "Evidence for Emergence of Diverse Polioviruses from C-Cluster Coxsackie A Viruses and Implications for Global Poliovirus Eradication." *Proceedings of the National Academy of Sciences* 104: 9457–62.

Jin, L., et al. 2015. "Genomic Diversity of Mumps Virus and Global Distribution of the 12 Genotypes." *Reviews in Medical Virology* 25: 85–101.

Johansson, S. R. 2010. "Medics, Monarchs and Mortality, 1600–1800: Origins of the Knowledge-Driven Health Transition in Europe." Available at SSRN: https://ssrn.com/abstract=1661453.

Johnson, A. L. 2014. "Exploring Adaptive Variation among Hunter-Gatherers with Binford's Frames of Reference." *Journal of Archaeological Research* 22: 1–42.

Johnson, N. P., and J. Mueller. 2002. "Updating the Accounts: Global Mortality of the 1918–1920 'Spanish' Influenza Pandemic." *Bulletin of the History of Medicine* 76: 105–15.

Johnston, H. 1894. *Report by Commissioner Johnston of the First Three Years' Administration of the Eastern Portion of British Central Africa, Dated March 31, 1894*. London.

Jones, C. I. 2005. "Growth and Ideas." In *Handbook of Economic Growth*, edited by P. Aghion and S. Durlauf, 1063–111. Amsterdam.

Jones, C. P. 2005. "Ten Dedications 'To the Gods and Goddesses' and the Antonine Plague." *Journal of Roman Archaeology* 18: 293–301.

———. 2006. "Addendum to JRA 18 (2005): Cosa and the Antonine Plague?" *Journal of Roman Archaeology* 19: 368–69.

Jones, D. 2003. "Virgin Soils Revisited." *William and Mary Quarterly* 60: 703–42.

Jones, E. E., and S. N. DeWitte. 2012. "Using Spatial Analysis to Estimate Depopulation for Native American Populations in Northeastern North America, AD 1616–1645." *Journal of Anthropological Archaeology* 31: 83–92.

Jones, K. E., et al. 2008. "Global Trends in Emerging Infectious Diseases." *Nature* 451: 990–93.

Jongman, W. M., J. P. A. M. Jacobs, and G. M. Klein Goldewijk. 2019. "Health and Wealth in the Roman Empire." *Economics and Human Biology* 34: 138–50.

Jonsson, F. A. 2014. "The Origins of Cornucopianism: A Preliminary Genealogy." *Critical Historical Studies* 1: 151–68.

Juhas, M. 2015. "Horizontal Gene Transfer in Human Pathogens." *Critical Reviews in Microbiology* 41: 101–8.

Junqueira, A. C. M., et al. 2016. "Large-Scale Mitogenomics Enables Insights into Schizophora (Diptera) Radiation and Population Diversity." *Scientific Reports* 6: 21762.

Kaldellis, A. 2004. *Procopius of Caesarea: Tyranny, History, and Philosophy at the End of Antiquity*. Philadelphia.

———. 2007. "The Literature of Plague and the Anxieties of Piety in Sixth-Century Byzantium." In *Piety and Plague: From Byzantium to the Baroque*, edited by F. Mormando and T. Worcester, 1–22. Kirksville.

———. 2014. *The Wars of Justinian*. Indianapolis. Translation of Procopius, *De bellis*, by H. B. Dewing, revised and modernized.

Kamiya, T., et al. 2014. "What Determines Species Richness of Parasitic Organisms? A Meta-Analysis across Animal, Plant and Fungal Hosts." *Biological Reviews* 89: 123–34.

Kantar, M. B., et al. 2017. "The Genetics and Genomics of Plant Domestication." *BioScience* 67: 971–82.

Karimkhani, C., et al. 2017. "Global Burden of Cutaneous Leishmaniasis." *Lancet Infectious Diseases* 17: 264.

Karlen, A. 1995. *Man and Microbes: Disease and Plagues in History and Modern Times*. New York.

Karlsson, E. K., D. P. Kwiatkowski, and P. C. Sabeti. 2014. "Natural Selection and Infectious Disease in Human Populations." *Nature Reviews: Genetics* 15: 379–93.

Karunaweera, N. D., et al. 1992. "Dynamics of Fever and Serum Levels of Tumor Necrosis Factor Are Closely Associated during Clinical Paroxysms in Plasmodium vivax Malaria." *Proceedings of the National Academy of Sciences* 89: 3200–3.

————. 2003. "The Paroxysm of *Plasmodium vivax* Malaria." *Trends in Parasitology* 19: 188–93.

Kaspari, M., and J. Powers. 2016. "Biogeochemistry and Geographical Ecology: Embracing All Twenty-Five Elements Required to Build Organisms." *American Naturalist* 188: 62–73.

Kay, G. L., et al. 2015. "Eighteenth-Century Genomes Show That Mixed Infections Were Common at Time of Peak Tuberculosis in Europe." *Nature Communications* 6: 6717.

Kazadi, W. M. 2014. "Epidemiology of Yaws: An Update." *Clinical Epidemiology* 6: 119–28.

Kearns, G. 1988. "The Urban Penalty and the Population History of England." In *Society, Health and Population during the Demographic Transition*, edited by A. Brändström and L.-G. Tedebrand, 213–36. Stockholm.

Keeling, D. 2013. "Atlantic Historical Migrations, 1500–1965." In *The Encyclopedia of Global Human Migration*. Hoboken.

Keeling, M. J., and C. A. Gilligan. 2000a. "Bubonic Plague: A Metapopulation Model of a Zoonosis." *Proceedings of the Royal Society B* 267: 2219–30.

————. 2000b. "Metapopulation Dynamics of Bubonic Plague." *Nature* 407: 903–6.

Keller, M., et al. 2019. "Ancient *Yersinia pestis* Genomes from across Western Europe Reveal Early Diversification during the First Pandemic (541–750)." *Proceedings of the National Academy of Sciences* 116: 12363–72.

Kelley, F. 1915. "Children in the Cities." *National Municipal Review* 4: 197–203.

Kelly, M., J. Mokyr, and C. Ó Gráda. 2014. "Precocious Albion: A New Interpretation of the British Industrial Revolution." *Annual Review of Economics* 6: 363–89.

Kelly, R. L. 2013. *The Lifeways of Hunter-Gatherers: The Foraging Spectrum*. 2nd ed. Cambridge.

Kelton, P. 2007. *Epidemics and Enslavement: Biological Catastrophe in the Native Southeast, 1492–1715*. Lincoln.

Kenny, C. 2021. *The Plague Cycle*. New York.

Kerem, Z., et al. 2007. "Chickpea Domestication in the Neolithic Levant through the Nutritional Perspective." *Journal of Archaeological Science* 34: 1289–93.

Kerner, G., et al. 2021. "Human Ancient DNA Analyses Reveal the High Burden of Tuberculosis in Europeans over the Last 2,000 Years." *American Journal of Human Genetics* 108: 517–24.

Kerpel, D. 2014. *The Colors of the New World: Artists, Materials, and the Creation of the Florentine Codex*. Los Angeles.

Keusch, B. 2009. "Shigellosis." In *Bacterial Infections of Humans: Epidemiology and Control*, edited by P. Brachman and E. Abrutyn, 4th ed., 699–742. Boston.

Key, F. M., et al. 2020. "Emergence of Human-Adapted *Salmonella enterica* Is Linked to the Neolithization Process." *Nature Ecology & Evolution* 4: 324–33.

Keynes, R. 2001. *Annie's Box: Charles Darwin, His Daughter, and Human Evolution*. London.

Khalil, I. A., et al. 2018. "Morbidity and Mortality Due to *Shigella* and Enterotoxigenic *Escherichia coli* Diarrhoea: The Global Burden of Disease Study 1990–2016." *Lancet Infectious Diseases* 18: 1229–40.

Khan, E. 2013. "Visitations of Plague in Mughal India." *Proceedings of the Indian History Congress* 74: 305–12.

Khan, S., and D. Huremović. 2019. "Psychology of the Pandemic." In *Psychiatry of Pandemics: A Mental Health Response to Infection Outbreak*, edited by D. Huremović,

37–44. Cham.

Kheraj, S. 2018. "The Great Epizootic of 1872–73: Networks of Animal Disease in North American Urban Environments." *Environmental History* 23: 495–521.

Kidgell, C., et al. 2002. "*Salmonella typhi*, the Causative Agent of Typhoid Fever, Is Approximately 50,000 Years Old." *Infection, Genetics and Evolution* 2: 39–45.

Killgrove, K. 2010. *Migration and Mobility in Imperial Rome*. PhD diss., University of North Carolina.

———. 2014. "Bioarchaeology in the Roman Empire." In *Encyclopedia of Global Archaeology*, edited by C. Smith, 876–82. New York.

Kim-Farley, R. 1993. "Mumps." In *The Cambridge World History of Human Disease*, edited by K. Kiple, 887–89. Cambridge.

Kinch, M. S. 2018. *Between Hope and Fear: A History of Vaccines and Human Immunity*. New York.

King, C. H. 2015. "It's Time to Dispel the Myth of 'Asymptomatic' Schistosomiasis." *PLoS Neglected Tropical Diseases* 9: e0003504.

Kinkela, D. 2011. *DDT and the American Century: Global Health, Environmental Politics, and the Pesticide That Changed the World*. Chapel Hill.

Kiple, K. F. 1984. *The Caribbean Slave: A Biological History*. Cambridge.

———. 1987. *The African Exchange: Toward a Biological History of Black People*. Durham.

———, ed. 1993. *The Cambridge World History of Human Disease*. Cambridge.

———. 1999. *Plague, Pox & Pestilence: Disease in History*. London.

———. 2001. "Response to Sheldon Watts, 'Yellow Fever Immunities in West Africa and the Americas in the Age of Slavery and Beyond: A Reappraisal.' " *Journal of Social History* 34: 969–74.

———. 2007. *A Moveable Feast: Ten Millennia of Food Globalization*. Cambridge.

Kiple, K. F., and B. T. Higgins. 1992. "Yellow Fever and the Africanization of the Caribbean." In *Disease and Demography in the Americas*, edited by J. Verano and D. Ubelaker, 237–48. Washington, DC.

Kirsch, D. R., and O. Ogas. 2016. *The Drug Hunters: The Improbable Quest to Discover New Medicines*. La Vergne.

Klebanoff, S. 2005. "Myeloperoxidase: Friend and Foe." *Journal of Leukocyte Biology* 77: 598–625.

Klein, H. S. 2010. *The Atlantic Slave Trade*. 2nd ed. Cambridge.

Klein, I. 1973. "Death in India, 1871–1921." *Journal of Asian Studies* 32: 639–59.

———. 2001. "Development and Death: Reinterpreting Malaria, Economics and Ecology in British India." *Indian Economic and Social History Review* 38: 147–79.

Klein Goldewijk, K., et al. 2011. "The HYDE 3.1 Spatially Explicit Database of Human Induced Global Land Use Change over the Past 12,000 Years." *Global Ecology & Biogeography* 20: 73–86.

———. 2017. "Anthropogenic Land Use Estimates for the Holocene—HYDE 3.2." *Earth System Science Data* 9: 927–53.

Kleivan, H. 1966. *The Eskimos of Northeast Labrador*. Oslo.

Klenerman, P. 2017. *The Immune System: A Very Short Introduction*. Oxford.

Klimpel, S., and H. Mehlhorn, eds. 2014. *Bats (Chiroptera) as Vectors of Diseases and Parasites: Facts and Myths*. Berlin.

Knaysi, G. 1930. "Disinfection: I. The Development of Knowledge of Disinfection."

Journal of Infectious Diseases 47: 293–302.

Knottnerus, O. S. 2002. "Malaria around the North Sea: A Survey." In *Climate Development and History of the North Atlantic Realm*, edited by G. Wefer, 339–53. Berlin.

Koch, A., et al. 2019. "Earth System Impacts of the European Arrival and Great Dying in the Americas after 1492." *Quaternary Science Reviews* 207: 13–36.

Köndgen, S., et al. 2008. "Pandemic Human Viruses Cause Decline of Endangered Great Apes." *Current Biology* 18: 260–64.

Konkola, K. 1992. "More Than a Coincidence? The Arrival of Arsenic and the Disappearance of Plague in Early Modern Europe." *Journal of the History of Medicine and Allied Sciences* 47: 186–209.

Kotloff, K. L., et al. 2013. "Burden and Aetiology of Diarrhoeal Disease in Infants and Young Children in Developing Countries (The Global Enteric Multicenter Study, GEMS): A Prospective, Case-Control Study." *Lancet* 382: 209–22.

Kotsakiozi, P., et al. 2018. "*Aedes aegypti* in the Black Sea: Recent Introduction or Ancient Remnant?" *Parasites & Vectors* 11: 396.

Kotti, B. K., and M. V. Zhilzova. 2020. "The Significance of Fleas (Siphonaptera) in the Natural Plague Foci." *Entomological Review* 100: 191–99.

Kouam, E. B., et al. 2012. "Genetic Structure and Mating System of Wild Cowpea Populations in West Africa." *BMC Plant Biology* 12: 113.

Krause, J., and S. Pääbo. 2016. "Genetic Time Travel." *Genetics* 203: 9–12.

Krebs, C. J. 2013. *Population Fluctuations in Rodents*. Chicago.

Kroeber, A. L. 1934. "Native American Population." *American Anthropologist* 36: 1–25.

————. 1939. *Cultural and Natural Areas of Native North America*. Berkeley.

Krönig, B., and T. Paul. 1897. "Die chemischen Grundlagen der Lehre von der Giftwirkung und Desinfection." *Zeitschrift für Hygiene und Infektionskrankheiten* 25: 1–112.

Krzywinski, J., and N. J. Besansky. 2003. "Molecular Systematics of *Anopheles*: From Subgenera to Subpopulations." *Annual Review of Entomology* 48: 111–39.

Kugeler, K., et al. 2015. "Epidemiology of Human Plague in the United States, 1900–2012." *Emerging Infectious Diseases* 21: 16–22.

Kuhlwilm, M., et al. 2016. "Ancient Gene Flow from Early Modern Humans into Eastern Neanderthals." *Nature* 530: 429–33.

Kuhn, D. 2009. *The Age of Confucian Rule: The Song Transformation of China*. Cambridge.

Kukla, J. 1986. "Kentish Agues and American Distempers: The Transmission of Malaria from England to Virginia in the Seventeenth Century." *Southern Studies* 25: 135–47.

Kulikoff, A. 1986. *Tobacco and Slaves: The Development of Southern Cultures in the Chesapeake, 1680–1800*. Chapel Hill.

Kulikowski, M. 2016. *The Triumph of Empire: The Roman World from Hadrian to Constantine*. Cambridge.

Kumari, A., et al. 2005. "Physical and Psychosocial Burden Due to Lymphatic Filariasis as Perceived by Patients and Medical Experts." *Tropical Medicine & International Health* 10: 567–73.

Kunz, T. H., and M. B. Fenton. 2003. *Bat Ecology*. Chicago.

Kupperman, K. 1984. "Fear of Hot Climates in the Anglo-American Colonial Experience." *William and Mary Quarterly* 41: 213–40.

Kurbanov, A. 2013. "The Hephthalite Numismatics." *Tyragetia* 7: 369–380.

Kuris, A. 2012. "The Global Burden of Human Parasites: Who and Where Are They? How

Are They Transmitted?" *Journal of Parasitology* 98: 1056–64.

Kuroda, A. 2009. "The Eurasian Silver Century, 1276–1359: Commensurability and Multiplicity." *Journal of Global History* 4: 245–69.

La Berge, A. 1992. *Mission and Method: The Early Nineteenth-Century French Public Health Movement*. Cambridge.

Labisch, A. 1992. *Homo Hygienicus: Gesundheit und Medizin in der Neuzeit*. Frankfurt.

La Croix, S. 2019. *Hawai'i: Eight Hundred Years of Political and Economic Change*. Chicago.

Ladurie, E. 1973. "Un concept: l'unification microbienne du monde (XIVe–XVIIe siècles)." *Schweizerische Zeitschrift für Geschichte* 23: 627–94.

Laksono, B. M., et al. 2016. "Measles Virus Host Invasion and Pathogenesis." *Viruses* 8: 210.

Lammert, G. 1890. *Geschichte der Seuchen, Hungers-und Kriegsnoth zur Zeit des dreissigjährigen Krieges*. Wiesbaden.

Landers, J. 1987. "Mortality and Metropolis: The Case of London 1675–1825." *Population Studies* 41: 59–76.

———. 1993. *Death and the Metropolis: Studies in the Demographic History of London, 1670–1830*. Cambridge.

Landers, J., and V. Reynolds, eds. 1990. *Fertility and Resources*. Cambridge.

Larner, A. J. 2019. "Retrospective Diagnosis: Pitfalls and Purposes." *Journal of Medical Biography* 27: 127–28.

Larsen, C. S. 1994. "In the Wake of Columbus: Native Population Biology in the Postcontact Americas." *Yearbook of Physical Anthropology* 37: 109–54.

———. 2006. "The Agricultural Revolution as Environmental Catastrophe: Implications for Health and Lifestyle in the Holocene." *Quaternary International* 150: 12–20.

———. 2018. "The Bioarchaeology of Health Crisis: Infectious Disease in the Past." *Annual Review of Anthropology* 47: 295–313.

———. 2019. "Bioarchaeology of Neolithic Çatalhöyük Reveals Fundamental Transitions in Health, Mobility, and Lifestyle in Early Farmers." *Proceedings of the National Academy of Sciences* 116: 12615–23.

Larsen, C. S., et al. 1992. "Population Decline and Extinction in La Florida." In *Disease and Demography in the Americas*, edited by J. Verano and D. Ubelaker, 25–39. Washington, DC.

———. 2018. *The Backbone of Europe: Health, Diet, Work and Violence over Two Millennia*. Cambridge.

Las Casas, B. de. 1876. *Historia de las Indias*. Madrid.

Latham, R., and W. Matthews, eds. 1971. *The Diary of Samuel Pepys*. 10 vols. London.

Latham, R. G. 1850. *The Works of Thomas Sydenham, M.D.* 2 vols. London.

Latour, B. 1993. *The Pasteurization of France*. Cambridge.

Launaro, A. 2011. *Peasants and Slaves: The Rural Population of Roman Italy (200 BC to AD 100)*. Cambridge.

Laurence, B. R. 1970. "The Curse of Saint Thomas." *Medical History* 14: 352–63.

Laval, G., et al. 2019. "Recent Adaptive Acquisition by African Rainforest Hunter-Gatherers of the Late Pleistocene Sickle-Cell Mutation Suggests Past Differences in Malaria Exposure." *American Journal of Human Genetics* 104: 553–61.

Lavely, W., and R. B. Wong. 1998. "Revising the Malthusian Narrative: The Comparative Study of Population Dynamics in Late Imperial China." *Journal of Asian Studies* 57: 714–48.

Lawson, J. 1967. *A New Voyage to Carolina. Chapel Hill*. First published 1709.

Lawton, S., et al. 2011. "Genomes and Geography: Genomic Insights into the Evolution and Phylogeography of the Genus Schistosoma." *Parasites & Vectors* 4: 131.

Lay, P. 2020. *Providence Lost: The Rise & Fall of Cromwell's Protectorate*. London.

Lazaridis, I., et al. 2016. "Genomic Insights into the Origin of Farming in the Ancient Near East." *Nature* 536: 419–24.

Leach, H. M. 2003. "Human Domestication Reconsidered." *Current Anthropology* 44: 349–68.

Lean, G., D. Hinrichsen, and A. Markham. 1990. *Atlas of the Environment*. London.

Le Bailly, M., and F. Bouchet. 2006. "Paleoparasitology and Immunology: The Case of *Entamoeba hystolytica*." *Revue d'Archéométrie* 30: 129–35.

Le Bailly, M., C. Maicher, and B. Dufour. 2016. "Archaeological Occurrences and Historical Review of the Human Amoeba, *Entamoeba hystolytica*, over the Past 6,000 Years." *Infection, Genetics and Evolution* 42: 34–40.

Lederberg, J., R. E. Shope, and S. C. Oaks Jr. 1992. *Emerging Infections: Microbial Threats to Health in the United States*. Washington, DC.

Lee, J. Z., and W. Feng. 2009. *One Quarter of Humanity: Malthusian Mythology and Chinese Realities, 1700–2000*. Cambridge.

Lee, K. H., A. Gordon, and B. Foxman. 2016. "The Role of Respiratory Viruses in the Etiology of Bacterial Pneumonia: An Ecological Perspective." *Evolution, Medicine, and Public Health* 2016: 95–109.

Lee, R. B. 1979. *The Dobe !Kung*. New York.

Lee, R. D. 1987. "Population Dynamics of Humans and Other Animals." *Demography* 24: 443–65.

Leendertz, F. H., et al. 2006. "Pathogens as Drivers of Population Declines: The Importance of Systematic Monitoring in Great Apes and Other Threatened Mammals." *Biological Conservation* 131: 325–37.

Leisner, J. J. 2020. "The Diverse Search for Synthetic, Semisynthetic and Natural Product Antibiotics from the 1940s and up to 1960 Exemplified by a Small Pharmaceutical Player." *Frontiers in Microbiology* 11: 976.

Lenger, F. 2012. *European Cities in the Modern Era, 1850–1914*. Leiden.

Lesch, J. E. 2007. *The First Miracle Drugs: How the Sulfa Drugs Transformed Medicine*. Oxford.

Levine, M., et al. 2012. "The Global Enteric Multicenter Study (GEMS): Impetus, Rationale, and Genesis." *Clinical Infectious Diseases* 55: S215–24.

Levine, O. S., and M. M. Levine. 1991. "Houseflies (*Musca domestica*) as Mechanical Vectors of Shigellosis." *Reviews of Infectious Diseases* 13: 688–96.

Levtzion, N., and J. Spaulding. 2003. *Medieval West Africa: Views from Arab Scholars and Merchants*. Princeton.

Lewis, K. 2013. "Platforms for Antibiotic Discovery." *Nature Reviews Drug Discovery* 12: 371–87.

Lewis, M. E. 2009a. *China between Empires: The Northern and Southern Dynasties*. Cambridge.

———. 2009b. *China's Cosmopolitan Empire: The Tang Dynasty*. Cambridge.

Lewis-Rogers, N., J. Seger, and F. R. Adler. 2017. "Human Rhinovirus Diversity and Evolution: How Strange the Change from Major to Minor." *Journal of Virology* 91: 01659–716.

Li, C., et al. 2006. "Rice Domestication by Reducing Shattering." *Science* 311: 1936–39.

Li, K., et al. 2016. "Identification of Novel and Diverse Rotaviruses in Rodents and Insectivores, and Evidence of Cross-Species Transmission into Humans." *Virology* 494: 168–77.

Li, Y., and Z. Yang. 2017. "Adaptive Diversification between Yellow Fever Virus West African and South American Lineages: A Genome-Wide Study." *American Journal of Tropical Medicine and Hygiene* 96: 727–34.

Li, Y.-H., et al. 2013. "Molecular Footprints of Domestication and Improvement in Soybean Revealed by Whole Genome Re-sequencing." *BMC Genomics* 14: 579.

Liebmann, M. J., et al. 2016. "Native American Depopulation, Reforestation, and Fire Regimes in the Southwest United States, 1492–1900 CE." *Proceedings of the National Academy of Sciences* 113: E696–704.

Ligon, R. 1673. *A True and Exact History of the Island of Barbadoes*. London.

Lilly, W., and E. Ashmole. 1774. *The Lives of Those Eminent Antiquaries Elias Ashmole, Esquire, and Mr. Lilly*. London.

Lind, J. 1771. *An Essay on Diseases Incidental to Europeans in Hot Climates with the Methods of Preventing Their Fatal Consequences*. London.

Lindemann, M. 2013. *Medicine and Society in Early Modern Europe*. 2nd ed. Cambridge.

Lindenfors, P., et al. 2007. "Parasite Species Richness in Carnivores: Effects of Host Body Mass, Latitude, Geographical Range and Population Density." *Global Ecology and Biogeography* 16: 496–509.

Linder, F. E., and R. D. Grove. 1947. *Vital Statistics Rates in the United States 1900–1940*. Washington, DC.

Lindo, J., et al. 2016. "A Time Transect of Exomes from a Native American Population before and after European Contact." *Nature Communications* 7: 13175.

―――. 2018. "The Genetic Prehistory of the Andean Highlands 7,000 Years BP through European Contact." *Science Advances Anthropology* 4: 49821.

Lindqvist, C., and O. P. Rajora, eds. 2019. *Paleogenomics: Genome-Scale Analysis of Ancient DNA*. Cham.

Lindsay, S. W., and C. J. Thomas. 2000. "Mapping and Estimating the Population at Risk from Lymphatic Filariasis in Africa." *Transactions of the Royal Society of Tropical Medicine and Hygiene* 94: 37–45.

Linz, B., et al. 2016. "Acquisition and Loss of Virulence-Associated Factors during Genome Evolution and Speciation in Three Clades of Bordetella Species." *BMC Genomics* 17: 767.

Lipsitch, M., and A. O. Sousa. 2002. "Historical Intensity of Natural Selection for Resistance to Tuberculosis." *Genetics* 161: 1599–607.

Lipson, M., et al. 2017. "Parallel Palaeogenomic Transects Reveal Complex Genetic History of Early European Farmers." *Nature* 551: 368–72.

―――. 2018. "Ancient Genomes Document Multiple Waves of Migration in Southeast Asian Prehistory." *Science* 361: 92–95.

Little, L., ed. 2007a. "Life and Afterlife of the First Plague Pandemic." In *Plague and the End of Antiquity: The Pandemic of 541–750*, 2–32. New York.

―――. 2007b. *Plague and the End of Antiquity: The Pandemic of 541–750*. New York.

Littman, R. J., and M. L. Littman. 1973. "Galen and the Antonine Plague." *American Journal of Philology* 94: 243–55.

Liu, W., et al. 2014. "African Origin of the Malaria Parasite Plasmodium vivax." *Nature*

Communications 5: 3346.

Liu, W.-Q., et al. 2009. "Salmonella paratyphi C: Genetic Divergence from Salmonella choleraesuis and Pathogenic Convergence with Salmonella typhi." *PLoS One* 4: 4510.

Livi Bacci, M. 1990. *Population and Nutrition: An Essay on European Demographic History*. Cambridge.

─────. 2008. *Conquest: The Destruction of the American Indios*. Cambridge.

─────. 2012. *A Concise History of World Population*. 5th ed. Chichester.

Livingstone, F. B. 1958. "Anthropological Implications of Sickle Cell Gene Distribution in West Africa." *American Anthropologist* 60: 533–62.

Lo Cascio, E. 1994. "The Size of the Roman Population: Beloch and the Meaning of the Augustan Census Figures." *Journal of Roman Studies* 84: 23–40.

─────. 2009. *Crescita e declino: Studi di storia dell'economia romana*. Rome.

─────, ed. 2012. *L'impatto della "peste Antonina"*. Bari.

Lo Cascio, E., and Malanima, P. 2005. "Cycles and Stability. Italian Population before the Demographic Transition (225 BC–AD 1900)." *Rivista di storia economica* 21: 5–40.

Locey, K. J., and J. T. Lennon. 2016. "Scaling Laws Predict Global Microbial Diversity." *Proceedings of the National Academy of Sciences* 113: 5970–75.

Lockridge, K. A. 1974. *Literacy in Colonial New England; an Enquiry into the Social Context of Literacy in the Early Modern West*. New York.

Lombardo, U., et al. 2020. "Early Holocene Crop Cultivation and Landscape Modification in Amazonia." *Nature* 581: 190–93.

Long, C. A., and F. Zavala. 2017. "Immune Responses in Malaria." *Cold Spring Harbor Perspectives in Medicine* 7: a025577.

Long, E. 1764. 1774. *The History of Jamaica: Or, General Survey of the Antient and Modern State of the Island: With Reflections on Its Situation Settlements, Inhabitants, Climate, Products, Commerce, Laws, and Government*. 3 vols. London.

Loosjes, F. E. 1956. "Is the Brown Rat (*Rattus norvegicus* Berkenhout) Responsible for the Disappearance of Plague from Western Europe?" *Documenta de medicina geographica et tropica* 8: 175–78.

Lopez, B., et al. 2017. "Treponemal Disease in the Old World? Integrated Palaeopathological Assessment of a 9th–11th Century Skeleton from North-Central Spain." *Anthropological Science* 125: 101–14.

López, S., L. van Dorp, and G. Hellenthal. 2015. "Human Dispersal out of Africa: A Lasting Debate." *Evolutionary Bioinformatics* 11: 57–68.

López Losa, E., and S. Piquero Zarauz. 2020. "Spanish Subsistence Wages and the Little Divergence in Europe, 1500–1800." *European Review of Economic History* 25: 59–84.

Lordkipanidze, D., et al. 2005. "The Earliest Toothless Hominin Skull." *Nature* 434: 717–18.

Lorentzen, P., J. McMillan, and R. Wacziarg. 2008. "Death and Development." *Journal of Economic Growth* 13: 81–124.

Louca, S., et al. 2019. "A Census-Based Estimate of Earth's Bacterial and Archaeal Diversity." *PLoS Biology* 17: e3000106.

Louis, P. 1829. *Recherches anatomiques, pathologiques et thérapeutiques sur la maladie connue sous les noms de gastro-entérite, fièvre putride, adynamique, ataxique, typhoïde, etc*. Paris.

Loukas, A., et al. 2016. "Hookworm Infection." *Nature Reviews Disease Primers* 2: 16088.

Lovell, G. 1991. "Disease and Depopulation in Early Colonial Guatemala." In *Secret*

Judgments of God: Old World Disease in Colonial Spanish America, edited by N. D. Cook and W. G. Lovell, 49–83. Norman.

Loy, D. E., et al. 2017. "Out of Africa: Origins and Evolution of the Human Malaria Parasites *Plasmodium falciparum and Plasmodium vivax*." *International Journal for Parasitology* 47: 87–97.

———. 2018. "Evolutionary History of Human Plasmodium vivax Revealed by Genome-Wide Analyses of Related Ape Parasites." *Proceedings of the National Academy of Sciences* 115: 8450–59.

Lu, H., et al. 2009. "Earliest Domestication of Common Millet (*Panicum miliaceum*) in East Asia Extended to 10,000 Years Ago." *Proceedings of the National Academy of Sciences of the United States of America* 106: 7367–72.

Lucas, A. M. 2010. "Malaria Eradication and Educational Attainment: Evidence from Paraguay and Sri Lanka." *American Economic Journal: Applied Economics* 2: 46–71.

Lucas, R. E. 1988. "On the Mechanics of Economic Development." *Journal of Monetary Economics* 22: 3–42.

Luis, A. D., et al. 2013. "A Comparison of Bats and Rodents as Reservoirs of Zoonotic Viruses: Are Bats Special?" *Proceedings of the Royal Society B: Biological Sciences* 280: 20122753.

Luo, T., et al. 2015. "Southern East Asian Origin and Coexpansion of *Mycobacterium tuberculosis* Beijing Family with Han Chinese." *Proceedings of the National Academy of Sciences* 112: 8136–41.

Lupi, O., and S. K. Tyring. 2003. "Tropical Dermatology: Viral Tropical Diseases." *Journal of the American Academy of Dermatology* 49: 979–1000.

Lupi, O., et al. 2006. "Tropical Dermatology: Bacterial Tropical Diseases." *Journal of the American Academy of Dermatology* 54: 559–78.

Lutz, W., W. P. Butz, and S. KC. 2017. *World Population & Human Capital in the Twenty-First Century: An Overview*. Oxford.

Lutz, W., and S. KC. 2010. "Dimensions of Global Population Projections: What Do We Know about Future Population Trends and Structures?" *Philosophical Transactions of the Royal Society B: Biological Sciences* 365: 2779–91.

Lynteris, C. 2016. "The Epidemiologist as Culture Hero: Visualizing Humanity in the Age of 'the Next Pandemic.'" *Visual Anthropology* 29: 36–53.

Lysenko, A. J., and I. N. Semashko. 1968. "Geography of Malaria. A Medico-geographic Profile of an Ancient Disease." *Itogi Nauki: Medicinskaja Geografija* 25: 25–146.

MacArthur, W. P. 1956. "Medical History of the Famine." In *The Great Famine: Studies in Irish History 1845–52*, edited by R. D. Edwards and T. D. Williams, 263–315. New York.

Macaulay, T. B. M. 1856. *The History of England from the Accession of James II*. 5 vols. London.

MacHugh, D. E., G. Larson, and L. Orlando. 2017. "Taming the Past: Ancient DNA and the Study of Animal Domestication." *Annual Review of Animal Biosciences* 5: 329–51.

Mack, R. 1970. "The Great African Cattle Plague Epidemic of the 1890's." *Tropical Animal Health and Production* 2: 210–19.

MacNamara, C. N. 1876. *A Treatise on Asiatic Cholera*. London.

MacPhee, R. 2019. *End of the Megafauna: The Fate of the World's Hugest, Fiercest, and Strangest Animals*. New York.

MacPherson, K. L. 1998. "Cholera in China, 1820–1930." In *Sediments of Time:*

Environment and Society in Chinese History, edited by M. Elvin and T. Liu, 487–519. New York.

Maddison, A. 2007a. *Chinese Economic Performance in the Long Run: 960–2030 AD*. Paris.

———. 2007b. *Contours of the World Economy, 1–2030 AD: Essays in Macro-economic History*. Oxford.

Madley, B. 2015. "Reexamining the American Genocide Debate: Meaning, Historiography, and New Methods." *American Historical Review* 120: 89–139.

———. 2016. *An American Genocide: The United States and the California Indian Catastrophe, 1846–1873*. New Haven.

Madsen, J. B. 2016. "Barriers to Prosperity: Parasitic and Infectious Diseases, IQ, and Economic Development." *World Development* 78: 172–87.

Mahajan, M. 2019. "The IHME in the Shifting Landscape of Global Health Metrics." *Global Policy* 10: 110–20.

Majander, K., et al. 2020. "Ancient Bacterial Genomes Reveal a High Diversity of Treponema pallidum Strains in Early Modern Europe." *Current Biology* 30: 1–16.

Malthus, T. R. 1798. *An Essay on the Principle of Population*, 1st ed. London.

———. 2018. *An Essay on the Principle of Population: The 1803 Edition*. New Haven.

Mandell, L., et al. 2006. *Respiratory Infections*. London.

Manela, E. 2010. "A Pox on Your Narrative: Writing Disease Control into Cold War History." *Diplomatic History* 34: 299–323.

———. 2015. "The Politics of Smallpox Eradication." In *Production, Destruction and Connection, 1750–Present*, edited by J. R. McNeill and K. Pomeranz, 7:258–82. Vol. 7 of *The Cambridge World History*. Cambridge.

Manguin, S. 2008. *Biodiversity of Malaria in the World*. Montrouge.

Mann, C. C. 2005. *1491: New Revelations of the Americas before Columbus*. New York.

———. 2011. *1493: Uncovering the New World Columbus Created*. New York.

Manning, P. 2010. "African Population." In *The Demographics of Empire: The Colonial Order and the Creation of Knowledge*, edited by K. Ittmann, D. D. Cordell, and G. H. Maddox, 245–75. Athens.

Manson, P. 1883. *The* Filaria sanguinis hominis *and Certain New Forms of Parasitic Disease in India, China, and Warm Countries*. London.

Manzi, G. 1999. "Discontinuity of Life Conditions at the Transition from the Roman Imperial Age to the Early Middle Ages: Example from Central Italy Evaluated by Pathological Dento-Alveolar Lesions." *American Journal of Human Biology* 11: 327–41.

Manzoni, A. 1924. *The Betrothed (I promessi sposi): A Milanese Story of the Seventeenth Century*. Translated by D. J. Connor. New York. First published 1840–42.

Marchisio, A., ed. 2016. *Relatio de mirabilibus orientalium tatarorum: Edizione critica*. Florence.

Marciniak, S., and H. Poinar. 2018. "Ancient Pathogens through Human History: A Paleogenomic Perspective." In *Paleogenomics*, edited by C. Lindqvist and O. Rajora, 115–38. Cham.

Marciniak, S., et al. 2016. "*Plasmodium falciparum* Malaria in 1st–2nd Century CE Southern Italy." *Current Biology* 26: R1205–25.

Marcone, A. 2002, "La peste antonina: Testimonianze e interpretazioni," *Rivista storica italiana* 114: 803–19.

Marcus, J., et al. 2020. "Genetic History from the Middle Neolithic to Present on the

Mediterranean Island of Sardinia." *Nature Communications* 11: 939.

Marinucci, M. 1982. "Hemoglobinopathies in Italy." *Hemoglobin* 6: 247–55.

Mark, C., and Rigau-Pérez, J. G. 2009. "The World's First Immunization Campaign: The Spanish Smallpox Vaccine Expedition, 1803–1813." *Bulletin of the History of Medicine* 83: 63–94.

Markov, P. V., et al. 2009. "Phylogeography and Molecular Epidemiology of Hepatitis C Virus Genotype 2 in Africa." *Journal of General Virology* 90: 2086–96.

———. 2012. "Colonial History and Contemporary Transmission Shape the Genetic Diversity of Hepatitis C Virus Genotype 2 in Amsterdam." *Journal of Virology* 86: 7677–87.

Marks, R. 1998. *Tigers, Rice, Silk, and Silt: Environment and Economy in Late Imperial South China.* Cambridge.

———. 2012. *China: Its Environment and History.* Lanham.

Marlowe, F. W. 2005. "Hunter-Gatherers and Human Evolution." *Evolutionary Anthropology: Issues, News, and Reviews* 14: 54–67.

Marr, J. S., and J. T. Cathey. 2010. "New Hypothesis for Cause of Epidemic among Native Americans, New England, 1616–1619." *Emerging Infectious Diseases* 16: 281–86.

Marriott, A. L., and C. K. Rachlin. 1968. *American Indian Mythology.* New York.

Marshall, J. 1832. *Mortality of the Metropolis: A Statistical View of the Number of Persons Reported to Have Died of Each of More than 100 Kinds of Disease and Casualties within the Bills of Mortality, in Each of the Two Hundred and Four Years, 1629–1831.* London.

Marshall, S. A. 2012. *Flies: The Natural History & Diversity of Diptera.* Richmond Hill.

Martella, V., et al. 2010. "Zoonotic Aspects of Rotaviruses." *Veterinary Microbiology* 140: 246–55.

Martin, D. L., and A. J. Osterholtz. 2015. *Bodies and Lives in Ancient America: Health before Columbus.* Abingdon.

Martin, M. D., et al. 2015. "Genomic Characterization of a South American *Phytophthora* Hybrid Mandates Reassessment of the Geographic Origins of *Phytophthora* infestans." *Molecular Biology and Evolution* 33: 478–91.

Martino, D., et al. 2005. "Tracing Sydenham's Chorea: Historical Documents from a British Paediatric Hospital." *Archives of Disease in Childhood* 90: 507–11.

Masters, W., and M. McMillan. 2001. "Climate and Scale in Economic Growth." *Journal of Economic Growth* 6: 167–86.

Mather, C. 1708. *Diary of Cotton Mather: 1681–1708.* Boston.

Mathieson, I., et al. 2018. "The Genomic History of Southeastern Europe." *Nature* 555: 197–210.

Mattingly, D., ed. 2003. *The Archaeology of the Fazzān.* London.

———. 2006. *An Imperial Possession: Britain in the Roman Empire, 54 BC–AD 409.* London.

Maxcy, K. F. 1923. "The Distribution of Malaria in the United States as Indicated by Mortality Reports." *Public Health Reports* 38: 1125–38.

McArthur, N. 1967. *Island Populations of the Pacific.* Canberra.

McBryde, F. W. 1940. "Influenza in America during the Sixteenth Century (Guatemala: 1523, 1559–62, 1576)." *Bulletin of the History of Medicine* 8: 296–302.

McCaa, R. 1995. "Spanish and Nahuatl Views on Smallpox and Demographic Catastrophe in Mexico." *Journal of Interdisciplinary History* 25: 397–431.

———. 1997. "The Peopling of Mexico from Origins to Revolution." In *A Population*

History of North America, edited by M. R. Haines and R. H. Steckel, 241–304. New York.

McCandless, P. 2011. *Slavery, Disease, and Suffering in the Southern Lowcountry*. Cambridge.

McCook, S. 2006. "Global Rust Belt: Hemileia vastatrix and the Ecological Integration of World Coffee Production since 1850." *Journal of Global History* 1: 177–95.

———. 2019. *Coffee Is Not Forever: A Global History of the Coffee Leaf Rust*. Athens.

McCormick, M. 1998. "Bateaux de vie, bateaux de mort. Maladie, commerce, transports annonaires et le passage économique du bas-empire au moyen âge." *Settimane di studio—Centro Italiano di studi alto medioevo* 45: 35–118.

———. 2001. *Origins of the European Economy: Communications and Commerce, AD 300–900*. Cambridge.

———. 2003. "Rats, Communications, and Plague: Toward an Ecological History." *Journal of Interdisciplinary History* 34: 1–25.

———. 2015. "Tracking Mass Death during the Fall of Rome's Empire (I)." *Journal of Roman Archaeology* 28: 325–57.

———. 2016. "Tracking Mass Death during the Fall of Rome's Empire (II): A First Inventory of Mass Graves." *Journal of Roman Archaeology* 29: 1008–46.

———. 2021. "Gregory of Tours on Sixth-Century Plague and Other Epidemics." *Speculum* 96: 38–96.

McDonald, S. K., et al. 2020. " 'TB or Not TB': The Conundrum of Pre-European Contact Tuberculosis in the Pacific." *Philosophical Transactions of the Royal Society B: Biological Sciences* 375: 20190583.

McEvedy, C., and R. Jones. 1978. *Atlas of World Population History*. Harmondsworth.

McGoey, L. 2015. *No Such Thing as a Free Gift: The Gates Foundation and the Price of Philanthropy*. New York.

McGrew, R. E. 1960. "The First Cholera Epidemic and Social History." *Bulletin of the History of Medicine* 34: 61–73.

———. 1965. *Russia and the Cholera, 1823–1832*. Madison.

McGuire, M. 2013. *The Chlorine Revolution Water Disinfection and the Fight to Save Lives*. Denver.

McGuire, R. A., and P. R. P. Coelho. 2011. *Parasites, Pathogens, and Progress: Diseases and Economic Development*. Cambridge.

McKenna, M. 2017. *Big Chicken: The Incredible Story of How Antibiotics Created Modern Agriculture and Changed the Way the World Eats*. Washington, DC.

McKenzie, F. E., and W. H. Bossert. 2005. "An Integrated Model of *Plasmodium falciparum* Dynamics." *Journal of Theoretical Biology* 232: 411–26.

McKenzie, F. E., et al. 2001. "Seasonality, Parasite Diversity, and Local Extinctions in *Plasmodium falciparum* Malaria." *Ecology* 82: 2673–81.

McKeown, A. 2004. "Global Migration, 1846–1940." *Journal of World History* 15: 155–89.

McKeown, T. 1976. *The Modern Rise of Population*. New York.

———. 1988. *The Origins of Human Disease*. Oxford.

McKeown, T., R. G. Brown, and R. G. Record. 1972. "An Interpretation of the Modern Rise of Population in Europe." *Population Studies* 26: 345–82.

McLaughlin, R. 2010. *Rome and the Distant East: Trade Routes to the Ancient Lands of Arabia, India and China*. London.

McManus, K. F., et al. 2017. "Population Genetic Analysis of the DARC Locus (Duffy) Reveals Adaptation from Standing Variation Associated with Malaria Resistance in

Humans." *PLoS Genetics* 13: 1006560.

McMichael, A. J. 2017. *Climate Change and the Health of Nations: Famines, Fevers, and the Fate of Populations*. New York.

McMillen, C. W. 2008. " 'The Red Man and the White Plague': Rethinking Race, Tuberculosis, and American Indians, ca. 1890–1950." *Bulletin of the History of Medicine* 82: 608–45.

————. 2016. *Pandemics*. Oxford.

McNally, A., et al. 2016. " 'Add, Stir and Reduce': *Yersinia* Spp. as Model Bacteria for Pathogen Evolution." *Nature Reviews Microbiology* 14: 177.

McNeill, J. R. 2000. *Something New under the Sun: An Environmental History of the Twentieth-Century World*. New York.

————. 2010. *Mosquito Empires: Ecology and War in the Greater Caribbean, 1620–1914*. New York.

————. 2015. "Energy, Population, and Environmental Change since 1750: Entering the Anthropocene." In *Production, Destruction and Connection, 1750–Present*, edited by J. R. McNeill and K. Pomeranz, 51–82. Vol. 7 of *The Cambridge World History*. Cambridge.

————. forthcoming. "Disease Environments of the Caribbean to 1850: A Tale of Two Syndemics." In *Sea and Land: An Environmental History of the Early Caribbean*, edited by P. Morgan et al. Oxford.

McNeill, J. R., and P. Engelke. 2016. *The Great Acceleration: An Environmental History of the Anthropocene since 1945*. Philadelphia.

McNeill, J. R., and W. H. McNeill. 2003. *The Human Web: A Bird's-Eye View of World History*. New York.

McNeill, W. H. 1976. *Plagues and Peoples*. Harmondsworth.

————. 1989. *The Age of Gunpowder Empires, 1450–1800*. Washington, DC.

————. 1999. "How the Potato Changed the World's History." *Social Research* 66: 67–83.

McVety, A. K. 2018. *The Rinderpest Campaigns: A Virus, Its Vaccines, and Global Development in the Twentieth Century*. New York.

Medawar, P. B., and J. S. Medawar. 1983. *Aristotle to Zoos: A Philosophical Dictionary of Biology*. Cambridge.

Meerburg, B. G., G. R. Singleton, and A. Kijlstra. 2009. "Rodent-Borne Diseases and Their Risks for Public Health." *Critical Reviews in Microbiology* 35: 221–70.

Meier, M. 2003. *Das andere Zeitalter Justinians: Kontingenzerfahrung und Kontingenzbewältigung im 6. Jahrhundert n. Chr.* Göttingen.

————. 2005. " 'Hinzu kam auch noch die Pest...' Die sogenannte Justinianische Pest und ihre Folgen." In *Pest—Die Geschichte eines Menschheitstraumas*, edited by M. Meier, 86–107, 396–400. Stuttgart.

————. 2016. "The 'Justinianic Plague': The Economic Consequences of the Pandemic in the Eastern Roman Empire and Its Cultural and Religious Effects." *Early Medieval Europe* 24: 267–92.

————. 2020. "The 'Justinianic Plague': An 'Inconsequential Pandemic'? A Reply." *Medizinhistorisches Journal* 55: 172–99.

Melosi, M. V. 2008. *The Sanitary City: Urban Infrastructure in America from Colonial Times to the Present*. Baltimore.

Membrebe, J. V., et al. 2019. "Bayesian Inference of Evolutionary Histories under Time-

Dependent Substitution Rates." *Molecular Biology and Evolution* 36: 1793–803.

Menard, R. R. 2006. *Sweet Negotiations: Sugar, Slavery, and Plantation Agriculture in Early Barbados*. Charlottesville.

Mendes, M., et al. 2020. "The History behind the Mosaic of the Americas." *Current Opinion in Genetics & Development* 62: 72–77.

Mercer, A. 1990. *Disease, Mortality, and Population in Transition: Epidemiological-Demographic Change in England since the Eighteenth Century as Part of a Global Phenomenon*. Leicester.

———. 2014. *Infections, Chronic Disease, and the Epidemiological Transition: A New Perspective*. Suffolk.

———. 2018. "Updating the Epidemiological Transition Model." *Epidemiology and Infection* 146: 680–87.

Merhej, V., and D. Raoult. 2011. "Rickettsial Evolution in the Light of Comparative Genomics." *Biological Reviews* 86: 379–405.

Merrens, H. 1969. "The Physical Environment of Early America: Images and Image Makers in Colonial South Carolina." *Geographical Review* 59: 530–56.

Merrens, H., and G. Terry. 1984. "Dying in Paradise: Malaria, Mortality, and the Perceptual Environment in Colonial South Carolina." *Journal of Southern History* 50: 533–50.

Messenger, A. M., A. N. Barnes, and G. C. Gray. 2014. "Reverse Zoonotic Disease Transmission (Zooanthroponosis): A Systematic Review of Seldom-Documented Human Biological Threats to Animals." *PLoS One* 9: e89055.

Migliano, A., L. Vinicius, and M. Lahr. 2007. "Life History Trade-offs Explain the Evolution of Human Pygmies." *Proceedings of the National Academy of Sciences* 104: 20216–19.

Miller, G. 1981. "Putting Lady Mary in Her Place: A Discussion of Historical Causation." *Bulletin of the History of Medicine* 55: 2–16.

Miller, L., et al. 1976. "The Resistance Factor to *Plasmodium vivax* in Blacks." *New England Journal of Medicine* 295: 302–4.

———. 2002. "The Pathogenic Basis of Malaria." *Nature* 415: 673–79.

Milner, G. 1992. "Disease and Sociopolitical Systems in Late Prehistoric Illinois." In *Disease and Demography in the Americas*, edited by J. Verano and D. Ubelaker, 103–16. Washington, DC.

Mintz, S. W. 1985. *Sweetness and Power: The Place of Sugar in Modern History*. New York.

Mira, A., R. Pushker, and F. Rodríguez-Valera. 2006. "The Neolithic Revolution of Bacterial Genomes." *TRENDS in Microbiology* 14: 200–206.

Mitchell, B. R. 1998a. *International Historical Statistics: Europe, 1750–1993*. 4th ed. London.

———. 1998b. *International Historical Statistics: The Americas, 1750–1993*. 4th ed. London.

———. 2007. *International Historical Statistics. Africa, Asia and Oceania 1750–2005*. 5th ed. Basingstoke.

———. 2011. *British Historical Statistics*. Cambridge.

Mitchell, P. D. 2011. "Retrospective Diagnosis and the Use of Historical Texts for Investigating Disease in the Past." *International Journal of Paleopathology* 1: 81–88.

Mitchell, P. 2018a. "The Constraining Role of Disease on the Spread of Domestic Mammals in Sub-Saharan Africa: A Review." *Quaternary International* 471: 95–110.

———. 2018b. *The Donkey in Human History: An Archaeological Perspective*. Oxford.

Mitchell, S. 2015. *A History of the Later Roman Empire, AD 284–641*. 2nd ed. Malden.

Mithen, S. J. 2003. *After the Ice: A Global Human History, 20,000–5000 BC*. London.

Mitjà, O., K. Asiedu, and D. Mabey. 2013. "Yaws." *Lancet* 381: 763–73.

Mitterauer, M. 2010. *Why Europe? Medieval Origins of Its Special Path*. Translated by G. Chapple. Chicago.

Modell, B., and M. Darlison. 2008. "Global Epidemiology of Haemoglobin Disorders and Derived Service Indicators." *Bulletin of the World Health Organization* 86: 480–87.

Modelski, G. 2003. *World Cities: –3000 to 2000*. Washington, DC.

Mokyr, J. 1990. *The Lever of Riches: Technological Creativity and Economic Progress*. New York.

———. 1999. "The Second Industrial Revolution, 1870–1914." In *Storia dell'economia mondiale*, edited by V. Castronovo, 219–45. Rome.

———. 2000. "Why 'More Work for Mother?' Knowledge and Household Behavior, 1870–1945." *Journal of Economic History* 60: 1–41.

———. 2017. *A Culture of Growth: The Origins of the Modern Economy*. Princeton.

Mokyr, J., and C. Ó Gráda. 2002. "What Do People Die of During Famines: The Great Irish Famine in Comparative Perspective." *European Review of Economic History* 6: 339–63.

Molina-Cruz, A., et al. 2016. "Mosquito Vectors and the Globalization of Plasmodium falciparum Malaria." *Annual Review of Genetics* 50: 447–65.

Monaghan, E. J. 2005. *Learning to Read and Write in Colonial America: Literacy Instruction and Acquisition in a Cultural Context*. Worcester.

Monath, T. P. 1988. *The Arboviruses: Epidemiology and Ecology*. Boca Raton.

———. 2001. "Yellow Fever: An Update." *Lancet Infectious Diseases* 1: 11–20.

Monecke, S., H. Monecke, and J. Monecke. 2009. "Modelling the Black Death. A Historical Case Study and Implications for the Epidemiology of Bubonic Plague." *International Journal of Medical Microbiology* 299: 582–93.

Monteiro, K., et al. 2019. "Mitochondrial DNA Reveals Species Composition and Phylogenetic Relationships of Hookworms in Northeastern Brazil." *Infections, Genetics and Evolution* 68: 105–12.

Mooney, G. 2007. "Infectious Diseases and Epidemiologic Transition in Victorian Britain? Definitely." *Social History of Medicine* 20: 595–606.

———. 2015. *Intrusive Interventions: Public Health, Domestic Space, and Infectious Disease Surveillance in England, 1840–1914*. Rochester.

Moore, A., et al. 2000. *Village on the Euphrates: From Foraging to Farming at Abu Hureyra*. New York.

Moore, R. 2016. "A Global Middle Ages?" In *The Prospect of Global History*, edited by J. Belich, 80–92. Oxford.

Moorhead, R. 2002. "William Budd and Typhoid Fever." *Journal of the Royal Society of Medicine* 95: 561–64.

Moran, M., and M. Stevenson. 2013. "Illumination and Innovation: What Philanthropic Foundations Bring to Global Health Governance." *Global Society* 27: 117–37.

Morand, S. 2000. "Wormy World: Comparative Tests of Theoretical Hypotheses on Parasite Species Richness." In *Evolutionary Biology of Host-Parasite Relationships: Theory Meets Reality*, edited by R. Poulin, S. Morand, and A. Skorping, 63–79. Cambridge.

Mordechai, L., et al. 2019. "The Justinianic Plague: An Inconsequential Pandemic?" *Proceedings of the National Academy of Sciences* 116: 25546–54.

Morelli, G., et al. 2010. "*Yersinia pestis* Genome Sequencing Identifies Patterns of Global Phylogenetic Diversity." *Nature Genetics* 42: 1140–43.

Moreno-Estrada, A., et al. 2013. "Reconstructing the Population Genetic History of the Caribbean." *PLoS Genetics* 9: e1003925.

Morens, D. M. 1998. "Measles in Fiji, 1875: Thoughts on the History of Emerging Infectious Diseases." *Pacific Health Dialog* 5: 119–28.

Morens, D. M., and A. S. Fauci. 2007. "The 1918 Influenza Pandemic: Insights for the 21st Century." *Journal of Infectious Diseases* 195: 1018–28.

———. 2020. "Emerging Pandemic Diseases: How We Got to COVID-19." *Cell* 182: 1077–92.

Morens, D. M., G. K. Folkers, and A. S. Fauci. 2009. "What Is a Pandemic?" *Journal of Infectious Diseases* 200: 1018–21.

Morens, D. M., and J. K. Taubenberger. 2010a. "An Avian Outbreak Associated with Panzootic Equine Influenza in 1872: An Early Example of Highly Pathogenic Avian Influenza?" *Influenza and Other Respiratory Viruses* 4: 373–77.

———. 2010b. "Historical Thoughts on Influenza Viral Ecosystems, or Behold a Pale Horse, Dead Dogs, Failing Fowl, and Sick Swine." *Influenza and Other Respiratory Viruses* 4: 327–37.

———. 2018. "The Mother of All Pandemics Is 100 Years Old (and Going Strong)!" *American Journal of Public Health* 108: 1449–54.

Morgan, J. A. T., et al. 2005. "Origin and Diversification of the Human Parasite Schistosoma mansoni." *Molecular Ecology* 14: 3889–902.

Morony, M. G. 2007. " 'For Whom Does the Writer Write?': The First Bubonic Plague Pandemic according to Syriac Sources." In *Plague and the End of Antiquity: The Pandemic of 541–750*, edited by L. K. Little, 58–86. New York.

Morrell, P. L., and M. T. Clegg. 2007. "Genetic Evidence for a Second Domestication of Barley (Hordeum vulgare) East of the Fertile Crescent." *Proceedings of the National Academy of Sciences* 104: 3289–94.

Morris, G. P., et al. 2013. "Population Genomic and Genome-Wide Association Studies of Agroclimatic Traits in Sorghum." *Proceedings of the National Academy of Sciences* 110: 453–58.

Morris, I. 2010. *Why the West Rules—for Now: The Patterns of History, and What They Reveal about the Future*. New York.

———. 2013. *The Measure of Civilization: How Social Development Decides the Fate of Nations*. Princeton.

Morris, I., and W. Scheidel, eds. 2009. *The Dynamics of Ancient Empires: State Power from Assyria to Byzantium*. New York.

Morris, R. J. 1976. *Cholera, 1832: The Social Response to an Epidemic*. New York.

Morton, V., and T. Staub. 2008. "A Short History of Fungicides." *APSnet Features* 10: 0308.

Moss, W. J. 2017. "Measles." *Lancet* 390: 2490–502.

Motolinia, T. de. 1970. *Memoriales e historia de los indios de la Nueva España*. Madrid.

Mouahid, G., et al. 2012. "A New Chronotype of Schistosoma mansoni: Adaptive Significance." *Tropical Medicine and International Health* 17: 727–32.

Mounier, A., and M. M. Lahr. 2019. "Deciphering African Late Middle Pleistocene Hominin Diversity and the Origin of Our Species." *Nature Communications* 10: 3406.

Mühlemann, B., et al. 2020. "Diverse Variola Virus (Smallpox) Strains Were Widespread in Northern Europe in the Viking Age." *Science* 369: eaaw8977.

Mukherjee, S. 2017. "Emerging Infectious Diseases: Epidemiological Perspective." *Indian

Journal of Dermatology 62: 459–67.

Mulhall, J. 2019. "Plague before the Pandemics: The Greek Medical Evidence for Bubonic Plague before the Sixth Century." *Bulletin of the History of Medicine* 93: 151–79.

Muller, M., et al. 2017. *Chimpanzees and Human Evolution.* Cambridge.

Müller, M. J. 1863. "Ibnulkhatîbs Bericht über die Pest." *Sitzungsberichte der Königl. Akademie der Wissenschaften zu München* 2: 1–33.

Muller, M. N., and R. W. Wrangham. 2018. "Morality Rates among Kenyawara Chimpanzees." *Journal of Human Evolution* 66: 107–14.

Muller, R. 1971. "Dracunculus and Dracunculiasis." *Advances in Parasitology* 9: 73–151.

Murchison, C. 1884. *A Treatise on the Continued Fevers of Great Britain.* London.

Murdoch, W. 1994. "Population Regulation in Theory and Practice." *Ecology* 75: 271–87.

Murphey, R. 1999. *Ottoman Warfare, 1500–1700.* New Brunswick.

Murphy, J., and A. Blank. 2012. *Invincible Microbe: Tuberculosis and the Never-Ending Search for a Cure.* Boston.

Murray, C. J. L. 1994. *The Global Burden of Disease in 1990.* Washington, DC.

Murray, C. J. L., and A. D. Lopez. 1996. *The Global Burden of Disease: A Comprehensive Assessment of Mortality and Disability from Diseases, Injuries, and Risk Factors in 1990 and Projected to 2020: Summary.* Washington, DC.

Murray, G. G. R., et al. 2016. "The Phylogeny of Rickettsia Using Different Evolutionary Signatures: How Tree-Like Is Bacterial Evolution?" *Systematic Biology* 65: 265–79.

Murray, K. A., et al. 2015. "Global Biogeography of Human Infectious Diseases." *Proceedings of the National Academy of Sciences* 112: 12746–51.

Nairz, M., and G. Weiss. 2020. "Iron in Infection and Immunity." *Molecular Aspects of Medicine* 75: 100864.

Namouchi, A., et al. 2018. "Integrative Approach Using *Yersinia pestis* Genomes to Revisit the Historical Landscape of Plague during the Medieval Period." *Proceedings of the National Academy of Sciences* 115: 11790–97.

Naphy, W. G. 2002. *Plagues, Poisons, and Potions: Plague-Spreading Conspiracies in the Western Alps, c. 1530–1640.* Manchester.

Nash, T. A. M. 1969. *Africa's Bane: The Tsetse Fly.* London.

Nasser, W., et al. 2014. "Evolutionary Pathway to Increased Virulence and Epidemic Group A Streptococcus Disease Derived from 3,615 Genome Sequences." *Proceedings of the National Academy of Sciences* 111: 1768–76.

Nathanson, N., and O. M. Kew. 2010. "From Emergence to Eradication: The Epidemiology of Poliomyelitis Deconstructed." *American Journal of Epidemiology* 172: 1213–29.

Nathanson, N., and J. R. Martin. 1979. "The Epidemiology of Poliomyelitis: Enigmas Surrounding Its Appearance, Epidemicity, and Disappearance." *American Journal of Epidemiology* 110: 672–92.

Navarrete, A., C. P. van Schaik, and K. Isler. 2011. "Energetics and the Evolution of Human Brain Size." *Nature* 480: 91–93.

Nédélec, Y., et al. 2016. "Genetic Ancestry and Natural Selection Drive Population Differences in Immune Responses to Pathogens." *Cell* 167: 657–69.

Needham, J. 2000. *Science & Civilisation in China.* Edited by N. Sivin. Vol. 6. Cambridge.

Nejsum, P., et al. 2017. "Ascaris Phylogeny Based on Multiple Whole mtDNA Genomes." *Infection, Genetics and Evolution* 48: 4–9.

Nelson, C. A., et al. 2020. "Antimicrobial Treatment of Human Plague: A Systematic

Review of the Literature on Individual Cases, 1937–2019." *Clinical Infectious Diseases* 70: S3–10.

Nelson, M. I., and E. C. Holmes. 2007. "The Evolution of Epidemic Influenza." *Nature Reviews Genetics* 8: 196–205.

Nelson, M. I., and M. Worobey. 2018. "Origins of the 1918 Pandemic: Revisiting the Swine 'Mixing Vessel' Hypothesis." *American Journal of Epidemiology* 187: 2498–502.

Neubauer, S., J.-J. Hublin, and P. Gunz. 2018. "The Evolution of Modern Human Brain Shape." *Science Advances* 4: eaao5961.

Neven, M. 1997. "Epidemiology of Town and Countryside: Mortality and Causes of Death in East Belgium, 1850–1910." *Revue belge d'histoire contemporaine* 27: 39–82.

Newfield, T. P. 2009. "A Cattle Panzootic in Early Fourteenth-Century Europe." *Agricultural History Review* 57: 155–90.

———. 2012. "A Great Carolingian Panzootic: The Probable Extent, Diagnosis and Impact of an Early Ninth-Century Cattle Pestilence." *Argos* 46: 200–10.

———. 2013. "Early Medieval Epizootics and Landscapes of Disease: The Origins and Triggers of European Livestock Pestilences, 400–1000 CE." In *Landscapes and Societies in Medieval Europe East of the Elbe: Interactions between Environmental Settings and Cultural Transformations*, edited by S. Kleingärtner et al., 73–113. Toronto.

———. 2015. "Human-Bovine Plagues in the Early Middle Ages." *Journal of Interdisciplinary History* 46: 1–38.

———. 2017. "Malaria and Malaria-Like Disease in the Early Middle Ages." *Early Medieval Europe* 25: 251–300.

Newitt, M. D. D. 2005. *A History of Portuguese Overseas Expansion, 1400–1668*. London.

Newsholme, A. 1910. *The Prevention of Tuberculosis*. Methuen.

Newson, L. 1991. "Old World Epidemics in Early Colonial Ecuador." In *Secret Judgments of God: Old World Disease in Colonial Spanish America*, edited by N. D. Cook and W. G. Lovell, 84–112. Norman.

———. 1995. *Life and Death in Early Colonial Ecuador*. Norman.

———. 2006. "The Demographic Impact of Colonization." In *The Cambridge Economic History of Latin America*, edited by V. Bulmer-Thomas, J. Coatsworth, and R. Cortés Conde, 143–84. Cambridge.

Ngabonziza, J., et al. 2020. "A Sister Lineage of the Mycobacterium tuberculosis Complex Discovered in the African Great Lakes Region." *Nature Communications* 11: 1–11.

Nguyen-Hieu, T., et al. 2010. "Evidence of a Louse-Borne Outbreak Involving Typhus in Douai, 1710–1712 during the War of Spanish Succession." *PLoS One* 5: 15405.

Nichols, W. G., et al. 2008. "Respiratory Viruses Other than Influenza Virus: Impact and Therapeutic Advances." *Clinical Microbiology Reviews* 21: 274–90.

Nielsen, R., et al. 2017. "Tracing the Peopling of the World through Genomics." *Nature* 541: 302–10.

Nikiforov, V., et al. 2016. "Plague: Clinics, Diagnosis and Treatment." In *Yersinia pestis: Retrospective and Perspective*, edited by R. Yang and A. Anisimov, 293–312. Dordrecht.

Noreña, C. 2011. *Imperial Ideals in the Roman West*. Cambridge.

North, D. C., and R. P. Thomas. 1973. *The Rise of the Western World: A New Economic History*. Cambridge.

Noymer, A., and B. Jarosz. 2008. "Causes of Death in Nineteenth-Century New England: The Dominance of Infectious Disease." *Social History of Medicine* 21: 573–78.

Nozaki, T., and A. Bhattacharya, eds. 2015. *Amebiasis: Biology and Pathogenesis of Entamoeba*. Tokyo.

Nunn, C., and S. Altizer. 2006. *Infectious Diseases in Primates: Behavior, Ecology and Evolution*. Oxford.

Nunn, C. L., et al. 2003. "Comparative Tests of Parasite Species Richness in Primates." *American Naturalist* 162: 597–614.

———. 2005. "Latitudinal Gradients of Parasite Species Richness in Primates." *Biodiversity Research* 11: 249–56.

———. 2012. "Primate Disease Ecology in Comparative and Theoretical Perspective." *American Journal of Primatology* 74: 497–509.

———. 2015. "Infectious Disease and Group Size: More than Just a Numbers Game." *Philosophical Transactions of the Royal Society B: Biological Sciences* 370: 20140111.

Nunn, N., and N. Qian. 2010. "The Columbian Exchange: A History of Disease, Food, and Ideas." *Journal of Economic Perspectives* 24: 163–88.

———. 2011. "The Potato's Contribution to Population and Urbanization: Evidence from a Historical Experiment." *Quarterly Journal of Economics* 126: 593–650.

Nutall, G. H. F., and G. S. Graham-Smith, eds. 1908. *The Bacteriology of Diphtheria*. Cambridge.

Nutton, V. 1990. "The Reception of Fracastoro's Theory of Contagion: The Seed That Fell among Thorns?" *Osiris* 6: 196–234.

Nützenadel, A. 2008. "A Green International? Food Markets and Transnational Politics c. 1850–1914." In *Food and Globalization: Consumption, Markets and Politics in the Modern World*, edited by A. Nützenadel and F. Trentmann, 153–72. Oxford.

Oberg, B., ed. 2006. *The Papers of Thomas Jefferson*. Vol. 33. Princeton.

O'Connor, T. 2014. *Animals as Neighbors: The Past and Present of Commensal Animals*. East Lansing.

O'Driscoll, C. A., and J. C. Thompson. 2018. "The Origins and Early Elaboration of Projectile Technology." *Evolutionary Anthropology: Issues, News, and Reviews* 27: 30–45.

Ó Gráda, C. 1995. *The Great Irish Famine*. Cambridge.

Ó Gráda, C., E. Vanhaute, and R. Paping, eds. 2007. *When the Potato Failed: Causes and Effects of the Last European Subsistence Crisis, 1845–1850*. Turnhout.

Ohm, J., et al. 2018. "Rethinking the Extrinsic Incubation Period of Malaria Parasites." *Parasites & Vectors* 11: 178.

Oldstone, M. B. A. 1998. *Viruses, Plagues, and History*. Oxford.

Olival, K., et al. 2016. "Host and Viral Traits Predict Zoonotic Spillover from Mammals." *Nature* 546: 646–50.

Olivarius, K. M. M. 2016. *Necropolis: Yellow Fever, Immunity, and Capitalism in the Deep South, 1800–1860*. PhD diss., University of Oxford.

Oliveira, A., et al. 2017. "Insight of Genus Corynebacterium: Ascertaining the Role of Pathogenic and Non-Pathogenic Species." *Frontiers in Microbiology* 8: 1937.

Olmstead, A. L., and P. W. Rhode. 2008. *Creating Abundance: Biological Innovation and American Agricultural Development*. New York.

———. 2015. *Arresting Contagion: Science, Policy, and Conflicts over Animal Disease Control*. Cambridge.

Olsen, L., et al., eds. 2011. *Fungal Diseases: An Emerging Threat to Human, Animal, and Plant Health*. Washington, DC.

Omran, A. 1971. "The Epidemiologic Transition: A Theory of the Epidemiology of Population Change." *Milbank Memorial Fund Quarterly* 49: 509–38.

O'Neill, M. B., et al. 2019. "Lineage Specific Histories of Mycobacterium tuberculosis Dispersal in Africa and Eurasia." *Molecular Ecology* 28: 3241–56.

Oppenheimer, S. 2004. *Out of Africa's Eden: The Peopling of the World*. Johannesburg.

Orme, N., and M. Webster. 1995. *The English Hospital 1070–1570*. New Haven.

O'Shea, T. J., and M. A. Bogan, eds. 2003. *Monitoring Trends in Bat Populations of the United States and Territories: Problems and Prospects*. Fort Collins.

Oshinsky, D. M. 2006. *Polio: An American Story*. New York.

Ossa, A., M. E. Smith, and J. Lobo. 2017. "The Size of Plazas in Mesoamerican Cities and Towns: A Quantitative Analysis." *Latin American Antiquity* 28: 457–75.

Osterhammel, J. 2005. *Globalization: A Short History*. Princeton.

———. 2014. *The Transformation of the World: A Global History of the Nineteenth Century*. Princeton.

Osterholm, M. T., and M. Olshaker. 2017. *Deadliest Enemy: Our War against Killer Germs*. New York.

Otter, C. 2008. *The Victorian Eye: A Political History of Light and Vision in Britain, 1800–1910*. Chicago.

———. 2013. "Planet of Meat: A Biological History." In *Challenging (the) Humanities*, edited by T. Bennett, 33–49. Canberra.

Ottesen, E. A. 2006. "Lymphatic Filariasis: Treatment, Control and Elimination." *Advances in Parasitology* 61: 395–441.

Otto, K. F. 2003. *A Companion to the Works of Grimmelshausen*. Rochester.

Otto, T. D., et al. 2018. "Genomes of All Known Members of a Plasmodium Subgenus Reveal Paths to Virulent Human Malaria." *Nature Microbiology* 3: 687–97.

———. 2019. "Evolutionary Analysis of the Most Polymorphic Gene Family in Falciparum Malaria." *Wellcome Open Research* 4.

Oueslati, T., et al. 2020. "1st Century BCE Occurrence of Chicken, House Mouse and Black Rat in Morocco: Socio-economic Changes around the Reign of Juba II on the Site of Rirha." *Journal of Archaeological Science: Reports* 29: 102162.

Outram, Q. 2001. "The Socio-economic Relations of Warfare and the Military Mortality Crises of the Thirty Years' War." *Medical History* 45: 151–84.

———. 2002. "The Demographic Impact of Early Modern Warfare." *Social Science History* 26: 245–72.

Pääbo, S. 2015. "The Diverse Origins of the Human Disease Pool." *Nature Reviews Genetics* 16: 313–14.

Pacheco, J. F., et al. 1864. *Colección de documentos inéditos relativos al descubrimiento, conquista y colonización de las posesiones españolas en América y Oceanía*. 42 vols. Madrid.

Packard, R. M. 2007. *The Making of a Tropical Disease*. Baltimore.

———. 2016. *A History of Global Health: Interventions into the Lives of Other Peoples*. Baltimore.

Paixão, E. S., M. G. Teixeira, and L. C. Rodrigues. 2018. "Zika, Chikungunya and Dengue: The Causes and Threats of New and Re-emerging Arboviral Diseases." *BMJ Global Health* 3: e000530.

Pajer, P., et al. 2017. "Characterization of Two Historic Smallpox Specimens from a Czech

Museum." *Viruses* 9: 200.

Pakendorf, B., et al. 2011. "Molecular Perspectives on the Bantu Expansion: A Synthesis." *Language Dynamics and Change* 1: 50–88.

Palmer, S. P. 2010. *Launching Global Health: The Caribbean Odyssey of the Rockefeller Foundation.* Ann Arbor.

Pamuk, S. 2007. "The Black Death and the Origins of the 'Great Divergence' across Europe, 1300–1600." *European Review of Economic History* 11: 289–317.

Pamuk, S., and M. Shatzmiller. 2014. "Plagues, Wages, and Economic Change in the Islamic Middle East, 700–1500." *Journal of Economic History* 74: 196–229.

Panagiotakopulu, E., and P. C. Buckland. 2017. "A Thousand Bites—Insect Introductions and Late Holocene Environments." *Quaternary Science Reviews* 156: 23–35.

———. 2018. "Early Invaders: Farmers, the Granary Weevil and Other Uninvited Guests in the Neolithic." *Biological Invasions* 20: 219–33.

Panter-Brick, C., R. Layton, and P. Rowley-Conwy. 2001. *Hunter-Gatherers: An Interdisciplinary Perspective.* Cambridge.

Panum, P. 1940. *Observations Made during the Epidemic of Measles on the Faroe Islands in the Year 1846.* Translated by A. S. Hatcher. New York.

Panzac, D. 1985. *La Peste dans l'Empire Ottoman: 1700–1850.* Leuven.

Park, Y. H., et al. 2020. "Ancient Familial Mediterranean Fever Mutations in Human Pyrin and Resistance to *Yersinia pestis.*" *Nature Immunology* 21: 857–67.

Parker, G. 1996. *The Military Revolution: Military Innovation and the Rise of the West, 1500–1800.* 2nd ed. New York.

———. 1997. *The Thirty Years' War.* Florence.

———. 2013. *Global Crisis: War, Climate Change and Catastrophe in the Seventeenth Century.* New Haven.

Parker, G., and L. M. Smith. 1997. *The General Crisis of the Seventeenth Century.* 2nd ed. New York.

Parkhill, J., et al. 2003. "Comparative Analysis of the Genome Sequences of Bordetella pertussis, Bordetella parapertussis and Bordetella bronchiseptica." *Nature Genetics* 35: 32–40.

Parmakelis, A., et al. 2008. "Historical Analysis of a Near Disaster: Anopheles gambiae in Brazil." *American Journal of Tropical Medicine and Hygiene* 78: 176–78.

Parola, P., et al. 2013. "Update on Tick-Borne Rickettsioses around the World: A Geographic Approach." *Clinical Microbiology Reviews* 26: 657–702.

Parry, C. M. 2006. "Epidemiological and Clinical Aspects of Human Typhoid Fever." In *Salmonella Infections: Clinical, Immunological and Molecular Aspects,* edited by P. Mastroeni and D. Maskell, 1–17. Cambridge.

Parthasarathi, P. 2011. *Why Europe Grew Rich and Asia Did Not: Global Economic Divergence, 1600–1850.* Cambridge.

Patel, M. K., et al. 2019. "Progress toward Regional Measles Elimination—Worldwide, 2000–2018." *Morbidity and Mortality Weekly Report* 68: 1105–11.

Patrono, L. V., and F. Leendertz. 2019. "Acute Infectious Diseases Occurring in the Taï Chimpanzee Population: A Review." In *The Chimpanzees of the Taï Forest: 40 Years of Research,* edited by C. Boesch et al., 385–93. Cambridge.

Patrono, L. V., et al. 2018. "Human Coronavirus OC43 Outbreak in Wild Chimpanzees, Côte d'Ivoire, 2016." *Emerging Microbes & Infections* 7: 1–4.

Patterson, G. 2009. *The Mosquito Crusades: A History of the American Anti-mosquito Movement from the Reed Commission to the First Earth Day*. New Brunswick.

Patterson, K. D. 1981. *Health in Colonial Ghana: Disease, Medicine, and Socio-economic Change, 1900–1955*. Waltham.

———. 1986. *Pandemic Influenza 1700–1900: A Study in Historical Epidemiology*. Totowa.

———. 1992. "Yellow Fever Epidemics and Mortality in the United States, 1693–1905." *Social Science & Medicine* 34: 855–65.

Patterson, K. D., and G. F. Pyle. 1983. "The Diffusion of Influenza in Sub-Saharan Africa during the 1918–1919 Pandemic." *Social Science & Medicine* 17: 1299–307.

———. 1991. "The Geography and Mortality of the 1918 Influenza Pandemic." *Bulletin of the History of Medicine* 65: 4–21.

Paul, J. R. 1971. *A History of Poliomyelitis*. New Haven.

Pawłowska, K. 2014. "The Smells of Neolithic Çatalhöyük, Turkey: Time and Space of Human Activity." *Journal of Anthropological Archaeology* 36: 1–11.

Pearce, J. M. S. 2012. "Brain Disease Leading to Mental Illness: A Concept Initiated by the Discovery of General Paralysis of the Insane." *European Neurology* 67: 272–78.

Peary, R. E. 1898a. "Journeys in North Greenland." *Geographical Journal* 11: 213–40.

———. 1898b. *Northward over the Great Ice: A Narrative of Life and Work along the Shores and upon the Interior Ice-Cap of Northern Greenland in the Years 1886 and 1891–1897*. New York.

Pechous, R. D., et al. 2016. "Pneumonic Plague: The Darker Side of *Yersinia pestis*." *Trends in Microbiology* 24: 190–97.

Peck, J. J. 2009. *The Biological Impact of Culture Contact: A Bioarchaeological Study of Roman Colonialism in Britain*. PhD diss., Ohio State University.

Pedersen, A. B., et al. 2005. "Patterns of Host Specificity and Transmission among Parasites of Wild Primates." *International Journal for Parasitology* 35 (6): 647–57.

Pennington, T. H. 1995. "Listerism, Its Decline and Its Persistence: The Introduction of Aseptic Surgical Techniques in Three British Teaching Hospitals, 1890–99." *Medical History* 39: 35–60.

Pepin, J. 2011. *The Origins of AIDS*. Cambridge.

Pepperell, C. S., et al. 2013. "The Role of Selection in Shaping Diversity of Natural M. Tuberculosis Populations." *PLoS Pathogens* 9: 1003543.

Percoco, M. 2013. "The Fight against Disease: Malaria and Economic Development in Italian Regions." *Economic Geography* 89: 105–25.

Pérez Moreda, V. 1980. *Las crisis de mortalidad en la España interior (siglos XVI–XIX)*. Madrid.

Perrenoud, A. 1975. "L'Inegalite Sociale Devant La Mort à Genève Au XVIII Siècle." *Population* 30: 221–43.

———. 1991 "The Attenuation of Mortality Crises and the Decline of Mortality." In *The Decline of Mortality in Europe*, edited by R. Schoefield, D. Reher, and A. Bideau, 18–37. Oxford.

Pfister, U., and G. Fertig. 2010. "The Population History of Germany: Research Strategy and Preliminary Results." *Max-Planck-Institut Für Demografische Forschung working paper WP 2010-035*. Rostock.

Philbrick, N. 2006. *Mayflower: A Story of Courage, Community, and War*. New York.

Phillips, C., and C. Lancelotti. 2014. "Chimpanzee Diet: Phytolithic Analysis of Feces."

American Journal of Primatology 76: 757–73.

Phoofolo, P. 1993. "Epidemics and Revolutions: The Rinderpest Epidemic in Late Nineteenth-Century Southern Africa." *Past & Present* 138: 112–43.

Pickrell, J. K., et al. 2009. "Signals of Recent Positive Selection in a Worldwide Sample of Human Populations." *Genome Research* 19: 826–37.

Pickstone, J. V. 1992. "Dearth, Dirt, and Fever Epidemics: Rewriting the History of British 'Public Health,' 1780–1950." In *Epidemics and Ideas: Essays on the Historical Perception of Pestilence*, edited by T. Ranger and P. Slack, 125–48. Cambridge.

Piel, F. B., et al. 2010. "Global Distribution of the Sickle Cell Gene and Geographical Confirmation of the Malaria Hypothesis." *Nature Communications* 1: 1–7.

Pimenoff, V., C. Mendes de Oliveira, and I. Bravo. 2017. "Transmission between Archaic and Modern Human Ancestors during the Evolution of the Oncogenic Human Papillomavirus 16." *Molecular Biology and Evolution* 34: 4–19.

Pinhasi, R., and J. T. Stock, eds. 2011. *Human Bioarchaeology of the Transition to Agriculture*. Chichester.

Pinto, G. 1996. "Dalla tarda antichità alla metà del XVI secolo." In *La populazione italiana dal medioevo a oggi*, edited by L. Del Panta et al., 15–71. Bari.

Pinto, G., and E. Sonnino. 1997. "L'Italie." In *Histoires des populations de l'Europe: I. Des origins aux prémices de la révolution démographique*, edited by J.-P. Bardet and J. Dupâquier, 485–508. Paris.

Piperno, D. R., and T. D. Dillehay. 2008. "Starch Grains on Human Teeth Reveal Early Broad Crop Diet in Northern Peru." *Proceedings of the National Academy of Sciences* 105: 19622–27.

Piperno, D. R., and K. V. Flannery. 2001. "The Earliest Archaeological Maize (Zea mays L.) from Highland Mexico: New Accelerator Mass Spectrometry Dates and Their Implications." *Proceedings of the National Academy of Sciences of the United States of America* 98: 2101–3.

Pittarello, O., et al., eds. 2017. *Statuti di Padova di età carrarese*. Rome.

Plotkin, S. A., ed. 2011. *History of Vaccine Development*. New York.

Plowright, R. K., et al. 2015. "Ecological Dynamics of Emerging Bat Virus Spillover." *Proceedings of the Royal Society B: Biological Sciences* 282: 20142124.

Plowright, W. 1982. "The Effects of Rinderpest and Rinderpest Control on Wildlife in Africa." *Symposia of the Zoological Society of London* 50: 1–28.

Poespoprodjo, J. R., et al. 2009. "Vivax Malaria: A Major Cause of Morbidity in Early Infancy." *Clinical Infectious Diseases* 48: 1704–12.

Pollitzer, R. 1954. *Plague*. Geneva.

———. 1959. *Cholera*. Geneva.

Pomeranz, K. 2000. *The Great Divergence: China, Europe, and the Making of the Modern World Economy*. Princeton.

Pontremoli, C., et al. 2020. "Possible European Origin of Circulating Varicella Zoster Virus Strains." *Journal of Infectious Diseases* 221: 1286–94.

Pontzer, H. 2017. "The Crown Joules: Energetics, Ecology, and Evolution in Humans and Other Primates." *Evolutionary Anthropology* 26: 12–24.

Pontzer, H., et al. 2016. "Metabolic Acceleration and the Evolution of Human Brain Size and Life History." *Nature* 533: 390–93.

Pormann, P. E., and E. Savage-Smith. 2010. *Medieval Islamic Medicine*. Edinburgh.

Porter, A. 1994. *European Imperialism, 1860–1914*. London.

Porter, D. 1999. *Health, Civilization, and the State: A History of Public Health from Ancient to Modern Times*. London.

Porter, R. 1995. *Disease, Medicine, and Society in England, 1550–1860*. 2nd ed. Cambridge.

———. 1998. *The Greatest Benefit to Mankind: A Medical History of Humanity*. New York.

Post, J. D. 1984. "Climatic Variability and the European Mortality Wave of the Early 1740s." *Journal of Interdisciplinary History* 15: 1–30.

Potter, C. W. 2001. "A History of Influenza." *Journal of Applied Microbiology* 91: 572–79.

Potts, D. 2018. "Sasanian Iran and Its Northeastern Frontier: Offense, Defense, and Diplomatic Entente." In *Empires and Exchanges in Eurasian Late Antiquity: Rome, China, Iran, and the Steppe, ca. 250–750*, edited by N. Di Cosmo and M. Maas, 287–301. Cambridge.

Poulin, R. 2007. *Evolutionary Ecology of Parasites*. 2nd ed. Princeton.

Poulin, R., and S. Morand. 2000. "The Diversity of Parasites." *Quarterly Review of Biology* 75: 277–93.

Powell, J. R. 2016. "New Contender for Most Lethal Animal." *Nature* 540: 525.

———. 2018. "Mosquito-Borne Human Viral Diseases: Why Aedes aegypti?" *American Journal of Tropical Medicine and Hygiene* 98: 1563–65.

Powell, J. R., A. Gloria-Soria, and P. Kotsakiozi. 2018. "Recent History of Aedes aegypti: Vector Genomics and Epidemiology Records." *BioScience* 68: 854–60.

Prebble, J. 1968. *The Darien Disaster*. London.

Prem, H. 1991. "Disease Outbreaks in Central Mexico during the Sixteenth Century." In *Secret Judgments of God: Old World Disease in Colonial Spanish America*, edited by N. D. Cook and G. W. Lovell, 20–48. Norman.

Preston, S. H. 1975. "The Changing Relation between Mortality and Level of Economic Development." *International Journal of Epidemiology* 36: 484–90.

———. 1976. *Mortality Patterns in National Populations: With Special Reference to Recorded Causes of Death*. New York.

———. 1980. "Causes and Consequences of Mortality Declines in Less Developed Countries during the Twentieth Century." In *Population and Economic Change in Developing Countries*, edited by R. Easterlin, 289–360. Chicago.

Preston, S. H., and V. E. Nelson. 1974. "Structure and Change in Causes of Death: An International Summary." *Population Studies* 28: 19–51.

Price, R., J. K. Baird, and S. I. Hay. 2012. *The Epidemiology of Plasmodium vivax: History, Hiatus and Hubris*. San Diego.

Price-Smith, A. T. 2009. *Contagion and Chaos: Disease, Ecology and National Security in the Era of Globalization*. Cambridge.

Pringle, J. 1750. *Observations on the Nature and Cure of Hospital and Jayl-Fevers*. London.

———. 1753. *Observations on the Diseases of the Army, in Camp and Garrison. In Three Parts. With an Appendix, Containing Some Papers of Experiments, Read at Several Meetings of the Royal Society*. London.

———. 1764. *Observations on the Diseases of the Army*. 4th ed. London.

Prinzing, F. 1916. *Epidemics Resulting from Wars*. Oxford.

Pritchett, J. B. 1995. "Strangers' Disease: Determinants of Yellow Fever Mortality during the New Orleans Epidemic of 1853." *Explorations in Economic History* 32: 517–39.

Priuli, G. 1938. *I Diarii*. In *Rerum Italicarum Scriptores*, edited by R. Cessi, 24.4. Bologna.

Prowse, T. 2016. "Isotopes and Mobility in the Ancient Roman World." In *Migration and Mobility in the Early Roman Empire*, edited by L. de Ligt and L. E. Tacoma, 205–33. Leiden.

Prowse, T., et al. 2004. "Isotopic Paleodiet Studies of Skeletons from the Imperial Roman-Age Cemetery of Isola Sacra, Rome, Italy." *Journal of Archaeological Science* 31: 259–72.

———. 2007. "Isotopic Evidence for Age-Related Immigration to Imperial Rome." *American Journal of Physical Anthropology* 132: 510–19.

———. 2008. "Isotopic and Dental Evidence for Infant and Young Child Feeding Practices in an Imperial Roman Skeletal Sample." *American Journal of Physical Anthropology* 137: 294–308.

Prugnolle, F., et al. 2013. "Diversity, Host Switching and Evolution of Plasmodium vivax Infecting African Great Apes." *Proceedings of the National Academy of Sciences* 110: 8123–28.

Puckett, E., D. Orton, and J. Munshi-South. 2020. "Commensal Rats and Humans: Integrating Rodent Phylogeography and Zooarchaeology to Highlight Connections between Human Societies." *Bioessays* 42: 1900160.

Purcell, N. 2016. "Unnecessary Dependences: Illustrating Circulation in Pre-modern Large-Scale History." In *The Prospect of Global History*, edited by J. Belich et al., 65–79. Oxford.

Pybus, O. G., and J. Thézé. 2016. "Hepacivirus Cross-Species Transmission and the Origins of the Hepatitis C Virus." *Current Opinion in Virology* 16: 1–7.

Pyle, G. F. 1986. *The Diffusion of Influenza: Patterns and Paradigms*. Totowa.

Pyle, G. F., and K. D. Patterson. 1984. "Influenza Diffusion in European History: Patterns and Paradigms." *Ecology of Disease* 2: 173–84.

Quammen, D. 2012. *Spillover: Animal Infections and the Next Human Pandemic*. New York.

Quétel, C. 1990. *History of Syphilis*. Baltimore.

Quigley, E. M. M. 2013. "Gut Bacteria in Health and Disease." *Gastroenterology & Hepatology* 9: 560–69.

———. 2017. *The Gut Microbiome*. Philadelphia

Quinn, M. J. 1926. "Malaria in New England." *Boston Medical and Surgical Journal* 194: 244–47.

Quintana-Murci, L. 2019. "Human Immunology through the Lens of Evolutionary Genetics." *Cell* 177: 184–99.

Rabbani, G. H., and W. B. Greenough. 1992. "Pathophysiology and Clinical Aspects of Cholera." In *Cholera*, edited by D. Barua and W. Greenough, 209–28. Boston.

Raccianello, V. 2012. "What Is a Virus?" Course material, Columbia University. http://www.virology.ws/w3310/001_W3310_12.pdf.

Radivojević, M., and B. W. Roberts. forthcoming. "Early Balkan Metallurgy: Origins, Evolution and Society (c. 6200–3200 BCE)." *Journal of World Prehistory*.

Raghavan, M. 2015. "Genomic Evidence for the Pleistocene and Recent Population History of Native Americans." *Science* 349: 3884.

Rahuma, N., et al. 2005. "Carriage by the Housefly (Musca domestica) of Multiple-Antibiotic-Resistant Bacteria That Are Potentially Pathogenic to Humans, in Hospital and Other Urban Environments in Misurata, Libya." *Annals of Tropical Medicine & Parasitology* 99: 795–802.

Raina, B. L. 1991. *Introduction to Malaria Problem in India: Vedic Period to Early 1950's.*

New Delhi.

Rambaut, A., et al. 2008. "The Genomic and Epidemiological Dynamics of Human Influenza A Virus." *Nature* 453: 615–19.

Ramenofsky, A. F. 1987. *Vectors of Death: The Archaeology of European Contact.* 1st ed. Albuquerque.

Ranjel, R. 1922. *Narratives of the Career of Hernando de Soto in the Conquest of Florida: As Told by a Knight of Elvas and in a Relation by Luys Hernandez de Biedma, Factor of the Expedition; Translated by Buckingham Smith, together with an Account of de Soto's Expedition Based on the Diary of Rodrigo Ranjel, His Private Secretary Translated from Oviedo's Historia General y Natural de Las Indias.* 2 vols. New York.

Ransford, O. 1983. *"Bid the Sickness Cease": Disease in the History of Black Africa.* London.

Raoult, D., et al. 2000. "Molecular Identification by 'Suicide PCR' of *Yersinia pestis* as the Agent of Medieval Black Death." *Proceedings of the National Academy of Sciences* 97: 12800–3.

———. 2004. "The History of Epidemic Typhus." *Infectious Disease Clinics of North America* 18: 127–40.

Raschke, M. G. 1978. "New Studies in Roman Commerce with the East." *Aufstieg und Niedergang der römischen Welt* 2.9.2: 604–1361.

Rascovan, N., et al. 2019. "Emergence and Spread of Basal Lineages of *Yersinia pestis* during the Neolithic Decline." *Cell* 176: 295–305.

Rasmussen, S., et al. 2015. "Early Divergent Strains of *Yersinia pestis* in Eurasia 5,000 Years Ago." *Cell* 163: 571–82.

Rassi, A., A. Rassi, and J. Marin-Neto. 2010. "Chagas Disease." *Lancet* 375: 1388–402.

Raudzens, G. 1997. "In Search of Better Quantification for War History: Numerical Superiority and Casualty Rates in Early Modern Europe." *War & Society* 15: 1–30.

Rawcliffe, C. 2013. *Urban Bodies: Communal Health in Late Medieval English Towns and Cities.* Woodbridge.

Rawcliffe, C., and C. Weeda, eds. 2019. *Policing the Urban Environment in Premodern Europe.* Amsterdam.

Ray, A. 1976. "Diffusion of Diseases in the Western Interior of Canada, 1830–1850." *Geographical Review* 66: 139–57.

Razzell, P. E. 2003. *The Conquest of Smallpox: The Impact of Inoculation on Smallpox Mortality in Eighteenth Century Britain.* Firle.

———. 2007. *Population and Disease: Transforming English Society, 1550–1850.* London.

Reba, M., F. Reitsma, and K. Seito. 2016. "Spatializing 6,000 Years of Global Urbanization from 3700 BC to AD 2000." *Scientific Data* 3: 160034.

Rebellato, L., W. I. Woods, and E. G. Neves. 2009. "Pre-Columbian Settlement Dynamics in the Central Amazon." In *Amazonian Dark Earths: Wim Sombroek's Vision,* edited by W. I. Woods et al., 15–31. Dordrecht.

Recker, M., et al. 2011. "Antigenic Variation in Plasmodium falciparum Malaria Involves a Highly Structured Switching Pattern." *PLoS Pathogens* 7: e1001306.

Redfern, R. C., and S. N. DeWitte. 2011a. "A New Approach to the Study of Romanization in Britain: A Regional Perspective of Cultural Change in Late Iron Age and Roman Dorset Using the Siler and Gompertz–Makeham Models of Mortality." *American Journal of Physical Anthropology* 144: 269–85.

———. 2011b. "Status and Health in Roman Dorset: The Effect of Status on Risk of

Mortality in Post-Conquest Populations." *American Journal of Physical Anthropology* 146: 197–208.

Redfern, R. C., et al. 2015. "Urban-Rural Differences in Roman Dorset, England: A Bioarchaeological Perspective on Roman Settlements." *American Journal of Physical Anthropology* 157: 107–20.

Reff, D. T. 1991. *Disease, Depopulation, and Culture Change in Northwestern New Spain, 1518–1764*. Salt Lake City.

Reher, D. S. 2001. "In Search of the 'Urban Penalty': Exploring Urban and Rural Mortality Patterns in Spain during the Demographic Transition." *International Journal of Population Geography* 7: 105–27.

Reich, D. 2018. *Who We Are and How We Got Here: Ancient DNA and the New Science of the Human Past*. New York.

Renfrew, C. 2008. *Prehistory: The Making of the Human Mind*. New York.

Rénia, L., and Y. S. Goh. 2016. "Malaria Parasites: The Great Escape." *Frontiers in Immunology* 7: 463.

Renny-Byfield, S., et al. 2016. "Independent Domestication of Two Old World Cotton Species." *Genome Biology and Evolution* 8: 1940–47.

Reubi, D. 2018. "Epidemiological Accountability: Philanthropists, Global Health and the Audit of Saving Lives." *Economy and Society* 47: 83–110.

Reuter, J. A., D. V. Spacek, and M. P. Snyder. 2015. "High-Throughput Sequencing Technologies." *Molecular Cell* 58: 586–97.

Reynolds, S. C., R. J. Clarke, and K. A. Kuman. 2007. "The View from the Lincoln Cave: Mid-to Late Pleistocene Fossil Deposits from Sterkfontein Hominid Site, South Africa." *Journal of Human Evolution* 53: 260–71.

Richards, J. 2003. *The Unending Frontier: An Environmental History of the Early Modern World*. Berkeley.

Richardson, B. W. 1876. *Hygeia: A City of Health*. London.

Richardson, G. 2019. "The Vulnerability of New Orleans' Black and Foreign-Born Populations in the 1878 Yellow Fever Outbreak: A Reassessment." *GeoJournal* 84: 1465–80.

Rielly, K. 2010. "The Black Rat." In *Extinctions and Invasions. A Social History of British Fauna*, edited by T. O'Connor and N. Sykes, 134–45. Oxford.

Rifkin, J., C. L. Nunn, and L. Garamszegi. 2012. "Do Animals Living in Larger Groups Experience Greater Parasitism? A Meta-analysis." *American Naturalist* 180: 70–82.

Riley, C. V. 1891. *Reports of the United States Commissioners to the Universal Exposition of 1889 at Paris*. Vol. 5. Washington, DC.

Riley, J. C. 1981. "Mortality on Long-Distance Voyages in the Eighteenth Century." *Journal of Economic History* 41: 651–56.

———. 1986. "Insects and the European Mortality Decline." *American Historical Review* 91: 833–58.

———. 1987. *The Eighteenth-Century Campaign to Avoid Disease*. New York.

———. 2001. *Rising Life Expectancy: A Global History*. Cambridge.

———. 2005a. "Bibliography of Works Providing Estimates of Life Expectancy at Birth and Estimates of the Beginning Period of Health Transitions in Countries with a Population in 2000 of at Least 400,000." https://www.lifetable.de/RileyBib.pdf.

———. 2005b. "Estimates of Regional and Global Life Expectancy, 1800–2001." *Population and Development Review* 31: 537–43.

————. 2005c. *Poverty and Life Expectancy: The Jamaica Paradox.* New York.

————. 2005d. "The Timing and Pace of Health Transitions around the World." *Population and Development Review* 31: 741–64.

————. 2008. *Low Income, Social Growth, and Good Health: A History of Twelve Countries.* Berkeley.

Rimas, A., and E. Fraser. 2008. *Beef: The Untold Story of How Milk, Meat, and Muscle Shaped the World.* New York.

Rio, A. 2020. *Slavery after Rome, 500–1000.* Oxford.

Rios, L., et al. 2017. "Deciphering the Emergence, Genetic Diversity and Evolution of Classical Swine Fever Virus." *Scientific Reports* 7: 1–18.

Ripamonti, G. 1841. *La Peste di Milano del 1630.* Milan. First published 1640.

Risse, G. B. 1985. " 'Typhus' Fever in Eighteenth-Century Hospitals: New Approaches to Medical Treatment." *Bulletin of the History of Medicine* 59: 176–95.

————. 1986. *Hospital Life in Enlightenment Scotland: Care and Teaching at the Royal Infirmary of Edinburgh.* Cambridge.

Rival, L., and D. McKey. 2008. "Domestication and Diversity in Manioc (Manihot esculenta Crantz ssp. esculenta, Euphorbiaceae)." *Current Anthropology* 49: 1119–28.

Roberts, B. W. 2011. "Ancient Technology and Archaeological Cultures: Understanding the Earliest Metallurgy in Eurasia." In *Investigating Archaeological Cultures: Material Culture, Variability, and Transmission*, edited by B. W. Roberts and M. Vander Linden, 137–50. New York.

Roberts, B. W., and M. Radivojević. 2015. "Invention as a Process: Pyrotechnologies in Early Societies." *Cambridge Archaeological Journal* 25: 299–306.

Roberts, B. W., C. P. Thornton, and V. C. Pigott. 2009. "Development of Metallurgy in Eurasia." *Antiquity* 83: 1012–22.

Roberts, C. A. 2015. "Old World Tuberculosis: Evidence from Human Remains with a Review of Current Research and Future Prospects." *Tuberculosis* 95: S117–21.

Roberts, C. A., and J. E. Buikstra. 2003. *The Bioarchaeology of Tuberculosis: A Global View on a Reemerging Disease.* Gainesville.

Roberts, L. 2020. "Global Polio Eradication Falters in the Final Stretch." *Science* 367: 14–15.

Roberts, M. 1956. *The Military Revolution, 1560–1660: An Inaugural Lecture Delivered before the Queen's University of Belfast.* Belfast.

Roberts, M. B. V. 1986. *Biology: A Functional Approach.* 4th ed. Cheltenham.

Robertson, J. C. 1996. "Reckoning with London: Interpreting the 'Bills of Mortality' before John Graunt." *Urban History* 23: 325–50.

Robertson, W. 1817. *The Works of William Robertson.* London.

Robinson, M. 2009. "Plague and Humiliation: The Ecclesiastical Response to Cattle Plague in Mid-Victorian Britain." *Journal of Scottish Historical Studies* 29: 52–71.

Roe, T. 1740. *The Negociations...in His Embassy to the Ottoman Porte from the Year. 1621–28 Inclusive. Now First Publ. from the Originals.* London.

Roeder, P., J. Mariner, and R. Kock. 2013. "Rinderpest: The Veterinary Perspective on Eradication." *Philosophical Transactions of the Royal Society B: Biological Sciences* 368: 20120139.

Rogers, A. R., et al. 2020. "Neanderthal-Denisovan Ancestors Interbred with a Distantly Related Hominin." *Science Advances* 6: eaay5483.

Rogers, C., ed. 2018. *The Military Revolution Debate: Readings on the Military*

Transformation of Early Modern Europe. Boulder.

Rolleston, J. D. 1928. "The History of Scarlet Fever." *British Medical Journal* 2: 926–29.

Romano, T. 1997. "The Cattle Plague of 1865 and the Reception of 'The Germ Theory' In Mid-Victorian Britain." *Journal of the History of Medicine and Allied Sciences* 52: 51–80.

Rose, R., et al. 2013. "Viral Evolution Explains the Associations among Hepatitis C Virus Genotype, Clinical Outcomes, and Human Genetic Variation." *Infection, Genetics and Evolution* 20: 418–21.

Rosen, G. 1974. *From Medical Police to Social Medicine: Essays on the History of Health Care*. New York.

———. 1993. *A History of Public Health. Expanded ed.* Baltimore.

Rosenberg, C. E. 1962. *The Cholera Years: The United States in 1832, 1849, and 1866.* Chicago.

Rosenkrantz, B. 1994. *From Consumption to Tuberculosis: A Documentary History*. New York.

Ross, J. 1819. *A Voyage of Discovery*. London.

Rota, M., and J. Weisdorf. 2020. "Italy and the Little Divergence in Wages and Prices: New Data, New Results." Center for Economic Policy Research discussion paper no. DP14295.

Rothenberg, G. E. 1973. "The Austrian Sanitary Cordon and the Control of the Bubonic Plague: 1710–1871." *Journal of the History of Medicine and Allied Sciences* 28: 15–23.

Roumagnac, P., et al. 2006. "Evolutionary History of Salmonella typhi." *Science* 314: 1301–4.

Rowe, W. T. 2009. *China's Last Empire: The Great Qing*. Cambridge.

Roy, T. 2000. *The Economic History of India: 1857–1947*. Oxford.

Ruddiman, W. F. 2003. "The Anthropogenic Greenhouse Era Began Thousands of Years Ago." *Climatic Change* 61: 261–93.

Ruffino, L., and E. Vidal. 2010. "Early Colonization of Mediterranean Islands by Rattus rattus: A Review of Zooarcheological Data." *Biological Invasions* 12: 2389–94.

Ruiz-Tiben, E., and D. R. Hopkins. 2006. "Dracunculiasis (Guinea Worm Disease) Eradication." *Advances in Parasitology* 61: 275–309.

Rumsey, H. 1789. "An Account of an Epidemic Sore Throat Which Appeared at Chesham, In Buckinghamshire, In the Year 1788." *London Medical Journal* 10 (Pt 1): 7–39.

Rush, B. 1818. *Medical Inquiries and Observations*. Philadelphia.

Rusnock, A. A. 2008. *Vital Accounts: Quantifying Health and Population in Eighteenth-Century England and France*. Cambridge.

Russell, E. 2001. *War and Nature: Fighting Humans and Insects with Chemicals from World War I to Silent Spring*. Cambridge.

Rutman, D. B., and A. H. Rutman. 1976. "Of Agues and Fevers: Malaria in the Early Chesapeake." *William and Mary Quarterly* 33: 31–60.

Sabin, A. B. 1949. "Epidemiologic Patterns of Poliomyelitis in Different Parts of the World." In *Poliomyelitis: Papers and Discussions Presented at the First International Poliomyelitis Conference. Compiled and Edited for the International Poliomyelitis Congress*, 3–33. Philadelphia.

Sabin, S., et al. 2020. "A Seventeenth-Century *Mycobacterium tuberculosis* Genome Supports a Neolithic Emergence of the *Mycobacterium tuberculosis* Complex." *Genome Biology* 21: 201.

Sachs, J. 2012. "Reply to Acemoglu and Robinson's Response to My Book Review." https://www.jeffsachs.org/journal-articles/z37yfg9bcx9k8atat8wez48aebtnzp.

————. 2020. *The Ages of Globalization: Geography, Technology, and Institutions*. New York.

Sackton, T. B., B. P. Lazzaro, and A. G. Clark. 2017. "Rapid Expansion of Immune-Related Gene Families in the House Fly, Musca domestica." *Molecular Biology and Evolution* 34: 857–72.

Sahl, J. W., et al. 2015. "Defining the Phylogenomics of Shigella Species: A Pathway to Diagnostics." *Journal of Clinical Microbiology* 53: 951–60.

Sahlins, M. 1972. *Stone Age Economics*. Chicago.

Saif, L. J. 2010. "Bovine Respiratory Coronavirus." *Veterinary Clinics: Food Animal Practice* 26: 349–64.

Sallares, R. 2002. *Malaria and Rome: A History of Malaria in Ancient Italy*. Oxford.

Salley, A. S., ed. 1916. *Commissions and Instructions from the Lords Proprietors of Carolina to Public Officials of South Carolina*. Columbia.

Salmond, G., and M. Welch. 2008. "Antibiotic Resistance: Adaptive Evolution." *Lancet* 372: S97–103.

Samie, A., A. ElBakri, and R. AbuOdeh. 2012. "Amoebiasis in the Tropics: Epidemiology and Pathogenesis." In *Current Topics in Tropical Medicine*, edited by A. J. Rodriguez-Morales, 201–26. Rijeka.

Sanderson, S. K. 1990. *Social Evolutionism: A Critical History*. Cambridge.

Sandosham, A. A. 1970. "Malaria in Rural Malaya." *Medical Journal of Malaya* 24: 221–26.

Sangal, V., and P. A. Hoskisson. 2016. "Evolution, Epidemiology and Diversity of Corynebacterium diphtheriae: New Perspectives on an Old Foe." *Infection, Genetics and Evolution* 43: 364–70.

Sanjuán, R., et al. 2010. "Viral Mutation Rates." *Journal of Virology* 84: 9733–48.

Sankara, D., et al. 2016. "Dracunculiasis (Guinea Worm Disease)." In *Neglected Tropical Diseases—Sub-Saharan Africa*, edited by J. Gyapong and B. Boatin, 45–61. Cham.

Sankararaman, S., et al. 2012. "The Date of Interbreeding between Neandertals and Modern Humans." *PLoS Genetics* 8: e1002947.

————. 2014. "The Genomic Landscape of Neanderthal Ancestry in Present-Day Humans." *Nature* 507: 354–57.

Sano, K., et al. 2019. "The Earliest Evidence for Mechanically Delivered Projectile Weapons in Europe." *Nature Ecology & Evolution* 3: 1409–14.

Sarabian, C., B. Ngoubangoye, and A. MacIntosh. 2017. "Avoidance of Biological Contaminants through Sight, Smell and Touch in Chimpanzees." *Royal Society Open Science* 4: 170968.

Sariyeva, G., et al. 2019. "Marmots and *Yersinia pestis* Strains in Two Plague Endemic Areas of Tien Shan Mountains." *Frontiers in Veterinary Science* 6: 207.

Sarris, P. 2002. "The Justinianic Plague: Origins and Effects." *Continuity and Change* 17: 169–82.

————. 2020. "Climate and Disease." In *A Companion to the Global Early Middle Ages*, edited by E. Hermans, 511–38. Leeds.

Sasa, M. 1976. *Human Filariasis: A Global Survey of Epidemiology and Control*. Baltimore.

Sasaki, T., M. Kobayashi, and N. Agui. 2000. "Epidemiological Potential of Excretion and Regurgitation by Musca domestica (Diptera: Muscidae) in the Dissemination of Escherichia coli O157: H7 to Food." *Journal of Medical Entomology* 37: 945–49.

Saunders-Hastings, P. R., and D. Krewski. 2016. "Reviewing the History of Pandemic

Influenza: Understanding Patterns of Emergence and Transmission." *Pathogens* 5: 66.

Saville, A. C., et al. 2016. "Historic Late Blight Outbreaks Caused by a Widespread Dominant Lineage of Phytophthora infestans (Mont.) de Bary." *PLoS One* 11: 0168381.

Schamiloglu, U. 2016. "The Plague in the Time of Justinian and Central Eurasian History: An Agenda for Research." In *Central Eurasia in the Middle Ages: Studies in Honour of Peter B. Golden*, edited by I. Zimonyi and O. Karatay, 293–311. Wiesbaden.

Scheidel, W. 1999. "Emperors, Aristocrats, and the Grim Reaper: Towards a Demographic Profile of the Roman Élite." *Classical Quarterly* 49: 254–81.

———. 2001. *Death on the Nile: Disease and the Demography of Roman Egypt*. Leiden.

———. 2002. "A Model of Demographic and Economic Change in Roman Egypt after the Antonine Plague." *Journal of Roman Archaeology* 15: 97–114.

———. 2014. "The Shape of the Roman World: Modelling Imperial Connectivity." *Journal of Roman Archaeology* 27: 7–32.

———. 2015. "Death and the City: Ancient Rome and Beyond." https://ssrn.com/abstract=2609651.

———. 2019. *Escape from Rome: The Failure of Empire and the Road to Prosperity*. Princeton.

Scheutz, M., et al., eds. 2008. *Europäisches Spitalwesen: institutionelle Fürsorge in Mittelalter und früher Neuzeit (Hospitals and Institutional Care in Medieval and Early Modern Europe)*. Vienna.

Schiess, R., et al. 2014. "Revisiting Scoliosis in the KNM-WT 15000 *Homo erectus* Skeleton." *Journal of Human Evolution* 67: 48–59.

Schlich, T. 2012. "Asepsis and Bacteriology: A Realignment of Surgery and Laboratory Science." *Medical History* 56: 308–34.

Schmid, B. V., et al. 2015. "Climate-Driven Introduction of the Black Death and Successive Plague Reintroductions into Europe." *Proceedings of the National Academy of Sciences* 112: 3020–25.

Schmid-Hempel, P. 2013. *Evolutionary Parasitology: The Integrated Study of Infections, Immunology, Ecology, and Genetics*. Oxford.

———. 2017. "Parasites and Their Social Hosts." *Trends in Parasitology* 33: 453–62.

Schmitz-Cliever, V. E. 1954. "History of Morbus Hungaricus (Spotted Fever)." *Archiv für Hygiene und Bakteriologie* 138: 445–49.

Schoepf, J. D. 1911. *Travels in the Confederation*. Vol. 1. Philadelphia.

Schofield, R., and D. Reher. 1991. "The Decline of Mortality in Europe." In *The Decline of Mortality in Europe*, edited by R. Schoefield, D. Reher, and A. Bideau, 1–17. Oxford.

Schofield, R., D. Reher, and A. Bideau, eds. 1991. *The Decline of Mortality in Europe*. Oxford.

Schrago, C. G. 2014. "The Effective Population Sizes of the Anthropoid Ancestors of the Human-Chimpanzee Lineage Provide Insights on the Historical Biogeography of the Great Apes." *Molecular Biology and Evolution* 31: 37–47.

Schroeder, H., et al. 2018. "Origins and Genetic Legacies of the Caribbean Taino." *Proceedings of the National Academy of Sciences* 115: 2341–46.

Schuenemann, V. J., et al. 2011. "Targeted Enrichment of Ancient Pathogens Yielding the pPCP1 Plasmid of *Yersinia pestis* from Victims of the Black Death." *Proceedings of the National Academy of Sciences* 108: e746-e752.

———. 2013. "Genome-Wide Comparison of Medieval and Modern Mycobacterium leprae." *Science* 341: 179–183.

————. 2018a. "Ancient Genomes Reveal a High Diversity of Mycobacterium leprae in Medieval Europe." *PLoS Pathogens* 14: e1006997.

————. 2018b. "Historic Treponema pallidum Genomes from Colonial Mexico Retrieved from Archaeological Remains." *PLoS Neglected Tropical Diseases* 12: 0006447.

Schwartz, R. B. 1983. *Daily Life in Johnson's London.* Madison.

Scott, D. 1965. *Epidemic Disease in Ghana, 1901–1960.* Oxford.

Scott, G. R. 1990. "Rinderpest Virus." *Virus Infections of Ruminants* 3: 341–54.

Scott, H. G., and K. S. Littig. 1962. *Flies of Public Health Importance and Their Control. Insect Control Series, part V.* Atlanta.

————. 1970. "Training Guide." In *Flies of Public Health Importance and Their Control.* Atlanta.

Scott, J., trans. 1828. *On the Disinfecting Properties of Labarraque's Preparations of Chlorine.* By Antoine Germain Labarraque. London.

Scott, J. C. 2017. *Against the Grain: A Deep History of the Earliest States.* New Haven.

Scott, J. G., et al. 2014. "Genome of the House Fly, Musca domestica L., a Global Vector of Diseases with Adaptations to a Septic Environment." *Genome Biology* 15: 466.

Scully, E. J., et al. 2018. "Lethal Respiratory Disease Associated with Human Rhinovirus C in Wild Chimpanzees, Uganda, 2013." *Emerging Infectious Diseases* 24: 267–74.

Sedivy, E. J., et al. 2017. "Soybean Domestication: The Origin, Genetic Architecture and Molecular Bases." *New Phytologist* 214: 539–53.

Seidelman, R. 2020. *Under Quarantine: Immigrants and Disease at Israel's Gate.* New Brunswick.

Seifert, L., et al. 2016. "Genotyping *Yersinia pestis* in Historical Plague: Evidence for Long-Term Persistence of Y. pestis in Europe from the 14th to the 17th Century." *PLoS One* 11: e0145194.

Seland, E. 2014. "Archaeology of Trade in the Western Indian Ocean, 300 BC–AD 700." *Journal of Archaeological Research* 22: 367–402.

Selwyn, S. 1966. "Sir John Pringle: Hospital Reformer, Moral Philosopher and Pioneer of Antiseptics." *Medical History* 10: 266–74.

Sender, R., S. Fuchs, and R. Milo. 2016. "Revised Estimates for the Number of Human and Bacteria Cells in the Body." *PLoS Biology* 14: e1002533.

Sepkowitz, K. A. 2001. "AIDS—The First 20 Years." *New England Journal of Medicine* 344: 1764–72.

Sepúlveda, N., et al. 2017. "Malaria Host Candidate Genes Validated by Association with Current, Recent, and Historical Measures of Transmission Intensity." *Journal of Infectious Diseases* 216: 45–54.

Serruys, H. 1980. "Smallpox in Mongolia during the Ming and Ching Dynasties." *Zentralasiatische Studien* 14: 41–63.

Seth, S. 2018. *Difference and Disease: Medicine, Race, and the Eighteenth-Century British Empire.* Cambridge.

Shah, S. 2010. *The Fever: How Malaria Has Ruled Humankind for 500,000 Years.* New York.

————. 2016. *Pandemic: Tracking Contagions, from Cholera to Ebola and Beyond.* New York.

Shahraki, A. H., E. Carniel, and E. Mostafavi. 2016. "Plague in Iran: Its History and Current Status." *Epidemiology and Health* 38: e2016033.

Shanks, G., et al. 2014. "Measles Epidemics of Variable Lethality in the Early 20th Century." *American Journal of Epidemiology* 179: 413–22.

Sharman, J. C. 2019. *Empires of the Weak: The Real Story of European Expansion and the Creation of the New World Order*. Princeton.

Sharp, P. M., and B. H. Hahn. 2008. "Prehistory of HIV-1." *Nature* 7213: 605–6.

————. 2011. "Origins of HIV and the AIDS Pandemic." *Cold Spring Harbor Perspectives in Medicine* 1: a006841.

Sharp, P. M., L. J. Plenderleith, and B. Hahn. 2020. "Ape Origins of Human Malaria." *Annual Reviews in Microbiology* 74: 39–63.

Shaw-Taylor, L. 2020. "An Introduction to the History of Infectious Diseases, Epidemics and the Early Phases of the Long-Run Decline in Mortality." *Economic History Review* 73: e1–19.

Shennan, S. 2018. *The First Farmers of Europe: An Evolutionary Perspective*. Cambridge.

Shennan, S., et al. 2013. "Regional Population Collapse Followed Initial Agriculture Booms in Mid-Holocene Europe." *Nature Communications* 4: 2486.

Sheppard, S. K., and M. C. J. Maiden. 2015. "The Evolution of Campylobacter jejuni and Campylobacter coli." *Cold Spring Harbor Perspectives in Biology* 7: 018119.

Sheridan, R. B. 1974. *Sugar and Slavery: an Economic History of the British West Indies, 1623–1775*. Baltimore.

Shi, T., et al. 2017. "Global, Regional, and National Disease Burden Estimates of Acute Lower Respiratory Infections Due to Respiratory Syncytial Virus in Young Children in 2015: A Systematic Review and Modelling Study." *Lancet* 390: 946–58.

Shiels, A. B., et al. 2014. "Biology and Impacts of Pacific Island Invasive Species. 11. Rattus rattus, the Black Rat (Rodentia: Muridae)." *Pacific Science* 68: 145–84.

Shors, T. 2013. *Understanding Viruses*. 2nd ed. Burlington.

Shrewsbury, J. F. D. 1970. A *History of Bubonic Plague in the British Isles*. Cambridge.

Shulman, S. T., D. L. Shulman, and R. H. Sims. 2009. "The Tragic 1824 Journey of the Hawaiian King and Queen to London: History of Measles in Hawaii." *Pediatric Infectious Disease Journal* 28: 728–33.

Sibly, R. M. 2005. "On the Regulation of Populations of Mammals, Birds, Fish, and Insects." *Science* 309: 607–10.

Sidebotham, S. E. 2011. *Berenike and the Ancient Maritime Spice Route*. Berkeley.

Sigerist, H. 1941. "The People's Misery: Mother of Diseases, an Address, Delivered in 1790 by Johann Peter Frank, Translated from the Latin." *Bulletin of the History of Medicine* 9: 81–100.

Sigurdson, C. J., J. C. Bartz, and M. Glatzel. 2019. "Cellular and Molecular Mechanisms of Prion Disease." *Annual Review of Pathology: Mechanisms of Disease* 14: 497–516.

Silberbauer, G. B. 1965. *Report to the Government of Bechuanaland on the Bush Man Survey*. Gaberones.

Silva, C. 2011. *Miraculous Plagues: An Epidemiology of Early New England Narrative*. Oxford.

Silva, J. C., et al. 2015. "A New Method for Estimating Species Age Supports the Coexistence of Malaria Parasites and Their Mammalian Hosts." *Molecular Biology and Evolution* 32: 1354–64.

Silver, L. L. 2011. "Challenges of Antibacterial Discovery." *Clinical Microbiology Reviews* 24: 71–109.

Silvestroni, E., and I. Bianco. 1975. "Screening for Microcytemia in Italy: Analysis of Data Collected in the Past 30 Years." *American Journal of Human Genetics* 27: 198–212.

Simpson, J. 2011. *Creating Wine: The Emergence of a World Industry, 1840–1914*. Princeton.

Singer, D. W. 1949. "Sir John Pringle and His Circle. Part I. Life." *Annals of Science* 6: 127–80.

———. 1950. "Sir John Pringle and His Circle. Part II. Public Health." *Annals of Science* 6: 229–47.

Singer, R. 1960. "Some Biological Aspects of the Bushman." *Zeitschrift für Morphologie und Anthropologie* 51: 1–6.

Singla, L. D., et al. 2008. "Rodents as Reservoirs of Parasites in India." *Integrative Zoology* 3: 21–26.

Sinka, M. E., et al. 2010. "The Dominant Anopheles Vectors of Human Malaria in Africa, Europe and the Middle East: Occurrence Data, Distribution Maps and Bionomic Précis." *Parasites and Vectors* 3: 117.

———. 2012. "A Global Map of Dominant Malaria Vectors." *Parasites and Vectors* 5: 69.

Sisk, M. L., and J. J. Shea. 2011. "The African Origin of Complex Projectile Technology: An Analysis Using Tip Cross-Sectional Area and Perimeter." *International Journal of Evolutionary Biology* 2011: 968012.

Sistrom, M., et al. 2014. "Comparative Genomics Reveals Multiple Genetic Backgrounds of Human Pathogenicity in the Trypanosoma brucei Complex." *Genome Biology and Evolution* 6: 2811–19.

Sitkiewicz, I. 2018. "How to Become a Killer, or Is It All Accidental? Virulence Strategies in Oral Streptococci." *Molecular Oral Microbiology* 33: 1–12.

Skaff, J. K. 1998. "Sasanian and Arab-Sasanian Silver Coins from Turfan: Their Relationship to International Trade and the Local Economy." *Asia Major* 11: 67–115.

Skaggs, J. M. 1986. *Prime Cut: Livestock Raising and Meatpacking in the United States, 1607–1983*. College Station.

Skoglund, P., et al. 2017. "Reconstructing Prehistoric African Population Structure." *Cell* 171: 59–71.

Sköld, P. 1996. *The Two Faces of Smallpox: A Disease and Its Prevention in Eighteenth-and Nineteenth-Century Sweden*. Umeå.

Slack, P. 1981. "The Disappearance of Plague: An Alternative View." *Economic History Review* 34: 469–76.

———. 1985. *The Impact of Plague in Tudor and Stuart England*. London.

———. 1988. *Poverty and Policy in Tudor and Stuart England*. London.

———. 2012. *Plague: A Very Short Introduction*. Oxford.

Slavin, P. 2012. "The Great Bovine Pestilence and Its Economic and Environmental Consequences in England and Wales, 1318–50." *Economic History Review* 65: 1239–66.

———. 2019. "Death by the Lake: Mortality Crisis in Early Fourteenth-Century Central Asia." *Journal of Interdisciplinary History* 50: 59–90.

Sloane, B. 2013. *Black Death in London*. Stroud.

Smail, D. L. 1996. "Accommodating Plague in Medieval Marseille." *Continuity and Change* 11: 11–41.

———. 2005. "In the Grip of Sacred History." *American Historical Review* 110: 1337–61.

———. 2008. *On Deep History and the Brain*. Berkeley.

Small, S. T., D. J. Tisch, and P. A. Zimmerman. 2014. "Molecular Epidemiology, Phylogeny and Evolution of the Filarial Nematode Wuchereria bancrofti." *Infection, Genetics and Evolution* 28: 33–43.

Small, S. T, et al. 2019. "Human Migration and the Spread of the Nematode Parasite

Wuchereria bancrofti." *Molecular Biology and Evolution* 36: 1931–41.

Smallman-Raynor, M. R., and A. Cliff. 2004. *War Epidemics: An Historical Geography of Infectious Diseases in Military Conflict and Civil Strife, 1850–2000*. Oxford.

Smil, V. 2005. *Creating the Twentieth Century: Technical Innovations of 1867–1914 and Their Lasting Impact*. Oxford.

———. 2015. *Harvesting the Biosphere: What We Have Taken from Nature*. Cambridge.

———. 2017. *Energy and Civilization: A History*. Cambridge.

Smith, A. F. 2015. *Sugar: A Global History*. London.

Smith, A. R., et al. 2015. "The Significance of Cooking for Early Hominin Scavenging." *Journal of Human Evolution* 84: 62–70.

Smith, B. D. 2014. "The Domestication of Helianthus annuus L. (Sunflower)." *Vegetation History and Archaeobotany* 23: 57–74.

Smith, B. G. 2013. *Ship of Death: A Voyage That Changed the Atlantic World*. New Haven.

Smith, D. 1978. "Mortality and Family in the Colonial Chesapeake." *Journal of Interdisciplinary History* 8: 403–27.

Smith, D. C. 1980. "Gerhard's Distinction between Typhoid and Typhus and Its Reception in America." *Bulletin of the History of Medicine* 54: 368–85.

———. 1981. "Medical Science, Medical Practice, and the Emerging Concept of Typhus in Mid-Eighteenth-Century Britain." *Medical History Supplement* 1: 121–34.

Smith, J. 1631. *Advertisements for the Unexperienced Planters of New-England, or Any Where*. London.

Smith, K., and J.-F. Guegan. 2010. "Changing Geographic Distributions of Human Pathogens." *Annual Review of Ecology, Evolution, and Systematics* 41: 231–50.

Smith, K. F., et al. 2007. "Globalization of Human Infectious Disease." *Ecology* 88: 1903–10.

Smith, M. E. 2005. "City Size in Late Postclassic Mesoamerica." *Journal of Urban History* 31: 403–34.

Smith, O., and T. P. Gilbert. 2019. "Ancient RNA." In *Paleogenomics*, edited by C. Lindqvist and O. Rajora, 53–74. Cham.

Smith, P. 1991. "The Dental Evidence for Nutritional Status in the Natufians." In *The Natufian Culture in the Levant*, edited by O. Bar-Yosef and F. Valla, 425–33. Ann Arbor.

Smith, P. D., et al. 2020. *Principles of Mucosal Immunology*. Boca Raton.

Snodgrass, J. J., W. R. Leonard, and M. L. Robertson. 2009. "The Energetics of Encephalization in Early Hominids." In *The Evolution of Hominin Diets: Integrating Approaches to the Study of Palaeolithic Subsistence*, edited by J. J. Hublin, 15–29. Dordrecht.

Snow, D., and K. Lanphear. 1988. "European Contact and Indian Depopulation in the Northeast: The Timing of the First Epidemics." *Ethnohistory* 35: 15–33.

Snowden, F. M. 1995. *Naples in the Time of Cholera, 1884–1911*. Cambridge.

———. 1999. " 'Fields of Death': Malaria in Italy." *Modern Italy* 4: 25–57.

———. 2006. *The Conquest of Malaria: Italy, 1900–1962*. New Haven.

———. 2019. *Epidemics and Society: From the Black Death to the Present*. New Haven.

Soares, R. R. 2007. "On the Determinants of Mortality Reductions in the Developing World." *Population and Development Review* 33: 247–87.

Soltow, L. 1981. *The Rise of Literacy and the Common School in the United States: A Socioeconomic Analysis to 1870*. Chicago.

Somervail, A. 1823. "On the Medical Topography and Diseases of a Section of Virginia." *Philadelphia Journal of the Medical and Physical Sciences* 6: 276–89.

Sompayrac, L. 2016. *How the Immune System Works*. 5th ed. Oxford.

Sonenshine, D. E., et al. 1978. "Epizootiology of Epidemic Typhus (*Rickettsia prowazekii*) in Flying Squirrels." American *Journal of Tropical Medicine and Hygiene* 27: 339–49.

Soppelsa, P., and A. Rodgers. 2019. "Origins of the Flyswatter." *Technology and Culture* 60: 886–95.

Sorensen, C., et al. 2008. "Charles V. Riley, France, and Phylloxera." *American Entomologist* 54: 134–49.

——. 2019. *Charles Valentine Riley: Founder of Modern Entomology*. Tuscaloosa.

Soumana, I. H., B. Linz, and E. T. Harvill. 2017. "Environmental Origin of the Genus Bordetella." *Frontiers in Microbiology* 8: 28.

Specht, J. 2019. *Red Meat Republic: A Hoof-to-Table History of How Beef Changed America*. Princeton.

Spielman, A., and M. D'Antonio. 2001. *Mosquito: A Natural History of Our Most Persistent and Deadly Foe*. New York.

Spier, F. 2010. *Big History and the Future of Humanity*. Chichester.

Spierenburg, P. C. 1995. "The Body and the State: Early Modern Europe." In *The Oxford History of the Prison: The Practice of Punishment in Western Society*, edited by N. Morris and D. J. Rothman, 49–77. Oxford.

——. 2007. *The Prison Experience: Disciplinary Institutions and Their Inmates in Early Modern Europe*. Amsterdam.

Spikins, P., et al. 2019. "Living to Fight Another Day: The Ecological and Evolutionary Significance of Neanderthal Healthcare." *Quaternary Science Reviews* 217: 98–118.

Spinage, C. A. 2003. *Cattle Plague: A History*. New York.

——. 2012. *African Ecology—Benchmarks and Historical Perspectives*. Berlin.

Spooner, D., et al. 2005. "A Single Domestication for Potato Based on Multilocus Amplified Fragment Length Polymorphism Genotyping." *Proceedings of the National Academy of Sciences* 102: 14694–99.

Spreeuwenberg, P., M. Kroneman, and J. Paget. 2018. "Reassessing the Global Mortality Burden of the 1918 Influenza Pandemic." *American Journal of Epidemiology* 187: 2561–67.

Spruill, J. C. 1936. "Women in the Founding of the Southern Colonies." *North Carolina Historical Review* 13: 202–18.

Spyrou, M., et al. 2016. "Historical Y. pestis Genomes Reveal the European Black Death as the Source of Ancient and Modern Plague Pandemics." *Cell Host & Microbe* 19: 874–81.

——. 2018. "Analysis of 3,800-Year-Old *Yersinia pestis* Genomes Suggests Bronze Age Origin for Bubonic Plague." *Nature Communications* 9: 1–10.

——. 2019a. "Ancient Pathogen Genomics as an Emerging Tool for Infectious Disease Research." *Nature Reviews Genetics* 20: 323–40.

——. 2019b. "Phylogeography of the Second Plague Pandemic Revealed through Analysis of Historical *Yersinia pestis* Genomes." *Nature Communications* 10: 4470.

Squicciarini, M. P., and N. Voigtländer. 2015. "Human Capital and Industrialization: Evidence from the Age of Enlightenment." *Quarterly Journal of Economics* 130: 1825–83.

Stahl, P. W. 2008. "Animal Domestication in South America." In *The Handbook of South American Archaeology*, edited by H. Silverman and W. H. Isbell, 121–30. New York.

Stanaway, J. D., and G. Roth. 2015. "The Burden of Chagas Disease: Estimates and Challenges." *Global Heart* 10: 139–44.

Stanaway, J. D., et al. 2016. "The Global Burden of Dengue: An Analysis from the Global Burden of Disease Study 2013." *Lancet Infectious Diseases* 16: 712–23.

Standley, C. J., et al. 2012. "Zoonotic Schistosomiasis in Non-human Primates: Past, Present and Future Activities at the Human-Wildlife Interface in Africa." *Journal of Helminthology* 86: 131–40.

Stathakopoulos, D. 2004. *Famine and Pestilence in the Late Roman and Early Byzantine Empire: A Systematic Survey of Subsistence Crisis and Epidemics*. Burlington.

Steckel, R. H., and J. C. Rose, eds. 2002. *The Backbone of History: Health and Nutrition in the Western Hemisphere*. Cambridge.

Steen, K. 2014. *The American Synthetic Organic Chemicals Industry: War and Politics, 1910–1930*. Chapel Hill.

Steere-Williams, J. 2020. *The Filth Disease: Typhoid Fever and the Practices of Epidemiology in Victorian England*. Rochester.

Stein, C., et al. 2003. "The Global Burden of Measles in the Year 2000—A Model That Uses Country-Specific Indicators." *Journal of Infectious Diseases* 187: S8–14.

Stenborg, P. 2016. "Towards a Regional History of Pre-Columbian Settlements in the Santarém and Belterra Regions, Pará, Brazil." In *Beyond Waters: Archaeology and Environmental History of the Amazonian Inland*, edited by P. Stenborg, 9–20. Gothenburg.

Stenseth, N. C., et al. 2008. "Plague: Past, Present, and Future." *PLoS Medicine* 5: e3.

Stephens, P., et al. 2016. "The Macroecology of Infectious Diseases: A New Perspective on Global-Scale Drivers of Pathogen Distributions and Impacts." *Ecology Letters* 19: 1159–71.

Stephenson, J. Z. 2018. " 'Real' Wages? Contractors, Workers, and Pay in London Building Trades, 1650–1800." *Economic History Review* 71: 106–132.

Steverding, D. 2008. "The History of African Trypanosomiasis." *Parasites & Vectors* 1: 3.

Stewart, K. M. 1994. "Early Hominid Utilisation of Fish Resources and Implications for Seasonality and Behavior." *Journal of Human Evolution* 27: 229–45.

Stodder, A., and D. Martin. 1992. "Health and Disease in the Southwest before and after Spanish Contact." In *Disease and Demography in the Americas*, edited by J. W. Verano and D. H. Ubelaker, 55–73. Washington, DC.

Stone, A. C., et al. 2009. "Tuberculosis and Leprosy in Perspective." *Yearbook of Physical Anthropology* 52: 66–94.

Strauss, J. H., and E. G. Strauss. 2008. *Viruses and Human Disease*. 2nd ed. Amsterdam.

Streusand, D. E. 2010. *Islamic Gunpowder Empires: Ottomans, Safavids, and Mughals*. Boulder.

Strindberg, S., et al. 2018. "Guns, Germs, and Trees Determine Density and Distribution of Gorillas and Chimpanzees in Western Equatorial Africa." *Science Advances* 4: 2964.

Stringer, C. 2016. "The Origin and Evolution of Homo sapiens." *Philosophical Transactions of the Royal Society B: Biological Sciences* 371: 20150237.

Stucki, D., et al. 2016. "Mycobacterium tuberculosis Lineage 4 Comprises Globally Distributed and Geographically Restricted Sublineages." *Nature Genetics* 48: 1535–43.

Stukenbrock, E. H., and B. A. McDonald. 2008. "The Origins of Plant Pathogens in Agroecosystems." *Annual Review of Phytopathology* 46: 75–100.

Styles, J. 2007. *The Dress of the People: Everyday Fashion in Eighteenth-Century England*. New Haven.

Subrahmanyam, S. 2012. *The Portuguese Empire in Asia, 1500–1700: A Political and*

Economic History. Chichester.

Sullivan, R. 2004. *Rats: Observations on the History and Habitat of the City's Most Unwanted Inhabitants*. New York.

Sun, Y.-C., et al. 2014. "Retracing the Evolutionary Path That Led to Flea-Borne Transmission of *Yersinia pestis*." *Cell Host & Microbe* 15: 578–86.

Sundararaman, S., et al. 2016. "Genomes of Cryptic Chimpanzee Plasmodium Species Reveal Key Evolutionary Events Leading to Human Malaria." *Nature Communications* 7: 11078.

Sundstrom, L. 1997. "Smallpox Used Them Up: References to Epidemic Disease in Northern Plains Winter Counts, 1714–1920." *Ethnohistory* 44: 305–43.

Suntsov, V. V. 2017. "Recent Speciation of Plague Microbe *Yersinia pestis* in the Heterothermal (Heteroimmune) Environment of Marmot–Flea (*Marmota sibirica-Oropsylla silantiewi*): Biogeocenotic Preconditions and Preadaptations." *Biology Bulletin Reviews* 7: 299–311.

Susser, M., and Z. Stein. 2009. *Eras in Epidemiology: The Evolution of Ideas*. Oxford.

Sussman, G. D. 2011. "Was the Black Death in India and China?" *Bulletin of the History of Medicine* 85: 319–55.

Swedlund, A. C., and G. J. Armelagos. 1990. *Disease in Populations in Transition: Anthropological and Epidemiological Perspectives*. New York.

Swellengrebel, N. H., and A. D. Buck. 1938. *Malaria in the Netherlands*. Amsterdam.

Szreter, S. 1988. "The Importance of Social Intervention in Britain's Mortality Decline c.1850–1914: A Re-interpretation of the Role of Public Health." *Social History of Medicine* 1: 1–37.

———. 2002. "Rethinking McKeown: The Relationship between Public Health and Social Change." *American Journal of Public Health* 92: 722–25.

———. 2005. *Health and Wealth: Studies in History and Policy*. Rochester.

Taagepera, R. 1978a. "Size and Duration of Empires: Growth-Decline Curves, 3000 to 600 BC." *Social Science Research* 7: 180–97.

———. 1978b. "Size and Duration of Empires: Systematics of Size." *Social Science Research* 7: 108–27.

———. 1979. "Size and Duration of Empires: Growth-Decline Curves, 600 BC to 600 AD." *Social Science History* 3: 115–38.

Tahara, M., et al. 2016. "Measles Virus Hemagglutinin Protein Epitopes: The Basis of Antigenic Stability." *Viruses* 8: v8080216.

Takken, W., and N. Verhulst. 2012. "Host Preferences of Blood-Feeding Mosquitoes." *Annual Review of Entomology* 58: 433–53.

Talbi, M. 2012. "Ibn Khaldūn." *Encyclopaedia of Islam, Second Edition*. Leiden.

Tallavaara, M., et al. 2015. "Human Population Dynamics in Europe over the Last Glacial Maximum." *Proceedings of the National Academy of Sciences* 112: 8232–37.

Tallavaara, M., J. T. Eronen, and M. Luoto. 2018. "Productivity, Biodiversity, and Pathogens Influence the Global Hunter-Gatherer Population Density." *Proceedings of the National Academy of Sciences* 115: 1232–37.

Tallett, F. 1992. *War and Society in Early-Modern Europe, 1495–1715*. London.

Talty, S. 2009. *The Illustrious Dead: The Terrifying Story of How Typhus Killed Napoleon's Greatest Army*. New York.

Tanaka, J. 1980. *The San: Hunter-Gatherers of the Kalahari: A Study in Ecological*

Anthropology. Tokyo.

Tanno, K., and G. Willcox. 2006. "How Fast Was Wild Wheat Domesticated?" *Science* 311: 1886.

Tannous, J. 2018. *The Making of the Medieval Middle East: Religion, Society, and Simple Believers*. Princeton.

Taubenberger, J. K., and D. M. Morens. 2018. "Influenza Cataclysm." *New England Journal of Medicine* 379: 2285–87.

———. 2019. "The 1918 Influenza Pandemic and Its Legacy." *Cold Spring Harbor Perspectives in Medicine*: a038695.

Taubenberger, J. K., et al. 1997. "Initial Genetic Characterization of the 1918 'Spanish' Influenza Virus." *Science* 275: 1793–96.

———. 2005. "Characterization of the 1918 Influenza Virus Polymerase Genes." *Nature* 437: 889–93.

Taylor, L. H., S. M. Latham, and M. Woolhouse. 2001. "Risk Factors for Human Disease Emergence." *Philosophical Transactions of the Royal Society of London. Series B: Biological Sciences* 356: 983–89.

Taylor, M. W. 2014. "Influenza." In *Viruses and Man: A History of Interactions*, edited by M. W. Taylor, 191–209. Cham.

Taylor-Mulneix, D. L., et al. 2017. "Evolution of Bordetellae from Environmental Microbes to Human Respiratory Pathogens: Amoebae as a Missing Link." *Frontiers in Cellular and Infection Microbiology* 7: 510.

Temin, P. 2012. *The Roman Market Economy*. Princeton.

The, H. C., et al. 2016. "The Genomic Signatures of Shigella Evolution, Adaptation and Geographical Spread." *Nature Reviews Microbiology* 14: 235–50.

Therborn, G. 2000. "Globalizations: Dimensions, Historical Waves, Regional Effects, Normative Governance." *International Sociology* 15: 151–79.

Thomas, F., F. Renaud, and J.-F. Guégan. 2005. *Parasitism and Ecosystems*. Oxford.

Thomas, S., ed. 2016. *Rickettsiales: Biology, Molecular Biology, Epidemiology, and Vaccine Development*. Cham.

Thompson, J. N. 2013. *Relentless Evolution*. Chicago.

Thompson, M. G. 1997. *The Polden Hill Manors of Glastonbury Abbey: Land and People circa 1260 to 1351*. PhD diss., University of Leicester.

Thonemann, P. forthcoming. *Lucian, Alexander or the False Prophet*. Oxford.

Thornton, R. 1987. *American Indian Holocaust and Survival: A Population History since 1492*. Norman.

———. 1997. "Aboriginal North American Population and Rates of Decline, ca. AD 1500–1900." *Current Anthropology* 38: 310–15.

Thwaites, R. G. 1898. *The Jesuit Relations and Allied Documents*. 73 volumes. Cleveland.

Tibbs, C. J. 1997. "Tropical Aspects of Viral Hepatitis." *Transactions of the Royal Society of Tropical Medicine and Hygiene* 91: 121–24.

Tierney, J., P. deMenocal, and P. Zander. 2017. "A Climactic Context for the Out-of-Africa Migration." *Geological Society of America* 45: 1023–26.

Tiffany, N. M. 1900. *Pilgrims and Puritans: The Story of the Planting of Plymouth and Boston*. Boston.

Tilly, C. 1975. "Reflections on the History of European Statemaking." In *The Formation of National States in Western Europe*, edited by C. Tilly, 3–83. Princeton.

Timberg, C., and D. Halperin. 2013. *Tinderbox: How the West Sparked the AIDS Epidemic and How the World Can Finally Overcome It.* New York.

Timmermann, A. 2020. "Quantifying the Potential Causes of Neanderthal Extinction: Abrupt Climate Change versus Competition and Interbreeding." *Quaternary Science Reviews* 238: 106331.

Tognotti, E. 2009. "The Rise and Fall of Syphilis in Renaissance Europe." *Journal of Medical Humanities* 30: 99–113.

Tomalin, C. 2002. *Samuel Pepys: The Unequalled Self.* Westminster.

Tomber, R. 2008. *Indo-Roman Trade: From Pots to Pepper.* London.

———. 2012. "From the Roman Red Sea to beyond the Empire: Egyptian Ports and Their Trading Partners." *British Museum Studies in Ancient Egypt and Sudan* 18: 201–15.

Tomes, N. 1998. *The Gospel of Germs: Men, Women, and the Microbe in American Life.* Cambridge.

Torfing, T. 2015. "Neolithic Population and Summed Probability Distribution of 14C-Dates." *Journal of Archaeological Science* 63: 193–98.

Toribio Polo, J. 1913. *Apuntes sobre las epidemias en el Perú.* Lima.

Townsend, C. 2019. *Fifth Sun: A New History of the Aztecs.* New York.

Trevor-Roper, H. R. 1959. "The General Crisis of the 17th Century." *Past & Present* 16: 31–64.

Troesken, W. 2015. *The Pox of Liberty: How the Constitution Left Americans Rich, Free, and Prone to Infection.* Chicago.

Trofa, A. F., et al. 1999. "Dr. Kiyoshi Shiga: Discoverer of the Dysentery Bacillus." *Clinical Infectious Diseases* 29: 1303–6.

Tröhler, U. 2011. "The Introduction of Numerical Methods to Assess the Effects of Medical Interventions during the 18th Century: A Brief History." *Journal of the Royal Society of Medicine* 104: 465–74.

Trost, E., et al. 2012. "Pangenomic Study of Corynebacterium diphtheriae That Provides Insights into the Genomic Diversity of Pathogenic Isolates from Cases of Classical Diphtheria, Endocarditis, and Pneumonia." *Journal of Bacteriology* 194: 3199–215.

Trueba, G., and M. Dunthorn. 2012. "Many Neglected Tropical Diseases May Have Originated in the Paleolithic or Before: New Insights from Genetics." *PLoS Neglected Tropical Diseases* 6: e1393.

Truman, R. 2005. "Leprosy in Wild Armadillos." *Leprosy Review* 76: 198–208.

Tsiamis, C., E. Poulakou-Rebelakou, and E. Petridou. 2009. "The Red Sea and the Port of Clysma: A Possible Gate of Justinian's Plague." *Gesnerus* 66: 209–17.

Tuchman, B. W. 1978. *A Distant Mirror: The Calamitous 14th Century.* New York.

Turchin, P. 2003. *Complex Population Dynamics: A Theoretical/Empirical Synthesis.* Princeton.

———. 2009. "Long-Term Population Cycles in Human Societies." *The Year in Ecology and Conservation Biology* 1162: 1–17.

———. 2018. *Historical Dynamics: Why States Rise and Fall.* Princeton.

Turchin, P., and S. A. Nefedov. 2011. *Secular Cycles.* Princeton.

Turmelle, A. S., and K. J. Olival. 2009. "Correlates of Viral Richness in Bats (Order Chiroptera)." *EcoHealth* 6: 522–39.

Turner, J. R. 2009. "Intestinal Mucosal Barrier Function in Health and Disease." *Nature Reviews Immunology* 9: 799–809.

Tuttle, M. D. 2015. *The Secret Lives of Bats: My Adventures with the World's Most Misunderstood Mammals.* Boston.

Twigg, G. 1984. *The Black Death: A Biological Reappraisal.* New York.

Twitchett, D. 1979. "Population and Pestilence in T'ang China." In *Studia Sino-Mongolica: Festschrift fur Herbert Franke*, edited by W. Bauer, 35–68. Wiesbaden.

Twohig, K. A., et al. 2019. "Growing Evidence of *Plasmodium vivax* across Malaria-Endemic Africa." *PLoS Neglected Tropical Diseases* 13: e0007140.

Tworek, H. J. S. 2019. "Communicable Disease: Information, Health, and Globalization in the Interwar Period." *American Historical Review* 124: 813–42.

Ubelaker, D. 1992. "North American Indian Population Size: Changing Perspectives." In *Disease and Demography in the Americas*, edited by J. W. Verano and D. H. Ubelaker, 169–76. Washington, DC.

Underdown, S. J., K. Kumar, and C. Houldcroft. 2017. "Network Analysis of the Hominin Origins of Herpes Simplex Virus 2 from Fossil Data." *Virus Evolution* 3: vex026.

United Nations. 2018. *The World's Cities in 2018*. New York.

———. 2020. *Progress toward the Sustainable Development Goals: Report of the Secretary-General*. New York.

Urban, J., et al. 2016. "The Effect of Habitual and Experimental Antiperspirant and Deodorant Product Use on the Armpit Microbiome." *PeerJ* 4: e1605.

Vågene, A. J. 2018. "Genomic Insights into Pre-and Post-contact Human Pathogens in the New World." PhD diss., Eberhard-Karls Universität Tübingen.

Vågene, A. J., et al. 2018. "*Salmonella enterica* Genomes from Victims of a Major Sixteenth-Century Epidemic in Mexico." *Nature Ecology & Evolution* 2: 520–28.

Vainio, J., and F. Cutts. 1998. *Yellow Fever*. Geneva.

Vale, T. C., and F. Cardoso. 2015. "Chorea: A Journey through History." *Tremor and Other Hyperkinetic Movements* 5: 1–6.

Valenčius, C. B. 2000. "Histories of Medical Geography." *Medical History* 44: 3–28.

Valleron, A.-J., et al. 2010. "Transmissibility and Geographic Spread of the 1889 Influenza Pandemic." *Proceedings of the National Academy of Sciences* 107: 8778–81.

Vallès, X., et al. 2020. "Human Plague: An Old Scourge That Needs New Answers." *PLoS Neglected Tropical Diseases* 14: e0008251.

Valtueña, A. A., et al. 2017. "The Stone Age Plague and Its Persistence in Eurasia." *Current Biology* 27: 3683–91.

Van Arsdale, P. 1978. "Population Dynamics among Asmat Hunter-Gatherers of New Guinea: Data, Methods, Comparisons." *Human Ecology* 6: 435–67.

Van Ginkel, J. J. 1995. *John of Ephesus: A Monophysite Historian in Sixth-Century Byzantium*, PhD diss., University of Groningen.

Vanhaute, E., R. Paping, and C. Ó Gráda. 2006. "The European Subsistence Crisis of 1845–1850: A Comparative Perspective." UCD Centre for Economic Research working paper WP06/09. University College Dublin.

Van Roosbroeck, F., and A. Sundberg. 2017. "Culling the Herds? Regional Divergences in Rinderpest Mortality in Flanders and South Holland, 1769–1785." *Tijdschrift voor Sociale en Economische Geschiedenis* 14: 31–55.

Van Ruysbroeck, W. 2009. *The Mission of Friar William of Rubruck: His Journey to the Court of the Great Khan Möngke, 1253–1255*. Indianapolis.

Van Zanden, J. L. 2009. *The Long Road to the Industrial Revolution: The European Economy in a Global Perspective, 1000–1800*. Leiden.

Van Zanden, J. L., S. Carmichael, and T. de Moor. 2019. *Capital Women: The European Marriage Pattern, Female Empowerment and Economic Development in Western*

Europe 1300–1800. New York.

Varlik, N. 2015. *Plague and Empire in the Early Modern Mediterranean World: The Ottoman Experience, 1347–1600.* New York.

———. 2020. "The Plague That Never Left: Restoring the Second Pandemic to Ottoman and Turkish History in the Time of COVID-19." *New Perspectives on Turkey* 63: 176–89.

Vázquez-Espinosa, E., C. Laganá, and F. Vazquez. 2020. "John Donne, Spanish Doctors and the Epidemic Typhus: Fleas or Lice?" *Revista Española de Quimioterapia* 33: 87–93.

Velmet, A. 2020. *Pasteur's Empire: Bacteriology and Politics in France, Its Colonies, and the World.* New York.

Verano, J. W. 1992. "Prehistoric Disease and Demography in the Andes." In *Disease and Demography in the Americas*, edited by J. W. Verano and D. H. Ubelaker, 15–24. Washington, DC.

Verano, J. W., and D. H. Ubelaker, eds. 1992. *Disease and Demography in the Americas.* Washington, DC.

Verga, G. 1928. *Little Novels of Sicily.* Translated by D. H. Lawrence. London. First published 1883.

Verne, J. 2005. *The Begum's Millions.* Translated by S. L. Luce. Middletown. First published 1879.

Verran, J., and X. A. Reyes. 2018. "Emerging Infectious Literatures and the Zombie Condition." *Emerging Infectious Diseases* 24: 1774–78.

Viganó, C., et al. 2017. "2,000 Year Old β-Thalassemia Case in Sardinia Suggests Malaria Was Endemic by the Roman Period." *American Journal of Physical Anthropology* 164: 362–70.

Vijgen, L., et al. 2005. "Complete Genomic Sequence of Human Coronavirus OC43: Molecular Clock Analysis Suggests a Relatively Recent Zoonotic Coronavirus Transmission Event." *Journal of Virology* 79: 1595–604.

———. 2006. "Evolutionary History of the Closely Related Group 2 Coronaviruses: Porcine Hemagglutinating Encephalomyelitis Virus, Bovine Coronavirus, and Human Coronavirus OC43." *Journal of Virology* 80: 7270–74.

Villermé, L.-R. 1830. *De la mortalité dans les divers quartiers de la ville de Paris, et des causes qui la rendent trés différente dans plusieurs d'entre eux, ainsi que dans les divers quartiers de beaucoup de grande villes.* Paris.

Visaria, L., and P. Visaria. 1982. "Population (1757–1947)." In vol. 2 of *The Cambridge Economic History of India*, edited by D. Kumar, 463–532. Cambridge.

———. 1995. "India's Population in Transition." *Population Bulletin* 50: 1–51.

Voigtländer, N., and H.-J. Voth. 2013a. "How the West 'Invented' Fertility Restriction." *American Economic Review* 103: 2227–64.

———. 2013b. "The Three Horsemen of Riches: Plague, War, and Urbanization in Early Modern Europe." *Review of Economic Studies* 80: 774–811.

Volkman, S. K., et al. 2001. "Recent Origin of *Plasmodium falciparum* from a Single Progenitor." *Science* 293: 482–84.

Voroshilova, M. K. 1989. "Potential Use of Nonpathogenic Enteroviruses for Control of Human Disease." *Progress in Medical Virology* 36: 191–202.

Vries, P. H. H. 2013. *Escaping Poverty: The Origins of Modern Economic Growth.* Göttingen.

Vynnycky, E., and P. E. Fine. 1999. "Interpreting the Decline in Tuberculosis: The Role of

Secular Trends in Effective Contact." *International Journal of Epidemiology* 28: 327–34.

Wachsmuth, K., P. A. Blake, and Ø. Olsvik. 1994. *Vibrio Cholerae and Cholera: Molecular to Global Perspectives*. Washington, DC.

Wagner, D. M., et al. 2014. "*Yersinia pestis* and the Plague of Justinian 541–543 AD: A Genomic Analysis." *Lancet Infectious Diseases* 14: 319–26.

Wain, J., et al. 2015. "Typhoid Fever." *Lancet* 385: 1136–45.

Waite, J. L., et al. 2019. "Exploring the Lower Thermal Limits for Development of the Human Malaria Parasite, Plasmodium falciparum." *Biology Letters* 15: 20190275.

Walker, R. S., L. Sattenspiel, and K. R. Hill. 2015. "Mortality from Contact-Related Epidemics among Indigenous Populations in Greater Amazonia." *Scientific Reports* 5: 14032.

Wallace, A. R. 1899. *The Wonderful Century: Its Successes and Its Failures*. New York.

Wallerstein, I. 1974. *The Modern World-System*. New York.

Walløe, L. 2008. "Medieval and Modern Bubonic Plague: Some Clinical Continuities." *Medical History* 52 (S27): 59–73.

Walter, J., and R. Schofield, eds. 1989. *Famine, Disease, and the Social Order in Early Modern Society*. Cambridge.

Wamai, R., et al. 2020. "Visceral Leishmaniasis: A Global Overview." *Journal of Global Health Science* 2: e3.

Wang, L., and D. E. Anderson. 2019. "Viruses in Bats and Potential Spillover to Animals and Humans." *Current Opinion in Virology* 34: 79–89.

Ward, W. P. 2019. *The Clean Body: A Modern History*. Montreal.

Wardeh, M., et al. 2015. "Database of Host-Pathogen and Related Species Interactions, and Their Global Distribution." *Scientific Data* 2: 1–11.

Waring, J. I. 1964. *A History of Medicine in South Carolina, 1670–1825*. Columbia.

Warinner, C., et al. 2012. "Disease, Demography, and Diet in Early Colonial New Spain: Investigation of a Sixteenth-Century Mixtec Cemetery at Teposcolula Yucundaa." *Latin American Antiquity* 23: 467–89.

Warren, H. 1741. *A Treatise Concerning the Malignant Fever in Barbados and the Neighbouring Islands*. London.

Warrick, G. 2008. *A Population History of the Huron-Petun, AD 500–1650*. Cambridge.

———. 2010. "European Infectious Disease and Depopulation of the Wendat-Tionontate (Huron-Petun)." *World Archaeology* 35: 258–75.

Wasik, B., and M. Murphy. 2012. *Rabid: A Cultural History of the World's Most Diabolical Virus*. New York.

Watson, S. 2006. "The Origins of the English Hospital." *Transactions of the Royal Historical Society* 16: 75–94.

Watts, D. 1987. *The West Indies: Patterns of Development, Culture, and Environmental Change since 1492*. Cambridge.

Watts, S. 1997. *Epidemics and History: Disease, Power, and Imperialism*. New Haven.

———. 2001. "Yellow Fever Immunities in West Africa and the Americas in the Age of Slavery and Beyond: A Reappraisal." *Journal of Social History* 34: 955–67.

Wazer, C. G. 2017. *Salus Patriae: Public Health and the State in the Early Roman Empire*. PhD diss., Columbia University.

Weatherall, J. D. 2004. "J. B. S. Haldane and the Malaria Hypothesis." In *Infectious Disease and Host-Pathogen Evolution*, edited by K. R. Dronamraju, 18–36. Cambridge.

Weaver, S., et al. 2016. *Virus Evolution: Current Research and Future Directions*. Norfolk.

Weaver, S. C., et al. 2018. "Zika, Chikungunya, and Other Emerging Vector-Borne Viral Diseases." *Annual Review of Medicine* 69: 395–408.

Webb, J. L. A. 2006. "Ecology and Culture in West Africa." In *Themes in West Africa's History*, edited by E. K. Akyeampong, 33–51. Athens.

————. 2009. *Humanity's Burden: A Global History of Malaria*. Cambridge.

————. 2014. *The Long Struggle against Malaria in Tropical Africa*. New York.

————. 2019. *The Guts of the Matter: A Global History of Human Waste and Infectious Intestinal Disease*. Cambridge.

Webster, B. L., V. R. Southgate, and D. T. J. Littlewood. 2006. "A Revision of the Interrelationships of Schistosoma Including the Recently Described Schistosoma guineensis." *International Journal for Parasitology* 36: 947–55.

Webster, R. G., et al. 1992. "Evolution and Ecology of Influenza A Viruses." *Microbiology and Molecular Biology Reviews* 56: 152–79.

Weedall, G. D., and N. Hall. 2011. "Evolutionary Genomics of Entamoeba." *Research in Microbiology* 162: 637–45.

Weedall, G. D., et al. 2012. "Genomic Diversity of the Human Intestinal Parasite *Entamoeba histolytica*." *Genome Biology* 13: 38.

Weidenhammer, E. 2016. "Patronage and Enlightened Medicine in the Eighteenth-Century British Military: The Rise and Fall of Dr. John Pringle, 1707–1782." *Social History of Medicine* 29: 21–43.

Weil, D. N. 2007. "Accounting for the Effect of Health on Economic Growth." *Quarterly Journal of Economics* 122: 1265–306.

————. 2014. "Health and Growth." In vol. 2B of *Handbook of Economic Growth*, edited by P. Aghion and S. Durlauf, 623–82. Burlington.

————. 2015. "A Review of Angus Deaton's The Great Escape: Health, Wealth, and the Origins of Inequality." *Journal of Economic Literature* 53: 102–14.

Weiner, J. 1994. *The Beak of the Finch: A Story of Evolution in Our Time*. New York.

Weiss, R. A. 2001. "The Leeuwenhoek Lecture 2001: Animal Origins of Human Infectious Disease." *Philosophical Transactions of the Royal Society of London. Series B: Biological Sciences* 356: 957–77.

Wertheim, J., et al. 2014. "Evolutionary Origins of Human Herpes Simplex Viruses 1 and 2." *Molecular Biology and Evolution* 31: 2356–64.

Wesseling, H. L. 1996. *Divide and Rule: The Partition of Africa, 1880–1914*. Westport.

Whitaker, J. 2007. *Christ, the Settlement of Unsettled Times*. Coconut Creek.

White, N. J. 2011. "Determinants of Relapse Periodicity in *Plasmodium vivax* Malaria." *Malaria Journal* 10: 297.

White, S. 2010. "Rethinking Disease in Ottoman History." *International Journal of Middle East Studies* 42: 549–67.

————. 2011. *The Climate of Rebellion in the Early Modern Ottoman Empire*. Cambridge.

Whiteside, A. 2008. *HIV/AIDS: A Very Short Introduction*. Oxford.

Whittaker, C. R. 1994. *Frontiers of the Roman Empire: A Social and Economic Study*. Baltimore.

Whyte, R. 2015. "Disinfection in the Laboratory: Theory and Practice in Disinfection Policy in Late C19th and Early C20th England." *Endeavour* 39: 35–43.

Wiet, G. 1962. "La grande peste noire en Syrie et en Égypte." In *Etudes d'orientalisme dédiées à la mémoire de Lévi-Provençal*, edited by E. G. Gomez, 367–84. Paris.

Wilder-Smith, A., and P. Byass. 2016. "The Elusive Global Burden of Dengue." *Lancet Infectious Diseases* 16: 629–31.

Wilkening, R. V., and M. J. Federle. 2017. "Evolutionary Constraints Shaping *Streptococcus pyogenes*-Host Interactions." *Trends in Microbiology* 25: 562–72.

Williams, K. J. 2009. "The Introduction of 'Chemotherapy' Using Arsphenamine—The First Magic Bullet." *Journal of the Royal Society of Medicine* 102: 343–48.

Willoughby, U. E. 2017. *Yellow Fever, Race, and Ecology in Nineteenth-Century New Orleans.* Baton Rouge.

Wilmhurst, J., J. Fryxell, and P. Colucci. 1999. "What Constrains Daily Intake in Thomson's Gazelles?" *Ecology* 80: 2338–47.

Wilschut, L., et al. 2015. "Spatial Distribution Patterns of Plague Hosts: Point Pattern Analysis of the Burrows of Great Gerbils in Kazakhstan." *Journal of Biogeography* 42: 1281–92.

Wilson, E. O. 1999. *Consilience: The Unity of Knowledge.* New York.

———. 2014. *The Meaning of Human Existence.* New York.

Wilson, L. G. 1990. "The Historical Decline of Tuberculosis in Europe and America: Its Causes and Significance." *Journal of the History of Medicine* and Allied Sciences 45: 366–96.

———. 2005. "Commentary: Medicine, Population, and Tuberculosis." *International Journal of Epidemiology* 34: 521–24.

Wilson, P. H. 2011. *The Thirty Years War: Europe's Tragedy.* Cambridge.

Wilson, P. J. 1988. *The Domestication of the Human Species.* New Haven.

Winthrop, J. 1908. *Winthrop's Journal: "History of New England," 1630–1649.* Edited by J. K. Hosmer. New York. First published 1647.

Wirth, T., et al. 2008. "Origin, Spread and Demography of the *Mycobacterium tuberculosis* Complex." *PLoS Pathogens* 4: e1000160.

Wisecup, K. 2011. "African Medical Knowledge, the Plain Style, and Satire in the 1721 Boston Inoculation Controversy." *Early American Literature* 46: 25–50.

Witakowski, W., trans. 1996. *Pseudo-Dionysius of Tel-Mahre, Chronicle: Known Also as the Chronicle of Zuqnin. Part III.* Liverpool.

Wlasiuk, G., and M. W. Nachman. 2010. "Promiscuity and the Rate of Molecular Evolution at Primate Immunity Genes." *Evolution: International Journal of Organic Evolution* 64: 2204–20.

Wohl, A. 1977. *The Eternal Slum: Housing and Social Policy in Victorian London.* Montreal.

Wolfe, N. 2013. T*he Viral Storm: The Dawn of a New Pandemic Ag*e. London.

Wolfe, N., C. Dunavan, and J. Diamond. 2007. "Origins of Major Human Infectious Diseases." *Nature Reviews* 447: 279–83.

Wolff, G., and J. Riffell. 2018. "Olfaction, Experience and Neural Mechanisms Underlying Mosquito Host Preference." *Journal of Experimental Biology* 221: jeb157131.

Wolfson, L. J., et al. 2009. "Estimates of Measles Case Fatality Ratios: A Comprehensive Review of Community-Based Studies." *International Journal of Epidemiology* 38: 192–205.

Wong, S., and K.-Y. Yuen. 2012. "*Streptococcus pyogenes* and Re-emergence of Scarlet Fever as a Public Health Concern." *Emerging Microbes and Infections* 1: 1–10.

———. 2018. "The Comeback of Scarlet Fever." *EBioMedicine* 28: 7–8.

Wood, B., and I. Gilby. 2017. "From Pan to Man the Hunter: Hunting and Meat Sharing by Chimpanzees, Humans, and Our Common Ancestor." In *Chimpanzees and Human*

Evolution, edited by M. Muller, R. Wrangham, and D. Pilbeam, 339–82. Cambridge.

Wood, B. M. 2017. "Favorable Ecological Circumstances Promote Life Expectancy in Chimpanzees Similar to That of Human Hunter-Gatherers." *Journal of Human Evolution* 105: 41–56.

Wood, P. H. 1975. *Black Majority: Negroes in Colonial South Carolina from 1670 through the Stono Rebellion*. New York.

Woods, R. 2000. *The Demography of Victorian England and Wales*. Cambridge.

———. 2003. "Urban-Rural Mortality Differentials: An Unresolved Debate." *Population and Development Review* 29: 29–46.

Woods, R., and N. Shelton. 1997. *An Atlas of Victorian Mortality*. Liverpool.

Woods, R., and N. Williams. 1995. "Must the Gap Widen Before It Can Be Narrowed? Long-Term Trends in Social Class Mortality Differentials." *Continuity and Change* 10: 105–37.

Woolf, G. 1998. *Becoming Roman: The Origins of Provincial Civilization in Gaul*. Cambridge.

———. 2020. *The Life and Death of Ancient Cities*. Oxford.

Worboys, M. 2000. *Spreading Germs: Disease Theories and Medical Practice in Britain, 1865–1900*. Cambridge.

———. 2007. "Was There a Bacteriological Revolution in Late Nineteenth-Century Medicine?" *Studies in History and Philosophy of Biological and Biomedical Sciences* 38: 20–42.

World Bank. 1993. *World Development Report 1993: Investing in Health*. New York.

Worster, D. 2017. "The Good Muck: Toward an Excremental History of China." *Rachel Carson Center Perspectives* 5: 1–54.

Wrangham, R W. 2009. *Catching Fire: How Cooking Made Us Human*. New York.

———. 2017. "Control of Fire in the Paleolithic: Evaluating the Cooking Hypothesis." *Current Anthropology* 58: S303–13.

Wright, W. C. 1930. *Contagion, Contagious Diseases and Their Treatment*. New York.

Wrigley, E. A. 1967. "A Simple Model of London's Importance in Changing English Society and Economy 1650–1750." *Past & Present* 37: 44–70.

———. 1988. *Continuity, Chance and Change: The Character of the Industrial Revolution in England*. Cambridge University Press.

Wrigley, E. A., and R. S. Schofield. 1981. *The Population History of England, 1541–1871: A Reconstruction*. Cambridge.

Wylie, J. 1987. *The Faroe Islands: Interpretations of History*. Lexington.

Ximénez, C., et al. 2009. "Reassessment of the Epidemiology of Amebiasis: State of the Art." *Infection, Genetics and Evolution* 9: 1023–32.

Xiong, H., et al. 2016. "Genetic Diversity and Population Structure of Cowpea (*Vigna unguiculata* L. Walp)." *PLoS One* 11: e0160941.

Yang, J., et al. 2007. "Revisiting the Molecular Evolutionary History of Shigella Spp." *Journal of Molecular Evolution* 64: 71–79.

Yang, R., and A. Anisimov, eds. 2016. *Yersinia pestis: Retrospective and Perspective*. Netherlands.

Yang, Z., and B. Rannala. 2012. "Molecular Phylogenetics: Principles and Practice." *Nature Reviews Genetics* 13: 303–14.

Yap, P., and K. Thong. 2017. "Salmonella typhi Genomics: Envisaging the Future of Typhoid Eradication." *Tropical Medicine and International Health* 22: 918–25.

Yeoman, T. H. 1848. *Consumption of the Lungs, or, Decline: The Causes, Symptoms, and Rational Treatment*. London.

Yi, B. X., et al. 2016. "Chinese National Income: ca. 1661–1933." Australian *Economic History Review* 57: 368–93.

Yong, E. 2016. *I Contain Multitudes: The Microbes within Us and a Grander View of Life*. London.

Yoshida, K., et al. 2013. "The Rise and Fall of the Phytophthora infestans Lineage That Triggered the Irish Potato Famine." *Elife* 2: 00731.

You, Y., et al. 2018. "Scarlet Fever Epidemic in China Caused by *Streptococcus pyogenes* Serotype M12: Epidemiologic and Molecular Analysis." *EBioMedicine* 28: 128–35.

Young, A. D. and J. P. Gillung. 2020. "Phylogenomics—Principles, Opportunities and Pitfalls of Big-Data Phylogenetics." *Systematic Entomology* 45: 225–47.

Yule, H. 1866. *Cathay and the Way Hither*. 2 vols. London.

Zahid, H. J., E. Robinson, and R. L. Kelly. 2016. "Agriculture, Population Growth, and Statistical Analysis of the Radiocarbon Record." *Proceedings of the National Academy of Sciences* 113: 931–35.

Zalasiewicz, J., et al., eds. 2019. *The Anthropocene as a Geological Time Unit: A Guide to the Scientific Evidence and Current Debate*. Cambridge.

Zehender, G., et al. 2018. "Bayesian Reconstruction of the Evolutionary History and Cross-Species Transition of Variola Virus and Orthopoxviruses." *Journal of Medical Virology* 90: 1134–41.

Zelener, Y. 2003. "Smallpox and the Disintegration of the Roman Economy after 165 AD." Ph.D. diss., Columbia University.

Zhang, Y., and E. C. Holmes. 2020. "A Genomic Perspective on the Origin and Emergence of SARS-CoV-2." *Cell* 181: 223–27.

Zhou, Z., et al. 2018. "Pan-Genome Analysis of Ancient and Modern *Salmonella enterica* Demonstrates Genomic Stability of the Invasive Para C Lineage for Millennia." *Current Biology* 28: 2420–28.

Ziegler, P. 1969. *The Black Death*. London.

Zimmer, C. 2015. *A Planet of Viruses*. 2nd ed. Chicago.

Zinsser, H. 1935. *Rats, Lice and History: Being a Study in Biography, Which, after Twelve Preliminary Chapters Indispensable for the Preparation of the Lay Reader, Deals with the Life History of Typhus Fever*. Boston.

Zohary, D., M. Hopf, and E. Weiss. 2012. *Domestication of Plants in the Old World: The Origin and Spread of Domesticated Plants in Southwest Asia, Europe, and the Mediterranean Basin*. 4th ed. Oxford.

Zondervan, N. A., et al. 2018. "Regulation of the Three Virulence Strategies of *Mycobacterium tuberculosis*: A Success Story." *International Journal of Molecular Sciences* 19: 347.

Zuckerkandl, E., and L. Pauling. 1965. "Molecules as Documents of Evolutionary History." *Journal of Theoretical Biology* 8: 357–66.

人類傳染病索引

HISTORY 119

瘟疫與文明：人類疾病大歷史

作　　　者——凱爾‧哈珀 (Kyle Harper)
譯　　　者——林俊宏
審 訂 者——賴美津
主　　　編——何秉修
校　　　對——Vincent Tsai
企　　　劃——陳玉笈
封面設計——許晉維

總 編 輯——胡金倫
董 事 長——趙政岷
出 版 者——時報文化出版企業股份有限公司
　　　　　　108019 台北市和平西路三段 240 號 7 樓
　　　　　　發行專線｜ 02-2306-6842
　　　　　　讀者服務專線｜ 0800-231-705
　　　　　　　　　　　　　 02-2304-7103
　　　　　　讀者服務傳真｜ 02-2304-6858
　　　　　　郵撥｜ 1934-4724 時報文化出版公司
　　　　　　信箱｜ 10899 臺北華江橋郵局第 99 信箱
時報悅讀網—— http://www.readingtimes.com.tw
時報文化臉書—— https://www.facebook.com/readingtimes.fans
法律顧問——理律法律事務所 陳長文律師、李念祖律師
印　　　刷——勁達印刷有限公司
初版一刷——2023 年 9 月 1 日
初版二刷——2023 年 11 月 6 日
定　　　價——新臺幣 880 元
版權所有　翻印必究（缺頁或破損的書，請寄回更換）

ISBN 978-626-374-204-8
Printed in Taiwan

瘟疫與文明：人類疾病大歷史/凱爾‧哈珀(Kyle Harper) 著.；林俊宏
　譯. -- 初版. -- 臺北市：時報文化出版企業股份有限公司, 2023.09
　　面；　公分.
　譯自：Plagues upon the Earth : disease and the course of human history
　ISBN 978-626-374-204-8(平裝)

1.CST: 傳染性疾病 2.CST: 世界史

412.409　　　　　　　　　　　　　　　　112012604